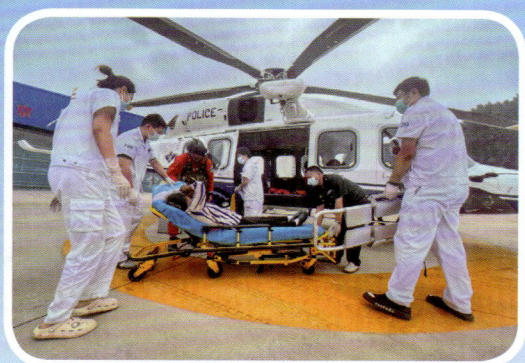

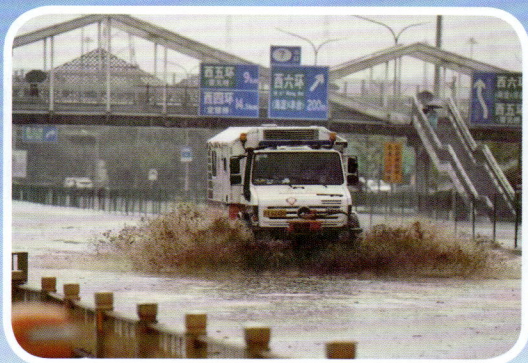

🔷 2023年8月1日，北京急救中心乌尼莫克越野救护车涉水前往汛期灾区救援（北京急救中心 提供）

🔷 2023年8月2日，北京急救中心医警联动空地协同转运汛期灾区患者（北京急救中心 提供）

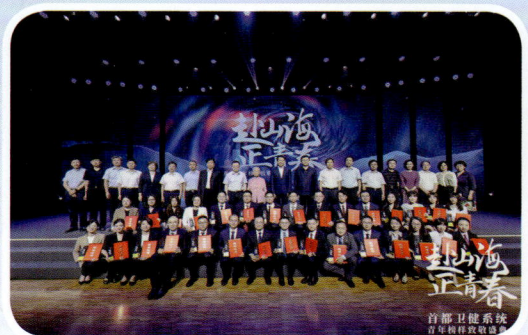

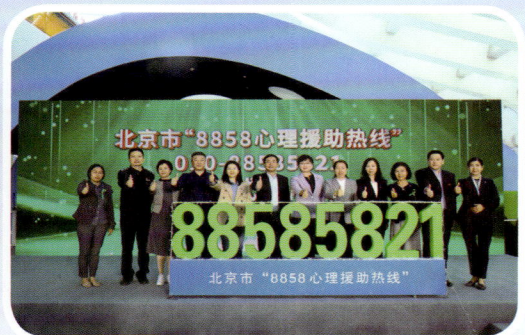

🔷 2023年8月19日，北京广播电视台生活频道"赴山海 正青春 首都卫健系统青年榜样致敬盛典"节目展示"首都卫生健康青年榜样"（北京广播电视台 提供）

🔷 2023年10月10日，市卫生健康委举办世界精神卫生日北京市主题宣传活动暨北京市"8858心理援助热线"启动仪式（市卫生健康委疾控处 提供）

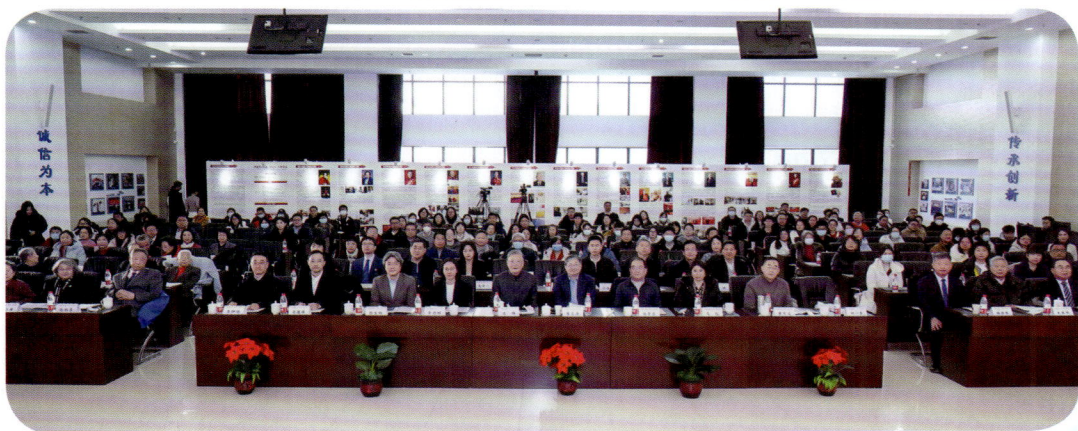

🔷 2023年12月16日，北京市中医药对外交流与技术合作中心、首都医科大学中医药学院等单位共同主办"2023中医药传承·北京论坛"（北京市中医局 提供）

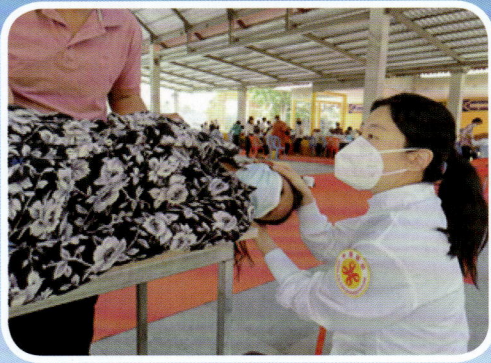

🔵 2023年2月18日，中国援柬中医抗疫医疗队远赴柬埔寨茶胶省无边光寺院为Trapeang Thum Khang Cheung乡公民进行义诊（中国中医科学院 提供）

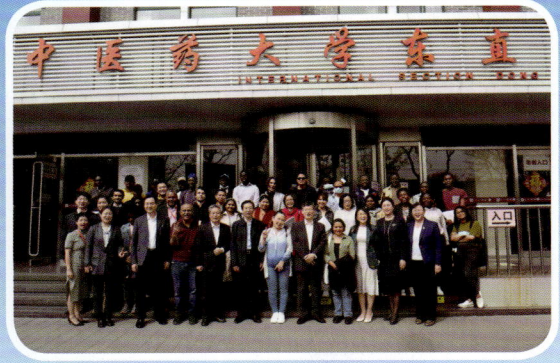

🔵 2023年4月，北京中医药大学东直门医院在国际部举办两场国外记者团中医药体验活动（车启光 摄）

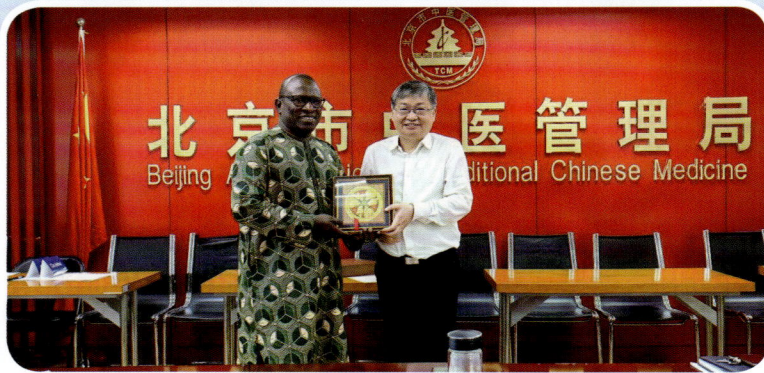

🌐 2023年7月11日，马里共和国锡卡索省副省长伯纳德·库里巴利（Bernard Coulibaly）等一行六人访问北京市中医管理局（北京市中医局 提供）

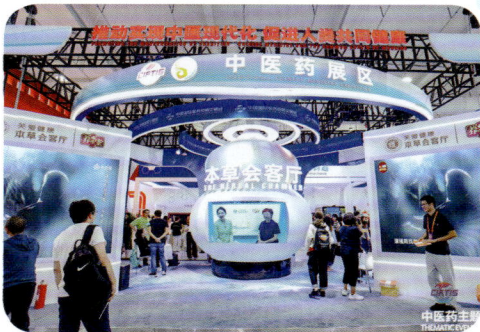

🔵 2023年9月2日至6日，北京市中医局主办2023年中国国际服务贸易交易会健康卫生服务专题中医药展区主题系列活动（北京市中医局 提供）

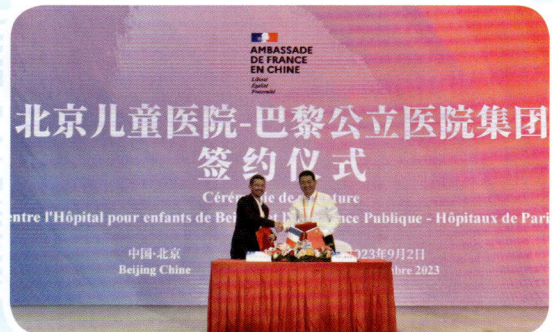

🔵 2023年9月2日，北京儿童医院与法国巴黎公立医院集团在中国国际服务贸易交易会上举行合作协议签约仪式（北京儿童医院 提供）

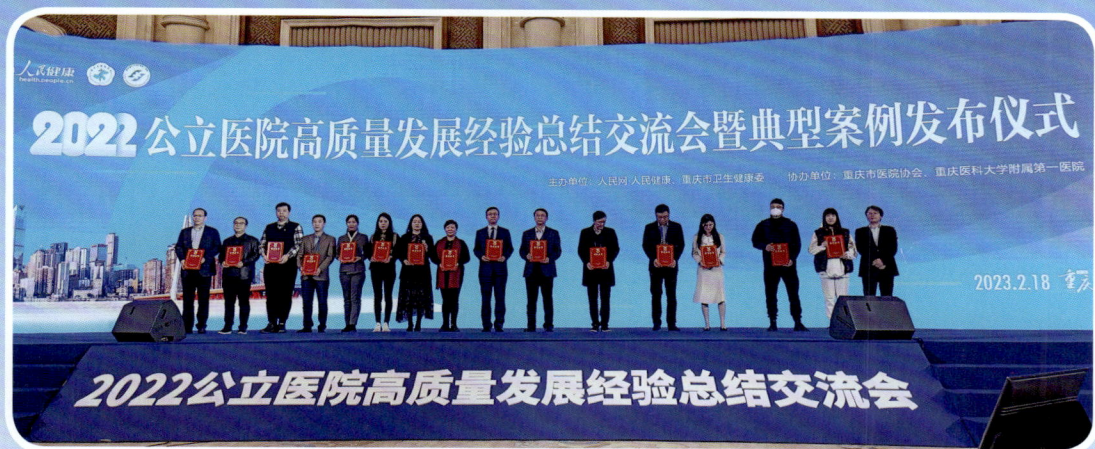

🔵 2023年2月，北京大学首钢医院胃肠外科及胃肠肿瘤MDT代表医院推送的《结直肠癌患者全流程专业化服务模式构建与应用》获"2022公立医院高质量发展典型案例"（北京大学首钢医院 提供）

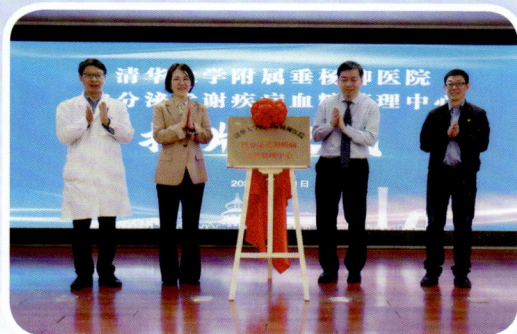

🔵 2023年3月31日，北京协和医院与北京市垂杨柳医院共建内分泌专科医联体签约仪式暨内分泌代谢疾病血糖管理中心揭牌（北京市垂杨柳医院 提供）

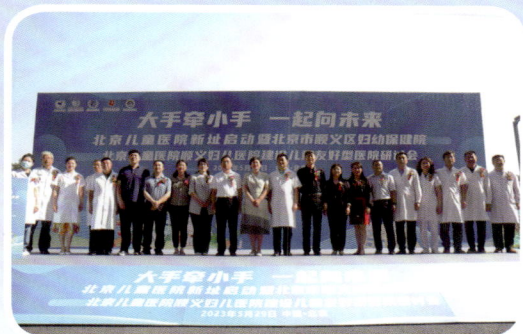

🔵 2023年5月29日，北京儿童医院与北京市顺义区妇幼保健院共同举办新址启动暨建设儿童友好型医院研讨会（北京市顺义区妇幼保健院 提供）

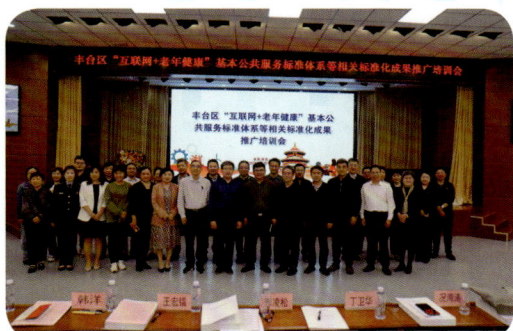

🔵 2023年10月11日，北京市卫生健康委举办世界标准日暨丰台区"互联网老年健康"基本公共服务标准体系成果推广培训会（市卫生健康委政法处 提供）

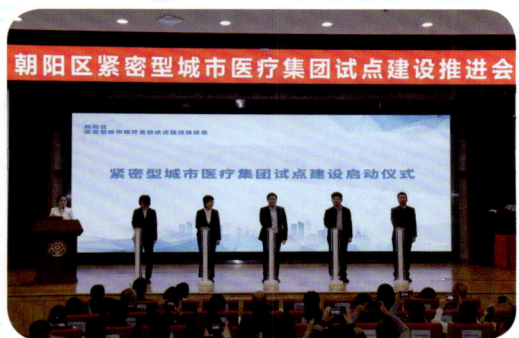

🔵 2023年12月6日，朝阳区成立四个紧密型城市医疗集团，并建立5个区域资源共享指导中心（张蕾 摄）

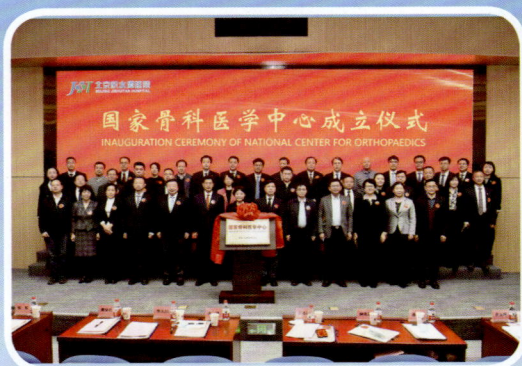

🔵 2023年1月28日，国家骨科医学中心成立仪式在北京积水潭医院新龙泽院区澍寰报告厅举行（北京积水潭医院 提供）

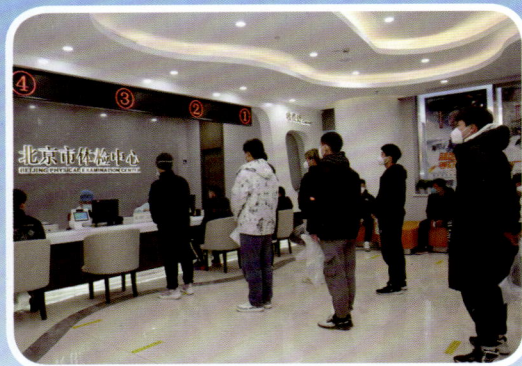

🔵 2023年2月21日至24日，市体检中心丰台体检部组织上半年北京市征兵抽检和女兵征集体检工作（瞿静伟 摄）

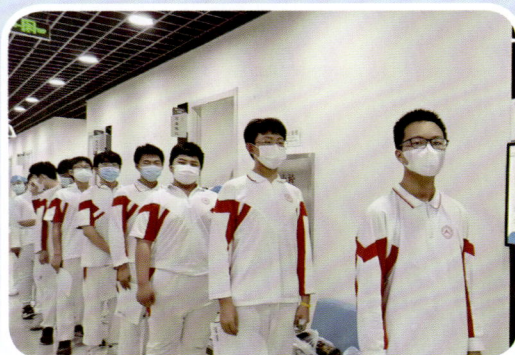

🔵 2023年3月1日起，市体检中心各分部开启招生体检专场工作（瞿静伟 摄）

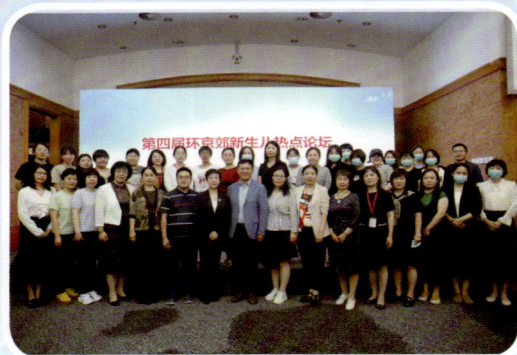

🔵 2023年6月3日，北京市顺义区妇幼保健院举办第四届环京郊新生儿热点问题论坛（北京市顺义区妇幼保健院 提供）

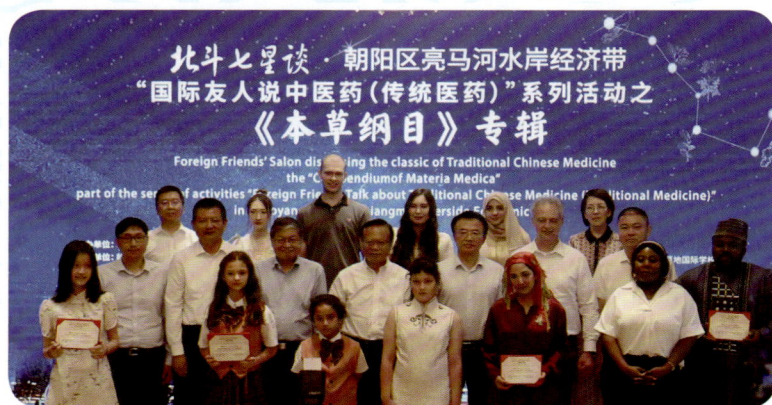

🔵 2023年6月21日，北京市中医管理局、朝阳区人民政府共同主办"北斗七星"谈·朝阳区亮马河水岸经济带国际友人说中医药系列活动之《本草纲目》专辑活动（钟琳玉 摄）

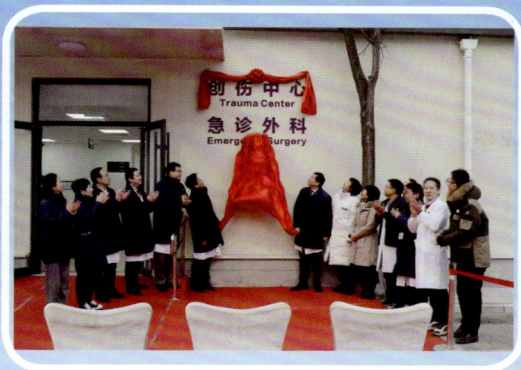

🛈 2023年2月1日，北京清华长庚医院创伤中心揭牌成立（北京清华长庚医院 提供）

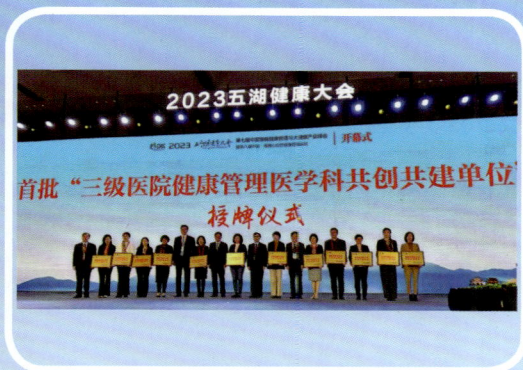

🛈 2023年3月25日，北京电力医院获全国首批"三级医院健康管理学科共创共建单位"授牌（北京电力医院 提供）

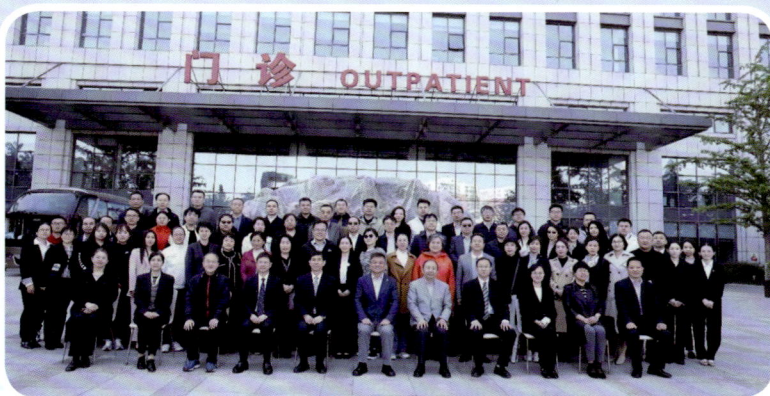

🔄 2023年4月26日，北京电力医院、中电联电力职业安全卫生分会、北京健康管理协会工作场所职工健康管理分会联合主办第五届工作场所职工健康管理高峰论坛（北京电力医院 提供）

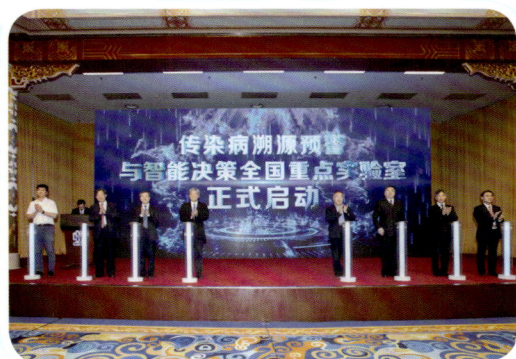

🛈 2023年4月，北京市感染中心参与筹备的传染病溯源预警与智能决策全国重点实验室成立（北京市感染中心 提供）

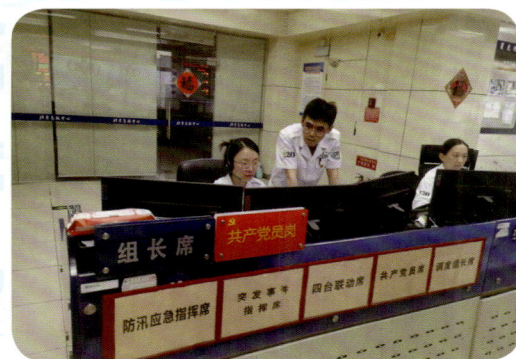

🛈 2023年8月，120调度指挥中心开通防汛应急指挥席与110、119、122联动（北京急救中心 提供）

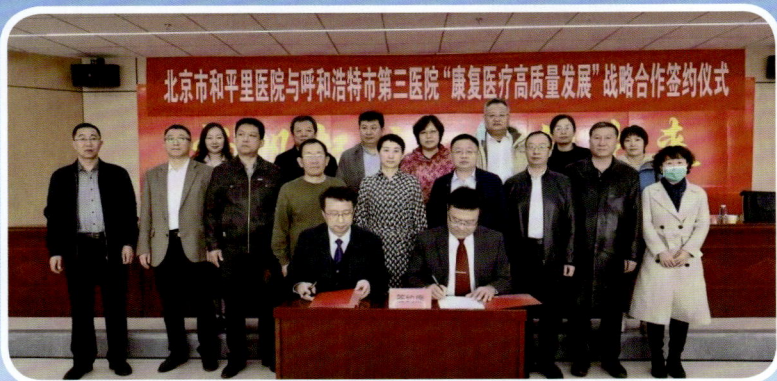

2023年5月6日，和平里医院与呼和浩特第三医院在"'双首'健康行动中期成果展示暨京蒙'医疗倍增计划'签约"现场会签署"团队带团队"扩容行动（孙逊 摄）

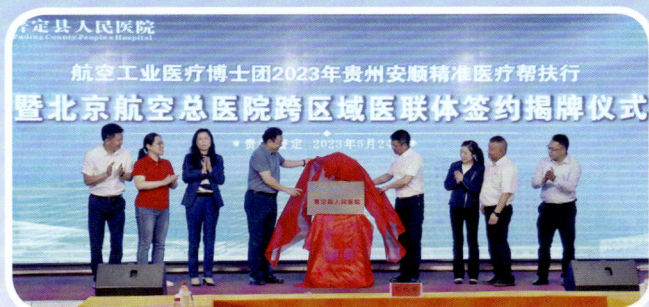

2023年5月23日至25日，航空总医院医疗博士团在贵州省普定县开展医疗帮扶，并与普定县人民医院建立跨区域医联体长效合作机制（牛犁天 摄）

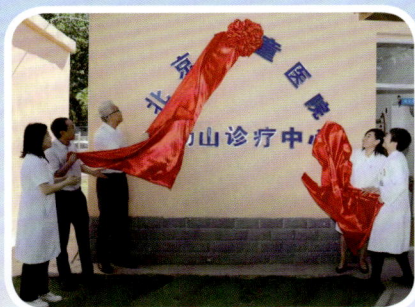

2023年6月3日,小汤山医院与首都医科大学附属北京儿童医院合作"北京儿童医院小汤山诊疗中心"正式运行（小汤山医院 提供）

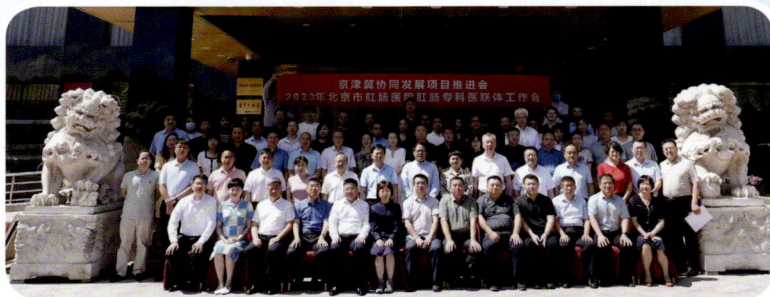

2023年7月14日至15日，北京肛肠医院组织"京津冀协同发展项目推进会&北京市肛肠医院肛肠专科医联体年度工作会议"（马洁 摄）

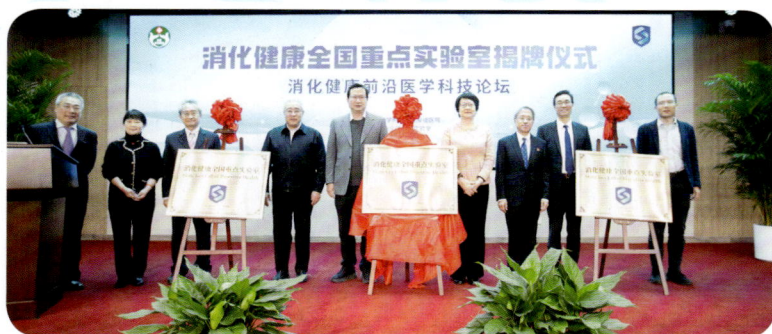

2023年12月21日，消化健康全国重点实验室在北京友谊医院通州院区揭牌（北京友谊医院 提供）

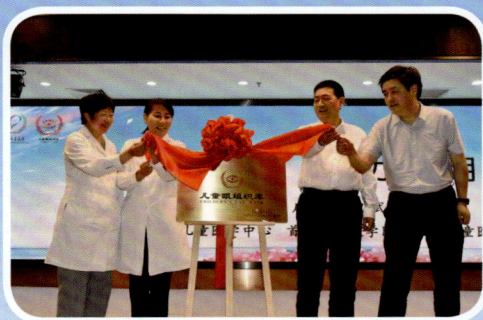

🔵 2023年6月1日，北京儿童医院成立我国首个儿童眼组织库（北京儿童医院 提供）

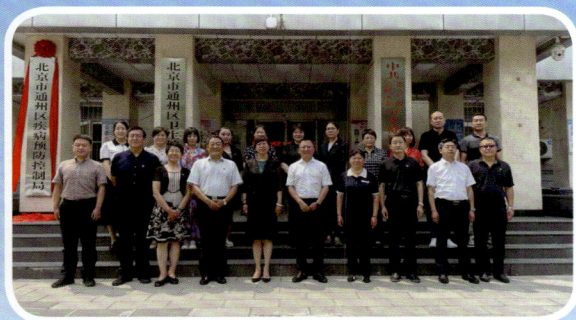

🔵 2023年6月25日，通州区疾病预防控制局挂牌成立（通州区卫生健康委 提供）

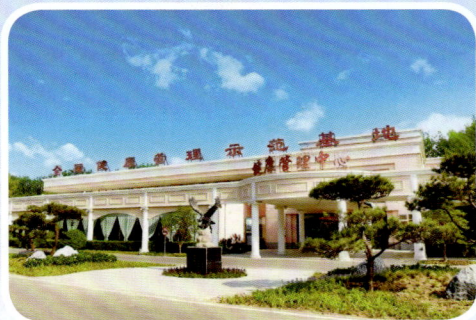

🔵 2023年7月7日，北京小汤山医院健康生活方式体验示范基地被批准正式入选北京市2022年度市级新时代文明实践基地（北京小汤山医院 提供）

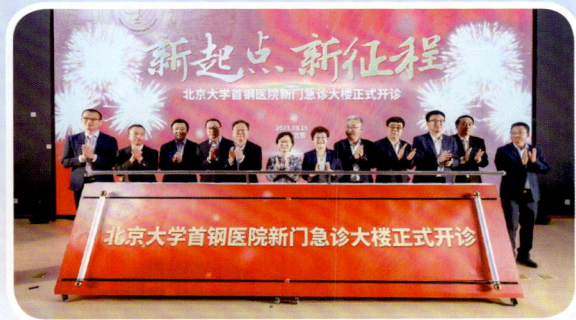

🔵 2023年10月15日，北京大学首钢医院新门急诊大楼正式开诊仪式在新楼报告厅举行（北京大学首钢医院 提供）

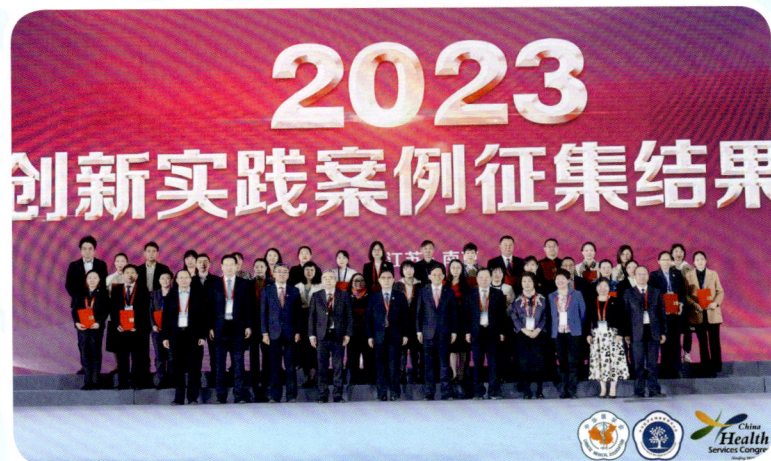

🔵 2023年11月18日，中华医学会健康管理学大会上申报的"体医融合健康管理，改善职业人群健康水平"项目被评选为"2023健康中国行动创新实践典型案例"（张佳 摄）

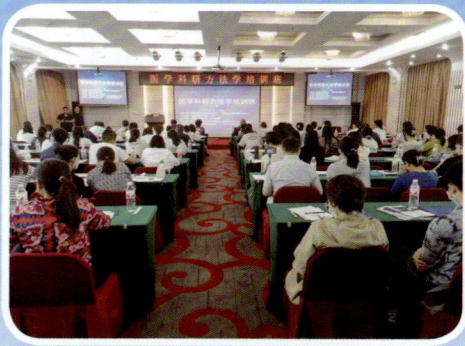

🔵 2023年5月，市体检中心联合市医药卫生科技促进中心、《健康体检与管理》杂志社、临床流行病学北京市重点实验室和北京医学会健康管理学分会等单位举办医学科研方法培训（李强 摄）

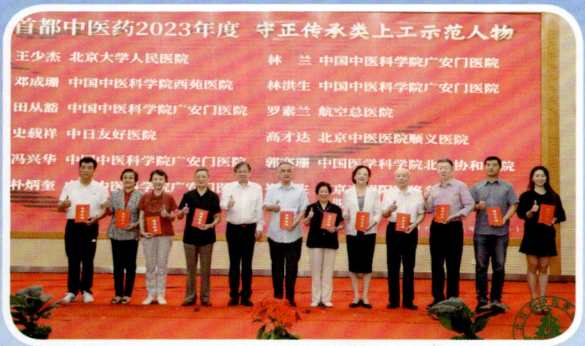

🔵 2023年8月19日，航空总医院国家级"非遗"代表性传承人罗素兰（左2）获首都中医药"上工示范人物"称号（航空总医院 提供）

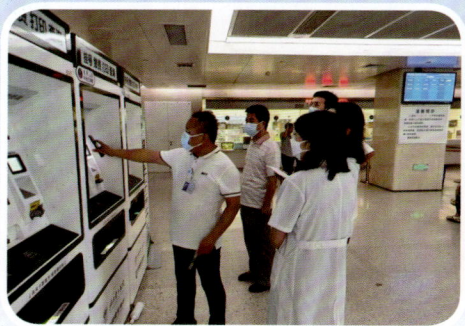

🔵 2023年8月22日，北京市医保局、丰台区医保局对北京电力医院医保电子凭证全流程应用工作进行现场检查验收，北京电力医院成为北京市第一家全面验收合格的医疗机构（北京电力医院 提供）

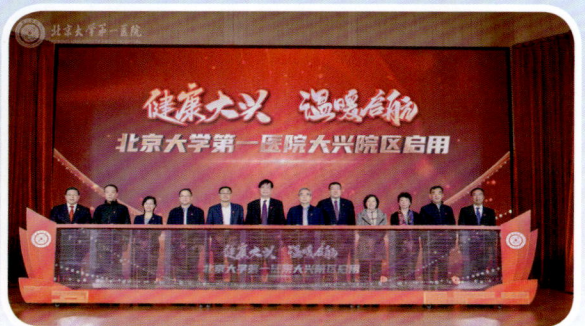

🔵 2023年12月18日，北京大学第一医院大兴院区正式启用（徐健 摄）

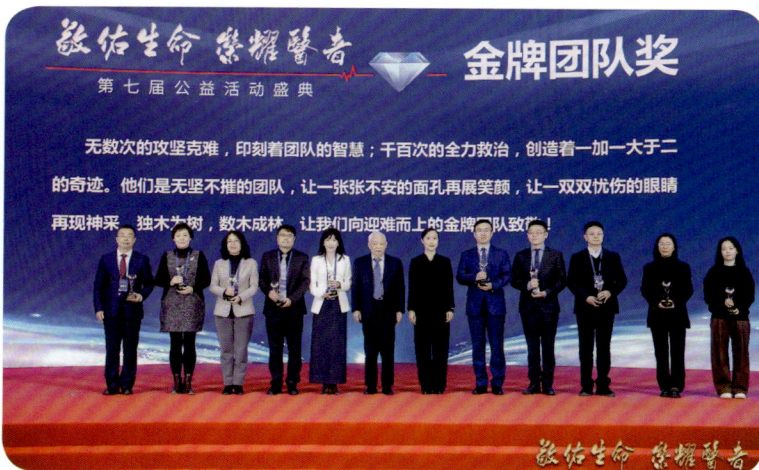

🔵 2023年12月，第七届"敬佑生命·荣耀医者"公益活动盛典在人民日报社举行，北京大学首钢医院结直肠肿瘤诊疗多学科诊疗中心获金牌团队奖、苹果园社区卫生服务中心陈颖获基层好医生奖（北京大学首钢医院 提供）

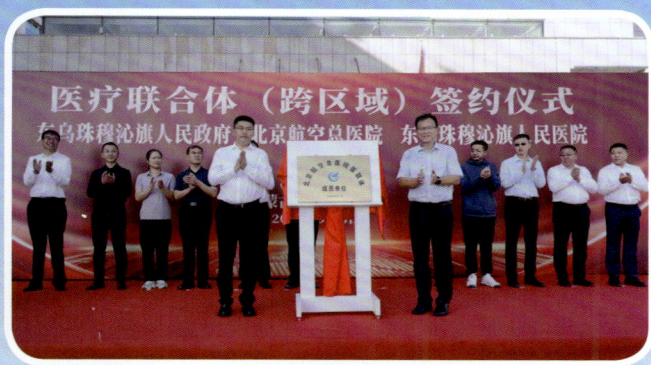

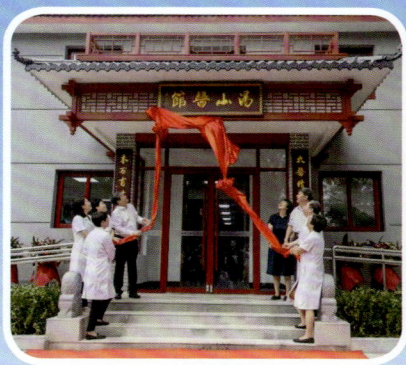

🔵 2023年8月9日，小汤山医院与首都医科大学附属北京中医医院合作共建"北京中医医院小汤山诊疗中心"正式开诊（小汤山医院 提供）

🔵 2023年9月6日，航空总医院与内蒙古自治区锡林郭勒盟东乌珠穆沁旗人民医院组建跨区域医联体（赵德秀 摄）

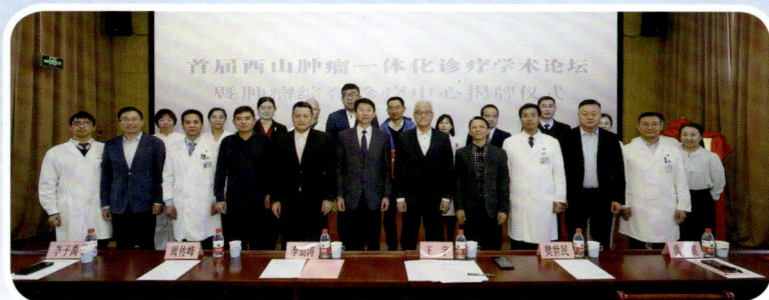

🔵 2023年12月1日，北京肿瘤医院与北京老年医院联手共建肿瘤综合诊疗中心揭牌（北京老年医院 提供）

🔵 2023年10月，感染性疾病专业委员会成立大会暨2023年首都前沿学术成果报告会召开（北京市感染中心 提供）

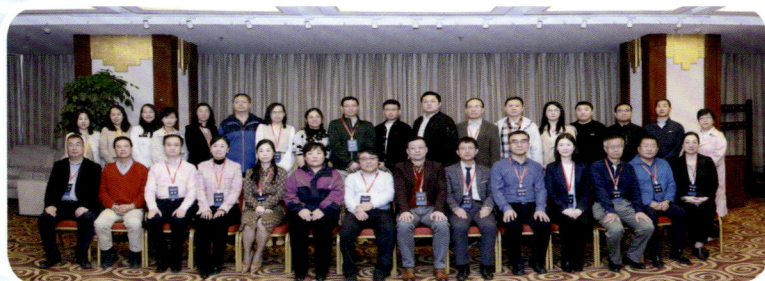

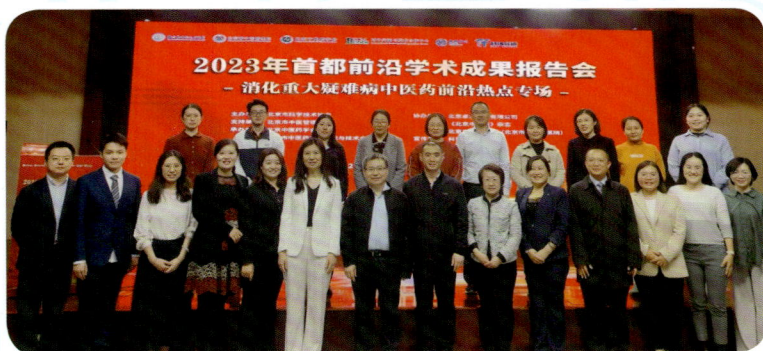

🔵 2023年10月20日，2023年首都前沿学术成果报告会——消化重大疑难病中医药前沿热点专场举办（北京中医药学会 提供）

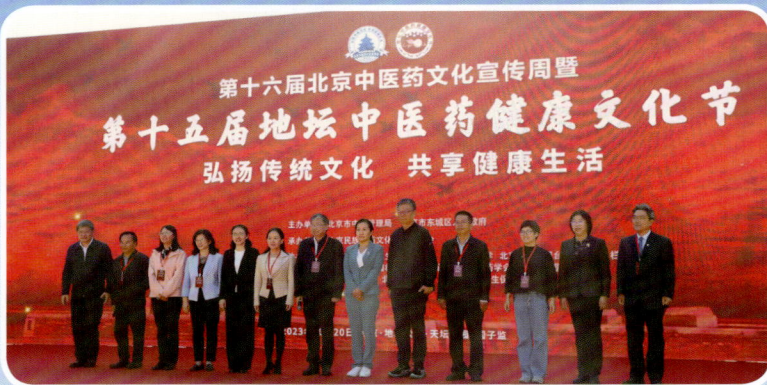

2023年10月20日，第十六届北京中医药文化宣传周暨第十五届地坛中医药健康文化节在北京地坛公园举办（东城区卫生健康委 提供）

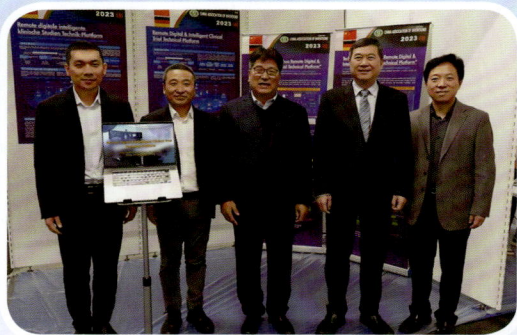

2023年10月28日至30日，北京清华长庚医院董家鸿院士团队研发的"远程数智化临床研究技术平台"亮相第75届德国纽伦堡国际发明展并获金奖（北京清华长庚医院 提供）

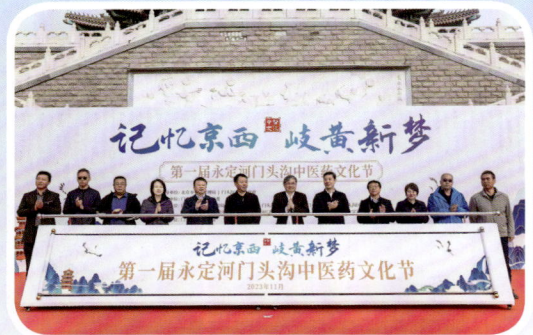

2023年11月3日，2023年永定河门头沟中医药文化节开幕（门头沟区卫生健康委 提供）

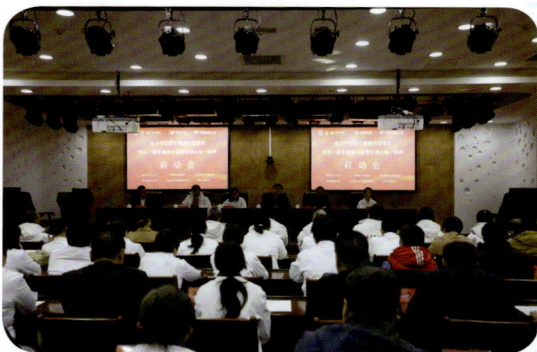

2023年11月7日，平谷区卫生健康委联合阿里健康召开爱豆健康小屋暨心电一张网启动会（李占山 摄）

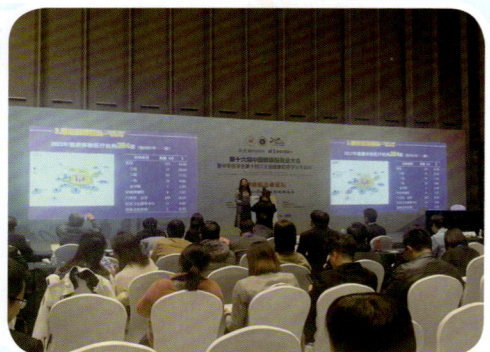

2023年11月，市体检中心在"第十六届中国健康服务业大会"现场发布《北京市2022年度体检统计报告》（张佳 摄）

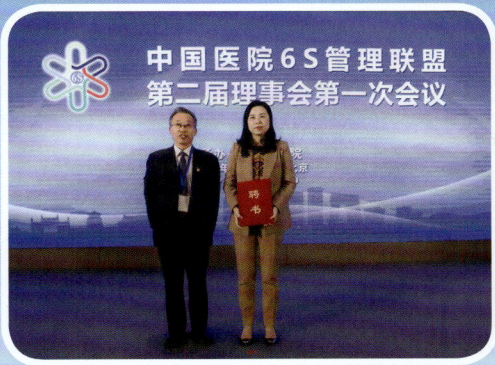

🔼 2023年11月11日，航空总医院党委书记、院长王建（右1）当选中国医院6S管理联盟第二届理事长（张建房 摄）

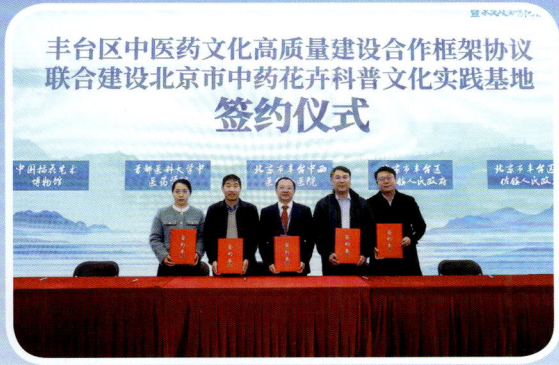

🔼 2023年11月15日，北京市丰台中西医结合医院举行"2023北京丰台宛平中医药文化节暨永定岐黄书院启动仪式"（张春蕾 摄）

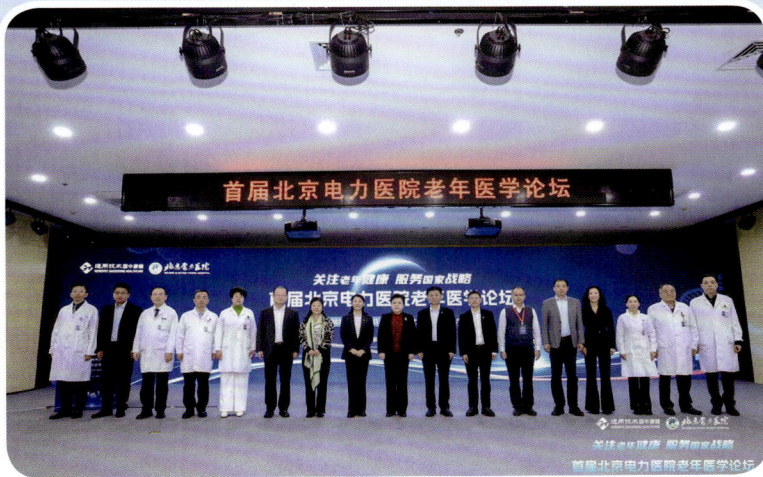

◀ 2023年11月17日，北京电力医院举办首届"北京电力医院老年医学论坛"（北京电力医院 提供）

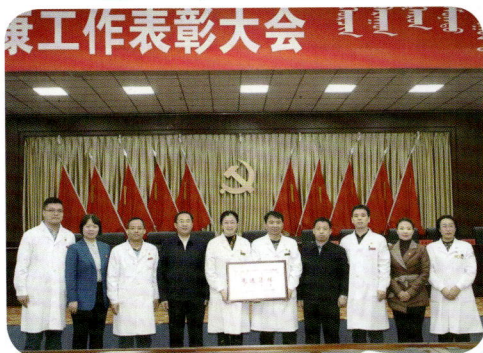

🔼 2023年12月，北京市海淀医院"组团式"帮扶内蒙古科右前旗人民医院医疗队获科右前旗"践行生命至上，守护人民健康"先进集体荣誉称号（北京市海淀医院 提供）

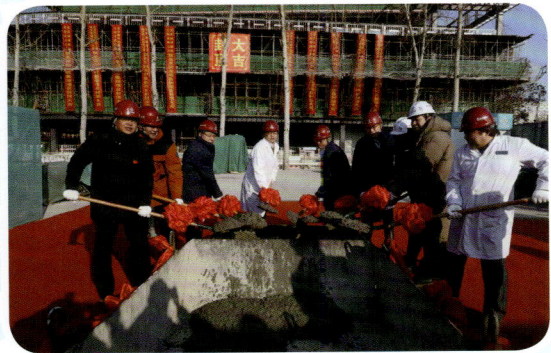

🔼 2023年12月18日，北京回龙观医院科研康复教学楼主体结构封顶（李东柳 摄）

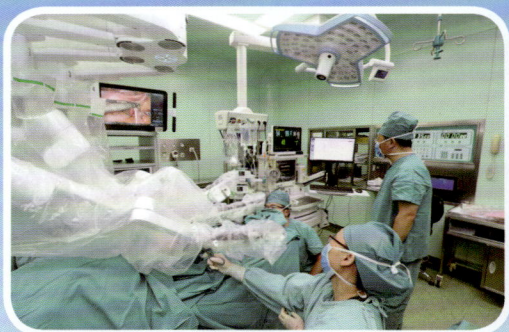

🔺 2023年12月6日，首都医科大学附属北京妇产医院首次启用第四代达芬奇手术机器人（北京妇产医院 提供）

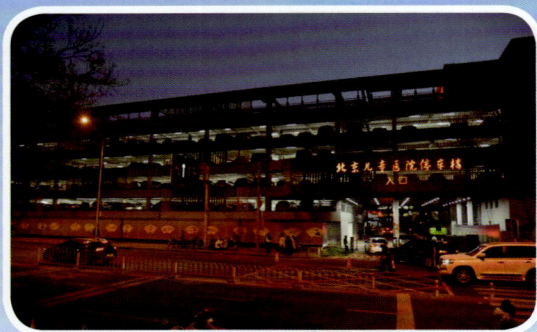

🔺 2023年12月20日，北京儿童医院自走式立体停车设施项目一期建成试运行（北京儿童医院 提供）

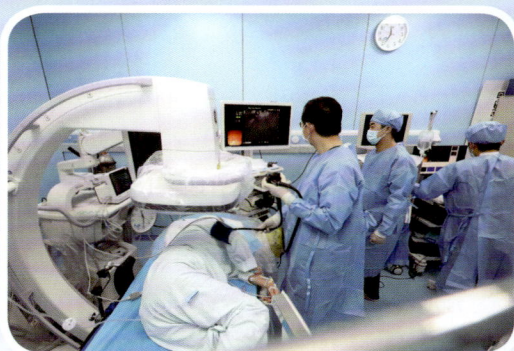

🔺 2023年12月28日，航空总医院消化病中心主任张建国团队成功开展首例经自然腔道胆囊内光声联合成像诊断早期胆囊癌及癌前病变的工作（张建房 摄）

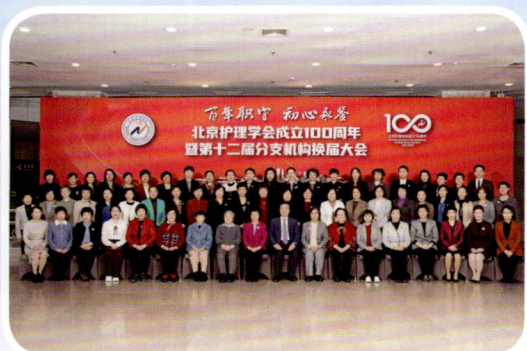

🔺 2023年12月29日，北京护理学会成立100周年暨第十二届分支机构换届大会在北京国际会议中心举行（北京护理学会 提供）

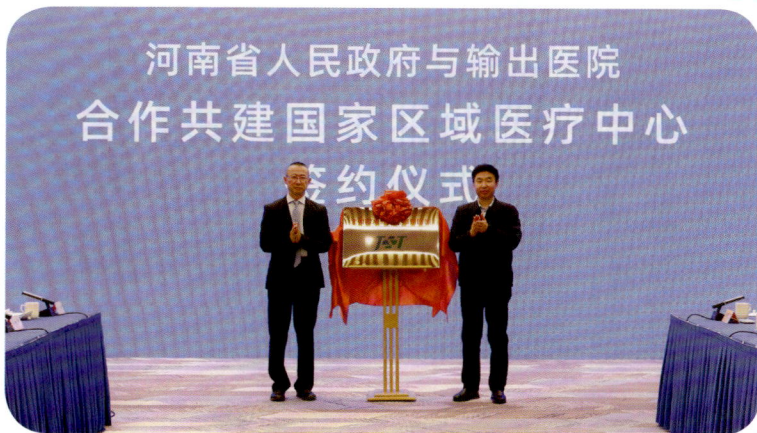

🔹 2023年12月30日，国家区域医疗中心建设项目——北京积水潭医院郑州医院在郑州市揭牌（北京积水潭医院 提供）

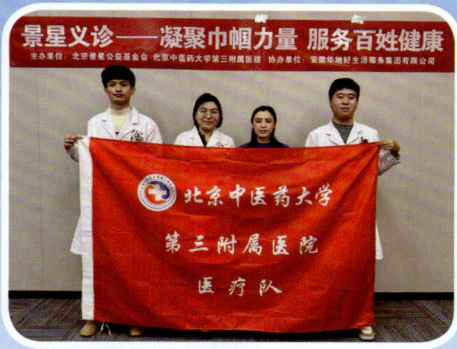

🔵 2023年3月8日，北京中医药大学第三附属医院与中共扶贫济困领域基金会第二联合党委第七联合支部、北京景星公益基金会联合举办"凝聚巾帼力量 服务百姓健康"义诊公益活动（北京中医药大学第三附属医院 提供）

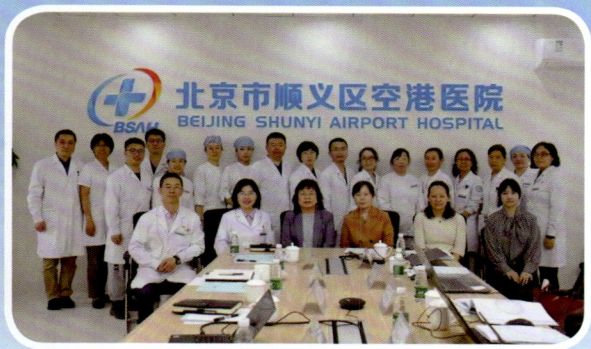

🔵 2023年5月21日，顺义区空港医院顺利通过中国心衰中心总部认证（顺义区卫生健康委 提供）

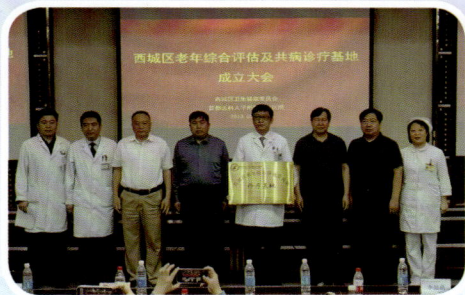

🔵 2023年5月，"西城区老年综合评估及共病诊疗基地"在复兴医院挂牌成立（马金枝 摄）

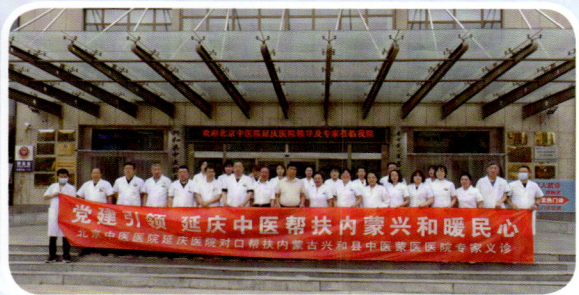

🔵 2023年6月28日，北京中医医院延庆医院党委赴内蒙兴和中蒙医院开展帮扶工作（延庆区卫生健康委 提供）

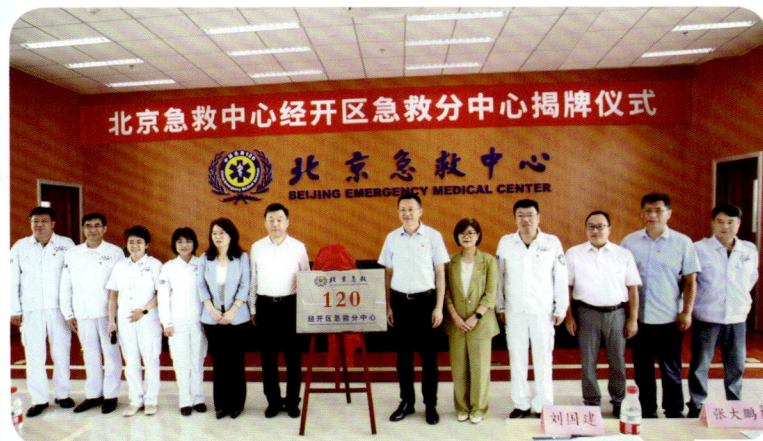

🔵 2023年9月26日，北京急救中心经开区分中心揭牌（王禧林 摄）

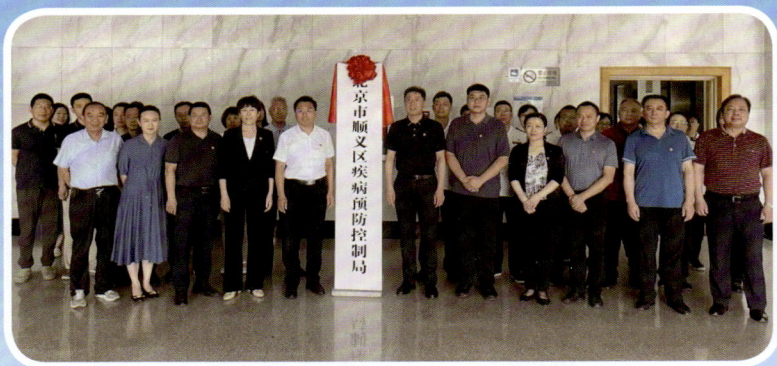

2023年6月30日，顺义区疾病预防控制局揭牌仪式在顺义区卫生健康委举行（顺义区卫生健康委 提供）

2023年7月6日，北京中医药大学第三附属医院开展国家中医应急医疗队应急演练活动（北京中医药大学第三附属医院 提供）

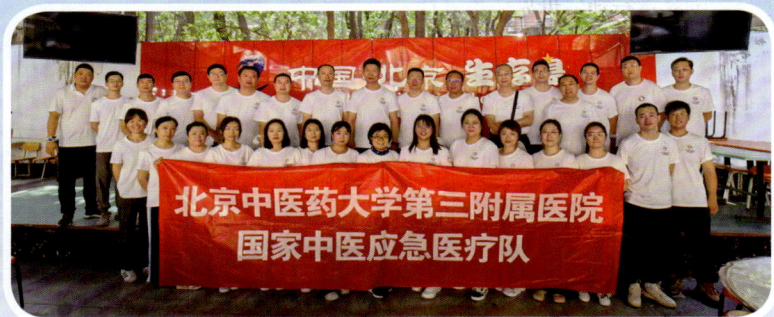

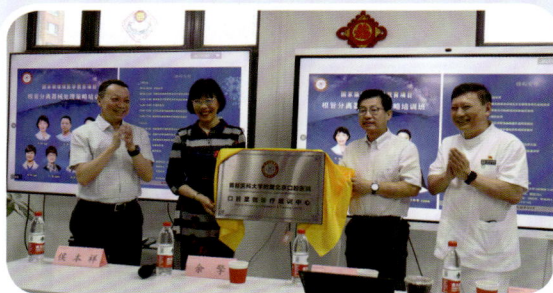

2023年7月22日，首都医科大学附属北京口腔医院"口腔显微诊疗培训中心"揭牌（北京口腔医院 提供）

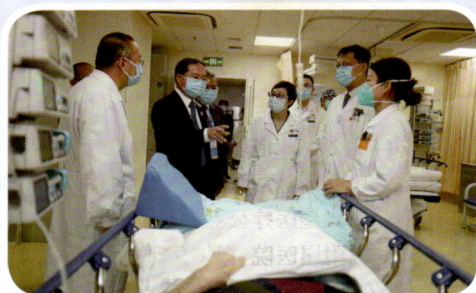

2023年10月19日，柬埔寨卫生部部长秦拉，率柬埔寨卫生部访华团到广安门医院参观访问（广安门医院 提供）

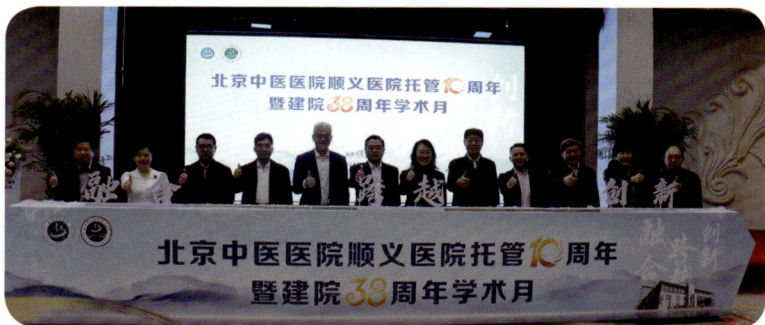

2023年11月11日，北京中医医院顺义医院托管10周年暨建院38周年学术月开幕式举行（北京中医医院顺义医院 提供）

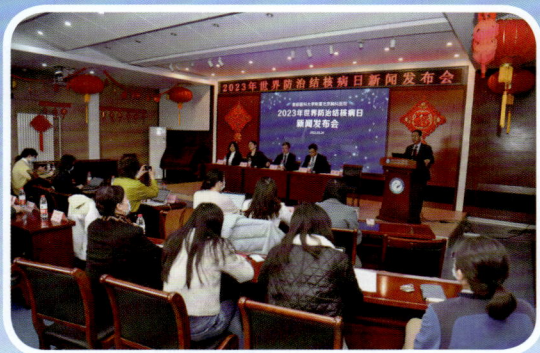

🔵 2023年3月24日，北京胸科医院举办"让肺部更健康，胸科在行动"世界防治结核病日新闻发布会（北京胸科医院 提供）

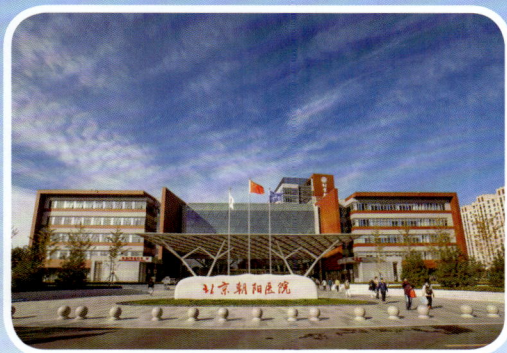

🔵 2023年5月29日，作为市政府重点工程的北京朝阳医院常营院区开诊（北京朝阳医院 提供）

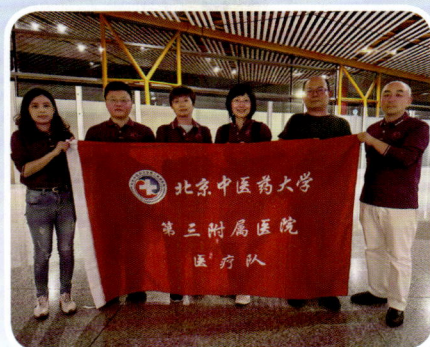

🔵 2023年7月7日，北京中医药大学第三附属医院医疗团队赴西藏昌都参加"同心共铸中国心"大型医疗公益活动（北京中医药大学第三附属医院 提供）

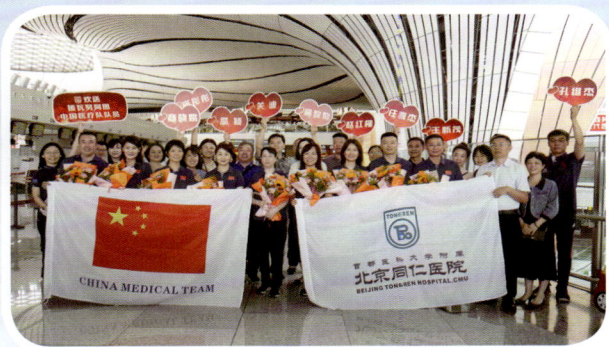

🔵 2023年9月3日，北京同仁医院第二批援瓦努阿图中国医疗队出征赴瓦开展为期一年的援瓦工作（北京同仁医院 提供）

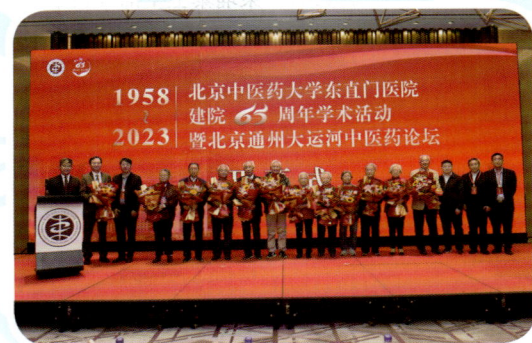

🔵 2023年10月14日，北京中医药大学东直门医院建院65周年学术活动暨北京通州大运河中医药论坛召开（车启光 摄）

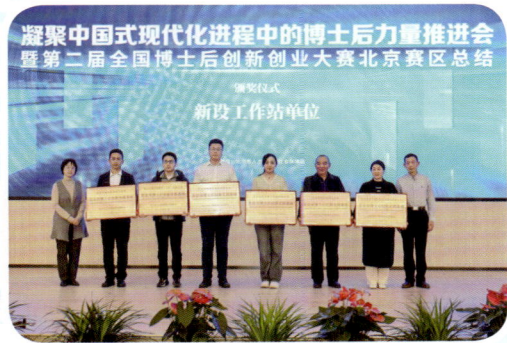

🔵 2023年11月21日，北京中医医院顺义医院获批"北京市博士后创新实践基地"（顺义区卫生健康委 提供）

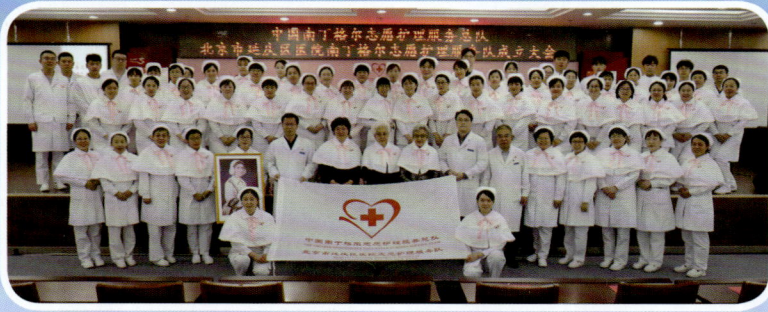

2023年4月28日，延庆区医院南丁格尔志愿队成立（鲁腾 摄）

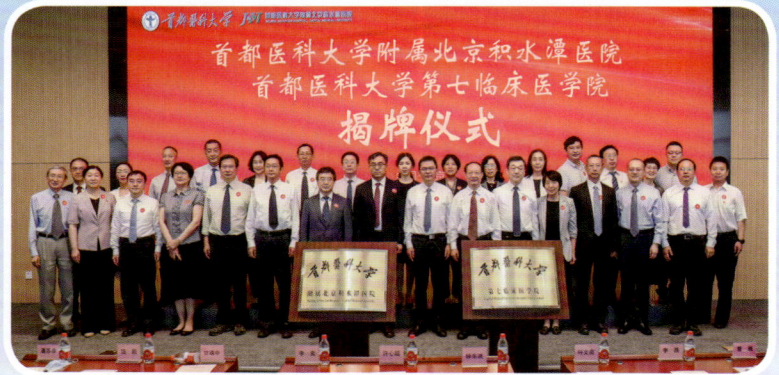

2023年6月29日，首都医科大学附属北京积水潭医院、首都医科大学第七临床医学院揭牌仪式举行（北京积水潭医院 提供）

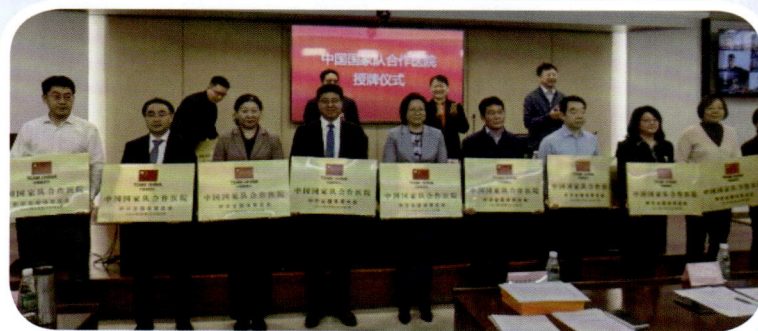

2023年11月23日，国家体育总局在京召开备战巴黎奥运会国家队医疗康复保障工作动员会，为中国国家队合作医院授牌。北京天坛医院成为中国国家队合作医院（北京天坛医院 提供）

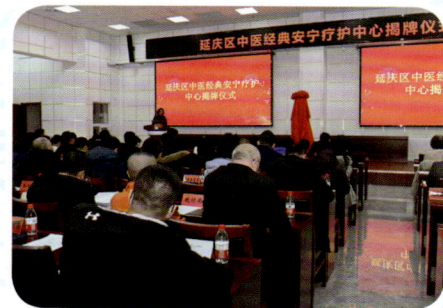

2023年11月28日，延庆区中医经典安宁疗护中心揭牌（延庆区卫生健康委 提供）

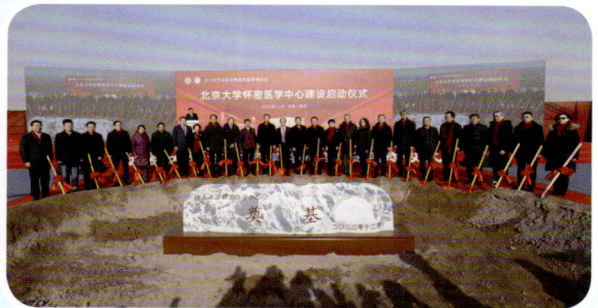

2023年12月8日，北京大学怀密医学中心建设启动仪式举行（北京大学医学部 提供）

北京卫生健康年鉴

BEIJING HEALTH YEARBOOK

2024

北京市卫生健康委员会
《北京卫生健康年鉴》编辑委员会 编

北京科学技术出版社

图书在版编目（CIP）数据

北京卫生健康年鉴 . 2024 / 北京市卫生健康委员会，
《北京卫生健康年鉴》编辑委员会编 . -- 北京 : 北京科
学技术出版社，2025. -- ISBN 978-7-5714-3871-5

Ⅰ . R199.2-54

中国国家版本馆 CIP 数据核字第 20251Q68J7 号

责任编辑：何晓菲
责任校对：贾　荣
封面设计：申　彪
图文制作：北京永诚天地艺术设计有限公司
责任印制：吕　越
出　版　人：曾庆宇
出版发行：北京科学技术出版社
社　　　址：北京西直门南大街 16 号
邮政编码：100035
电　　　话：0086-10-66135495（总编室）　0086-10-66113227（发行部）
网　　　址：www.bkydw.cn
印　　　刷：北京盛通印刷股份有限公司
开　　　本：787 mm×1092 mm　1/16
字　　　数：1500 千字
印　　　张：34
插　　　页：16
版　　　次：2025 年 7 月第 1 版
印　　　次：2025 年 7 月第 1 次印刷
ISBN 978-7-5714-3871-5

定　　　价：240.00 元（配光盘）

编辑说明

一、《北京卫生健康年鉴》由北京市卫生健康委主管、北京市卫生健康大数据与政策研究中心承编，是一部逐年记载北京地区卫生健康工作的资料性工具书和史料文献，其内容主要综合反映北京卫生健康工作各方面的基本情况、进展和成就。

二、本卷年鉴按分类编辑法，按类目、分目、条目结构设计。全书共分13个类目：概况，大事记，特载，工作进展，各区卫生健康工作，三级医院工作，医学科研与教育工作，公共卫生及其他卫生健康机构工作，卫生健康社会团体工作，重要会议报告，文件和法规，卫生健康统计，附录。

三、为方便读者阅读，在附录中设有"专有名词对照表"。另外，除卷首目录外，对刊载内容编制了"索引"附于书末，按汉语拼音字母依次排列。

四、本卷年鉴"卫生健康统计"数据来源于"北京市卫生综合统计信息平台"。文中涉及各项年度数据以2023年12月31日为统计口径，其他非年度数据以统计部门或业务主管部门的统计口径为准。凡在"卫生健康统计"和"附录"中有的各区医疗资源及服务情况的数据，以及各医院人员及诊疗数据，一般不在正文中重复出现。

五、本卷年鉴主要反映2023年1月1日至12月31日期间情况（部分内容依据实际情况或为更好地说明相关内容，时限略有前后延伸），凡2023年事项，一般只直书月、日，不再写年份。

六、本年鉴收录的条目内容，均由各相关单位专人（部门）提供，并经主要负责人审核。

七、为方便读者阅读、检索，配随书光盘。

八、《北京卫生健康年鉴》的编纂工作在编辑委员会的指导下，依靠广大撰稿人共同完成，力求做到资料翔实、语言规范、文字精练。本年鉴疏漏和不足之处，敬请广大读者批评指正。

《北京卫生健康年鉴》编辑部

2024年10月

目 录

1

◆ 三级医院工作

◆ 医学科研与教育工作

◆ **重要会议报告**

◆ **文件和法规**

◆ **卫生健康统计**

◆ 附　录

◆ 索　引

概　况

2023年北京市卫生健康工作概况

2023年，全市有医疗卫生机构12518家，其中医疗机构12298家（含三级医疗机构146家、二级医疗机构187家、一级医疗机构636家），其他卫生机构220家。全市卫生人员41.9万人，其中卫生技术人员34.3万人、其他技术人员20415人、管理人员20663人、工勤技能人员32894人。卫生技术人员中，执业（助理）医师13.4万人、注册护士15.3万人。医疗机构编制床位149971张，其中医院136946张、社区卫生服务中心8929张；实有床位138825张。社区卫生服务中心（站）2143家，其中中心367家、站1776家；卫生技术人员33986人。村卫生室2891家，乡村医生和卫生员2234人。常住人口孕产妇死亡率1.56/10万，户籍人口孕产妇死亡率1.27/10万；常住人口婴儿死亡率1.36‰，户籍人口婴儿死亡率1.50‰。医疗机构共诊疗29088.1万人次，出院503.6万人次；编制床位使用率68.6%，实有床位使用率78.1%，平均住院日7.8天；医师日均担负诊疗9.5人次和住院0.9床日。全市二级以上公立医院门诊患者次均医药费692.0元，其中药费291.8元；住院患者人均医药费用24156.4元，其中药费4576.6元。全市甲乙类传染病报告病例260295例，报告发病率1191.76/10万；丙类传染病报告病例768171例，报告发病率3517.06/10万。全市医疗卫生机构总费用3423.0亿元，比上年增长14.2%；其中财政拨款501.9亿元，比上年下降8.8%。

【呼吸道疾病防治】精准做好新冠疫情防控，稳妥实施"乙类乙管"政策，构建多层次多渠道监测预警网络，科学研判疫情形势，实施重症患者一例一

策、每日巡诊、专家会诊、多学科会诊等治疗措施，实现疫情防控平稳转段。坚持多病共防，建立冬季呼吸道感染性疾病诊疗服务"1+8"工作模式，落实日调度日报告机制，采取8项重点工作措施，按照"压峰、分流、提效"原则，推广诊前检查检验服务，优化药事服务，缓解集中就诊压力，保障医疗服务平稳有序，有效应对甲流峰值后移、两次新冠病毒感染周期性波动和秋冬季呼吸道感染性疾病病原体重叠、交替达峰的复杂局面。积极做好流感疫苗接种，年内全市共接种246.6万剂。继续做好老年人等重点人群新冠病毒疫苗接种工作，截至12月31日累计报告接种新冠病毒疫苗6462.01万剂、累计接种2374.69万人。

【医药卫生体制改革】推动公立医院高质量发展，指导4家医院开展高质量发展试点，推进海淀区国家公立医院改革与高质量发展示范项目。推进医疗服务价格改革，开展口腔种植类医疗服务收费及耗材价格专项治理，规范调整15项口腔种植类医疗服务项目价格，对101项已立项新增医疗服务项目开展价格备案工作，为创新技术在更多医疗机构推广应用提供政策支撑。持续深化医保支付方式改革，推进北京市CHS-DRG付费改革，将DRG模拟运行范围由全市二级及以上定点医疗机构扩大至全市一级及以上定点医疗机构。落实国家组织的药品和耗材集中采购工作，牵头组织开展京津冀"3+N"药物球囊、心脏起搏器新一轮集中带量采购，平均降幅分别达44%及73%。

【健康北京建设】持续推进健康北京建设，对2022年健康北京行动组织实施情况进行考核，居民

健康素养水平达40.5%，居全国首位。广泛开展"健康北京示范基地"建设，13个单位获命名。积极开展健康促进，举办健康提案-新媒体健康科普创新大赛，开展健康科普"五进"（进社区、进机关、进企业、进农村、进学校）活动，联合北京广播电视台通过"健康北京""健康加油站"栏目播出科普节目94期，制作《首卫健康》栏目21期，全市新建各类健康机构191家，新培养健康生活方式指导员1600多名。在全市开展以"宜居靓家园 健康新生活"为主题的爱国卫生月系列活动，坚持开展"周末卫生日"活动，持续做好病媒生物防制。完成丰台、大兴区国家卫生区创建市级检查评估并向全国爱卫办推荐，东城、西城、石景山、朝阳、海淀、房山、昌平、门头沟、平谷、密云区高分通过全国爱卫办组织的国家卫生区复审评估。组织开展第36个世界无烟日宣传及2023年"你戒烟 我支持"北京市民科学戒烟公益活动，26条街区达到控烟示范街区评估标准。

【非首都功能疏解和区域协同发展】加快实施重大医疗卫生疏解项目建设，朝阳医院东院、友谊医院通州院区二期实现竣工投用，安贞医院通州院区、友谊医院顺义院区基本完工，首儿所附属儿童医院通州院区项目、北京卫生职业学院新院区项目取得立项批复，市疾控中心迁建项目主体结构封顶，佑安医院新院区确定选址。深化京津冀医疗卫生合作，印发实施《北京市卫生健康委员会加强京津冀卫生健康协同发展实施方案（2023—2025年）》《推进北京医疗卫生资源与廊坊北三县合作实施方案（2023—2025年）》《京津冀医疗卫生协同发展监测评价方案》，持续组织市属医疗卫生机构与雄安新区、张家口、廊坊北三县等环京重点城市医疗卫生机构开展支持合作，雄安宣武医院开诊运行，确定第一批40个京津冀医联体，京津冀地区临床检验结果互认的医疗机构达685家、医学影像检查资料共享医疗机构313家。开启中医药协同发展三环五融通廊坊起点工程，将2018年京衡中医药协同发展"名片"工程在原有基础上升级至3.0版。

【卫生应急与公共卫生】印发《关于进一步加强卫生应急体系建设的通知》，固化部门疫情防控应急机制，加强突发事件卫生应急信息报送工作，进一步完善本市公共卫生医用应急物资保障体系。完成"23·7"特大暴雨灾害和北京地铁昌平线"12·14"列车追尾事故等突发事件紧急医学救援，全市120院前急救力量共完成突发事件紧急医疗救援任务2404起，出动车辆3379车次，转送伤员6432人次。提升院前医疗急救服务能力，优化完善院前医疗急救设施空间布局，建立北京120院前急救平急结合转换机制，健全非急救医

疗转运体系，全市呼叫满足率稳定在98%以上，急救反应时间缩短至12分钟左右，服务满意度稳定在99%以上。发布北京市重点公共场所AED电子地图，实现AED电子地图与北京120调度指挥系统联通，推进社区卫生服务机构AED配置和社会急救培训工作。

启动第五轮艾滋病综合防治示范区创建，继续保持病人治疗覆盖率、病毒抑制率在较高水平，艾滋病疫情控制在低流行水平。印发《北京市百千万志愿者结核病防治知识传播活动提升行动工作方案（2023—2025年）》，在门头沟区、怀柔区、密云区和市疾控中心开展市、区联动的结核病耐药性监测试点工作。推进慢性非传染性疾病防治，开展癌症、心脑血管疾病、慢阻肺等重点慢性病高危人群筛查干预10余万人，为15.84万名本市居民提供心理自助测评和线上疏导服务，为38.87万名老年人提供脑健康体检，提供适龄儿童氟化泡沫防龋服务69万人次，为学龄儿童封闭易患龋恒磨牙34万颗，朝阳、昌平、顺义、怀柔区通过国家慢性病综合防控示范区复审，大兴、密云和延庆区通过北京市慢性病综合防控示范区复审。

【医疗卫生服务】实施基层医疗卫生服务能力提升工作计划，研究制定社区卫生服务机构人员配备标准，开展社区卫生服务机构补点建设和升级改造，加强儿科、口腔、中医等专病特色科室建设，完成建设36家社区医院。全市192个社区卫生服务中心达到"优质服务基层行"活动推荐标准，社区卫生服务机构诊疗量较2022年同期增长31.5%，提供长期处方服务230余万人次、缺药登记服务12.3万余人次、延时及周末门诊服务949.1万人次，周末提供疫苗接种服务29.2万人次。出台《北京市改进家庭医生签约服务若干措施》，常住人口签约率达到42%，重点人群签约率保持在90%以上。

印发《北京市改善就医感受提升患者体验主题活动实施方案（2023—2025年）》，提出完善预约诊疗制度、提升院前急救能力、优化日间手术服务等23项重点任务。推进专科医联体建设，印发医联体转诊规范和七类慢病双向转诊标准。印发《北京市临床专科能力建设方案（2023—2025年）》，制定重点专科建设项目遴选指标体系。印发《北京市全面提升医疗质量行动方案（2023—2025年）》，进一步完善质量安全管理体系和管理机制，开展相关监测数据报送工作，加强互联网诊疗数据监管。印发《北京市护理事业发展实施方案（2021—2025年）》《北京市进一步改善护理服务行动计划实施方案（2023—2025年）》，开展医院护工使用管理专项检查，规范医疗机构探视和陪住管理。加强康复护理体系建设，北京市顺义区第二

医院、北京市密云区鼓楼社区卫生服务中心通过康复转型医疗机构验收。构建符合北京城市发展新格局的"1+3+7"采供血服务体系，推进团体献血，落实无偿献血者优待政策。组织开展药品耗材采购使用管理专项整治，认真开展医院太平间殡仪服务专项整治，统筹做好行风建设。推进医务社工工作，推出45个医务社工多元培育服务项目。

【生育服务和妇幼健康】印发《北京市托育服务体系建设三年行动方案（2023—2025年）》，从健全服务规范、丰富多元供给、加强综合监管、完善支持政策、加强队伍建设五方面提出16类任务。印发《北京市托育机构综合监管实施方案（试行）》，发布《婴幼儿托育机构服务规范》地方标准，加强托育机构登记备案工作，认真开展托育机构督导巡查，组织开展托育机构专项应急演练。全市提供托育服务机构达870家、托位4.37万个、普惠托位7501个。凤凰睿稚（北京）托育服务有限公司等55家托育机构被确定为北京市托育服务示范单位（2023—2025年），累计已创建示范性托育机构150家。

组织开展妇幼健康能力提升年活动，实施专业人才培养、专业服务下沉、专业技能提升三项行动。开展区域母婴安全保障筑基行动评估、北京市危重新生儿救治体系评估，首批通过国家级消除艾滋病、梅毒和乙肝母婴传播评估。创建4家国家婚前孕前保健特色专科建设单位，打造100余支技术过硬的新生儿复苏团队，确定北京协和医院等46家机构为现代产房建设单位，确定爱婴医院104家，累计建成母婴友好医院61家、儿童健康友好社区96家。

【老龄工作】积极应对人口老龄化，推动构建养老、孝老、敬老政策体系和社会环境。推进医养结合，拟订医养结合政策、标准和规范。完善老年健康服务体系，推进老年友善医院创建，推动安宁疗护中心和老年护理中心转型建设，昌平区沙河医院等6家医疗机构确定为2023年北京市安宁疗护中心转型建设医疗机构，西城区广外医院等11家医疗机构确定为2023年北京市老年护理中心转型建设医疗机构。印发《北京市加强老年人居家医疗服务工作实施方案》，鼓励医疗机构创新居家医疗服务方式，通过医联体、"互联网+医疗健康"、远程医疗等多种形式，将医疗机构内医疗服务延伸至居家。

【中医药工作】开展北京地区中医医院等级评审，完成35家中医（含中西医结合、专科）医院的评审工作。推进专科类市级中医医学中心建设，确定北京儿童医院、北京中医医院、东直门医院分别为市级中医儿科医学中心、市级中医皮肤科医学中心、市级中医

脑病科医学中心试点建设单位。启动重大疑难疾病中西医协同攻关计划，确定4批58个立项项目。组织完成"十四五"中医药重点专科第二批11个专业建设项目遴选，确定63个科室作为国家中西医协同"旗舰"科室建设项目北京地区推荐名单，确定北京大学第三医院生殖医学科等50个科室作为北京市级中西医协同"旗舰"科室建设单位。启动社区卫生服务中心症状门诊建设，遴选确定34家医院137个症状门诊临床实训基地，社区症状门诊承担单位308家。实施中医药服务基层行动，建设325个社区卫生服务站、村卫生室中医阁，制定第二批5个中医优势病种妇幼专科诊疗方案及10个妇幼诊疗中医服务包，开展中医儿科补短板专项。启动北京中医药薪火传承"新3+3"工程，5个学科获得国家中医药管理局高水平中医药重点学科建设项目立项。组织实施中医药文化资源调查、中医药健康文化素养水平调查，开展中医药知识产权护航行动、中医药文化带和文化圈建设行动。

【依法行政】有序推进立法工作，开展《北京市医疗纠纷预防和处理条例》立项调研和《北京市精神卫生条例》修订调研，完成对《北京市实施〈食盐加碘消除碘缺乏危害管理条例〉办法》《北京市集中空调通风系统卫生管理办法》两部地方政府规章立法后评估。印发《北京市法治医院建设试点工作方案》《法治医院建设基本标准（试点）》，在北京协和医院、航空总医院等8家医院开展试点工作。持续打造首都卫生健康普法品牌，做好行政复议、应诉，加强规范性文件合法性审查等工作。发布《北京市卫生健康标准体系建设实施意见》，初步构建包括6个子体系的卫生健康标准体系框架。"公共场所卫生许可"纳入本市健身房等16个"一业一证"改革行业，"医疗机构执业登记注册"纳入本市互联网医院4个"一业一证"改革行业，护士执业机构备案等服务事项纳入本市《"一照（证）通办"政务服务事项目录》，本市卫生健康领域医师资格证书等纳入《京津冀资质资格互认清单（第一批）》。

【综合监督】推进跨部门综合监管及"6+4"一体化综合监管，开展医疗机构"一站式"综合监管，建立轻微违法免罚和初次违法慎罚制度，修订《北京市卫生健康行政处罚裁量细则》，推动落实从业人员健康检查费用减免工作。持续打击非法行医，开展打击非法医疗美容服务专项行动。全市开展卫生监督检查272897户次，行政处罚12214户次。

【食品安全】加强食品标准宣传专题宣贯和营养科普，组织开展2023年北京市卫生健康系统食品安全宣传周活动。北京市食品安全综合信息平台正式上

线，实现了食品安全地方标准、风险监测及评估全链条信息化、标准化。年内，市卫生健康委共完成各类食品企业标准备案720份，完成食品安全风险监测4294件。

【职业健康】推进职业病危害专项治理，重点职业病监测和放射卫生监测覆盖率均达到100%。开展110家洗染行业小微企业和15家宠物医院职业病危害因素检测工作，在9个行业8450多名职工中开展职业健康素养调查，完成企业职业病危害分类分级风险评估4000余家。全市600余家企业开展健康企业创建，13家企业被评为市级健康企业。

【科技创新和人才队伍建设】印发《关于进一步提升北京市临床研究水平若干措施》，部署8方面32项工作。建立临床试验全流程监测体系，对30家研究型病房建设示范单位开展临床试验效率监测。实施首届首都医学科技创新成果转化优促计划，征集首都三级（含）及以上医院优质临床创新项目405个。北京市医疗卫生机构新立项科研项目7998项，首都卫生发展科研专项持续支持124家医疗卫生机构494个项目开展心脑血管、肿瘤、神经系统等34个西医和中医学科领域的研究，设立首发全科与社区专项，发布首发专项2012—2022年十大成果。出台《北京市深化卫生专业技术人员职称制度改革实施办法》，对不同岗位的卫生人才制定分类分层评价标准。北京友谊医院王振常、北京天坛医院江涛增选为中国工程院院士，北京天坛医院王拥军获第四届"首都杰出人才奖"，北京天坛医院曹勇等6人入选北京学者。完成第三批高层次公共卫生技术人才建设项目评审，遴选10名领军人才、30名学科带头人、50名学科骨干。获批国家和市级继续医学教育项目3130项，完成700人次医防融合全员培训，开展各类基层卫生人员培训3万余人次。

【国际合作与对口支援】推进"一带一路"卫生健康国际合作和世界卫生组织合作中心等项目实施。持续打造援外旗舰项目，几内亚中几友好医院二期项目正式交付使用，中非对口机制合作项目"中几友好医院心脑血管疾病一体化诊疗项目"获批。第24批援几内亚中国医疗队队长王振常被授予"时代楷模"称号，第29批援几内亚中国医疗队和赵兴山、王兴文分别获得全国援外医疗工作先进集体和先进个人称号，

第1批援瓦努阿图中国医疗队全体9名队员被授予瓦努阿图国家勋章。圆满完成2023年中国国际服务贸易交易会"健康卫生服务专题展"及"北京国际医学论坛"各项筹办工作。启动京蒙协作重点专科建设，推进凉山州重大传染病防治攻坚任务，举办"情系和田·直达心田"义诊活动，选派援藏医疗队、第十一批第一期援疆医疗队、第五批第二期援青医疗队及第一批第二期援蒙医疗队。

【信息化建设】加强三医联动信息化建设，以"京通"小程序升级为契机，规划建设"健康服务"模块，集成医疗、医保、医药服务功能，实现一个入口、一次登录、高频优先、三医联动。构建医疗数据互联互通"一张网"，建设"三医"数据共享"一平台"，积极推动"健康云"建设应用。开展114预约挂号平台迭代升级，北京市110家三级医疗机构全部实现同质化预约挂号服务、检查检验结果和医疗影像的共享查询，全部实现医保移动支付。建设全市统一的互联网医疗服务门户，并整合医保移动支付、线上药品配送等功能，已接入13家医疗机构。

【安全生产】召开全市卫生健康系统安全生产工作会议，开展安全生产交叉互查，印发《关于进一步加强医疗机构消防安全工作的指导意见》《北京市卫生健康系统贯彻落实丰台长峰医院"4·18"重大火灾事故整改和防范措施工作方案》，加强"企安安—动火作业报备"系统使用。组织开展卫生健康系统安全保卫工作监督检查，会同市公安局开展全市医院安全秩序管理联合督查。

【落实从严治党主体责任】深入开展学习贯彻习近平新时代中国特色社会主义思想主题教育，落实21项具体工作措施。举办全市公立医院党建工作会，印发《加强全市社会办医院党建引领行业治理工作实施方案》。组织开展全面从严治党督导检查，深入开展医德医风教育实践活动。杨继敏获评全国文化科技卫生"三下乡"活动服务标兵，赵继宗等6人被评为中国好医生，朱俊明等6人获首都精神文明建设奖，杨慧霞等4人入选"2023北京榜样"。成立首都卫生健康志愿服务总队，发布首届"首都卫生健康青年榜样"名单。

（周宏宇）

大事记

1月

7日

市卫生健康委印发《关于做好新冠病毒感染者医疗救治对口支援工作的通知》。要求各有关三级医院通过派驻医务人员、专题讲座、远程与线下教学查房、现场检查指导、疑难病例和死亡病例讨论等形式开展对口支援工作。

市委宣传部、首都文明办、市人力社保局印发《关于授予周晔等200名同志"首都精神文明建设奖"的决定》,由市卫生健康委党委推荐的6人受到表彰。

10日

北京中医药学会入选北京市科协首批"北京特色一流学会"创建名单。

12日

市卫生健康委组织召开2023年母婴安全保障工作电视电话会议,通报北京市2022年区域母婴安全评价结果。

18日

市卫生健康委对《市级公共卫生医用应急物资储备目录(清单)》进行修订并发布,并就建立健全"市—区—机构"三级公共卫生医用应急物资储备相关工作提出要求。

19日

市卫生健康委核定丰台区妇幼保健计划生育服务中心、昌平区妇幼保健院、房山区妇幼保健院、大兴区妇幼保健院为三级妇幼保健院。

北京天坛医院王拥军团队"缺血性脑血管病精准治疗方案"入选2022年度"中国生命科学十大进展"。

20日

国家卫生健康委印发《关于通报表扬2022年卫生援外工作表现突出集体的通知》,对北京市派出的中国第29批援几内亚医疗队等医疗队及个人予以通报表扬。

1月

北京市眼科研究所遗传性视网膜变性新靶点药物获国家卫生健康委首届全国卫生健康行业青年创新大赛金奖。

北京华信医院(清华大学第一附属医院)心脏中心小儿科李小梅教授牵头并执笔的国内首部《中国儿童心血管植入性电子器械专家共识》发表,这是我国儿科心血管植入型电子器械(CIEDs)领域的首部专家共识。

2月

1日

北京友谊医院普通外科分中心和荷兰阿姆斯特丹大学医学中心普通外科作为全球牵头中心发起的国际多中心临床研究项目成为全国首个数据合规出境案例。

8日

北京协和医院与中国航天科技集团有限公司等单位联合研发的、我国具有完全自主知识产权的辉昇-

Ⅰ型体外肺支持辅助设备（ECMO）发布上市。

8日～10日

2023国际卒中大会（ISC2023）召开，由北京天坛医院牵头的4项重磅研究亮相：TRACE-2研究（比较替奈普酶与阿替普酶在急性缺血性脑血管事件中应用的3期、多中心、开放标签、随机对照、非劣势试验），INSURE研究（吲哚布芬对比阿司匹林治疗急性缺血性卒中研究），中国急性缺血性脑卒中降压试验Ⅱ（CATIS-2）（急性缺血性卒中何时启动降压治疗的临床研究），ANGEL-ASPECT研究（大梗死核心的前循环大血管闭塞患者血管内治疗研究），其中TRACE-2研究成果、ANGEL-ASPECT研究成果分别同步发表在国际顶级医学期刊《柳叶刀》（*The Lancet*）、《新英格兰医学杂志》（*NEJM*）。

14日～17日

由市卫生健康委推荐的中国第一代滑雪医生、中国中医科学院西苑医院急诊科主治医师付妍，作为北京冬奥精神宣讲团成员赴吉林省巡讲。

16日

北京急救中心开具全市第一张院前医疗急救门诊收费电子票据及第一张救护车收费专用电子票据，北京市院前医疗急救电子发票上线启用。

17日

何梁何利基金2021和2022年度颁奖大会在钓鱼台国宾馆隆重举行。北京天坛医院王拥军教授获得2022年度何梁何利基金科学与技术进步奖。

19日

中华医学会罕见病分会在京成立，北京协和医院张抒扬当选第一届主任委员。

22日

北京大学口腔医院邓旭亮、张学慧团队凭借在口腔种植修复应用中具有颠覆性优势的"电活性口腔种植修复膜"项目，获"全国颠覆性技术创新大赛"最高奖。

28日

市卫生健康委、市公共卫生标委会举办2023年新立项卫生健康地方标准培训会，2023年获得批准立项的编制单位、正在制修订过程中的编制单位和公共卫生标准化专业技术委员会成员单位共计约110人参加培训。

2月

依托中国中医药循证医学中心建设的国际传统医学临床试验注册平台正式被WHO认证为一级注册机构。

3月

3日

国家卫生健康委员会下发《国家卫生健康委妇幼司关于确定第三批国家新生儿保健特色专科建设单位的通知》，首都儿科研究所成功获批第三批"国家新生儿保健特色专科建设单位"。

13日

第30批援几内亚医疗队出国前培训开班活动在北京语言大学举行。

14日

市卫生健康委印发《关于进一步推进卫生应急体系建设的通知》，就加强卫生应急队伍建设、开展卫生应急培训演练、编制修订卫生应急预案等提出相关要求。

15日

市老龄协会联合北京广播电视台《老年之友》栏目制作"3·15"特别节目——《为老年人搭起防诈的围墙》。介绍老年人权益保护工作情况，发布法律服务热线，介绍最新版《老年人识骗防骗手册》，向老年人解读12类常见骗局。

中国医学救援协会动物伤害救治分会主办、北京市昌平区医院协办召开"京北论坛暨动物致伤规范诊疗"会议，与会医务人员300余人。

17日

国家发展改革委、国家卫生健康委、国家中医药管理局三部门联合发布中西医协同"旗舰"医院试点单位名单，北京儿童医院作为唯一一家儿童专科医院入选。

20日

市卫生健康委印发《北京市卫生健康委员会政府购买服务指导性目录》，进一步规范政府购买服务工作。

24日

首都医科大学附属北京胸科医院举办"让肺部更健康，胸科在行动"世界防治结核病日新闻发布会，同时，完成世界卫生组织结核病研究和培训合作中心在北京胸科医院第七次续约及全国结核病临床诊疗技能竞赛活动启动。

27日

市卫生健康委联合市委网信办举办2023年北京市卫生健康系统网络宣传工作会暨能力培训会，全系统85名网络宣传员参加会议。

28日

北京回龙观医院心理危机研究与干预中心通过世

界卫生组织审核，获得新一任期WHO自杀预防研究和培训协作中心授权。

北京回龙观医院接受中国体育总局冬季运动管理中心任命，成为"中国冰雪医疗卫生保障定点医院"。

29日

中华护理学会成立首届整形护理专业委员会，中国医学科学院整形外科医院为主任委员单位。

31日

北京协和医院与北京市垂杨柳医院共建内分泌专科医联体签约仪式暨内分泌代谢疾病血糖管理中心揭牌仪式在北京市垂杨柳医院学术报告厅举行。

3月

市卫生健康委印发《关于深入推进重症等市级专科医联体建设工作的通知》，组织开展专科医联体推进工作，确定市级重症、康复、肿瘤专科医联体名单及具体工作。

市卫生健康委、市中医局印发《关于公布北京市妇幼保健机构中医药服务示范单位名单的通知》，确定北京妇幼保健院、房山区妇幼保健院、通州区妇幼保健院、顺义区妇幼保健院、大兴区妇幼保健院、昌平区妇幼保健院为北京市妇幼保健机构中医药服务示范单位。

北京大学第三医院入选国家发展改革委、国家卫生健康委、国家中医药管理局联合评审的中西医协同"旗舰"医院试点单位。

北京大学第三医院获批全国重点实验室2个："女性生育力促进全国重点实验室"和"血管稳态与重构全国重点实验室"，分别由北医三院乔杰院士、董尔丹院士担任主任。

北京安定医院获得2023年全国GCP机构药物临床试验量值排行精神科专榜第一名。

首都医科大学附属北京中医医院获得美国人体研究保护项目认证协会（AAHRPP）最高级别认证"Full Accreditation"。

4月

1日

零时起，北京市启用国家卫生健康委统一制发的新版出生医学证明（第七版）。

11日~12日

市卫生健康委举办2023年度接诉即办工作培训班。各区卫生健康委、各三级医院、市卫生健康委机关一委三局和直属单位牵头负责接诉即办工作人员共150余人参加培训。

13日

市卫生健康委参加京津产业交流合作对接洽谈会，会同市人力资源和社会保障局等部门与天津市卫生健康委等部门联合签署《民生和社会服务协同合作协议》，协同推进京津医疗卫生合作及政策协同等工作。

14日

市卫生健康委召开北京市危重孕产妇救治中心及会诊指定医院工作总结会，通报2022年度危重孕产妇救治中心及会诊指定医院绩效完成情况，对飞行检查、现场质控结果进行反馈，对国家危重孕产妇救治体系评估指标进行解读，部署2023年重点工作任务。

16日

北京大学口腔医院邓旭亮研究团队合作科研成果"揭示通过氧离子注入增加纤连蛋白结构域吸引力提高钛表面的细胞黏附力机制"等31项成果入选《中国2022年度重要医学进展》名单。

19日

市卫生健康委组织召开全市卫生健康系统安全生产工作会议，传达党中央、国务院领导和市委市政府领导对丰台长峰医院发生重大事故的批示指示和全市领导干部会议精神，对抓好全系统安全生产工作提出要求。

20日~21日

市卫生健康委组织举办系统2023年度安全生产培训班，交通安全工作部门联席会、北京石油化工学院、北京市消防救援总队及北京市科学技术研究院城市安全与环境科学研究所的各类专家进行授课。各区卫生健康委、各三级医院、市卫生健康委机关一委三局和直属单位负责安全生产工作人员共140余人参加培训。

21日

市卫生健康委团委印发《关于表彰2022—2023年度"市卫生健康委五四红旗团委（团支部）、优秀共青团干部、优秀共青团员"的决定》，授予北京友谊医院团委等3个团委组织2022—2023年度"市卫生健康委五四红旗团委"称号，授予北京友谊医院重症医学科团支部等27个团支部2022—2023年度"市卫生健康委五四红旗团支部"称号，授予李晓轩等30名同志2022—2023年度"市卫生健康委优秀共青团干部"称号，授予邢凌云等100名同志2022—2023年度"市卫生健康委优秀共青团员"称号。

22日

由国家儿童肿瘤监测中心主办的第二届国家卫生健康委儿童血液病、恶性肿瘤专家委员会暨国家儿童肿瘤监测报告会暨儿科抗肿瘤药物临床应用与管理大会在武汉召开。会上发布《国家儿童肿瘤监测年报（2022）》。

23日

中国初级卫生保健基金会与北京市顺义区卫生健康委举行帮扶合作协议签约仪式。

26日

北京电力医院、中电联电力职业安全卫生分会、北京健康管理协会工作场所职工健康管理分会联合主办第五届工作场所职工健康管理高峰论坛。

27日

由市中医局主办，市中医药对外交流与技术合作中心、北京中医药学会联合承办的"首都中医药创新转化核心竞争力人才培养系列培训——中药新药开发与转化专题培训会"召开。

28日

市卫生健康委会同市市场监管局联合印发《北京市婴幼儿托育服务合同（试行）》（BF-2023-2736）示范文本。

北京市延庆区医院中国南丁格尔志愿护理服务队成立，先后到社区、养老院、学校开展志愿服务活动17次，获中国南丁格尔志愿护理服务总队首届最美志愿护理服务风采展示"组织奖"。

4月

北京市感染性疾病研究中心参与申请、筹备的传染病溯源预警与智能决策全国重点实验室经科技部批准成立，北京市感染性疾病研究中心4位教授入选全国重点实验室PI。

北京大学首钢医院顾晋教授当选美国结直肠外科医师协会（ASCRS）荣誉委员，成为中国大陆第3位ASCRS荣誉委员，也是2023年中国大陆唯一入选的临床医学专家。

北京世纪坛医院急诊ICU团支部获评全国五四红旗团支部，是2023年北京市卫生系统唯一获得此项殊荣的团支部，受到共青团中央表彰。

首都医科大学附属北京地坛医院联合中国疾病预防控制中心、南开大学，获批"传染病溯源预警与智能决策全国重点实验室"。

5月

6日

北京市中医局、内蒙古自治区卫生健康委、呼和浩特市政府共同举办京呼"双首"健康行动中期成果展示暨京蒙"医疗倍增计划"签约现场会。北京市中

医局与内蒙古自治区卫生健康委共同启动京蒙协作"医疗倍增计划"。

12日

第15个全国防灾减灾日，市卫生健康委组织市疾控中心、北京急救中心、房山区卫生健康委和北京广播电视台《健康520》栏目共同举办卫生应急宣传进万家主题宣传活动。

15日

我国第30个防治碘缺乏病日，市卫生健康委、市经济和信息化局、市市场监督管理局、市市场监管综合执法总队、市疾控中心、中盐京津冀盐业有限责任公司及昌平区各相关部门，在昌平区联合举办以"科学补碘三十年，利国利民保健康"为主题的"防治碘缺乏病"现场宣传活动。

16日

市卫生健康委印发《2023年北京市各医疗专业质量控制和改进中心工作要点》至各区卫生健康委、各市级质控中心。

19日

市卫生健康委开展以"签而有约 共享健康"为主题的北京市2023年世界家庭医生日主题活动，发布《致全市家庭医生的一封信》，开展"5·19医齐走"及"家庭医生社区行"宣传周活动。

25日

市老龄协会提前完成2023年10件市人大、政协建议和提案答复意见办理工作，代表及委员均对答复意见表示满意。

26日~6月5日

全市16区的100家中医药健康文化体验馆同时开展面向青少年的中医药健康科普活动，引导中小学生感受中医药文化的魅力。

29日

市卫生健康委印发《关于加强全市社区卫生服务机构社会急救能力建设的通知》，对社区卫生服务机构AED配置和社会急救培训工作做出工作部署。

北京市举办以"健康养育 爱心护苗"为主题的北京市2023年"六一"国际儿童节主题宣传活动。围绕生长发育监测、营养与喂养、交流与玩耍、生活照护指导、伤害预防和常见健康问题的防控与照护，宣传3岁以下婴幼儿健康养育照护知识。发布并解读《北京市0-6岁儿童孤独症核心知识十条》。

31日

市卫生健康委会同市农业农村局、市水务局等10部门联合制定并印发《北京市遏制微生物耐药实施方案（2022—2025年）》。

5月

北京朝阳医院原内科护士长刘小娟荣获第49届南丁格尔奖章，成为继1985年原外科护士长司堃范获奖之后的第二位获奖者，也是2023年唯一一名北京地区的获奖者。

6月

1日

北京儿童医院成立我国首个儿童眼组织库。

6日

海淀区妇幼保健院被国家卫生健康委员会选定为首批国家婚前、孕前保健特色专科建设单位。

7日～14日

应国家卫生健康委邀请，基里巴斯共和国卫生和医疗服务部部长森特·伊森特昂率团访华，在京期间，访问了西城区展览路社区卫生服务中心、北京儿童医院。

8日

朝阳区以中央财政支持中医药传承创新发展试点项目答辩遴选全市第一的成绩，入选全国中医药传承创新发展示范试点。

东城区疾控局在东四十一条83号院挂牌。

11日

市卫生健康委会同市医保局、市人力社保局联合印发《关于新增及动态调整部分医疗服务价格项目的通知》，公布15项新增医疗服务价格项目，规范调整35项医疗服务价格项目，主要是配合膝髋关节集中采购及解决尿道下裂、耳畸形等项目技术难度加收的情况。

12日

北京市丰台区妇幼保健院获批首批国家婚前保健特色专科建设单位。

14日

市卫生健康委、共青团市委、市红十字会共同举办国家卫生健康委2023年世界献血者日无偿献血宣传活动（北京分会场），活动现场有近20家爱心企业和医疗机构摆起爱心展位。市卫生健康委团委组织30家医疗卫生健康机构60余名青年志愿者，在全市16个献血点开展无偿献血志愿服务。

15日

市卫生健康委印发《北京市临床专科能力建设方案（2023—2025年）》，确定临床专科建设的总体要求、工作任务、项目管理要求、保障措施等，制定重点专科建设项目遴选指标体系，是全市临床专科能力建设的指导性文件。

市卫生健康委和北京大学医学部共同组织召开"一带一路"卫生健康国际合作项目和世界卫生组织合作中心项目中期评审会，系统分析和评价10个项目的中期进展情况，提出意见建议。

17日

昌平区中医医院举行国家皮肤与免疫疾病临床医学研究中心银屑病医联体暨二型炎症（AD）医联体授牌仪式系列活动，同时开展皮肤健康科普，邀请北京市多位知名医院的皮肤科专家进行皮肤病义诊活动。

18日

北京海外华侨华人中医药四季大会·夏季大会召开，探讨中医药与欧洲国家主流医学和传统医药融合发展，共同推动中医药在欧洲高质量发展。

20日～27日

市中医局开展端午节中医药健康文化体验活动，北京市100个中医药健康文化体验馆以及北京市鼓楼中医医院、北京市和平里医院、北京市第一中西医结合医院等21家区属中医、中西医结合医院共同面向公众举办中医药文化体验活动。

20日～28日

市卫生健康委组织相关单位赴内蒙古，对7家县医院"组团式"帮扶情况进行督导，提出建议，形成书面反馈意见。

21日

市中医局、朝阳区政府主办，北京市中医药对外交流与技术合作中心、朝阳区卫生健康委、北京市中西医结合国际会诊中心、中国石油大学、北京市朝阳区芳草地国际学校、中国中医科学院针灸研究所北京国际针灸培训中心、北京华誉共享中医药研究发展中心国际智库承办的"北斗七星"谈·朝阳区亮马河水岸经济带国际友人说中医药（传统医药）系列活动之《本草纲目》专辑活动在朝阳区亮马河畔郡王府举办。

22日～24日

端午节期间，全市疾控系统每日安排流行病学调查、检验检测、消毒消杀等专业人员应急值守，累计709人在岗值班，其中业务人员498人、行政人员211人，出动车辆15车次。全市接到1起突发公共卫生事件的报告；院前急救系统接听电话17553次，派车7381次；开展突发事件紧急医疗救援39起，出动救护车46辆，转运伤员64人。

25日

市卫生健康委联合市中医局印发《北京市改善就医感受提升患者体验主题活动实施方案（2023—2025年）》，提出23项重点任务、5项工作要求。

市卫生健康委印发《北京市进一步加强精神障碍

合并传染病和躯体疾病多学科协作救治的工作方案》，加强和完善精神专科医疗服务，加强精神医疗服务体系建设，补齐精神医疗服务体系短板，逐步建立顺畅的精神障碍合并传染病和躯体疾病多学科协作救治工作机制，带动区域整体提升治疗处置能力。

市中医局牵头组织起草的《首都中医药人才队伍建设行动计划（2023—2025年）》经市卫生健康委党委会审议通过。

通州区疾病预防控制局挂牌成立。

28日

由中日友好医院、中国医学科学院、四川大学华西医院联合主办的呼吸和共病全国重点实验室启动会在中国医学科学院壹号礼堂举行。

28日～30日

市中医局与市政府外事办共同主办"国际交往中心功能建设素质提升——中医药国际交往功能建设高端人才培训班"。

29日

市老龄协会召开"2022年北京市老龄事业发展概况"新闻发布会，发布北京市人口老龄化现状与趋势、北京老龄事业发展主要进展。

30日

怀柔区疾病预防控制局挂牌成立。

顺义区疾病预防控制局挂牌成立。

6月

市卫生健康委制定下发《北京市医疗联合体转诊规范》《医疗联合体七类慢病双向转诊标准》，深入推进双向转诊，规范医疗联合体医疗机构转诊行为。

国家中医药管理局高水平中医药重点学科建设项目名单公布，由市中医局遴选推荐的北京中医医院中医急诊学、北京佑安医院中医疫病学、北京友谊医院临床中药学、首都医科大学中药药理学、北京地坛医院传染病学的重点学科入选。

北京清华长庚医院入选国家卫生健康委和中医药管理局第一批疼痛综合管理试点医院。

全球首例锌合金界面螺钉和带袢锌锌板临床研究受试者在北京大学首钢医院手术成功。

7月

6日

北京中医药学会举办2023全球数字经济大会智慧中医药论坛。

11日

马里共和国锡卡索省副省长伯纳德·库里巴利（Bernard Coulibaly）等一行6人访问北京市中医局，就北京-锡卡索两地传统医药合作事宜展开座谈。

12日

市卫生健康委印发《关于做好防汛卫生应急工作的通知》，就卫生应急工作做出部署。

市中医局联合市知识产权局印发《北京市中医药成果转化和保护示范建设项目管理办法》《北京市中医药成果转化和保护专家库建设与管理办法》，遴选中医药成果转化示范建设单位及基地进行先行先试，培育优质成果，加强医企衔接，建立中医药科技成果创造、管理、保护、转化全链条，推动更多的中医药科技成果实现转化。

14日～15日

北京市肛肠医院组织召开"京津冀协同项目推进会&北京市肛肠医院肛肠专科医联体年度工作会议"，来自京津冀鲁赣黑蒙等地20家医疗机构，共计200余人参加会议。

21日

应国家卫生健康委邀请，全国政协常委、香港行政会议成员高永文率香港医疗卫生界代表团参访北京市鼓楼中医医院安宁疗护中心。

北京协和医院张抒扬教授牵头的"'8+3'一贯式高层次复合型医学人才培养体系的探索与实践"成果获评2022年国家级教学成果奖一等奖。

23日～29日

国家卫生健康委组织香港大学医学院代表团来京参访。在京期间，代表团访问了北京同仁医院、东城区东花市社区卫生服务中心。

25日～28日

市卫生健康委举办2023年食品安全标准宣贯会和食品安全标准大课堂。对《食品安全国家标准 食品接触用纸和纸板材料及制品》《食品安全国家标准 食品中污染物限量》《食品安全国家标准 洗涤剂》《食品安全国家标准 再制干酪和干酪制品》进行宣贯。

30日

北京市以北京世纪坛医院为主派单位组建的第一批援瓦努阿图中国医疗队9人获得瓦努阿图总统颁发的国家勋章。

31日

阜外医院获评电子病历系统功能应用水平八级，是全国唯一获得最高等级的医院。

7月

市卫生健康委、市中医局印发《北京市全面提升医疗质量行动方案（2023—2025年）》，进一步树立质量安全意识，完善质量安全管理体系和管理机制；健全政府监管、机构自治、行业参与、社会监督的医疗质量安全管理多元共治机制；巩固基础医疗质量安全管理，提升医疗质量安全管理精细化、科学化、规范化程度；优化医疗资源配置和服务均衡性，提升重大疾病诊疗能力和医疗质量安全水平，持续改善人民群众对医疗服务的满意度。

市卫生健康委组织市卫生健康大数据与政策研究中心对试点医院电子病历数据报送情况进行综合评价，形成《北京市电子病历共享工程30家试点医院信息报送数据质量报告》，印发市医管中心、相关区卫生健康委、各试点医院，加强电子病历数据报送工作。

国家心血管病中心成立"国家心血管病中心先心病一体化专科联盟"，首都医科大学附属北京妇产医院超声科以产前胎儿超声系统筛查、胎儿畸形产前诊断、先心病筛查与诊断的特色优势被授予全国首批"国家心血管病中心先心病一体化专科联盟省级合作中心"。

中国医学科学院整形外科医院临床样本与数据资源库通过国家科技部人类遗传资源行政许可事项审批，正式成立。

北京清华长庚医院王贵怀团队与清华大学王秀梅、伍晖团队合作项目"神索：基于多功能集成式再生微环境仿生构建的神经再生修复植入物"获得第48届瑞士日内瓦国际发明展"评审团特别嘉许金奖"。

8月

1日

市卫生健康委印发《关于加强"企安安—动火作业报备"系统使用工作的通知》，要求各医疗卫生机构（含托育机构）严格落实主体责任，强化自主管理，在履行完内部动火审批流程后，登录企安安"动火作业报备"模块，分别在动火前、动火中、动火后，进行"三填、三证、三照"报备；各区卫生健康委、市中医局、市医管中心对"企安安—动火作业报备"系统开展集中学习培训，辅助进行风险分析研判，加大精准检查指导力度，进一步规范医疗卫生机构依规动火审批、严格持证上岗、严格作业现场安全管理等工作。

中央宣传部办公厅印发《关于公布2022年全国文化科技卫生"三下乡"活动示范项目、优秀团队、服务标兵的通知》，由市卫生健康委推荐的密云区医院全科医学科主任、副主任医师杨继敏获2022年全国文化科技卫生"三下乡"活动服务标兵。

2日

市卫生健康委协调市医管中心选派北京友谊医院、宣武医院、世纪坛医院、朝阳医院、天坛医院抽调医务人员组成医疗队支援门头沟区执行医疗救治相关任务。

7日

经市卫生健康委批准，北京医学会成立"北京市区域伦理审查委员会"。

11日

北京天坛医院为顺义区等远郊区农村居民定制的"互联网健康乡村门诊"正式开诊。

14日

北京市卫生健康委员会、共青团北京市委员会联合发布首届"首都卫生健康青年榜样"和"首都卫生健康青年榜样争创奖"名单。

18日

市卫生健康委印发《关于2022年首都卫生健康系统"强国复兴有我"主题宣讲活动情况的通报》，对38个先进单位、22名优秀宣讲员、60名优秀组织工作者、48篇优秀故事进行通报表彰。

22日

市卫生健康委会同市中医局印发《北京市加强老年人居家医疗服务工作实施方案》，明确提供居家医疗服务主体的相关要求、具体服务内容、服务规范等。

29日

市卫生健康委联合北京市广播电视局，在东城区文化馆举办中国纪录片大会首届"生命与医学"纪实影像盛典活动。

市卫生健康委、市公安局、市规划自然资源委、市住房城乡建设委、市市场监督管理局、市消防救援总队联合印发《北京市托育机构综合监管实施方案（试行）》。

31日

市卫生健康委、市教委、市科委等9部门联合印发《北京市加强脑卒中防治工作减少百万新发残疾工程实施方案》，明确了脑卒中防治工作的总体要求、工作目标和主要任务。

市卫生健康委会同市中医局印发《北京市进一步改善护理服务行动计划实施方案（2023—2025年）》，明确持续开展以"强基础、提质量、促发展"为主题的进一步改善护理服务行动，持续深化"以病人为中心"的理念，临床基础护理不断加强，护理质量明显提高，护理服务持续改善，护理内涵更加丰富，护理领域拓展延伸，服务模式日益创新，覆盖全人群全生命周期的护理服务更加优质、高效、便捷。

8月

市卫生健康委联合市体育局组织开展《"十四五"时期健康北京建设规划》实施情况中期评估，系统评估"十四五"以来健康北京建设规划实施情况、主要目标指标实现情况以及主要任务推进情况。

中国医院协会传染病医院分会、北京医师协会、北京预防医学会、中国康养医学协同创新联合体和北京融和医学发展基金会组织编写的《新冠病毒感染临床实践指导——预防、控制、诊断、治疗及康复》由中国医药科技出版社出版。

全国口腔领域首个虚拟仿真智慧实验室平台在北京大学口腔医院建成并投入使用。

9月

2日

市卫生健康委、国家卫生健康委国际交流与合作中心共同主办2023年公共卫生高峰论坛。论坛期间，发布《首都卫生健康发展科研专项2023年度十大成果》《"一带一路"国产医疗装备10年发展成效及未来趋势展望报告》《中国绿色医院发展调研报告》三大重要成果。

北京预防医学会和北京市疾病预防控制中心在2023年中国国际服务贸易交易会北京首钢园举办第四届全球健康北京论坛。

2日~6日

市卫生健康委牵头举办2023年服贸会健康卫生服务专题，共促成成果36项，签约总金额约15亿元。

市中医局举办2023年服贸会中医药主题系列活动。其间，举办服贸会中医药主题日启动仪式暨第八届海外华侨华人中医药大会、中医药健康产业国际智库论坛、2023年传统医药文化国际会议和中国中医药50人峰会（北京）论坛。

4日

市卫生健康委党委书记钟东波、主任刘俊彩与来访的香港特别行政区政府卫生署署长林文健一行举行工作会谈。市卫生健康委副主任、市疾控局局长、市疾控中心主任曾晓芃，以及市卫生健康委、市中医局相关处室负责人出席。

市卫生健康委党委书记钟东波、主任刘俊彩与来访的香港特别行政区医院管理局主席范鸿龄和行政总裁高拔陞一行举行工作会谈。市医管中心、市卫生健康委、相关直属单位和市属医院主要负责人出席会议。

6日

"2023年首都医工融合创新发展高峰论坛"召开，国内外生物医药知名专家、各区卫生健康委、北京地区三级医疗机构、市属医学科研院所、北京地区部分高校、知名企业代表等325人参加，8位国内外知名专家作主题演讲，发起成立"首都医药科技创新联盟"。

7日

市卫生健康委组织召开实验室生物安全工作会暨市级培训会，通报各区实验室生物安全监督检查情况、生物安全二级实验室骨干人员培训工作情况，对15名优秀学员进行表彰，解读《生物安全领域反恐怖防范要求》及《人间传染的病原微生物名录》。

市中医局举行第八届海外华侨华人中医药研修班暨中医痛症治疗海内外专家同题共答研讨会。美国、俄罗斯、英国、法国、匈牙利和巴西等18个国家的38名中医专家获研修班结业证书。

15日

由市卫生健康委主办、市疾控中心和昌平区卫生健康委承办的"三减三健，从我做起"2023年北京市全民健康生活方式宣传月活动在居庸关长城举办。

18日

市卫生健康委、市市场监管局联合发布《北京市卫生健康标准体系建设实施意见》，初步构建包括基础通用、卫生健康管理、公共卫生服务、医疗卫生服务、卫生应急与重大活动保障、中医药等6个子体系的卫生健康标准体系框架，建立了卫生标准数据库，汇总相关国家标准279项、行业标准1156项、地方标准75项、团体标准1006项。

20日

由市老龄协会、市武术运动协会举办的2023年第四届"敬老得福·北京最美太极老人"展示活动启动仪式在朝阳区望京文化广场举行。

25日

市妇幼保健院牵头制定的《宫颈癌筛查质量控制技术规范》（DB11/T 2137—2023）正式发布，将于2024年1月1日起实施。作为国内首部宫颈癌筛查质量控制技术规范，该标准规范了妇科检查、人乳头瘤病毒核酸检测、宫颈细胞学检查、阴道镜检查、组织病理学检查等各环节的技术服务及质量控制要求。

北京市正式发布地方标准《婴幼儿托育机构服务规范》。该标准自2024年1月1日起实施，从制度要求、人员及配备、安全、卫生与健康4个方面对托育机构服务提出基本要求。

25日~26日

2023年全球可持续交通高峰论坛在京召开，市卫生健康委协调统筹卫生监督力量对会场及周边一公里重点单位开展巡查保障工作。论坛举办期间未发生突发公共卫生应急事件。

26日

北京急救中心经开区急救分中心揭牌运行。

27日

市卫生健康委印发《关于二三级综合医院及中医类医院老年医学科开设情况的通报》，要求各区做好中医类医院、市属医院、区属医院老年医学科设置指导，支持二级及以上综合医院、中医类医院等医疗机构开设老年医学科，增加提供老年医疗护理服务的医疗机构和床位数量，适应老年人医疗护理服务需求。

北京市中医管理局、平谷区人民政府主办，平谷区中医医院、平谷区融媒体中心、黄松峪乡人民政府等承办首届长城百合康健文化节。

疑难重症及罕见病全国重点实验室在北京协和医院正式启用。北京协和医院大兴院区是实验室第一核心研究场所，由北京协和医院联合中国医学科学院基础医学研究所、清华大学共同建设。

28日

市中医局批复北京中医药未来医学共性技术研究平台（心血管）示范基地在北京中医药大学第三附属医院揭牌成立。

市卫生健康委等9部门联合印发《北京市加速消除宫颈癌行动实施方案（2023—2030年）》。

9月

市卫生健康委印发《推进北京医疗卫生资源与廊坊北三县合作实施方案（2023—2025年）》。

北京中医医院发布全国第一部"中医护理岗位能力图谱——玫瑰飞轮"。

10月

10日

市卫生健康委举办"融爱于行，共筑心身健康"——2023年世界精神卫生日北京市主题宣传活动暨北京市"8858心理援助热线"启动仪式。北京市将各区的热线号码统一为"010-88585821"，统一后的号码于10月11日9点正式开通。

12日~13日

市卫生健康委在市委党校举办北京市二级以上公立医院院长培训班。全市100余名公立医院院长参加培训。

14日

市卫生健康委启动2023年北京市卫生健康系统食品安全宣传周活动，3000余名师生和家长参加。

15日

由市卫生健康委、市计划生育协会、北京婴幼儿照护服务专业委员会联合举办的北京市首届保育师职业技能大赛结束。316名来自全市备案托育机构的保育师报名参加比赛，近50%参赛人员根据成绩分别获得初级工、中级工、高级工、技师和高级技师职业等级证书。

16日

北京协和医院与澳门特区政府在京签署离岛医疗综合体北京协和医院澳门医学中心运营合作协议。

17日~20日

市卫生健康委委托市社区卫生协会组织开展以"现代化管理模式、高质量管理人才"为主题的2023年北京市基层卫生管理干部培训班。

20日

市中医局启动第十六届北京中医药文化宣传周暨第十五届地坛中医药健康文化节。

市老龄协会与民政部社会福利中心联合举办2023年九九重阳节老年人权益保护活动暨老年人监护问题研究成果发布会，发布《老年人监护问题研究报告》和《老年人意定监护服务指引》。

20日~22日

北京预防医学会、天津市预防医学会、河北省预防医学会在雄安新区联合主办"疾病防控 助力雄安建设 2023京津冀传染病防控高峰论坛"。

22日

北京海外华侨华人中医药四季大会·秋季大会召开。来自美国、加拿大、巴西和智利等国中医药团体组织的专家学者分享了国际教育、国际认证、传承创新方面的成功案例。

第九届京津冀"银发达人"大型展示评选活动结果揭晓，共评出7位银发榜样、3个银发榜样团体、19位银发达人、2个银发团体。

23日~27日

市委组织部、市卫生健康委、市医疗保障局联合举办深化医改和公共卫生管理专题培训班。

27日~29日

中国医学科学院整形外科医院主办的第十二届北京国际整形美容外科会议暨第二届中国整形外科与再生医学发展大会在北京首钢会展中心举办。

28日~30日

北京清华长庚医院董家鸿院士团队研发的"远程数智化临床研究技术平台"亮相第75届德国纽伦堡国际发明展并斩获金奖。

29日

2023年北京马拉松暨全国马拉松锦标赛在天安门广场开赛，市卫生健康委投入救护车33辆，安排医师跑者50人、固定医疗服务点26个、AED志愿者74人、医疗观察员600余人，确定赛事医疗救治定点医疗机构12家，共救治患者205人。

30日

北京市丰台中西医结合医院在北京市科学技术协会、北京市经济和信息化局、北京市工商业联合会共同举办的2023年中国创新方法大赛中获北京赛区三等奖，为北京市唯一一家获奖医疗机构。

10月

市卫生健康委与市民政局、市市场监管局、市公安局联合发布《关于印发〈关于加强殡葬领域综合监管工作的方案〉的通知》。

市卫生健康委组织制定《卫生监督协管网格化管理工作方案》，召开全市卫生监督协管网格化管理工作培训会，各区卫生健康行政部门和卫生监督机构相关负责人、24家试点社区机构卫生监督协管员代表共54人参训。

北京市感染性疾病中心、首都医科大学附属北京地坛医院和北京市科协主办的感染性疾病专业委员会成立大会暨2023年首都前沿学术成果报告会在北京贵州大厦举行。

首都医科大学附属复兴医院急诊科取得美国心脏协会"心血管急救培训中心"认证并获批"西城区应急急救能力培训基地"。

中国科学院院士、中国中医科学院西苑医院陈可冀获2023年度"汤用彤国学奖"。

应急总医院成立全国应急医学救援联盟，举办首届国际应急医学救援论坛暨应急医学救援装备技术博览会。

11月

1日

航天中心医院护理"卫肠圈"QC小组在第48届国际质量管理小组会议（ICQCC）中获评国际质量管理最高奖项——金奖。

3日

北京市派遣援外医疗队55周年工作会议暨援外医疗队工作总结会召开。

由北京市中医管理局、门头沟区人民政府指导，门头沟区卫生健康委主办，门头沟区中医医院承办的2023年永定河门头沟中医药文化节开幕。开幕式上，

门头沟区政府为各中医药文化推广协作单位颁发证书，为热心参与中医药文化宣传工作的医务人员、街镇工作人员和社区居民颁发"中医药文化科普达人"证书。

4日

阜外医院协办的第三届中国健康生活方式医学大会（CLMC）在深圳召开，会上发布《健康生活方式医学产业发展研究报告》与我国首部官方译著《生活方式医学》教科书。

6日

北京市人民政府发布《关于2022年度北京市科学技术奖励的决定》，市中医局推荐的科技成果《中医药救治新型冠状病毒感染研究与药物研发》获北京市科学技术进步奖二等奖。

7日

市老龄办、市老龄协会组织召开北京市推进老年友好型社会建设三年行动总结会。

市卫生健康委员会党委书记钟东波会见以香港医务卫生局局长卢宠茂为团长的香港特区政府代表团。香港卫生署署长林文健、香港医管局主席范鸿龄、行政总裁高拔陞，市卫生健康委二级巡视员郑晋普和市卫生健康委相关处室主要负责人出席会议。

9日

昌平区卫生健康委举办北京昌平居庸关长城中医药文化节暨第四届中西医结合南口论坛。

10日

房山区卫生健康委举办主题为"传永定燕周文化 续龙乡岐黄新章"的2023年北京永定河文化带房山中医药文化节，由北京中医药大学房山医院承办。

12日

北京大学国际医院获批成为中国非公医疗协会全国商业健康保险合作试点基地。

14日

市卫生健康委、市中医局印发《北京市诊所备案管理暂行办法》，全文分为四章，共三十二条，从法律依据、诊所定义、适用范围、备案要求、备案变动、监督管理和附则等方面进行了细化。

16日

顺义区卫生健康委举办名医义诊进乡村活动，顺义区中医院在各社区、乡镇建立流动医院。

20日~30日

市卫生健康委从北京急救中心和19家市属医院共选派20位第七批驻村第一书记接续开展帮扶工作。

30日

俄罗斯莫斯科市医疗卫生专家代表团一行赴首都

医科大学附属北京天坛医院参访，重点就智慧医院建设与互联网远程医疗现状进行参观了解。

11月

市卫生健康委组织有关专家依据《医疗技术临床应用管理办法》规定，对《北京市重点医疗技术（2016版）》目录进行了修订。

市卫生健康委印发《北京市医务人员医德考评实施办法（2023版）》。

国家卫生健康委公示全国生育友好工作先进单位评选工作结果，昌平区、怀柔区入选。

12月

5日

市卫生健康委印发《北京市进一步改善护理服务行动计划评价细则（试行）》，细化改善护理服务各项任务评价指标。

8日

北京大学怀密医学中心建设启动仪式举行。怀密医学中心建设规划用地约1160亩，标志着北大医学学院路校区建成71年以来首次实现新家园空间拓展。宁夏燕宝慈善基金会签约二十年共捐赠10亿元，全面支持北京大学医学教育事业。

9日

怀柔区血液管理中心（中心血库）实现独立采供血业务，负责辖区内4家临床医院的供血工作，结束了怀柔区依靠密云血站采供血的历史。

12日

市卫生健康委印发《北京市医疗机构住院患者腕带使用管理规范（试行）》，明确腕带使用范围、材质及功能要求、使用管理及监督要求等。

14日

昌平区卫生健康委开展"12·14"地铁事故紧急医学救援，全区17个急救站出动24辆救护车，共120余名车组人员参与救援，完成转运任务36次，共转运患者78人。

15日

东城区卫生健康委举办"紫金健康"中医药高质量发展大会——东城区"杏巷"工程建设推进会暨全国中医药科技成果直通车（北京·东城）。

21日

消化健康全国重点实验室在北京友谊医院通州院区揭牌，这是医院继国家消化系统疾病临床医学研究中心之后，获得的又一重要国家级平台。

23日

市卫生健康委组织开展2023年北京市基层卫生人员医防融合岗位练兵活动。

26日

市老龄协会联合老友帮专项基金举办"豆香四溢、情暖新春"——重点帮扶家庭"喘息活动"。

27日

由市卫生健康委推荐的北京大学第一医院皮肤性病主任医师朱学骏被中央文明办、国家卫生健康委评为"中国好医生"11月月度人物。

北京市石景山区紧急医疗救援中心揭牌成立。

28日

航空总医院消化病中心主任张建国团队成功开展首例经自然腔道胆囊内光声联合成像诊断早期胆囊癌及癌前病变的工作，为胆囊病变的早期精准诊断提供了新方法。

29日

市卫生健康委联合市高级人民法院、市经信局、市人力社保局、市住建委、市交通委、市应急局、市市场监管局、市政务服务局、市医保局、国家金融监督管理总局北京监管局、市消防救援总队共同印发《加强本市社会办医院运行风险综合监管工作方案》。

中国援外医疗队派遣60周年纪念暨表彰大会在人民大会堂举行。第29批援几内亚中国医疗队、北京积水潭医院赵兴山（第27批援几内亚中国医疗队队长）和宣武医院王兴文（第28批援几内亚中国医疗队队员）分别获得"全国援外医疗工作先进集体""全国援外医疗工作先进个人"荣誉称号。

12月

首都医科大学附属北京中医医院消化中心张声生、赵鲁卿教授团队牵头制定全球首个溃疡性结肠炎中医国际临床应用指南。

由中国临床肿瘤学会（CSCO）主办的消化道肿瘤MDT论坛在上海开启全国总决赛。北京大学首钢医院结直肠肿瘤MDT团队夺得全国总冠军。

特　载

北京市卫生健康委员会2023年度绩效管理工作

一、总体情况

2023年，市卫生健康委以习近平新时代中国特色社会主义思想为指导，全面贯彻落实党的二十大精神，深入贯彻习近平总书记对北京一系列重要讲话特别是对卫生健康工作指示精神，坚决落实市委市政府各项决策部署，紧紧围绕首都功能定位和健康北京建设，努力为群众提供优质高效的卫生健康服务，卫生健康工作取得新进展新成效。46项市级绩效任务全部完成，318件建议提案全部办理完毕。

二、主要做法和工作成效

（一）强化责任担当，全面高效履职

1. 立足城市战略定位，推动优质医疗资源扩容布局。一是加快市属医疗资源疏解项目规划建设。朝阳医院东院、友谊医院通州院区二期开诊运行；友谊医院顺义院区、安贞医院通州院区基本完工，口腔医院迁建、积水潭医院回龙观院区二期推进装修及机电管线安装施工，首儿所附属儿童医院通州院区项目已取得建议书（代可行性研究报告）批复，安定医院新院区完成设计招标和项目方案设计，宣武医院房山院区暨国家医学中心项目、儿童医院新院区项目已提前核准勘察设计招标方案并下拨前期经费，中医医院新院区取得"多规合一"初审意见，佑安医院新院区基本确定在大兴团河地区选址建设，加快推进妇产医院新院区选址，市疾控中心迁建项目实现主体结构封顶，

北京卫生职业学院新院区项目取得项目建议书代可研报告批复，北京急救中心整体迁建意见已经市政府原则同意。二是全力支持雄安新区医疗卫生建设。交钥匙新建医院项目已完成竣工验收，9月28日移交雄安新区，目前已开诊试运；组织宣武医院与雄安新区管委会签署办医支持合作协议；为雄安新区代培住院医师规范化培训18人；持续组织宣武医院、中医医院等医院与雄安相关医疗机构开展医疗合作，通过带教、技术培训、手术、远程会诊等多种方式，不断提升当地的医疗技术水平。三是推动京津冀医疗卫生资源共建共享。印发《北京市卫生健康委员会加强京津冀卫生健康协同发展实施方案（2023—2025年）》《推进北京医疗卫生资源与廊坊北三县合作实施方案（2023—2025年）》，推动医疗卫生资源疏解、区域辐射带动、区域一体化发展和政策协同等各项任务落实；持续组织在京医疗卫生资源与雄安新区、廊坊北三县、河北张家口等重点地区合作开展对口支持合作，通过派驻专家、开展技术合作、人才交流、专业知识培训和远程诊疗等形式，不断提升合作城市医疗卫生服务水平。四是持续推进国际医院项目建设。遴选本市国际医疗服务试点医院，增加10家试点医院；起草完成本市外籍患者就诊指南、《北京市国际医疗服务质控指标（2023年版）》；昌平区国际医院项目——北京高博医院已通过专家审核，核发《医疗机构执业许可证》；安贞东方医院附属车道结构、屋面防水以及地下室房心回填土、基坑回填等工作基本完成；北大口腔医院

国际化门诊项目已完成关键临床装备招标采购。五是深入推进医院周边交通综合治理。会签下发《2023年医院周边交通综合治理工作方案》，组织开展全市医疗机构交通安全隐患大排查大整治，目前中心城区69家医院平均预约就诊率达到90%以上，预约就诊时间精确到30分钟以内，重点医院上下午出诊单元比例持续保持达到1.2∶1。

2. 始终坚持人民至上，持续提升医疗卫生服务能力。一是完善基层医疗卫生体系建设。制定实施2023年基层医疗卫生服务能力提升工作计划，促进基层医疗卫生机构提档升级，全市共投入28.88亿元，用于新建、改造基层医疗卫生机构和完善诊疗设备配置。二是着力提升基层医疗服务能力。出台社区卫生服务机构人员配备标准，85%的社区卫生服务中心可提供儿科诊疗服务，开展227个基层医疗卫生机构专病特色科室建设，社区卫生服务机构诊疗量同比增长28.2%。三是完善分级诊疗机制，健全基层预约转诊制度规范。市卫生健康委会同市委编办、市财政局、市人社局等部门制定印发了《关于深入推进基层转诊促进分级诊疗的工作方案》，进一步强化转诊基础工作，提升基层服务能力，深入医联体建设，完善分级诊疗机制，实现了22家市属三级医院通过基层预约转诊平台向全市社区卫生服务机构投放转诊号源。为规范医疗联合体医疗机构转诊行为，制定印发了《北京市医疗联合体转诊规范》《医疗联合体七类慢病双向转诊标准》，有效规范医疗联合体医疗机构转诊行为。四是增加发热等11类症状患者诊疗服务。349家社区卫生服务中心均建立发热诊区，通过转型发热哨点、设置发热诊室或指定专门区域等方式，为患有发热等11类症状的患者提供相应的诊疗服务，全年接诊11类症状患者人次数合计564.6万，累计管理居家康复治疗人员数29.2万。五是加强专科医联体建设，提高基层防病治病和健康管理能力。印发《关于深入推进重症等市级专科医联体建设工作的通知》（京卫医〔2023〕27号），明确市级肿瘤、重症、康复专科医联体核心医院及意向合作单位，要求各相关医院加快推进签约工作并启动业务合作。截至目前，已建立重症医联体9个，康复医联体3个，肿瘤医联体5个，共17个专科医联体，进一步提高了基层防病治病和健康管理能力。六是优化调整服务结构，提升儿科、精神、康复、护理等医疗服务能力。为有效改善本市儿科资源分配问题，市卫生健康委会同市财政局、市人力社保局、市药监局印发《关于推进第六批紧密型儿科医联体建设试点工作的通知》（京卫医〔2023〕27号），全市儿科医联体成员单位达到30家以上，进一步扩大了紧密型

儿科医联体覆盖范围。针对儿童呼吸道传染病高发期，为提升儿科医疗服务能力，印发了《关于做好秋冬季儿童呼吸道传染病医疗服务工作的通知》，要求相关部门做好监测分析、维护就医秩序、强化儿科服务、提高基层诊疗能力、畅通转诊通道、关注重症患儿救治，加强业务培训，做好宣传引导。同时，及时提供儿科夜间急诊服务的医疗机构名单，引导就近就医，优化服务结构；全市公立二级及以上医疗机构设立精神医学相关科室并开设常规门诊比例达69.93%；印发《北京市进一步加强精神障碍合并传染病和躯体疾病多学科协作救治的工作方案》，将心理健康和精神卫生服务融入社区健康管理和基本医疗卫生服务，实现公立社区卫生服务中心（乡镇卫生院）为社区居民提供心理健康指导比例达75%以上；推进康复机构转型，顺义区第二医院、密云区鼓楼医院通过康复转型医疗机构验收，做好康复医学科设置工作，开展康复治疗师转岗培训；推进改善护理服务工作，印发《关于印发北京市进一步改善护理服务行动计划实施方案（2023—2025年）的通知》《北京市进一步改善护理服务行动计划评价细则（试行）》。七是持续推进家庭医生签约服务。5·19世界家庭医生日在全市范围内开展主题宣传，提高签约服务影响力，引导社区居民主动签约；制定改进家庭医生签约服务20条措施，丰富签约服务内涵；制定《北京市家庭医生签约服务工作评价指标（2023版）》，完成年度签约服务督导检查，加强签约数据质控。八是加强全科医生培养与乡村医疗队伍建设。联合制定《关于北京市社区卫生服务机构人员配备标准的指导意见》；组织开展社区卫生人员继续医学教育必修课课程学习，3万余人参加；委托首都医科大学开展乡镇和村级医疗卫生人员定向培养，招生200余名。九是开展农村乡镇卫生院手拉手帮带。支援受援双方均完成城乡对口支援协议签订，印发《2022—2025年北京市城乡医院对口支援工作实施方案》，前三季度派出帮扶人员2405人次，线上线下开展学术讲座1653次，培训达27983人次，接收受援医院人员到支援医院进修178人次；开展对口支援补贴经费审核发放工作；组织35名退休医学专家赴生态涵养区34个乡镇社区卫生服务中心开展支援工作。

3. 织牢公卫防护网，强化应急管理体系和能力建设。一是推进市区两级疾病预防控制体系改革。各区卫生健康委加挂区疾控局牌子，按照市委市政府的统一部署和市委编办印发的市疾控局三定方案，有序推进机构改革。二是提升应对突发公共卫生事件能力。印发《加强首都公共卫生应急管理体系建设三年行动

计划（2023—2025年）》，编制突发公共卫生事件应急预案和突发事件紧急医学救援应急预案汇编，印发《北京市疫情防控应急机制落实工作措施》《北京市猴痘疫情防控应急预案》，组织开展卫生应急相关培训、演练及宣传活动；印发《北京市院前医疗急救服务相关标准及规范（2023修订版）》，指导各区持续优化完善院前医疗急救设施空间布局，2023年全市共新建3处、优化调整8处急救工作站，院前医疗急救呼叫满足率稳定在98%以上。三是做好疫情监测评估与防疫保障。稳妥实施"乙类乙管"政策，制定我市新型冠状病毒感染疫情监测预警工作方案，科学研判疫情形势，分级分类采取响应措施，已完成48期监测预警分析报告，准确预测疫情高峰时间和规模，有序应对多轮新冠疫情波动和秋冬季多种呼吸道感染性疾病病原体重叠、交替达峰的复杂局面；完成全市新冠疫苗接种点优化设置和市区两级新冠疫苗接种专班组建工作，继续做好新冠疫苗接种工作。四是加强药品储备和应急救护设施储备。印发《市级公共卫生医用应急物资储备目录（清单）2023年版》，组织编制北京120院前急救系统"平急结合"快速转换工作方案，完成公共卫生医用应急物资市级督导检查；为全市94家二级以上医院配置1.57万台（套）重症救治设备，94家医院准备可转化重症救治床位2876张；全市培训重症救治医护人员3万人；持续开展全市和重点医院发热门诊日监测工作。五是深入推进健康北京建设。完成健康中国行动监测评估和考核工作任务，健康中国行动考核中，北京市在指标水平方面稳定在全国第一梯队；加强部门协作，推动将健康融入所有政策落地落实，指导各区开展健康影响评价实践；注重关口前移，建成市级97家健康促进幼儿园，培养幼儿基本行为习惯，提高科学养育能力，改善园所家庭环境；组织健康科普"五进"（进社区、进机关、进企业、进农村、进学校）活动，开展615场线下线上健康宣传活动，惠及近9万人；在各级各类医疗卫生机构举办近3万场健康大课堂，完善健康科普专家库，遴选近千名第四批科普专家，指导各区成立区级科普专家团队；每月开展全市周末卫生日活动，推动各区高质量开展国家卫生区创建复审工作，东西城等10个区已通过全国复审，丰台区、大兴区已通过国家专家组现场评估。

4. 落实安全生产排查整治，加强行业安全监督管理。一是全面加强安全生产和消防安全工作。扎实组织开展安全生产和火灾隐患大排查大整治工作。加强监督检查，督促隐患整改，一般隐患整改率100%；重大隐患全部制定落实整改措施，明确责任部门、责任人和整改完成时限，按时报送整改进展，整改期间

落实安全防范措施，严防事故发生；深刻吸取4·18长峰医院火灾事故教训，制定事故防范措施，健全完善卫生健康系统安全责任体系；加强风险防控，制定印发安全生产和火灾隐患目录，牵头建立医疗卫生机构历史遗留问题专项整治工作机制，推动卫生健康行政部门规范设置安全管理机构和配备人员，坚决遏制发生各类安全生产事故。二是持续加强平安医院建设。印发《关于进一步加强平安医院建设保障医务人员安全维护良好就医秩序的通知》《关于组织开展卫生健康系统安全保卫工作监督检查的通知》，开展医院安全保卫工作监督检查，建立隐患问题台账并督促医疗机构整改；开展2023年度全市卫生健康系统安全保卫干部培训，共培训150余人次；持续推进全市医院安全保卫信息平台建设，在全市二级以上医院推广使用北京市重点人员系统；完成对全市728家医院、2123家社区卫生服务中心单位备案；组织开展卫生健康系统感知设施摸底和上报工作。三是严厉打击非法行医等涉医违法行为。持续开展打击"号贩子"暨重点医院内外秩序整治行动，查获各类扰乱违法人员3683人次、移交行政执法部门扣车1292辆；全市核查非法行医线索1984条，核查属实241条。查处非法行医320户次，做出卫生健康行政处罚263件，罚没款1907.75万元，没收器械4106件，没收药品61箱，移送公安部门及食药部门线索9件；全市核查非法开展医疗美容服务线索1100条，核查属实97条。查处非法行医126户次，做出卫生健康行政处罚107件，罚没款433.50万元，没收器械666件，没收药品15箱，移送市场监管等部门线索7件。四是加强食源性疾病、食品污染及有害因素监测。食品污染及有害因素监测累计完成污染物及有害因素监测4423件，累计获得数据43177条。监测指标涵盖农兽药残留、真菌毒素、重金属、有机污染、食源性致病菌等。

5. 加强新时代老龄工作，深化老年健康和医养结合服务。一是推动安宁疗护中心和老年护理中心建设。完成6家转型安宁疗护中心建设机构和11家转型老年护理中心建设医疗机构，建设安宁疗护床位300张、老年护理床位230张。二是扎实开展老年健康服务。组织全市老年心理关爱项目，对37个试点社区的3509名老年人开展心理健康状况调查与评估和心理健康分级指导与干预，为1.2万余名老年人提供免费口腔健康服务；开展失能健康管理项目，累计筛查重点老年人32.4万人次，为失能老年人提供健康服务7.8万人次。公立二级及以上综合性医院设立老年医学科比例达到85%，"老年友善医疗机构"创建率达98.7%，提前超额完成国家"十四五"健康老龄化规划指标。三

是深入推进医养结合。会同民政、发改等12部门联合印发《北京市关于进一步推进医养结合发展的实施方案》，着力破解难点堵点问题，进一步促进医养结合发展。依托北京老年医院建设北京市医养结合远程协同服务平台，为医养结合机构提供科普讲座、人员培训、照护指导、远程会诊服务。开展医养结合示范创建，创建全国医养结合示范区2个、全国医养结合示范机构3个；32个社区村被评为"全国示范性老年友好型社区"。

6. 聚焦优生优育服务，推进妇幼健康工作品质提升。一是加强托育服务体系建设。出台托育服务体系建设三年行动方案；率先在省级层面明确普惠托育价格和补贴，启动普惠托育服务试点，产出6700多个普惠托位；在全国率先发布婴幼儿托育机构服务规范地方标准，建立托育服务质量评估制度，出台托育机构综合监管实施方案、预付费资金管理办法；规范提升55家托育机构，全市示范性托育机构达到150家，完成年度4万余个托位任务目标，成功申请首批中央财政支持普惠托育服务发展示范项目，托位任务落实、普惠托育政策、安全质量监管三大子体系建设取得实质性进展。二是完善落实积极生育支持措施。印发《关于优化生育政策促进人口长期均衡发展的实施方案任务分工方案》，推动优化生育政策落实。三是实施母婴安全筑基行动，开展区域母婴安全筑基评价，对助产机构开展27次危重孕产妇与新生儿救治飞行检查；综合防治出生缺陷，制定北京市优质生育咨询门诊评估标准，完成市级评估，提升孕前优生服务水平；推行健康儿童行动提升计划，开展市级爱婴医院复核和儿童健康友好社区建设评估，确定爱婴医院104家，累计建成儿童健康友好社区96家。

7. 推动信息协同互联，支持数字健康服务产业发展。一是积极发展"互联网+"医疗服务。目前全市共有65家互联网医院、245家可提供互联网诊疗服务的医疗机构，互联网医院的总诊疗量为192.06万人次；起草完善本市互联网诊疗监管实施办法。二是大力提升医疗信息化和数据互联互通水平，在"京通"小程序设置"健康服务"模块，作为我市群众看病就医服务的总入口，集成医疗、医保、医药服务功能，上线5大板块24个应用，实现一个入口、一次登录、高频优先、三医联动；加强医疗机构、用户体系和支付手段的统筹，大力推动医疗机构数据互联互通和共享应用，优化升级全市统一预约挂号平台服务功能，270家医院实现平台挂号、110家医院实现医保移动支付、检验报告和医疗影像查询；12家互联网医院通过全市互联网医院服务平台实现线上问诊、快递送药统一入

口。三是加强短缺药品保障供应能力建设。开展短缺药监测及市、区、机构三级信息直报，及时处理药品短缺情况，开展分级应对；形成年度短缺药品保供稳价工作报告上报国家卫生健康委。

8. 推进中医药薪火传承，鼓励和引导社会资本支持。印发《北京中医药薪火传承"新3+3"工程实施方案的通知》；印发《中医药薪火传承"新3+3"工程三名"工作室"陈列室建设指引》；完成"三名"传承工作室、门人传承工作站、传人传承工作站、示范案例、稀缺资源和代表性成果的评审与立项；遴选确定北京儿童医院、北京中医医院、东直门医院三家医疗机构为市级中医专科医学中心试点建设单位，确定北京医院等8家医疗机构作为北京市级旗舰医院，确定北京大学第三医院生殖医学科等50个科室作为北京市级中西医协同"旗舰"科室建设单位；支持中医药科技成果转化，印发《北京市中医药科技成果转化和知识产权保护示范建设项目管理办法》《北京市中医药科技成果和知识产权保护专家库建设与管理办法》；印发《北京市诊所备案管理暂行办法》，中医（综合）诊所及中西医结合诊所实施备案，首都国医名师贺思圣前门国医堂中医诊所开业，首都国医名师林洪生中医诊所开业；丰台区由社会资本举办的南诚中西医结合医院已通过审批，房山区建立由企业投资的恭和社区卫生服务中心。

9. 服务国家战略和"四个中心"功能建设，卫生健康国际合作工作稳步推进。顺利完成援几内亚、援瓦努阿图医疗队轮换交接。第24批援几内亚医疗队队长王振常等同志被中宣部授予"时代楷模"称号；我市1个集体（第29批援几内亚中国医疗队）和2名个人分别荣获全国援外医疗工作先进集体和先进个人称号；高质量完成2023年服贸会"健康卫生服务专题展"及"北京国际医学论坛"筹办工作；专题公益展区等5大展台获评服贸会线下优秀展位，公共卫生高峰论坛荣获2023年服贸会优秀会议活动，为服贸会平台建设做出积极贡献。

（二）坚持依法行政，规范行政行为

1. 严格行政执法。一是依法行政主要指标均已达标，行政执法A岗人员参与执法率达到92.55%，违法行为纳入检查率达到100%。二是落实行政执法"三项制度"，按照《北京市行政执法公示办法》规定及本市有关行政执法公示工作要求，在门户网站开设行政执法公示栏目，主动公示行政执法基本信息、过程信息并动态调整。三是严格按照法律法规规定和本市行政执法三项制度要求开展行政执法活动，涉刑案件

线上移送（接收）及时率已达100%。

2. 规范行政行为。一是推进重点领域立法。稳步有序开展制定《北京市医疗纠纷预防和处理条例》的立项论证工作，结合立法重点、难点开展立法调研，形成立项申请报告初稿。完成《北京市实施〈食盐加碘消除碘缺乏危害管理条例〉办法》《北京市集中空调通风系统卫生管理办法》2部市政府规章立法后评估。组织开展《北京市精神卫生条例》修订调研。二是全面落实重大行政决策法定程序。按要求报审市政府重大行政决策草案9件，依法备案市卫生健康委行政规范性文件6件。三是按照规定履行行政复议职责。本年度市卫生健康委办理行政复议的案件均按期向国家卫生健康委和市政府提交了答复材料及证据，提交内容均符合法律规定和复议机关工作要求。四是行政应诉工作及出庭应诉符合规范。在行政应诉答辩、举证、出庭、庭审、配合风险化解、回复落实司法建议、履行生效裁判文书等方面，均不存在问题。

（三）优化政务服务，提升政务效能

1. 深化"证照分离"改革。一是落实"一证（照）通办"工作要求。推出4项"一证（照）通办"事项，实现办事企业群众仅需提供最多一项证（照）材料即可完成政务服务事项的办理的目标。二是完成持续清理规范证明工作，将证明清理纳入政务服务事项标准化日常管理，严格核查事项办事指南所需材料。三是切实落实行政许可事项清单管理要求，编制本市卫生健康领域行政许可事项实施规范。

2. 持续推进政务公开。一是做好信息主动公开。落实《政府信息公开条例》要求，做好政策文件、政务服务、便民服务等政府信息及时主动公开和更新；加强官方网站、政务新媒体等平台达标创优建设，健全更新完善机制，建设管理水平不断提高。二是推进决策和执行公开。认真落实《北京市深化政务公开扩大公众参与工作办法》，坚持政策性文件出台前向社会公开征求意见制度，6份行政规范性文件草案、2份其他政策性文件草案、13项卫生健康地方标准草案广泛征求社会公众意见；及时更新发布卫生健康行政处罚裁量细则、轻微违法行为不予行政处罚细则和公共场所卫生许可告知承诺管理办法等行政处罚、行政许可依据。按期发布全市卫生健康行政执法检查计划和结果。三是强化政策解读。坚持政策解读与政策文件同步制定、同步出台、同步上网，提高问答式、图表式解读比例，方便公众获取和理解掌握；策划组织"学思想、护健康，推动首都卫生健康高质量发

展""办实事 解民忧 提质增效护健康"等系列媒体沟通会8场；市卫生健康委主要领导参加"市民对话一把手 提案办理面对面"、国家卫生健康委"全国医疗机构信息互通共享三年攻坚行动""中国援外医疗队派遣60周年"等直播访谈节目和新闻发布会，全方位展示首都卫生健康领域亮点举措。

3. 扎实做好接诉即办。创新接诉即办工作机制，制定印发《关于进一步提高接诉即办工作质量的通知》，组织开展行业问题"每月一题"专项治理行动，党政主要领导每月调度推进，对排名靠后的13家单位进行综合监督检查，加强对复杂疑难工单的协调督办，群众通过接诉即办咨询、建议、投诉均在规定时间办理完毕，市民群众急难愁盼事项得到及时解决。接诉即办"三率"成绩明显提升，响应、解决、满意"三率"综合平均成绩达到99.33分，进入全市接诉即办先进单位行列。

（四）严格财务管理，提升财政效益

1. 加强成本控制，做实做优预算绩效管理。实现预算绩效评价预算项目全覆盖。2023年度预算绩效中期监控实现全覆盖，加快督促各预算绩效目标纠偏、修订及实现。优化卫生预算绩效指标库并组织多轮绩效编制审核，提升预算绩效管理有效性。深化成本预算绩效分析，梳理北京红十字血液中心部门整体运行成本，为预算编制提供参考。

2. 严格预算执行，全力做好政府采购工作。一是严格按照市级预算管理要求，从严从紧编制核定"三公"经费预算，按5%压缩一般性支出预算额度，压减金额达730万元；年中按市财政要求压减一般性支出1349万元。及时督促各直属单位加快预算执行进度，将结转结余率纳入对各单位的绩效考核；每月全面梳理委机关项目执行情况，及时公布机关处室经费支出进度，推动各单位加快组织实施各项工作和事业发展计划。二是严格按照国家相关法律法规规范政府采购行为，未发现违法违规行为；积极落实关于优化营商环境、促进中小企业发展等相关政策，超额完成全年预留832平台采购份额，支持乡村产业振兴建设；推广使用政府采购文件示范文本，组织政府采购相关政策培训，提高管理水平。

3. 加强内部监督，强化财政绩效审计。一是依法履行各项内审监督职责，进一步提升审计工作质量，做好常态化"经济体检"。全年未出现行政处罚、行政处理、违反"三公"经费管理及被依纪予以移送的情况。不存在通过虚报数据多申领财政资金、预算收入、成本管控不严、支出预算与支出政策不衔接不

匹配、支出效益低、资金长期闲置的情况。二是组织落实审计整改主体责任，对照审计问题清单，逐条梳理，明确重点，压实责任，以点带面，扎实推进整改；在规定的时间内提交审计整改报告，将整改完成情况据实报送市政府及审计部门，未出现屡查屡犯等审计问题。三是制定13项政策性文件，建立健全4项地方标准规范，修订完善49项内部管理制度，清理长期挂账往来资金4305万元，清理处置待报废资产1560万元。

三、2024年工作思路

2024年，市卫生健康委继续全面深入贯彻党的二十大精神，以习近平新时代中国特色社会主义思想为指导，坚持以人民健康为中心，加强"四个中心"功能建设，进一步提升服务首都发展能力；积极服务国家大局，深入推进京津冀卫生健康协同发展；强化底线思维，持续提升安全治理能力；以改革创新为动力，促进"三医"协同发展和治理；以健康为中心，健全多层次医疗卫生服务体系；完善人口发展支撑保障，切实提升群众获得感；落实健康中国战略，扎实推进健康北京建设；坚持系统观念，持续提升卫生健康治理能力。

（北京市卫生健康委提供）

北京市老龄事业发展报告（2022）

综述

2022年北京市老龄事业的新进展

2022年是党的二十大召开之年，也是首都老龄工作取得重要进展的一年。为贯彻落实《中共中央、国务院关于加强新时代老龄工作的意见》，北京市委、市政府出台《关于加强新时代首都老龄工作的实施意见》，对新时代首都老龄事业发展作出全面部署，老龄事业发展的顶层设计和整体统筹进一步加强，坚定不移推动把"积极老龄观、健康老龄化理念融入首都经济社会发展全过程"。

健全基本养老服务体系。织密居家社区养老服务网络，全年发展建设养老助餐点153家，全市累计建成1489家，缓解居家老年人用餐难题。全市累计建成运营社区养老服务驿站1429个、养老照料中心293个；2022年新建养老家庭照护床位3682张，累计建成9000余张。推进机构养老服务建设，全市已建成运营养老机构578家，床位11.2万张。印发《北京市社区养老服务驿站服务质量星级评定管理办法（试行）》《北京市养老机构服务质量星级评定管理办法（试行）》，共评定星级社区养老服务驿站814家、星级养老机构458家。修订出台《北京市老年人能力评估实施办法（试行）》，取消失能老年人护理补贴消费限制，目前，失能老年人护理补贴可在全市1.1万余家养老助残服务商任意消费使用。

完善老年健康支撑体系。初步构建起包括健康教育、预防保健、疾病诊治、康复护理、长期照护、安宁疗护在内的综合连续、覆盖城乡、就近就便的老年健康支撑体系。开展老年护理中心转型建设，确定东城区朝阳门社区卫生服务中心等10家机构转型，建设老年护理床位200张，培养老年护理人员50人。继续开展老年友善医疗机构建设，472家医疗机构创建为老年友善医疗机构。提升老年健康管理服务，建立家庭医生团队5950个，累计签约65岁及以上老年人241.7万人。加快推进安宁疗护服务，印发《北京市加快推进安宁疗护服务发展实施方案》，确定北京市鼓楼中医医院等6家医疗机构通过转型建设，成为安宁疗护中心。全市有95家医疗机构设置安宁疗护科，28家医疗机构设置并开放安宁疗护床位650张。推进医养康养融合发展，全市医养结合机构总数215家，其中两证齐全的197家，提供嵌入式医疗卫生服务的养老机构18家，医养结合床位数5.9万张。

提升老年人社会保障水平。持续上调退休人员养老金、城乡居民基础养老金和福利养老金，惠及全市400余万人。北京市积极申请并经国家批准，先行实施个人养老金制度，加快发展多层次、多支柱养老保险体系。积极推动长期护理保险试点工作与老年医疗护理服务相结合，石景山区长期护理保险试点覆盖人数46.19万人，为符合护理条件的3724名重度失能人员提供服务。开展专属商业养老保险试点，丰富养老金融产品与服务供给。

探索推进养老服务联合体创建工作。分类分层有序推进街镇养老服务联合体建设，以市委办公厅、市政府办公厅名义印发《关于推进街道乡镇养老服务联合体建设的指导意见》。推动朝阳门街道区域养老服务联合体纵深化发展，启动养联体3.0版，通过线上平台和项目管理，实现供需对接和产品服务一体化，形成区域内良性循环。创建单位社区养老服务联合体，启动运营海淀区花园路街道北航社区智慧养联体，以社区为主导，以老年人需求为导向，以信息化管理为平台，联动政府、社会和市场多方资源力量，打造"公益+商业"可持续发展的为老服务模式，助力老年人政策应享尽享，缓解用餐、出行、就医、照护等困难，基本实现有需求必响应目标。依托北京康养集团在西城区广安门内街道筹备创新完善养老服务模式试点工作，实现从机构养老向居家社区机构养老协调发展的战略转型，以社会化、市场化方式从根本上系统破解大城市养老难题。开展居家养老服务试点创新，聚焦事业产业协同发展、普惠型养老服务供给、品质化养老服务供给、养老供需精准匹配、医养融合发展五方面，搭建养老服务供需对接平台，加强医养康养资源有效衔接。

加速推进京津冀为老服务协同发展。进一步推动北京养老项目向廊坊市北三县等环京地区延伸布局，做好京津冀运营补贴拨付工作，北京市已向接收京籍老年人的协同区域养老机构拨付运营补贴4000余万元，惠及京籍老年人4000余人。深化京津冀医疗卫生协同，三地卫生健康部门累计签署20余项合作框架协议，持续推进老年健康、疾病防控等协同合作，通过搭建共享平台、组织演练等形式，促进三地可持续协同发展。京津冀三地医保局联合印发《关于进一步扩大京津冀异地就医定点医疗机构互认范围等有关工作的通知》，三地临床检验结果互认的医疗机构总数达到685家（北京284家、天津89家、河北312家），临床检验结果互认项目50项，有力提升三地医疗服务同质化水平。强化中医药京津冀协同发展，完成中医药京津冀协同发展指数评价标准编制。

稳步推进老年友好型社会建设。认真落实《北京市推进老年友好型社会建设行动方案（2021—2023年）》，全方位推进老年友好型社会建设。贯彻落实《北京市无障碍环境建设条例》，将无障碍环境建设纳入全市施工图数字化监管平台，融入城市更新，推进无障碍标准落地。持续开展老旧小区改造工作，全年新开工改造330个小区，新完工205个小区。老楼加装电梯年内新开工1326部，完工467部。推进"智慧助老"行动，建立多部门齐抓共管的"智慧助老"常态化工作机制，推进老年人运用智能技术难题切实解决。建立便利老年人交通出行工作调度机制，推动公共交通设施适老化改造，全市共配备无障碍公交车1.2万辆，城区无障碍公交车配置率达到80%以上。东城区东花市街道东花市南里社区等32个社区被命名为"2022年全国示范性老年友好型社区"。依托北京老年开放大学开发全媒体课程资源，扩大老年教育优质资源供给，推动老年教育课程高标准高质量发展。持续推进人口老龄化国情市情教育，以"反诈防骗、敬老助老"为主题开展敬老月活动，以市政府名义命名10名"孝顺榜样"，加大孝文化社会化宣传力度，养老孝老敬老的社会氛围更加浓厚。大力促进老年人社会参与，举办京津冀"银发达人"评选展示等老年文化体育活动，积极引导老年人社会参与，丰富老年人精神文化生活。

第一章　人口老龄化现状与特征

2022年，北京市老年人口基数持续增加，老龄化进程加快，高龄化更加凸显。常住老年人口、户籍老年人口增幅均高于同期常住总人口、户籍总人口增幅，60岁及以上常住人口占比高出全国平均水平1.5个百分点。2022年底全市常住人口中，80岁及以上高龄老年人同比增加1.4万人，增长2.1%。16个区老龄化程度差异显著，朝阳区、海淀区和西城区户籍老年人口排在前三位，丰台区、石景山区、东城区、门头沟区、朝阳区、西城区户籍老年人口占该区总人口比例高于全市平均水平。

一、老龄化程度持续加深

（一）常住老年人口增幅高于同期常住总人口增幅5.5个百分点

截至2022年底，北京市常住总人口2184.3万人，比2021年底减少4.3万人，其中：60岁及以上常住人口465.1万人，占常住总人口的21.3%；比2021年增加23.5万人，增幅5.3%，是近五年增量最多、增长幅度最大的一年，高于同期常住总人口增幅5.5个百分点。65岁及以上常住人口330.1万人，占常住总人口的15.1%；比2021年增加18.5万人，增幅5.9%。

（二）户籍老年人口增幅高于同期户籍总人口增幅5.6个百分点

1. 户籍老年人口总量

截至2022年底，北京市户籍总人口1427.7万人，比2021年底增加14.2万人,其中:60岁及以上户籍人口414.0万人,占户籍总人口的29.0%;比2021年增加25.7万人,增幅6.6%,近十年增量最多、增幅最大。65岁及以上户籍人口301.8万人,占户籍总人口的21.1%,占户籍老年人口的72.9%;比2021年增加22.6万人,增幅8.1%,近十年增量最多。80岁及以上户籍人口69.9万人,占户籍总人口的4.9%,占户籍老年人口的16.9%;比2021年增加5.6万人,增幅8.7%,近十年增量最多。

2. 全市户籍老年人口年龄段构成

在60岁及以上户籍人口中,60~64岁人口112.2万人,占户籍老年人口的27.1%;比2021年增加3.1万人,增幅2.8%。65~69岁人口114.3万人,占户籍老年人口的27.6%;比2021年增加5.5万人,增幅5.1%。70~74岁人口74.4万人,占户籍老年人口的18.0%;比2021年增加8.7万人,增幅13.2%。75~79岁人口43.2万人,占户籍老年人口的10.4%;比2021年增加2.8万人,增幅6.9%。80~84岁人口33.7万人,占户籍老年人口的8.1%;比2021年增加0.5万人,增幅1.5%。85~89岁人口24.7万人,占户籍老年人口的6.0%;比2021年增加2.8万人,增幅12.8%。90~94岁人口9.2万人,占户籍老年人口的2.2%;比2021年增加1.7万人,增幅22.7%。95~99岁人口2.1万人,占户籍老年人口的0.5%;比2021年增加0.5万人,增幅31.3%。100岁及以上人口1629人,比2021年增加212人。

3. 全市户籍老年人口性别构成

在60岁及以上户籍人口中,男性人口196.8万人,占47.5%,女性人口217.3万人,占52.5%;性别比为90.6(以女性为100,男性对女性的比例)。其中:60~69岁人口226.5万人,男性占49.0%,女性占51.0%;70~79岁人口117.6万人,男性占46.9%,女性占53.1%;80~89岁人口58.4万人,男性占43.7%,女性占56.2%;90岁及以上人口11.5万人,男性占43.5%,女性占56.5%。

4. 分区户籍老年人口年龄构成

全市16个区中,60岁及以上户籍人口排在前三位的是朝阳区、海淀区和西城区,分别为69.8万人、60.5万人和47.3万人。与上年相比,增幅排在前三位的是朝阳区、海淀区、西城区和丰台区,分别增加了4.3万人、3.9万人、2.7万人、2.7万人。

16个区中,60岁及以上户籍人口占该区户籍总人口比例排在前三位的是丰台区、石景山区和东城区,分别为35.4%、34.6%和33.3%。60岁及以上户籍人口占该区户籍总人口比例,较上年,增幅较大的是门头沟区和怀柔区,均增长2个百分点,其次是丰台区、石景山区和密云区,均增长1.8个百分点。

16个区中,80岁及以上户籍人口排在前三位的是朝阳区、海淀区和西城区,分别为13.5万人、13.3万人和8.2万人。80岁及以上户籍人口占该区总人口比例排在前三位的是丰台区、朝阳区和石景山区,分别为6.4%、6.2%和6.1%。

5. 分区户籍老年人口户口性质

全市60岁及以上的户籍人口中,非农业人口342.1万人,占比为82.6%;农业人口71.9万人,占比为17.4%。

二、老年抚养系数上升

(一)全市户籍老年人口抚养系数增速高于少儿抚养系数

2022年底,按15~59岁劳动年龄户籍人口抚养60岁及以上户籍人口计算,北京市老年抚养系数为51.1%,比上年增长3.8个百分点,这意味着北京市每2名户籍劳动力在抚养1名老年人;按15~64岁劳动年龄户籍人口抚养65岁及以上户籍人口计算,老年抚养系数为32.7%,比上年增长2.7个百分点。总体来看,老年抚养系数增速高于少儿抚养系数,自2007年以来,老年抚养系数增幅最大。

(二)丰台区户籍老年人口抚养系数位列16区之首

16个区中,按15~59岁劳动年龄户籍人口抚养60岁及以上户籍人口计算,老年抚养系数排在前三位的是丰台区、石景山区和东城区,分别为66.5%、65.1%和63.6%;按15~64岁劳动年龄户籍人口抚养65岁及以上户籍人口计算,老年抚养系数排在前三位的是丰台区、石景山区和东城区,分别为40.8%、40.0%和39.0%。

三、高龄化更加凸显

(一)近十年全市高龄老年人增长22.5万人

从2013年至2022年,北京市80岁及以上户籍人口由47.4万人增加至69.9万人,十年间增长22.5万人,增幅47.5%。其中,80~89岁户籍人口由44.1万人增加至58.4万人,增长14.3万人,增幅32.44%;90岁及以上户籍人口由3.3万人增加至11.5万人,增长8.2万人,增幅翻番,占户籍老年人口的比例上升显著,由1.2%上升至2.8%。

(二)全市百岁老年人同比增加212人

截至2022年底,北京市户籍人口中百岁老年人共计1629人，比上年增加了212人。其中男性596人，女性1033人，性别比为57.7。男性比上年增加了82人，女性比上年增加了130人。每十万户籍人口中百岁老年人数量为11.4人。

16个区中，百岁老年人数量排在前三位的依次是海淀区、西城区和朝阳区，分别为372人、295人和283人。每十万户籍人口中百岁老年人数量排在前三位的是东城区、西城区和海淀区，分别为20人、19.4人和15.2人。

16个区中，百岁老年人数量与上年相比，增长数排在前三位的是海淀区、朝阳区、丰台区，分别增加78人、34人和30人；通州区、昌平区分别减少了2人、3人。自2012年至今，海淀区百岁老年人数量连续11年稳步增长。

第二章 老龄政策体系

2022年，北京市继续深化老龄工作顶层设计，健全基本养老服务体系，形成以《北京市居家养老服务条例》为基础，养老服务体系、老年民生保障体系、老年健康支撑体系等为主要内容，推动老龄事业高质量发展的老龄政策体系。

一、养老服务政策体系持续完善

落实《中共中央 国务院关于加强新时代老龄工作的意见》。中共北京市委、北京市人民政府印发《关于加强新时代首都老龄工作的实施意见》，在完善就近精准养老服务体系、构建综合连续的老年健康支撑体系、大力促进老年人社会参与、全面推进老年友好型社会建设、培育发展银发经济等方面提出28项具体举措，推动实现老有所养、老有所医、老有所为、老有所学、老有所乐。此外，朝阳区、石景山区获评国家积极应对人口老龄化重点联系城市，通过服务体系创新、业态模式创新逐步推进工作开展。形成北京市及16区积极应对人口老龄化能力指数，并纳入全市高质量发展综合绩效评价体系。

注重综合性、区域化、嵌入式居家社区养老服务网络搭建。中共北京市委办公厅、北京市人民政府办公厅印发《关于推进街道乡镇养老服务联合体建设的指导意见》，建立养老服务联合体机制，破解街道乡镇层面养老服务责任不落实、养老政策不落地、养老资源缺乏整合等问题。落实《北京市社区养老服务驿站管理办法》，实施《北京市社区养老服务驿站运营扶持办法》，调整优化驿站功能，突出驿站保障基本养老服务对象功能，提供巡视探访、个人清洁、养老

顾问、呼叫服务4项基本养老服务。

完善养老助餐服务支持政策。北京市民政局、市财政局等5部门联合印发《关于提升北京市养老助餐服务管理水平的实施意见》《北京市对区养老助餐服务考评办法（试行）》，建立基本养老服务对象就餐补贴和养老助餐点运营补贴制度，支持引导各区建立具有本区特色的养老助餐服务体系，对各区养老助餐工作进行考评，压实各区主体责任，提升养老助餐服务水平。

注重养老服务标准化建设与质量提升。北京市民政局印发《北京市养老机构服务质量星级评定管理办法（试行）》《北京市社区养老服务驿站服务质量星级评定管理办法（试行）》，加强养老机构、社区养老服务驿站质量评定。发布并实施《养老机构老年人生活照料操作规范》（DB11/T 1217—2021）等3项地方标准，提升养老服务专业化水平。

强化养老服务综合监管。加强养老机构监督管理体系制度建设，印发《北京市民政局关于养老机构重大事项报告的有关规定》，起草《全市养老机构综合监管体系信息化平台建设方案》，修订《北京市养老服务合同（养老机构版）》示范文本等政策文件。

二、老年人福利政策持续优化

调整城乡居民养老保障相关待遇标准。北京市人力资源和社会保障局、北京市财政局、北京市民政局印发《关于调整2022年城乡居民养老保障相关待遇标准的通告》，对全市享受基础养老金和福利养老金待遇的人员，自2022年1月起，人均每月增加40元。基础养老金标准提高到人均每月900元；老年保障福利养老金标准提高到人均每月815元。

优化调整老年人能力评估工作。2022年8月，北京市民政局等5部门修订出台《北京市老年人能力评估实施办法（试行）》，评估主体由社会组织调整为执业医师、专业护士。优化了评估流程，增设街道（乡镇）初步调查、评估结果事前公示程序，规定自受理之日起28个工作日内完成，设定评估结论有效期。同时，明确评估人员、评估对象、养老服务机构、政府部门、街道（乡镇）及涉及评估工作的相关个人等多方主体的责任追究机制。

取消失能老年人护理补贴消费限制。自2022年7月21日0时起，失能老年人护理补贴可在全市1.1万余家养老助残服务商，包括各大商超、社区便利店、药店、餐饮企业及养老服务机构等任意消费使用。

调整计划生育特别扶助金标准。2022年，北京市卫生健康委员会、北京市财政局印发《关于调整计划

生育特别扶助金标准的通知》，自2022年7月1日起，将符合政策条件的全市计划生育家庭独生子女伤残、死亡特别扶助金分别由每人每月590元、720元提高到每人每月740元、900元。同时，对于领取北京市独生子女死亡特别扶助金的人员，加快推进住院护理补贴保险工作，每位被保障人在遭受意外或因病住院期间可获得相应的住院护理补贴。海淀区、顺义区等已开展此项工作的区可根据经济发展水平逐步提高保障标准，未开展的区可按200～300元/天的保额标准制订方案，一年累计理赔天数不少于90天。可结合实际情况和群众需求扩充保障范围、增加保障额度，并提供紧急救援、专家预约、咨询、陪诊等相关增值服务，并鼓励有条件的区把领取独生子女伤残特别扶助金人员也列入保障范围。保障周期为1年。

调整医疗救助标准。北京市医保局、市民政局等部门联合印发《关于健全重特大疾病医疗保险和救助制度的实施意见》，自2023年1月1日起，参加北京市基本医保的社会救助对象，在全市基本医保定点医疗机构治疗后，实现基本医保、大病保险和医疗救助"一站式"即时报销。北京市医疗救助全面覆盖民政部门认定的社会救助对象以及因病致贫重病患者家庭，取消重大疾病救助病种限制，重大疾病享受住院救助待遇。因病致贫家庭救助封顶线由8万元提升至15万元，救助比例不变。

提升社会救助水平。印发《北京市最低生活保障和低收入家庭救助审核确认办法》，修订《北京市特困人员认定办法》，印发《北京市困难群众精准救助帮扶台账管理使用办法》，开展社会救助服务个案2520户。

三、老年健康相关政策逐步细化

2022年，北京市老年健康服务内涵更加丰富。《北京市老年医疗护理服务试点工作方案》《关于做好北京市老年护理中心建设工作的通知》印发，确定东城区朝阳门社区卫生服务中心等8个区的10家医疗机构为本年度北京市老年护理中心建设单位。市卫生健康委、市发展改革委等7部门联合印发《北京市加快推进安宁疗护服务发展实施方案》，推动加快建立以社区和居家为基础，机构为补充，综合连续、机构和居家相衔接的安宁疗护服务体系。北京市卫生健康委员会印发《关于开展2022年失能失智老年人管理项目的通知》，推进老年人失能失智评估、失能失智老年人健康服务、老年人失能失智预防干预、失能老年人评估服务子系统应用四项重点工作，以便摸清失能失智老年人底数，提升老年人医养结合和健康服务水

平，探索建立老年人失能失智危险因素干预模式。在《关于印发2022年北京市老龄健康工作要点的通知》中明确提出，到2022年底，全市二级以上综合医院老年医学科设置比例不低于50%、老年人中医药健康管理率不低于70%、城乡社区老年人健康规范化管理率不低于62%、65岁及以上老年人医养结合服务率和65岁及以上失能老年人健康服务率均不低于85%。同时，京津冀三地医保局联合印发《关于进一步扩大京津冀异地就医定点医疗机构互认范围等有关工作的通知》，推动三地老龄工作协同发展。

第三章　老年民生保障体系

北京市老年民生保障水平稳步提升。逐步健全多层次社会保障体系，启动实施个人养老金制度，加快发展多支柱养老保险体系；积极推进跨省异地就医门诊直接结算，提升老年人医疗保障待遇。优化老年人社会福利，提高社会救助水平。

一、社会保险体系

（一）养老保险

1.职工基本养老保险

2022年，全市参加职工基本养老保险单位83.17万户，同比增加5.01万户，增长6.41%；参保人员1867.83万人，同比增加41.07万人，增长2.25%，其中享受养老待遇人员328.2万人，同比增加9.19万人，增长2.88%。

2022年，北京继续增加企业退休人员养老金，职工基本养老保险基金收入3435.80亿元，同比减少1.75亿元，下降0.05%；基金支出2705.94亿元，同比减少198.11亿元，下降6.82%；基金当年结余729.86亿元。

全年企业职工基金养老保险跨省转入8万人，转出15.6万人。全年办理养老保险关系转往天津市8049人，转出金额3.7亿元；转往河北省21441人，转出金额6.2亿元；从天津市转入5327人，转入金额2.8亿元；从河北省转入11260人，转入金额5.6亿元。

2.城乡居民养老保险

截至2022年底，北京市参加城乡居民养老保障人数为187.50万人，其中城镇户籍19.12万人，农村户籍168.38万人。

截至2022年底，全市享受城乡居民养老保险待遇的人员为91.37万人（其中：享受老年保障福利养老金人员为30.12万人）。

2022年，全年城乡居民养老保障基金收入

101.36亿元，基金支出106.96亿元，基金当年收支赤字5.6亿元。

3.个人养老金制度

2022年11月，北京市启动实施个人养老金制度，是全国36个试点城市之一。

（二）医疗保险

1.城镇职工基本医疗保险

截至2022年底，全市参加城镇职工基本医疗保险人员1499.4万人，比上年增加13.3万人，增长0.9%。其中退休人员333.4万人，比上年增加12.9万人，增长4.2%。

全年职工基本医疗保险基金收入1758.6亿元，比上年增加86.2亿元，增长5.2%；基金支出1164.4亿元，比上年减少194.4亿元，下降14.3%；基金当年结余594.2亿元。全年统筹流动就业人员基本医疗保险跨省转入2.1万人，转出2.8万人。

北京市医疗保障局印发《关于调整本市城镇职工基本医疗保险有关政策的通知》，按照国家要求，改进个人账户计入办法，其中退休人员个人账户划入水平保持不变。同步调整提高职工医保门诊待遇水平，自2023年1月1日起，不再设置职工医保门诊最高支付限额，2万元以下报销比例不变；2万元以上在职职工报销60%，退休人员报销80%，上不封顶。同时，降低城镇职工大病保障起付标准至30404元，在职职工和退休人员在享受基本医疗保险待遇后，一个年度内发生的符合规定的个人自付医疗费用，超过大病医疗保障起付标准以上的部分，纳入大病医疗保障范围，累计5万元以下的报销60%，累计5万元以上报销70%。

2.城乡居民基本医疗保险

截至2022年底，全市参加城乡居民基本医疗保险人员404.3万人，其中老年人111.5万人。全年城乡居民基本医疗保险基金收入114.3亿元，基金支出99.0亿元，基金当年结余15.3亿元。

3.跨省异地就医直接结算工作

2022年，北京市加快推进跨省异地就医门诊直接结算，并将门诊慢特病直接结算试点工作作为医保领域落实"为群众办实事"的新举措积极推进，老年参保人员异地就医结算更加方便。

一是门诊直接结算推进工作保持良好势头。截至2022年底，全市具备接诊能力的3000余家定点医疗机构已全部开通门诊直接结算，全年累计为异地参保人员门诊直接结算540.98万人次，同比增加299.25%，涉及费用17.66亿元，基金支付7.61亿元；同时，全市参保人员在异地已开通门诊直接结算的定点医疗机构

可实行直接结算，全年累计为参保人员门诊直接结算159.03万人次，同比增加281.45%，涉及费用4.00亿元，基金支付2.06亿元。

二是门诊慢特病直接结算试点工作进展迅速。截至2022年底，全市已有62家定点医疗机构纳入试点，覆盖所有区，提前超额完成国家目标任务。全年累计为异地参保人员直接结算3.47万人次，涉及总金额8324.21万元，基金支付6769.59万元；为北京市参保人员异地就医直接结算0.65万人次，涉及总金额770.81万元，基金支付619.53万元。

（三）长期护理保险试点

1.海淀区失能护理互助保险试点

持续推动海淀区失能护理互助保险试点平稳发展，截至2022年底，海淀区失能护理互助保险试点个人参保374人，保费规模160万元；政府全额补助对象（低保对象、计生特殊家庭人员等）7053人，保费规模3956万元；已有16人申请享受服务，1人康复，7人身故，共支出金额24万元。

2.石景山区长期护理保险试点

截至2022年底，石景山区长期护理保险试点覆盖石景山区46.19万人，已为符合护理条件的3724名重度失能人员提供服务，其中机构护理616人、居家和机构上门护理3108人；试点签约护理服务机构76家。

此外，北京市加快推进长期护理保险全市试点工作。《北京市长期护理保险制度扩大试点实施意见》已面向社会公开征求意见，完成重大决策风险评估。北京市医保局已按照相关政策要求，启动长期护理保险信息系统建设。

二、老年人社会福利

（一）养老服务补贴津贴

2022年，北京市老年人养老服务补贴津贴共计发放31.09亿元，月均发放92.83万人次。其中，困难老年人养老服务补贴累计发放1.02亿元，月均发放4.8万人次；失能老年人护理补贴累计发放18.37亿元，月均发放26.78万人次；高龄老年人津贴累计发放11.7亿元，月均发放61.24万人次。

（二）计划生育家庭奖励扶助

2022年，全市计划生育家庭奖励扶助共投入资金6.28亿元，覆盖16.2万人。

（三）困境家庭服务对象入住养老机构

贯彻落实《北京市困境家庭服务对象入住养老机构补助实施办法》，2022年困境家庭服务对象入住养

老机构补助资金累计发放1.35亿元，累计发放6.29万人次。

三、社会救助

（一）城乡特困人员

截至2022年底，全市特困供养人员6574人，其中60岁及以上5318人。城市特困供养对象1434人，其中60岁及以上928人。农村特困供养对象5140人，其中60岁及以上4390人。

（二）城乡低保对象

2022年，北京市城乡低保标准从家庭月人均1245元调整为1320元。截至2022年底，全市低保对象（含困补）10.66万人，其中60岁及以上低保对象（含困补）2.87万人。城市低保对象（含困补）6.99万人，其中60岁及以上低保对象（含困补）1.30万人。农村低保对象（含困补）3.67万人，其中60岁及以上低保对象（含困补）1.58万人。

（三）城乡低收入老年人

2022年城乡低收入认定标准为2320元。截至2022年底，城乡低收入家庭中有60岁及以上老年人1912人。

（四）临时陷入困境老年人

2022年对老年人累计发放临时救助1846人次。

（五）医疗救助

2022年，全市门诊救助累计18.3万人次，支出金额10228.4万元；住院救助累计7.3万人次，支出金额23451.8万元。全市因病致贫救助1889人，支出1988.67万元。

（六）残疾人福利保障

2022年，北京市加强残疾人福利保障制度建设。建立两项补贴"主动服务"工作机制，拓展两项补贴"全程网办"申请渠道。统筹推进区级精神卫生福利机构设施建设，探索精神障碍社区康复工作。

第四章　老年健康支撑体系

2022年，北京市进一步优化老年人医疗环境，472家医疗机构创建为老年友善医疗机构，6家医疗机构转型建设安宁疗护中心，10家医疗机构转型建设老年护理中心，全年有84家社区卫生服务中心为"社区老年健康服务规范化"建设达标单位。扩大家庭医生签约服务覆盖面，提升老年人健康管理服务质量。加

强老年医学人才，尤其是中医健康养老护理人才队伍建设，提升基层医养结合医务人员服务能力。

一、老年人医疗环境

（一）老年友善医疗机构建设

2022年，北京市继续开展老年友善医疗机构建设。由北京老年医院牵头编制的地方标准《老年友善医疗机构评定技术规范》（DB11/T 1964—2022）正式发布。该标准规定了评定的基本要求、评分项要求、评定指标和管理要求等技术内容，围绕老年友善文化、老年友善管理、老年友善服务和老年友善环境4个维度进行评定，进一步指导各级各类医院、康复医院、护理院、临终关怀机构、社区卫生服务机构、医养结合机构等开展老年友善医疗机构创建活动。同时，《关于开展2022年老年友善医疗机构建设和复评工作的通知》印发，老年友善医疗机构评价子系统增加复评模块，推进评定工作平稳开展。截至2022年底，北京市已有472家医疗机构创建为老年友善医疗机构，创建率达到81.2%。北京市优化候诊就诊秩序、服务流程，三级医院分时段预约挂号全部精确到30分钟以内，102家三级医院在重点科室候诊区装上电子叫号系统，市属医院均已实现社保卡"亮码就医、脱卡就医"，全面改善候诊、就诊秩序。

（二）老年护理中心转型建设

2022年，北京市财政投入专项资金，用于老年护理中心转型建设，产出老年护理床位200张，培养老年护理人员50人，完善老年护理中心相关规范，示范带动二级及以下医疗机构、社区卫生服务机构开展老年护理工作。北京在全国15个老年医疗护理服务试点省份中率先推动社区卫生服务中心转型升级，进一步增加基层老年医疗护理与长期照护服务供给，加强基层医养结合服务补短板工作。

（三）社区老年健康服务能力建设

2022年，北京市继续开展"社区老年健康服务规范化"建设工作，推动优质医疗服务下沉至社区家庭。北京市卫生健康委印发《关于开展2022年北京市社区老年健康服务规范化建设工作的通知》，确定本年度社区卫生服务中心老年健康服务规范化达标率不低于85%的目标。截至2022年底，全市确定西城区月坛社区卫生服务中心等84家社区卫生服务中心为2022年"社区老年健康服务规范化"建设达标单位，北京共有324家机构达到社区老年健康服务规范化建设标准，全市16个区建设达标率超过96%。

（四）"互联网+医疗"服务试点

北京市积极推进"互联网+医疗服务"发展。截至2022年底，全市已有互联网医院32家，提供互联网诊疗服务的医疗机构131家，全年在线服务患者约30万人次。北京市卫生健康委发布《北京市互联网居家护理服务项目目录（2022版）》，涉及健康评估与指导、临床护理、母婴护理、专科护理、康复护理、中医护理和安宁疗护7大类别60项护理项目。相较于2019年版服务目录，护理项目由39项进一步新增、细分，如中医护理项目细分为刮痧、拔罐（真空罐）等，其中新增中药外敷技术；部分项目人员资质也由执业医师和执业护士改为执业护士等，可以更好地实现老年群体清晰、有效地选择居家护理服务项目。

（五）安宁疗护

医疗机构转型安宁疗护中心建设。2022年，北京市卫生健康委、北京市中医管理局印发《关于推进部分医疗机构转型安宁疗护中心建设工作的通知》，确定北京市鼓楼中医医院、北京市第六医院、北京市回民医院、北京市海淀医院、北京市通州区老年病医院、丰台区蒲黄榆社区卫生服务中心6家医疗机构转型为安宁疗护中心，增加床位300张。截至2022年底，全市已开放安宁疗护服务床位650张。

试点开展首批中医药特色安宁疗护中心建设。北京市鼓楼中医医院为第一家中医药特色的安宁疗护中心，并加入北京协和医院安宁缓和医疗专科医联体，与社区卫生服务中心、护理院、宁养院等医养机构联动为患者提供居家安宁疗护服务，打造东城区安宁疗护中心"中医经典病房"，运用中医智慧打造安宁疗护品牌。

此外，《北京市老年人居家安宁疗护服务技术规范与能力提升项目》获得亚洲开发银行35.3万美元专项资金支持，主要用于支持制定老年人居家安宁疗护临床指南和指引、构建医护人员居家安宁疗护服务能力提升培训体系，并列入亚行知识服务技术援助年度规划。北京已有240家医疗机构设置老年医学科，248家医疗机构设置康复医学科，95家医疗机构建立安宁疗护病区，正常运营的护理院8家，护理站25家。

二、老年人健康管理服务

（一）基层医疗卫生机构服务

截至2022年底，北京市基层医疗卫生机构为老年人建立健康档案417.8万份，为符合老年优待政策的老年人免费体检57.9万人次，实现健康管理65岁及以上老年人185.6万人。全市建立家庭医生团队5950个，累计签约65岁及以上老年人241.7万人。

2022年，北京市社区卫生服务机构共为老年人提供诊疗服务近3880万人次，出诊9.1万人次。对符合优待政策的老年人免普通门诊医事服务费3581.09万人次。

（二）老年人失能失智管理及健康素养调查

2022年，北京市制定《北京市失能失智老年人管理项目工作规范（试行）》，在全市部署"失能老年人评估服务应用子系统"，用于失能失智老年人的评估和健康服务的信息化管理，并举办"北京市失能失智老年人管理业务培训会"。截至2022年底，全市已注册社区卫生服务机构429家，开展老年人失能失智评估16.5万人，失能失智老年人健康服务率达到86.4%。

组织开展老年人健康素养调查。根据国家卫生健康委有关工作安排，选定石景山区、门头沟区、通州区、平谷区等4个区为抽样调查区，每个区按要求对非集体居住的200名60岁及以上城乡常住居民进行一对一抽样调查。现已建立市区两级工作机制和工作人员队伍，完成了抽样调查业务培训；4个抽样调查区已完成乡镇（街道）和调查对象抽取工作。

（三）老年心理关爱行动

在全市选取34个城市社区和农村行政村作为心理关爱点。通过开展培训、开展心理健康评估和宣传、开展必要的干预和转诊推荐；了解和掌握老年人心理健康状况与需求，提升基层工作人员的心理健康服务水平，增强老年人心理健康意识，改善心理健康状况。

三、医养结合

开展医养结合示范创建。2022年，北京市卫生健康委印发《关于开展医养结合示范项目创建工作的通知》，启动医养结合示范区、医养结合示范机构创建工作。明确创建标准、创建流程，鼓励各区、各机构积极申报，不断提高医养结合服务能力和水平，吸引更多社会力量参与医养结合。

开展医养结合远程协同服务。北京市卫生健康委联合市民政局制定《关于推进医养结合远程协同服务工作的通知》，市、区两级老年健康和医养结合服务指导中心、相关医疗机构通过远程协同服务平台，首批将北京市100家和河北环京县市10家医养结合机构纳入远程协同范围，发挥"互联网+医疗"在医养结合服务中的作用，为医养结合机构提供科普讲座、人员培训、照护指导、复诊送药、远程会诊服务，更好满足新冠肺炎疫情期间医养结合机构老年人健康服务需求。

完成医养结合监测工作。组织各区参加医养结合监测工作网络培训班，学习医养结合监测工作及指标含义讲解，实操演练，现场答疑。截至2022年底，北京市医养结合机构总数为215家，其中，两证齐全的197家，提供嵌入式医疗卫生服务的养老机构18家，医养结合床位数5.9万张。

开展医养结合服务机构质量提升行动。北京市从"落实相关制度要求，强化自查自纠""规范药品管理，确保老人用药安全""创新医养结合服务，不断提升服务能力""及时处置突发事件，完善风险防范制度""积极开展消防演练，筑牢生命安全防线""强化疫情防控要求，提高老年人疫苗接种率"6大方面落实任务。

四、中医药健康养老服务

积极扩建健康养老联合体。按照医院、社区卫生服务机构、养老服务机构的组合原则，持续扩建中医养老联合体，深层辐射中医药健康养老服务圈。截至2022年底，北京市已扩建200个中医养老联合体，辐射200个中医药健康养老服务圈。

制定《北京中医药健康养老服务机构示范基地标准》。发挥中医在养老服务机构中的作用，促进中医医疗资源、技术有机融合。对中医药养老护理员队伍培养进行第三方评估验收，满意度超过90%。

丰富中医药健康养老服务内涵。持续开展"卡、包、岗"三结合的中医药养老服务模式，并在中央国家机关开展医养结合模式改革试点，推行"卡包岗"服务机制，覆盖人群20万。推进二级及以上公立中医医院治未病科全覆盖，有条件的医院在治未病科设立中医药健康养老咨询岗，统筹协调老年人就医需求。

截至2022年底，累计有38.0万人次的老年人使用了中医药诊疗包、8.8万人次使用中医适宜技术包、10.0万人次使用中医药健康管理包。试点单位三岗共服务老年人77.9万人次，其中诊疗岗52.7万人次、调理岗1.1万人次、咨询岗13.9万人次。为3.9万名老人提供免费中医体质辨识服务，为473名老人提供了上门诊疗服务，为545名老人提供上门身体检查服务。为医养联合体实现老年人转诊人数2219人，分诊转回（康复治愈）125人，重点监测36人，托底老人688人开展护养工作。

五、老年医学人才培养

开展老年医学人才培训工作。2022年，北京市遴选北京协和医院等5家三甲医院为老年医学人才培训基地，已完成各区82名学员报名工作，启动培训。

加强中医健康养老护理人才队伍建设。2022年，累计培养《医疗辅助护理（中医健康养老护理员）》3084名，培训取证率和学员满意度均超过95%。开办中医健康养老护理员继续教育课程16期，供取证学员免费学习，参与学员达5216人次。开展6期北京中医健康养老示范工程能力巩固系列线上培训，为16区培训基层卫生人员680人次，持续提升基层医养结合医务人员服务能力和水平。

第五章　养老服务体系

2022年，北京市更加注重基本养老服务体系建设，加强居家社区机构养老服务网络建设，优化养老服务驿站功能，提升机构养老服务和运营管理标准化，扩大普惠养老服务供给。推进街镇养老服务联合体建设，创建单位社区养老服务联合体模式。创新完善养老服务模式试点，实现养老服务供给侧改革、管理体制创新、工作机制创新、服务模式创新。

一、社区居家养老服务

家庭养老床位建设。全市共建成养老家庭照护床位9000余张，其中，2022年新建养老家庭照护床位3682张。

街乡镇养老照料中心建设。全市新建成运营街乡镇养老照料中心12家，累计建设运营养老照料中心293个。

社区养老服务驿站建设。全市已建成运营1429个社区养老服务驿站，发放驿站补贴9974万元。评定星级社区养老服务驿站814家，其中三星级13家、二星级427家、一星级374家。全市26万居家养老的基本养老服务对象中，已签约老人13.4万。

养老助餐服务。2022年发展养老助餐点153家，累计建成1489家。此外，将社会化餐饮企业参与养老助餐服务数量纳入考评内容，并可按实际助餐人数给予运营补贴，促进市场化专业机构参与养老助餐服务。截至2022年底，更新完善养老助餐点位台账1615家，其中养老机构食堂536家、集体用餐配送单位34家、养老服务驿站（老年餐桌）1032家。全市1650多家社会餐饮门店（按照北京农商银行1店配备1台专用POS机统计）自觉履行社会责任，开设老年餐桌，如和合谷、永和大王、嘉和一品、西部马华、东方阳阳等连锁直营快餐企业以及青年餐厅等部分正餐企业均开设老年餐桌，其中华天集团旗下有42个正餐门店为老年人提供用餐服务。

居家老年人应急呼叫服务。研究制定《关于面向居家老年人开展应急呼叫服务的指导意见》，下发《关于推动经济困难高龄、独居等老年人应急呼叫服务覆盖的通知》，将本市户籍城乡特困或低保、低收入家庭的失能、残疾、高龄、独居等老年人纳入应急呼叫覆盖范围。

家庭适老化改造。全市完成经济困难老年人家庭入户评估2000户，实际改造2000户。

二、机构养老服务

养老机构建设。全市已建成运营养老机构578家，床位11.2万张。全市养老机构入住老年人近4万人，其中失能2.33万人、失智5282人。累计发放养老机构建设补贴2398万元、发放运营补贴1.7亿元。

养老服务机构星级评定。全市共有星级机构458家，其中五星级13家，四星级40家，三星级58家，二星级309家，一星级38家。

三、养老服务联合体建设

推进街道乡镇养老服务联合体建设。2022年北京市政府工作报告明确提出建立街道乡镇养老服务联合体（以下简称联合体）运行机制。4月，《关于推进街道乡镇养老服务联合体建设的指导意见》明确指出，到2022年底，全市联合体运行机制基本建立；到2025年底，全市联合体基本建成，实现平稳有序运行；到2035年底，联合体全面建成，并取得良好成效。同时，北京市探索建立联合体等级评价机制，推动养老服务精准对接。

创建单位社区养老服务联合体。启动运营海淀区花园路街道北航社区智慧养联体，以社区为主导，以老年人需求为导向，以信息化管理为平台，联动政府、社会和市场多方资源力量，打造"公益+商业"可持续发展的为老服务模式，助力老年人政策应享尽享，缓解用餐、出行、就医、照护等困难，基本实现有需求必响应目标。

创新完善养老服务模式试点。2022年10月，依托北京康养集团，西城区广安门街道率先启动创新完善养老服务模式试点，推动实现机构养老向居家社区机构养老协调发展的战略转型，以社会化、市场化方式从根本上系统破解大城市养老难题。试点聚焦5个方面，一是聚焦事业产业协同发展，培育以国有企业为示范引领的多元市场主体；二是聚焦普惠型养老服务供给，创新就地居家养老服务模式；三是聚焦品质化养老服务供给，探索异地社区养老服务模式试点；四是聚焦养老供需精准匹配，搭建养老服务供需对接平台，加快建立全市集中养老服务需求注册系统，打造

全市为老综合服务平台；五是聚焦医养融合发展，加强医养康养资源有效衔接，推进居家社区机构相协调、医养康养相结合的养老服务体系建设。试点制定了一张品质化的养老服务清单（包含7大类98个小项的服务清单，涵盖生活照护、基础照护、康复服务、培训与指导、养老助餐、辅助出行、陪同就医等方面），组建了一支专业化居家养老服务队伍，搭建了一个智能化供需对接平台，研发了一套数字化养老服务需求注册系统，形成"一体、一部、一站、一网"的居家养老工作模式。

四、互助养老

2022年，北京市大力推进互助式养老服务网络建设。6月1日正式实施《北京市养老服务时间银行实施方案（试行）》，东城区、西城区等积极探索互助和志愿养老服务模式。密云区"邻里互助点"破解农村独居老年人照料之困入选第三批全国农村公共服务典型案例，通过小视频方式在新华社、新华网、学习强国等平台进行广泛宣传，进一步推动延庆、怀柔、平谷等区邻里互助养老工作。

五、养老服务人才培养

开展养老服务人才能力提升行动。举办全市养老服务机构负责人培训示范班，充分发挥市级示范培训的引领、带动作用，累计为3500余名养老服务机构负责人赋能，逐步提升养老机构服务质量和管理水平。各区民政局开展养老护理员、老年社会工作者培训，累计培训养老护理员15780名、老年社会工作者562名，实现养老护理员技能培训全覆盖。

畅通养老护理员职业发展通道。落实国家职业资格制度改革要求，经过征集、申报和评审，全市共有6家用人单位、2家社会培训评价组织为养老护理员提供职业技能等级评价服务。截至2022年底：全市共有养老护理员18057人，其中养老机构内养老护理员11260人，养老服务驿站内养老护理员6797人。北京市具备养老护理员培训资质的职业技能培训学校52所。2022年通过职业技能等级认定的养老护理员217人。护理员岗位奖励津贴发放20.4万人次，共计7330.9万元。

第六章　老龄产业

北京市持续优化老龄产业营商环境，促进养老服务业与金融、科技、物业、家政、旅游等产业融合，推动养老金融服务、养老科技和智慧养老服务、老

年用品和相关产品服务等产业发展，加强养老科技创新、推进科技成果惠民，引导社会力量深度参与老龄产业市场，助力老龄事业高质量发展。

一、营商环境

持续优化养老企业准入服务。落实营利性养老机构"多证合一"改革，从事养老服务的企业可以通过北京市企业"e窗通"服务平台，申请办理设立登记时一并填报需合办的事项信息，通过"一网填报，一窗受理"，最大限度减少企业多部门申请、重复填报，打通群众办事"最后一公里"。支持养老机构"一照多址"，通过将分支机构信息归集于总部营业执照的登记方式，实现养老服务业企业"一区一照""一市一照"，推进养老服务企业全城通办。

培育市属国有健康养老产业平台。出台《关于支持北京健康养老集团有限公司持续健康发展的意见》，从国资预算、考核分配、资源整合、政策协调等方面大力支持企业发展。加快推动市属国有养老资源专业化整合，完成北京市国有资产经营有限责任公司所属北京诚和敬投资有限责任公司、首钢集团有限公司所属北京市石景山区老年福养老服务中心划入北京健康养老集团有限公司工作。协调企业有序承接培训疗养机构资产，推进符合条件的改革资产转型发展养老服务设施，已完成7家市级培疗机构和8家北戴河地区培疗机构资产划入北京健康养老集团有限公司工作。本市首批党政机关所属培训疗养机构转型养老设施项目中，东竹园宾馆适老化改造项目（北京康养·颐寿嘉园）率先完成建设并启动运营，成为全国培训疗养机构转型养老的示范工程。

二、养老金融服务

专属商业养老保险试点。2022年3月1日，北京市正式开展专属商业养老保险试点。截至2022年底，北京市共有11家保险公司推出了12款专属商业养老保险产品，累计实现保费收入7.54亿元，累计投保5.73万人次。全国有6家保险公司共7款专属商业养老保险产品入选个人养老金首批保险产品，符合相关规定的，可享受关于个人养老金的个人所得税税收优惠政策，北京地区已实现7款专属产品全覆盖。

健康养老金融服务。开发城市定制型商业医疗保险"北京普惠健康保"，补充完善北京市多层次医疗保障体系，2022年度总承保人数超过300万。

老年人意外伤害保险。截至2022年底，老年意外险保费收入829.23万元，累计承保人次25万，覆盖率7.6%；理赔人次3222人，理赔金额573.3万元。

住房反向抵押养老保险。截至2022年底，北京老年人住房反向抵押养老保险累计承保37个家庭的54位老人，占全国的25%；已发养老金2641.72万元，抵押房产总值近1亿元。

三、养老科技和智慧养老服务

强化智慧助老技术与产品研发示范。推进人工智能、物联网、大数据等智慧化技术赋能养老领域，开展智能助动多模态轮椅、柔性上肢助力机器人、基于增强现实技术的沉浸式老年机器人、老年体智能测评训练一体化系统、智能健康监测及社交数字伴侣等智能化助老产品研发与应用示范。在通州区玉桥街道2个社区开展老人跌倒监测与报警、高龄独居老人居家安全、失能老人安全监护、老人智能服务机器人的智慧养老服务。海淀区甘家口街道社区养老服务驿站示范应用智慧养老长期照护信息化平台，整合40家外部企业100余种商品，辐射周边20余个社区，为老年人生活提供帮助。

推进智慧化适老建筑与环境集成应用。围绕老年人居家适老化改造需求，研发具有动态模拟演示功能的居家适老化改造专家辅助系统，可根据输入的老年群体自身健康状况、经济条件、居住空间与生活方式等信息，生成量身定制的居家适老化改造方案，以3D自动全景和3D导航空间跳转2种漫游方式，帮助老年人更加直观地感受适老化改造项目模拟效果，满足居家适老化改造智能化、个性化、可视化等需求。

推动智能康复辅具应用标准化场景建设。以北京市康复辅助器具产业园为依托，建设智能康复辅具标准研究中心、智能康复辅具评估和适配服务中心。聚集20余家优势企业和研发创新机构，推动构建康复辅具"进社区、进家庭、进机构"等应用场景建设，搭建听力言语认知障碍康复、行动障碍康复与防跌倒、智能居家行动管理、个性化适配服务等多个应用场景，推动北京市康复辅具产业集群发展。截至2022年底，通过残疾人辅助器具平台，60岁及以上老年人成功订购辅具人数为6.2万人，财政补贴资金5666.5万元。

支撑老年人智慧化健康管理和健康保障。支持创新联合体开展关于可改善老年人认知功能的医疗软件产品研发，基于人工智能等智慧化技术，开发针对工作记忆、精神运动速度、执行抑制、基础情绪加工等老年期常见认知损害进行个体化、智能化干预的自助式认知训练工具等智慧化健康管理产品，以改善老年人群认知功能。推动北京智慧医疗健康重点项目建设，依托"北京市健康云"平台电子病历、卫生统计、健康档案、基层公共卫生等信息系统及区平台数据，个人健康记录应用场景初步完成4771万人健康相关信息归集。

开展海淀区智慧养老试点工作。海淀区推进落实北京市民政局与区人民政府签订的《关于在海淀区开展全市"智慧养老"试点工作合作框架协议》，着力从建立区级养老智慧云、打造街区智慧养老管家、数字赋能养老服务机构等方面，构建全方位网络系统与信息平台，打造智慧养老示范区。一是发挥海淀区养老服务指导中心作为全区养老服务体系运行枢纽和指挥平台的功能。将其纳入"城市大脑"建设，承担区域养老资源整合、养老信息综合平台、养老行业监管指导和养老服务示范引导等重要职能。二是数字化赋能试点养老服务机构。通过数据库支撑，实现老年人入院评估、服务方案制定、服务执行记录、服务评价反馈等全流程线上记录，并协助护理员科学制定服务方案，帮助养老机构完善工作流程、规范服务标准、提高服务效率与服务质量、降低运营成本。三是运行养老机构安全生产管理系统。试点以养老机构安全生产监管为切入点，依托养老机构安全生产管理系统，对养老机构公共空间及水、盗、燃、烟、温、湿、电等关键环节实现线上监管。四是建设海淀区居家养老服务系统。该系统依托家庭养老照护床位试点，实现家庭照护床位"申请—评估—规划—服务—反馈—补贴发放"全流程线上闭环运行，覆盖全区29个街镇500多个社区、2.3万名高龄独居和失能老年人，月平均服务32万小时，服务满意率90%以上。

开展智慧养老建设试点项目"揭榜挂帅"工作。9月，北京市民政局发布《关于组织开展智慧养老建设试点任务"揭榜挂帅"工作的公告》，并确定揭榜团队为京东科技信息技术有限公司、北京市科学技术研究院联合体。在"2022年全国大众创业万众创新活动周北京会场暨中关村创新创业季"启动仪式上，北京发布10个智慧应用场景"揭榜挂帅"榜单，智慧养老建设试点、智能网联公交示范、数字化社区建设试点等上榜，征集智慧养老院建设方案19个。

四、老年用品和相关产品服务

2022年，北京市注重老年用品市场监管。一是加大老年人用品抽检力度，对老视成镜在内的眼镜、放大镜及类似产品，成人纸尿裤在内的纸及纸制品等产品开展产品质量监督抽查，对不合格产品依法严厉查处。二是强化重点环节及领域产品质量监管，以小商品批发市场、农村集贸市场等区域为重点，以"三无"、产品资质、销售台账为主要检查内容，督促经

营主体切实履行产品质量安全责任，并与京东、当当等网络交易平台建立信息互通渠道，及时通报眼镜、纸制品、成人服装等产品强制性标准以及产品易发风险。三是做好老年消费者投诉处理，维护老年人消费权益。

五、养老服务业与物业、家政、旅游等产业融合发展

2022年，北京市启动"物业服务+养老服务"试点，试点重点选择在北京首开集团、万科集团、北京天恒置业集团、远洋亿家物业服务股份有限公司等旗下的物业养老服务企业开展。西城区新街口街道西里三区社区养老服务驿站是该区首家挂牌运营的以"物业服务+养老服务"试点工作为主的驿站，与天恒物业、北京天诺物业2家单位合作，积极打造"物业服务+养老服务"综合体，推进物业服务和养老服务深度融合。

北京市以家政进社区为着力点，支持家政与养老产业融合发展，扩大家政劳务品牌影响力。强化西城区、朝阳区、石景山区三个家政服务业提质扩容"领跑者"重点推进区影响力，充分发挥领跑企业、领跑社区、领跑学校（专业）的"头雁"作用。如石景山区鼓励符合要求的规范化连锁企业设立直营连锁门店、承接养老服务驿站及养老照料中心，推行规范化家政养老服务，持续优化网点布局。

持续开展乡村旅游资源推广活动，满足老年人多元化乡村休闲度假旅游需求。在重点节假日发布温泉冰雪、农事体验、乡村观星等多条主题旅游线路，推介京郊周边乡村民宿、景区、地理标志农产品等资源，满足老年人多样化、多层次消费需求。在平谷区峪口镇等地区，盘活老年人闲置住宅，利用荞麦、中草药"博士"农场等优势资源，促进农文旅融合发展，壮大农村集体经济，反哺互助养老。

第七章　老年友好型社会建设

北京市立足首都城市战略定位，顺应人口老龄化发展趋势，打造老年宜居环境。大力推广全市交通友好、社区环境友好、公共服务友好等经验做法，切实推动"友好九条"落到实处。开展智慧助老行动，解决老年人"数字鸿沟"问题，积极构建老年友好型社会。

一、老年宜居环境

61个社区入选"全国示范性老年友好型社区"。

2022年，确定东城区东花市街道东花市南里社区等32个社区被命名为"2022年全国示范性老年友好型社区"，累计入选61个，其中农村社区12个，分别为怀柔区5个，门头沟区和平谷区各2个，大兴区、通州区、房山区各1个。

持续开展老旧小区改造工作。认真落实《关于老旧小区综合整治实施适老化改造和无障碍环境建设的指导意见》，积极开展年内开工老旧小区综合整治项目施工现场专业指导，形成老旧小区综合整治项目适老化改造调研报告。全年新开工改造330个小区，新完工205个小区。老楼加装电梯年内新开工1326部，完工467部。

提供优质全民健身公共服务。2022年，北京市成功创建38个全民健身示范街道和体育特色乡镇，新建足球、篮球等106处体育健身活动场所，维护和更新1019处室外公共体育设施。

开展老年友好型社会建设督导。组建"啄木鸟"志愿监督员队伍，深入西城区、朝阳区、丰台区部分社区和公共场所，就社区（村）环境友好、交通出行友好和公共服务友好等方面开展志愿监督指导活动、项目研讨等，针对突出问题形成专项报告并向政府有关部门提供建议，切实推动"友好九条"落到实处。

二、无障碍环境

将无障碍环境建设纳入北京市施工图数字化监管平台，加强无障碍标准落地。严格贯彻落实《北京市无障碍环境建设条例》第二章第九条"新建、扩建和改建的无障碍设施工程应当与主体工程同步设计、同步施工、同步验收投入使用，并与周边的无障碍设施相衔接"的要求，编制《北京市房屋建筑工程施工图事后检查要点（试行）》。依托北京市施工图数字化监管平台，对设计单位和设计人员全面执行无障碍专项的强制性工程建设规范、现行工程建设标准、法律法规、部门规章中的技术性规定进行监督监管，推动北京市无障碍环境建设从"有标准可依"向"有标准必依"转变。

推进全龄友好型公园建设。2022年，北京市园林绿化局印发《全龄友好型公园建设工作方案》《全龄友好型公园建设导则》，在全市范围内推动全龄友好型公园建设，增加公园无障碍设施，配置监控、防火、智能导览等智慧园林设施。全市已开展30处全龄友好型公园提升改造，逐步实现特殊群体游览公园无障碍化。此外，全市公园持续推进无障碍设施建设，采取全面排查、建立台账、专人负责，重点对公园出入口坡化、低位服务设施、无障碍卫生间、无障碍游

览指示牌等设施进行优化和改造，年内增设厕所无障碍坑位9个，更新维修无障碍坡道、设施等50余处，实现公园游客游览区域无障碍设施有效衔接。近三年来，全市共有171个公园、634个无障碍点位完成新建或改造。

推进各类交通设施无障碍建设。开展全市人行横道信号灯排查，对行人过街自助式按钮进行升级，确保使用方便、清晰醒目；在500余处路口设置盲人语音提示交通信号设施，提升老年人和盲人过街安全感。建立便利老年人交通出行工作调度机制，推动公共交通设施适老化改造，2022年新增331辆低地板及低入口城市公交车，方便老年人上下车辆。全市共配备无障碍公交车1.2万辆，城区无障碍公交车配置率达到80%以上，所有公交车内均配备了"老幼病残孕"专座，专座数量不低于座椅总数的20%（双层车除外）。所有城市轨道交通车站出入口均设置了无障碍设施位置示意图并公示了招援服务电话，所有车站均配备有垂直电梯或轮椅升降平台或爬楼车等能够辅助轮椅通行的设施，所有车站均提供无障碍预约服务和现场招援服务。

推进北京通APP无障碍化改造。增加长者版入口和专属服务，实现了大字化、页面操作简约化，同时资讯服务支持语音播报，满足老年人及视障用户使用。

三、智慧助老

2022年是切实解决老年人"数字鸿沟"问题三年工作任务收官之年。依托《北京市切实解决老年人运用智能技术困难实施方案2022年工作台账》，北京市相关部门围绕便利老年人日常消费、便利老年人日常就医、便利老年人办事服务、应急状态下对老年人服务保障等7项重点任务展开工作。

开展智慧助老出行活动。发布《北京市老年人数字化出行服务指南》，北京市年满60周岁以上的老人每年可领200元打车补贴。交通部门推动网约车平台优化代人叫车付费、"一键叫车"助老模式等功能，开发线上便利老年人打车模式。北京市军休中心与中国老龄事业发展基金会合作，引入高德打车，发起"情暖老兵·孝老拥军"智慧助老行动，引进"助老打车暖心车站"公益项目，方便军休干部出行打车，并给予60岁以上军休干部就医交通补贴。目前在全市军休系统安装266个"助老打车暖心车站"，涉及14个区。北京市社会保障卡（北京民生一卡通）已设计加载交通出行功能，能够满足包含老年人在内的所有持卡人乘坐公共交通需求，并享受优惠政策。

开展智能技术培训活动。依托北京市人口老龄化国情市情教育基地，开展线上线下相结合的"智慧助老"体验和培训。将智慧助老纳入"社区大课堂"，继续开展"智慧助老·我教老人用手机"活动，灵活开展老年人智能化培训。通过向社区老年人普及智能手机、电脑等知识，方便老年人掌握出行、阅读、摄影、快递、餐饮等应用软件，逐步解决老年人面临的"数字鸿沟"问题。

开展线上助老服务。提升网上政务服务平台支撑能力，完善亲友代办等功能，方便不使用或不会操作智能手机的老年人网上办事；全市70个政府网站实现在线读屏等信息无障碍浏览服务；全市212家等级旅游景区、73家红色旅游景区、35家全国乡村旅游重点村（镇）实现虚拟导游在线查询功能；市文物局推出"北京之声·博物馆"导览项目，为博物馆免费配备导览系统，已惠及50家博物馆。

四、营造良好社会敬老氛围

持续推进人口老龄化国情市情教育。对北京市人口老龄化国情市情第一批、第二批30个教育基地挂牌；开展2022年北京市人口老龄化国情市情教育系列公益讲座，启动教育读本编写、适老宜居环境体验等项目；开展多种形式宣教活动，促进社会层面对老龄社会形成认知共识。

依托"孝顺榜样"活动，推动孝亲敬老文化宣传。开展2022年度北京市"孝顺榜样"命名工作，评选出"孝顺榜样"10名；拍摄制作"孝"主题创意宣传片《父母的心愿清单》，在央视新闻、央视频、人民日报等各大主流媒体、主流视频网站等集中投放。通过评选"北京榜样""身边好人"等社会宣传品牌活动，在全市广泛选树行业助老、社会敬老等模范榜样，传播助老、敬老、爱老的故事。

依托寻找"首都最美家庭"活动，弘扬养老爱亲优秀传统文化。以"月寻季推年选"的方式，评选出300户年度首都最美家庭、93户提名奖家庭，线上投票点赞活动参与数百万人次，并揭晓年度"十大首都最美家庭"，发挥典型示范引领带动作用。依托中华世纪坛建立家风文化研究与展示中心，开发建立线上中华家风北京馆，持续举办第七届中华家风文化主题展，组织传统节气话家风、书写我家的家训等系列活动，开展最美家庭线上宣讲和红色家风讲堂，观看人次350余万。各类线上线下媒介累计刊发"首都最美家庭"相关稿件664篇，客户端推荐量超3050万。

开展2022年全市"敬老月"活动。举办2022年（第八届）京津冀"银发达人"评选活动，评选出30

组银发达人和团体；联合市武术运动协会开展2022年（第三届）"敬老得福·最美太极老人"展示活动；协同北京礼仪学院推进"北京市老年人参与冬奥、感受冬奥、祝福冬奥"项目；协同北京市老龄产业协会开展"喜迎二十大，欢度老年节"2022年第十届北京市老年节短视频评选活动。丰台区社区青年汇结合"青春伴夕阳"活动推出"挖掘口述党史，传承红色记忆"品牌项目；西城区文化志愿者分中心录制"关爱老年人，喜迎二十大"重阳节文艺演出，并在微信、抖音等多媒体平台传播，助力老年人社会参与。

发挥广播电视和网络视听媒体力量，积极构建老龄工作媒体传播矩阵。制作及播出2021年"孝顺榜样"事迹宣传片、《百岁·初心》专题片、《2022家国情》主题宣传片、"构建新时代首都北京老年友好型社会"专访、"最美我的家""绿色生活，让家更美"专题节目、"最美家庭工作室"直播活动、老年疫情防控短视频等。

第八章　老年人社会参与

北京市引导老年人树立终身发展理念，鼓励老年人参加基层社会治理与社会公益活动，推动积极老龄社会构建。

一、老年志愿服务

发布《北京市养老志愿服务工作指引》。对养老志愿团队组建、岗位设置、志愿者招募、志愿服务开展、服务保障和激励等环节进行全流程梳理，推进养老志愿服务体系规范化、专业化建设。低龄老人将成为养老志愿服务的重要力量。

搭建老年人从事志愿服务的平台，开展银龄行动。成立由活力老人组成的助老志愿服务队伍，开展义诊、义剪、义演、结对帮扶等志愿服务。比如西城区以关注社会化退休人员为切口，培树"幸福研修苑"品牌，激发社会化退休人员融入社区、参与实践的主动性，树立"六十而立"新观念。昌平区霍营街道依托巾帼志愿服务阳光站，探索推进"妇联+社工+社会组织+志愿者"多方力量协同、"线上+线下"双线并举的妇女志愿服务模式，引导广大妇女积极投身疫情防控、垃圾分类等志愿服务，以家庭互助形式帮扶困难老人。2022年，全市志愿服务组织广泛开展各类助老志愿服务活动，截至12月底，在"志愿北京"平台中开展助老相关志愿服务活动的志愿服务队伍5592个，发起助老志愿服务项目759个，参与志愿者达24458人次。

二、老年教育服务

2022年，北京市老年教育发展注重协作平台与机制搭建，加强服务体系建设，扩大供给，丰富内涵，创新形式，下沉街社，解决老年教育服务的"最后一公里"问题。

成立老年教育协作会。协会由北京老年开放大学、北京军休老年大学、北京老年科技大学发起，联合职业院校、街乡老年大学（成人学校）、社区、公益基金会、养老服务机构、民办老年教育机构、相关企业等60余家单位共同参与。在老年教育学科建设、科学研究、队伍建设、课程开发、项目推动等方面开展合作，打造首都老年教育品牌，推动首都老年教育迈向新阶段，形成新发展格局。

评选老年学习示范校（点）。根据评定标准，全年评选认定国家体育总局老年大学等15家单位为北京市老年学习示范校（点），累计评选35家，包括老年大学、成人学校和职工大学等，推动全社会终身学习。

推进老年大学建设。加强老干部大学建设，紧贴老同志兴趣爱好开展线上线下教学，为离退休干部提供更加优质的教育资源。截至2022年底，全市共建区级老干部大学16所，覆盖率为100%。制定出台《北京市军休老年大学创建工作指南（试行）》，规范"军休老年大学"建设工作，并制定《对申报军休大学的军休机构开展实地评审工作方案》，重点对西城区、石景山区、通州区和莲花池军休所、安立军休所军休大学建设情况进行实地评审。加强市区联动，积极宣传老年教育优秀成果。

举办老年教育文化艺术节。依托北京老年开放大学组织开展首届"熠·京秋"北京老年教育文化艺术节，搭建老年学习成果交流展示平台。2022年首届活动共征集全市老年群体文艺作品628件，涵盖歌舞、话剧、非遗文化、书法、绘画、摄影等多种艺术形式，评选出一等奖38项、二等奖55项、三等奖90项、优秀奖151项。

扩大优质课程资源与师资供给。依托北京老年开放大学开发全媒体课程资源，包括保健养生、北京文化、公民素养、家居生活、家庭教育、农村建设、文化艺术、职业发展和智慧助老9大类172门课程资源。发挥社区科普大学作用实施科技惠老行动，以科普云课堂、互动体验课和科普游学等形式，2022年进社区为老年居民开展60余场科普讲座，受益居民2500余人次；开展"云端话科普"线上公益直播课25讲，科普直播观众达50余万人次；开辟"科普空中课堂"专题

节目等。组织"老年教育优秀教材"评选工作，有效推动老年教育课程高标准高质量发展。联合社会组织和公益组织，形成规范化、制度化、专业化的老年教育志愿者队伍。目前全市各级各类老年学校中的教师共计2580人，其中专职教师869人，兼职教师1711人。

三、离退休党员先锋模范作用

2022年，北京市委老干部局进一步完善北京市老党员先锋队"市区两级、一总多分"建队模式，制定发挥作用专业团队建设工作规划，积极组建离退休干部发挥专业优势新队伍，牵头成立乡村振兴顾问团，科技科普服务团等团队，其中科技科普服务团成立大会被评为2022年北京市全国科普日活动优秀活动。各区各系统大力支持老党员先锋队建设工作，北京市委教育工委、市教委成立北京教育系统老党员先锋队总队和5支专业分队（分别为"特邀党建组织员分队""高校思政课督导员分队""高校教学督导员分队""志愿服务者分队""文艺服务分队"）。积极开发离退休老党员人力资源，组建市级宣讲团，深入开展喜迎二十大主题宣讲活动，举办多场宣讲报告会，多家主流媒体进行报道，宣讲视频"学习强国"点击量超过2万人次，带动全市各区、各系统开展主题宣讲1000余场次。积极打造"时代先锋·京彩有我"品牌，举办"初心讲堂""首都关心下一代大讲堂"品牌活动，开展"中华魂"主题教育，组织"冬奥精神""抗疫精神"系列宣讲，示范带动广大老同志为新时代首都发展献智出力。截至2022年底，全市共建立老党员先锋队2803支，成员达7万余人。老干部宣讲团共142个，宣讲员1093人。

四、老年文体生活

全方位开展老年文体活动，丰富老年人文化生活。一是开展"喜迎二十大"主题系列活动，畅谈美好生活、盛赞时代成就，比如"喜迎二十大·诗歌颂党恩"主题诵读活动、主题党日活动、书画摄影艺术作品展、主题宣讲、专题调研活动等。二是以"我们的节日"为主题，围绕春节、清明、五一、端午、国庆、重阳等传统节日，依托"歌唱北京""舞动北京""戏聚北京""艺韵北京""影像北京""阅读北京"六大板块，市、区、街乡、社区村四级联动，举办相声俱乐部、评书书馆、老年合唱节、京剧票友等特色活动和品牌项目，并根据社会热点及老年人关注点，举办特色培训课程和讲座。三是联合全市各区文化馆及全市文化志愿者服务分中心，组织开展"文化让生活更美好"系列智慧助老志愿服务活动，增添老

年生活乐趣，关爱老年人健康。

第九章 老年人优待

北京市不断加大落实对老年人优待服务的工作力度，更加注重老年人权益保护，拓展老年维权服务网络。

一、老年人优待服务

北京通-养老助残卡优待。制卡周期由30天缩短到20天，累计制发北京通-养老助残卡544.4万张，方便老年人享受免费乘坐地面公交、逛公园等优待服务。

公园优待。全市公园免费率已达95%，只有少数历史名园、专类公园为收费公园。市公园管理中心所属11家公园不断优化完善公园导览设施，各公园在门区全部安装说明牌示，明确告知游客相关优惠措施。2022年共接待60周岁及以上老年人免费入园1623万人次。

博物馆优待。截至2022年底，全市备案博物馆215家，年均接待老年观众量超过5000万人次。

二、老年人权益保护

（一）积极推进打击整治养老诈骗专项行动

北京市按照全国专项办部署安排，常态化开展打击整治养老诈骗。成立打击整治养老诈骗专项行动小组，坚持宣传教育、依法打击、整治规范"三箭齐发"，出台行动方案，细化责任分工。完善考核评价机制，把打击整治养老诈骗纳入平安北京建设考评体系，细化考评指标，确保常态化打击整治养老诈骗合民意、护民利、得民心。

整治老年消费诈骗。严格以打击整治食品、保健品虚假宣传、违法广告为抓手，坚持以守护老年人"钱袋子"为要务，加大执法检查和隐患排查力度。对含有"保健品""老年人""欺诈"等内容的投诉举报予以重点关注，及时处理妥善解决消费者合理诉求，积极帮助老年人维护自身合法权益。

惩处侵害老年人合法权益的各类诈骗犯罪。采取以案说法等形式，揭露养老诈骗"套路"手法，帮助老年人提高法治意识和识骗防骗能力，完善依法打击机制，把好政策法律界限，强化追赃挽损，确保打击有力、惩治有效，形成"不敢骗、不能骗、骗不了"的态势。

（二）开展特殊困难老年人家庭权益保护工作

在西城区、海淀区、通州区启动特殊困难老年人家庭权益保护试点，组建专业服务团队，组织开展专题调研、制定需求清单、评估体系指标和业务流程规范标准，加强从业人员培训，将市区垂直服务与街乡社区资源纵横联动，积极为老残一体特殊困难老年人提供法律咨询、法律援助与帮扶、委托代理与监护、生命与财产安全保护等服务。服务开展以来，提供家庭法律服务40余人次、家庭支持360余人次、健康管理近40人次，有效促进了特殊困难老年人家庭生活质量提升。

（三）开展老年人普法宣传教育活动

以老年人为重点普法群体，结合老年人需求，开展有针对性的普法活动。组织开展老年人防诈骗专项行动，制作发布普法防诈视频，举办老年防诈培训讲座与公益课程反诈宣传，通过政策讲解、案例分析、实操演练，全方位、立体化提高老年人反诈骗意识。设计制作《反网络诈骗法》《住房租赁条例》等与维护老年人合法权益有关的普法宣传挂图，在全市所有社区、村进行宣传。利用"北京普法"微信、微博公众号推送老年人权益保障法、预防养老诈骗、继承、赡养、遗嘱、公证等老年人相关信息95条，总阅读量20余万次。以重阳节"敬老月"为主题开展法治宣传教育，在消费、理财、保健、房产等领域开展法治宣传，防范老年人重大侵权风险和涉案风险。

（四）开展老年人法律维权、法律援助服务

发挥各区家庭法律服务站职能作用。全年在西城区、海淀区、平谷区、延庆区新设立4个老年人家庭法律服务试点，提供法律宣传、咨询与家庭支持服务。

开展敬老助老公共法律服务专项维权活动。在全市各级公共法律服务中心建立老年人"绿色通道"，优化维权服务。依托12348公共法律服务热线和北京法律服务网，开设法律咨询和法律援助、公证、调解工作咨询，开展线上法律援助、"最多跑一次"公证和调解工作预约，全年全市各级公共法律服务实体平台共接待老年人法律咨询万余人次，网上咨询预约服务400余人次，组织开展线上线下活动921场次，参与人数5.49万人次，发放各类宣传品（册）3.74万件次。

开展高效便捷调解服务。完善健全服务老年人调解工作团队，延庆区组建"延庆区老干部海陀山人民

调解专家咨询志愿服务队"、石景山区组织人民调解员和调解志愿者参与"老街坊"议事会等基层创新经验,提升老年群众对调解服务的获得感。深化各公共法律服务中心调解窗口服务成效,专人专岗提供咨询、引导、预约、分流、宣传等服务。全年累计对65件涉及继承、赡养等老年人权益的矛盾纠纷进行调解和化解。

加大法律援助和公证工作力度。全市各法律援助机构共受理老年人法律援助案件1630件次,对行动不便的老年人提供上门法律服务130人次;为70周岁以上老年人办理免费遗嘱公证2782件,减免费用约111万余元。

第十章　京津冀老龄工作协同发展

2022年,进一步落实京津冀协同发展战略,推动北京养老项目向北三县等环京周边地区延伸布局,推动三地临床检验结果互认,促进京津冀养老服务、医疗健康服务协同。

一、养老事业协同

将推动北京养老项目向廊坊市北三县等环京周边地区延伸布局等工作纳入全市推进京津冀协同发展年度工作要点协调推进。推进养老公共服务资源向北三县延伸,支持城市副中心与廊坊市北三县一体规划、协同发展。召开京津冀民政事业协同发展第六次联席会议,重点就深化协同发展政策、建立合作协调机制等养老工作开展深入交流。举办北京与廊坊北三县、保定项目推介洽谈会,推动京冀两地有关部门签订协议联合开展养老人才培训等合作,鼓励引导本市养老服务业发展顺应首都定位和城市功能、满足老年人多层次多样化需求。

截至2022年底,170家天津和河北的养老机构可收住京籍老年人,4384名北京老人已入住位于津冀两地的养老机构。北京已向接收京籍老年人的协同区域养老机构拨付运营补贴4000余万元,惠及京籍老年人4000余人。

二、健康服务协同

2022年,京津冀三地临床检验结果互认的医疗机构总数达685家(北京284家、天津89家、河北312家),临床检验结果互认项目50项,有力提升三地医疗服务同质化水平。三地卫生健康部门累计签署20余项合作框架协议,通过搭建共享平台、组织演练等形式,持续推进老年健康、疾病防控等协同合作。强化中医药京津冀协同发展,完成中医药京津冀协同发展指数评价标准编制。

三、养老产业协同

支持北京康养与秦皇岛市北戴河区签订战略合作协议,依托当地现有设施资源和生态宜居优势,打造具有全生命周期特点的康养度假综合体,融入京津冀养老服务协同体系建设。

[摘自北京市老龄工作委员会办公室、北京市老龄协会、北京师范大学中国公益研究院《北京市老龄事业发展报告(2022)》]

工作进展

发展规划

【概述】2023年，市卫生健康委联合市体育局组织开展《"十四五"时期健康北京建设规划》实施情况中期评估，完成规划实施情况中期评估报告，系统评估"十四五"以来健康北京建设规划实施情况、主要目标指标实现情况以及主要任务推进情况，总结成效，分析问题，提出推进规划实施的对策建议。加快市属医疗卫生资源疏解步伐，北京卫生职业学院新院区项目取得项目建议书（代可研报告）批复，市疾控中心迁建项目实现主体结构封顶。落实卫生领域固定资产投资，2023年超额完成总投资目标的19.8%。不断深化京津冀医疗卫生合作，年内雄安宣武医院开诊运行，先后印发实施《北京市卫生健康委员会加强京津冀卫生健康协同发展实施方案（2023—2025年）》《推进北京医疗卫生资源与廊坊北三县合作实施方案（2023—2025年）》《京津冀医疗卫生协同发展监测评价方案》，加强统筹协作和评估监测，科学推动医疗卫生资源疏解、区域辐射带动、区域一体化发展和政策协同等重点任务落实。推进全市医疗卫生机构节能管理、医疗卫生领域生活垃圾分类管理、重点医院周边交通拥堵综合治理以及疫情防控保障和基础设施建设等工作。

（高　路　付雪丽）

编制卫生发展规划

【完成"十四五"时期健康北京建设规划实施情况中期评估】4月，按照市发展改革委关于开展"十四五"规划实施中期评估工作的要求，市卫生健康委联合市体育局组织开展《"十四五"时期健康北京建设规划》实施情况中期评估，系统评估了"十四五"以来健康北京建设规划实施情况、主要目标指标实现情况以及主要任务推进情况，总结成效，分析问题，提出推进规划实施的对策建议；8月，完成规划实施情况中期评估报告，并经主管市领导审定。

（赵妍慧　付雪丽）

【开展规划课题研究】年内，市卫生健康委组织开展医疗卫生服务模式与资源配置的国际比较研究等课题研究，形成研究成果，为优化首都医疗卫生服务模式与资源配置、统筹规划布局医疗卫生资源、完善医疗卫生服务体系提供支撑。

（赵妍慧　付雪丽）

基本建设投资与进展

【市疾控中心迁建项目】9月，市疾控中心迁建项目取得市发展改革委初设概算批复，加快推进主体结构施工。截至年底，项目实现主体结构封顶。

（柳　伟）

【北京卫生职业学院新院区项目】7月，北京卫生职业学院新院区项目经市政府常务会审议通过；8月25日，取得项目建议书（代可研报告）批复；持续推进一标段工程主体结构施工。

（柳　伟）

【卫生领域固定资产投资】2023年北京市卫生

领域固定资产投资目标85亿元，全年实际完成投资101.8亿元（其中建安投资72.3亿元），超额完成总投资目标的19.8%。

（柳 伟）

非首都功能疏解与京津冀协同发展

【京津冀医疗卫生协同发展】7月，北京市卫生健康委"一委四局"主要及分管负责同志分批带队赴雄安新区、唐山、张家口、保定、廊坊、承德6个河北环京地市实地调研并召开座谈会，深入了解京冀两地医疗卫生合作情况，进一步研究深化合作。先后印发实施《北京市卫生健康委员会加强京津冀卫生健康协同发展实施方案（2023—2025年）》《推进北京医疗卫生资源与廊坊北三县合作实施方案（2023—2025年）》《京津冀医疗卫生协同发展监测评价方案》，加强统筹协作和评估监测，科学推动医疗卫生资源疏解、区域辐射带动、区域一体化发展和政策协同等重点任务落实。持续加快推进市属医疗卫生项目疏解转移，实现朝阳医院东院开诊运行；支持在京央属医院向京外疏解工作，北大人民医院雄安院区开工建设，会同河北省卫生健康委起草的《关于在京国家卫生健康委、国家中医药局属（管）医院疏解项目在冀分院区管理合作协议》经两省市政府签署。不断深化京津冀医疗卫生合作，雄安宣武医院开诊运行，持续组织市属医疗卫生机构与雄安新区、张家口、廊坊北三县等环京重点城市医疗卫生机构开展支持合作；积极推进京津冀医联体建设，三地确定第一批40个京津冀医联体；促进京津冀政策协同，京津冀地区临床检验结果互认的医疗机构685家，医学影像检查资料共享医疗机构313家。按照京津冀联合办统一部署，牵头组建京津冀卫生健康专题工作组，建立工作机制、制定工作计划、召开专题会议，加强协作，共同推进卫生健康领域协同发展。

（柳 伟 何贵敏）

【市属医疗卫生资源疏解】年内，市卫生健康委加快实施重大医疗卫生疏解项目建设。朝阳医院东院、友谊医院通州院区二期实现竣工投用完工，安贞医院通州院区、友谊医院顺义院区基本完工，口腔医院迁建项目开展室内装修施工和机电管线安装，积水潭医院回龙观院区二期推进装修及机电管线安装施工，首儿所附属儿童医院通州院区项目、北京卫生职业学院新院区项目取得立项批复，市疾控中心迁建项目主体结构封顶，安定医院新院区开展设计方案优化工作，宣武医院房山院区暨国家医学中心项目、儿童

医院新院区项目纳入北京市政府投资项目储备库，中医医院新院区取得多规合一初审意见，确定佑安医院新院区选址，加快推进项目前期工作。

（柳 伟）

节能管理

【节能绿色化改造】年内，按照《北京市建筑绿色发展三年行动方案（2023—2025）》要求，市卫生健康委制定印发方案，并按照各区任务与行业指标任务协同推进的要求，参照年度行业目标任务与总体任务比例，将节能绿色化改造任务分配到各区和市医管中心，完成绿色化改造24.6万平方米。

（崔弘钧）

【充电桩基础设施建设】年内，按照《关于进一步加强充电基础设施建设管理工作三年行动计划（2023—2025）》要求，市卫生健康委指导各医院按照2023年、2024年和2025年三个时间段科学制定落实方案，截至2025年内部停车场按照不低于停车位20%的比例设置电力线缆入车位，不低于10%的比例配建充电基础设施。

（崔弘钧）

垃圾分类管理

【医疗卫生领域生活垃圾分类】年内，市卫生健康委认真学习贯彻《北京市生活垃圾管理条例》，组织开展首届全国城市生活垃圾分类宣传周活动，评选北京市垃圾分类达人。印发实施《全市医疗卫生机构生活垃圾分类工作方案》，修订完善细则，严格督导督查；建立健全机制，持续推进长效发展。市生活垃圾分类推进工作指挥部办公室致信感谢。

（崔弘钧）

交通综合治理

【医院周边交通综合治理】年内，市卫生健康委会同市交通委、市城市管理委、市公安交管局联合印发实施《2023年医院周边交通综合治理工作方案》，持续开展中心城区69家重点医院周边交通治理提升工作。严格落实非急诊预约就诊制度，69家医院平均预约就诊率90%以上，预约就诊时间精确到30分钟以内，重点医院上下午号源比例达到1.2∶1。

（崔弘钧）

无障碍建设

【**开展残障人士就医环境整治**】年内，市卫生健康委制定下发《关于在全市医疗机构开展提升残障人士就医环境整治工作的通知》，围绕医疗机构无障碍车位被占用、医疗机构无障碍卫生间、公共卫生间无障碍厕位设计不合理和标识缺失，残障人士车辆进入医院就医等问题开展整治活动。根据排查整治情况，会同市医管中心、各区卫生健康委加强对各医疗机构的督导检查，确保各项问题整改到位。

（崔弘钧）

医疗资源布局

【**城市副中心门诊部开办**】5月起，市卫生健康委按照市委、市政府工作部署，牵头负责160地块北京安贞医院西医门诊部、165地块东直门医院中医门诊部开办及医疗团队组建、进驻、具备开诊条件等工作。12月25日，东直门医院副中心门诊部、安贞医院副中心门诊部如期开诊运行。

（崔弘钧）

中轴线申遗

【**北京市红十字血液中心多层住宅楼征收**】年内，按照市领导关于中轴线申遗保护工作专题会要求，市卫生健康委会同西城区征收中心、西城区房管局、什刹海街道办事处、什刹海阜景指挥部、北京市红十字血液中心多次召开工作会议，专题研究落实措施。与血液中心职工及其家人开展谈心谈话，宣讲政策、听取诉求、降低预期。截至4月26日，住户与西城区征收中心达成一致意见，实现全部签约。

（崔弘钧）

房屋安全

【**开展用作医疗机构的自建房安全专项整治**】年内，为落实国家卫生健康委办公厅《关于做好卫生健康系统自建房安全专项整治工作的通知》和北京市人民政府办公厅《关于印发北京市自建房安全专项整治工作方案》要求，市卫生健康委成立安全整治领导小组，专题召开专项整治推进会，指导各区卫生健康委对全市所有医疗机构（包括医院、基层医疗卫生机构、专业公共卫生机构、其他医疗卫生机构）3层以上、人员密集、违规改扩建等容易造成重大安全事故的经营性自建房进行排查。共排查整治用作医疗机构的自建房点位119处，其中9处有安全隐患，已全部整改。

（崔弘钧）

【**组织开展地震易发区房屋设施加固改造**】年内，市卫生健康委按照市自然灾害防治工作联席会议办公室要求，指导市医管中心、十六区以及经开区持续组织管、辖区医院开展抗震加固改造工作。主要涉及朝阳区团结湖17号楼加固改造、丰台区心理卫生中心精防院加固改造、门头沟中医医院原行政楼加固改造、延庆区张山营镇社区卫生服务中心房屋设施加固改造、通州区妇幼保健院抗震加固改造5个项目，共涉及资金6000余万元。截至年底，均已改造完成。

（崔弘钧）

法制建设

【**概述**】2023年，市卫生健康委全面落实法治政府建设工作要求，有序推进立法、普法等工作，严格合法性审查和公平竞争审核工作，依法依规办理行政复议与应诉案件，积极开展法治医院建设试点，持续健全地方卫生健康标准体系，统筹推进"一业一证""一证通办"等优化营商环境和"放管服"改革举措，依法行政能力得到进一步提升。

（周宏宇）

政策研究

【**开展《北京市医疗纠纷预防和处理条例》预案研究**】年内，市卫生健康委委托首都医科大学开展《北京市医疗纠纷预防和处理条例》预案研究，在评估本市贯彻落实《医疗纠纷预防和处理条例》实施情况的基础上，就立法必要性、可行性及立法重点难点问题进行研究，为开展立项论证奠定基础。

（赵婧）

【开展《北京市实施〈食盐加碘消除碘缺乏危害管理条例〉办法》立法后评估】年内，市卫生健康委委托北京预防医学会开展对《北京市实施〈食盐加碘消除碘缺乏危害管理条例〉办法》（以下简称《办法》）的立法后评估，在对《办法》实施情况评估的基础上，结合本市食盐加碘消除碘缺乏危害地方病防治工作成果，就《办法》保留并修改完善的必要性、可行性及修法重点难点进行研究，为修改《办法》奠定基础。

（赵　婧）

【制发2024年度课题研究计划】年内，市卫生健康委组织开展2024年度课题申报及立项评审工作，共收到市卫生健康委机关各处室及市科促中心申报2024年课题研究意向57项，结合立项评审情况和市卫生健康委课题经费预算额度，对市卫生健康委机关处室及市科促中心30项2024年度新申报课题予以立项，其中有课题研究经费支持课题16项、无课题研究经费支持课题14项。制发2024年度课题研究计划，有课题研究经费支持的课题经经费预算评审后，纳入相关处室（单位）2024年度经费预算。

（王　麟）

综合依法行政

【制发普法依法治理工作要点】5月31日，市卫生健康委印发《2023年北京市卫生健康系统普法依法治理工作要点》，聚焦二十大会议精神和习近平法治思想、宪法和新颁布的法律法规、重点任务和依法治理能力提升、社会主义法治文化，对北京市卫生健康系统普法依法治理工作提出具体要求。

（张乾士）

【制发法治政府建设工作要点】7月24日，《2023年北京市卫生健康法治政府建设工作要点》经市卫生健康委第8次主任办公会审议通过，正式印发系统内各单位。

（张乾士）

【举办依法行政工作暨行政处罚案卷评查工作培训会】10月17日至18日，市卫生健康委举办北京市卫生健康系统依法行政工作暨行政处罚案卷评查工作培训会，国家卫生健康委法规司一级巡视员梁金霞对《医师法》进行了全面解读，市第二中级人民法院高级法官白松通过具体医疗纠纷案例就医疗纠纷风险预防应对策略进行了指导，市司法局行政执法监督协调处调研员针对行政执法和行政处罚案卷评查要点进行了重点讲解和提示，各区卫生健康委对依法行政工作开展情况进行了交流，针对重点难点问题进行了研

讨。市卫生健康委"一委三局"及各直属单位，各区卫生健康委、区卫生健康监督所以及有关三级医院法治工作主管领导和相关同志近300人参加了培训。

（郭　林）

【启动法治医院建设试点工作】11月10日，市卫生健康委印发《北京市法治医院建设试点工作方案》及《法治医院建设基本标准（试点）》。综合考虑医院的级别、类型、隶属关系、办医性质、医院法治机构和人员设置配备情况，确定北京协和医院、航空总医院、北京大学国际医院、北京积水潭医院、北京世纪坛医院、北京清华长庚医院、北京市普仁医院、北京同仁堂中医医院8家医院为试点单位，开展法治医院建设试点工作，探索建立健全法治医院建设领导机制和工作体系，建立健全依法决策、依法管理、依法执业、依法监督协调推进的依法治院工作机制，打通法治建设融入医院管理、服务、运行全过程的具体路径，建立完善法治医院建设基本标准，试点时间为2023年11月至2024年6月。

（王　麟）

【获得法治文艺大赛优秀组织奖】12月29日，根据中共北京市委全面依法治市委员会办公室《关于2023年北京市法治文艺大赛获奖情况的通报》，市卫生健康委获得2023年北京市法治文艺大赛优秀组织奖。在2023年北京市法治文艺大赛作品征集活动中，市卫生健康委发动全市卫生健康系统所属单位积极参赛，报送作品32部，其中由首都医科大学附属儿童医院报送的作品《不忘初心　清风检验》进入复赛。

（张乾士）

【立法工作】年内，市卫生健康委有序推进立法，开展《北京市医疗纠纷预防和处理条例》立项调研和《北京市精神卫生条例》修订调研，完成对《北京市实施〈食盐加碘消除碘缺乏危害管理条例〉办法》《北京市集中空调通风系统卫生管理办法》两部地方政府规章的立法后评估。

（赵　婧）

【行政复议工作】年内，市卫生健康委收到行政复议申请27件，办结27件（含转区政府3件），审理中1件。办理被复议案件50件，均按期提交答复材料。

（宿　珊）

【行政应诉工作】年内，市卫生健康委办理应诉案件112件，负责人出庭应诉3次。

（宿　珊）

【加强规范性文件合法性审查】年内，市卫生健康委审核拟以市政府及市政府办公厅名义印发、报请市政府同意印发、以市政府名义签订的协议等市政府

文件共计14件次，提请市司法局合法性审核共计9件。

（宿 珊）

【行政规范性文件制定备案】年内，审核以市卫生健康委名义印发的行政规范性文件共计12件次，制定并备案行政规范性文件共计6件，包括《关于印发〈北京市医疗机构门诊预约诊疗服务管理规范〉的通知》《关于印发北京市卫生健康行政处罚裁量细则（2023年1月修订）的通知》《关于印发北京市托育机构预付式消费资金管理办法（试行）的通知》《关于印发北京市公共场所卫生许可告知承诺管理办法的通知》《关于印发北京市诊所备案管理暂行办法的通知》《关于印发北京市卫生健康执法领域轻微违法行为不予行政处罚规则的通知》。

（宿 珊）

【行政规范性文件清理】年内，按照国务院办公厅《关于加强行政规范性文件制定和监督管理工作的通知》的要求，对2022年12月31日前印发的236件行政规范性文件开展清理，保留206件，废止30件。

（宿 珊）

【持续打造首都卫生健康普法品牌】年内，市卫生健康委组织以《个人信息保护法》中"医务人员对患者个人信息保护义务"为主题，录制一期首都卫生健康法律讲堂。围绕《医疗纠纷预防和处理条例》中的重点法条，录制4期"医法解说"节目进行深入解读。选取典型案例，录制3期"医案说法"法律沙龙节目。"八五"普法以来，市卫生健康委围绕新颁布的法律法规、卫生健康典型案件、热点事件和群众关心的问题，累计制作5期首都卫生健康法律讲堂、10期"医案说法"法律沙龙和8期"医法解说"法条解读等系列节目，并设计了北京市卫生健康系统普法宣传动漫形象——"卫小法"，不断扩大法治宣传教育覆盖面，持续打造首都卫生健康系统普法宣传特色品牌项目。

（张乾士）

地方卫生健康标准

【卫生健康标准体系建设实施意见联合发文】9月18日，市卫生健康委与市市场监督管理局联合发布《北京市卫生健康标准体系建设实施意见》，初步构建包括基础通用、卫生健康管理、公共卫生服务、医疗卫生服务、卫生应急与重大活动保障、中医药6个子体系的卫生健康标准体系框架，建立了卫生标准数据库，收集汇总相关卫生健康标准2516项，并于10月11日在丰台区世界标准日活动现场进行了解读宣传。

（况海涛 高建华）

【国家级综合标准化试点项目工作交流会举办】9月22日，组织召开国家级综合标准化试点项目工作交流会。承担第7、8、9批国家级社会管理和公共服务综合标准化试点项目的首都医科大学宣武医院、首都医科大学附属北京地坛医院、首都医科大学附属北京世纪坛医院在会上分别进行了交流，市市场监管局、北京市标准化研究院的领导、专家分别对各个项目的特点、目前存在的问题和下一步的工作重点进行了专业指导。

（况海涛 高建华）

【卫生健康标准工作培训会召开】9月25日，组织召开2023年北京市卫生健康标准工作培训会。国家卫生健康委法规司和北京市标准化研究院专家针对卫生健康标准化工作与地方卫生健康标准化工作重点和管理等内容进行了讲授。市卫生健康委、市中医局、市医管中心、市老龄协会、各三级医院、公共卫生标委会各成员单位、各区卫生健康委、各区疾控中心和各新立项地方标准编制单位共计200余人参加了培训。

（况海涛 贾佩瑾）

【卫生健康地方标准征集】9月，市卫生健康委启动2024年卫生健康地方标准项目征集工作，共收到各级医疗机构和直属单位申报的立项申请83项，经市卫生健康委初步审查并报主要领导批准，确定向市市场监管局申报33个项目（其中一类项目23项、二类项目10项）。

（况海涛 贾佩瑾）

【卫生健康地方标准制修订】年内，完成8项卫生健康地方标准的制修订工作，其中《卫生应急一次性防护用品使用规范》《儿童早期发展健康服务规范》《社区卫生服务机构老年健康教育服务规范》《专项体检服务规范 征兵体检》《婴幼儿托育机构服务规范》《宫颈癌筛查质量控制技术规范》《重症医学数据集 患者数据》7项已获得市市场监管局批准发布。

（况海涛 高建华）

【北京中医药标准化发展研究中心成立】年内，市中医局与中国标准化研究院联合成立"北京中医药标准化发展研究中心"，负责统筹协调中医药地方标准制修订工作，进一步推动本市中医药标准化进程，为中医药标准化发展提供总体支撑。

（况海涛 高建华）

"放管服"改革

【推进"一业一证"改革】年内，北京市卫生健康领域"公共场所卫生许可"纳入本市健身房、超市/便利店、书店、宾馆、电影院、KTV、电玩城、游泳馆、乡村民宿、游艺娱乐场所、无人超市、剧场、书画艺术馆、美容美发店、运动场馆、校外体育培训机构场景16个"一业一证"改革行业,"医疗机构执业登记注册"纳入本市互联网医院、养老机构、口腔诊所、医疗美容门诊部4个"一业一证"改革行业,并上线运行。

（钟海荣）

【推进"一证通办"改革】年内,护士执业机构备案、注销消毒产品生产企业卫生许可、注销放射"乙级"机构认定、生育登记政务服务事项纳入本市

《"一照（证）通办"政务服务事项目录》。

（钟海荣）

【推进京津冀资质资格互认】年内,本市卫生健康领域医师资格证书、职业卫生技术服务机构资质证书、放射卫生技术服务机构资质证书纳入《京津冀资质资格互认清单（第一批）》。

（钟海荣）

【编制行政许可事项清单及实施规范】年内,完成本市卫生健康领域行政许可事项清单（2023年版）编制工作,市、区卫生健康部门共实施30项行政许可事项。

（钟海荣）

医药卫生体制改革

【概述】2023年,北京市全面深化医药卫生体制改革,健全多层次医疗卫生服务体系,促进优质医疗资源扩容和区域均衡布局,积极推进国家医学中心建设和国家区域医疗中心建设,以医联体建设为抓手持续推进分级诊疗,推进第二批62个市级专科医联体建设,儿科紧密医联体成员单位达到30家以上,在朝阳、石景山、顺义区开展紧密型城市医疗集团建设试点;全力推动公立医院高质量发展,指导4家医院开展高质量发展试点,推进海淀区国家公立医院改革与高质量发展示范项目,推动市属医院薪酬制度改革工作;推进医疗服务价格改革,开展口腔种植类医疗服务收费及耗材价格专项治理,规范调整15项口腔种植类医疗服务项目价格,对101项已立项新增医疗服务项目开展价格备案工作,为创新技术在更多医疗机构推广应用提供政策支撑;持续深化医保支付方式改革,推进北京市CHS-DRG付费改革,将DRG模拟运行范围由全市二级及以上定点医疗机构扩大至全市一级及以上定点医疗机构;落实国家组织的药品和耗材集中采购工作,牵头组织开展京津冀"3+N"药物球囊、心脏起搏器新一轮集中带量采购,平均降幅分别为44%和73%。

（王敬媛）

改革政策研究

【开展公立医院综合改革绩效评价及补助资金分

配工作】5月,市卫生健康委参照国家公立医院综合改革绩效评价指标、评分标准及分值权重,对本市十六区公立医院综合改革开展绩效评价,并依据人口因素、行政区划因素和绩效因素制定本年度补助资金分配方案。

（闫 捷 张文婷）

【召开深化医改工作培训会】6月14日,市卫生健康委组织召开2023年深化医改工作培训会,邀请国家卫生健康委体改司、信息统计中心、卫生发展研究中心有关领导和专家学者,分别就进一步完善医疗卫生服务体系、因地制宜学习三明经验、公立医院高质量发展进行了专题授课。市中医局、市医管中心、市卫生健康委各处室医改工作负责人,以及16区卫生健康委主管领导、医改工作负责人,共86人参加培训。

（栾婧姝 邱则焱）

【公立医院高质量发展评价】7月,按照国家卫生健康委体制改革司工作要求,市卫生健康委结合前期公立医院综合改革绩效评价,对全市及十六区的27项高质量发展指标进行梳理、汇总、评价,并起草本市自评报告,将评价工作开展情况及评价结果报送国家卫生健康委并反馈各区。

（闫 捷）

【印发深化医改2023年下半年重点工作安排】9月,市卫生健康委制定印发《北京市深化医药卫生体制改革领导小组办公室关于印发北京市深化医药卫生体制改革2023年下半年重点工作安排的通知》,从完善资

源结构、完善分级诊疗制度建设、推进公立医院高质量发展、大力推进公共卫生和应急管理体系建设、不断完善医疗保障制度、深化医药领域改革、统筹推进相关领域改革共7个方面，提出30项重点工作任务。同时配套制定《北京市深化医药卫生体制改革2023年下半年重点工作安排委内分工方案》并印发。

（栾婧姝）

【举办深化医改和公共卫生管理专题培训班】10月23日至27日，由市委组织部、市卫生健康委、市医疗保障局联合举办的深化医改和公共卫生管理专题培训班在市委党校二分校举办。培训突出实效实用，综合运用专题报告、现场教学、学术论坛、分组研讨等方式开展教学活动，邀请国家卫生健康委党校、国家疾控局、国家医疗保障局、清华大学、人民大学等单位的领导干部和专家学者进行专题授课。市深化医改领导小组成员单位分管领导，市卫生健康委、市中医局、市医管中心、市老龄协会领导及各处处长，市卫生健康委直属单位、各区卫生健康委、市属医院主要负责人，区属医院、市属国企医院和国家卫生健康委委属委管医院领导共计160余人参加培训。

（王莹）

【举办新时代中国医改展望学术论坛】10月27日，市深化医改与公共卫生管理专题培训班举办"新时代中国医改展望"学术论坛，邀请美国科学院院士、哈佛大学公共卫生学院荣誉退休教授萧庆伦、哈佛大学公共卫生学院卫生政策和经济学教授叶志敏作专题讲座。两位教授分别介绍了世界发达地区应对卫生体系挑战的策略和美国卫生体制，并分享了对中国医改的展望和思考。通过比较国际上不同卫生体系、卫生制度的历史演变和实践经验，深入了解深化医改内在逻辑和发展规律，对推进中国医改、北京医改具有启示和借鉴意义。

（闫捷）

【梳理上报医改重点工作任务台账进展】年内，市卫生健康委会同市医保局、市药监局、市教委等部门，从促进优质医疗资源扩容和区域均衡布局、深化以公益性为导向的公立医院改革、促进多层次医疗保障有序衔接、推进医药领域改革和创新发展、健全公共卫生体系、发展壮大医疗卫生队伍六方面，梳理汇总2023年医改重点工作任务台账的进展情况，上报国

家卫生健康委体制改革司。

（李琴）

【推进卫生健康领域"两区"建设】年内，市卫生健康委制定出台《"两区"建设健康医疗领域2023年工作要点委内分工方案》。开展2022年度"两区"工作评价，与其他市直部门相比，市卫生健康委在突破性政策争取、"两区"任务实施率、制度创新及成果转化等方面表现突出。上报集成式制度创新案例和示范地区可复制推广经验案例，被市"两区"办纳入第三批市级改革创新实践案例。成功争取《支持北京深化国家服务业扩大开放综合示范区建设工作方案》医疗服务领域22条政策，并在新闻发布会中对该领域方案解读。协助政法委开展自贸区建设风险防范调研、协助市委研究室开展生物医药全产业链开放实施方案督查评估调研。研究支持德国企业在京投资措施。协助市"两区"办开展《中国（北京）自贸试验区试点任务》评估。

（赵杨）

【推进北京国际消费中心城市建设医疗服务能级提升】年内，市卫生健康委制定《北京培育建设国际消费中心城市2023年工作要点委内分工方案的通知》，进一步加强工作统筹。研究美丽健康产业相关事项，与市商务局等部门联合印发《关于支持美丽健康产业高质量发展的若干措施》。深化卫生健康领域"消费+"和"+消费"等系列工作。完成医疗服务能级提升工作组2023年督查督办平台填报工作。赴市统计局调研卫生健康领域服务性消费额增长指标相关事项。

（赵杨）

改革试点与推广

【海淀区入选中央财政支持公立医院改革与高质量发展示范项目】4月，市卫生健康委组织16个区自愿申报2023年国家公立医院改革与高质量发展示范项目，经过初审和专家评审，遴选出海淀区申报公立医院改革与高质量发展示范项目。海淀区经过财政部、国家卫生健康委组织的竞争性评审，最终入选示范项目。

（朱薇薇）

疾病预防控制

【概述】2023年，全市甲乙类传染病报告发病18种260295例，报告发病率1191.76/10万，较上年上升349.05%。除新型冠状病毒感染外，全市甲乙类传染病报告发病17种20403例，报告发病率93.41/10万，较上年上升25.57%。平稳有序实施新冠病毒感染"乙类乙管"转段，构建多层次多渠道监测预警网络，及时监测到新冠病毒感染疫情上升苗头，科学研判疫情形势，准确预测峰值时间、规模，有效应对甲流峰值后移、两次新冠病毒感染周期性波动和秋冬季呼吸道感染性疾病病原体重叠、交替达峰的复杂局面，有力保障了社会秩序稳定。以艾滋病综合防治示范区建设为抓手，继续开展艾滋病防治质量年活动，高质量推进各项防治工作开展，实施精准干预，提高感染者发现率，继续保持病人治疗覆盖率、病毒抑制率在较高水平，将疫情持续控制在低流行水平。加强市区两级结核病定点医疗机构规范化建设，开展结核病耐药性监测试点工作，提升肺结核诊疗质量，做好学生等重点人群的主动筛查，组织开展百千万志愿者结核病防治知识传播活动提升行动，广泛普及结核病防治知识。加强预防接种规范化管理，全市适龄儿童常规免疫规划疫苗接种率达到99%以上。连续17年为本市中小学生和60岁以上户籍老人免费接种流感疫苗。自2018年12月25日以来，持续为65岁以上户籍老年人免费接种肺炎疫苗。持续做好常态化新冠病毒疫苗接种工作，有效满足市民接种需求。朝阳区等4个国家慢性病综合防控示范区顺利通过国家级复审，完成大兴等3个市级慢性病综合防控示范区市级复审。全面开展健康生活方式行动，新建各类健康机构191家，其中健康社区40家、健康单位23家、健康餐厅25家、健康食堂24家、健康超市17家、中小学校健康食堂62家，新培养健康生活方式指导员1600多名。开展癌症、心脑血管疾病、慢阻肺等重点慢性病高危人群筛查干预10余万人。提供适龄儿童氟化泡沫防龋服务69万人次，为学龄儿童封闭易患龋恒磨牙34万颗。联合市教委继续推进"营"在校园平衡膳食行动，总结19个中小学营养教育试点校食育教育经验成果，并逐步向其他学校进行推广。开展心理健康促进专项行动，有效畅通居民心理健康线上+线下全程服务链，统一心理援助热线号码，共接听热线来电3.61万通，为15.84万名本市居民提供心理自助测评和线上疏导服务，为38.87万名老年人提供脑健康体检（痴呆风险筛查）服务。

（陈　鑫）

传染病防治

艾滋病防治

【联合开展戒毒药物维持治疗门诊督导】2月21日至22日、9月12日至13日，市卫生健康委联合市公安局、市药品监督管理局对全市10家戒毒药物维持治疗工作组和戒毒药物维持治疗门诊开展督导检查工作，重点督导各门诊美沙酮口服液安全监管工作情况，对督导结果进行了通报。通过督导检查，不断优化各门诊工作方法，强化服药人员管理，保障门诊运维安全，杜绝带药藏药现象的发生。

（孙　凯）

【京津冀高校大学生"世界艾滋病日"宣传活动】9月至11月，市防治艾滋病工作领导小组办公室、天津市重点疾病预防控制和免疫规划工作领导小组办公室、河北省防治艾滋病工作委员会办公室联合举办2023年京津冀高校大学生艾滋病防控宣传系列活动。活动包括线上防治知识培训、线下交流研学、防控知识辩论赛、网上优秀防艾宣讲员评选等多项内容，三地140所高校3800余人线上参加艾滋病防治知识培训，12万人次参与线上优秀防艾宣讲员评选活动，154支高校辩论队报名辩论赛比赛。

（孙　凯）

【艾滋病综合防治示范区创建】为做好北京市第五轮全国艾滋病综合防治示范区创建工作，10月30日，市防艾办组织相关成员单位和各区防艾办，召开北京市城市示范区创建工作培训会，启动第五轮示范区创建工作，继续以示范区建设为抓手，发挥示范区控制疫情"稳定器"、探索模式"试验田"和防治工作"先锋号"作用，将北京市艾滋病疫情控制在低流行水平。

（孙　凯）

【国务院副总理刘国中调研北京艾滋病防治工作】11月30日，中共中央政治局委员、国务院副总理刘国中到北京市调研艾滋病防治工作，慰问一线工作人员和志愿者。刘国中听取了市卫生健康委主任刘俊彩关于北京市艾滋病防治工作进展情况汇报，详细了解了北京地坛医院在动员检测、治疗关怀、疾病诊治等全生命周期艾滋病防治管理服务情况，并视频连线四川省凉山州越西县第一人民医院，详细了解北京市对口健康帮扶工作开展情况。

（徐 征）

结核病防治

【结核病防治宣传活动】年内，市卫生健康委围绕"你我共同努力　终结结核流行"宣传主题，开展世界防治结核病日系列宣传活动。3月13日至19日，市卫生健康委在全市启动结核病防治宣传进工地专项活动周，世界卫生组织结核病和艾滋病防治亲善大使亲临北京工人体育场工地活动现场，与医务人员和工友亲切交流，充分肯定北京市结核病防治工作成绩，倡导大家共同行动、积极参与结核病防治，为战胜和终止结核病流行做出贡献。3月21日，在昌平新城滨河森林公园举行"第28个世界防治结核病日北京市主题活动"，卫生健康系统、学生和服务行业的志愿者、首都多家媒体代表参加活动，启动"2023年北京市结核病防治优秀故事征集活动"。9月6日，市卫生健康委联合市民政局、共青团北京市委员会印发《北京市百千万志愿者结核病防治知识传播活动提升行动工作方案（2023—2025年）》，积极培育结核病防治宣传志愿者团队，广泛普及结核病防治知识。

（徐 征）

【结核病耐药性监测试点】4月10日，市卫生健康委印发《北京市结核病耐药性监测试点工作方案》，在门头沟区、怀柔区、密云区和市疾控中心开展市、区联动的结核病耐药性监测试点工作，探索全市结核病耐药性监测模式和机制，掌握北京市结核病患者耐药情况及耐药性变化趋势，提升结核病防治工作水平。

（杨秋月）

【在全国结核病临床诊疗技能竞赛中获奖】9月14日至15日，在国家疾控局举办的全国结核病临床诊疗技能竞赛中，北京市获团体三等奖和优秀组织奖、个人总成绩三等奖1项、影像阅片优胜奖2项，14名结核病临床诊疗医务人员获得场外竞赛优胜奖。

（杨秋月）

其他传染病防控

【开展流调队伍标准化建设项目流行病学调查及现场处置规范培训】8月至11月，市卫生健康委组织开展北京市流调队伍标准化建设项目流行病学调查及现场处置规范培训，累计培训全市疾控机构、医疗卫生机构、卫生健康监督机构流调队伍及后备人员5500余人。通过培训，形成由常备队伍、骨干队伍、专家队伍组成的多层次专业流调队伍，打造了一支具有北京特色的高水平师资队伍，进一步提升应对突发公共卫生事件应急处置能力和水平。

（王 丹）

【举办流调队伍标准化建设项目卫生应急综合演练】9月15日，市卫生健康委主办、北京预防医学会承办北京市流调队伍标准化建设项目卫生应急综合演练，市、区两级疾控中心和卫生健康监督所，北京急救中心，北京地坛医院，北京有害生物防制协会等单位参演。本次演练模拟由暴雨污染供水管道引发的诺如病毒急性胃肠炎疫情，围绕疫情发现、信息报送、物资准备、流行病学调查、卫生学调查及处置、病原学采样检测、感染来源分析、控制措施落实和事件终止8个场景进行现场演练。以演促练，重点检验指挥系统、医防协同以及疾控队伍进行现场流行病学调查、数据分析、采样检测、环境消毒等核心能力，并对流行病学调查、采样、消毒、实验室检测进行了考核。

（王 丹）

【举办现场流行病学调查职业技能竞赛】9月，市卫生健康委、市总工会启动北京市现场流行病学调查职业技能竞赛，全市疾控系统卫生专业技术人员参与率达95%以上。11月22日，举办市级团队竞赛，通过综合笔试、技能操作和团队竞赛，6个单位获团体奖项，实现了以赛促学、以赛促练、以赛促用的竞赛目的。

（王 丹）

免疫规划

【流感疫苗接种】9月15日，市卫生健康委启动流感疫苗接种工作，较往年有所提前，并将免费流感疫苗接种时间延长1个月至12月底结束。疫苗接种过程中，建立日监测、周通报工作机制，并将流感疫苗接种纳入市政府分管领导对各区调度内容，强化属地责任，统筹做好流感与常规疫苗接种；建立接种门诊公示制度并动态更新，联合高德、百度、腾讯等地图运营商发布接种门诊信息，方便市民群众查询，就近选择接种点；指导各区通过广播电视、电视杂志等传统宣传手段和融媒体方式，在流感流行前加密宣传频次，针对不同人群特点制作形式多样的宣传内容，普及流感防治知识，提升群众接种意愿。截至12月31日，全市累计接种246.6万剂，其中免费疫苗接种199.8万剂（学生、老年人免费接种量均居2010年以来第一位），自费疫苗接种46.8万剂。

（方　源）

【常态化新冠病毒疫苗接种】年内，新冠病毒感染疫情"乙类乙管"政策实施后，市卫生健康委发挥专业优势，指导各区结合疫情防控新形势优化接种点位设置、加强服务保障，通过完善台账、入户动员、提供便捷化接种服务等措施，继续做好老年人等重点人群新冠病毒疫苗接种工作。截至12月31日，北京市累计报告接种新冠病毒疫苗6462.01万剂，累计接种2374.69万人。

（方　源）

慢性非传染性疾病防治

【召开国家脑卒中高危人群筛查和干预项目培训会】3月23日，市卫生健康委组织召开2023年度国家脑卒中高危人群筛查和干预项目培训会，总结2019~2022年脑卒中筛查与防治工作，对2023年项目工作方案、脑血管病大数据平台使用以及绩效评价、经费使用、筛查设备技术操作等进行培训。市卫生健康委疾控处、国家卫生健康委脑卒中防治工程委员会办公室、市疾控中心慢病所及相关区卫生健康委、各项目基地医院、筛查点社区及区疾控中心的有关负责同志50余人参加。

（董　忠）

【儿童口腔保健】4月6日，市卫生健康委委托市牙防办召开北京市儿童口腔公共卫生项目工作会议，就2023年0~3岁儿童口腔保健综合干预、氟化泡沫和窝沟封闭防龋项目进行部署、培训，各区牙防所相关负责同志100余人参会。年内，共为534607名学龄前儿童提供免费氟化泡沫预防龋齿服务690331人次。为612567名小学生提供免费口腔检查及窝沟封闭防龋服务，封闭易患龋磨牙338444颗。

（刘　敏）

【全民营养周宣传活动】5月11日，市卫生健康委组织市疾控中心举办第9届全民营养周启动仪式暨北京市疾控系统营养与食品卫生科普大赛，聚焦居民关注的营养与食品卫生问题，普及专业的营养健康知识；5月17日，启动"2023年北京市全民营养周暨'合

理膳食，食养是良医'营养知识进社区公益活动"，年内，邀请20余家三甲医院的临床营养专家，在全市17个区的82个街道100个社区开展宣讲活动100场，参与居民5600余人，录制科普视频影像100余小时；5月18日，联合市教委在北京教育科学研究院大兴实验小学召开2023年北京市"5·20"学生营养日暨营养教育试点工作推进会。全民营养周期间，全市共开展各类宣传科普活动2313场次，发放科普类教具、文宣、海报等30余万份，400多家媒体平台制作发布857份营养周相关节目、报道，累计受众1900余万人次。

（段佳丽）

【营养指导能力提升培训】7月11日，市卫生健康委召开营养指导能力提升培训线上工作会，介绍培训课程设计、内容和教学方法，对学员提出的问题进行现场解答。各区疾控中心、妇幼保健院、社区卫生服务中心等医疗卫生机构以及中小学校营养健康相关人员共300多人线上参会。年内，累计招募培训营养指导员397人，其中368人通过市级专业技能考核，307人通过国家理论知识考评。

（刘　峰）

【慢病健康管理—癌症筛查与早诊培训项目】7月25日，市卫生健康委召开慢病健康管理——癌症筛查与早诊培训项目2022年度总结会暨2023年度启动会，就培训系统使用、癌症筛查适宜技术、北京市恶性肿瘤流行病学现况及早诊早治策略等内容进行培训。年内，共培训本市各级医疗卫生机构（含健康体检）中从事癌症防治工作的医务人员222人，全部通过国家统一考试。

（刘　峰）

【慢性病综合防控示范区复审】8月13日至16日，国家卫生健康委调研专家组通过听取汇报、现场走访等方式，对第一批、第四批国家慢性病综合防控示范区建设情况进行现场调研，朝阳区、昌平区、顺义区、怀柔区顺利通过国家级复审，继续确认为国家慢性病综合防控示范区。12月7日、8日、12日，市卫生健康委组织专家分别对密云区、延庆区、大兴区市级慢性病综合防控示范区建设情况进行现场复审评估，根据评估结果，继续确认大兴区、密云区和延庆区为北京市慢性病综合防控示范区。

（刘　峰）

【举办心脑血管病诊疗技能培训班】9月6日、7日，市卫生健康委组织市脑防办、市心防办、市糖防办通过线下与线上相结合的形式举办心脑血管病防治技能培训班，就老年高血压的管理、社区糖尿病防治、脑血管病的早期识别与急救、TIA的识别和规范化诊疗、

脑血管病的社区管理、脑血管病影像阅片、二级预防以及临床康复技能等方面进行系统化培训，全市各区社区卫生服务中心200余名基层医生参加。

（刘改芬）

【全民健康生活方式行动】9月15日，市卫生健康委在居庸关长城举办以"'三减三健'从我做起"为主题的全民健康生活方式月宣传活动。活动现场向全社会发出健康生活方式倡议，为指导员代表颁发"三减三健"工具包，并开展健步走活动。中国疾控中心慢病和老龄健康管理处处长赖建强、市卫生健康委疾控处处长黄若刚、昌平区卫生健康委副主任刘为华、市疾控中心副主任贺晓新以及各区疾控中心相关负责人和健康生活方式指导员代表共100余人参加。年内，全市新建各类健康机构191家，其中健康社区40家、健康单位23家、健康餐厅25家、健康食堂24家、健康超市17家、中小学校健康食堂62家，新培养健康生活方式指导员1600多名。

（刘 峰）

【肿瘤登记随访】年内，市卫生健康委组织开展社区主动随访2017~2020年确诊肿瘤患者30247例，失访率2.90%。收集全市180余家医疗机构报告的829057人次病例，将排除外地患者和重卡后的93799人次本市户籍肿瘤病例，导入综合统计信息平台进行新增和人工查重。将北京市全死因数据库28787例肿瘤死亡病例与发病数据库关联以补充发病数据库。

（王 宁）

【癌症早诊早治项目】年内，市卫生健康委完成城市癌症早诊早治临床筛查5050例，完成率101.0%。完成农村地区肺癌临床筛查1508例，完成率100.5%；结直肠癌临床检查5163例，完成率103.1%。

（王 宁）

精神卫生

【启动"8858心理援助热线"】10月10日，市卫生健康委举办"融爱于行，共筑心身健康"——2023年世界精神卫生日北京市主题宣传活动暨北京市"8858心理援助热线"启动仪式。北京市将各区的热线号码统一为"010-88585821"，统一后的号码于10月11日9点正式开通，居民可以通过拨打88585821热线号码，寻求专业的心理援助和指导，解决心理困扰和情绪问题。

（徐 征）

【推广社会心理服务体系建设试点经验】年内，市卫生健康委组织市精神卫生保健所和5个国家社会

心理服务体系建设试点区总结社会心理服务体系建设工作经验，促进试点经验向非试点区的推广和转化应用，进一步推动完善全市社会心理服务网络，带动提升全市社会心理服务体系建设水平。其中，12个工作经验被国家心理健康和精神卫生防治中心评为优秀案例。

（杨秋月）

学校卫生

【学校卫生防病工作部署培训】2月10日，市卫生健康委联合市教委组织召开2023年学校卫生防病工作部署培训会。市疾控中心通报传染病防控形势并解读防控政策。市教委从认真落实"乙类乙管"要求、坚持多病共防、强化学校卫生保健力量配备和公共卫生体系建设等方面进行部署。会后，市疾控中心有关专家围绕学校晨午检、集中发热等传染病监测与疫情处置进行了业务培训。各区卫生健康委、教委主管主任及相关科室负责同志，市、区疾控中心主管主任及相关科所负责同志，各区中小学卫生保健机构主要负责同志参加会议。

（王 丹）

【学生常见病和健康影响因素监测与干预工作部署培训】8月28日，市卫生健康委会同市教委召开2023年北京市学生常见病和健康影响因素监测与干预工作部署培训会。市疾控中心介绍2023年学生常见病和健康影响因素监测与干预工作方案以及近视筛查、身体测量、问卷调查和数据录入等技术要点，市卫生健康委、市教委分别提出相关工作要求。各区卫生健康委、教委，市、区疾控中心，市体检中心以及各区中小学卫生保健所负责人参加会议。会后，围绕教学环境监测、屈光检查等重点技术对各区监测组进行了考核。

（王 丹）

地方病防治

【防治碘缺乏病日宣传活动】5月15日是我国第30个"防治碘缺乏病日"，市卫生健康委、市经济和信息化局、市市场监督管理局、市市场监管综合执法总队、市疾病预防控制中心、中盐京津冀盐业有限责任公司以及昌平区各相关部门在昌平区延寿镇下庄村联合举办以"科学补碘三十年，利国利民保健康"为主题的"防治碘缺乏病日"宣传活动。通过向山区居民发放宣传资料和碘盐、开展义诊活动、讲解碘缺乏病

的危害和防治知识、宣传科学补碘的重要性以及识别碘盐相关知识等措施，进一步提高居民对碘缺乏病的认识，引导居民科学预防碘缺乏病。全市各区也通过进社区、进医院等方式组织开展"防治碘缺乏病日"

主题科普宣讲、宣传品发放等宣传活动，共同促进市民健康。

（张 瑞）

医政管理

【概述】2023年末，全市医疗机构12298家，其中医院765家。卫生技术人员34.3万人，其中执业（助理）医师13.4万人、注册护士15.3万人。每千常住人口拥有卫生技术人员15.68人，其中执业（助理）医师6.12人、注册护士6.98人。医疗机构编制床位149971张，实有床位138825张。全年医疗机构诊疗29088.1万人次，出院503.6万人次。2023年，市卫生健康委按照国家及本市卫生健康工作部署，始终坚持以人民健康为中心，坚持改革与改善医疗服务同步推进，坚持疫情常态化防控与改善医疗服务同步抓实，全力保障医患安全，全面提升患者就医体验。

持续做好新冠病毒感染、流感、猴痘、登革热等传染病医疗工作，有序实施"乙类乙管"，积极应对疫情挑战，坚持多病共防，深化重点传染病防控，多措并举做好医疗救治工作。持续推进卫生应急体系建设，健全完善卫生应急指挥体系，组织开展卫生应急培训演练，高效开展突发事件卫生应急工作，有效组织应对"23·7"洪涝灾害，圆满完成各项卫生应急保障任务。全面推进全国医药领域腐败问题集中整治工作，聚焦协调联动，持续完善工作制度机制，聚焦集中整治主线，稳步推进问题查办工作，聚焦群众就医感受，改善医疗服务取得新进展。落实《2023年纠风工作要点》《全国医疗机构及其工作人员廉洁从业行动计划（2021—2024年）》《全国医疗机构工作人员廉洁从业九项准则》，推进医院巡查工作，完善监督执法机制建设，加强医疗卫生监督执法，持续开展重点领域专项执法。提升慢性病防治能力以及口腔、营养管理。强化平安医院建设，推进医院警务室建设，维护挂号秩序。做好"京医通"停运秩序维护，确保平稳过渡，维护医疗领域安全稳定。开展医警联动大比武和专业培训，提升医护人员自防避险能力。推进血液管理，构建符合北京城市发展新格局的"1+3+7"采供血服务体系，加强血站基础设施建设和设备配置。推进团体献血，加强无偿献血预约工作，为无偿

献血者提供优质服务。规范临床用血，制定输血质量控制指标，严格开展准入验收工作，运用室间质评平台开展输血相容性检测能力考评。平稳有序开展人体器官捐献工作，2022年至2023年，北京市器官捐献量全国排名第四，百万人口器官捐献率全国排名第一。人体器官获取与分配更加高效规范，北京市分配器官（段）数量超过1000个，平均器官产出率高于全国平均水平，器官利用率高于90%。加大人体器官捐献与移植工作监管力度，规范人体器官获取收费规定。

（陆 珊）

医疗机构管理

【印发《北京市医疗机构门诊预约诊疗服务管理规范》】1月19日，市卫生健康委根据《医疗机构门诊质量管理暂行规定》《医疗卫生机构信息公开管理办法》《国家卫生健康委办公厅关于实施进一步便利老年人就医举措的通知》《国家卫生健康委办公厅关于进一步完善预约诊疗制度加强智慧医院建设的通知》修订后的《北京市医疗机构门诊预约诊疗服务管理规范》印发实施。

（段姗姗）

【妇幼保健院级别核定】1月19日，市卫生健康委批复同意丰台区妇幼保健计划生育服务中心、昌平区妇幼保健院、房山区妇幼保健院、大兴区妇幼保健院核定为三级妇幼保健院。

（段姗姗）

【报送疼痛综合管理试点医院】2月13日，市卫生健康委根据国家卫生健康委《关于请组织推荐疼痛综合管理试点医院的通知》，组织各区卫生健康委、经开区社会事业局，各有关医疗机构自愿申报疼痛综合管理试点医院，剔除部分不满足试点医院基本条件的医院，汇总形成《疼痛综合管理试点医院推荐表》，

并报送国家卫生健康委医政司。

（刘宇家）

【印发为民办实事工作方案】6月28日，市卫生健康委结合首都卫生健康系统主题教育工作实际，制定印发《学习贯彻习近平新时代中国特色社会主义思想主题教育为民办实事工作方案》，在改善医疗服务、提升基层服务能力、提升急诊服务能力、完善重点人群健康服务、推进健康北京建设、提升管理服务水平6方面部署24项重点任务，提出提高政治站位、压实工作责任、及时总结评估、加强宣传引导、建立长效工作机制5项工作要求。

（杨亚琼）

【印发《北京市诊所备案管理暂行办法》】11月14日，市卫生健康委、市中医局印发《北京市诊所备案管理暂行办法》，全文分为四个章节，共三十二条，从法律依据、诊所定义、适用范围、备案要求、备案变动、监督管理和附则等方面进行了细化。明确了诊所变更备案事项需提交的材料，将新设置诊所现场核查时间缩短至30日，明确限期整改期限为1至6个月，提出对执业地址、诊疗科目、牙椅数量等项目办理变更的诊所，卫生健康行政部门自发放或换发诊所备案凭证之日起30日内要进行现场核查，对因违反本办法第十九条被撤销诊所备案凭证的备案人，将记入诚信档案，作为相关部门信用联合惩戒的依据等。

（刘宇家）

【印发2023版北京市重点医疗技术目录】11月21日，市卫生健康委下发《北京市卫生健康委员会关于印发〈北京市重点医疗技术目录（2023版）〉的通知》，将调整出国家限制类医疗技术目录的"同种异体皮肤移植、人工智能辅助诊断、颅颌面畸形颅面外科矫治、口腔颌面部肿瘤颅颌联合根治"4项技术纳入北京市重点医疗技术管理；将《北京市重点医疗技术（2016版）》中"人工关节置换技术"调整出北京市重点医疗技术目录。北京市重点医疗技术由16项调整为19项。

（李 健）

【印发《加强本市社会办医院运行风险综合监管工作方案》】12月29日，市卫生健康委联合市高级人民法院、市经信局、市人力社保局、市住建委、市交通委、市应急局、市市场监管局、市政务服务局、市医保局、国家金融监督管理总局北京监管局、市消防救援总队共同印发《加强本市社会办医院运行风险综合监管工作方案》，建立社会办医院管理的长效机制，进一步加强社会办医院的综合监管，在要素管理、服务提供、处罚涉诉、自身运行等方面，多部门联动，

形成监管合力，提升社会办医院管理的规范化、科学化和专业化水平。对监管中发现的问题，各相关部门依职责依法依规予以处理。

（刘宇家）

分级诊疗与医联体建设

【推进重症等市级专科医联体建设工作】4月12日，市卫生健康委印发《关于深入推进重症等市级专科医联体建设工作的通知》，确定了市级重症、康复、肿瘤专科医联体名单及具体工作，充分发挥优质医疗资源辐射带动作用，提升重症、康复、肿瘤专科服务水平。

（胡日查）

【印发医联体转诊规范和七类慢病双向转诊标准】6月20日，市卫生健康委制定下发《北京市医疗联合体转诊规范》《医疗联合体七类慢病双向转诊标准》，深入推进双向转诊，规范医疗联合体医疗机构转诊行为。

（胡日查）

医疗服务与管理

【做好重症患者救治和日常医疗服务工作】1月28日，市卫生健康委下发《关于做好重症患者救治和日常医疗服务工作的通知》，要求持续开展重症医学培训、按照"两集中"原则将新冠相关重症患者集中到三级医院的呼吸科、重症医学科等专科病区治疗，按照每3天一次、全覆盖的要求对新冠相关重症患者进行核酸检测，继续实施重症患者一例一策、每日巡诊、专家会诊、多学科会诊、合理使用小分子药物、俯卧位治疗、加强气道管理等行之有效的治疗措施；各医疗机构在院新冠重症病例数量发生变化的，要及时更新报送统计信息平台和大疫情网的相关信息，确保报送口径一致，信息准确及时；医疗机构要加强床位、医疗设备、人员的调整安排，合理收治各类专科患者；加强预约管理，根据需求及时调整门诊和住院服务结构和规模，有序恢复正常医疗服务，优先安排既往预约患者和需要尽快诊治的患者，适应群众日常医疗需求。加强依法执业、医疗质量的管理，关注12345、医院服务热线等反映的群众诉求，及时优化调整服务措施，注重与患者及家属的沟通，减少和防范医疗纠纷的发生。加强安全生产管理和就医人员流线引导，及时消除安全隐患，保障医疗秩序和医疗安全。

（罗培林）

【加强精神障碍合并传染病和躯体疾病多学科协作救治】6月25日，市卫生健康委印发《北京市进一步加强精神障碍合并传染病和躯体疾病多学科协作救治的工作方案》，进一步加强和完善精神专科医疗服务，加强精神医疗服务体系建设，补齐精神医疗服务体系短板，逐步建立顺畅的精神障碍合并传染病和躯体疾病多学科协作救治工作机制，带动区域整体提升治疗处置能力。

（杨亚琼）

【改善就医感受提升患者体验】6月25日，市卫生健康委联合市中医局印发《北京市改善就医感受提升患者体验主题活动实施方案（2023—2025年）》，提出23项重点任务、5项工作要求，包括完善预约诊疗制度、提升院前急救能力、优化日间手术服务等。

（杨亚琼）

【支援门头沟区完成防汛救灾工作】8月2日，门头沟区防汛形势严峻，根据市防汛办的部署要求，市卫生健康委协调市医管中心选派北京友谊医院、宣武医院、北京世纪坛医院、北京朝阳医院、北京天坛医院抽调医务人员组成医疗队，支援门头沟区执行医疗救治有关任务。

（刘瑞森）

【中国医师节庆祝活动】8月19日中国医师节，市卫生健康委以"勇担健康使命，铸就时代新功"为主题，组织开展医师节庆祝活动。中共中央政治局委员、国务院副总理刘国中到首都医科大学宣武医院和北京市东城区东花市社区卫生服务中心，看望慰问一线医务人员，向全国广大医务工作者致以节日问候；北京市委书记尹力走进大兴区西红门医院看望慰问一线医务人员，并代表市委市政府向全市医务工作者致以节日的问候；市卫生健康委领导班子分别带队慰问北京协和医院、北京大学第一医院、首都医科大学附属北京儿童医院、朝阳区疾控中心一线医务工作者。联合北京卫视在抖音平台推出特别节目"这样的医生我喜欢"，展示医生们的独特风采。

（刘素芳）

【推动脑卒中防治工作】8月31日，北京市卫生健康委员会、北京市教育委员会、北京市科学技术委员会等9部门联合印发《北京市加强脑卒中防治工作减少百万新发残疾工程实施方案》，明确了脑卒中防治工作的总体要求、工作目标和主要任务，推动北京市脑卒中防治工作高质量开展。

（杨亚琼）

【优化呼吸道感染性疾病诊疗服务】11月，市卫生健康委会同医保、药监、教委、宣传等有关部门建立并运行冬季呼吸道感染性疾病诊疗服务"1+8"工作模式，即建立1个日调度日报告的机制，采取8项重点工作措施；并按照"压峰、分流、提效"原则，推广诊前检查检验服务，优化药事服务，缓解集中就诊压力，保障本市医疗服务平稳有序。

（李　健）

医疗质量与评价

【加强电子病历数据报送管理】4月28日，市卫生健康委组织市卫生健康大数据与政策研究中心形成《北京市电子病历共享工程30家试点医院信息报送数据质量报告》，印发市医管中心、相关区卫生健康委、各试点医院，加强电子病历数据报送工作。

（刘宇家）

【加强互联网诊疗数据监管】5月26日，市卫生健康委印发《关于加强本市互联网诊疗数据监管工作的通知》，要求市中医局、各区卫生健康委、经开区社会事业局按职责切实督促各自登记发证的互联网医院及开展互联网诊疗服务的医疗机构及时与监管平台对接，真实、准确、完整、及时上传诊疗数据，及时查看《每日合规报告》等平台反馈，针对存在问题进行整改；落实国家及本市对互联网诊疗有关工作要求，积极发展"互联网+"医疗服务，支持医疗卫生机构通过互联网的方式拓展医疗服务空间和内容；加强内涵建设及质量管理，促进行业持续健康高质量发展。

（刘宇家）

【印发遏制微生物耐药实施方案】5月31日，市卫生健康委会同市农业农村局、市水务局等10部门联合制定印发《北京市遏制微生物耐药实施方案（2022—2025年）》，内容包括总体要求、主要指标、主要任务、保障措施四个方面，对北京市遏制微生物耐药工作做出总体部署和要求。

（杨亚琼）

【医疗专业质控中心年度考核评估】6月13日，市卫生健康委根据《北京市专业质量控制和改进中心管理规定（2021年版）》，组织专家对本市医疗专业质控中心2022年度工作进行书面材料评审，于7月5日至6日进行现场评审，医学检验、医院感染管理、护理、医疗数据管理、体检、临床麻醉、互联网诊疗、药学、病案、感染（传）性疾病等专业质量控制和改进中心在2022年度工作中表现优秀。

（刘宇家）

【印发全面提升医疗质量行动方案】7月18日，市卫生健康委、市中医局印发《北京市全面提升医疗质量行动方案（2023—2025年）》，进一步树立质量安全意识，完善质量安全管理体系和管理机制；进一步健全政府监管、机构自治、行业参与、社会监督的医疗质量安全管理多元共治机制；进一步巩固基础医疗质量安全管理，提升医疗质量安全管理精细化、科学化、规范化程度；进一步优化医疗资源配置和服务均衡性，提升重大疾病诊疗能力和医疗质量安全水平，持续改善人民群众对医疗服务的满意度。

（刘宇家）

【开展全面提升医疗质量行动监测数据报送工作】为贯彻落实《北京市全面提升医疗质量行动方案（2023—2025年）》，掌握有关医疗机构提升医疗质量行动落实情况，市卫生健康委组织市卫生健康大数据与政研中心对全面提升医疗质量行动、手术质量安全提升行动、患者安全专项行动、进一步改善护理服务行动计划等监测指标进行了归集并搭建了数据报送平台。12月29日，印发《关于开展全面提升医疗质量行动监测数据报送工作的通知》，要求各医疗机构自2024年1月5日开始填报数据，于2024年1月30日前上报完成2023年1月至12月的数据。自2024年2月起，每月20日前，上报完成前一月数据。要求各区卫生健康委、经济技术开发区社会事业局做好辖区内机构医疗质量数据审核工作，市级各医疗专业质控中心协助开展数据监测、指标分析、督促报送工作，做好本专业医疗质量数据的业务指导、指标解释和质量控制工作。

（刘宇家）

健康体检管理

【加强中小学生体检管理】3月7日，根据国家卫生健康委、教育部《中小学生健康体检管理办法（2021年版）》以及市教委、市卫生健康委、市财政局《北京市中小学生健康体检管理办法（2022年版）》，结合本市工作实际，市卫生健康委、市教委、市体检质量控制和改进中心共同制定《北京市中小学生健康体检质量管理与控制指标（2023年版）》，并印发各区。要求各区进一步加强健康体检机构质量控制管理工作，加强对中小学生体检质量的监督与指导。

（刘宇家）

护理管理

【印发护理事业发展实施方案】1月12日，根据《全国护理事业发展规划（2021—2025年）》，结合本市医疗卫生工作实际，市卫生健康委印发《北京市护理事业发展实施方案（2021—2025年）》，明确十四五期间护理事业发展目标、主要指标及重点任务。

（杨琴）

【开展512国际护士节宣传活动】加强医务人员关心关爱，开展512国际护士节活动，与北京电视台联合举办主题活动，累计播放量超过1700万次，其中直播总播放量为622.8万次，短视频总播放量为1107.8万次。

（杨琴）

【开展医院护工使用管理专项检查】6月28日，市卫生健康委印发《关于开展医院护工使用管理专项检查的通知》，围绕医院基础护理落实情况、陪住及护工公司规范管理情况开展自查和全面检查，以查促改，规范护工使用管理。主要问题有医疗机构陪住制度未按照疫情后相关文件及时修订、合作护工公司使用护工未按照文件要求参加培训并取得培训证书、医务人员与家属沟通不及时或态度欠佳、对需要陪住患者未开具"陪住"医嘱等，各医院均对发现问题制订了整改措施。

（杨琴）

【印发《北京市加强老年人居家医疗服务工作实施方案》】8月22日，市卫生健康委会同市中医局印发《北京市加强老年人居家医疗服务工作实施方案》，明确提供居家医疗服务主体的相关要求、具体的服务内容、服务规范等。方案明确，医疗机构可通过家庭病床、上门巡诊、家庭医生签约等方式提供居家医疗服务，鼓励医疗机构创新居家医疗服务方式，通过医联体、"互联网+医疗健康"、远程医疗等多种形式，将医疗机构内医疗服务延伸至居家。

（杨琴）

【印发改善护理服务行动计划实施方案和评价细则】8月31日，市卫生健康委会同市中医局印发《北京市进一步改善护理服务行动计划实施方案（2023—2025年）》，明确持续开展以"强基础、提质量、促发展"为主题的进一步改善护理服务行动，持续深化"以病人为中心"的理念，临床基础护理不断加强，护理质量明显提高，护理服务持续改善，护理内涵更加丰富，护理领域拓展延伸，服务模式日益创新，覆盖全人群全生命周期的护理服务更加优质、高效、便捷。12月5日，市卫生健康委印发《北京市进一步改善护理服务行动计划评价细则（试行）》，细化改善护理服务各项任务评价指标，指导各区、各医疗机构及时评估工作成效，有效推动各项任务落实。

（杨琴）

【推荐改善护理服务重点联系医院】9月7日，按照国家卫生健康委医政司《关于请推荐改善护理服务重点联系医院的函》，市卫生健康委会同市医管中心组织召开推荐会议。经医院申报、专家评议，推荐北京协和医院、首都医科大学宣武医院为国家卫生健康委改善护理服务重点联系医院。

（杨 琴）

【规范医疗机构探视和陪住管理】12月5日，市卫生健康委印发《医疗机构探视与陪住管理规范（试行）》，要求医疗机构要综合考虑患者病情、自理能力和情感需求、病房设施条件、院感防控等多方面因素，分层、分类制定探视与陪住管理制度，不得无故禁止家属探视与陪住。医生应根据患者病情和自理能力评估患者是否需要陪住，对于确需陪住的患者，应开具陪住医嘱，并做好陪住告知。患者可自行选择家属陪住或自聘护工陪住。医疗机构不得在家属可以陪伴或无陪住医嘱的情况下强制要求患者自聘护工。

（杨 琴）

【规范医疗机构住院患者腕带使用管理】12月12日，市卫生健康委印发《北京市医疗机构住院患者腕带使用管理规范（试行）》，明确腕带使用范围、材质及功能要求、使用管理及监督要求等，指导医疗机构落实腕带使用管理规定，确保腕带材质、功能、使用范围、佩戴方式、销毁流程等符合规范。要求加强完善医院信息系统建设，将腕带与医院信息系统关联，确保在各项诊疗活动能正确识别、确认患者身份。

（杨 琴）

血液管理

【开展世界献血者日宣传活动】6月14日是第20个世界献血者日，市卫生健康委组织市血液中心，会同北京市团市委、北京市红十字会联合开展主题为"汇聚青春正能量，无偿献血传爱心"的世界献血者日现场活动。

（李 健）

【中央对地方重大传染病防控项目转移支付项目绩效评价】10月17日，市卫生健康委组织北京市红十字血液中心承担2022年度重大传染病防控经费预算血液安全部分的执行任务。项目覆盖北京市无偿献血者，项目的实施为严格控制和有效阻断艾滋病等主要传染病的经血传播，保障北京市临床用血安全，降低输血传染病风险，保障全市临床用血患者的健康提供了有效支撑，同时提升献血服务水平和血液质量保障能力。通过开展绩效评价工作，重点保障了全市血液

筛查核酸检测的投入需求，继续落实和完成了质量管理和血液检测相关任务，对于防控经血传播疾病、保障临床用血安全、维护公众健康权益发挥了积极和重要作用。

（李 健）

【无偿献血宣传月活动】12月，市卫生健康委组织市血液中心，各区卫生健康行政部门，辖区献血工作机构、血站及各有关医疗机构在全市范围内开展无偿献血宣传月活动。活动口号是"捐献血液，分享生命"，主题是"汇聚青春正能量，无偿献血传爱心"，落实依法履行无偿献血宣传教育责任，提升公众无偿献血的知晓率和参与度。

（李 健）

医院感染管理

【调整医疗服务与管理措施】1月8日，市卫生健康委印发《关于调整医疗服务与管理有关措施的通知》，优化患者管理，明确医疗机构应综合医疗活动实际、感染防控工作需要及患者病情、自理能力等因素，优化调整医院探视及陪住管理制度，规范聘用医疗护理员，夯实医疗机构基础护理工作。患者因病情或自理能力需要家属陪伴的，不得强制患者聘请护工替代家属提供生活照护。

（杨 琴）

【成立消毒供应质控工作亚专业组】8月15日，市卫生健康委根据《国家卫生健康委办公厅关于印发医疗质量控制中心管理规定的通知》和国家卫生健康委医院管理研究所《关于印发国家医院感染管理医疗质量控制中心专业技术指导管理规范（试行）的通知》，进一步规范北京市消毒供应中心的管理，委托北京市医院感染管理质量控制和改进中心成立消毒供应质控工作亚专业组。

（杨 琴）

重点专科建设

【召开2021年国家临床重点专科建设项目推进工作会】3月30日，市卫生健康委召开2021年国家临床重点专科建设项目推进工作会，34个2021年国家临床重点专科建设项目负责人和相关医务处负责人参会。会议通报2021年国家临床重点专科建设项目截至3月29日的经费执行情况，要求加快项目相关工作推进和经费执行，介绍中期评估工作安排及要求。

（杨亚琼）

【印发北京市临床专科能力建设方案】6月15日，市卫生健康委印发《北京市临床专科能力建设方案（2023—2025年）》，确定北京市临床专科建设的总体要求、工作任务、项目管理要求、保障措施等内容，制定重点专科建设项目遴选指标体系，是全市临床专科能力建设的指导性文件。

（杨亚琼）

【2020年度北京市临床重点专科建设项目验收】11月，市卫生健康委组织开展2020年度北京市临床重点专科项目验收工作，27个项目均通过了验收。验收工作中发现2020年度市级重点专科项目单位中，区域医疗中心科研创新成果产出偏少，部分项目单位资金支出进度缓慢，要求各项目单位持续加强专科建设，推进专科高质量发展。

（杨亚琼）

【2021年度国家临床重点专科建设项目中期评估】12月1日，市卫生健康委下发《关于2021年国家临床重点专科建设项目中期评估结果的通报》，要求各项目建设单位不断完善项目组织管理规范，加强对建设项目的日常监管和多方位指导；加快项目推进，做好经费财务管理；加强人才梯队培育体系建设，以专科建设提高医院医疗技术和服务水平，在影响人民健康的重大疾病和关键技术领域实现突破。

（杨亚琼）

医疗机构太平间管理

【开展医院太平间殡仪服务专项整治】5月29日，市卫生健康委印发《关于开展我市医院太平间殡仪服务专项整治工作的通知》，要求市中医局、市医管中心，各区卫生健康委、经开区社会事业局和各有关医疗机构严格落实政策要求、全面自查摸排廉洁风险、建立健全医院太平间殡仪服务监管长效机制，进一步规范和加强医院太平间及殡仪服务管理，保障人民群众合法权益。

（刘瑞森）

【印发《进一步加强和规范医疗机构太平间管理工作实施方案》】10月31日，市卫生健康委印发《进一步加强和规范医疗机构太平间管理工作实施方案》。一是严格落实医疗机构监管责任。医疗机构是太平间管理的第一责任主体，要履行主体责任，研究好、部署好规范太平间管理的各项工作；医疗机构要严格审核殡仪服务机构资质，确认合作机构是否经民政部门许可准入、具有《殡仪服务许可证》，对于无资质的殡葬服务机构立即责令其停止服务。二是严格落实医

疗机构太平间功能回归本位。医疗机构太平间基本功能主要为提供暂存遗体服务，可按照规定收取冷冻存尸费。医疗机构内原则上不开展殡葬服务。逝者家属有强烈悼念意愿的，可由北京市具备资质的殡仪馆按照从简原则，在医疗机构内协助提供基本服务并严格按相关定价标准收费。医疗机构太平间务必协助做好逝者家属与殡仪馆的殡葬服务衔接，主动告知逝者家属我市各殡仪馆地址、联系方式等信息，做好正确引导，为逝者家属提供更加方便、快捷的殡葬服务。三是加强和规范太平间管理。根据民政部等十六部委联合印发的《关于进一步推动殡葬改革促进殡葬事业发展的指导意见》，建立健全医疗机构太平间管理机制，明确太平间功能定位，严格依法依规开展相关工作，为逝者和逝者家属做好服务工作。四是妥善做好太平间管理服务保障。各医疗机构务必积极稳妥做好与殡仪馆的殡葬服务衔接，加强面向群众的解释引导，保障为逝者家属提供合规的殡葬服务。要在太平间相关区域做好各殡仪馆地址、联系方式和管理人员信息、投诉举报电话等信息的公示，并主动做好逝者家属告知。五是加大部门协同治理力度。卫生健康行政部门、民政部门、市场监督部门依据职责分工，共同做好医疗机构太平间管理，开展殡葬服务机构督导检查、线索共享、协同治理。

（刘瑞森）

行风管理

【药品耗材采购使用管理专项整治】6月1日，市卫生健康委向市中医管理局、市医院管理中心、各区卫生健康委、北京经济技术开发区社会事业局印发《北京市卫生健康委员会关于印发药品耗材采购使用管理专项整治工作方案的通知》，督促各区卫生健康行政部门成立专项监督检查组，结合本区情况，制定专项检查工作方案；组织各单位从药耗采购、行风管理、审计监督等重点环节全面自查。

9月至10月，按照《北京市卫生健康委员会药品耗材采购使用管理专项整治工作方案》的要求，市卫生健康委组织开展医疗机构药品耗材采购使用管理专项整治工作现场督查。共督查东城、丰台、大兴、经开区的7家医疗机构，重点检查医疗机构药品耗材采购、使用、行风、廉政、审计、财务等方面管理情况，以及贯彻落实市卫生健康委医疗机构药品耗材采购使用管理专项整治工作方案和动员部署会要求，开展专项整治工作情况。

（李　健）

【统筹做好行风建设工作】6月28日，市卫生健康委印发《关于调整纠正医药购销领域和医疗服务中不正之风市级联席工作机制成员单位及职责分工的通知》和《关于印发北京市2023年纠正医药购销领域和医疗服务中不正之风工作要点的通知》。持续贯彻落实国家卫生健康委、国家中医药局《关于印发全国医疗机构及其工作人员廉洁从业行动计划（2021—2024年）的通知》和《医疗机构工作人员廉洁从业九项准则》，收集汇总全市行风信息，每月制作并通报《北京市卫生健康系统行风工作信息》。截至年底，全市医疗机构共有3176名行风管理专兼职人员。年内，在全市范围进行行风建设培训5521场次，694582人次参加；宣传正面典型案例9087场次，1541148人次参加；开展警示教育5091场次，724851人次参加。全市1798家医疗机构落实"三会两书"和"一案四查"制度。

（李 健）

【印发2023版医务人员医德考评实施办法】年内，市卫生健康委依据《关于印发医疗机构工作人员廉洁从业九项准则的通知》和有关法律、法规、规章，对2011年11月23日印发的《北京市医务人员医德考评实施办法（试行）》进行修订，于2023年11月28日印发《北京市医务人员医德考评实施办法（2023版）》。此次修订，按照"宽严相济""纠建并举"原则，主要完善了组织领导架构，强调了依法执业，将原有的实行"一票否决"的情形由22条增加到25条，将利用职务之便索要、非法收受财物或牟取其他不正当利益等作为考核的重要内容，并纳入医师定期考核、医务人员职级晋升一票否决范围，进一步树立行业正气，压实医院行风建设主体责任。

（李 健）

康复护理体系建设

【通报二三级综合医院康复医学科设置情况】2月，市卫生健康委印发《北京市卫生健康委员会关于二三级综合医院康复医学科设置情况的通报》，要求各医院高度重视，按有关文件要求做好康复医学科设置工作。11月24日，印发《关于二三级综合医院康复医学科设置进展的通报》。截至2023年10月底，全市二三级综合医院康复医学科实有床位1577张，占医院编制床位总数的2.6%。较2022年年底相比，康复医学科实有床位增加107张，占医院编制床位总数比例提升0.8%。全市二三级医院中，尚有16家医院未设置康复医学科，27家医院康复医学科实有床位为0，不符合国家及本市"三级综合医院康复医学科床位不低于医院总床位数的2%，二级综合医院康复医学科床位达到医院总床位数的2.5%"的标准。要求各相关医院按照国家及本市有关文件规定，做好康复医学科设置工作，提升康复服务能力。

（杨 琴）

【康复转型医疗机构验收】年内，市卫生健康委依据《康复医院基本标准（2012年版）》，对北京市顺义区第二医院、北京市密云区鼓楼社区卫生服务中心的康复床位数、科室设置、人员配备、场地设施、硬件设备、学科建设、科室管理等情况进行全面评估，两家医疗机构均达到二级康复医院标准，通过康复转型医疗机构验收。

（杨 琴）

【完成2022—2023年度康复治疗师转岗培训】2022年11月7日，2022—2023年度北京市康复治疗师转岗培训项目在首都医科大学附属北京康复医院启动，96人参加培训。2023年6月20日，96名学员均完成理论和实践考核，取得相应证书，可在临床从事康复治疗师相关工作。

（杨 琴）

市属医院管理

【概述】2023年，在市卫生健康委领导下，市医管中心坚持以人民为中心思想，不断提升群众就医获得感。面对乙类乙管后甲流、诺如、支原体等多轮就诊高峰，加强工作统筹和人力挖潜，全力做好患者救治。积极落实防汛救治任务，收治涉汛人员24人，选派78名医护人员组成11支医疗队援助受灾地区。今年，市属医院门诊3401万人次，急诊数379万人次，出院126万人次，与去年同比和疫情前的2019年相比均有较大幅度增长。

全面推动市属医院优化流程、改进服务，完成124项门诊流程优化举措。推行"五天工作制七天工作日"，通过工作日延时、双休日服务等满足群众就医需求，晚间门诊号源增幅近一倍。推进互联网诊疗，累计服务患者184万人次，同比增长22.5%。规范护工使用管理，优化重点病种评价，持续加强行风建设。建立多渠道药品查询系统，开展电子票据改革，缩短就医结算流程。推进膳食服务提升，强化医院周边交通拥堵治理。2023年，市属医院共收到表扬工单22486件。

把握首都城市战略定位，持续推进优质医疗资源扩容和合理布局。天坛医院、儿童医院、宣武医院国家医学中心项目纳入国家发改委辅导类创建项目，新增6家医院9个项目获批第五批国家区域医疗中心试点，市属医院累计共获批21个试点项目，占全国总数的16.8%。持续推进疏解项目建设，朝阳医院东院（常营院区）竣工开诊，友谊通州院区、顺义院区和安贞通州院区建设年底完工，儿童医院、宣武医院、安定医院和佑安医院新院区选址确定，首儿所通州院区等项目加快推进。通过委托管理、技术合作、区域医联体、专科医联体等，实现市属优质医疗资源在全市16个区全覆盖。加强京蒙帮扶，七家医院与内蒙古协作建设临床重点专科。推进紧密型儿科医联体建设，建立28个紧密型儿科医联体，方便患儿就近诊治。积极推进分级诊疗，强化医疗卫生资源统筹，22家市属医院率先实现与全市统一预约挂号基层转诊平台直连对接和统一共享号池。

持续加强"项目+学科+人才+转化+绩效+管理"医学科技创新体系建设，向研究型创新型医院转型。推进天坛医院、安定医院创新转化改革试点，形成有效运行机制。9个项目获得公益基金会捐赠3800万元，发起成立5家合资公司，3个品种提交医疗器械注册型式检验。13家医院签署成果转化合同86个，约2.94亿元。配合市经信局组织6家医院开展医疗健康数据流通试点。全面启动学科专科建设专项行动计划，进一步巩固优势学科专科地位，促进潜力学科专科提升。启动"扬帆3.0"，遴选出35项诊疗能力提升项目、50项医工结合培育项目。落实财政差异化补助政策，支持国产创新设备，完成首台（套）采购211台（套），采购金额1.2亿元。

落实国家京津冀协同发展战略，医疗支援合作不断走深走实。稳步推进市属医院18项京津冀政府重点医疗合作项目（雄安新区3项、廊坊北三县3项、张家口12项），市属医院共帮扶重点科室124个，派驻专家

2862人次，带教4782人次，开展培训8438人次，开展手术6745人次，双向转诊984人次。宣武医院托管的雄安新区医院开诊试运行。

扎实推进安全生产和火灾隐患大排查大整治，对市属医院开展全覆盖安全督导检查，发现隐患446项，全部纳入台账管理。完成22家市属医院在用房屋建筑遗留问题分类统计。组织各医院开展自查8944次，发现隐患6483条，整改完成率97.12%，剩余问题持续整改推进。加强实施消防安全评估，开展危化品安全能力培训，组织用电安全隐患排查整改。开展"安全生产月"活动，应急演练92场，参与演练2900余人。密切医警联动，维护医院正常医疗秩序。

健全现代医院管理制度，精细化管理水平不断提高。完成市属医院"十四五"规划中期评估，逐一听取市属医院高质量发展专题汇报，"一院一策"指导医院明确高质量发展方案。加大RBRVS和DRGs等工具的综合运用，持续提升医院人员管理和内部分配的科学化规范化水平。实施绿色发展战略，加强生活垃圾减量规范管理，完善保洁、洗涤服务评价体系，节能改造建筑10余万平方米。10篇医学人文专刊在《人民日报（海外版）》刊发，与北京广播电视台联合推出29期《医路有你》医学人文访谈。加强医院内控建设，防范化解运营风险，实现结余16.79亿元，同比增加13.52亿元。

（李泽辉　时　亮）

市属医院改革

【公布2022年绩效考核结果】 年内，市医管中心公布2022年绩效考核结果。第一等级：安定医院、天坛医院、胸科医院、肿瘤医院、宣武医院；第二等级：朝阳医院、安贞医院、友谊医院、中医医院、妇产医院、首都儿科研究所、清华长庚医院、儿童医院；第三等级：口腔医院、佑安医院、同仁医院、世纪坛医院、积水潭医院、回龙观医院、小汤山医院；第四等级：老年医院。地坛医院作为新冠定点收治医院，未参加2022年绩效考核排名。

（杨恩明）

【印发2023年绩效考核指标体系】 年内，市医管中心制定印发《市属医院2023年度绩效考核与评价指标体系》。指标体系基本框架、指标数量保持相对稳定，一级指标分为群众满意、医疗质量、运营效率、持续发展。通过微调绩效指标体系，引导市属医院进一步落实功能定位，提升运营效率和科学化管理水平。

（杨恩明　王晓伟）

【完成2023年市属医院绩效考核】年内，市医管中心组织对市属医院2023年度绩效目标完成情况进行考核。各市属医院在强化公立医院的公益性、加强医院管理、提高运营效率、保证医疗质量、降低医药费用方面取得较好成效，人民群众就医获得感显著增强。

（杨恩明　王晓伟）

【职工满意度和人才满意度调查】年内，市医管中心继续委托第三方开展市属医院职工和人才满意度调查。完成《市属医院职工满意度调查报告》《市属医院人才满意度调查报告》，2023年职工满意度平均得分86.91，人才满意度平均得分86.53。

（杨恩明　王晓伟）

医院规划编制

【召开"十四五"规划实施中期评估工作会】6月27日，市医管中心召开市属医院"十四五"规划实施中期评估工作会，宣贯市属医院"十四五"规划实施中期评估工作安排，提出工作要求，有效强化了市属医院"十四五"规划组织领导、沟通协调及评估工作质量。

（郑　杰）

【召开国家医学中心总体建设方案评审会】7月25日，市医管中心在首都医科大学宣武医院召开国家医学中心总体建设方案评审会，原则通过天坛医院、宣武医院、儿童医院国家医学中心总体建设方案，并明确后续工作计划。

（郑　杰）

【召开市属医院综合改革顶层设计工作推进会】12月22日，市医管中心召开市属医院综合改革顶层设计工作推进会，市医管中心各处室及各市属医院主要负责人及相关负责同志共300余人参会。会议听取地坛医院、积水潭医院、世纪坛医院综合改革顶层设计工作汇报，研究部署综合改革顶层设计工作要求。

（严则金）

医院基础管理

医疗护理工作

【全面优化门诊就医流程】5月17日至19日，市医管中心实地走访浙江大学附属第一医院、浙江大学附属第二医院、厦门大学附属中山医院、四川大学华西厦门医院、复旦大学附属中山医院厦门医院，开展优化就医流程、提升患者体验专题调研。多次组织召开专题会议，到友谊、朝阳、天坛、安贞、宣武、儿童、妇产等多家医院现场调研，全面了解市属医院工作现状，督促各医院梳理并推出门诊流程优化举措共124项，年内全部完成。

（程　卓）

【紧密型儿科医联体建设】6月3日，北京儿童医院小汤山诊疗中心正式启用，实现规划、品牌、人员、药品、标准、管理"六通"。截至年底，已先后启动六批次紧密型儿科医联体建设试点，儿童医院、首儿所、友谊医院作为核心医院对口帮扶7家市属、17家区属医院的儿科建设，共建立25个紧密型儿科医联体，探索儿科特色专业领域内跨院分级诊疗，方便患儿就近诊治。

（程　卓）

【推行"五天工作制七天工作日"】年内，市医管中心推行"五天工作制七天工作日"，督促各医院结合本院专科特色及患者实际需求，通过开展工作日延时服务、双休日服务等方式最大限度增加号源供给，鼓励有条件的医院在晚间、周末、节假日开设知名专家门诊和特需门诊，最大限度满足群众就医需求。截至年底，市属医院共扩增16个科室普通号晚间门诊，日均扩增普通号晚间门诊出诊单元41个，增幅98.8%；日均增加普通号晚间门诊号源932个，增幅达到105.3%；增设35个科室普通号周末门诊，日增普通号周末出诊单元73个，日增普通号周末门诊号源2115个。

（程　卓）

【互联网诊疗服务】年内，市医管中心进一步优化供给侧服务，全面促进优质医疗资源线上扩容，深化"智慧医疗"和"互联网+"健康服务内涵；组织召开5期互联网诊疗管理沙龙，提升管理水平。截至年底，通过互联网医院资质审核的市属医院增加至20家，市属医院累计在线服务患者近184万人次，同比增长22.5%。

（冀　杨）

【探索"全院一张床"管理】年内，市医管中心组织开展市属医院床位集约化管理现状调研，组织部分医院召开研讨会，了解市属医院工作开展现状；组织专家研究制定"全院一张床"收入院模式创建实施工作指引，指导医院规范开展工作；组织召开市属医院"全院一张床"经验交流培训会，邀请行业专家就"全院一张床"实施情况进行培训分享；下发《关于进行全院一张床阶段性工作总结的通知》，要求医院从组织管理、急诊患者收住院管理、床位动态调整机制、人员培训等方面进行阶段性总结，推动工作落实。

（董思鑫）

【规范护工使用管理】年内，市医管中心组织开展市属医院护工使用和管理情况调研，开展专项检查，督促各医院严格落实相关规定和要求，加强护工培训和日常管理，满足广大患者健康服务需求；积极回应群众关切，督促各医院严格落实"患者因病情或者自理能力需要家属陪伴的，不得强制患者聘请护工代替家属提供生活照护"等要求，切实保障患者权益。

（董思鑫）

【开展提升医疗质量行动】年内，市医管中心制定下发《北京市医院管理中心关于印发市属医院提升医疗质量行动（2023—2025年）专项工作实施方案的通知》，指导各市属医院对照实施方案内容，加强全面管理，建立问题台账，切实提升医疗质量。

（张满丹）

【优化重点病种评价分析】年内，市医管中心分析2023年第一季度、上半年和第三季度70个重点病种综合数据，印发《关于加强市属医院重点病种组合分析促进医疗质量提升工作的通知》，指导医院分析病种数据，进一步完善临床路径，规范医疗行为，合理控制医疗成本，确保医疗安全，提升医疗效率。

（曹 洋）

【强化医疗运行及费用控制管理】年内，市医管中心汇总分析并通报市属医院2023年第一季度、上半年和第三季度医疗运行、门诊次均及住院例均费用、手术情况，促进市属医院提高医疗技术水平，提升医疗服务效率；着力提高出院患者手术占比、四级手术占比及微创手术占比，降低手术并发症发生率、I类切口手术部位感染率；梳理分析费用变化情况，控制门诊次均费用和住院例均费用的不合理增长。

（曹 洋）

【加强院感同质化管理】年内，市医管中心对疫情3年院感防控工作进行复盘，组织召开市属医院感染防控工作总结会暨院感工作会，全面系统回顾梳理优秀经验措施，在市属医院试点院感精细化管理。召开2023年院感工作推进会，就医疗机构重点多重耐药菌防控工作展开研讨，全方位加强感染防控能力建设，从严从紧从细落实各项院感措施。针对感染监测规范及多重耐药菌防控，组织院感管理专项工作检查。开展院感病例漏报和病程显示感染征时临床医师诊断与鉴别诊断中院感思维的抽查。

（曹 洋）

【行风建设管理】年内，市医管中心召开市属医院行风工作会，通报典型案例，总结部署重点任务。督促医院推进"做纯粹医者 建廉洁医院"专项行动，加强医德医风及廉政教育培训，开展行风风险点排查，强化医疗服务行为动态监测，引导医务人员牢固树立依法执业的底线和红线意识。加强案件查办，严肃查处顶风违纪屡禁不止行为、严重败坏行业形象和群众反映强烈的突出问题。落实全国、北京市医药领域腐败问题集中整治统一部署，开展22家医院互查及16家医院飞行检查，强化纠建并举。

（曹 洋）

【临床重点专科建设】年内，市医管中心制定学科专科发展现状指标体系医疗评价指标，指导医院全面评估学科专科建设现状；召开学科专科建设工作部署会；组织22家市属医院上报73个学科专科医疗相关指标数据，指导医院做好学科专科评估和学科专科建设。

（董思鑫）

【危重症救治人才培训储备】年内，市医管中心制定下发《关于开展市属医院危重症救治能力培训工作的通知》，收集汇总22家市属医院上报的培养储备人员202人；指定友谊、朝阳、天坛、安贞、宣武、儿童、首儿所7家医院为培训基地；分两批次组织培训人员到各基地进行为期两个月的临床脱产培训；组织专家研究确定24项培训内容，集中线上授课，课后将相关培训课件上传到中心网站，方便大家反复学习；培训结束后，进行理论和综合技能考核，考核通过后颁发结业证书。培训整体满意度97.56%。

（董思鑫）

【新入职护士规范化培训】年内，市医管中心继续在8家综合医院和2家儿童专科医院开展新入职护士规范化培训工作，完成1100余人的年度培训和考核，考试通过率99.1%。

（董思鑫）

【北京护理文化周系列活动】年内，市医管中心联合北京广播电视台推出特别节目《春妮的周末时光——守"护"生命全周期》；制作《天使的幸福时光》公益宣传片，于5月12日在医管中心公众号及抖音号推出；组织各市属医院在护理文化周期间开展40余场义诊活动。

（董思鑫）

【中国医师节庆祝活动】年内，市医管中心组织开展"勇担健康使命，铸就时代新功"为主题的中国医师节庆祝活动。写一封给市属医院全体医师的节日祝贺信，感谢他们在抗击疫情和医疗服务中的突出贡献；组织召开医师代表座谈会，激励全体医师坚守初心、锐意进取、奋发向上；开展市属医院医师感人事迹宣传，营造尊医重卫的良好社会氛围。

（程　卓）

【京津冀医疗协同发展】年内，市医管中心继续稳步推进市属医院现有18项京津冀政府重点医疗合作项目（雄安新区3项、廊坊北三县3项、张家口12项）。22家市属医院共帮扶京津冀相关医疗机构重点科室124个，市属医院共派驻专家2862人次，带教4782人次，开展专业技术培训8438人次，远程会诊579人次，开展手术6475人次，双向转诊984人次。

（程　卓）

【京蒙临床重点专科帮扶】年内，7家北京市属医院与内蒙古相关医疗机构协作建设临床重点专科。其中，北京天坛医院与内蒙古自治区脑科医院协作，北京朝阳医院与内蒙古自治区胸科医院协作，建设"立足内蒙古、服务中西部、辐射俄蒙"的京蒙协作标志性合作项目。推动京蒙帮扶从过去重点推进脱贫攻坚，实现向推动、引领、服务内蒙古自治区医疗健康事业高质量发展转变，重点提升三级医院专科能力。

（程　卓）

【汛期医疗救治工作】年内，市医管中心全力开展涉汛患者救治工作，组织专家开展气性坏疽救治和院感防控培训，加强对收治医院督导检查，保证救治效果。积水潭医院、清华长庚医院、老年医院3家市属医院共救治涉汛人员24人。累计从9家市属医院选派78名医护人员组成11支医疗队，支援门头沟、房山受灾村镇及京煤集团总医院、门头沟区医院等医疗机构。

（冀　杨　董思鑫　曹　洋）

【季节疾病救治】年内，市医管中心针对感染甲流、诺如病毒等季节性传染病叠加造成患者骤增情况，建立流感相关疾病诊疗数据动态监测机制，实行医疗运行每日会商，开展医疗数据动态分析，持续关注社会面传染病监测和评估，提升监测预警的灵敏性和准确性。10月至12月，持续开展呼吸道感染性疾病现场检查，重点关注发热门诊、门急诊、呼吸科门诊、输液室等传染病救治情况。针对呼吸道疾病患儿数量迅速增长的情况，每日汇总2家儿童医院和12家开设儿科的市属医院诊疗数据，加强数据分析，指导医院及时调整工作重点；加强服务供给扩容，要求开设儿科的12家市属医院全面开放周六日门诊和儿科输液。

（曹　洋）

基础运行管理

【举办市属医院消防实操技能演练】3月27日至30日，市医管中心在北京消防协会大兴培训基地举办市属医院"出真水、灭真火"消防实操技能演练，各市属医院消防干事、微型消防站及安全员骨干共157人分四批次在基地进行实操实训学习演练。

（张华兴）

【市属医院危险化学品安全能力提升培训】4月12日至21日，市医管中心组织开展市属医院危化品安全能力分层分类培训，从法律规范标准等方面，对医院院领导、管理人员、使用及采购人员、库管员、液氧站管理人员约500余人开展了骨干培训，并下发危化品安全能力提升知识手册，提升医院危化品安全管理能力。

（张华兴）

【开展市属医院安全生产和火灾隐患排查整治】4月21日至27日，市医管中心领导带队，邀请北京消防协会、国网北京电力等第三方专家参与，对各市属医院针对消防安全、用电安全、危化品管理、医院安全秩序以及院内动火作业等方面开展全覆盖督导检查，现场反馈整改意见。

（张华兴）

【召开市属医院安全生产和火灾隐患大排查大整治工作推进会】5月31日，市医管中心召开市属医院安全生产和火灾隐患大排查大整治工作推进会，中心领导班子成员、各处室负责人，各市属医院党政领导班子成员和相关部门负责人参加会议。会议解读《市属医院安全生产和火灾隐患大排查大整治工作方案》，明确大排查大整治工作任务、要求及实施安排；驻委纪检监察组副组长马峥传达了市纪委关于大排查大整治的相关工作要求。

（刘立飞）

【安全生产月系列活动】6月，市医管中心制定《2023年市属医院"安全生产月"活动方案》，组织22家市属医院开展以"人人讲安全 个个会应急"为主题的系列活动。活动期间共组织开展应急演练92场，参与演练2900余人，开展安全隐患自查211次，累计发现安全隐患727项，全部完成整改。

（张斌斌）

【推出《医路有你》医学人文广播节目】6月，市医管中心联合北京交通广播推出《医路有你》医学人文广播节目，每周日推出一期，累计播出29期，由来自22家市属医院的医务人员讲述医患暖心故事，展现新时代医务人员人文情怀和市属医院人文文化品牌形象。

（林丽云）

【基础运行保障人员管理能力培训】7月3日至7日，市医管中心联合清华大学及医院后勤质控中心，组织开展基础运行保障人员管理能力提升培训班，市属医院安全运行分管院领导和总务保卫负责人约50人参加培训。

（冯斌）

【安全生产和火灾隐患大排查大整治督导检查】9月20日至28日，市医管中心邀请北京消防协会、北京电力协会第三方专家参与，抽调市属医院专家，对市属医院开展安全生产和火灾隐患大排查大整治督导检查暨重点工作综合督查。检查组现场对大排查大整治工作档案材料、安全生产和火灾防控、政治安全和意识形态安全、医疗安全保障、矛盾纠纷排查管控、干部职工法制教育、特殊药品安全管理、实验室生物安全、网络信息安全和信访工作、在建项目施工工地安全管理等开展全覆盖督导检查，并现场反馈整改意见。

（张华兴）

【首次举办市属医院医学人文建设系列培训班】10月30日至11月3日，市医管中心首次举办市属医院医学人文建设系列培训班，分别对市属医院医学人文建设主管院领导，医院人文建设负责部门负责同志，市属医院院内储备人文讲师、人文医学巡讲团讲师和已建成人文科室科主任及科室代表进行培训，累计培训近300人次。

（林丽云）

【举办市属医院危险化学品安全应急比武】12月7日，市医管中心举办市属医院危险化学品安全应急比武活动，22家市属医院危险化学品管理人员、使用科室人员、氧气站人员参加比武。安贞医院获一等奖，友谊医院、中医医院、儿童医院获二等奖，安定医院、肿瘤医院、妇产医院、天坛医院、回龙观医院获三等奖。

（张华兴）

【举办市属医院消防安全知识与技能比武】12月22日，市医管中心举行市属医院消防安全知识与技能比武大赛，安贞医院获一等奖，妇产医院、天坛医院、地坛医院获二等奖，中医医院、口腔医院、胸科医院、首儿所、回龙观医院获三等奖。

（张华兴）

【举办首届市属医院平行病历大赛】年内，市医管中心组织开展市属医院平行病历竞赛活动，102篇平行病历被评为"百篇优秀平行病历"，其中一等奖15名、二等奖20名、三等奖30名、优秀奖37名。

（林丽云）

【建立市属医院人文建设长效机制】年内，市医管中心建立市属医院医学人文建设长效机制，持续开展医学人文巡讲，线上线下培训累计60余场次；发布医学人文专刊48期，其中12篇专刊文章由《人民日报（海外版）》转载；组织持续开展人文科室建设，27个科室被授予"市属医院医学人文建设示范科室"。

（林丽云）

医院建设投资

【北京地坛医院应急改造工程】2月3日，市发展改革委批复北京地坛医院应急改造提升项目连廊改扩建工程实施方案。连廊改扩建工程总建筑面积5875平方米，其中改造建筑面积3135平方米、扩建建筑面积2740平方米，总投资4689万元，作为应急工程，项目于5月全面完工并投入使用。

（纪路辉）

【朝阳医院常营院区竣工投用】2月27日，朝阳医院东院项目完成竣工验收备案；5月29日，朝阳医院常营院区正式投入使用。

（纪路辉）

【首儿所附属儿童医院通州院区项目取得可研报告批复】11月8日，首儿所附属儿童医院通州院区项目取得市发展改革委关于项目建议书（代可行性研究报告）批复，批复项目总建筑面积18.64万平方米，总投资20.44亿元（不含土地费用）。

（纪路辉）

【北京胸科医院危房改建项目实现主体结构封顶】11月17日，北京胸科医院危房改建项目实现主体结构封顶，全面转入室内装修和机电安装施工。

（纪路辉）

【友谊医院通州院区二期竣工投用】12月6日，友谊医院通州院区二期项目完成竣工验收备案；12月22日，友谊医院通州院区二期正式投入使用。

（纪路辉）

【友谊医院顺义院区完工】年内，友谊医院顺义院区完工，全面进入专项验收阶段，计划2024年二季度投入使用。

（纪路辉）

【安贞医院通州院区工程】年内，安贞医院通州院区工程基本完工，启动相关专项验收，计划2024年投入使用。

（纪路辉）

【北京回龙观医院科研教学康复楼项目实现主体结构封顶】年底，北京回龙观医院科研教学康复楼项目实现主体结构封顶，全面转入室内装修和机电安装施工。

（纪路辉）

【多项目纳入市政府固定资产投资储备计划】年

内，市发展改革委下达开展前期工作通知书，北京儿童医院新院区项目、宣武医院房山院区项目、地坛医院扩建工程正式纳入市政府固定资产投资储备计划。各医院全面启动项目前期各项工作。

（纪路辉）

药品和医疗器械管理

【药械联合督导检查】1月6日至18日，市医管中心开展药械联合督导检查，着重对麻精药品管理制度建设、"采验储用收"全流程管理、应急处置、药耗遴选采购制度流程和合理使用管理等薄弱环节进行督导，覆盖全部22家市属医院。

（王文凤）

【2022年度体外诊断试剂集中议价】2月，市医管中心组织市属医院开展2022年度部分体外诊断试剂的集中议价工作。由世纪坛和清华长庚2家医院牵头负责部分体外诊断试剂议价项目，共计对市属医院在用的肌酸激酶同工酶含量（CK-MB mass）测定、肌红蛋白测定、肌钙蛋白I（TnI）测定、肌钙蛋白T（TnT）测定4个检测项目体外诊断试剂81个品规进行了议价，静态测算预计降幅为15.01%。

（王文凤　陈　亮）

【召开麻精药品相关法规培训暨专项工作部署会】4月13日，市医管中心组织召开麻精药品相关法律法规培训暨专项工作部署会，就麻精药品管理相关案例释法进行授课，对专项督查发现的问题进行通报反馈；同仁医院、清华长庚医院就自身麻精药品管理工作进行经验分享；部署2023年麻精药品管理重点工作。22家市属医院药学部门、医务部门、保卫部门、护理部门及麻精药品使用重点临床科室相关负责人共计330余人参会。

（王文凤　王　悦）

【召开医用设备配置工作线上培训会】4月14日，市医管中心组织召开医用设备配置工作专题线上培训会，就2022年度相关工作中发现的问题进行通报，结合《北京市属医院医用设备管理办法（试行）》相关规定，进一步强调技术论证工作要求，对最新采购领域政策进行宣贯。市属医院医学工程处、采购中心等相关部门负责人及业务骨干100余人参会。

（王文凤　陈　亮）

【举办院级领导业务管理能力提升专题培训】4月19日，市医管中心组织召开院级领导业务管理能力提升系列培训（第一期）暨医用耗材精细化管理专题培训会。积水潭医院、安贞医院和世纪坛医院3家医院分别就"基于物联网技术的骨科耗材智慧化管理模

式""多措并举精准管控卫生材料成本""基于工业互联网2.0的医用耗材精细化管理实践"进行经验分享，实地参观积水潭医院智慧仓储供应中心及二级库并开展交流研讨。

6月27日，召开院级领导和主管业务部门负责人耗材管理能力提升系列培训（第二期）暨医用耗材信息化管理专题培训会。天坛医院、清华长庚医院和肿瘤医院3家医院分别就"医用低值耗材全流程精细化管理""整合式信息系统助力医院提升物资精细化管理水平""医用耗材信息化管理经验分享"进行经验分享，实地参观天坛医院医学影像中心、国家神经系统疾病临床质控中心和研究中心等部门。

9月13日，召开院级领导业务管理能力提升系列培训（第三期）暨医用设备全生命周期管理专题培训会，朝阳医院、宣武医院和北京大学第一医院3家医院分别就"医用设备质量控制体系建设""医用设备集中管理""医院高质量发展下的医用设备管理"进行经验分享。

（王文凤　陈　亮）

【开展药品耗材采购使用管理专项整治】6月至12月，市医管中心组织开展市属医院药品耗材采购使用管理专项整治，督促指导医院完成院内自查，组织专家开展督查，不定期开展"回头看"；召开问题通报会和培训会，督导医院全面分析提出整改路径，确保整改取得实效，不断完善医院药耗管理各项制度，持续提升药品耗材采购使用管理水平。

（王文凤）

【组织市属医院参加第六届中国进口博览会】11月5日至10日，市医管中心组织市属医院参加第六届中国进口博览会，各医院和23家国外知名企业签订合同，涵盖医疗器械、诊断试剂、药品及维保服务等方面，签约率100%。共签署合作意向57项，合计金额4701.47万美元。

（王文凤　陈　亮）

【2023年度试剂耗材集中议价和公示】年内，市医管中心对医院在用的睾酮测定等14个检测项目体外诊断试剂和水凝胶类敷料等35种耗材共571个品规的采购价格进行公示，各医院结合清单自行组织议价，平均降幅11.02%。对医院在用的血浆纤维蛋白原等7个检测项目体外诊断试剂和亲水性纤维含银类敷料等4种耗材共278个品规进行议价，静态测算平均降幅18.64%。

（王文凤　陈　亮）

【开展2023年医用设备技术论证】年内，市医管中心组织召开医院医用设备配置论证线上培训会，针对医用设备配置相关流程和需提供材料开展专项培

训，进一步规范医院院内论证流程；对具有新院区的医院医用设备申报进行重点指导，确保设备配置合理。组织开展2023年度市属医院医用设备集中技术论证和新建院区设备等专项专家技术论证工作，共论证1.1余万台（套）。

（王文凤　陈　亮）

【开展2023年门急诊处方点评】年内，市医管中心开展2023年度门急诊处方点评和住院医嘱点评，门急诊处方点评合格率97.61%，住院医嘱点评合格率88.75%。

（王文凤　王　悦）

审计监督

【推进审计整改落实】3月、11月，市医管中心组织两次审计整改情况跟踪督查会议，邀请市审计局专家和卫生健康领域财经审计专家指导、评定市属医院审计问题的整改落实情况，并督促医院就审计发现问题举一反三、建立健全长效机制。

（于孟琪）

【优化内部审计系统】10月，市医管中心启动优化"市属医院内部审计工作全过程监管系统"工作，围绕问题分类、整改流程、统计查询等方面，完成9项系统功能模块的优化完善工作。

（于孟琪　于　琪）

【加强审计能力培训】12月21日，市医管中心举办2023年市属医院内部审计工作培训会暨内审人员党性教育活动，中心党群处和机关纪委代表、22家市属医院内部审计、党办、纪检部门负责人和骨干代表80余人参会。围绕"近期市属医院内部审计查出的主要问题通报""坚持自我革命　持之以恒推进全面从严治党"等主题的讲解，增强全系统内审人员的专业能力和党性修养。

（于孟琪　于　琪）

医院干部与人事管理

人才队伍建设

【3人入选中国工程院院士】年内，友谊医院王振常、天坛医院江涛、宣武医院吉训明入选中国工程院院士。

（杨恩明　王晓伟）

【6人入选北京学者】年内，友谊医院尤红、天坛医院赵性泉、天坛医院曹勇、安贞医院何怡华、宣武医院赵国光、妇产医院阴赪宏入选北京学者。

（杨恩明　王晓伟）

【5人参加"人才京郊行"活动】年内，朝阳医

院刘铁、安贞医院郭琳、妇产医院危玲、胸科医院史亮、佑安医院王文静参加北京市第十五批"人才京郊行"活动。

（杨恩明　王晓伟）

【6人参加博士服务团活动】年内，积水潭医院张文超、天坛医院王亮、安贞医院刘家祎、世纪坛医院杨光燃、口腔医院苏静、天坛医院刘海洋参加博士服务团活动。

（杨恩明　王晓伟）

【17人援助新疆和田】年内，友谊医院邹盛磊、朝阳医院张继舜、积水潭医院于杰、天坛医院吴俊、安贞医院龚静、世纪坛医院孙莹、宣武医院娄然、宣武医院杨咏梅、清华长庚医院王琳琳、中医医院蔡朕、首儿所殷涛、妇产医院王茜、妇产医院王淑荣、胸科医院王敬、佑安医院张嫄、地坛医院魏望江、老年医院翟翠端共17人援疆。

（杨恩明　王晓伟）

【21人援助西藏拉萨】年内，友谊医院王国鹏、友谊医院刘撵亮、朝阳医院崔娜、积水潭医院王望、天坛医院张斌、安贞医院杭霏、世纪坛医院熊瑛霞、宣武医院马佳、宣武医院侯月、清华长庚医院汤睿、中医医院汪红兵、中医医院马秋艳、肿瘤医院徐稼轩、儿童医院唐颢、首儿所崔菲菲、妇产医院黄亮、胸科医院刘赞、佑安医院李建军、安定医院杨元、回龙观医院库晓峰、老年医院于世林共21人援藏。

（杨恩明　王晓伟）

【5人援助青海玉树】年内，同仁医院刘艳亭、李林、刘靖、张金龙、宾楚轩援助青海玉树。

（杨恩明　王晓伟）

干部管理

【干部队伍发展规划及制度建设】年内，市医管中心印发《关于进一步规范市属医院领导班子成员分工调整报备工作的通知》，进一步规范市属医院领导班子成员分工，加强对领导干部权力运行的监督制约。制定《关于加强市属医院与"人财物"管理直接相关岗位任职交流工作的措施（试行）》，构建预防腐败长效机制，助力市属医院中层干部健康成长。

（孙雯雯　唐天宇）

【市属医院领导班子和干部队伍建设】年内，共任免干部126人次，其中提拔41人次、进一步使用2人次、交流轮岗12人次、增加职务2人次、转正定级3人次、职级晋升17人次、明确职务1人次、试用期转正25人次、免职23人次。

（孙雯雯　唐天宇　倪美燕）

人事管理

【定向选调和"优培计划"招聘】 年内，市医管中心创新人才招聘路径，积极做好定向选调和"优培计划"招聘工作，共选调应届毕业生3名，"优培计划"招聘应届毕业生5名，研究上报2024年度"优培计划"招聘岗位42个。

（时　亮）

【市属医院人事管理】 年内，市医管中心审核批准市属医院43名高级专家聘任二级岗位、90名高级专家延退。完成2023年度公务员考录工作，录用公务员3人。全年市属医院接收毕业生2262人，其中引进非北京生源毕业生668人，包括博士生463人、硕士生200人。完成年度转业军官接收安置工作，市属医院共接收转业军官7人。组织市属医院开展人才引进、办理夫妻两地分居工作。

（陆莹莹　时　亮　倪美燕）

市医管中心处级及以上干部任免情况

梁志波　任中共首都医科大学附属北京朝阳医院委员会委员、常委，中共首都医科大学附属北京朝阳医院纪律检查委员会书记；免去中共首都儿科研究所委员会委员、中共首都儿科研究所纪律检查委员会书记职务

梁金凤　免去中共首都医科大学附属北京朝阳医院委员会副书记、常委、委员，中共首都医科大学附属北京朝阳医院纪律检查委员会书记，首都医科大学附属北京朝阳医院理事会理事职务，按照理事会章程和有关规定履行程序

高　黎　免去首都医科大学附属北京朝阳医院副院长职务，并办理退休手续

任　静　任中共首都医科大学附属北京天坛医院委员会委员、常委，中共首都医科大学附属北京天坛医院纪律检查委员会书记；免去其中共首都医科大学附属北京佑安医院委员会副书记、委员，中共首都医科大学附属北京佑安医院纪律检查委员会书记职务

肖淑萍　免去中共首都医科大学附属北京天坛医院委员会副书记、常委、委员，中共首都医科大学附属北京天坛医院纪律检查委员会书记职务，并办理退休手续。

张力伟　免去首都医科大学附属北京天坛医院副院长职务

孔晴宇　免去首都医科大学附属北京安贞医院副院长职务，并办理退休手续

尹金淑　免去首都医科大学附属北京世纪坛医院副院长职务

刘东国　免去首都医科大学附属北京中医医院副院长职务，并办理退休手续

刘香玉　免去首都医科大学附属北京佑安医院工会主席职务，并履行工会章程有关程序，办理退休手续

贾王彦　免去中共首都医科大学附属北京地坛医院委员会副书记、委员，中共首都医科大学附属北京地坛医院纪律检查委员会书记职务，并办理退休手续

郭敬源　免去首都医科大学附属北京安定医院总会计师职务，并办理退休手续

张翠香　免去中共北京老年医院委员会副书记、委员，中共北京老年医院纪律检查委员会书记职务，并办理退休手续

梁　英　免去北京小汤山医院副院长职务，不再按照领导人员管理

吕少丽　任中共首都儿科研究所委员会委员、中共首都儿科研究所纪律检查委员会书记；免去其中共北京回龙观医院委员会副书记、委员，中共北京回龙观医院纪律检查委员会书记职务

朱晓瑞　任北京市医院管理中心医疗护理处副处长，免去其北京市医院管理中心组织与人力资源管理处（绩效办公室）副处长（副主任）职务

孙树学　结束试用期正式任职，任北京市结核病胸部肿瘤研究所（首都医科大学附属北京胸科医院）副所长（副院长）

郑　铁　试用期满，按期转正，任副处级干部

任　轶　结束试用期正式任职，任首都医科大学附属北京口腔医院副院长

郭文博　结束试用期正式任职，任首都医科大学附属北京口腔医院总会计师

刘立飞　结束试用期正式任职，任北京市医院管理中心基础运行处处长

刘晓军　结束试用期正式任职，任北京市医院管理中心改革发展处（基本建设管理处）副处长

王晓安　任中共北京回龙观医院委员会委员、副书记，中共北京回龙观医院纪律检查委员会书记，免去其北京回龙观医院副院

长职务

杨国旺　结束试用期正式任职，任首都医科大学附属北京中医医院副院长

范志朋　结束试用期正式任职，任首都医科大学附属北京口腔医院副院长

杨　凯　结束试用期正式任职，任首都医科大学附属北京口腔医院副院长

刘亚军　结束试用期正式任职，任北京积水潭医院副院长

于　洋　结束试用期正式任职，任北京积水潭医院副院长

刘　伟　免去北京市医院管理中心改革发展处（基本建设管理处）一级调研员，并办理退休手续

农定国　任中共首都医科大学附属北京友谊医院委员会委员、常委、副书记（正处级）

李　鹏　任首都医科大学附属北京友谊医院副院长（试用期一年）

谢苗荣　免去中共首都医科大学附属北京友谊医院委员会常委、委员，首都医科大学附属北京友谊医院常务副院长（正处级）、理事职务，其理事职务按照理事会章程和有关规定履行程序

穆　毅　因到达法定退休年龄，免去中共北京小汤山医院委员会副书记、委员职务，北京小汤山医院院长任职试用期自然终止

周建新　任中共首都医科大学附属北京世纪坛医院委员会委员、副书记

张　建　任中共首都儿科研究所委员会委员、副书记；免去中共首都医科大学附属北京妇产医院委员会书记、委员职务

孟黎辉　任首都儿科研究所副所长（试用期一年）

赵　娟　任中共首都医科大学附属北京妇产医院委员会委员、书记，免去首都医科大学附属北京儿童医院副院长职务

吴缦莉　任中共北京积水潭医院委员会委员、副书记（正处级），免去中共首都医科大学附属北京口腔医院委员会副书记、委员，中共首都医科大学附属北京口腔医院纪律检查委员会书记职务

陈　伟　任中共首都医科大学附属北京口腔医院委员会委员、副书记，中共首都医科大学附属北京口腔医院纪律检查委员会书记

吴家锋　任北京市医院管理中心医疗护理处处长

（试用期一年），免去首都医科大学附属北京口腔医院副院长职务

姜　悦　任北京小汤山医院院长（试用期一年）

王　莉　任北京小汤山医院副院长（试用期一年）

康晓平　任北京小汤山医院副院长（试用期一年）

宋现涛　任北京市医院管理中心系统副处级干部（试用期一年）

李　彬　任首都医科大学附属北京中医医院副院长（试用期一年）

王建敏　任中共首都医科大学附属北京佑安医院委员会委员、副书记，中共首都医科大学附属北京佑安医院纪律检查委员会书记

田　昕　任中共首都医科大学附属北京地坛医院委员会委员、副书记，中共首都医科大学附属北京地坛医院纪律检查委员会书记

王凌航　任首都医科大学附属北京地坛医院副院长（试用期一年）

王　蕾　任中共北京老年医院委员会委员、副书记，中共北京老年医院纪律检查委员会书记

郑京晶　任北京老年医院副院长（试用期一年）

王文凤　任北京市医院管理中心药事处处长（试用期一年）

李晓峰　任北京市医院管理中心科研学科教育处处长（试用期一年）

雷光平　任北京市医院管理中心审计处处长（试用期一年），免去北京市医院管理中心财务与资产管理处（审计处）副处长职务

陈　萍　任中共北京市医院管理中心机关委员会委员、北京市医院管理中心机关党委（党群工作处）专职副书记（处长）（试用期一年）

李　慧　任中共北京市医院管理中心机关委员会委员，中共北京市医院管理中心机关纪律检查委员会书记；免去北京市医院管理中心组织与人力资源管理处（绩效办公室）副处长（副主任）职务

郭妍宏　任北京市医院管理中心办公室副主任（试用期一年），免去北京市医院管理中心医疗护理处四级调研员

李泽辉　任北京市医院管理中心办公室副主任（试用期一年），免去北京市医院管理中心办公室四级调研员

郭玉红　任北京市医院管理中心医疗护理处副处长（试用期一年）

侯常敏　任北京市医院管理中心财务与资产管理处处长（试用期一年），免去北京积水潭医院总会计师职务

靳雪玮　任北京市医院管理中心机关副处职干部（试用期一年），报市委组织部办理调任手续，并根据市委组织部审批结果明确其职务；免去中共首都医科大学附属北京安定医院委员会委员，中共首都医科大学附属北京安定医院纪律检查委员会书记职务

龚文涛　免去北京市医院管理中心医疗护理处处长职务

孙增艳　免去北京小汤山医院副院长职务，并办理退休手续

胡　路　任首都医科大学附属北京世纪坛医院副院长，免去北京小汤山医院副院长职务

闫　勇　免去首都医科大学附属北京世纪坛医院副院长职务，不再按照领导人员管理

赵兴山　免去首都医科大学附属北京积水潭医院副院长职务，不再按照领导人员管理

郭树彬　免去首都医科大学附属北京朝阳医院党委常委、委员、副院长职务，不再按照领导人员管理

贾　旺　任中共首都医科大学附属北京天坛医院委员会副书记（正处级），免去首都医科大学附属北京天坛医院副院长职务

王伊龙　任首都医科大学附属北京天坛医院常务副院长（正处级）（试用期一年）

崔彤彤　任北京市医院管理中心系统副处级干部（试用期一年）

聂晓敏　任北京市结核病胸部肿瘤研究所（首都医科大学附属北京胸科医院）副所长（副院长）（试用期一年）

张永勤　任北京小汤山医院总会计师（试用期一年）

杨建朝　任北京市医院管理中心科研学科教育处副处长（信息化工作）（试用期一年）

魏合章　任北京市医院管理中心科研学科教育处副处长（试用期一年），免去北京市医院管理中心科研学科教育处四级调研员

周　颖　任北京市医院管理中心财务与资产管理处副处长（试用期一年）

姜　鹏　任北京市医院管理中心财务与资产管理处副处长（试用期一年），免去北京市医院管理中心财务与资产管理处（审计处）四级调研员

杜　建　任北京市结核病胸部肿瘤研究所（首都医科大学附属北京胸科医院）副所长（副院长）（试用期一年）

杜　晔　结束试用期正式任职，任北京市结核病胸部肿瘤研究所（首都医科大学附属北京胸科医院）副所长（副院长）

吴　倩　结束试用期正式任职，任北京市结核病胸部肿瘤研究所（首都医科大学附属北京胸科医院）总会计师

王明刚　结束试用期正式任职，任首都医科大学附属北京朝阳医院副院长

姚　琦　结束试用期正式任职，任首都医科大学附属北京世纪坛医院副院长

罗小军　结束试用期正式任职，任北京市医院管理中心药事处副处长

李　笠　结束试用期正式任职，任首都医科大学附属北京妇产医院副院长

金子兵　结束试用期正式任职，任首都医科大学附属北京同仁医院副院长

袁　静　结束试用期正式任职，任首都儿科研究所副所长

王　京　结束试用期正式任职，任首都医科大学附属北京安定医院副院长

张庆娥　结束试用期正式任职，任首都医科大学附属北京安定医院副院长

郑　函　结束试用期正式任职，任北京回龙观医院总会计师

倪如旸　结束试用期正式任职，任北京老年医院副院长

潘　峰　任中共首都医科大学附属北京地坛医院委员会委员、书记，免去北京市医院管理中心办公室主任职务

梅　雪　任首都医科大学附属北京朝阳医院副院长（试用期一年）

杨　旗　任首都医科大学附属北京朝阳医院副院长（试用期一年）

姜春岩　任首都医科大学附属北京积水潭医院副院长（试用期一年）

孙雯雯　任北京市医院管理中心组织与人力资源

管理处（绩效办公室）副处长（副主任）（试用期一年），免去北京市医院管理中心组织与人力资源管理处（绩效办公室）四级调研员

张梦平　结束试用期正式任职，任北京市医院管理中心改革发展处（基本建设管理处）副处长

陈　航　免去中共首都医科大学附属北京地坛医院委员会书记、委员职务

王丽婷　按照市委组织部首都干部治理能力提升专项挂职工作安排，任首都医科大学附属北京佑安医院副院长（挂职一年）

马　琨　按照市委组织部首都干部治理能力提升专项挂职工作安排，任北京市医院管理中心办公室副主任（挂职一年）

郭　伟　任首都医科大学附属北京中医医院副院长（试用期连续计算）

李　凯　任中共首都医科大学附属北京天坛医院委员会委员、常委，首都医科大学附属北京天坛医院副院长，免去首都医科大学附属北京世纪坛医院工会主席职务，并履行工会章程有关程序

刘艳亭　任副处级干部（试用期一年）

张晓光　任副处级干部（试用期一年）

王　岩　晋升机关党委（党群工作处）三级调研员

冯　斌　晋升基础运行处三级调研员

科研学科教育工作

【第六届科技创新大赛决赛】4月27日，市医管中心举办第六届科技创新大赛决赛，评选出一等奖1项、二等奖3项、三等奖6项，口腔医院《智慧牙医-便携口腔疾病诊疗系统》获得桂冠。

（种　皓）

【"扬帆3.0"医工结合培育项目会议评审】6月28日、7月6日，市医管中心组织召开"扬帆3.0"医工结合培育项目会议评审工作，邀请37名临床学科、方法学、医工结合、市场资本及转化服务类专家，根据项目的创新性、科学性、可行性、实用性及前期工作基础，对76个会审项目做出整体推荐评价。

（种　皓）

【"扬帆3.0"诊疗能力提升项目（五年百项）会议评审】7月4日、5日，市医管中心组织召开"扬帆3.0"诊疗能力提升项目（五年百项）会议评审工作，

邀请14位系统外卓越临床专家，以及5位方法学、伦理学、医工结合及新英格兰杂志主编等临床研究支持专家，根据项目质量对70个会评项目进行定性定量评价。

（翟　璇）

【"培育"计划项目会议评审】7月25日、26日，市医管中心组织召开"培育"计划项目会议评审工作。80余名临床学科、方法学、管理学、医工结合类专家对263个会审项目做出整体推荐评价。

（翟　璇）

【2023"创新梦工场"（第二期）专家评审】9月5日、6日，市医管中心组织召开2023年度"创新梦工场"（第二期）专家评审会。本期共收到项目申请书162份，分为临床、科研、管理+公卫三大专业组，专家从工作基础、目标计划、内部管理、业务活动、创新成果五个维度对青年职工创新工作室进行综合评价，对临床专业组增加了临床业务水平的评估。

（种　皓）

【部署市属医院学科专科建设工作】10月11日，市医管中心召开市属医院学科专科建设工作动员部署会，启动市属医院学科专科建设专项行动计划。会议要求建立市属医院学科专科建设现状评估体系，科学准确评估学科专科发展情况，分层分类推进学科专科建设。各市属医院要以临床科室为载体，加强学科专科协同融合发展，在诊疗能力提升、高端人才培养、科技成果转化、患者满意度提高、医疗资源配置等学科专科建设方面综合施策、持续发力，提高临床专科服务能力和质量安全水平，提高科技创新能力，全面推动市属医院高质量发展。

（种　皓）

【伦理互认重点项目院企对接会（创新药专场）】11月10日，市医管中心召开伦理互认重点项目院企对接会（创新药专场），以市属医院伦理互认联合体为载体，推动9个重点项目临床试验启动加速。悦康药业、舒泰神、康辰药业等北京企业介绍品种情况和具体需求，友谊医院、肿瘤医院、宣武医院等市属医院结合上述品种需求做出响应并介绍伦理互认经验。

（张静怡）

【开展第12期"医学创新汇"】12月6日，市医管中心主办、积水潭医院承办第12期"医学创新汇"活动。积水潭医院、安定医院与回龙观医院分别对赋予科研人员职务科技成果所有权或长期使用权试点、医疗信息数据化试点以及移动APP在科研经费报销工作中的作用进行了经验分享。各市属医院总会计师、分管科研工作副院长以及科技处、成果转化部门、财务

处、信息中心负责同志参加会议，共同对市属医院科技创新与成果转化工作中遇到的关键问题和试点任务进行交流研讨。

（种　皓）

【医学创新和成果转化试点改革取得阶段性进展】年内，北京天坛医院、北京安定医院医学创新和成果转化试点改革取得阶段性进展。北京天坛医院4个项目、北京安定医院5个项目获得公益基金会首批捐赠，共计3800万元捐赠款全部到账，发起成立5家合资公司，2个品种通过医疗器械注册型式检验，1个品种提交医疗器械注册型式检验中，2023年底2个医疗器械品种完成"申报注册材料准备"，2024年初有1个品种进入申请医疗器械证申报流程。

（邢雨彤）

【研究型病房联合体建设】年内，市医管中心围绕安贞医院、友谊医院、天坛医院等市属医院研究型病房建设情况开展调查研究，与部分央属及市属医院、高博研究型医院、高瓴资本、百济神州等单位交流讨论，完成《北京市医院管理中心关于市属医院研究型病房建设现状和下一步建议的报告》并上报市政府办公厅。发挥市属医院学科建设和诊疗资源优势，推进市属医院研究型病房联合工作组发挥集团化优势，开展"临床试验训练营"伦理审查技术、GCP、方法学、科研转化思维及专业特色临床试验方案设计等活动。完善市属医院研究型病房建设体系化设计，支持开展研究者发起的临床研究，提升临床研究规模质量。

（邢雨彤）

党建、工会和共青团工作

【获奖情况】2月28日，经中华全国总工会批准，北京天坛医院江涛获2022年"大国工匠年度人物"提名人选。3月24日，全国总工会在北京召开全国五一巾帼奖表彰大会，北京友谊医院尤红获全国五一巾帼标兵。4月27日，2023年全国五一劳动奖和全国工人先锋号表彰大会在北京召开，北京友谊医院王振常获全国五一劳动奖章。4月27日，北京市总工会公布2023年首都劳动奖状、奖章和北京市工人先锋号评选结果，北京同仁医院、北京朝阳医院获2023年首都劳动奖状，北京安定医院王刚、北京口腔医院陈溯获2023年首都劳动奖章。8月15日，北京友谊医院张澍田、北京安贞医院周玉杰、北京妇产医院阴赪宏为领军人的职工创新工作室获评全国教科文卫体系统示范性职工创新工作室。

（刘熙宇）

【"以案为鉴、以案促改"警示教育】11月20日，市医管中心党委召开"以案为鉴、以案促改"警示教育大会。会议传达全市警示教育大会精神，市医管中心领导主持会议并通报违规违纪违法典型案例，就持续加强中心系统全面从严治党工作提出工作要求，强调要以本次警示教育大会为契机，切实做到以案为鉴、以案促改。驻市卫生健康委纪检监察组组长张春雷出席会议并从提高站位、深化认识，正视问题、积极履职，共同发力、全面从严等三个方面为下一步工作提出要求。中心领导班子成员、各处室负责人和市属医院党政领导班子成员、相关科室负责人近300人参加会议。

（陈　萍　王　岩　蔺　森）

【主题教育特色工作宣传】年内，市医管中心党委牢牢把握"学思想、强党性、重实践、建新功"的总体要求，将主题教育调查研究工作与推动市属医院高质量发展工作积极融合、一体推进。通过专题研究，逐一调研市属医院高质量发展中的优势、劣势，指导市属医院进一步优化完善"一院一策"高质量发展实施方案，精准"把脉问诊"，明确发展目标、发展路径和努力方向。特色工作在《北京日报》《北京晚报》、"学习强国"等媒体的主要版面进行刊发报道。开展市属医院预约挂号门诊流程优化专题调研，提出创新优化就医服务流程的建议，相关工作被《北京日报》头版刊发报道。

（邢天鍪）

【"一院一品牌"党建特色品牌创建】年内，市医管中心党委在市属医院开展"一院一品牌"党建特色品牌创建活动。在各医院自主申报的基础上，中心党委组织专家对57个党建品牌申报项目进行评审，命名友谊医院"落实党委领导下的院长负责制，推动医院高质量发展"、同仁医院"以'三培养'机制赋能医院高质量发展"等第一批十个党建品牌项目。

（陈　萍　王　岩　车广路）

【护士节庆祝和宣传活动】年内，市医管中心在护士节期间组织推出系列庆祝和宣传活动，央视《东方时空》栏目对中心护理工作室进行报道，展示中心推动护理工作室建设的成绩；央视频组织线上直播，对11家市属医院的护理工作者对护理工作中的新发明进行现场直播展示；组织市属医院护理代表制作《天使的幸福时光》；录制《春妮的周末时光——守护生命全周期》，在北京电视台播出。

（邢天鍪）

【开展"医管榜样"宣传活动】年内，市医管中心开展"医管榜样"宣传活动，广泛宣传榜样人物和故事，讲述有关医者使命、妙手仁心、坚守初心的感人故事，以榜样精神为引领，汲取力量，传承力量。在"北京医管"微信公众号上共推出38期榜样人物和故事。

（邢天鏊）

【4家医院5个托育机构开园】 年内，北京友谊医院、北京同仁医院、北京天坛医院、北京积水潭医院被市政府确定为托育机构建设试点单位。4家医院5个托育机构在3月底前全部顺利开园，提供托位150个，市医管中心工会支持经费144万元。

（刘熙宇）

【开展岗位练兵和技能竞赛】 年内，市医管中心以"练过硬技能 护首都健康"为主题，在直属医院开展岗位练兵和技能竞赛活动。12月6日，组织开展岗位练兵和技能竞赛精品活动评选，评出5个优秀组织单位、31个精品项目、25个优秀项目。活动共投入

资金888.6万元。

（刘熙宇）

【推进"医管青年大讲堂"品牌活动】 年内，市医管中心团委以"大咖谈"＋"医管青年说"为形式，开展4期"医管青年大讲堂"品牌活动，3000余名团员青年线上线下参与活动。

（李 欢）

【典型选树示范引领】 年内，市医管中心团委强化系统优先青年典型选树示范引领，积极申报各类评选表彰，北京世纪坛医院急诊ICU团支部获国家级五四红旗团支部称号，北京天坛医院李德岭、北京友谊医院支德源获北京市青年五四奖章，北京安贞医院急诊危重症中心等6个集体被认定为第21届全国青年文明号。

（李 欢）

健康城市与健康促进

【概述】 2023年，北京市爱国卫生工作认真贯彻市委市政府决策部署，持续推进深化健康北京建设。持续开展村（居）民委员会公共卫生委员会建设，全市7300个社区（村）均建立了公共卫生委员会。启动第35个爱国卫生月活动，累计260.8万余人次参加各项爱国卫生活动。编印《北京市国家卫生城镇建设工作手册（2023版）》，组织615场健康科普"五进"线下线上健康宣传活动，惠及各类人群近9万人。完成遴选千名第四批科普专家，指导各区成立区级科普专家团队。多措并举，无烟环境建设不断巩固深化，面向各区、街道（乡镇）等相关人员，举办控烟工作能力提升培训班，1200余人参加培训。在市属公园组织开展第36个世界无烟日宣传活动，联合市教委组织开展青少年控烟绘画征集活动，开展市民科学戒烟活动，为1100余名市民提供免费戒烟服务。

（王洪学）

健康北京建设

【健康北京行动年度考核】 3月至4月，根据《健康中国行动推进委员会办公室关于开展2022年度健康中国行动考核工作的通知》要求，健康北京行动推进委员会办公室协调成员单位，对2022年健康北京行

动的组织实施情况和考核指标进行考核。北京市孕产妇死亡率、婴儿死亡率等主要指标均达到发达国家水平，居民健康素养水平40.5%，居全国首位；PM2.5年均浓度下降至30微克/立方米，连续两年达到国家空气质量二级标准，城市人均公园绿地面积为16.86平方米，森林覆盖率44.8%，实现2022年健康中国主要指标工作要求。

（包 然）

【健康北京示范基地建设工作】 6月起，健康北京行动推进办在全市广泛开展"健康北京示范基地"建设工作，旨在推出一批具有社会影响力的健康单元，通过开展形式多样的健康促进活动，不断提高人民群众健康获得感。经过层层筛选，13个单位被命名为首批"健康北京示范基地"。

（包 然）

【健康北京行动年度监测评估】 7月至8月，根据《国家卫生健康委办公厅关于请提供2022年健康中国行动监测评估实施进展报告和指标数据的函》的相关要求，开展2022年健康北京行动监测评估。8月，健康北京推进委员会办公室启动健康北京行动区级指标监测，按照"整体监测、分步实施、逐步完善"的思路，围绕主要目标指标、年度重点任务、总体进展和成效，突出对结果性指标和政府工作性指标的监测评估，综

合考虑指标的代表性、可得性、灵敏性和均衡性，组织各区推进实施健康北京区级监测评估，将健康北京行动区级监测纳入全市卫生健康工作绩效考核。

（包　然）

【打造健康北京号宣传阵地】9月起，市卫生健康委、健康北京行动推进办、通州区政府打造健康北京号宣传阵地（即在大运河举行"健康北京号"游船首航），市卫生健康委、通州区政府领导共同启动"健康北京号"游船首航仪式，"健康北京号"将紧密结合健康北京行动，围绕全生命周期健康，开展系列健康科普宣传，推出一批贴近群众的健康促进活动。市体育局、市教委、市卫生健康委负责同志分别就健康北京行动中的体医融合项目、中小学生健康、重点人群健康促进等相关工作进行了信息发布。依托健康北京号宣传阵地，组织健康北京周宣传活动，邀请首都医科大学北京安贞医院、首都医科大学北京中医医院和市疾控中心科普专家在健康北京号围绕优化全生命周期健康，针对儿童青少年、职业人群、老年等重点人群，结合秋冬季疾病，开展传染病防控、慢性病防控、中医药养生等10场健康科普活动，9万余人观看了健康北京周宣传活动线上直播。在抖音、腾讯视频等网络视频平台打造互联网+健康北京新媒体宣传矩阵，搭建健康北京话题页，播放量6493.7万次。

（包　然）

健康促进

【新媒体健康科普创新大赛】5月，市卫生健康委、市广电局、市科协与市疾控中心举办健康提素-新媒体健康科普创新大赛，全市98家医疗机构227名科普选手报名参赛，评出一等奖1名、二等奖3名、三等奖6名及优胜奖20名。另外，根据选手及其作品的内容、形式及传播效果，又评出了最佳科普创作力奖、最佳科普表现力奖及最佳科普传播力奖各10个；根据各区、各相关单位的组织和配合度，评出优秀组织奖30个、优秀技术指导奖8个、特别贡献奖1个。大赛官方抖音聚合页累计播放量超216万次，近40家网络视听新媒体、歌华城市电视等矩阵发布各类宣传信息累计点击量超110万次。全网关于本次大赛的相关信息超960条，共209个媒体报道912条相关新闻，全网阅读量达3690万次。

（包　然）

【北京健康科普专家遴选】10月，市卫生健康委组织全市61家机构、17个区进行第四批北京健康科普专家遴选工作，经过系统线上报送、三级审核，涉及33个专业领域的900余位专家入选第四批北京健康科普专家库。

（包　然）

【健康促进活动及宣传工作】年内，北京市爱国卫生运动委员会办公室、健康北京行动推进委员会办公室持续深入开展健康科普"五进"（进社区、进机关、进企业、进农村、进学校）活动，开展615场线下线上健康宣传活动，惠及各类人群近9万人。继续联合北京广播电视台打造"健康北京""健康加油站"栏目，制作播出科普节目94期，覆盖用户144万人。制作《首卫健康》栏目21期，户外大屏、楼宇电视平台、移动电视等2.6万余终端播放科普宣传内容，总曝光量5952.57万次；有效覆盖共计13.9亿人次。

（包　然）

爱国卫生

【病媒生物防制】3月27日至31日、11月27日至12月1日，市爱卫办以市政地下管线、公共绿地、中小餐饮、宾馆（饭店）、农贸市场等为重点开展春、冬季统一灭鼠活动。重点区域灭鼠投药率100%，外环境鼠密度指数达到国家A级标准。6月至9月，以首都核心地区、农贸市场、城中村、城乡接合部、居民社区为重点在全市开展4次统一灭蚊蝇活动。各街道乡镇、社区（村）组织2824支灭害队伍和27.3万名志愿者参与灭蚊蝇环境治理，清除蚊蝇孳生地39.4万余处，使用灭蚊蝇药品28.8万升，发放宣传品56.1万份。12月，以中小餐饮、宾馆（饭店）、农贸市场（批发市场）、社区菜市场和居民社区为重点，集中开展灭蟑活动。

（孙轶卓）

【爱国卫生月】4月，北京市爱卫办、首都文明办、健康北京行动推进办联合印发《关于开展第35个爱国卫生月活动的通知》，在全市开展以"宜居靓家园 健康新生活"为主题的爱国卫生月系列活动。4月8日，市爱卫会、市卫生健康委、大兴区人民政府在大兴区青云店镇孝义营村，共同举行全市第35个爱国卫生月启动仪式。爱国卫生月期间，结合全市广泛开展的文明城区和卫生城区创建，以及疏解整治促提升、背街小巷精细化治理、农村人居环境整治等重点工作，开展环境卫生提升活动、春季病媒防控巩固工作、健康科普"五进"（进机关、进社区、进学校、进企业、进乡村）活动和优秀典型案例推广宣传活动等系列爱国卫生活动，进一步宣传弘扬爱卫新风尚，筑牢"每个人是自己健康第一责任人"的健康理念和"文明健康绿色环保"的生活方式理念。爱国卫生月活动期间，全市累计动员党员干部群众50万人次，集中清整活动7200余次，清理脏乱死角18.9万处，共清运垃圾2万余吨，处理病媒生物孳生地3.5万处。

（孙轶卓）

【周末卫生日】全市坚持每月最后一个周末开展"周末卫生日"活动，清除四害孳生地，美化环境，助力常态化疫情防控工作。年内，全市各区累计动员各社区、村、单位14.6万余个、群众286.1万余人次，累计清理堆物堆料、小广告、卫生死角83.2万余处，清运垃圾6.4万余吨；全市1.3万余支专业防制队伍参与基层环境治理，清除蚊蝇孳生地39.4万余处，发放宣传品134.2万余份。

（孙轶卓）

【卫生乡镇创建】年内，各涉农区79个乡镇申报参加国家卫生乡镇评审，7个乡镇申报参加北京市卫生乡镇评审。8月起，组织专家组对79个乡镇进行暗访检查、资料审核和现场抽查，78个乡镇顺利通过验收，2024年将按程序向全国爱卫办进行推荐。7个乡镇通过北京市卫生乡镇验收，2024年市爱卫会将按程序进行命名。

（孙轶卓）

【建设国家卫生城镇】年内，市爱卫办结合新版国家卫生城镇标准进一步调整充实市级专家库。举办全市国家卫生城镇标准培训班，各区、各部门及爱卫专家300余人参加培训。组织专家组指导全市各区开展国家卫生区和卫生乡镇创建和复审工作。丰台区、大兴区创建国家卫生区工作取得阶段性成果，3月，完成市级检查评估并向全国爱卫办推荐；10月，通过全国爱卫办组织的国家卫生区现场检查评估。组织专家组对东城区、西城区、石景山区、朝阳区、海淀区、通州区、昌平区、怀柔区、顺义区、门头沟区、房山区、平谷区、密云区、延庆区共14个国家卫生区开展了一轮市级现场指导和检查评估。东城区、西城区、石景山区、朝阳区、海淀区、房山区、昌平区、门头沟区、平谷区、密云区高分通过全国爱卫办组织的国家卫生区复审评估。

（李志军）

【防汛救灾】"23·7"特大暴雨期间，在市卫生健康委主要领导亲自指挥下，市爱卫办发挥组织协调优势，迅速行动，以市政府办公厅名义代拟并印发《北京市加强暴雨受灾地区卫生防疫工作若干措施》，要求全市各级政府和各有关单位，落实"四方"责任，全面开展卫生防疫工作，紧盯环境卫生、生活和饮用水安全、病媒生物防制、传染病监督检查等工作重

点，以"清洁家园 共享健康"为主题，在全市开展爱国卫生"六大"专项行动。发动社区、村及单位1.6万余个、群众23.4万余人，清理淤泥124万余吨；派出专业消杀队伍536支次，投放灭鼠药品近20吨、灭蚊蝇药品9万升，病媒生物防制面积3944万平方米；开展健康宣传活动2896次，发放宣传品25.9万余份，受众427.7万余人，确保"大灾之后无大疫"的工作目标。

（李志军）

控烟工作

【举办控烟工作能力提升培训班】2月28日，市爱卫办举办控烟工作能力提升培训班，聚焦无烟环境建设、执法工作技能、烟草流行监测、控烟志愿服务等方面，各区、街乡镇共1200余人参加培训。

（崔良超）

【世界无烟日宣传】5月31日，市卫生健康委、市爱卫办在市属公园组织开展第36个世界无烟日宣传活动，市民通过参观控烟主题展板、参与趣味游戏以及戒烟咨询等形式提高对公共场所控烟工作认识。5月，市卫生健康委联合市教委在全市组织开展青少年控烟绘画征集活动，各区推荐作品138幅，其中小学组74幅、中学组64幅，共评选出20幅作品参加全国优秀作品评比。

（崔良超）

【打造控烟示范街区】5月至6月，市爱卫办组织专家对各区申报的控烟示范街区进行市级验收评估。专家组依据《北京市爱国卫生运动委员会北京市卫生健康委员会关于开展控烟示范街区试点建设工作的通知》要求，对全市26条控烟示范街区进行验收，通过听取汇报、查阅资料、现场考察等方式，从工作机制、无烟环境、巡查自查、执法检查、戒烟服务五个方面进行评估，26条街区达到评估标准。

（崔良超）

【科学戒烟活动】11月15日，由市卫生健康委、市爱卫办指导，市疾控中心、北京健康教育协会承办的2023年"你戒烟 我支持"北京市民科学戒烟公益活动在北京图书大厦启动。西长安街街道相关单位工作人员、社区居民，相关医疗机构戒烟门诊的医生，以及光明网、北京电视台等在京媒体记者共100余人参加启动会，556名吸烟者报名参与免费戒烟活动。

（崔良超）

基层卫生

【概述】2023年，北京市基层卫生工作坚决贯彻以基层为重点的新时代卫生健康工作方针，以居民健康服务需求为中心，以"便捷、高效、质优、连续"服务理念筑牢基层卫生健康守门人功能。推动"补点升级"建设，织牢织密基层医疗卫生服务网底；深化镇村一体化管理，健全农村医疗卫生服务体系；调整基层人员配备力量，加强基层人才队伍建设；实施家庭医生签约服务"二十条硬措施"，深化家庭医生签约服务内涵；促进优质医疗资源下沉，推动医疗服务同质化；开展专病特色科室建设，努力提升基层诊疗服务能力，基层卫生健康工作取得新进展、新成效。

截至2023年底，全市正常运行的社区卫生服务中心364个、社区卫生服务站1637个、村卫生室2891个。社区卫生服务机构在岗职工45390人，村卫生室医务人员3336人。全市社区卫生服务中心（站）总诊疗8484.5万人次，较2022年增长31.6%。

（田森森）

社区卫生

【基层卫生岗位练兵】年内，市卫生健康委委托北京市社区卫生协会制定《2023年北京市社区卫生服务机构医防融合岗位练兵方案》，形成以练促学、以学赋能的活动氛围，提高社区医务人员专业理论水平和实践操作技能。6月14日，全市召开基层卫生人员医防融合岗位练兵活动启动会，各区卫生健康委主管领导、岗位练兵负责人、有关专家及家庭医生团队近200人参加会议。12月8日，全市组织理论考试，各区分别推荐3名全科医生、2名社区护士和预防保健人员，以及药剂、检验、放射专业各1人，参加全市统一理论考试，东城区、丰台区、石景山区代表队分别获得理论考试前三名。12月23日，全市统一开展岗位练兵技能考核和知识竞答决赛活动，各区推荐本区练兵活动中取得优异成绩的同一社区卫生服务中心家庭医生团队参赛，顺义区、海淀区、西城区分别获得知识竞答前三名。经过综合评比，2023年北京市基层卫生岗位练兵活动综合成绩前三名分别为东城区、丰台区、西城区。

（李志敬）

【研究制定社区卫生服务机构人员配备标准】年内，市卫生健康委制定《关于印发〈关于北京市社区卫生服务机构人员配置标准的指导意见〉的通知》，明确根据服务人口、门诊量等变化情况，每3年核定1次社区卫生服务机构人员总量，事业编制和编外人员的具体数量由各区结合编制资源、财政状况等确定；提高事业编制使用效率，合理使用编外人员力量。2023年，全市社区卫生服务机构核定编制增加502人，在岗人员较2022年增加2978人。

（田森森）

【实施基层医疗卫生服务能力提升工作计划】年内，市卫生健康委联合市发改委、市财政局、市人社局和市医保局联合印发《关于印发2023年北京市基层医疗卫生服务能力提升工作计划的通知》，实施社区卫生服务机构补点建设和升级改造，动态调整人员编制总量推进基层卫生人员队伍建设，加强儿科、口腔、中医等专病特色科室建设，推进优质医疗资源下沉。2023年，市区财政局、发改委等部门共投入经费25.88亿元，用于新建8个中心、3个站，改造210个中心、505个站和222个村卫生室，配置设备3.4万台（套）。

（田森森）

【完善家庭医生签约服务制度】年内，市卫生健康委出台《北京市改进家庭医生签约服务若干措施》，截至年底，全市拥有家庭医生（团队）6653个，较2022年增加703个，常住人口签约率达到42%，重点人群签约率保持在90%以上，签约服务满意度88.2分；全年为219.1万名65岁以上老年人提供免费体检等健康管理服务，为173.8万名高血压患者、82.8万名糖尿病患者提供一年至少四次的面对面随访及健康体检等服务，提供长期处方服务230余万人次、缺药登记服务12.3万余人次、延时及周末门诊服务949.1万人次，周末提供疫苗接种服务29.2万人次。

（朱文伟）

【专病特色科室建设】截至年底，全市192个社区卫生服务中心达到"优质服务基层行"活动推荐标准，较2022年增加39个，完成建设36家社区医院，基层服务能力稳步提升。年度新增口腔牙周病、儿科、小儿推拿、中医瘘症、中医脾胃病等5个专病病种，病种范围从2022年的7个增至12个。社区卫生服务机构诊疗量较2019年同期增长24.2%、较2022年同期增长31.5%，增速明显高于全市医疗机构总诊疗人次变化，在应对秋冬季呼吸道感染性疾病救治工作中，基层接诊发热等呼吸道症状患者占比近70%，居民就医选择基层的意愿不断增强。

（朱文伟）

【扎实开展基层公共卫生服务和保障群众社区用药】年内，市卫生健康委积极引导分级诊疗，切实推进门诊慢性病长处方政策，全年提供长期处方服务230余万人次、缺药登记服务12.3万余人次。

扎实开展国家基本公共卫生服务，基层医疗卫生服务机构按照服务规范为居民提供12项基本公共卫生服务。通过一系列的宣传方式，使基本公共卫生项目进一步走向公众、深入人心，提高群众知晓率，增加曝光率。通过广泛动员，活动覆盖全市300多家社区卫生服务中心的辖区居民，共有21.5万人次参与活动，比2022年增加5.3万人次。通过开展国家基本公共卫生服务培训，提升基层医务人员基本公共卫生服务能力，规范机构项目管理水平，提高基本公共卫生服务质量。市级安排了项目组织管理、项目资金管理、13项国家基本公共卫生服务规范（第三版）及技术规范、基层高血压防治指南、2型糖尿病防治指南、慢性阻塞性肺疾病防治指南及慢病医防融合培训，各区专业机构及基层机构项目负责人线下217人、线上1448人参加了培训。

（王东瑞）

农村卫生

【加快完善乡村医疗卫生体系发展政策】年内，市卫生健康委联合市委编办、财政局、人力社保局共同制定《北京市社区卫生服务机构人员配备标准的指导意见》，农村社区卫生服务人员配备标准高于城市一倍，并将乡村医生岗位人员纳入乡镇社区卫生服务机构人员配备总量。制定印发《北京市镇（乡）村两级医疗机构全面一体化管理建设标准（试行）的通知》，本着强化村卫生室公益性质的目标，参照社区卫生服务中心派出社区卫生服务站的管理模式，对符合规划设置的村卫生室由乡镇社区卫生服务中心履行人财物全面一体化管理，包括统一规划设置、统一行政管理、统一人员管理、统一财务管理、统一药械管理、统一绩效管理。截至年底，全市规划设置内的村卫生室实现全面一体化管理的达405个，占比22.9%，实现年内10%的目标。与市财政局共同制定《关于提升乡村医生岗位订单定向免费培养毕业生岗位待遇的

通知》，在现有乡村医生岗位政府购买服务标准（每月3500—4500元）基础上，将已考取医师执业资格证书的乡村医生岗位定向培养毕业生纳入"农村地区社区卫生人员补助"（每月1400—4000元，简称"农村补"）范围，促进乡村医生岗位定向培养毕业生留下用好，确保乡村医疗卫生队伍高质量发展。

（李志敬）

【规划设置乡村医疗卫生机构】年内，根据中共中央办公厅、国务院办公厅《关于进一步深化改革促进乡村医疗卫生体系建设发展的意见》提出的乡村医疗机构规划"宜乡则乡、宜村则村"和"从注重机构全覆盖转向更加注重服务全覆盖"的要求，全市按照城镇、平原、山区居民分别步行15、20、30分钟服务可及的原则，因地制宜、科学合理规划乡村医疗卫生机构。对于服务半径内距离相近、集中连片等行政村可联合设置医疗卫生机构（包括乡镇社区卫生服务中心、社区卫生服务站、村卫生室），对于服务半径较大且常住人口较少、面临整体搬迁等行政村，实行定期巡诊、辅助远程诊疗等服务方式。按照此标准，全市农村地区共规划设置社区卫生服务中心170个、社区卫生服务站746个、村卫生室1766个。

（李志敬）

【乡村医疗卫生人才培养】年内，市卫生健康委委托首都医科大学面向农村地区乡镇卫生院和村卫生室分别定向培养本科和专科层次临床医学人才，共招生200人（乡镇卫生院定向培养本科生150人、乡村医生岗位定向培养专科生50人）。首批近百名乡村医生岗位订单定向免费培养毕业生已返回各区乡村医疗卫生岗位。市、区两级卫生健康部门对全体在岗乡村医生定期开展以提升岗位胜任力为目标的理论和技能培训，培训内容重点包括重大突发公共卫生事件应急处置、传染病防控理论与实用技能、农村常见慢性病诊疗和管理、合理用药及急诊抢救等。全市近3000名在岗乡村医生全部参加培训，培训率与合格率均达100%。

（李志敬）

【优质医疗资源下沉乡村】年内，市卫生健康委组织城市三级医院与各远郊区乡镇社区卫生服务中心形成对口支援关系，由支援医院向受援乡镇社区卫生服务中心派出医务人员，通过线上或线下开展专题讲座、教学查房、病例讨论等，提升受援乡镇社区卫生服务中心服务能力。组织城市大医院退休医学专家每周固定时间赴生态涵养区乡镇社区卫生服务中心开展出诊、巡诊、带教、讲座等服务，在方便农村百姓就近获得高水平、连续性诊疗服务的同时，带动乡村医务人员诊疗水平提升，共组织35名城市医院退休医务

人员到生态涵养区34家乡镇卫生院开展工作。组织天坛医院与顺义区部分乡镇卫生院创新性开展"互联网健康乡村门诊"试点，即每周由天坛医院不同科室专家与顺义区乡镇卫生院家庭医生共同为有需求的签约患者进行线上联合诊疗。

（李志敬）

中医工作

【概况】截至2023年底，北京市有中医医疗机构1340家，占全市医疗机构总数的11%，其中三级中医医院35家。二级及以上公立中医医疗机构41所，其中央属10所、市属1所、区属30所。每个区至少有1所区属公立中医医疗机构，其中12个区有区属三级中医医疗机构。全市共有中医医师2.5万人，占全市医师总人数的20.77%；中医医院中医床位数30572张，占全市医院实有床位数的23.37%；千人口中医师数1.14人，千人口中医床位数1.4张，均位居全国前列，远超全国平均水平。2023年，各级各类医疗机构中医门急诊服务7159.3万人次，占全市医疗机构总诊疗人次的26.05%；中医类医院出院61.4万人次，占全市医疗机构出院总量的13.8%。

（诸远征）

中医医政管理

【京呼"双首"中医药健康行动】5月6日，北京市中医管理局、内蒙古自治区卫生健康委员会、呼和浩特市人民政府共同举办"双首"健康行动中期成果展示暨京蒙"医疗倍增计划"签约现场会，会议集中展示了国家临床重点专科（中医肝病科）呼市分中心等六大标志性成果，产生了以挂职呼市中蒙医院副院长为代表的标杆性人物，实施了和林格尔区域健康行动、妇幼中医保健标准化行动等六个标准性行动，推动"双首"健康行动扩容升级，迈上新台阶。北京市中医管理局与内蒙古卫生健康委共同启动了京蒙协作"医疗倍增计划"，提升内蒙古中医药服务能力。

（岳松涛）

【5·12护士节庆祝活动】5月12日，市中医局召开以"坚守梦想、树立信念、护佑健康、共筑未来"为主题的国际护士节庆祝大会。会上展示了"北京市中医护理高质量发展岗位荣誉树工程"成果3.0版和"2023年度中西医结合临床案例库·护理子库建设四大成果"；遴选了2023年度中医护理高质量发展岗位荣誉工程"十佳"荣誉树单位、北京市中医机构"十最"人物375名，评选出"首都中医护理管理者榜样人物"22名、"首都中医护士榜样人物"28名。

（祝　静）

【中医药监督知识与能力提升培训】6月至9月，市中医局组织3期中医药依法执业及医政管理系列培训，第一期培训面向北京市二级及以上中医医疗机构医务处、医患办、质控办；第二期培训面向各级社会办医疗机构医务处、质控办相关人员；第三期培训面向北京市16区卫生健康委、经开区社会事业局的中医（医政）科、卫生监督所相关人员，累计培训500余人次。

（毕　慧）

【涉汛灾后中医药救援】7月21日，为应对7月北京暴雨洪灾，做好涉汛灾后中医药救援工作，市中医局组织召开由中国中医科学院广安门医院、中国中医科学院西苑医院、首都医科大学附属北京中医医院和门头沟区卫生健康委、房山区卫生健康委、昌平区卫生健康委及相关区属中医医院领导参加的涉汛灾后中医药救援工作部署会。明确了中国中医科学院西苑医院、中国中医科学院广安门医院、首都医科大学附属北京中医医院分别与门头沟区、房山区、昌平区建立灾后中医药支援"一对一"包区服务机制。紧急抽组由中医急诊、重症、消化、皮肤、呼吸等专业人员组成的12支灾后中医药救援队伍备勤。紧急筹备相关院内制剂16种39000余盒（瓶、支），做足灾后中医药救援药品物资准备。制定印发《涉汛灾后中医药防治方案（试行）》，指导涉汛医疗机构应对可能发生的肠道传染病、皮肤问题、老年及儿童灾后健康问题。

（岳松涛）

【中国医师节树先进典型】8月19日中国医师节活动期间，市中医局组织开展首都中医药2023年度"杏林健康卫士"、中医药京津冀协同发展（京衡名片工程）2023年度"榜样人物"、首都中医药2023年度"上工示范人物"等系列优秀个人及"榜样科室"等优秀集体推荐活动。市中医局选取15个典型案例，在医师节上予以推广，引导全市中医医疗机构和中医药工作者深入基层服务百姓。

(毕　慧)

【北京中医药专家宁夏行活动】8月20日至24日，北京市中医管理局和宁夏卫生健康委（中医药管理局）在宁夏回族自治区固原市共同举办第九届北京中医药专家宁夏行活动，涉及启动仪式、大型义诊、文化宣传、发展论坛、红色教育、现场指导六大版块内容。启动仪式现场，中国中医科学院广安门医院、西苑医院、望京医院、眼科医院，北京中医药大学东直门医院、东方医院、第三附属医院，首都医科大学附属北京中医医院共8家北京支援医院向京宁中医药合作第四批重点专科授牌，宁夏遴选的20名第十批优秀中医临床人才现场向来自北京的国内名老中医进行拜师。"京宁携手护佑百姓健康"百名中医药专家大型义诊活动期间，北京60余名专家及宁夏30名专家现场为数百名群众免费提供高水平的中医诊疗服务。北京的中医药专家通过义诊对50名宁夏跟师医生带教指导。

(岳松涛)

【社区中医症状门诊建设】年内，市中医局启动社区卫生服务中心症状门诊建设，研究制定"失眠、便秘、颈肩痛、瘙痒、眩晕、肥胖、疲劳、心悸、咳嗽、胃脘痛"等第一批《社区卫生服务机构症状门诊名录》和《社区症状门诊建设临床工作规范》。遴选确定34家医院137个症状门诊临床实训基地，社区症状门诊承担单位308家，涉及387个门诊。11月16日，组织召开北京市社区中医症状门诊建设规范化培训会，公布临床实训基地名单和社区中医症状门诊名录，临床实训基地代表与社区卫生服务中心代表进行培训帮扶签约，形成二三级医院与社区的联动转诊新模式。同时，针对临床实训基地的教学要求和各社区卫生服务中心症状门诊建设临床工作规范开展培训。

(岳松涛)

【全国基层中医药工作示范市创建评审】12月18日至22日，市中医局根据国家中医药管理局2022—2024年"全国基层中医药工作示范市（县）创建评审办法"以及相关规定，组织北京市基层中医药工作示范市（区）创建评审办公室相关专家，分别对东城区、西城区、朝阳区、石景山区、通州区创建全国基层中医药工作示范市（县）工作进行现场评审。经综合评定，将东城区、西城区、朝阳区、石景山区作为第一批推荐报送至国家中医药管理局创建全国基层中医药工作示范市（区）。

(岳松涛)

【建立完善中医药系统安全生产常态化工作机制】年内，市中医局制定细化了《北京市中医管理局安全生产委员会工作方案》《北京市中医管理局党政领导、班子成员和内设处室安全生产职责》，健全中医行业安全生产工作组织领导。建立大排查大整治工作专班运行机制，成立由市中医局牵头，协同各区卫生健康委与各归口中医医疗机构相关负责人参加的中医医疗系统大排查大整治工作专班。负责全市中医医疗系统大排查大整治专项工作组织实施、调度推进、情况通报等任务。印发《关于在"安全生产月"活动中深化一把手责任的通知》，指导各中医医疗机构进一步完善纵向到底、横向到边的责任体系，建立领导班子划片包干机制，实施领导班子成员安全生产分区控点制度。印发《关于切实加强医院安全生产管理工作的通知》和《关于进一步完善中医医疗机构安全生产常态化工作机制的通知》，树立中医医疗机构将安全生产纳入一切工作和安全工作永远在路上两个理念，建立有清单、有台账、有手册、有三图叠加、有表格"五有"制度，建立每年、每季、每月、每旬、每周"五查"制度，建立排名、排序、排查、排除、排练"五排"台账。

(岳松涛)

【安全生产隐患问题检视整改】年内，市中医局梳理制定中医医疗机构安全生产督导检查内容清单，在重要节日期间对中医医疗机构开展划片督导检查。围绕安全生产方面第一责任人落实、应急预案制定、安全秩序管理等7个方面落实情况进行重点督导，对不同场景下突发火灾事故、安全生产事故的应急处置进行现场模拟考核，检查各岗位管理人员和工作人员对应急处置流程和火灾扑救的掌握程度。建立各中医医疗机构自查隐患、市中医局检查隐患以及其他部门检查隐患的"三合一"隐患台账，动态更新整改情况，形成月报工作制度。截至年底，发现18家归口医疗机构隐患问题456项，完成整改432项，整改率94.7%，待整改24项。

(岳松涛)

【推动落实公共卫生服务中医药工作】年内，市中医局组织国家中医药应对重大公共卫生事件和疫病防治骨干人才培训，联合天津、河北卫生健康部门和相关医疗机构开展应对突发公共卫生事件京津冀跨省联合演练。完善中医疫病防治骨干人才库建设，将市、区两级国家中医药应对重大公共卫生事件和疫病防治骨干人才队伍优化扩充至419人，组织开展骨干人才库成员年度培训和演练，387名学员（执业医师196人、护理人员191人）通过线上线下相结合的形式完成培训。结合年度春季、秋冬季流感的症候特点，印发《2023年北京春季流感中医药防治方案（试行）》《儿童肺炎支原体肺炎中西医结合诊疗方案（2023版）》《2023年北京冬季流感中医药防治方案（试行）》等，发布中药预饮方剂，指导中医医疗机构和社区卫生服务中心开展中医药防治工作，全市各公立医疗机构、各社区卫生服务中心中药预防饮投放率达到100%。建立秋冬季呼吸道感染性疾病特别是儿科门急诊诊疗数据日报机制，开展中医医疗机构儿科门急诊诊疗情况督导，强化中医医疗机构儿科输液、护理能力提升培训。

（岳松涛　申　文）

【基层中医药服务能力建设】年内，市中医局实施中医药服务基层行动，做实中医进社区活动，推进优质中医药资源下沉基层，建设325个社区卫生服务站、村卫生室中医阁。制定第二批5个中医优势病种妇幼专科诊疗方案及10个妇幼诊疗中医服务包。开展中医儿科补短板专项，深化推进中医儿科内病外治"321"工程实施，累计为基层社区卫生服务机构培养中医儿科健康服务师305人。开展中医药适宜技术基层推广行动，为基层培训中医非药物疗法师资骨干165人。发挥中医药治未病、预防保健服务在促进全民健康中的优势，印发《2023年北京中医药"冬病夏治三伏贴"工作方案》，协调市药监局完成全市792家医疗机构201530人份"冬病夏治三伏贴"相关院内制剂的调剂使用，引导基层卫生服务机构为广大患者提供科学、规范、优质的三伏贴服务。

（岳松涛）

【中西医结合旗舰科室建设】年内，市中医局确定63个科室作为国家中西医协同"旗舰"科室建设项目北京地区推荐名单；确定北京大学第三医院生殖医学科等50个科室作为北京市级中西医协同"旗舰"科室建设单位。

（岳松涛）

【开展中医医疗服务项目及价格备案工作】年内，市中医局完成10项新增中医医疗服务价格项目技术评审，通过8项中医医疗技术——砭石熨摩中药透入法、动力温控中药经皮给药治疗、中药贴膏剂临方加工、中药外用膏剂临方加工、乳痈（急性乳腺炎）通乳推拿、颊针、乳痈综合锐性清疮术、循经筋取穴针刺法。

（毕　慧）

【重点专科建设】年内，市中医局根据《中共北京市委市政府关于促进中医药传承创新发展的实施方案》和《北京中医药发展"十四五"规划》，组织

完成"十四五"中医药重点专科第二批11个专业的建设项目遴选工作。强化中医重点专科管理，采取参观学习、交流研讨方式分专业组织开展心血管科、肿瘤科、针灸科、皮肤科、骨伤科、肛肠科、推拿科专业中医重点专科的培训工作，促进中医专科的全面发展。

（祝　静）

【中医护理工作成果】年内，市中医局加强中医护理门诊建设，编制《中医护理门诊建设规范》，评选北京市第二批"中医护理门诊建设单位"18个。委托北京市中医护理能力提升工程办公室创新举办北京市首届中西医结合专科护士培训班，培养实用型中西医结合专科护士76名；积极推进中西医结合护理案例库建设，组织完成北京市首届中西医结合护理典型查房案评选、第三届京津冀护理个案报告大赛和全国"中西医结合临床案例库·护理子库示范案例征集"活动，形成《中西医结合护理教案写作要点和核对清单》《中西医结合护理查房案报告写作要点和核对清单》，在全市组织线上线下相结合的案例报告写作培训10余场。

（祝　静）

【中医质量管理】年内，各中医质控中心建立分级分类管理模式，按专业、按技术细化管理分组，制订各专业质量标准、行业规范、专家共识、指南、方案等6个。强化信息化管理，搭建数据监测平台，病案质控中心自主创立中医病种质控统计平台，实施动态质控管理。全年共组织线上线下质控专业培训18场次，约16000余人次参加。各中心共完成医疗机构现场督导、飞行检查17次。

（祝　静）

【推进专科类市级中医医学中心建设】年内，市中医局组织专家制定市级中医医学中心（专科类）遴选标准并修改完善，并根据遴选标准确定北京儿童医院、北京中医医院、东直门医院分别为市级中医儿科医学中心、市级中医皮肤科医学中心、市级中医脑病科医学中心试点建设单位。各试点建设单位研究制定结合本机构实际情况的建设方案，并组织专家研讨完善。

（诸远征）

【落实审批制度改革】年内，市中医局按照北京市政务服务局有关要求，完成2023年行政许可事项实施规范编制、电子证照汇聚及标准化、中医馆"一业一证"改革、政务服务办件数据汇聚、统一行政审批平台与京办平台对接、京津冀政务服务"同事同标""跨省通办"等有关工作；开展多轮次政务服务

事项标准化，包括办事流程、办事指南、办事材料、办理结果、审核要点等内容；定期根据北京市政务服务管理局有关要求完成有关单点登录、政务事项标准化等工作。

（毕 慧）

【开展中医医师考试】年内，市中医局开展北京市医师资格（中医医师）考试和传统医学师承人员和确有专长人员医师资格考试考核。2023年北京市医师资格（中医医师）考试网上报名2882人，初审合格2586人，其中完成实践技能缴费安排考试的考生2306人，实际参加考试2080人，1625人通过考试，通过率78.13%；完成医学综合缴费安排考试的考生1881人，实际参加考试1869人，1584人通过考试，通过率84.75%。2023年北京市传统医学师承和确有专长人员医师资格考试考核网上报名251人，初审合格214人，完成缴费安排考试的考生214人，实际参加考核考试214人，通过考试91人，合格率42.52%。2023年北京市中医医术确有专长人员医师资格考核网上报名457人，区级初审合格302人，市级复审合格263人。2023年上半年首次组织北京市西学中执业考核（即2022年西学中执业考核），实考153人，合格34人，合格率22.22%。2023年下半年组织2023年西学中执业考核，实考565人，及格182人，及格率32.21%。

（毕 慧）

【中医药监督执法】年内，市中医局开展中医药行业净网行动，推动中医互联网诊疗和宣传规范化开展。推动医保基金专项治理，突出中医药特色，明确服务规范，强化对重点领域和机构的整治。深化药品耗材采购使用管理专项整治，明晰问题分类并深入分析原因，从根源上采取措施推进整治落地。全年，全市中医医疗机构行政处罚88户次，其中简易程序28户次、一般程序60户次；警告68户次，责令改正54户次，罚款49户次，累计罚款859998元，没收违法所得1户次1561元。

（毕 慧）

【启动重大疑难疾病中西医协同攻关计划】年内，市中医局组织制定重大疑难疾病中西医协同攻关计划遴选标准，组织国家级中西医重点专科强强联合申报，共收集涉及56个病种47家三级医疗机构申报的82个项目，经评审后确定4批58个立项项目。

（诸远征）

【中医医院等级评审】年内，市中医局开展北京地区中医医院等级评审工作。共完成35家中医（含中西医结合、专科）医院的评审工作，中国中医科学院广安门医院等10家医院被国家中医药管理局批准为三级甲等中医医院；北京中医药大学第三附属医院等12家医院被国家中医药管理局批准为三级甲等中西医结合医院；中国中医科学院眼科医院等3家医院被国家中医药管理局批准为三级甲等专科医院；北京中医医院延庆医院等5家医院被北京市中医管理局批准为二级甲等中医医院；北京市东城区第一人民医院等4家医院被北京市中医管理局批准为二级甲等中西医结合医院；北京市丰盛中医骨伤专科医院被北京市中医管理局批准为二级甲等专科医院。

（祝 静）

【推进中医药京津冀协同发展】年内，市中医局在2016年中医药协同发展京廊"810"工程基础上开启中医药协同发展三环五融通廊坊起点工程，打造环京中医药人才、服务、产业三环闭环业态；在2018年京衡中医药协同发展"名片"工程基础上升级3.0版，构建全面绩效评价、中西医协同示范化发展、中医药文化回归、数字化转型等八张"新名片"，通过适宜技术精英人才培训、名医传承工作室研修、合作门诊诊疗等锻造京衡中医药资源多元化、全方位、长链条的供给能力。

（诸远征）

中医科教工作

【成立北京市中西医结合护理研究所】1月，市中医局依托北京中医药大学东方医院成立北京市中西医结合护理研究所，并组织其承担完成2022年全国中医护理骨干人才培训项目结业考核工作。该所是首都中医药行业第一个中西医结合护理研究所，发挥中西医结合临床护理专科特色优势，多学科交叉融合，凝聚高校和医院的中医、西医护理专家力量，进行原创性引领性科研攻关，增强自主创新能力，提升首都中医、中西医结合护理学术影响力。

（刘 楠）

【北京中医药薪火传承"3+3工程"年度室站验收】2月21日至22日，市中医局在北京中联中医药项目管理与评价中心召开2018年立项的基层老中医传承工作室项目验收评审会，对29个基层老中医传承工作室进行集中验收，28个工作室通过验收。2月24日，在北京中联中医药项目管理与评价中心召开2018、2019年立项及延期立项的两室一站建设项目验收评审会，14个两室一站全部通过验收，其中蔡连香名老中医工作室等7个室站获得良好成绩。

（刘骅萱）

【启动北京中医药薪火传承"新3+3"工程】3月1

日，市中至局印发《北京市中医管理局关于印发北京中医药薪火传承"新3+3"工程实施方案的通知》，完成63个"三名"传承工作室、28个门人传承工作站、16个传人传承工作站、27个示范案例、10个稀缺资源和5个代表性成果的评审、立项及项目任务书的签订，打造集"名医、名师、名家"于一身的"三名"传承工作室，形成北京中医药继承"门人、传人、学人"的"三人"传承谱。

（刘骅萱）

【规范中医药行业标准化建设】3月，市中医局制定"新3+3"工程传承室站遴选标准、室站升级指引、示范案例遴选标准等。7月，在全国率先发布了首个中医药陈列室建设标准——《北京中医药"三名"陈列室建设指引》。9月，发布《北京市中医管理局关于征集2023年北京市中医药全行业标准化入库项目的通知》，共征集6个项目入库。

（刘骅萱 刘楠）

【中医药科研思维淬炼工程】3月至11月，市中医局依托首都医科大学，举办4期首都中医药论坛暨中医药科研思路培训，线上线下逾千人参加。

（刘楠）

【完成国家中医药管理局高水平中医药重点学科建设项目立项】5月，国家中医药管理局公布高水平中医药重点学科建设项目入选名单，北京市共有包括首都医科大学附属北京中医医院中医急诊学在内的5个学科获得立项，市中医局共拨付第一批次资助经费386万元。

（刘楠）

【中医医师规范化培训】5月，市中医局组织并顺利完成1141名考生的中医医师规范化培训结业考核工作，1110名考生顺利通过了结业专业理论考核和临床实践能力考核，考核通过率97.28%。开展中医全科规培重点专业基地建设及规培基地飞行检查，提升中医规培质量。7月，开展年度中医医师规范化培训招录工作，全市共招生中医学员122名，同时根据北京市政府的统一安排，接纳海南省和河北省雄安新区中医规培学员6名。

（江南）

【全国中医学术流派传承工作室第二轮建设项目验收】6月30日，市中医局召开北京市全国中医学术流派传承工作室第二轮建设项目验收会，燕京赵氏皮科流派传承工作室、燕京刘氏伤寒流派传承工作室均以考核优秀的成绩通过验收。

（刘骅萱）

【中医药传统技能传承工作室新增立项】7月14日，

市中医局对李少波中医药传统技能传承工作室等9个中医药传统技能传承工作室进行立项建设，加快中医药传统技能型人才培养。

（刘骅萱）

【开展中医药知识产权护航行动】7月，市中医局与市知识产权局联合印发《北京市中医药成果转化和保护示范建设项目管理办法》《北京市中医药成果转化和保护专家库建设与管理办法》，并联合遴选出首批14家以高校、中医医疗机构为主体的中医药科技成果转化和知识产权保护试点建设单位，5家以中药、中医医疗器械企业为主体的试点建设基地，在2023年服贸会中医药主题日上，两局共同为试点建设单位和试点建设基地授牌。

（林文慧）

【完成首批"中医药知识产权专管员"专项培训】年内，市中医局在国内率先开展中医药知识产权专管员专项培训，8月，完成首批来自北京地区二三级中医医院、综合医院的43名"中医药知识产权专管员"专项培训。在完成包括知识产权基础知识、相关政策、管理体系、成果转化思路与流程、思维拓展5个模块共40学时学习的基础上，对本单位中医药科技成果转化和知识产权保护情况进行调研，分析优势与不足，以更好规划和推动本单位相关工作开展，同时开展典型案例分析及学习论文撰写等，通过多种学习形式促进学员深入思考，将所学应用于工作实践。开展以路演为主要形式的实践考核，针对医疗机构常见成果类型进行宣传推介，强化专管员实践能力，真正建设一支具备知识产权全流程工作能力的中医药领域人才队伍。

（林文慧）

【完成北京市中医药科技发展资金项目立项】8月，市中医局完成2023年北京市中医药科技发展资金项目立项评审，共立项137项，下拨资助经费400万元，重点支持开展重大疑难疾病、急危重症和新发突发传染病等循证临床研究，以及中医药传承、理论创新、诊疗设备研发、中药创制、信息化及大数据管理等研究。

（刘楠）

【完成首发专项（中医药类）2024年项目评审】8月，市中医局组织编制《首都卫生发展科研专项（中医药类）2024年申请指南》，并于9月至11月间配合市卫生健康委完成了项目申报材料形式审查及立项评审。12月，共有143个中医药类项目进入立项公示。

（刘楠）

【开展中医药文化带和文化圈建设行动】9月至12

77

月，市中医局举办永定河中医药文化节、北宫中医药文化节、西山中医药文化季、黄松峪长城百合康健文化节等中医药文化宣传活动。打造一体两翼文化节（地坛中医药健康文化节、运河中医药文化节）品牌，形成若干中医药文化带和文化圈，利用好中医药文化宣传平台，提升市民中医药文化素养，形成北京中医药文化传播体系。

（江 南）

【**中医药健康文化素养水平调查**】9月至12月，市中医局按照国家中医药管理局与国家卫生健康委联合下发的《关于开展〈2023年中国公民中医药健康文化素养调查工作〉的通知》相关要求，共完成国家抽样的北京市8个调查点的数据收集工作，为2023年中国公民中医药健康文化素养调查提供北京市相关数据。

（江 南）

【**中医药文化资源调查**】10月，市中医局组织专家对2019年度北京中医药文化资源调查专题项目进行结题验收，有10个项目为优秀等次，8个项目为良好等次，23个项目为合格等次，其余为限期整改项目。启动2023年度转化项目征集，并制定申报指南，共资助16个项目，每个项目经费3万元。

（江 南）

【**京津冀"扁鹊杯"燕赵医学研究主题征文**】11月，市中医局联合河北省中医药管理局、天津市卫生健康委开展"扁鹊杯"燕赵医学研究主题征文活动。共计收到投稿185篇，优选推荐60篇进入专家评审、择优刊发。

（江 南 荣岩龙）

【**初步制定《北京市中医药人才托举工程（新125工程）实施方案》**】11月，市中医局初步制定《北京市中医药人才托举工程（新125工程）实施方案》，以"五突出、五匹配、五牢固"为原则遴选优秀青年中医药人才。方案旨在建立健全北京地区毕业后教育、继续教育有机衔接的中医药人才培养体系，培养一批中医药理论和文化素养优良、中医药临床诊疗技术出色和传承创新能力突出的优秀人才，建立未来中医药领军人才队伍和储备库。

（申 文）

【**开展"以医统药"全行业培训**】12月，市中医局开展"以医统药"全行业培训，临床中医师人人普及、人人掌握与临床疗效息息相关的中药学相关知识，开拓中医促进中药，中药服务中医的新局面。线上线下共1万余名中医医师参加培训。

（林文慧）

【**北京中医药薪火传承"3+3工程"年度立项**】年内，市中医局完成年度传承室站的申报与立项。新增7个两室一站、26个基层老中医工作室、2个室站分站。至此，共建立"3+3"工程两室一站186个、基层老中医传承工作室117个、室站分站129个。

（刘骅萱）

【**开展中医药文化体验活动**】年内，市中医局分别在儿童节、端午节、中秋节、重阳节期间，组织全市百个中医药健康文化体验馆和21家区属中医、中西医结合医院共同举办社区百姓中医药文化活动，以每天360秒学习中医药文化知识、360度展示中医药传统文化、360个触点触达中医药智慧、360行参与到中医药文化传承、360个网红打造中医药传统文化传播矩阵，为群众提供科学、权威、综合、便捷的中医药健康生活服务。

（江 南）

【**中药质量追溯体系建设**】年内，市中医局开展中药饮片质量追溯体系建设，探索建立中药饮片全程追溯与质量监管服务平台，建立来源可查、去向可追的饮片质量追溯链。截至12月，已纳入北京23家饮片企业，实现130余个药材、166个饮片品种的溯源。编制北京市中药饮片质量追溯相关标准，北京中医药学会作为团标发布，并编写配套的北京中药饮片追溯体系实施细则，面向北京市中药饮片生产、流通企业和医疗机构，通过线上线下相结合的方式开展中药饮片追溯的推广使用和相关培训。

（林文慧）

【**推进中医药健康文化旅游**】年内，市中医局与市文旅局联合推出8条融观光休闲、中医药文化、中医药康养于一体的中医药健康旅游路线。联合开展中医药健康旅游资源对接会，推介中医药文化旅游示范基地和旅游路线，促进优质中医药旅游产品走向市场。在第十五届地坛中医药健康文化节发布并进行网上宣传推介，浏览量120余万人次。举办第六届（北京）中医药健康旅游主题辩论赛，307支代表队参赛，选出10位优秀辩手推选为"北京市中医药健康旅游使者"，在服贸会中医药主题日上进行"北京市第二批中医药文化旅游使者"颁绶带仪式。

（林文慧）

【**推进中医药继续教育导航工程实施**】年内，市中医局深化管理体系改革，进一步完善北京市中医药类人员继续教育项目管理以及学分传导的分段式管理联动机制。推进北京市中医药行业培训师资库建设。按照分层分类评价模式，评选北京市中医药继续教育品牌项目和精品课程104项。10月，启动2024年北京市中医药继续教育项目申报工作，评审通过年度继续教育项目307项。

（江　南）

【中医馆骨干人才培训】年内，市中医局面向基层中医药人才开展2023年中医馆骨干人才培训项目。11月，完成648人次的相关课程培训。

（申　文）

【推进全市中药种植工作】年内，市中医局将中药种植与全市生态涵养区建设、乡村振兴等重点工作有效结合，联合市农业农村局等相关委办局、相关科研院所和高校等，启动制定北京中药种植"三创"（文化创意、产业创新、农民创业）工程实施方案。12月，举办中药种植高级研修班，邀请中药种植、园林、中医药文化旅游、中医药文化等方面专家参加，共同完善编制《中药资源布局指引》《林下种植中药品种指引》《中医药健康旅游指引》《中医药文化科普指引》等10部指引，科学、规范、有序、多样化发展全市林下中药材种植。

（林文慧）

中医对外交流与合作

【中医药创新转化核心竞争力人才培养系列培训】4月27日，市中医局举办首都中医药创新转化核心竞争力人才培养系列培训——中药新药开发与转化专题培训会。大会围绕战略引领赋能、中医思维驱动、经验传承三个板块进行交流，邀请行业领域专家进行医疗机构制剂审批政策法规解读、中医原创思维指导下的中医药科技成果转化、知识产权保护与转化管理模式与流程、医疗机构中药制剂向新药转化的技术分析等专题经验分享。高校、中医科研机构、医疗机构及研发企业200余名代表参加培训。

6月15日，举办首都中医药创新转化核心竞争力人才培养系列培训（第二期）——中药新药与设备研发专题培训会，分享中医药知识产权保护、医疗机构制剂的规划与研发、中医药传承创新与成果转化、中医药科技成果转化为标准的路径等内容，高校、中医科研机构、医疗机构及研发企业140余名代表到会。

（荣岩龙）

【中医护理国际化推进会】6月13日，市中医局举办第十届北京中医护理国际化推进会。会议以"让情志护理彰显中医特色"为主题，邀请韩国、马耳他、泰国、新西兰、马来西亚、以色列、伊朗、中国澳门等地跨学科专家及北京市40余家医院300余名护理人员参会，共同分享中医护理前沿科研成果及实践，加速中医护理国际化。会议同步线上直播，

近2000人观看。

（荣岩龙）

【"北斗七星"谈《本草纲目》专辑活动】6月21日，市中医局举办"北斗七星"谈·朝阳区亮马河水岸经济带国际友人说中医药（传统医药）之《本草纲目》专辑活动。来自"一带一路"沿线多个国家和地区的国际友人，用英、法、俄等多种语言解读中医经典《本草纲目》选段，通过说唱、舞蹈、书法等艺术形式，展现中医药及中国传统文化的魅力。

（荣岩龙）

【中医药国际交往功能建设高端人才培训】6月28日至30日，市中医局举办国际交往中心功能建设素质提升——中医药国际交往功能建设高端人才培训班。邀请中医药领域从事国际交流、国际传播、国际医疗服务等领域18位专家，采取集中培训、现场观摩、分组交流等形式，培训中医药服务国际交往相关政策、服务标准及典型场景案例，提升中医药相关机构服务于国际交往中心建设能力。来自各区县卫生健康委主管部门领导、各级中医机构近百名学员参加培训。

（荣岩龙）

【全球数字经济大会·智慧中医药论坛】7月6日，市中医局、市科协联合承办，市中医药对外交流中心、北京中医药学会等共同协办2023年全球数字经济大会唯一聚焦中医药数字化发展的论坛——智慧中医药论坛。论坛以"守正创新·数智赋能·智慧中医药"为主题，近300人参会。论坛上首发"中医药健康领域数字建设成果案例"，为北京中医药数字化转型联创基地揭牌，发起成立中医药数字化健康产业共同体。

（荣岩龙）

【接待马里共和国锡卡索省代表团访问】7月11日，马里共和国锡卡索省副省长伯纳德·库里巴利（Bernard Coulibaly）等一行六人访问北京市中医管理局，就北京-锡卡索两地传统医药合作事宜座谈。代表团先后访问首都医科大学附属北京中医医院、北京市中西医结合国际会诊中心、北京同仁堂股份有限公司大兴分厂等单位，就中医药传统技法、远程会诊、产业发展及大数据等议题展开研讨。

（荣岩龙）

【服贸会健康卫生板块中医药专题展区系列活动】9月2日至6日，市中医局主办、市中医药对外交流与技术合作中心承办2023年中国国际服务贸易交易会健康卫生服务专题中医药专题活动。本届中医药专题展区以"推动实现中医现代化，促进人类共同健康"为主题，展示区域近2000平方米。参展参会代表来自23个国家、19个省（自治区、直辖市），线上线下参展

机构150家，接待观众约6万人次，体验2万余人次。

服贸会期间，举办2023中国国际服务贸易交易会中医药主题日启动仪式暨第八届海外华侨华人中医药大会、中医药健康产业国际智库论坛、北京中医药创新发展论坛、2023年传统医药文化国际会议、民族医药特色技法分享交流会、中国中医药50人峰会（北京）论坛。签署"中巴传统医药合作项目"等16项合作协议，发布《北京中医药标准化发展报告》《针灸临床实践指南及技术操作规范》《中医健康养老护理员服务规范》等14项标准。

（荣岩龙　林文慧）

【中医药科技成果转化共性技术人才培训会】11月8日至9日，市中医药对外交流与技术合作中心主办、北京中医药学会承办中医药科技成果转化共性技术人才培训会。会上解读政策法规、培训公共知识、强化实务技能、分享成果案例，交流学习成果转化过程中的关键技术，并组织学员实地参观考察，近100人参加培训。

（荣岩龙）

【中医药统计和信息化骨干人才培训班】11月22日至24日，市中医药对外交流与技术合作中心主办、北京中医药学会承办中医药统计和信息化骨干人才培训班。会上从政策法规与公共知识专题、综合统计专题、中医药信息化专题进行理论培训，组织学员到北京中医医院顺义医院智慧药房、智慧病房与数据中心实地参观交流，300余人参加培训。

（荣岩龙）

【2023中医药传承·北京论坛】12月16日至17日，北京中医药学会、市中医药对外交流与技术合作中心、首都医科大学中医药学院等单位共同主办2023中医药传承·北京论坛，为首批"三名"传承工作室及名医门人、传人传承工作站颁牌，启动孟河医派"新时代"南北医家融合发展工程，打造中医流派赓续传承新范式；市中医局与北京语言大学签署战略合作协议，成立首都中医药文化国际传播指导中心。大会同期设置八大主题分论坛。4万余人线上同步观看。

（荣岩龙）

【2023海外华侨华人中医药四季大会】全年持续举办2023海外华侨华人中医药四季大会8场次，建立与海外华侨华人密切联系、合作共享发展机制，守住传统，做好传承，加强传播。

（荣岩龙）

卫生应急

【概述】2023年，全市卫生应急系统顺利实现新冠病毒感染"乙类乙管"后疫情防控平稳转段，固化了疫情期间院前医疗急救系统平急结合转换机制，高效完成"23·7"特大暴雨灾害和北京地铁昌平线"12·14"列车追尾事故等各类突发事件紧急医学救援。圆满完成春节、清明节、"五一"、端午节、"十一"等重大节假日卫生应急保障任务和中、高考等各类考试医疗卫生保障工作，全力推进日常卫生应急工作，持续提升做好"四个服务"的能力和水平。北京市通过国家"突发公共卫生事件管理信息系统"报告的分级（一般及一般以上级别）突发公共卫生事件19起，均为一般级别，合计发病171人，无死亡，未发生特别重大、重大、较大级别突发公共卫生事件。19起事件分别为：霍乱病例报告10起，发病11人；其他感染性腹泻病2起，发病102人；猴痘报告4起，发病6人；新冠事件报告1起，发病31人；非职业性一氧化碳中毒事件2起，发病21人。以上事件均得到及时有效处置，并按时进行网络直报。全市120院前急救力量共完成突发事件紧急医疗救援任务2404起（1死3伤及以上），出动车辆3379车次，转送伤员6432人次，及时有效救治突发事件受伤人员，保障城市正常运行和社会稳定。

（曹昱）

卫生应急体系建设

【卫生应急宣传】5月12日是第15个全国防灾减灾日，市卫生健康委联合市疾控中心、北京急救中心和北京广播电视台《健康520》栏目，共同推出2023年"全国防灾减灾日"暨卫生应急宣传进万家主题宣传活动，宣传卫生应急管理、防灾减灾法律法规和常识，提升全民卫生应急意识，提高首都防灾减灾救灾能力。

（李林）

【组织开展卫生应急系列培训】9月4日至13日，由市卫生健康委应急办主办，市公共卫生应急管理中心承办，北京急救中心协办，在中共北京市卫生健康委员会党校连续举办2023年全市院前医疗急救高级研修班、卫生应急队伍培训班和卫生应急管理干部高级研修班。全市各区卫生健康委分管应急和院前医疗急救工作的主管领导，市中医局、市医管中心、市级公共卫生机构和相关医疗机构的有关业务人员共190余人参加上述系列培训。

11月13日至15日，市卫生健康委举办2023年全市卫生应急预案培训班，来自全市各区卫生健康委，市、区两级医疗卫生机构主管卫生应急工作负责人共100余人参加。

（李伟达）

【组织开展卫生应急演练】9月21日，由国家卫生健康委、国家疾控局联合指导，天津市、北京市、河北省卫生健康委共同主办，天津大学应急医学研究院、蓟州区人民政府协办的"2023年京津冀卫生应急综合演练"在天津市蓟州区举办。京津冀三地共26支卫生应急队伍、400余人、80余辆各类卫生应急工作及保障车辆、2架救援直升机参与演练，其中北京市卫生健康委员会组织中日友好医院、北京疾控中心、急救中心等8个单位参演人员119人、车辆27台。同时，北京市卫生健康委员会还参与了市应急局、市气象局和市消防救援总队等相关部门组织的专业演练活动。

（李伟达）

【模块化卫生应急队伍建设】11月12日至13日，市卫生健康委在顺义区开展"2023年度北京市卫生应急模块化队伍综合应急演练"，演练采用无脚本实战拉动和数字化桌面推演的方式进行，北京急救中心、市疾控中心、北京大学第三医院、北京安定医院、北京朝阳医院、北京地坛医院、北京天坛医院、北京积水潭医院及市公共卫生应急管理中心共78人参加。演练活动邀请国内应急管理领域知名专家现场观摩，第三方研究机构专家团队全程同步开展考核评估，所有参演单位当日进行复盘总结。11月14日，市卫生健康委在顺义区举办2023年度卫生应急模块化队伍建设专题培训班。各区卫生健康委、经开区社会事务局、市级相关医疗卫生机构的近千名专业人员通过线上及线下方式参与培训。

（李 林）

【举办京津冀卫生应急演练暨知识技能大赛】12月5日至6日，北京市卫生健康委员会与天津市卫生健康委员会、河北省卫生健康委员会共同组织开展2023年京津冀卫生应急演练暨知识技能大赛，来自北京市、天津市、河北省卫生应急系统的200余人参加本次活动。

（赵亮宇）

【持续推进卫生应急体系建设】年内，市卫生健康委印发《关于进一步加强卫生应急体系建设的通知》，对队伍建设、培训演练和预案修订等相关工作提出要求；编制印发《突发事件卫生应急预案管理实施细则》，对预案管理的原则、目标、分类、编制修订、审查备案、宣传培训等进行明确规定。加强对市、区两级有关单位的指导，编制市、区两级突发公卫事件应急预案和突发事件紧急医学救援预案汇编。梳理突发事件应急指挥体系及机制建设相关材料，印发进一步加强突发事件卫生应急信息报送工作的通知，组织开展突发事件信息报送专项工作调研。完成对市突发公共卫生事件应急指挥部领导成员和成员单位名单更新，印发各成员单位，并报市应急委员会办公室备案。以专项指挥部办公室名义印发《北京市疫情防控应急机制落实工作措施》，固化有关部门疫情防控应急机制；印发《北京市猴痘疫情防控应急预案》，规范猴痘疫情应对处置工作。

（李伟达）

【完善公共卫生医用应急物资保障体系】年内，市卫生健康委印发《北京市卫生健康委员会关于印发市级公共卫生医用应急物资储备目录（清单）2023版的通知》[以下简称《目录（清单）》]，进一步完善本市公共卫生医用应急物资保障体系，全面提升重大突发公共卫生事件应对能力。建立完善市、区两级公共卫生医用物资储备工作机制。组织工作群，制作通讯录，明确任务单，确保市、区两级公共卫生医用物资储备工作组织周密、责任明确、交流方便。指导各区、各单位参照《目录（清单）》，结合本区、本单位实际需求，完成本级目录（清单）的修订工作。制定《公共卫生应急物资储备管理工作专项督导检查方案》，组织对各区卫生健康委（含北京经济技术开发区社会事业局）、相关医疗卫生机构公共卫生应急物资储备管理工作进行专项督导检查，以检查促落实、促改进、促提升，切实做好应急储备。

（李 林）

院前医疗急救

【举办北京市急救主题宣传活动】11月21日，由北京市卫生健康委员会主办，北京急救中心承办，北京师范大学协办的急救主题宣传活动举办。来自北京市社会急救能力提升工作领导小组成员单位，市、区卫生健康部门及院前急救机构，北京市社会急救培训工作专家委员会，各重点公共场所行业领域的270余人参加活动。活动以"关爱生命 救在身边 共建健康北京"为主题，在北京师范大学设主会场，在北京急救中心120调度指挥中心设分会场。期间，发布北京市重点公共场所自动体外除颤器（以下简称AED）电子地图，实现AED电子地图与北京120调度指挥系统联通。

（武　鑫）

【提升院前医疗急救服务能力】年内，市卫生健康委组织修订并印发《北京市院前医疗急救服务相关标准及规范（修订版）》，进一步规范院前医疗急救服务相关工作。开展急救分中心、院前急救人员队伍基本情况调查，开展现场调研、专题座谈交流、专项调度，督促相关区加强急救分中心、院前急救人员队伍建设，持续提升院前医疗急救服务能力。持续开展院前医疗急救服务指标监测，指导各区优化完善院前医疗急救设施空间布局。各区根据指标监测情况及辖区实际填平补齐，完善急救网络建设。新增海淀区凤凰岭急救工作站、阜石路急救工作站和厂洼急救工作站，满足市民院前急救需求。石景山区、大兴区、昌平区、西城区分别优化调整1处，朝阳区优化调整4处急救工作站，辖区内急救设施的空间布局不断完善。全市呼叫满足率稳定在98%以上，急救反应时间缩短至12分钟左右，服务满意度稳定在99%以上。

（武　鑫）

【建立院前急救平急结合转换机制】年内，市卫生健康委持续督促各区多种途径补齐补足院前急救人员，建立平急结合的院前急救队伍。以市突发公共卫生事件应急指挥部办公室名义印发《北京市疫情防控应急机制落实工作措施》，固化疫情期间院前医疗急救系统平急结合转换机制。落实120应急调度坐席储备，各区结合所辖急救站点数量及人员配置要求，按照日常急救与应急储备1∶1的标准，落实人员队伍储备。采取线上线下的方式，对应急储备医务人员及调度人员开展"平急结合"岗前培训。

（武　鑫）

【推动健全非急救医疗转运体系】年内，北京市院前医疗急救与非急救医疗转运服务分类调派、分类管理的格局初步形成。在此基础上，市卫生健康委继续推动完善非急救医疗转运体系，牵头起草非急救医疗转运服务管理办法。持续收集了解其他省市非急救转运相关工作开展情况；深入有关单位、部分区及有代表性的省市实地调研；多次组织相关部门、

单位召开专题会协调推进；组织人大代表、法律专家、院前院内专家、群众代表等座谈交流，广泛吸纳各方面的意见建议。起草《北京市非急救医疗转运服务管理办法（试行）》，书面征求相关委办局、有关单位意见，通过官方网站向社会公开征集意见，按程序组织开展简易程序及普通程序风险评估，持续动态修改完善。

（武　鑫）

【推进社会急救能力建设】年内，市卫生健康委推进《北京市重点公共场所社会急救能力建设三年行动方案（2021年—2023年）》落实，建立定期通报制度，持续推动重点公共场所行业主管部门、各区政府加强AED配置和急救培训。经过各区、各部门三年协同推进，完成重点公共场所配置AED等急救设施设备5347台，正式发布北京市重点公共场所AED电子地图，实现AED电子地图与北京120调度指挥系统联通。印发《关于加强全市社区卫生服务机构社会急救能力建设的通知》，对社区卫生服务机构AED配置和社会急救培训工作做出工作部署，提出具体要求。北京急救中心开展高风险岗位人员AED使用技能培训5346人次，在《健康》杂志发表专题科普文章《救命神器你会用吗》，进行AED普及宣传。已配置的AED和培训的人员多次成功抢救公共场所突发心脏骤停患者。

（武　鑫）

【加强国内外交流合作】年内，市卫生健康委继续加强国内外交流合作，组织中以应急急救骨干培训，组织参加四个直辖市院前急救工作交流活动。接待上海市政府代表团、海南省卫生健康委、呼和浩特市卫生健康委等省市单位关于院前急救的考察调研。赴贵州省了解山地紧急医学救援体系建设成果，观摩卫生应急处置大型综合演练；组织赴上海开展非急救医疗转运服务工作调研；应邀组织相关单位赴内蒙古自治区指导第十四届全国冬季运动会的医疗卫生保障工作。

（武　鑫）

卫生应急保障

【清明节医疗卫生服务保障】3月16日，市卫生健康委印发《关于做好2023年清明节祭扫医疗卫生保障工作的通知》，要求各区、各单位在市清明指挥部和市卫生健康委统一指挥协调下开展清明节群众祭扫期间医疗急救保障工作，确保祭扫活动期间突发病人和突发事件群体伤病员得到及时、有效的现场救治和安

全转运。

祭扫高峰日期间，市卫生健康委应急办会同北京急救中心在八宝山革命公墓市清明指挥部进行现场应急值守，参加市领导工作调度会，按要求报送医疗应急保障工作信息。3月25日0时至4月3日24时，全市院前急救系统共接听电话48279次，派车24430次，日均值班车数432组。完成清明祭扫相关任务5起。

（武 鑫）

【天安门地区节日医疗卫生服务保障】"五一"节日期间，全市疾控系统每日安排流行病学调查、检验检测、消毒消杀等专业人员应急值守，累计1165人在岗值班，其中业务人员836人、行政人员329人，出动车辆24车次。全市院前急救系统每日安排约410辆救护车、3000余人提供院前急救服务。市卫生健康委应急办每日选派1名干部参加天安门指挥部现场值守和每日例会，负责医疗卫生服务保障的组织协调和指挥调度；每日安排10辆救护车在天安门地区现场应急值守，其中4月30日为做好天安门广场不清场服务保障，安排5辆救护车24小时现场值守。4月29日至5月3日，全市未接到突发公共卫生事件的报告。全市院前急救系统共接听电话19594次，派车9470次，开展突发事件紧急医疗救援48起，转运伤员98人。4月29日至5月3日，在天安门地区累计安排值班救护车51辆，其中负压救护车10辆；急救人员127人；现场救治22人，其中9名突发腹痛、脱臼等急症患者转运至医院。

中秋、国庆期间，每日选派1名干部参加天安门指挥部现场值守和每日例会，负责医疗卫生服务保障的组织协调和指挥调度；每日安排10辆救护车在天安门地区现场应急值守，其中9月30日为做好天安门广场不清场服务保障，安排8辆救护车在天安门广场24小时现场值守，同时在东西长安街观旗区各增加2辆救护车现场值守，全力保障观旗群众生命健康。9月29日至10月6日，在天安门地区累计安排值班救护车84辆；急救人员210人，累计救治70人次，圆满完成中秋、国庆期间天安门地区医疗卫生服务专项保障工作。

（武 鑫）

【端午节医疗卫生保障】6月22日至24日端午节期间，全市疾控系统每日安排流行病学调查、检验检测、消毒消杀等专业人员应急值守，累计709人在岗值班，其中业务人员498人、行政人员211人，出动车辆15车次。全市共接到1起突发公共卫生事件的报告。全市院前急救系统共接听电话17553次，派车7381次；开展突发事件紧急医疗救援39起，出动救护车46辆，转运伤员64人。

（武 鑫）

【组织应对"23·7"洪涝灾害】"23·7"特大暴雨灾害前期，市卫生健康委始终关注预警信息，及时启动预警响应，按照委领导部署安排迅速制定工作方案，协助成立市卫生健康委防汛卫生应急指挥部，设立"一办十二组"，处室负责人带头日夜坚守，全力做好指挥部办公室工作。统筹调度全市院前急救系统，120调度指挥中心设置涉汛专席，持续关注涉汛失联地区电话呼救信息。2辆全地形特种救护车及1辆水陆两用担架车提前部署至受灾最严重的房山区、门头沟区，市、区23个救护车组随时做好支援准备。全市共133个救护车组567名急救人员投入防汛救灾，北京急救中心累计支援房山、门头沟、昌平3个重点区174人。警医联动、院前院内衔接、跨区支援、地空一体转运伤病员，共转运涉汛相关伤病员近3400人次，其中年龄最大的98岁，最小的为刚出生几个小时的双胞胎新生儿。同时，保持了全市平均急救反应时间稳定在常态12分钟左右。

（李伟达）

【中高考医疗卫生保障】年内，市卫生健康委做好2023年中高考医疗卫生服务保障工作，制定《北京市卫生健康委员会2023年高考、中考医疗卫生保障工作方案》，扎实开展疫情防控工作，统筹部署急救力量，提供急救医疗保障服务。高考期间，市卫生健康委工作人员参加市考试局际联席会组织的值守工作，组织全市累计80辆专项保障救护车及1509辆日常值班救护车全力做好紧急医疗救援保障工作。6月7日至10日，120调度指挥中心"高考保障专席"累计接听高考相关电话2次，派车2次。未收到高考相关突发事件紧急医疗救援及疫情信息报告。6月24日至26日中考期间，120调度指挥中心"中考保障专席"接听中考相关电话共4次，派车4次，无中考相关突发事件紧急医疗救援。

（武 鑫）

科研与教育

【概述】2023年，北京市医疗卫生机构新立项科研项目7998项，获科研经费40.96亿元；有国家临床医学研究中心23个。首都卫生发展科研专项持续支持124家医疗卫生机构494个项目开展心脑血管、肿瘤、神经系统等34个西医和中医学科领域的研究，全年财政资助经费1亿元。国家住院医师规范化培训基地33个、协同医院16家。获批国家和市级继续医学教育项目3130项，完成医防融合全员培训和2023年全员必修项目培训；开展各类基层卫生人员培训3万余人次，以岗位胜任力为导向的毕业后教育体系和继续医学教育体系不断完善。全市未发生实验室生物安全重大事件。

（刘　颖）

科研管理

科研项目管理

【印发首发专项变更管理规定】6月6日，市卫生健康委规范完善临床研究项目的实施变更规则，按照项目负责人可自主决定的变更、需报质控中心评估的变更和需报市卫生健康委审核的变更分级管理，下发《关于做好首都卫生发展科研专项立项后变更管理的通知》。在确保项目变更不影响科学性且符合伦理要求的条件下，发挥北京市临床研究质量促进中心作用，赋予项目承担单位和科研人员更大自主权。

（王　岩）

【临床研究规范管理试点】7月12日，市卫生健康委发布《关于印发2023年医疗卫生机构研究者发起的临床研究监督检查要点的通知》。12月6日，发布《关于印发北京市医疗卫生机构研究者发起的临床研究监督检查内容及判定原则（试行）的通知》。年内，按照试点工作安排，首次对100项研究者发起的临床研究项目开展了现场监督检查。

（白　冰）

【认定全行业应用型研究项目为省部级项目】8月2日，市卫生健康委发布《北京市卫生健康委关于北京市卫生健康全行业应用型研究项目级别认定的通知》，认定医疗卫生机构专业技术人员开展首都卫生发展科研专项等全行业卫生健康专项资助科研项目，开展应用型研究的，在本单位职称晋升、岗位聘用、考核评估等工作中应按照省部级项目予以认定。

（王　岩）

【发布首发专项2012—2022年十大成果】9月，服贸会健康卫生服务专题的重点活动"2023公共卫生高峰论坛"期间，市卫生健康委发布《首都卫生发展科研专项2012—2022年十大成果》，展示胶质瘤、白血病、脑血管病、肾病、结直肠癌、乙肝、慢病等疾病的诊断、治疗、管理等创新成果，包含北京市神经外科研究所江涛团队、北京大学人民医院黄晓军团队、首都医科大学宣武医院吉训明团队等新晋院士研究团队的研究成果。

（王　岩）

【开展首发专项2024年项目申报评审】年内，市卫生健康委发布《关于开展首都卫生发展科研专项2024年申报工作的通知》，申报指南进一步明确了以聚焦提升疾病临床诊疗应用效果为总体目标，在广泛征集5000多条研究需求建议的基础上，组织300余位专家制定项目重点研究方向，完成1624个申报项目的形式审查、函评、会评工作，拟立项西医、中医、公共卫生及青年项目共591项，支持财政经费2.4亿元。

（王　岩）

【实施首发专项在研项目三级质量控制】年内，市卫生健康委继续实施首发专项项目自查、单位核查、专家稽查三级质量控制工作，提升研究实施质量。在项目组开展自查的基础上，组织36家北京市临床研究质量促进中心对493项2022年首发专项在研项目开展单位核查及现场指导。关注项目实施过程的规范性、真实性及科学性，对发现问题提出整改意见，制定修改和完善措施。

（王　岩）

【设立首发全科与社区专项】年内，市卫生健康委加强全科和基层创新能力，与首都医科大学全科医学与继续教育学院、北京市社区卫生协会联合设立首都卫生发展全科医学与社区卫生科研专项，发布《关于设立首都卫生发展全科医学与社区卫生科研专项的通知》，分为院校类和基层类，立项46个项目，支持经费112万元。

（王　岩）

【市属医学科研院所第五批公益发展改革试点项目立项实施】年内，市卫生健康委完成北京市属医学科研院所公益发展改革试点项目（第五批）立项工作。共立项11家单位15个项目。支持财政经费11672万元。

（白　冰）

【印发知识产权管理工作指南】年内，市卫生健康委会同市知识产权局联合印发《首都卫生健康领域知识产权管理工作指南》，内容涉及卫生健康领域知识产权的方针和目标、组织管理、文件管理、知识产权的创造、运用和保护管理、配套管理、资源保障等章节，以及知识产权管理工具包。

（王冯彬）

【印发提升北京市临床研究水平若干措施】年内，市卫生健康委会同市科委中关村管委会等8个委（办、局）印发《关于进一步提升北京市临床研究水平若干措施》及配套任务分工方案，部署8方面32项工作措施，系统提升临床研究水平，强化源头创新和产业支撑能力。

（乔正国）

【建立全流程临床试验效率监测体系】年内，市卫生健康委建立临床试验全流程监测体系，对30家研究型病房建设示范单位开展临床试验效率监测，并对监测结果进行通报反馈，推动提升医疗机构临床试验质量和效率。

（乔正国）

【开展首届首都医学科技创新成果转化优促计划】年内，北京市医药卫生科技促进中心计划并实施首届首都医学科技创新成果转化优促计划，征集首都三级（含）及以上医院优质临床创新项目405个，涵盖68家医疗机构、30余个医院重点专科方向。初审入选的60个项目中62%为临床急需。建立首个成果转化专家库，吸纳1420位专家入库，弥补产业类、投融资类、成果转化类等领域专家空白。

（梁亮亮）

医学伦理管理

【加强干细胞临床研究管理】7月、9月、12月，市卫生健康委联合市药品监管局开展国家干细胞临床研究机构备案及项目备案初审。截至年底，北京地区国家干细胞临床研究备案机构共有14家，成功备案的干细胞临床研究项目共有16项。

（白　冰）

【加强医学伦理管理】8月，市卫生健康委批复北京医学会成立北京市区域伦理审查委员会。10月31日，市卫生健康委发布《关于印发北京市深化医学伦理审查结果互认有关工作的若干措施的通知》。12月，联合河北省、天津市发布《关于实施京津冀医学伦理审查结果互认工作的通知》。年内，聚焦区域伦理委员会建设，伦理审查互认，伦理委员胜任力评估，研究者、伦理委员会委员及秘书规范化培训研究等立项支持6个伦理管理与审查质量提高项目。

（白　冰）

实验室生物安全管理

【强化实验室生物安全管理】3月，市卫生健康委印发《关于进一步做好人间传染的病原微生物实验室生物安全常态化监督检查工作的通知》，从严从实开展各级各类实验室生物安全监督检查工作。

（白　冰）

【实验室生物安全培训】5月，市卫生健康委组织开展生物安全二级实验室骨干人员培训，年内培训220人。9月，组织开展全市实验室生物安全培训，全市各级各类实验室负责人近千人参会。

（白　冰）

【专项督查实验室生物安全】年内，市卫生健康委布置9次实验室生物安全监督检查，各级各类生物安全实验室实现督查全覆盖。

（白　冰）

【高致病性病原微生物运输行政审批】年内，市卫生健康委办理并发放《可感染人类的高致病性病原微生物菌（毒）种或样本准运证书》（市内运输）821份，跨省运输初审46份，高致病性或疑似高致病性病原微生物实验活动初审9份。

（白　冰）

医学教育

毕业后医学教育

【紧缺专业人才培训】9月，市卫生健康委完成紧缺专业人才临床药师培训的招录，共招录193人。

（石菁菁）

【住院医师规范化培训】年内，全市有住院医师规范化培训专业32个，其中临床医学（含临床和口腔）专业29个、技术类专业3个；西医住院医师规范化培训基地33个、协同单位16家，专业基地323个

（不含协同），核定的三年培训总容量11725人。

全年共招录住院医师3441人（含住院医师1476人、专硕研究生1965人），其中委托培训人员1002人、自主培训人员474人、对口支援省份住院医师73人。在急需紧缺专业方面共招录468人，其中全科124人、儿科49人、精神科48人、妇产科49人、麻醉科100人、急诊科43人、临床病理科31人、重症医学科24人。

（石菁菁）

【动态管理住院医师规范化培训基地】 年内，市卫生健康委加强对住院医师规范化培训基地动态管理，开展基地评估工作。完成33个培训基地和16个协同单位的401个专业基地（含协同专业基地29个，北京市自设专业基地即：临床检验技师专业、康复治疗技术、住院药师基地共44个）实行分梯队差异化再认定，实行末位淘汰，1个专业基地和4个社区实践基地被取消资格，5个专业基地（含协同专业基地1个）限期整改。

（石菁菁）

【住院医师理论和临床实践能力考核】 年内，住院医师规范化培训（原第一阶段）结业理论笔试和临床实践能力考核共6744人次，其中理论考试32个专业3367人次、临床技能考核33个专业3377人次。理论考试及格3153人，临床技能考核及格3233人，总通过率90.12%，发放住院医师规范化培训合格证书（原第一阶段）3218个（累计32481个）。完成第二阶段技能考核47个专业1420人，1217人考核合格（累计18172人），通过率85.7%。

（石菁菁）

【开展指导医师培训】 年内，市卫生健康委开展市级师资培训42项，培训指导医师14058人次，较上一年度增加44.7%，专业基地覆盖面97.3%。

（石菁菁）

【接收对口支援地区代培住院医师】 年内，住院医师规范化培训基地接收对口支援的西藏、贵州、河北省雄安新区和海南代培住院医师83人，其中西医72人、中医11人，西藏14人、贵州47人、雄安新区3人、海南19人。在培代培住院医师258人（西医241人、中医17人）。119名代培住院医师（西医118人、中医1人）完成培训并考试合格获得培训证书。

（石菁菁）

【完善公共课程体系】 年内，市卫生健康委完善毕业后医学教育公共课程体系，开设公共课程53节，其中基础课程41节、应急培训课程12节，68705人次参加学习。共开展专业课1023节（含精品课程68节），

7134人次参加学习。

（石菁菁）

【公共卫生医师规范化培训】 年内，全市公共卫生医师规范化培训开设7个专业，培训基地招收2023级公共卫生医师规范化培训16人，在培医师34人。

（石菁菁）

【专科医师规范化培训】 2023级专科医师规范化培训招录171人。有专科医师规范化培训基地78个，在培专科医师426人。

（石菁菁）

继续医学教育

【全员必修项目培训】 4月3日至10月31日，市卫生健康委印发《北京市卫生健康委员会关于开展2023年全员必修培训的通知》，学员登录北京市继续医学教育数字学习平台进行在线学习，并将培训与继续教育考核达标挂钩。2023年全员必修培训授予市级继续医学教育Ⅰ类学分4分，内容涉及新型冠状病毒感染等传染病防控知识和首都卫生健康法律讲堂、"医案说法"法律沙龙两类内容，共培训277329人。

（冯雷）

【儿科精神科转岗培训】 年内，市卫生健康委印发《关于开展2023年精神科医师转岗培训工作的通知》《关于开展2023年儿科医师转岗培训工作的通知》《关于公布2022年精神科医师和儿科医师转岗培训合格人员名单的通知》。3月10日，召开北京市2023年精神科医师转岗培训启动会。年内，全市精神科医师转岗培训共招收25人，15人取得转岗培训合格证书；儿科医师转岗培训招收5人，全部取得转岗培训合格证书。

（冯雷）

【开展医防融合培训】 年内，市卫生健康委继续开展疾病预防控制机构、院前医疗急救机构和二三级医疗机构间的医防融合交叉培训，完成700人次培训。

（石菁菁）

【继续医学教育项目和学分管理】 年内，市卫生健康委公布2023年北京市第一、二批继续教育项目3130项，其中国家级1258项、市级1872项。申报2024年继续医学教育项目2104项。审核并公布全国性社团组织在京举办的省级一类学分项目和在京申报并许可发放证书的备案项目共43项、临时项目5项。督查59家单位117项继续教育项目（国家级56项、市级61项），督查合格率100%；学分审验105家医疗卫生机构，抽审4663人，审验合格4654人，合格率99.81%。

（冯雷）

基层卫生专业技术人员培训

【**基层卫生人员培训**】年内，全市培训社区卫生技术人员3万余人次，其中98名专科医生完成全科医生转岗培训。3.3万多名基层卫生人员报名参加社区卫生技术人员继续教育必修课程，参培率和合格率均达到99.9%。

（王凯峰）

【**乡村医生岗位培训**】年内，全市培训在岗乡村医生近3000人，共计162学时。培训重点为全科医学相关知识和内科常见疾病的临床诊疗、中医适宜技术治疗常见病知识。

（王凯峰）

【**免费定向培养乡村医学生**】年内，市卫生健康委依托首都医科大学为农村地区培养医学生，共招收55名农村订单定向医学生，137人顺利毕业充实到农村基层。

（王凯峰）

【**区级医院学科骨干培养**】年内，市卫生健康委为基层医院培养学科带头人和专业骨干，推动当地医疗技术水平进一步提高。全年全市招录99名区级医院学科骨干到三级医院进行一对一导师制培养。

（王凯峰）

【**助理全科医师规范化培训**】年内，市卫生健康委继续开展助理全科医师规范化培训。121人通过助理全科医师理论与技能考核，获得合格证书，回到各自所在基层岗位为当地百姓提供优质医疗和公共卫生服务。

（王凯峰）

综合监督

【**概述**】2023年，北京市卫生健康监督工作以持续规范医疗机构依法执业、打击非法行医、加强公共卫生监督检查为重点，以深入推进跨部门综合监管为契机，不断提高全市卫生监督执法水平和监督效能。2023年，全市共有卫生监督员1115名，全市开展卫生监督检查272897户次，行政处罚12214户次，罚款3969.5万元，没收违法所得172.28万元。圆满完成第三届"一带一路"国际合作高峰论坛、全球可持续交通高峰论坛等重要会议卫生监督保障工作；强化饮用水卫生监督，未雨绸缪保障暴雨汛情应急处置；持续开展打击非法行医行动；开展医疗机构"一站式"综合监管；开展各级各类公共卫生专项检查；推进信息共享协同开展医疗废物监管；牵头推进跨部门综合监管及"6+4"一体化综合监管；完成全市卫生健康综合监督培训工作；建立轻微违法免罚和初次违法慎罚制度；规范生活饮用水卫生监督检查标准；大力推进"一业一证"改革、"一证（照）通办"、修订《北京市公共场所卫生许可告知承诺管理办法》，持续优化营商环境。

（刘劲松）

综合监督体系建设

【**修订《北京市卫生健康行政处罚裁量细则》**】根据2022年4月7日《国务院关于修改和废止部分行政法规的决定》中关于《医疗机构管理条例》的修改，北京市第十五届人民代表大会常务委员会第二十九次会议通过的《关于修改部分地方性法规的决定》中关于《北京市实施〈中华人民共和国母婴保健法〉办法》的修改，以及北京市司法局依据《中华人民共和国人口与计划生育法》对市卫生健康行政部门"对托育机构有虐待婴幼儿行为的进行处罚"相关职权的调整，市卫生健康委组织市卫生健康监督所对《北京市卫生健康行政处罚裁量细则》部分条款进行修订，并于2023年1月5日经市卫生健康委第1次主任办公会审议通过。

（刘振华）

【**加强卫生健康首席监督员管理**】7月，为贯彻落实《加强首都公共卫生应急管理体系建设三年行动计划（2023—2025年）》，市卫生健康委印发《关于加强卫生健康首席监督员管理工作的通知》，对2023年卫生健康首席监督员队伍建设工作进行安排部署，强化首席监督员管理顶层设计，进一步完善首席监督员管理工作体系、机制和模式，提升全市卫生健康监督队伍综合素质，建立首席监督员不同专业工作组，完善首席监督员考核机制，开展"三个一"活动，即编制一本书、上好一堂课、开好一次研讨会。

（刘忠良　靳大力）

【开展卫生监督协管网格化管理工作培训】年内，市卫生健康委组织制定《卫生监督协管网格化管理工作方案》，召开全市卫生监督协管网格化管理工作培训会，各区卫生健康行政部门和卫生监督机构相关负责同志、24家试点社区机构卫生监督协管员代表共54人参加培训。

（李　怡　刘振华）

【完成全市卫生健康综合监督培训】年内，市卫生健康委对全市230名卫生监督员从行政管理、执法实务、公共卫生监督方面，分三期开展卫生健康综合监督培训。

（靳大力）

综合监督行政执法

【推进从业人员健康检查费用减免工作】3月，市卫生健康委会同市财政局、市市场监督管理局、市医疗保障局、市药品监督管理局，召开全市预防性体检开展从业人员健康检查费用减免工作会议，推动各区落实《关于进一步做好预防性体检开展从业人员健康检查费用减免工作的通知》中的各项要求，包括对所属行业从业人员的健康检查项目、纳入健康检查范畴的从业场所及人员范围、需要定点体检机构核验的材料等健康检查要求进行认定；确定并对外公示定点体检机构；结合本区实际确定健康检查方式，以补偿成本为原则合理确定补助标准，编制年度经费预算等。

（王晓菲　靳大力）

【开展全市预防接种监督执法工作】年内，市卫生健康委印发《关于印发北京市加强预防接种监督执法工作方案的通知》和《关于进一步加强九价HPV疫苗管理措施的通知》，组织全市卫生健康监督机构对全市开设预防接种门诊的各类接种单位和各疾病预防控制机构开展监督检查，重点检查疾病预防控制机构依法履职情况、接种单位预防接种情况等。6月17日至7月28日，全市各区共检查疾病预防控制机构21户次、预防接种门诊675户次、新冠疫苗接种点256户次，下达监督意见书333份。检查中发现存在问题单位13户次（其中儿童预防接种门诊2户次、狂犬病暴露预防处置门诊1户次、成人预防接种门诊10户次），实施行政处罚1户次，立案调查1户次，向其他部门移送案件线索1户次；开展市级督导22户次，重点检查视频工作会精神及相关通知传达情况及九价HPV疫苗规范接种情况，发现存在问题单位5户次。针对存在问题下达监督意见书督促接种单位整改到位。

（刘振华）

【集中空调通风系统专项监督检查】6月至9月，市卫生健康委组织开展集中空调通风系统专项监督检查。各级卫生健康监督机构对大型商场超市、医疗机构、办公楼写字楼、体育场馆、文化娱乐建筑等使用的集中空调通风系统进行监督检查，共检查1351户次，行政处罚32件，罚款30.2万元，总体合格率97.63%。同步完成《北京市集中空调通风系统卫生管理办法》立法后评估。

（姚晓芬　李　怡）

【游泳场所卫生监督专项检查】6月至9月，市卫生健康委开展全市夏季游泳场所卫生监督专项检查工作，共监督检查游泳场所1478户次，做出行政处罚174户次，其中警告158户次，罚款81户次，罚款39.03万元。主要存在的违法行为有未按规定对水质、用品用具等进行检测或检测结果不符合国家卫生标准，未取得卫生许可证擅自营业，使用未取得有效健康合格证明的从业人员等。通过专项工作推进游泳场所按照国标要求，设置泳池自动加药设备、在线监控设备等，提高水质自动化管理水平。

（姚晓芬　李　怡）

【生活饮用水卫生监督专项检查】6月至9月，市卫生健康委组织开展全市集中供水单位、二次供水单位等生活饮用水卫生监督专项检查。共检查二次供水、自建设施供水、简易自来水供水及乡镇公共供水11955户次，行政处罚339户次，罚款52.8602万元，合格率97.16%。其中二次供水监督检查7727户次，处罚190户次，罚款21.56万元；自建设施供水监督检查1597户次，处罚81户次，罚款31.3002万元；农村简易自来水供水监督检查2357户次，处罚68户次；乡镇公共供水监督检查274户次。

（姚晓芬　李　怡）

【打击非法医疗美容服务专项行动】6月至11月，市卫生健康委在全市开展打击非法医疗美容服务专项行动，开展非法医疗美容监督检查14880户次，其中监督检查医疗美容机构1010户次；抽查药品2296件次、医疗器械1442件次；行政处罚104件，其中警告17件，责令停业整顿11件。

（刘振华）

【自建设施供水突出问题整治】7月，市卫生健康委与市水务局、市住房和城乡建设委、市国资委联合印发《自建设施供水突出问题整治实施方案》。针对市民反映强烈的自建设施供水水质差、证件不齐全等问题，与水务等部门开展联合监督检查，要求自建设施供水消毒设施100%配备、制度证件基本齐全、运行管理基本规范、供水保障能力有效提高、市民的满意度有效提升。

（姚晓芬　李　怡）

【组织全市防汛卫生监督工作】7月至8月，为应对特大暴雨灾害引发的突发公共卫生事件和危害健康事件，组织全市卫生健康监督机构迅速响应，开展应急处置及专项监督检查。市级卫生监督机构迅速成立市级督导组，深入房山、门头沟、昌平等重点灾区开展指导支援，共督导各类供水单位、设施150处，督导医疗机构92家，给出工作建议150余条；依托首席监督员及业务骨干，及时组建60人的应急处置后备支援队伍，派出骨干力量支援门头沟区、房山区，累计走访、摸排675个村（社区）2281个点位，其中，生活饮用水供水设施1228个、医疗机构49个、公共厕所629个、垃圾桶（站）369个、居民安置点6个。区级卫生监督部门加大对辖区生活饮用水供水单位、医疗机构医疗废物管理及肠道门诊的监督检查力度，出动监督员5484人次、1997车次，开展监督检查8797户次，做出行政处罚46件。

（姚晓芬　李　怡）

【全球可持续交通高峰论坛卫生监督保障】9月25日至26日，2023年全球可持续交通高峰论坛在京召开，市卫生健康委协调统筹卫生监督力量对会场及周边一公里重点单位开展巡查保障工作。会前及会议期间，对国家会议中心开展生活饮用水、集中空调通风系统等的监督检查。结合日常监督及双随机工作，强化对国家会议中心周边重点单位监督检查，共检查35户次，其中医疗机构9户次、公共场所14户次（美容美发9户次、住宿场所3户次、其他公共场所2户次）、生活饮用水12户次，排查公共卫生安全隐患，确保城市层面公共卫生平稳有序。市、区卫生监督机构严格按照工作要求，做好应急准备工作，论坛举办期间未发生突发公共卫生应急事件，确保本次论坛顺利召开。

（姚晓芬　李　怡）

【完成国家卫生健康监督随机抽查】年内，全市卫生健康监督机构共承担国家随机监督抽查任务6120件，监督完成率100%、任务完成率85.52%、任务完结率100%。做出行政处罚330件，罚款10.2万元。

（姚晓芬　靳大力）

【开展医疗机构"一站式"综合检查】年内，市卫生健康委印发《关于开展医疗机构"一站式"综合检查试点工作的通知》，会同医保、药监、市场部门对北京同仁医院、中国医学科学院整形外科医院、民航总医院、海淀区妇幼保健院共4家三级医疗机构开

展"一站式"综合检查，进行综合指导。

（王晓菲　靳大力）

【抗（抑）菌制剂专项治理】年内，按照国家疾控局、中央网信办、最高人民检察院、工业和信息化部、公安部、市场监管总局、国家药监局等七部门签发的《关于开展抗（抑）菌制剂突出问题专项整治工作的通知》，市卫生健康委联合北京市相关部门共同开展抗（抑）菌制剂突出问题专项整治行动，监督检查消毒产品生产经营、使用单位2404家，抽查产品4722种，处罚7户，罚款12500元；检查消毒产品生产企业79家、消毒产品125种；检查消毒产品在华责任单位164家、消毒产品245种；检查消毒产品经营单位（超市、药店、母婴店等）399家、消毒产品1221种，责令改正1家，给予行政处罚5家，罚款合计6500元；检查消毒产品使用单位（医疗机构）1762家、消毒产品3131种，给予行政处罚2家，罚款合计3500元。开展抗（抑）菌制剂膏、霜剂型非法添加禁用物质专项抽检40种产品，其中不合格产品10种，不合格产品生产企业涉及4省份，均已函告属地卫生健康部门。

（刘振华）

【打击非法行医】年内，核查非法行医线索1984条，核查属实241条；查处非法行医320户次，做出卫生健康行政处罚263件，罚没款1907.75万元，没收器械4106件，没收药品61箱，移送公安部门及食药部门线索9件。

（刘振华）

医疗废物管理

【医疗废物管理专题调研和培训】10月，市卫生健康委联合市生态环境局对各区卫生健康部门、生态环境部门和医疗废物清运机构召开全市医疗废物工作专题会议，研究探讨规范管理措施。在此基础上，采取线上线下相结合的方式，对各区卫生健康委和医疗卫生机构约3000人进行专项培训。

（刘忠良　靳大力）

【重启医疗废物信息统计报表机制】年内，市卫生健康委结合全市医疗废物"小箱进大箱"及调整增加收运单位实际，修改完善《医疗废物信息统计报表》，在市卫生综合统计信息平台重启医疗废物信息统计报表机制。

（刘忠良　靳大力）

药械管理

【概述】2023年，切实做好药品和医疗器械合理使用和药品器械等物资保障工作，承担全行业合理用药、短缺药保障供应、落实完善基本药物制度、乙类大型医用设备许可等任务，与医保、药监等部门共同推动国家集采产品在北京市平稳落地。

（刘清华）

药事管理

【推动创新药品进入临床应用】6月25日，市卫生健康委下发《关于进一步促进国谈药品合理使用的通知》，督促医疗机构及时召开药事会，讨论创新药品进院事宜。9月14日，下发《促进医疗机构召开药事委员会督导方案》，督促各单位按照每季度不少于1次、每年不少于4次的频次召开医疗机构药事管理与药物治疗学委员会。全年，全市17个区159家二级及以上医疗机构共召开药事会522次，平均每家医院召开3次，药品遴选平均纳入46种新药。

（杨旸）

【牵头做好短缺药保供稳价工作】年内，持续开展医疗机构短缺药品供应监测，按季度上报国家卫生健康委相关工作进展，对监测发现的短缺药品，指导区卫生健康委及医疗机构开展分级应对和分类处置，及时答复12345、局长信箱等群众反映的药品供应问题。落实国家短缺药品清单和临床必需易短缺药品重点监测清单（以下简称国家清单）管理。

在依照国家清单调整北京市短缺药品标记基础上，对国家短缺药品信息直报平台日常新增产品进行严格比对，保持与国家短缺药品清单一致，执行直接挂网、议价采购政策。除苯巴比妥注射剂、地西泮注射剂、抗蛇毒血清注射剂、乙酰胺注射剂4种未挂网的药品外，基本供应正常，价格稳定。

2023年以来，全市17个区593家医疗机构通过直报系统报告短缺药品信息，均已妥善完成分类处置，未造成严重不良事件，没有负面舆情报道。积极配合医保部门核查处置短缺药品异常价格及配送问题。异常涨价产品如注射用盐酸博来霉素、巯嘌呤片2个产品，经核查、约谈，已降低挂网价格，下调幅度均超

过50%，有效促使产品价格回归合理水平。

（杨旸）

【推进医疗机构药事管理及合理用药】年内，市卫生健康委召开落实《北京市遏制微生物耐药实施方案》暨北京市细菌真菌耐药监测工作会，更新《北京市医疗机构抗菌药物临床应用分级管理目录（2023年版）》，严格落实分级管理制度，促进临床合理使用，遏制细菌耐药问题。

加强市、区两级药学质控中心建设，启用北京市药学质控监测平台，开展药学质控指标监测上报工作，通过及时分析反馈上报医院相关指标情况，督促各区、各机构提高辖区内医疗机构合理用药水平。启动2023年处方集中点评工作和2022年点评结果反馈工作。

下发《关于做好抗肿瘤药物临床应用监测数据上报工作的通知》，召开北京市抗肿瘤药物临床应用监测培训会，进一步加强肿瘤规范化诊疗管理，加强监测工作管理，确保上报数据及时、准确、完整。

制定《北京市药品使用监测和临床综合评价项目质量控制指南》，构建内外部标准可溯的药品临床综合评价三级质量控制体系，为各级质控主体科学、规范地开展评价项目质量控制工作提供标准化指导文件。开展抗新冠病毒药物的安全性和有效性研究，分析真实世界中阿兹夫定治疗新冠肺炎的有效性和安全性。协调北京市药监局等相关部门，共同开展北京地区产品的临床综合评价研究。完成第二、三批国家组织集采中选仿制药与原研药疗效与安全性评价研究，为政策完善提供参考。

（杨旸）

医疗器械管理

【药品耗材采购使用管理专项整治工作督查】9月至10月，市卫生健康委按照《北京市卫生健康委员会药品耗材采购使用管理专项整治工作方案》的要求，组织开展医疗机构药品耗材采购使用管理专项整治工作督查。组建由机关纪委、药械处、财务处、审计处、医政医管处及有关专家共同组成的4个专项督查组，以区域为单位进行现场督查。坚持问题导向，按

照检查明细，对抽查的二级及以上公立医疗机构药品耗材采购、使用、行风、廉政、审计管理等重点部门、重点制度落实、重点岗位管理、重大资金使用等开展督导检查。共抽查13个区和经开区的27家二级及以上公立医疗机构。

（周宝晖）

【推进医用设备许可与管理】年内，完成4期乙类大型医用设备评审工作，并网上公示。截至12月底，许可医疗机构乙类大型医用设备配置24台。转发乙类大型医用设备配置许可证副本发放情况，各区卫生健康委对所辖各有关医疗机构的设备备案、《大型医用设备配置许可证》持证、设备使用、人员配备和总结上报等事项进行监督管理。

（周宝晖）

【规范社会办医】年内，支持和促进社会办医规范发展，全面推进大型乙类医用设备许可中社会办医告知承诺制度，将自贸区乙类设备备案指南和办理程序加入市政务平台。落实"放管服"改革要求，发布关于调整乙类大型医用设备配置许可管理目录相关事项的通知。

（周宝晖）

【重症救治设备供应保障】年内，市卫生健康委及时掌握重症救治设备产品信息、企业信息，推动企业参与北京市设备招标工作。对供应不足的企业及时协调市经信局和市药监局共同联系企业供应。督促重症救治设备及时到货并投入使用，安排专人负责每日督办供应商到货情况，按照紧急程度有序安装，及时满足医疗救治需求。对北京市公立医疗机构医疗救治设备的安装使用情况进行梳理，形成关于北京市公立医疗机构医疗救治设备使用情况的报告。

（周宝晖）

【参加第六届进博会】年内，第六届中国国际进口博览会期间，市卫生健康委组建北京医药分团，按照北京交易总团要求，完成市属医院、经营企业与参展商的签约共61份，签约金额3.29亿美元。

（周宝晖）

食品安全标准管理与监测评估

【概述】2023年，食品安全工作坚持问题导向、目标导向，在全市持续开展食品标准宣传专题宣贯和营养科普活动。食品安全标准、监测评估、食品营养、信息化建设等工作取得新成效。

（张　婷）

食品安全标准管理

【食品安全宣传培训】6月2日和9月8日，市卫生健康委组织食品安全标准培训班2次，培训对象覆盖食品安全监管、卫生行政、食品生产企业及第三方检测机构，累计培训200余人。重点对《食品安全国家标准 食品中兽药最大残留限量（GB 31650-2019）》《食品安全国家标准 食品中农药最大残留限量（GB 2763-2021）》《食品安全国家标准 食品营养强化剂使用标准（GB 14880-2012）》等标准进行宣贯培训。

7月25日至28日，举办2023年食品安全标准宣贯会和食品安全标准大课堂，宣贯会采取线上、线下相结合的方式，来自食品安全监管部门、生产企业、餐饮机构、检测机构、行业协会等机构的食品安全标准使用者共9000多人参加，线上观看人次达6.7万。

10月14日至20日，在北京天文馆举办2023年北京市卫生健康系统食品安全宣传周活动，来自北京市第三十五中学、中国人民大学附属中学等学校师生和家长3000余人参加。食品安全宣传周期间，"食品四格漫画展"在北京天文馆专项展区进行为期一周的展示。漫画展围绕"食物的故事"选题，面向全市13个区中小学生，共收集5000多幅漫画作品，从中遴选出132幅优秀成果进行展示。同时，自制食品安全国家标准科普小课堂视频在北京日报社客户端、北京晚报微博、《京报网》健康专栏进行展播。

（张　婷）

【食品企业标准备案】年内，市卫生健康委共完成各类食品企业标准备案720份。组织全市卫生监督机构对部分企业的食品企业标准备案情况进行备案后核查。通过对大兴、密云、昌平、平谷、房山、经开区的食品企业备案机构核查，发现4个公司涉及的食品企业标准备案中有不符合法律法规、食品安全国家标准或者相关规定内容，要求企业按照核查结果对其食品企业标准进行修改和注销。组织开展即食冷链类食品企标备案后核查，并将有关情况通报市市场监管局。对全市出现的食品企业标准备案问题进行解答，同时统一全市备案标准，为各区出现的疑难问题提供技术支持。

（张　婷）

【食品安全地方标准】年内，市卫生健康委公开征集北京市食品安全地方标准制（修）订立项建议。未收到立项建议。

（张　婷）

食品安全风险监测评估

【食品安全信息化平台建设】2月，北京市食品安全综合信息平台正式上线。平台集标准查询、标准管理、风险监测、风险评估与研判于一体，实现了食品安全地方标准、风险监测及评估全链条信息化、标准化，同时设计了食品安全风险评估模块，为实现风险评估的数字化奠定基础，共386家医院使用该平台。

（张　婷）

【食品安全风险监测】年内，市卫生健康委完成食品安全风险监测4294件，其中化学污染物及有害因素监测完成17类2180件样品，食品微生物及其致病因子监测完成15类2114件样品。监测发现有4件样品检出兽药残留超标，其中强力霉素（多西环素）2件、恩诺沙星1件、甲硝唑1件；2件菜豆样品噻虫胺超标；1件圆白菜样品中氧乐果和2件芹菜样品中甲拌磷超标；3件淡水鱼样品检出恩诺沙星残留超标；1件熟制牛肝样品检出克伦特罗；3件样品中检出食品动物中禁止使用的药品孔雀石绿；3件预包装冷藏即食食品中检出单增李斯特菌。

（张　婷）

【食品安全风险评估】年内，市卫生健康委以国家区域公共卫生中心申报为契机，组织市疾控中心申请食品安全风险评估与标准研制特色实验室，完成申报材料上报。完成全国"两会"食物中毒风险评估报告1份。组织开展5项食品安全风险评估，分别为：中国食品接触用纸与纸板材料全（多）氟化合物迁移水平及其风险评估；北京市居民市售鸡肉中沙门菌定量风险评估；北京市售婴幼儿配方食品及婴幼儿辅食中呋喃类的污染特征及膳食暴露风险评估；北京市居民总膳食氯酸盐和高氯酸盐暴露评估；赭曲霉毒素A危害评估报告。

（张　婷）

老龄健康工作

【概述】2023年，北京市老龄健康工作适应当前人口老龄化日益严峻的新形势、新任务，继续构建养老、孝老、敬老政策体系和社会环境。拟订医养结合的政策、标准和规范，完善老年健康服务体系，推进医养结合。推进老年友善医院的创建，继续开展老年护理中心、安宁疗护中心、老年健康服务示范基地建设。围绕老年人监护问题、老龄工作体制机制、老年人权益保障条例修订、基层老年协会发展和规范化建设、老龄数据赋能老龄业务等开展调查研究，推动解决老龄事业发展重点难点问题。发挥统筹协调作用，推进老年友好型社会建设；深化人口老龄化国情市情教育，增强老龄舆论宣传引导；精准帮扶弱势群体，切实维护老年人权益；坚持系统观念，夯实老龄工作基础。

2023年末，北京市常住人口2185.8万人，60周岁及以上常住人口494.8万人，占比22.6%，比2022年末增加29.7万人；65周岁及以上常住人口346.9万人，占比15.9%，比2022年末增加16.8万人。

（黄晶晶　赵琳琳）

老龄工作统筹协调

【召开应对人口老龄化征求意见座谈会】1月6日，市卫生健康委以线上形式召开积极应对人口老龄化征求意见座谈会，党委委员王小娥出席并主持座谈会。座谈会邀请市人大代表、各区卫生健康委代表、医疗机构和医养结合机构代表以及老年人代表共10人。会议通报2022年市老龄工作开展情况、新冠疫情期间对老年人的防护和保障情况，并向与会代表致以新春问候。各界代表就北京市积极应对人口老龄化，推进全市老龄事业科学发展开展座谈，充分肯定了近年来北京市老龄工作取得的长足进步，并提出意见建议。代表提出要进一步加强人口老龄化国情市情教育,全社会同心协力加强老龄工作,优先解决好基本公共服务供给,加快长期照护体系的建立;应加强研究北京市未来进入重度老龄化社会的过程中将面临的风险和问题,提前识别主动化解;要进一步加强老年健康服务体系建设,适度增加老年医疗机构的服务能力,弥合老年健康服务承载能力与实际需求之间差距;出台更明确的政策制度保障,加强医养结合机构人才队伍建设。市卫生健康委老龄健康处和市老龄协会班子成员及各处负责人参加座谈会。

（黄晶晶）

【举办智慧康养高峰论坛】9月5日,市卫生健康委、市老龄办、市老龄协会和北京商报社共同主办中国国际服务贸易交易会2023智慧康养高峰论坛。市卫生健康委、市民政局、市老龄办、市老龄协会、各区卫生健康委（老龄办）等单位有关领导,康养领域的权威专家以及多位智慧康养领域的企业代表出席论坛活动。发布《北京市老龄事业发展报告（2022）》,报告梳理了北京市老龄事业的最新发展现状以及在居家养老和社区养老方面的需求;多家智慧康养领域的企业代表在会上进行案例分享;中国康复医学会与北京商报社在论坛现场举办"老龄康复产业调研基地"揭牌仪式。300余人线下参会,线上多平台直播观看量约10万人次。论坛相关话题讨论度30万余次。

（赵琳琳）

【老龄工作督导评估】年内,市老龄办印发《北京市老龄工作委员会2023年工作要点》,协调推进市老龄委2023年24项重点工作任务落实。完成2022年度全市老龄工作组织实施情况考核。推动落实《关于加强新时代首都老龄工作的实施意见》,完成市卫生健康委落实情况及实施效果自查报告,对35个责任单位落实情况进行督导,赴市老龄委成员单位开展专题调研23次。组织责任单位开展北京市"十四五"时期老龄事业发展规划中期评估自查工作,对16个重点指标完成情况进行评估,形成《北京市"十四五"时期老龄事业发展规划》中期评估报告。

（赵琳琳）

【老年友好型社会建设工作督导】年内,市老龄协会制作印发推进老年友好型社会建设典型案例集合宣传画册,开展主题调研16次,协调并督导完成解决上下楼困难、完善社区养老服务设施等7个专项行动,形成《老年友好型社会建设督导分析报告》《北京市推进老年友好型社会建设三年行动工作报告》。11月7日,市老龄办、市老龄协会组织召开北京市推进老年友好型社会建设三年行动总结会,系统总结2021—

2023年全市老年友好型社会建设工作推进情况。

（赵琳琳）

【开展老年友好型社会建设工作志愿监督项目】年内,市老龄协会组建16支"啄木鸟"老年志愿监督员队伍,对老年友好型社会建设开展常态化监督活动。围绕"社区（村）环境友好""公共服务友好""健康支持友好",组织队员开展专项行动及专家研讨会共计11场;围绕社区、公园、银行、商场、超市、医院、公交站、地铁站8个场景,发现适老化较为满意的方面共计37类53个,反馈问题共计28类62个;策划并拍摄制作"健康支持友好""公共服务友好""社区（村）环境友好""家庭关系友好""居家生活友好"为主题方向的短视频13个,短视频平台播放量超过500万次;根据队员发现的亮点和反馈的问题,结合专家的意见建议,形成专项报告3份。

（赵琳琳）

【完善老龄健康信息协同与决策支持平台功能】年内,市老龄协会深度开发北京市老龄健康信息协同与决策支持平台,完成安宁疗护系统、孝顺榜样系统、涉老资金统计管理系统和维权服务管理子系统升级改造工作,深化老龄数据融合分析。开展老年健康档案数据专项治理,推进健康档案数据与失智失能数据融合工作。11月20日,提交北京市老龄健康信息协同与决策支持平台接入京智材料,完成平台进入市领导驾驶舱工作。截至12月底,平台已汇聚共享市民政局、市统计局等17家单位46大类1000万条涉老数据,三大类12个子系统运行平稳。完成4个决策支持框架说明报告、4项专题分析报告。

（赵琳琳）

【老龄事业财政投入统计机制建设】年内,市老龄协会探索建立与首都人口老龄化程度相适应的财政投入保障机制,会同市财政、统计、研究机构等部门,完成自2020年以来市级及区级财政老龄事业的投入统计,完善老龄事业投入统计指标体系,基本实现信息平台老龄事业投入数据决策与分析可视化应用。初步建立与北京市人口老龄化程度相适应的老龄事业财政投入数学模型,采集完成2015年至2023年间北京市老龄事业财政投入及其影响因素的数据库,分析了北京市老龄事业财政投入的变化趋势及老龄事业财政投入的影响因素,开展建立与首都人口老龄化程度相适应财政投入保障机制的相关基础性工作,形成专题报告。

（赵琳琳）

老龄健康服务体系建设

【**首批老年护理中心护理人员培训项目启动**】3月11日,由市卫生健康委老龄健康处主办,首都医科大学护理学院承办,首都医科大学对外培训学校协办的"北京市老年护理中心护理人员培训项目"开班。2022年,市卫生健康委开展老年护理中心建设,经医疗机构自愿申报、区卫生健康委推荐、市卫生健康委评估,确定东城区朝阳门社区卫生服务中心等10家医疗机构为2022年北京市老年护理中心建设单位。老年护理中心护理人员培训项目旨在提升老年护理中心护理人员业务能力,掌握老年护理核心知识和实践技能,促进老年护理中心可持续发展,为服务对象提供高质量护理服务。理论培训采取线下和线上相结合方式进行,线下环节介绍老年护理发展前沿理念、知识和技能,并开展了老年综合评估案例讨论、高龄体验。线上部分主要包括老年健康政策与照料模式、老年专科护理人员职业发展、老年护理临床专科知识与技能、老年人康复和适老化辅具及环境设置、老年个案管理与出院转介、老年综合评估等老年护理工作岗位急需的知识技能等相关内容。理论培训完成后,安排学员到首都医科大学宣武医院、首都医科大学附属北京友谊医院、首都医科大学附属北京朝阳医院等医院老年相关科室和特色护理门诊进行为期30天的临床实践。北京市首批10家老年护理中心50位学员参加培训。

(毕宪国)

【**推动安宁疗护中心和老年护理中心转型建设项目及老年护理中心护理人员培训项目启动**】5月15日,市卫生健康委召开安宁疗护中心和老年护理中心(以下简称"两个中心")转型建设工作推动会,全市各区卫生健康委、经开区社会事业局主管副主任(副局长),相关科(处)室负责人,"两个中心"转型建设医疗机构负责人,北京市安宁疗护服务指导中心、安宁疗护示范基地、社区安宁疗护示范中心负责人等共150余人参加会议。会上,市卫生健康委老龄健康处就2023年"两个中心"转型建设工作做动员部署,2022年转型建设安宁疗护中心和老年护理中心的医疗机构做工作经验交流,第三方绩效项目单位做项目全程绩效工作说明,有关专家就医疗机构适老化改造工作做专题指导。"两个中心"转型建设工作已纳入2023年市政府民生实事项目。经医疗机构自评申报、区级审核推荐、市级遴选评估,市卫生健康委确定,北京市昌平区沙河医院等6家医疗机构为2023年北京市安宁疗护中心转型建设医疗机构;北京市西城区广

外医院等11家医疗机构为2023年北京市老年护理中心转型建设医疗机构。市卫生健康委印发《关于做好安宁疗护中心和老年护理中心转型建设工作的通知》,要求各转型机构要提升医疗资源效率,提高病床使用率,扩大安宁疗护和老年护理服务供给。"两个中心"转型建设医疗机构要在软硬件建设等方面达到《安宁疗护中心基本标准(试行)》和《护理中心基本标准(试行)》要求;在机构管理等方面达到《安宁疗护中心管理规范(试行)》和《护理中心管理规范(试行)》要求。要按照《安宁疗护实践指南(试行)》的要求,规范开展安宁疗护服务。严格安宁疗护患者准入,为需住院治疗的安宁疗护患者提供综合、全程的整合安宁疗护服务,形成医疗机构、安宁疗护中心、社区和居家相结合的安宁疗护服务模式。老年护理中心要严格老年护理患者准入,为年老体弱、失能失智和长期卧床老年人提供普通内科诊疗、日常医疗照护、基础康复医疗等服务。要求各转型机构在推动转型工作的同时,要继续承担原有各项职能和任务,不影响、不弱化医疗机构正常诊疗和基本公卫服务的开展。各转型医疗机构转型建设的安宁疗护中心、老年护理中心应相对独立,不得随意变更床位用途。"两个中心"转型建设工作是一项涉及面广、实施难度大的系统工程,对构建与国际一流和谐宜居之都相适应的公平可及、综合连续、覆盖城乡、就近就便的老年健康服务体系具有重大意义。北京市卫生健康委从实施积极应对人口老龄化和落实健康中国国家战略的高度,着眼于服务首都城市功能定位,创新体制机制,是实现健康老龄化,建设健康北京,促进首善之都建设的重要举措。

(杨 凯)

【**举办2023年健康老龄化管理培训班**】7月17日至18日,市卫生健康委举办2023年健康老龄化管理培训班,介绍北京市人口老龄化的严峻形势以及北京市老年健康服务体系建设进展,并对培训提出要求。培训邀请国家卫生健康委老龄司、中国老龄协会、首都医科大学等单位的领导干部和专家学者进行了人口老龄化国情市情教育、健康老龄化全球战略、老年健康服务体系、医养结合等方面的专题讲授,既有专业理论知识,又有实操实战方法,使参加人员增强做好老龄健康工作的紧迫感、使命感和责任感。市卫生健康委、市老龄协会、各区卫生健康委、北京市经济技术开发区社会事业局、各区社区卫生服务管理中心、各区社区卫生服务中心的480多人参加了此次培训。

(毕宪国)

老龄政策研究

【发布2022年北京市老龄事业发展概况】6月29日，市老龄协会召开"2022年北京市老龄事业发展概况"新闻发布会，发布北京市人口老龄化现状与趋势、北京老龄事业发展主要进展。2022年，北京市老年人口总量持续增加，占总人口的比重不断提升，高龄老年人口继续增长，人口老龄化程度进一步加深，与全国平均水平相比，北京市60岁及以上常住人口占比高1.5个百分点。总体情况是：一是发展速度快。60岁及以上户籍人口414万人，占总人口的29.0%；比2021年增加25.7万人，增幅6.6%。二是高龄化显著。80岁及以上户籍人口69.9万人，占老年人口的16.9%，比2021年增加5.6万人，增长8.7%。百岁老年人共计1629人，比2021年增加212人。三是女性数量优势显著。随着年龄增加，在60岁及以上户籍人口中，男性196.8万人，女性217.3万人，性别比为90.6。四是发展不均衡。区域人口老龄化程度差异明显。从全市16个区户籍老年人口总量来看，朝阳区、海淀区和西城区60岁及以上人口排在前三位，延庆区老年人口总量最少。从户籍高龄老年人情况来看，朝阳区、海淀区和西城区高龄老年人总量位列前三。五是抚养负担重。老年抚养系数持续上升，近十年增幅最大。按15～59岁劳动年龄户籍人口抚养60岁及以上户籍人口计算，北京市老年抚养系数为51.1%，比上年增长3.8个百分点，这意味着北京市每2名户籍劳动力在抚养1名老年人；按15～64岁劳动年龄户籍人口抚养65岁及以上户籍人口计算，老年抚养系数为32.7%，比上年增长2.7个百分点。总体来看，老年抚养系数增速高于少儿抚养系数。

（赵琳琳）

【人口老龄化新特征分析和发展态势预测研究】12月12日，市老龄协会开展的基于"七普"数据的北京市人口老龄化新特征分析和发展态势预测项目进行结题评审并顺利通过。该项目是针对北京市已进入中度老龄化社会，开展基于"七普"数据的北京市人口老龄化新特征分析和发展态势预测研究，以期对实施积极应对人口老龄化国家战略，推动老龄事业和老龄产业协同发展打下坚实的数据基础并提供科学的决策支持而进行的。项目实施过程中，课题组利用人口统计法，主要基于"七普"数据，并结合历次人口普查相关数据，通过31个省份特别是4个直辖市的指标对比方法，总结提炼了北京市人口老龄化新特征。基于人口预测方法，采用队列要素法和PADIS-INT人口预测软件，对截至2100年内的北京市人口老龄化基本发展态势进行了预测，并分析了未来人口老龄化的发展特征。

（赵琳琳）

老年权益保障

【开展老年维权实证研究和案例评审】1月，市老龄协会启动老年人权益保护专项调查，采用问卷调查、实地调研、文献研究、大数据搜索、专家研讨等方法，内容涵盖老年人基本状况、医疗健康服务情况、法律认知情况、权益侵害情况、重点风险领域等，形成《2023年老年人权益保护现状调查报告》。2月，携北京律维银龄研究与服务中心等公益社会组织，与中国老年大健康智库开展"老年权益保护与公益医疗服务"实证研究；北京市老年维权项目组受中国老龄协会邀请，参与2022年度全国老年人权益保护典型案例评审会，介绍开展维权服务项目内容和法律帮扶案例。12月，联合首都师范大学开展以"老年人监护中的社会工作服务研究"为内容的实证研究工作。

（赵琳琳）

【召开老年人权益保护形势分析会】4月18日，市老龄办、市老龄协会召开2023年北京市老年人权益保护形势分析会，发布《北京市2023年老年人权益保护形式分析报告》《北京市老年人权益保护舆情分析报告》，围绕建立完善立法保护、改革优化体制机制、发展壮大社会保护、实施重点人群公共保护、强化重点领域专项治理、促进社会包容、达成责任共识等方面提出加强老年人权益保护的意见。市老龄协会围绕老年人权益保护与多家组织机构建立了合作关系，在会上举行战略合作伙伴授牌仪式。北京市律师协会、北京广播电视台、中国老年大健康智库、中国中医药促进会青年医师分会、首都师范大学、北京科技大学成为首批授牌单位。

（赵琳琳）

【开展老年人防诈骗专项行动】年内，市老龄协会巩固"打击整治养老诈骗专项行动"成果，持续开展老年人识骗防骗专项行动。编发2023版《老年人识骗防骗手册》，通过社区活动开展主题宣传教育，联合北京广播电视台开展"3·15"老年网络防骗专题节目，播出"普法微剧"动漫视频14期，制作发布专题短视频8个。

（赵琳琳）

【开展老年人监护问题研究】年内，市老龄协会围绕高龄失能独居残疾等弱势群体老年人的监护问题深入一线开展调查研究。完成《北京市老年人监护问题调研报告》《北京市老年人监护条例（征求意见稿）》《关于〈北京市老年人监护条例（征求意见稿）〉的立法说明》》。7月，赴上海市与相关单位就老年人监护问题开展交流研讨和实证研究；受中国老龄协会邀请，牵头开展老年人意定监护指引研究。8月，联合民政部社会福利中心在北京、山东、贵州、浙江、江苏、重庆、青海等地开展"老年人监护问题调查"工作。10月20日，市老龄协会与民政部社会福利中心联合举办2023年九九重阳节老年人权益保护活动暨老年人监护问题研究成果发布会。会上，民政部社会福利中心、北京市老龄协会分别发布《老年人监护问题研究报告》和《老年人意定监护服务指引》。其中，《老年人意定监护服务指引》针对老年人意定监护制度在监护登记管理、强化公共监护监督、发展培育专业社会组织、加强各部门政策协同等方面提出重要建议。11月8日，北京广播电视台广播栏目《老年之友》播出了老年人监护专题栏目。11月16日，北京广播电视台电视栏目《北京时间——晚间观察》就《老年人意定监护服务指引》进行问答解析式跟进报道。11月20日，中央电视台新闻频道《东方时空——时空观察栏目》以"老年人意定监护如何依法又依心"为题进行13分钟专题报道。中央电视台财经频道"经济信息联播"等多家栏目和媒体对老年人意定监护内容进行跟进报道，引起社会广泛关注。

（赵琳琳）

【**老年人维权工作**】年内，市老龄协会通过微信、电话、现场咨询、上门服务等方式，共开展各类法律咨询176人次。开展线上线下法律宣传和培训288场，覆盖近500万人；发放维权宣传材料2万余份；制作发布普法宣传短视频120余个。向有需求的老年人提供法律援助和帮扶115件，主要涉及赡养、监护、民间借贷、遗产继承、理财纠纷、房产纠纷等问题。每月制定《北京市老年人权益保护舆情月度分析报告》，及时研判维权形势，进行风险预警与防范。

（赵琳琳）

【**推进特殊家庭老年人权益保护服务试点**】年内，市老龄协会继续面向高龄失能独居残疾等特殊困难老年人家庭开展老年人权益保护服务。以律师、社会工作师、医师为服务核心，多方整合公益与志愿资源，积极为特殊困难老年人提供权益保护，内容包括协助权益被侵害的老人报警、刑事立案；为有需求的老年人提供遗嘱咨询与订立、生前预嘱、遗嘱执行及执行担保等服务；协助有需求的老年人签订委托代理协议、监护协议等法律协议，帮助入住托养机构担保签字、医疗担保签字；帮助独居老人解决身故后火化、安葬、销户等问题；为特殊困难老人家庭提供支持服务，帮助获得政府各类涉老政策福利和保障及公益慈善志愿服务资源，解决生活困难；帮助弱势老人链接医疗服务资源，满足就诊治疗、康复护理等基本医疗服务需求，提供健康指导等。截至12月底，在西城、海淀、朝阳和通州区15个街道签约服务102户家庭，提供各类服务1420人次。其中家庭法律服务228人次、家庭支持服务973人次、健康管理服务219人次。拍摄制作2部宣传片，印制发放宣传材料4470余份，线下开展各类宣传活动37场，举办老龄从业人员培训22场，参训人员上千人次。

（赵琳琳）

老龄宣传及老年社会参与

【**深化人口老龄化国情市情教育**】年内，"北京老龄"公众号发布老龄政策解读、老年健康科普等文章、视频近1100条，点击量100余万次。举办人口老龄化国情市情教育系列公益讲座22场，编写北京市人口老龄化国情市情教育系列读本《老龄知识百问百答》《热点问题大家谈》，发挥30个北京市人口老龄化国情市情教育基地作用，组织教育宣传活动，完成对30家基地工作成效综合评价。4月6日，由市老龄办、市老龄协会主办，市老年学和老年健康学会承办的"北京市人口老龄化国情市情教育系列圆桌论坛"活动在朝阳门街道举行。论坛主题为"老龄社会治理—街道养老服务联合体探索与创新"，采用线下线上相结合模式，来自中国人民大学、中国老龄科研中心、燕达金色年华健康养护中心的专家学者和市卫生健康委老龄健康处负责人，结合街道案例、老龄社会治理问题开展互动交流。4月23日第28个"世界读书日"，市老龄协会发布北京市人口老龄化国情市情教育丛书首部著作——《老龄知识百问百答》，在西城区什刹海街道举行新书发布会。5月16日，市老龄协会组织召开2023年北京市人口老龄化国情市情教育基地座谈会，邀请30家教育基地围绕自身情况、资源优势、已开展活动、下一步工作思路等进行座谈交流。11月7日，市老龄协会召开人口老龄化国情市情教育基地工作推进会，就第三批教育基地申报筛选工作和第一、二批教育基地2023年度工作成效评价事宜与项目方进行座谈研究。

（赵琳琳）

【**举办孝顺榜样和孝顺之星命名活动**】年内，以市政府名义命名10名北京市"孝顺榜样"和54名北京市"孝顺之星"，拍摄发布9个"孝"主题创意宣传片，在全网播放量超千万次。

（赵琳琳）

【老年人文化教育体育活动】年内，市老龄协会、市老龄产业协会开展以"颐享新生活 欢度老年节"为主题的2023年老年短视频大赛。开展第三届"北京人寿·银发杯"老年乒乓球友谊赛。开展100场"我教老人用手机"线下教学活动，开发"银龄智慧助手"小程序，编写老年人学用手机课程讲义。京津冀三地老龄办、老干部局，北京市老龄协会指导，京津冀三地广播电视台主办2023（第九届）京津冀"银发达人"大型展示评选活动，共有2000多位60岁以上选手报名，评出7位银发榜样、3个银发榜样团体，19位银发达人、2个银发团体。市老龄协会、市武术运动协会举办2023年第四届"敬老得福·最美太极老人"展示活动，5000余人参加。10月，全市以"实施积极应对人口老龄化国家战略，推进无障碍环境共建共享"为主题开展"敬老月"活动，市老龄办、市老龄协会组织协调各成员单位、各区老龄委开展走访慰问和关爱帮扶、保障老年人合法权益、普及老年健康知识等活动。

（赵琳琳）

妇幼健康

【概述】2023年，北京市常住人口孕产妇死亡率1.56/10万，户籍孕产妇死亡率1.27/10万。户籍5岁以下儿童死亡率2.03‰，婴儿死亡率1.5‰。孕产妇健康管理率99.93%，0～6岁儿童健康管理率99.37%。创建4家国家婚前孕前保健特色专科建设单位，首批通过国家级消除母婴传播评估。推动73家三级助产机构、区域医疗中心和妇幼保健院新生儿科（病室）全覆盖，打造100余支技术过关的新生儿复苏团队。全市确定爱婴医院104家，累计建成母婴友好医院61家、儿童健康友好社区96家，为近13万名新生儿、100余万名0～6岁儿童开展疾病筛查，为18万名适龄妇女开展免费两癌筛查。

（张 杨）

妇幼卫生综合管理

【召开北京市妇幼保健机构绩效考核工作培训会】2月13日，召开北京市妇幼保健机构绩效考核工作培训会，布置年度妇幼保健机构绩效考核数据采集工作，邀请国家卫生健康委卫生发展研究中心、中国疾病预防控制中心专家，分别介绍北京市妇幼保健机构绩效考核现场核验工作要点与健康教育质控要点。各区卫生健康委妇幼（防保）科长、17家妇幼保健机构院长及相关科室负责人共200余人参会。

（金英楠）

【公布北京市妇幼保健机构中医药服务示范单位名单】年内，市卫生健康委、市中医局联合开展北京市妇幼保健机构中医药服务示范单位评估工作。3月，经机构申报、区级审核和市级评估，确定北京妇幼保健院、房山区妇幼保健院、通州区妇幼保健院、顺义区妇幼保健院、大兴区妇幼保健院、昌平区妇幼保健院6家机构为北京市妇幼保健机构中医药服务示范单位。

（张 毅）

【依托"云上妇幼"保障孕产妇生命安全】6月6日，国家卫生健康委妇幼健康司调研北京妇幼保健院国家云上妇幼——北京远程医疗平台相关工作，强调"云上妇幼"建设工作是妇幼健康从"量的发展"迈向"质的提升"的重要依托，北京市要着力提升妇幼健康水平，发挥智慧妇幼功能，实现高质量发展，促进妇幼健康整体能力再提升。"云上妇幼"平台建设是国家卫生健康委重点打造的妇幼健康服务与保障能力提升工程。北京市通过实施区域母婴安全保障筑基行动，系统开展分钟行动、多科行动、标化行动、升级行动、保障行动、全程行动六项母婴安全行动，紧密依托"云上妇幼"远程培训及远程指导，积极探索妇幼健康管理"北京模式"，护佑母婴安康。依靠"政策优势"加大支持力度，依靠"分钟行动"提升救治速度，依靠"互联互通"降低转诊难度，依靠"云上妇幼"延伸服务广度。

（周彦华）

【开展北京市妇幼健康能力提升年活动】6月，市卫生健康委开展以"聚焦人才培养，提供优质服务"为主题的妇幼健康能力提升年活动，聚焦妇幼健康服务管理及全方位专业发展，实施三项行动，为首都妇幼健康事业高质量发展赋能。一是专业人才培养行动。建立专业人才库，健全专业师资库，完善专业课件库，围绕生命全周期妇幼健康服务，按照科室主任、专业骨干和专业人员开展分类培训。二是专业服务下沉行动。启动"儿童保健服务基层行"，开展儿童生长发育、营养喂养、眼保健、心理保健、口腔保健等服务分类培训。拓展"妇女保健能力提升北京行"，开展妇女生殖道感染性疾病、妇科肿瘤等常见疾病规范化诊治、青少年保健、更年期保健和两癌筛查等系列培训。深化"妇幼保健网底能力提升专项行"，开展妇幼保健规范化门诊服务人员理论和实操专项培训。三是专业技能提升行动。通过科室例会、教学查房、学术讲座、人员进修等形式，建立人才培养长效机制。组织产科、新生儿科、急诊科、麻醉科、重症医学科等专业人才组建专业救治团队，针对严重威胁孕产妇、新生儿生命安全的危急重症，加强多科联动、加强岗位练兵，提高专业团队快速反应和处置能力。全年围绕生命全周期对12个专业开展分类培训9000余人次。

（张　杨）

【举办妇幼健康职业技能竞赛】8月，市卫生健康委与市总工会印发北京市妇幼健康职业技能竞赛实施方案，开展6个赛项，在国家危重孕产妇救治、危重新生儿救治、儿童眼保健、宫颈癌防治4个赛项基础上，增加计划生育危急重症救治、基层妇幼保健2个市级赛项。北京市妇幼健康职业技能竞赛分为区级预赛、市级复赛、市级决赛三个阶段。9月，区级预赛选拔出的优秀选手，参加市级综合笔试和操作技能复赛，胜者参加10月30日市级决赛。通过决赛产生各个赛项一二三等奖和优秀奖。北京市是全国第一个完成省级竞赛的省份。

（张　杨）

【完成消除母婴传播国家评估】9月4日至8日，北京市完成消除艾滋病、梅毒和乙肝母婴传播国家评估工作。国家评估专家组一行分别对北京市疾病预防控制中心、北京大学第一医院、北京妇产医院、北京佑安医院等机构进行现场评估，并到西城、朝阳、密云区，对各区综合医院、妇幼保健院、疾病预防控制中心、社区卫生服务中心、民营医疗机构开展评估。11月23日，国家卫生健康委通报评估结果，北京市成为全国首批消除母婴传播省份。

（张　毅）

【举办第六届北京市妇幼健康科普作品评选】11月28日，市卫生健康委举办以"智慧科普 关爱妇幼"为主题的第六届妇幼健康科普大赛市级决赛。本届科普大赛实现各区参与全覆盖，综合医院、专科医院、妇幼保健院、基层医疗卫生机构等妇幼健康服务机构参与全覆盖，医疗卫生机构管理、临床、保健人员类别参与全覆盖。参赛作品围绕妇幼健康不同人群、妇女儿童不同时期、妇幼健康服务不同重点，内容涵盖婚前孕前、孕产期、新生儿、儿童各阶段及妇女保健等生命全周期。

（张　毅）

【召开妇幼健康重点工作会议】12月4日，北京市召开妇幼健康重点工作会议，对妇幼健康高质量发展、呼吸道传染病防治、出生医学证明管理、安全生产、母婴安全保障、妇幼保健院标准化建设等重点工作进行部署，并邀请甘肃省妇幼保健机构分享管理经验，邀请行业专家进行安全生产专项工作培训及全国出生医学证明相关案例警示教育，研讨2024年工作思路。各区卫生健康行政部门妇幼（防保）科长、市区妇幼保健院院长及有关负责同志约160余人参会。

（张　杨）

妇女保健

【召开2023年母婴安全保障工作会】1月12日，市卫生健康委召开母婴安全保障工作电视电话会议。会议通报北京市2022年区域母婴安全评价结果及2022年孕产妇死亡病例市级评审结果，为北京市孕产妇救治勇于担当团队及北京市孕产妇安全质量控制突出贡献专家颁发纪念杯，并公布2022年度北京市孕产妇"零死亡"区卫生健康行政部门名单。市卫生健康委、市医院管理中心，各区卫生健康行政部门，市、区妇幼保健院，市级危重孕产妇及新生儿救治中心、助产机构、市急救中心等单位负责人300余人参加会议。

（周彦华）

【召开危重孕产妇救治工作会】4月14日，市卫生健康委召开北京市危重孕产妇救治中心及会诊指定医院工作总结会。会议通报北京市2022年度危重孕产妇救治中心及会诊指定医院绩效完成情况，反馈飞行检查、现场质控结果，解读国家危重孕产妇救治体系评估指标，部署2023年重点工作任务。北京大学第三医院、北京地坛医院、北京天坛医院、北京安定医院4家危重孕产妇救治中心与会诊指定医院分别进行典型经验交流。市产科质量控制中心、11家危重孕产妇救治中心及6家会诊指定医院相关负责人参加会议。

（周彦华）

【规范计划生育服务】4月，市卫生健康委、北京妇幼保健院对麻醉医生、妇产科医生开展2023年计划生育服务岗前培训，就计划生育法律法规、无痛人工流产麻醉、基本手术操作、常见并发症评估监测处理等进行讲解，300余名医务人员参加。

（张 杨）

【召开北京市妇女保健技术提升工程工作会】 6月9日，北京市妇女保健技术提升工程工作会在国家卫生健康委培训中心召开。市卫生健康委妇幼健康处、北京协和医院、北京妇幼保健院有关负责同志和16个区妇幼保健院主管院长、科主任出席，各区骨干、秘书全部列席会议。会议总结过去3年工作成绩，提出下一步工作方向。提出成立"妇科内分泌专科联盟"，各区妇幼保健院后备学科带头人至北京协和医院进修，从临床、教学、科研、科普等全方位提升服务能力。在院长经验分享环节，西城区、海淀区、朝阳区、丰台区、顺义区、昌平区、大兴区围绕"青春期门诊建设""两癌筛查项目""更年期门诊建设""提升妇女保健技术"等进行介绍。工作会还安排青年骨干进行学术分享和病例分享。

（张 杨）

【推进现代产房建设】 6月，市卫生健康委印发《北京市卫生健康委员会关于推进现代产房建设的通知》，明确工作目标、评估范围、评估标准、评估流程与工作要求，打造现代产房安全分娩模式，推进现代产房建设。经机构申报、区级审核、市级评估，确定北京协和医院等46家机构为现代产房建设单位。

（周彦华）

【开展加速消除宫颈癌行动】 9月28日，市卫生健康委等9部门印发《北京市加速消除宫颈癌行动实施方案（2023—2030年）》。通过实施素养提升、HPV疫苗接种、宫颈癌筛查、救治保障和能力提升五大行动，进一步完善宫颈癌防治服务体系，提高综合防治能力，构建社会支持环境，努力遏制宫颈癌发病率、死亡率上升趋势，减轻宫颈癌社会疾病负担。到2025年，试点推广适龄女孩HPV疫苗接种服务，适龄妇女宫颈癌筛查率达到50%，宫颈癌及癌前病变患者治疗率达到90%。到2030年，持续推进适龄女孩HPV疫苗接种试点工作，适龄妇女宫颈癌筛查率达到70%，宫颈癌及癌前病变患者治疗率达到90%。

10月17日，市卫生健康委等9部门举办"加速消除宫颈癌 共建共享大健康"主题宣传活动。活动发布《北京市宫颈癌防治健康生活方式核心信息》，邀请国家级知名专家、著名妇产科专家、北京协和医院郎景和院士进行解读；邀请北京大学人民医院妇产科主任医师魏丽惠、中国疾控中心免疫规划首席专家王华庆和中国疾控中心慢病首席专家王临虹等现场开展科普宣传；市卫生健康委、民政局、医保局、中医局、工会、妇联等部门进行政策解读，政府部门、医务人员、女性受益群体、社会组织代表共同发表倡议，积极推进加速消除宫颈癌行动。

（张 杨）

【开展北京市优质生育咨询门诊评估】 年内，市卫生健康委开展北京市优质生育咨询门诊评估工作，围绕服务提供规范、服务内容优质、服务管理有力、服务成效明显，制定评估标准，开展建设评估，确定北京大学第一医院、北京妇产医院、北京大学第三医院等8家优质生育咨询门诊。

（张 毅）

【开展妇幼保健专科联合平台建设】 8月，市卫生健康委启动妇幼保健专科联合平台建设工作，打造统一服务管理、统一服务流程、统一服务标准的妇幼保健专科联合平台，提升妇女儿童健康服务质量与水平。经过单位申报、市级统筹，最终确定8个北京市妇幼保健联合平台指导单位和26个联合平台建设单位。

（张 毅）

【开展人类辅助生殖技术校验】 年内，市卫生健康委依托北京市人类辅助生殖技术质量控制中心专家，联合市卫生健康监督所，对12家人类辅助生殖技术机构和2家人类精子库开展现场校验和监督检查，机构校验均合格。对3家机构开展随机抽查工作，推进机构规范有序开展人类辅助生殖技术服务。

（周彦华）

【开展区域母婴安全保障筑基行动评估】 年内，市卫生健康委委托第三方对区域母婴安全保障筑基相关指标进行现场调查，市产科质量控制中心组织专家围绕母婴安全开展飞行检查，北京市区域母婴安全保障评价指数较上一年提升2.99%，其中海淀、西城、朝阳、顺义、大兴、怀柔、石景山、平谷、丰台9个区的评价指数较高。

（周彦华）

【提升人工流产后关爱服务标化覆盖率】 年内，市卫生健康委在全市范围内开展标化人工流产后关爱服务，全市提供人工流产服务的计划生育服务机构对照《北京市人工流产后避孕服务规范化建设评估标准》开展建设。截至年底，全市达到标化服务机构由2022年108家增加至169家，其中AAA机构14家、AA机构32家、A机构123家，标化覆盖率70.4%，提前完成目标要求。

（张 杨）

儿童保健

【优化托育机构卫生评价工作】 1月，印发《北京市卫生健康委员会转发国家卫生健康委办公厅关于做好托育机构卫生评价工作的通知》，指导各区卫生健康行政部门将托育机构卫生评价工作作为推动婴幼儿照护服务工作发展、提升婴幼儿卫生保健服务的重要内容，加强组织管理，明确任务分工，开展宣传引导，在收到托育机构自评合格的卫生评价报告后，认真完成材料核验、现场核实勘验与结果反馈等工作。

（金英楠）

【开展妇幼保健院绩效考核与高质量服务"七五"行动评估工作】 1月，印发《北京市卫生健康委员会关于做好2022年度妇幼保健机构绩效考核数据采集工作的通知》。2月13日，召开北京市妇幼保健机构绩效考核工作培训会，布置2022年度妇幼保健机构绩效考核数据采集工作，并开展业务培训。9月，印发《北京市卫生健康委员会关于2023年妇幼保健机构绩效考核和高质量服务"七五"行动评估情况的通报》，反馈评估结果，指导各区提高重视程度、强化组织管理、不断提升改进，充分发挥绩效考核和高质量服务"七五"行动评估指挥棒作用。

（金英楠）

【印发北京市母乳喂养促进行动计划实施方案】 3月，市卫生健康委等14部门联合印发《北京市母乳喂养促进行动计划实施方案》，确定普及健康知识、筑牢服务网络、强化政策保障和提高行业监管四大项内容和突出全程生育环节、突出全域宣传阵地等12项具体内容，健全政府主导、部门合作、社会参与的多方联动的母乳喂养促进工作机制，强化母乳喂养全社会支持体系，促进母乳喂养支撑政策更加惠民、宣传引导更加广泛、专业服务更加优质、场所设施更加完善，进一步提升母乳喂养水平。

（金英楠）

【启用出生医学证明（第七版）】 国家卫生健康委发布公告，4月1日启用统一制发的新版出生医学证明（第七版）。3月31日，市卫生健康委组织召开全市工作培训会，各区卫生健康行政部门出生医学证明负责人、出生医学证明区级管理人员、签发机构出生医学证明管理和签发人员共计300余人参加培训。4月1日零时起，全市签发机构启用国家卫生健康委统一制发的出生医学证明（第七版）。

（张 杨）

【举办儿童节主题宣传活动】 5月29日，北京市举办以"健康养育 爱心护苗"为主题的北京市"六一"国际儿童节主题宣传活动。围绕生长发育监测、营养与喂养、交流与玩耍、生活照护指导、伤害预防和常见健康问题的防控与照护，广泛宣传3岁以下婴幼儿健康养育照护知识。聚焦儿童心理保健，发布并解读《北京市0-6岁儿童孤独症核心知识十条》。向儿童家庭和全社会发出倡议，倡导关注儿童健康，共同呵护儿童成长。

（金英楠）

【爱婴医院复核】 5月，印发《北京市卫生健康委员会关于开展2023年母婴健康友好服务工作的通知》，启动新一轮爱婴医院复核。6月至7月，指导各区开展区级评估，9月组织专家开展市级评估，对已获得爱婴医院称号的医疗机构进行抽样复核，对3家新申请爱婴医院的医疗机构进行逐一评估。11月，确定评估结果，北京协和医院等104家医疗机构为北京市爱婴医院，其中北京圣宝妇产医院、北京和睦家京北妇儿医院为2023年新增爱婴医院。

（韩 慧）

【母婴友好医院建设】 年内，市卫生健康委开展2023年母婴友好医院建设工作。全市共有32家机构申报母婴友好医院建设。11月，确定评估结果，公布东城区妇幼保健院等22家母婴友好医院名单。

（韩 慧）

【儿童健康友好社区建设】 年内，市卫生健康委开展儿童健康友好社区建设工作。全市共73家社区申报儿童健康友好社区建设，11月，确定西城区西长安街社区卫生服务中心等59家社区卫生服务中心通过儿童健康友好社区评估。

（韩 慧）

【推进青少年心理健康试点项目】 5月18日，市卫生健康委组织召开海淀、顺义、丰台3个区10所学校青少年心理健康发展项目工作研讨会。6月30日，举行青少年心理健康发展项目例会，总结现阶段工作成果、规划研讨下一步工作。9月16日至17日，组织召开北京市首批师资培训班，由国家级师资进行服务包理论授课，观摩参培人员课程试讲并点评，加强青少年心理保健师资储备培养，建设专业服务队伍并成立北京市师资及宣讲团队，规范心理服务内容。11月26日，组织召开年度总结会，项目区和学校汇报工作进展并举办青少年综合保健培训班，市卫生健康委、项目区卫生健康委及妇幼保健院、项目区教师进修学校、试点校工作负责人共80余人参加。

（张 杨）

【开展儿童保健基层行活动】 6月，印发《北京市卫生健康委员会关于开展妇幼健康能力提升年活动的通知》，以基层儿童保健人员为重点，启动儿童保健服务基层行。6月至8月，围绕生长发育、营养喂养、口腔保健、心理保健、视力保健对全市社区卫生服务中心儿童保健人员开展业务知识培训。9月至11月，以理论授课与操作带教相结合形式，开展儿童营养喂养与身体活动指导、口腔日常护理操作、常见心理行为异常筛查评估等现场指导，并围绕基层儿童保健医生工作中存在问题进行面对面答疑。在提升人员服务能力基础上，结合儿童保健规范化门诊、爱婴社区、儿童健康友好社区等建设工作，帮助社区卫生服务中心不断强化自身建设，改善服务环境，丰富服务内容，优化服务流程，提升服务水平，为更多儿童提供高品质保健服务。

（韩 慧）

【青少年保健示范门诊遴选】7月26日，市卫生健康委在全市范围内开展青少年保健示范门诊遴选工作。11月，经市级评估，确定北京妇幼保健院、海淀区妇幼保健院、顺义区妇幼保健院、北京积水潭医院4家机构为首批示范门诊单位。

（张 杨）

【危重新生儿救治体系评估】9月，印发《北京市卫生健康委员会关于开展危重孕产妇和新生儿救治体系评估工作的通知》，启动北京市危重新生儿救治体系评估工作。评估内容为辖区危重新生儿救治体系构建运行情况、新生儿救治中心建设管理情况，以及市、区危重新生儿救治中心片区责任、能力水平与质量安全情况等。评估形式以数据信息评估为主，结合必要的现场评估。9月26日，召开全市危重新生儿救治体系评估培训，布置评估工作，解读评估方案及指标。10月，各区完成区级评估工作，并报送区级自评报告。11月，开展市级数据复核，完成市级自评报告，并报送国家卫生健康委妇幼司。

（韩 慧）

【新生儿复苏培训考核】11月，市卫生健康委组织开展2023年全市围产快速反应团队培训，组织42家市、区级危重孕产妇救治中心和危重新生儿救治中心的产儿科医生参与，突出产儿科协作，针对分娩前、分娩时、出生后复苏等进行全程模拟，以练促学。11月11日、13日，对全市各助产机构每家随机抽取产科医生、助产士和新生儿科医生各1人，从儿童专科医院新生儿科随机抽取3人组成复苏团队，开展全市新生儿复苏团队考核，反馈考试结果并提出改进建议。通过组织全市新生儿复苏培训考核工作，强化助产机构产儿科协作，提升新生儿复苏技术水平，预防和减少因出生窒息导致的新生儿死亡。

（韩 慧）

职业健康

【概述】2023年，全市职业健康工作坚持以职工健康为根本，夯实基础，优化服务，扎实推进职业病防治各项工作。围绕开展职业健康保护行动，全市600余家企业开展健康企业创建，13家企业被评为市级健康企业，30人获市级职业健康达人称号。以治理粉尘、噪声、化学毒物等超标因素为重点，在全市324家化工、汽车制造等重点企业，扎实推进职业病危害专项治理。加大职业病防治监测力度，完成1200名接尘工人主动监测，全市重点职业病监测和放射卫生监测覆盖率均达到100%。开展职业卫生技术服务机构检测报告质量监测和检测能力比对工作，30家机构合格率100%。建成8个尘肺病康复站，4000多人参加康复，患者满意率95%。以引导、帮扶企业加强职业健康管理为途径，帮助怀柔区10家小微企业职业健康管理达到规范化要求。突显首都特点，实施一企一策，开展西城区、朝阳区、海淀区、昌平区等110家洗染行业小微企业和15家宠物医院职业病危害因素检测工作。在物流快递等9个行业8450多名职工中开展职业健康素养调查，指导职工提高健康素养水平。完成企业职业病危害分类分级风险评估4000余家，有效提高企业职业病防治管理能力。全年职业卫生放射卫生共监督执法671家次，警告298家，处罚305万元，促进了用人单位落实主体责任。举办第21个《职业病防治法》宣传周活动，加强集中宣传和日常培训，2000余家重点企业职业健康管理人员参加培训，劳动者参加职业健康网络培训8万人次，26万人次接受职业健康咨询。全年参加职业健康检查的劳动者12万多人次。规范行政权力，加大服务力度，积极探索京外技术服务机构管理模式，为4家机构提供指导。

（安洪卫）

职业卫生调查与研究

【职业卫生分类监督执法】6月，市卫生健康委制定《关于开展用人单位职业危害分类分级综合风险评估暨分类监督执法工作的通知》，内容包括开展风险评估工作、建立风险评估系统、实施分类监督执法三个方面。聘请职业卫生技术服务机构帮助企业进行职业环境风险评估，完成企业职业病危害分类分级4000余家，占全市危害企业的98%，引导企业自觉提高职业病防治管理能力。

根据用人单位职业病危害风险和职业卫生管理状况分级结果综合评估，得出职业病危害综合风险类别，分为甲类、乙类、丙类，其中甲类风险最低，丙类最高。利用北京市职业卫生分类监督检查平台系统进行企业风险动态管理，掌握企业最新风险情况。监督执法机构根据职业病危害综合风险类别进行差异化监督执法，实现与"双随机、一公开"监督执法结合，提高监督执法效能。

（李东明）

职业病监测

【重点职业病监测】5月，市卫生健康委制定《2023年北京市重点职业病监测工作方案》，从监测目标、范围、内容与方法、质量控制、数据处理和报告撰写等方面提出要求。旨在通过监测劳动者职业健康检查、职业病诊断、职业病患者随访情况，摸清底数、发现问题、分析趋势，为职业病防治工作制定政策、完善法规标准、建立健全监管工作机制、明确职业卫生工作重点提供依据和支撑。通过尘肺病患者康复管理，进一步落实重点职业人群健康权益保障，探索完善北京市职业病防治管理机制。

（吴 强）

职业病防治

【健康企业建设】2月，市卫生健康委、市总工会联合下发《关于公布2022年"北京市健康企业"名单的通知》，在总结第一届"北京市健康企业"创建工作经验的基础上，坚持"政府领导、部门统筹协调、企业负责、专业机构指导"的方针，完成北京市第二届健康企业建设工作。经企业申报自评、专业机构指导、现场核验等环节，市卫生健康委、市总工会联合授予中国电建集团海外投资有限公司、蒙牛高科乳制品（北京）有限责任公司、王府井集团股份有限公司百货大楼、北京大宝化妆品有限公司、北京以岭药业有限公司、北京五和博澳药业股份有限公司、扬子江药业集团北京海燕药业有限公司、北京万辉双鹤药业有限责任公司、京东方晶芯科技有限公司、京源中科科技股份有限公司10家企业"北京市健康企业"称号。

5月，市卫生健康委、市爱卫办、市总工会印发《北京市小微型企业健康企业建设评估技术指南》，从适用范围（从业人员小于100人）、目标任务、健康企业建设内容、评估指标及认定标准、评审流程、现场验收、公示授牌等方面做了详细规定。验收达标的，对评审结果予以公示。公示期间无异议的，分别由市、区卫生健康委认定为"小微型企业健康企业"，并统一授予"北京市小微型健康企业""北京市××区小微型健康企业"称号。

（吴 强 屈 玥）

【职业病防治法宣传周】4月，市卫生健康委、市民政局、市人力资源和社会保障局、市医保局、市总工会等部门联合制定《2023年〈职业病防治法〉宣传周活动方案》，开展第21个《职业病防治法》宣传周活动。宣传周时间为4月25日至5月1日，方案要求各相关单位做好组织协调，各区卫生健康委可根据实际情况，宣传健康企业建设经验、职业健康达人典型事例、职业健康优秀传播作品，督促用人单位积极参与，组织职工参加启动会、职业健康大讲堂等活动，引导用人单位职工争做"职业健康达人"，制作优秀职业健康传播作品，提高劳动者职业健康素养，推进健康企业创建工作。全市26万名职工参与宣传周活动。

（吴 强）

职业卫生技术服务机构管理

【职业病诊断鉴定专家管理】6月，根据《中华人民共和国职业病防治法》《职业病诊断与鉴定管理办法》有关规定及北京市实际工作需要，市卫生健康委对职业病诊断鉴定专家名单进行重新梳理，印发《关于调整北京市职业病诊断鉴定专家库专家的通知》，公布调整后北京市职业病诊断鉴定专家库专家名单。北京市职业病诊断鉴定专家库专家根据职业卫生与职业病法律法规，按各类别疾病分为职业性尘肺病及其他呼吸系统疾病组、职业性化学中毒组、职业卫生与职业病法律法规专业组等28个组。

（李东明）

人口监测与家庭发展

【概述】2023年，市卫生健康委牵头制定《北京市托育服务体系建设三年行动方案（2023年—2025年）》，重点提升计划生育服务管理水平，加强出生人口监测调研，优化计划生育便民服务，加大计划生育奖励扶助力度，积极推进婴幼儿照护服务。北京常住人口出生12.85万人，同比下降4.56%，其中一孩占比68.86%、二孩占比28.42%、三孩占比2.54%、四孩及以上占比0.18%，出生性别比为106.65。市政府领导多次调度，明确托育服务"市级统筹、区级主责、市区联动"的工作原则，积极会同各区各部门发挥幼儿园主渠道作用，推动社区单位办托，鼓励社会力量参与托育服务，多元扩大服务供给。出台普惠试点通知，明确普惠价格标准和补贴政策。出台实施《婴幼儿托育机构服务规范》地标和质量评估标准，围绕机构准入、人员资质、食品、消防、卫生、安全生产、预付费资金风险等重点环节持续加强监管。建立兼职督导队伍，完成首轮托育机构服务督导、全覆盖检查及整改，初步建立机构自治、行业自律、政府监督、社会监督四位一体的多元化监管体系。全市提供托育服务机构共870家，托位4.37万个，普惠托位7501个。在市教委和卫生健康委备案托育服务机构园所492家，累计创建150家示范性托育机构，累计培训从业人员4000余人次。积极回应群众需求，全年办理群众诉求响应率、解决率、满意率均为100%，承办接诉即办工单913件，答复市政府一体化信箱402件、电话回访1000余件。

（王星麟 黄志华 车昱晓 肖 利）

托育服务体系建设

【《北京市托育服务体系建设三年行动方案（2023年—2025年）》印发】3月25日，市政府办公厅印发《北京市托育服务体系建设三年行动方案（2023年—2025年）》。方案以满足人民群众多层次、多样化托育服务需求为目标，从健全服务规范、丰富多元供给、加强综合监管、完善支持政策、加强队伍建设等五方面提出16类具体任务并明确相关部门职责分工。方案提出到2025年，本市每千人口拥有3岁以下婴幼儿托位数将达到4.5个，其中普惠托位占比不少于60%。普惠托育服务实现中心城区、北京城市副中心和平原新城街道（乡镇）全覆盖，生态涵养区街道（乡镇）覆盖率不低于85%。市卫生健康委按照要求，积极会同相关部门落实各项任务，促进本市托育服务高质量发展。

（黄志华）

【《北京市婴幼儿托育服务合同（试行）》示范文本印发】4月28日，市卫生健康委会同市市场监管局联合印发《北京市婴幼儿托育服务合同（试行）》示范文本。示范文本适用于提供全日托、半日托的托育机构，具体明确了托育机构服务内容、收费条款、风险提示、乙方权利义务、合同变更和解除、退费条款、违约责任及争议处理等，为有效化解托育机构预付式消费退费纠纷提供合同保障。

（刘景娜）

【加强托育机构登记备案工作】8月28日，市卫生健康委印发《关于进一步加强托育机构登记备案工作的通知》，明确各区要建立健全信息排查更新机制，定期掌握辖区托育机构情况。对未按照规定登记备案的机构，要联合市场监管等部门加强指导检查，分类治理，督促机构登记备案。要建立健全综合监管机制，加大对违法行为的查处。加强宣传指导，积极引导正确入托观，塑造良好行业氛围。

（黄志华）

【印发《北京市托育机构综合监管实施方案（试行）》】8月29日，市卫生健康委、市公安局、市规划自然资源委、市住房城乡建设委、市市场监督管理局、市消防救援总队联合印发《北京市托育机构综合监管实施方案（试行）》。方案在托育监管领域落实6项基本制度，推广4项场景化措施，建立以风险评估和信用评估为基础的综合监管机制，对本市托育机构分类分级实施差异化监管，实现托育机构多部门协同共治，运用数字化、智能化手段，推进市场监管体系和监管能力现代化。

（刘景娜）

【开展托育机构督导巡查】8月至9月，市卫生健康委、市计生协联合北京健康文化促进会共同组建由托育领域专家、一线工作者和家长代表等组成的兼职督导队伍，开展本市托育机构督导巡查工作，对全市361家托育机构进行督导巡查并将结果向机构及各区卫生健康委反馈。

（黄志华）

【启动托育信息系统项目】9月5日，市卫生健康委召开托育信息系统项目启动会。会议传达副市长刘宇辉在托育工作调度会议上关于加快托育信息系统建设的要求，介绍前期就托育信息化建设与市经信局沟通协调的进展情况，研究补助经费的监管问题和工程进度问题。会议明确，制定项目推进方案，抓紧开展服务机构遴选、经费申报等工作，各相关处室和单位尽快明确数据字段等需求，加强与市经信局沟通协调，确保项目如期完成，实现托育复用系统与学前信息系统互联互通。

（吴　娅）

【发布《婴幼儿托育机构服务规范》地方标准】9月25日，北京市正式发布地方标准《婴幼儿托育机构服务规范》。该标准自2024年1月1日起实施，从制度要求、人员及配备、安全、卫生与健康4个方面对托育机构服务提出了基本要求，在全国范围内率先对托育机构的建设要求、服务内容、服务流程、评价及改进等进行了规范，将重点解决本市婴幼儿托育机构服务质量不统一、环境与设施设备不规范、服务缺乏有效评价等问题，对更好引导托育机构规范化建设及托育行业健康发展具有重要现实意义，为首都托育事业的发展提供了制度保障。

（黄志华　敖春鹏）

【召开托育工作部署会】9月27日，市政府召开托育工作部署会。副市长刘宇辉出席会议并讲话，市政府副秘书长陈蓓主持会议。市卫生健康委主要和主管负责同志，市教委、市发展改革委、市财政局、市经济和信息化局、市住房城乡建设委、市国资委、市总工会、市妇联等部门主管负责同志，各区政府、经开区管委会主管负责同志以及相关区级单位负责同志参加会议。

会议指出，要统一思想，充分认识做好托育工作的重大意义。加强托育工作既是推动人口高质量发展的有效保障，也是实现"幼有所育""幼有善养"、落实"十四五"规划的迫切要求，各区、各有关部门要充分认清本市当前托育工作形势，迎头赶上、攻坚克难，有效破解现有供求矛盾，促进人口长期均衡发展。

会议强调，各区、各有关部门要加强配合，如期完成托育工作任务。按照"市级统筹、区级主责、部门协同"的原则，市卫生健康委、市教委发挥市级牵头部门作用，落实好托育服务工作联席会议制度，出政策、给保障、做监管；各区锚定"2024年底前高质量建设6万个托位，2025年底前努力完成十四五规划"的目标，明确区内工作机制，紧盯普惠任务，不退不让、全力以赴，抓好工作落实；各部门加强协调配合，形成共同推进托育服务体系建设的强大合力。

会议强调，要强化综合监管，推动托育事业高质量发展。卫生健康、规划、住建等部门要各负其职，完善托育机构综合监管体系，制定行业规范标准，成立专、兼职督导队伍，发挥好信息化监管平台作用，坚决消除行业内各类安全风险和隐患。要以高度的责任感使命感抓好托育工作，把托育这项惠民工作做实做好，不断提高人民群众的获得感、幸福感和安全感。

会上，市卫生健康委、市教委、市发展改革委、市财政局围绕普惠托育服务任务落实、普惠托育价格补贴、收费监管等内容，结合部门职能进行了工作部署，海淀区、昌平区根据辖区托育开展情况及任务目标进行了汇报。

（车昱晓）

【举办首届保育师职业技能大赛】9月至10月，市卫生健康委、市计划生育协会、北京健康文化促进会婴幼儿照护服务专业委员会联合举办北京市"匠心有爱 托举未来"首届保育师职业技能大赛。全市190家备案托育机构的233名保育师参加初赛，70人晋级复赛，20人进入决赛。近50%参赛人员根据成绩分别获得初级工、中级工、高级工、技师和高级技师职业等级证书。

（穆晓璐　陆熙）

【召开托育联席会议】10月11日，市卫生健康委组织召开托育联席会议，研究普惠托育服务试点资金管理工作。会议讨论《关于开展普惠托育服务试点工作的通知》《北京市支持普惠托育服务试点工作财政补助资金管理使用实施细则》，对托育服务相关收费票据事项、租金补助政策相关规定进行交流，会后继续修改完善。市发展改革委、市教委、市财政局等相关同志参加会议。

（蒋新宁）

【召开托育机构综合监管培训会】10月16日，市卫生健康委组织召开托育机构综合监管培训会，解读《北京市托育机构综合监管实施方案（试行）》《北京市托育机构预付式消费资金管理办法（试行）》，并对即将印发的综合监管执法单进行培训，同时就托育机构信息化管理进行学前教育（托育）信息系统操作演示。邀请市市场监管局、市经信局、市消防救援总队相关工作负责同志就托育机构食品安全、信用信息查询和消防安全进行授课。各区卫生健康委人口家庭科负责人、相关工作负责同志参与本次培训。

（王鑫磊）

【召开托育机构监管工作会】10月25日，市卫生健康委召开托育机构监管工作第四次会议，专题研究《北京市卫生健康委关于加强托育机构监管的工作方案》。委机关有关处室、市卫生健康监督所、市计生协会负责同志，海淀区、东城区卫生健康委主管领导，房山区、昌平区卫生健康监督所主要负责人参会。市卫生健康委副主任安学军要求卫生健康系统各级、各有关处室和单位要扛起责任，统筹协调各方力量，形成齐抓共管的局面；加强协同配合，主动向前一步，织密筑牢监管网络；利用好信息化、数字化监管手段，提高监管效率；有针对性地做好应急预案和应急演练培训；牵头处室尽快修改完善托育监管工作方案，经委主任办公会审议通过后印发各区卫生健康委。

（敖春鹏）

【印发加强托育机构监管工作方案】11月20日，市卫生健康委正式印发《北京市卫生健康委加强托育机构监管的工作方案》。在托育机构综合监管体系建立基础上，继续围绕"强队伍、稳秩序、促发展、保安全"工作主线，构建机构自我管理、行业自律、政府监管、社会监督相结合的多元化监管体系，健全完善北京市托育机构监管指导，促进托育服务高质量发展。工作方案包含工作目标、适用范围、工作任务、职责分工和工作要求五个部分，明确托育机构范围及定义，阐明托育机构落实全方位自我管理、行业协会规范行业行为和组织行业培训、卫生健康部门加强监管和畅通投诉举报渠道接受社会监督的任务要求，明晰市区两级卫生健康部门、相关处室直属单位分工，并提出加强组织领导、提升监管能力、加强监管队伍建设和强化综合执法具体工作要求。

（王鑫磊）

【开展托育机构专项应急演练】12月8日，市卫生健康委主办，中国儿童中心、市公共卫生应急管理中心、西城区卫生健康委、西城区疾控中心协办的2023年托育机构专项应急演练活动在中国儿童中心举办。应急演练采取背景场景录播及实战演练相结合的方式，中国儿童中心托大班师生共同参与突发火灾应急处置、急性肠胃炎聚集性疫情两个场景的实战演练。演练结束后，市疾控中心应急办、中国消防救援学院和北京公安消防总队房山支队相关专家进行点评。

（敖春鹏）

【召开托育服务工作联席会】12月29日，市卫生健康委召开市、区托育服务工作联席会议，调度普惠

托育试点工作，听取相关区托育机构退费纠纷处理情况汇报，部署2024年托育工作任务。会议强调2024年要摸清机构底数，挖掘幼儿园托班、社会化托育机构、单位和社区办托潜能，尽早开展托位建设；加强部门协同，市、区卫生健康委和教委充分发挥双牵头作用，发改委、财政局继续做好价格和资金等要素支撑；畅通补贴路径，积极推动社会化托育机构转普，树立并推广区级典型经验做法；发挥联席会议作用，市级部门指导普惠进展较慢的区尽快解决堵点难点，并定期向区委区政府反馈工作情况；强化安全监管，充分发挥托育机构信息管理系统动态监管作用，做好机构信息和人员管理；加大消防、食品、卫生等监管力度，切实守住在托婴幼儿健康安全底线；加强预付费资金管理，做好资金风险隐患摸排，积极回应家长诉求，妥善处理退费纠纷，保障送托家庭合法权益。

（车昱晓　敖春鹏）

【开展托育机构信息化建设情况调研】年内，市卫生健康委组成联合调研组，对全市托育机构信息化建设情况开展抽样调研，通过问卷调查、实地调研、座谈交流等形式，了解当前本市托育机构信息化建设现状，积极探索信息化赋能托育机构管理现代化发展新途径，扎实推进本市托育机构规范化建设高质量发展。

（蒋新宁）

【开展托育机构食品安全专项抽查】年内，市卫生健康委会同市场监管局、市卫生监督所联合开展托育机构食品安全专项检查，共抽查北京育稚堡托育有限公司、北京青蛙和蝌蚪托育有限公司等8家托育机构，重点对餐饮服务资质、食品操作区布局设计、从业人员健康管理、卫生清洁消毒、食品留样管理等方面进行监督检查。执法人员针对检查中发现的问题出具整改意见并督促机构进行整改。

（刘景娜）

【公布示范托育机构】年内，市卫生健康委贯彻落实《北京市人民政府办公厅关于印发〈北京市托育服务体系建设三年行动方案（2023年—2025年）〉的通知》和2023年市政府重要民生实事项目工作要求，引导托育机构规范化发展，经机构申报、区级初筛、市级组织创建、区级复核推荐等程序，最终确定凤凰睿稚（北京）托育服务有限公司等55家托育机构为北京市托育服务示范单位（2023—2025年）。

（黄志华）

家庭发展

【走访慰问计划生育特殊家庭】春节期间，市卫

生健康委投入30万元，为全市150个经济困难的计划生育特殊家庭成员发放2000元节日慰问金，并到顺义区胜利街道、石园街道入户慰问老人，走访南彩镇暖心家园，向计划生育特殊家庭送去新春祝福。

（陈　曦）

【两区通过全国生育友好工作先进单位初审】年内，国家卫生健康委面向全国所有县（市、区），以县级卫生健康行政部门为对象开展全国生育友好工作先进单位评选工作，经区级自主申报、市级评估和国家评审，国家卫生健康委公示初审结果，昌平区、怀柔区入选。

（黄志华）

公众权益保障

【概述】2023年，北京市卫生健康宣传思想文化工作以深入学习宣传贯彻党的二十大精神为主线，坚持以首都发展为统领，紧密围绕重点工作、中心任务，突出防汛救灾舆论引导，为推动首都卫生健康事业高质量发展提供坚强思想保证和强大精神力量。持续开展医务社工示范项目、医务社工多元培育项目，逐步扩大医务社工覆盖面，促进医患和谐。

（毕天琦）

新闻宣传

【参加北京市新型冠状病毒感染疫情防控工作新闻发布会】1月6日，市卫生健康委参加北京市新型冠状病毒肺炎疫情防控工作第433场新闻发布会，市卫生健康委副主任、新闻发言人李昂介绍做好北京市新冠病毒感染防治工作情况，并围绕保障市民医疗救治服务需求回答记者提问；安排市疾控中心副主任庞星火就如何进行新冠病毒感染监测预警应对回答记者提问。

（毕天琦）

【举办青年典型培育宣传第二轮展示活动】2月26日，市卫生健康委联合健康报社举办第二届首都卫生健康系统"未来之星"青年典型培育宣传第二轮展示活动，来自全市医疗卫生领域的30名优秀青年登台演讲。活动推选出10名第二届首都卫生健康"未来之星"、20名第二届首都卫生健康"未来之星"重点培育对象。活动期间，"首都卫生健康青年专家库"正式成立，首批专家库成员30人。

（毕天琦）

【举办精诚医者致敬盛典活动】3月19日，市卫生健康委联合市委宣传部，指导北京广播电视台《医者》栏目举办"非凡的光"精诚医者致敬盛典活动。整场盛典分为《无界之光》《破晓之光》《薪火之光》《勇毅之光》《普照之光》《东方之光》六大章节，聚焦医疗扶贫、祖国医学传承、公共卫生防控救治、罕见病攻坚、高质量医学发展、人类命运共同体多个层面，以刘海鹰、肖承悰、童朝晖、吴润晖、郎景和等先进人物为原型，通过"戏骨"演员戏剧独白式演绎，彰显医者仁心大爱。

（毕天琦）

【举办网络宣传工作会暨能力培训会】3月27日，市卫生健康委联合市委网信办举办2023年北京市卫生健康系统网络宣传工作会暨能力培训会，全系统85名网络宣传员参加会议。会议全面总结2022年全系统网络宣传工作，部署2023年重点任务，进一步强调要严格落实各项工作要求和工作纪律，高度重视网评工作，强化舆论引导能力，建成能力突出的行业网评力量，相关专家围绕网络宣传重要意义、网络宣传工作实务、舆情监测和处置等内容授课。

（毕天琦）

【召开北京市卫生健康宣传工作会】4月25日，市卫生健康委召开2023年全市卫生健康宣传工作会，传达国家卫生健康委和全市宣传部长会议精神，全面总结2022年全系统卫生健康宣传工作，分析形势，明确思路，部署2023年重点工作任务。会议强调要聚焦聚力卫生健康宣传新任务，建好建强卫生健康五大宣传格局，提速提质卫生健康宣传工作效能，团结奋斗、守正创新，以更加饱满的工作热情和昂扬的精神状态，做好2023年卫生健康宣传工作，为首都卫生健康事业高质量发展营造良好社会氛围。

（毕天琦）

【召开"学思想　护健康　推动首都卫生健康高质量发展"系列专题媒体沟通会】5月31日，市卫生健康委召开"学思想　护健康　推动首都卫生健康高质量发展"系列之儿童健康服务专题媒体沟通会，妇幼健康处处长、二级巡视员郗淑艳介绍健康养育、爱心护苗，推动儿童健康服务高质量发展情况，北京大学第三医院、首都儿科研究所、通州区妇幼保健院、西城区什刹海社区卫生服务中心等5家机构介绍工作经验和服务特点，并同近20家中央、市属主要媒体记者座谈，与会代表和专家就安宁疗护服务发展、下一步重点工作等内容回答记者问。8月28日，组织召开"学思想　护健康　推动首都卫生健康高质量发展"系列之医务社工专题媒体沟通会，市卫生健康委副主任、新闻发言人叶小敏介绍北京医务社会工作进展情况，北京大学口腔医院、首都儿科研究所、北京市丰台康复医院、朝阳区东风社区卫生服务中心和北京韩红爱心慈善基金会5家机构介绍工作经验和服务特点。20余家中央、市属主要媒体记者参加座谈会并报道。

（毕天琦）

【开展"23·7"特大暴雨灾害防汛救灾宣传】7月北京特大暴雨灾害，市卫生健康委针对不同汛期公众不同需求，在健康北京、首都健康等官方平台发布雨天避险急救指南，强降雨后做好饮食安全、环境清洁消毒、病媒防治、情绪识别与自助自救等权威健康科普39篇，推送主流媒体广泛传播，重点提示信息在北京各大电视台进行滚动播出，让防控常识深入人心，实现"大灾之后无大疫"。统筹安排纸媒、电视台、广播等不同形态媒体记者，赴防汛救灾一线，采访一线救援医生、疾控专家、心理医生等，中央、市属媒体发表相关文章、声音或短视频300余次，新闻联播播出市卫生健康委防汛救灾相关情况3次。健康北京开设"一线纪实"专栏，聚焦全系统应急救援救治、保障群众就医、灾后防疫中的感人事迹，累计发布《风雨中，卫生健康人奋力守护》等一线故事8篇，被主流媒体广泛转发。

（毕天琦）

【参加"市民对话一把手　提案办理面对面"直播访谈节目】7月28日，市卫生健康委主任刘俊彩参加市政协提案委、市政务服务局联合主办的2023年"市民对话一把手　提案办理面对面"直播访谈节目，以提升基层卫生服务能力、打造群众健康守门人为主题介绍北京卫生健康系统工作进展，与市政协委员沟通对话，积极回应群众关切。

（毕天琦）

【开展中国医师节社会宣传】8月17日至9月14日，市卫生健康委通过公益海报形式，在地铁1号线、2号线、6号线等30个主要站点的130块导流屏和灯箱，二环路附近30个主要公交车站灯箱，以及115块社区楼宇电视开展为期4周的"8·19"中国医师节主题社会

宣传，营造致敬医者、尊医重卫的良好氛围。

（毕天琦）

【联合举办中国纪录片大会首届"生命与医学"纪实影像盛典活动】8月29日，北京市卫生健康委联合北京市广播电视局，在东城区文化馆举办中国纪录片大会首届"生命与医学"纪实影像盛典活动，市卫生健康委副主任、新闻发言人叶小敏参加并致辞。人民日报健康客户端、腾讯新闻、微博、百度健康等100余家媒体报道。

（毕天琦）

【举办"办实事　解民忧　提质增效护健康"系列专题媒体沟通会】10月20日，市卫生健康委在首都医科大学宣武医院召开"办实事　解民忧　提质增效护健康"系列老年健康专题媒体沟通会，市卫生健康委党委委员、市老龄办常务副主任，一级巡视员王小娥介绍北京市老年健康服务发展情况，宣武医院、北京老年医院、朝阳区高碑店社区卫生服务中心介绍工作经验和服务特点，并同近20家中央、市属主要媒体记者座谈，与会代表和专家就老年健康服务发展、下一步重点工作等内容回答记者问。11月29日，市卫生健康委在地坛公园组织"办实事　解民忧　提质增效护健康"系列中医药文化发展专题媒体沟通会，公众权益处处长姚秀军主持会议；北京市中医管理局副局长、二级巡视员李德娟介绍北京市中医药文化发展情况；东城区卫生健康委、北京市鼓楼中医医院介绍各自的工作经验和服务特点；同12家中央、市属主要媒体记者座谈，与会代表和专家就中医药文化发展、下一步重点工作等内容回答记者问。

（毕天琦）

【举办卫生健康系统宣传骨干培训班】10月30日、31日，市卫生健康委举办2023年北京市卫生健康系统宣传骨干培训班，各单位宣传部门负责人（主任/科长）、宣传骨干，委机关各处室宣传工作负责同志共计190余人参加培训。围绕新时代卫生健康宣传形式及任务、新闻发布、舆情引导、意识形态管理等，邀请国家卫生健康委、中央党校、中国传媒大学、市委网信办、市委党校专家进行授课，与会人员就如何做好新形势下卫生健康宣传思想文化工作展开交流研讨。

（毕天琦）

【参加"市民对话一把手　解读政府工作报告"节目】12月21日，市卫生健康委主任刘俊彩参加市政务服务和数据管理局联合主办的2024年"市民对话一把手　解读政府工作报告"节目，以深化健康北京、普惠托育体系建设为主题介绍北京卫生健康系统工作进展。

（毕天琦）

构建和谐医患关系

【召开医务社工工作会】5月25日至26日，市卫生健康委组织召开2023年北京医务社工工作会暨业务培训会。市委社会工委市民政局社会工作队伍建设处负责同志应邀参加会议，市卫生健康委党委委员、副主任叶小敏出席会议并讲话。

（毕天琦）

【召开医务社工多元培育服务项目工作部署会】9月26日，市卫生健康委组织召开2023年全市医务社工多元培育服务项目工作部署会暨项目培训会。市卫生健康委公众权益处相关负责同志、北京健康管理协会相关负责人以及项目所在区卫生健康委分管领导、项目单位医务社工分管领导和项目负责人等共120余人参加会议。会上，市卫生健康委、北京健康管理协会项目负责人介绍项目具体实施管理办法、重点工作及总体安排；邀请北京医院协会医务社工专委会主任委员王克霞、北京大学口腔医院护理部李华、北京大学第三医院医院服务管理办公室颜宇和北京中廉会计师事务所刘海燕分别进行项目培训。

（毕天琦）

【推出45个医务社工多元培育服务项目】10月12日，市卫生健康委公布2023年北京市医务社工多元培育服务项目遴选结果。为探索医务社工发展模式，扩大医务社工覆盖面，加快推动北京医务社会工作发展，各医疗卫生机构结合单位特色，认真组织、精心策划、积极申报。经初筛、现场评审等环节，最终确定45个医务社工多元培育服务项目。

（毕天琦）

【召开北京医务社工基础业务培训会】10月24日，市卫生健康委召开北京医务社工基础业务培训会。市卫生健康委公众权益保障处负责同志，各区卫生健康委、经济技术开发区社会事业局医务社工相关部门负责人，各三级医院、相关直属单位医务社工部门负责人及一线医务社工170余人参加培训。本次培训是北京市医务社工分层分类培训体系的一部分，是重点针对新入职及转岗医务社工的通识类培训。

（毕天琦）

【举办北京市医务社工督导培训班】10月27日，市卫生健康委举办北京市医务社工督导培训班，组织两批遴选的20名医务社工督导人员接受临床医务社工督导实践、领导力培养、督导风格与督导关系等能力培养，切实提升督导人员实践能力水平。

（毕天琦）

【召开医务社工课题结题会】12月6日，市卫生健康委组织召开医务社工在基层卫生健康服务中的职能定位及运行机制研究课题结项会，北京工业大学文法学部社会工作系支部副书记葛灵介绍课题完成情况，与会专家座谈交流。

（毕天琦）

【举办医务社工服务案例及模式大赛】12月12日，市卫生健康委在北京会议中心举办首届北京医务社工服务案例及模式大赛，市卫生健康委党委委员、副主任叶小敏，市委社会工委市民政局社会工作队伍建设处（志愿者和社会动员处）处长、一级调研员邢桂丽以及基金会、高校、社工机构、媒体代表到现场观摩比赛。现场20家医疗机构分别从心理疏导、困难救助、康复指导、临终关怀等方面呈现北京医务社工的发展成效。产生一等奖2名、二等奖8名、三等奖10名，其中，丰台区蒲黄榆社区卫生服务中心、北京大学首钢医院获一等奖。

（毕天琦）

国际和港澳台交流

【概述】2023年，市卫生健康委把握卫生健康国际合作新特点新机遇，全力服务新时代中国特色大国外交、首都经济社会高质量发展和卫生健康重点工作，推动国际交往中心功能建设取得新进展新成效。高质量完成2023年中国国际服务贸易交易会"健康卫生服务专题展"及"北京国际医学论坛"筹办工作，展会及论坛相关指标超额完成，多个展区和会议获得优秀称号；"一带一路"国际卫生健康合作项目和世界卫生组织合作中心项目水平持续提升，国际合作与交流的深度与广度进一步拓展；以全国派遣援外医疗队60周年暨北京市派遣援外医疗队55周年为契机，精心做好援外医疗各项工作，按期顺利完成援几内亚、援瓦努阿图4批医疗队轮换；深化重点领域国际港澳台交流合作，助力卫生健康重点工作开展；聚焦卫生健康外事治理体系和治理能力建设，外事管理与服务水平进一步增强。

（鲍华）

国际交流与合作

【政府间交流与合作】9月，市卫生健康委邀请法国驻华使馆代表出席北京国际医学论坛公共卫生高峰论坛并演讲，促成北京儿童医院和巴黎公立医院集团签署合作协议。10月，荷兰长期照护和体育大臣海德尔女士一行来华访问，荷兰代表团访京期间，访问了北京市社区卫生服务和医疗机构，在老龄健康、长期照护等领域开展深入交流。

（刘畅）

【举办2023年服贸会健康卫生专题展和北京国际医学论坛】年内，市卫生健康委立足"三医"联动和"产学研用一体化"，高质量完成2023年中国国际服务贸易交易会"健康卫生服务专题展"及"北京国际医学论坛"各项筹办工作，展会及论坛相关指标超额完成。健康卫生服务专题展以"科技赋能健康 创新引领未来"为主题，设置了公益展区、高新企业展区、传统中医药三大重点展区，聚焦科技和创新，汇聚全球卫生健康行业优势资源，充分展示健康卫生领域的高质量发展成就。线下参展企业108家，线上参展企业265家，约6万人次到馆观展。展会期间举办现场成果发布及签约活动16场，签约总金额约为15亿元人民币。

公益展区邀请17家国内知名公立医疗机构、2家生物医药园区及香港特区医院管理局参展，突出展示创新技术、转化成果、健康服务新模式及信息化建设新成就。首都近十年医药健康创新成果专区展示了14类创新药品及59类创新医疗器械，部分产品填补相关领域国际空白，呈现首都在推动健康事业高质量发展方面的高端引领、关键支撑和示范带动作用。公益展区内同时开展了近40场健康科普讲座，为大众提供关于健康领域的知识普及和科学指导。

北京国际医学论坛举办17场高质量论坛、会议、活动，共达成成果27项，邀请来自20多个国家和地区的健康卫生领域的知名专家和嘉宾参会，传递健康卫生领域新理念、新思路、新趋势，为服务贸易发展注入新活力和新动力，全力打造引领行业创新趋势、助推健康产业发展的国际合作交流平台。

专题公益展区、通用电气医疗系统贸易发展（上海）有限公司、深圳迈瑞生物医疗电子股份有限公司、中国中医科学院、中科尚易健康科技（北京）有限公司获评线下优秀展位，公共卫生高峰论坛获评2023年服贸会优秀会议活动。

（马颖）

【"一带一路"国际合作和WHO合作中心等项目】年内，10个双年度"一带一路"国际卫生健康合作项目和世界卫生组织合作中心项目第二年度实施情况良好，取得丰硕成果。6月、11月，分别召开项目中期评审会和终期评估会，北京大学、国家卫生健康委、中国疾控中心等业内资深专家对各项目进行跟踪指导和点评，提出有效性和可操作性强的意见建议。从项目形成的集聚效应和整体影响力来看，北京市与东南亚国家、中东国家、非洲受援国家在卫生健康领域的交流合作得以不断深化。

（焦振芳）

【世界卫生组织合作】年内，市卫生健康委组织全球卫生专家团队，对在京的世界卫生组织合作中心开展系列调研，进一步发现相关合作中心在沟通渠道、信息获取、人才培养和可持续发展方面存在的挑战和问题，提出加强政策研究和分析研判、整合资源、成果推广等建议和对策，为纵深推进国际交往中心功能建设和国际高端要素聚集做出贡献。

（焦振芳）

港澳台交流与合作

【京港合作】5月，市卫生健康委组团赴港参加2023年香港医管局大会，积极筹划并邀请港方出席服贸会相关活动并参展，使京港两地的交流活动更趋紧密和丰富。9月，香港卫生署署长、香港医管局主席和行政总裁等35人来京参观服贸会健康卫生服务专题，出席北京国际医学论坛并参访相关医疗卫生机构；香港医管局在健康卫生服务专题公益展上设展区。11月，市卫生健康委首次会见以香港医务卫生局局长卢宠茂为团长的香港特区政府代表团，双方就优化医院管理、提高公共卫生管理水平等内容进行交流。11月26日至28日，派出2人赴香港作为观察员参加"黄水晶"公共卫生演习。市卫生健康委与香港卫生署和香港医管局就双方在人才交流等领域的合作达成共识。

（焦振芳）

【京台合作】年内，市卫生健康委与市台办、台湾华夏医师协会等单位共同举办京台科技论坛之京台医疗大健康产业论坛，来自北京市政协、市台办、市卫生健康委的相关领导及两岸医疗卫生健康领域的专家、学者等100余人参加论坛。论坛以"两岸携手 共铸健康"为主题，清华大学万科公共卫生与健康学院常务副院长、健康中国研究院院长梁万年，台湾中华华夏医师协会理事长、敏盛医疗体系资深顾问陈志忠，北京大学肿瘤医院党委书记朱军等8位北京和台湾的专家，共同探讨医疗大健康领域的前沿技术和未来发展趋势，为京台两地的医疗卫生健康科技领域带来新的机遇和发展动力，为促进两岸医疗卫生、大健康产业合作贡献积极力量。论坛上还举行了医疗科研成果发布和项目签约仪式。

（焦振芳）

援外医疗

【**援几内亚医疗工作**】8月，由中国援建的几内亚中几友好医院二期项目正式交付几方使用，为几内亚全方位提升临床诊疗水平创造必要的硬件条件，也为几内亚心脑血管疾病介入诊疗技术本土化培养优秀专业人才。7月，市卫生健康委组织申报的中非对口机制合作项目"中几友好医院心脑血管疾病一体化诊疗项目"获批，在已完成的中非友好医院建设试点项目基础上，下一个3年对口医院合作项目顺利启动，相关设备耗材采购、短期专家组赴几内亚示教指导等活动顺利开展，远程医学平台项目完成第一阶段招标工作。

（刘畅）

【**援外医疗重点团组**】8月，市卫生健康委党委书记钟东波率团赴几内亚访问，推进并落实各项重点工作，援外医疗工作总结报告得到市领导肯定性批示；9月，市卫生健康委派出工作组赴瓦努阿图对援外医疗队交接进行监督指导。我驻瓦使馆发回国内电函，对援瓦医疗队工作给予高度评价和充分肯定。

（刘畅）

【**援瓦努阿图医疗工作**】9月，首批援瓦努阿图医疗队克服气候、环境、语言、生活等困难，圆满完成为期1年的任务回国。医疗队不断提高受援医院医疗质量，保障医疗安全；开展系统教学培训，因地制宜开展微创手术技术；满足基层需求，到达艰苦外岛义诊；深入社会基层调研，推广疾病预防理念；如期完成医疗队驻地改造工程。瓦努阿图总统向9名队员分别颁发国家勋章，以表彰医疗队为提升当地医疗卫生服务水平和巩固中瓦两国医疗卫生合作做出的卓越贡献。

（刘畅）

【**纪念全国援外医疗60周年活动**】11月，市卫生健康委举办北京市派遣援外医疗队55周年纪念会议暨援外医疗队工作总结会，系统总结了北京市55年来援外医疗队工作成绩，分析研判援外医疗工作形势，为未来重点工作指明方向。配合中宣部、国家卫生健康委做好第24批援几内亚中国医疗队队长、"时代楷模"——中国援外医疗队的优秀代表王振常的宣传工作。北京日报、北京晚报、新京报和学习强国等媒体多次集中宣传报道北京市援外医疗队的事迹，取得良好的社会反响。在中国援外医疗队派遣60周年纪念暨表彰大会上，北京市1个集体（第29批援几内亚中国医疗队）和2名个人（赵兴山、王兴文）分别获全国援外医疗工作先进集体和先进个人称号。

（刘畅）

外事综合管理

【**国际语言环境建设和人才培养**】年内，市卫生健康委贯彻落实《北京市国际交往语言环境建设条例》，不断提升涉外医疗服务便利化水平，制定下发《北京市卫生健康委员会关于系统整改医疗机构错误外语标识的通知》，督促各单位各部门主动落实主体责任，指导各单位开展标识自查和整改。天坛医院作为医疗卫生系统规范外语标识典型单位参与全市国际语言环境建设宣传片的拍摄。持续深化开展高端法语、日语和英语培训项目，涌现一批专业素质高、外语能力强的复合型人才，外语培训品牌逐步凸显。

（焦振芳）

【**因公出访和来华接待**】截至年底，北京市卫生健康系统累计因公出国（境）90批214人次，保障重点团组和教学科研人员出访，第一时间向系统各单位传达并解读因公出入境管理最新要求；结合全市上线审批新系统的契机，出台系统因公出国境申报指南，各单位任务申报的规范性、科学性和针对性进一步增强。共接待境外重点团组17批173人次，着力配合中央和北京市相关单位开展境外来京代表团接待工作，重点做好港澳医务卫生界高层代表团、台湾国民党政策会代表团等团组接待和保障，服务国家港澳台事业融合发展。

（张林楠）

重大会议活动疫情防控和医疗保障

【概述】2023年，市卫生健康委完成第三届一带一路国际合作高峰论坛、全国两会、北京市两会、2023年中国国际服务贸易交易会、2023年中关村论坛等重大活动的疫情防控和医疗保障工作。针对历次任务，市卫生健康委专门成立重大会议活动疫情防控和医疗保障工作领导小组，由市卫生健康委党委书记钟东波、主任刘俊彩任组长，副主任高坚任副组长，成员由各相关处室、医疗卫生保障单位主要负责人组成，强化组织领导和统筹协调，圆满完成任务。此外，市卫生健康委承担多次全国人大常委会、市委全会、纪念全民族抗战爆发86周年活动、中央领导人向人民英雄纪念碑敬献花篮、中央领导人植树活动等128场次重要会议活动的疫情防控和医疗保障工作。

（袁 华）

【北京市两会疫情防控和医疗保障】1月14日至19日，北京市两会期间，市卫生健康委成立领导小组，制定疫情防控和医疗卫生保障方案及应急预案，做好疫情防控和医疗保障工作。市卫生健康委，安贞医院、朝阳医院、积水潭医院、世纪坛医院、友谊医院、疾控、卫生监督部门共选派80名住会人员组成驻地医疗防疫组，配备5辆救护车，承担北京会议中心会场和4个住地的医疗防疫保障任务。各应急后备医院24小时备勤。市、区疾控中心开展传染病监测和风险评估，配合医疗组开展流行病学调查及处置。市、区卫生健康监督所对会场及住地开展公共场所卫生、生活饮用水安全及疫情防控措施监督检查，对发现的问题提出整改意见。会前，属地疾控中心提前对住地后厨和服务人员开展诺如病毒检测，开展疫情防控指导和健康教育。会议期间，医疗组共接诊患者651人次，完成新冠病毒核酸采样10041人次，发现阳性人员34人，均及时核查处置。

（袁 华）

【全国两会疫情防控和医疗保障】3月4日至13日，全国两会在京召开，作为疫情防控组的成员单位，市卫生健康委成立领导小组，制定疫情防控和医疗保障方案及应急预案，做好相关会场及住地的疫情防控和医疗保障工作。会前，选派35名医务人员、7名防疫联络员，负责9个住地的新冠病毒核酸采样及检测工作；市、区疾控中心开展传染病监测和风险评估、人员培训和健康宣教，对住地重点人员开展诸如病毒检测、疫情监测与应急处置等工作；市、区卫生健康监督所负责26个住地的公共场所卫生、生活饮用水安全及疫情防控措施监督检查。会议期间，从9家医疗机构选派52名医务人员，配备16辆救护车，组建9个住地医疗组和6个应急转运医疗组，执行医疗保障任务，共接诊患者1563人次，完成核酸采样73090人次，发现新冠病毒阳性108人次、甲流病毒阳性124人次、诺如病毒阳性16人次，均妥善处置；各应急后备单位24小时备勤；市、区疾控中心选派27人在25个住地开展人员健康监测，配合医疗组开展流行病学调查及处置等工作，累计健康监测243623人次；市、区卫生健康监督所选派25人住会，现场快速检测样品3861件，对发现的问题提出整改意见。

（袁 华）

【北京半程马拉松医疗保障】4月16日，北京国际长跑节—北京半程马拉松举办，市卫生健康委组织制定《2023北京国际长跑节—北京半程马拉松医疗保障工作方案》，安排各类医疗保障人员685人、各类保障车辆24辆（通讯指挥车1辆、指挥车2辆、救护车21辆），完成赛事现场医疗保障工作。累计救治患者192人，其中现场救治185人、转运患者7人。

（李 健）

【中关村论坛疫情防控和医疗保障】5月25日至30日，2023年中关村论坛在北京举办，市卫生健康委作为疫情防控和医疗保障组的牵头单位，成立以副市长靳伟、于英杰任组长的领导小组，制定疫情防控和医疗保障工作方案。市卫生健康委指导各单位做好人员流行病学史筛查、健康监测和核酸检测工作，组织专业人员到会场及展区指导相关单位做好疫情防控工作。选派医疗、疾控、卫生监督、现场行政协调人员28人和4辆救护车，负责会场、展区和住地的疫情防控和医疗保障工作。指定海淀医院为海淀区相关活动的就近转诊医院，首钢医院为首钢园区活动就近转诊医院，地坛医院为传染病定点医院，分别承担会场及住地就近医疗保障、发热排查和传染病患者收治工作，开通就诊绿色通道，24小时响应。保障期间，医疗组共接诊患者35人次，均及时妥善处置。

（袁 华）

【中国国际服务贸易交易会疫情防控和医疗保障】9月2日至6日，2023年中国国际服务贸易交易会在北京举办，市卫生健康委作为疫情防控和医疗保障组的牵头单位，成立以副市长靳伟任组长的领导小组，制定疫情防控和医疗保障工作方案。市卫生健康委指导各单位做好人员流行病学史筛查、健康监测和核酸检测工作，组织专业人员到会场及展区指导相关单位做好疫情防控工作。正式活动期间，选派医疗、疾控、卫生监督、现场行政协调人员62人和6辆救护车，负责国家会议中心、首钢园区和住地的疫情防控和医疗保障工作。指定安贞医院为国家会议中心就近转诊医院，首钢医院、石景山医院为首钢园区就近转诊医院，地坛医院为传染病定点医院，分别承担会场及住地就近医疗保障、发热排查和传染病患者收治工作，开通就诊绿色通道，24小时响应。保障期间，医疗组共接诊患者176人次，转诊11人次，除1人突发晕厥病情严重外，其他人员症状轻微。

（袁 华）

【北京文化论坛疫情防控和医疗保障】9月14日至15日，北京文化论坛在北京饭店举办，市卫生健康委作为疫情防控和医疗卫生保障组的牵头单位，成立以市卫生健康委党委书记钟东波、东城区区长周金星任组长的领导小组，制定疫情防控和医疗保障工作方案。市卫生健康委开展疫情风险评估，指导各单位做好人员流行病学史筛查、健康监测和核酸检测工作，组织专业人员到会场指导相关单位做好疫情防控工作。论坛期间，市卫生健康委、市疾控中心、东城区卫生健康委选派行政干部现场协调，带领市属医疗机构和东城区医疗、疾控、卫生监督人员做好会场和住地的疫情防控和医疗保障工作。指定协和医院、普仁医院为应急后备医院，地坛医院为传染病定点医院，开通就诊绿色通道，24小时响应。

（袁 华）

【中国网球公开赛医疗卫生保障】9月26日至10月8日，2023中国网球公开赛在国家网球中心举办。按照《2023中国网球公开赛医疗急救保障方案》安排，市卫生健康委组织朝阳区、海淀区卫生健康委，市疾控中心，市急救中心，市卫生健康监督所等单位及北京大学第三医院、中国人民解放军战略支援部队特色医学中心等医院完成赛事医疗卫生保障工作，确保赛事顺利进行。

（杨 琴）

【第十四届全国冬季运动会医疗保障】10月17日，

市卫生健康委组织召开座谈会，与内蒙古自治区卫生健康委对接第十四届全国冬季运动会医疗保障工作。市卫生健康委协调北医三院、积水潭医院派驻滑雪医生给予支持，确保赛事顺利进行。第十四届全国冬季运动会（北京赛区）在延庆区国家高山滑雪中心、国家雪车雪橇中心举行，市卫生健康委组织北京大学人民医院、北京大学口腔医院、北京口腔医院、北京积水潭医院，北京急救中心组建赛事医疗卫生保障团队，确保赛事顺利进行。

（杨 琴）

【第三届"一带一路"国际合作高峰论坛医疗卫生保障】10月17日至18日，第三届"一带一路"国际合作高峰论坛在北京举行，市卫生健康委成立以党委书记钟东波、主任刘俊彩任组长的领导小组，负责国家会议中心会场、外国元首及国际组织住地的医疗保障工作。会前，市卫生健康委组织各单位开展医疗卫生保障工作培训，加强应急演练，提高保障水平；市疾控中心、市卫生监督人员对会场和住地开展检查指导，做好传染病防控和卫生监督巡查工作，发现问题及时整改。正式活动期间，市卫生健康委选派245名医疗防疫人员（其中防疫联络员17人、医疗组99人、应急转运组36人、核酸采样队68人、疾控25人）、31辆救护车执行元首代表团疫情防控、医疗保障、核酸采样、应急转运等任务，共接诊145人次，核酸采样8613人次，健康监测16825人次，公共场所快速检测509件；9家市属医院作为后备应急医院，开通门急诊绿色通道，24小时响应。各区卫生健康委承担14个非元首代表团医疗防疫综合保障任务。市红十字血液中心及其他部门按要求做好后勤保障。

（袁 华）

【北京马拉松暨全国马拉松锦标赛医疗卫生保障】10月29日，2023年北京马拉松暨全国马拉松锦标赛在天安门广场开赛，全国各地3万余名参赛选手参加。赛前，市卫生健康委印发《2023北京马拉松暨全国马拉松锦标赛（北京站）医疗保障工作方案》并召开医疗卫生保障赛前调度会，就赛事保障工作进行培训和部署。比赛期间，整体投入救护车33辆，安排医师跑者50名、固定医疗服务点26个、AED志愿者74名、医疗观察员600余人，确定赛事医疗救治定点医疗机构12家，共救治患者205名，圆满完成赛事医疗卫生保障工作。

（杨 琴）

【国际冰雪赛事卫生保障】11月至12月，北京市举办2023—2024赛季系列国际冰雪赛事，市卫生健康委组织中日友好医院、北京大学人民医院、北京大学第三医院、朝阳医院（西院）、北京积水潭医院、中国人民解放军战略支援部队特色医学中心、首钢医院，北京急救中心圆满完成赛事医疗卫生保障工作。

（杨 琴）

支援合作

【概述】2023年，北京市承担支援合作任务的市、区两级医疗卫生机构认真落实中央部署和市委、市政府有关工作要求，持续推进卫生健康支援合作任务落实。

（王 雷）

【新冠病毒感染者医疗救治对口支援】1月7日，市卫生健康委印发《关于做好新冠病毒感染者医疗救治对口支援工作的通知》，要求各有关三级医院要将新冠病毒感染者医疗救治对口支援工作作为当前维护首都稳定、保障人民群众生命健康的一件重要工作，城乡对口支援关系，从人员派驻、技术帮扶、危重症转会诊等方面加强组织领导，将对口支援工作做实、做细、做出成效。通过派驻医务人员、专题讲座、远程与线下教学查房、现场检查指导、疑难病例和死亡病例讨论等形式开展对口支援工作，尤其是要组织对受援医院开展《新型冠状病毒感染诊疗方案（试行第十版）》、重症诊断、俯卧位通气与氧疗、小分子药物应用、营养支持等方面的培训，提高受援医院同质化、规范化的医疗救治水平。

1月7日至2月5日，三级医院对郊区县基层医疗机构开展新冠病毒感染者医疗救治支援工作，累计派驻医务人员294人次，参与诊疗977人次；开展远程诊疗119人次、危重症会诊149人次、教学查房102次、业务培训342次、培训医务人员11636人次，上转支援医院患者37人，下转受援医院94人。

（杨 琴）

【对口支援凉山重大传染病防治】2月、8月，为推进凉山州重大传染病防治攻坚任务，市卫生健康委选派20名防治专家到越西县和美姑县开展重大传染病防治支援工作。

（王 雷）

【内蒙古挂职干部人才选派】6月2日，市卫生健康委统筹选派的北京天坛医院人力资源处处长康帅抵达内蒙古自治区，挂职内蒙古自治区卫生健康委医政医管局副处长，为期两年，负责卫生健康、"组团式"帮扶等工作。

（乔红伟）

【赴内蒙古督导组团式帮扶工作】6月20日至28日，市卫生健康委组织6名专家赴内蒙古，督导对7家县医院的组团式帮扶情况。专家组通过听取帮扶情况汇报、查阅文件、交流访谈、实地走访临床科室等形式，充分评估帮扶方案的科学性、针对性、组团式帮扶措施的有效性及支持保障政策的到位情况，对照国家有关文件要求，了解存在的困难和问题，结合当地实际，进行指导，提出建议，并形成书面反馈意见，为有效推进后续组团式帮扶工作打下基础。

（杨 琴）

【第五批第二期援青医疗队赴玉树】7月31日，市卫生健康委协调统筹市医管中心和密云区、西城区、石景山区卫生健康委选派的第五批第二期援青医疗队16名医疗队员，从北京出发到青海玉树执行援派任务。市卫生健康委副主任高坚送行到玉树并安排交接工作。8月6日，第五批第一期援青医疗队返京。玉树州人民医院纳入"组团式"支援范围，市卫生健康委从市属医院增选5名一年期医疗人员，8月28日到达玉树州人民医院执行1年的援派任务。

（乔红伟）

【援藏医疗队赴拉萨】8月2日，市卫生健康委协调统筹市医管中心和东城区、门头沟区、顺义区卫生健康委选派的援藏医疗队35名医疗队员，从北京出发到拉萨执行援派任务。市卫生健康委副主任、一级巡视员李彦梅送行并到拉萨安排交接工作。35名医疗队员中，由市医管中心选派20人到拉萨市人民医院执行为期1年的"组团式"援藏任务；由东城区、门头沟区、顺义区卫生健康委选派的15人，分别赴当雄县、堆龙德庆区、尼木县人民医院执行为期1年的援派任务，主要工作是开展智力援助、实施惠民工程、助力提升当地医疗卫生水平。8月6日，上一批援藏医疗队由市卫生健康委干部人事处工作人员带队，安全返京。

（乔红伟）

【第一批第二期援蒙医疗队赴蒙】8月，市委组织部统一安排，市卫生健康委协调统筹，各责任区卫生健康委选派的第一批第二期援蒙医疗队28名医疗队员，从北京出发到内蒙古各旗县执行援派任务。各区卫生健康委相关领导组织送行并到受援地安排交接工作。完成交接后，第一批第一期援蒙医疗队，由各区卫生健康委带队，安全返京。

（乔红伟）

【参加"十四五"援藏援青规划中期评估】8月，按照国家发展改革委有关做好"十四五"对口支援西藏和四省涉藏州县规划中期评估工作要求，市支援合作办组织市卫生健康委等部门及结对区同志，赴西藏拉萨、青海玉树调研并对接援藏援青规划中期评估。

（王 雷）

【举办"情系和田·直达心田"义诊活动】9月18日至10月21日，市卫生健康委在新疆和田地区举行"情系和田·直达心田"大型义诊活动。活动分3次进行，从19家市属医院选派的28名医疗专家在和田地区部分县开展了疑难疾病会诊、教学查房、远程会诊和传染病学术讲座等系列活动，专业涵盖心内科等20多个学科。共诊疗当地患者1270人次，带教基层医护人员133人次，开展疑难病例讨论89次，对1800名儿童开展了龋齿筛查及护牙宣传。

（苏庄雅）

【市卫生健康委领导赴新疆和田看望慰问北京市援疆医疗队】根据年度工作安排，10月19日至10月21日，在市卫生健康委党委书记钟东波、副主任高坚的带领下，一行9人赴和田驻地慰问北京市援疆医疗队。委干部人事处处长冯华威、医政医管处处长陆珊、公众权益处处长姚秀军、支援合作处处长智利平、工会专职副主席季红以及市医院管理中心组织与人力资源管理处处长李方亮同行。驻地慰问主要组织了集体座谈、看望考察和出席义诊等活动。

（乔红伟）

【京蒙协作重点专科建设】年内，根据2023年5月市领导对市卫生健康委《关于开展京蒙协作重点专科建设的请示》的批示，按照京蒙两地人民政府签订的《全面深化京蒙协作框架协议》（协议期限为2023年至2025年）要求，市卫生健康委与内蒙古自治区卫生健康委共同组织开展"京蒙协作重点专科建设"，北京8家医院与内蒙古自治区8家医疗卫生机构协作建设8个重点专科。

（王 雷）

【接待受援地卫生健康部门来访】年内，市卫生健康委共接待青海玉树州、内蒙古自治区及乌兰察布市、辽宁沈阳市等地卫生健康委领导来访，协商支援合作事宜。

（王 雷）

【推进三级医院对口帮扶县级医院工作】年内，市卫生健康委按照《关于印发"十四五"时期三级医院对口帮扶县级医院工作方案的通知》要求，依托城乡对口支援工作框架，组织三级医院积极对接受援单位，做好帮扶工作。总计派出帮扶人员3161人次，线上线下开展学术讲座2067次，培训32926人次，接收受援医院人员到支援医院进修223人次。

（杨 琴）

信息化与统计管理

【概述】2023年，北京市卫生健康信息化与统计工作紧紧围绕市委、市政府关于加强"三医联动"以及看病就医挂号技术服务指示精神，深化主题教育走深走实，不折不扣落实好市委、市政府的有关决策部署，以解决百姓看病就医问题为导向、以提供优质便民惠民服务为目标，积极推进各项工作。

（严 进）

信息化管理

【推动卫生健康委党委落实党委（党组）网络安全责任制工作机制建立】4月至6月，市卫生健康委按照中央和市委有关网络安全责任制落实相关要求，完成《北京市卫生健康委员会贯彻落实党委（党组）网络安全责任制执行细则》（征求意见稿）和《北京市卫生健康委员会网络安全和信息化领导小组职责分工方案》（征求意见稿）的拟制、征求意见、修改完善工作，形成报审稿，并经市卫生健康委党委会审议通过后向行业印发，以明确委党委领导班子网络安全责任和相关工作机制。

（胡传兵）

【推进114预约挂号平台直连扩面工作】8月25日，

市卫生健康委组织召开全市直连扩面工作部署会，部署改善北京市医疗机构预约诊疗服务相关工作。市卫生健康委、市医保局、市经信局、市中医局、市医管中心、各区卫生健康委、经开区社会事业局、110家三级医院以及北京联通公司、首信公司和其他技术支撑单位共同推动110家三级医院全部完成114预约挂号平台直连、医保移动支付业务验收、检验检查报告上传、医疗影像上传、挂号缴费上线、号源管理"五统一"工作，并全部向公众服务，为全市医疗机构互联互通、改善就医服务提供有力支撑。

（严 进）

【夯实卫生健康信息化基础设施】年内，市卫生健康委构建医疗数据互联互通"一张网"，支持全市各级医疗机构开展预约挂号平台号池直连、检验报告和医疗影像的共享及互认、电子病历共享应用等业务整体协同，在统一医疗数据标准规范的基础上，通过"一张网"实现数据互联互通和安全应用。建设"三医"数据共享"一平台"，规划建设北京全民健康信息平台，支撑"三医"数据底座，"三医"部门建立强共享机制，打通"三医"数据生产-汇聚-治理-应用-转化全链条，推动"三医"数据的统一归集和业务的全面贯通，实现全民健康信息的互联互通、共享应用。建设系统存储计算"一朵云"，积极推动"健康云"建设应用，按照"健康云"整体规划和市级政务云建设标准，进一步明确建设标准及管理要求。

（严 进）

【加强三医联动信息化建设】年内，市卫生健康委以"京通"小程序升级为契机，规划建设"健康服务"模块，作为群众看病就医服务的总入口，集成医疗、医保、医药服务功能，实现一个入口、一次登录、高频优先、三医联动。明确以群众看病就医需求为导向，按照顶层设计、部门联动、长远规划、分步实施的原则做好模块规划建设。坚持信息化技术手段服务业务管理需求，通过信息化带动医疗机构内部服务布局、医疗资源分配、医疗服务流程等业务工作的优化完善。通过114平台直连医院号池，实现号源优先向基层投放，促进分级诊疗落地见效；通过汇聚检验检查报告和医疗影像，为后续实施检验检查结果互认奠定基础；通过医保移动支付，减少患者排队缴费，优化就医流程。

（严 进）

【推进医疗服务信息化便民惠民服务】年内，市卫生健康委以提升北京114预约挂号平台服务能力为抓手，开展平台升级迭代工作，对原有预约挂号功能进行完善，并快速部署线上检查检验报告和医疗影像查询、医保移动支付等功能，预约挂号相关便民服务能力得到极大提升。截至年底，北京市110家三级医疗机构全部实现同质化预约挂号服务、检查检验结果和医疗影像的共享查询，全部实现医保移动支付。

（严 进）

【建设全市统一的互联网医疗服务门户】年内，市卫生健康委基于"京通"健康服务模块，规划建设全市互联网医院服务平台，并整合医保移动支付、线上药品配送等功能，创新医疗服务模式，为患者提供线上线下一体化的看病就医服务，让群众看病就医更加便捷。截至年底，共有13家医疗机构接入全市互联网医院服务平台，医院无须自建互联网平台，"拎包入住"平台后即可提供互联网医院服务。

（严 进）

【开展打击"电子黄牛"专项工作】年内，市卫生健康委加强部门联动，提升防范"电子黄牛"能力，建立市卫生健康委、市经信局、各医院、网络安全技术团队协同联动工作机制，以技术对抗技术，形成防范"电子黄牛"的系统打法、"电子黄牛"防护工具箱，全面提升各医院、统一预约平台挂号系统防范"电子黄牛"能力。9月，市卫生健康委与市公安局建立联合工作机制，共同召开打击"电子黄牛"专项调度会，组织重点医院、北京联通公司参会。通过分析"电子黄牛"行为特点，梳理形成医院"电子黄牛"的9个行为特征，为公安局提供精确打击"电子黄牛"数据线索60万余条，抓获违法人员134人。

（李 健）

统计管理

【制定统计业务全过程质量控制办法（试行）】3月14日，市卫生健康委印发《北京市卫生健康委员会统计业务全过程质量控制办法（试行）》。该办法借鉴《国家统计质量保证框架（2021）》《统计业务流程规范（2021）》，从确定需求、调查设计、核准备案、任务部署、数据采集、数据处理、数据评估、数据公布与传播、统计分析、项目评估等环节制定质量控制要求和措施。

（刘 颖）

【开展北京地区全国第七次卫生服务调查】8月28日，市卫生健康委印发《北京地区全国第七次卫生服务统计调查工作方案》。以家庭健康调查为主，以医务人员调查为辅。家庭健康调查样本覆盖103个乡镇（街道）、205个村（居委会）、12300户家庭，其中本市扩点调查样本覆盖93个乡镇（街道），185个村（居委会）11100户家庭；国家扩点调查样本覆盖10个乡镇（街道）、20个村（居委会）1200户家庭，调查对象为抽中的家庭的实际人口。医务人员调查在全市部分医院、社区卫生服务中心中抽取。调查问卷由国家卫生健康委统一制定。按"统一领导、分级负责、共同参与"原则，由市卫生健康委一组织领导，成立调查领导小组和工作组，市卫生健康委信息统计处负责统筹协调，市卫生健康大数据与政策研究中心具体实施，相关业务处室配合。各区卫生健康委成立相应的工作机构，负责组织实施本区现场调查和调查数据的质量控制工作以及调查指导员和调查员的培训工作。

（刘 颖）

【提供北京市全国第五次经济普查所需医疗卫生机构名录资料】11月8日，市卫生健康委向市统计局提供北京市全国第五次经济普查医疗卫生机构名录资料。共提供12487家医疗卫生机构名单，包括统一社会信用代码、区划代码、单位地址、成立时间、机构类别、机构等级、设置/主办单位、职工总数等信息。

（刘 颖）

安全保卫和信访、接诉即办

【概述】2023年，全市卫生健康系统平安建设、国家安全、安全生产、消防安全、交通安全、危险化学品安全管理和信访投诉举报、接诉即办工作紧紧围绕保持行业安全稳定和带给人民群众更多的幸福感、获得感、成就感，深刻吸取丰台长峰医院重大火灾事故的惨痛教训，持续提升信访和接诉即办质量水平，取得积极成效。

（王开斌）

安全保卫工作

【召开卫生健康系统安全稳定工作会议】1月18日，市卫生健康委组织召开系统2023年安全稳定工作会议，传达贯彻全国卫生健康系统安全生产工作电视电话会议精神，总结2022年度全市卫生健康系统安全生产、治安保卫、信访和接诉即办工作，对做好2023年相关重点工作进行部署，并结合全国和全市岁末年初安全生产工作安排，专题部署2023年春节和两会期间安全稳定工作。市、区卫生健康委及各直属单位，各市属医院安全生产、治安保卫、信访和接诉即办分管领导和相关部门负责同志，委机关相关处室负责同志参加了会议。

（李 娟）

【召开卫生健康系统安全生产工作会议】4月19日，市卫生健康委组织召开全市卫生健康系统安全生产工作会议。市卫生健康委主任刘俊彩传达了党中央、国务院领导和市委市政府领导对丰台长峰医院发生重大事故的批示指示和全市领导干部会议精神。市卫生健康委党委书记钟东波对抓好全系统安全生产工作提出要求，强调全系统要坚持一切为了人民健康，坚定捍卫"两个确立"，坚决做到"两个维护"，深入贯彻落实习近平总书记重要指示精神和李强总理批示要求，深入贯彻落实市委市政府主要领导批示指示精神，坚守发展不能以牺牲人的生命为代价的红线底线，增强做好安全生产工作的危机感、责任感、使命感。坚决克服麻痹松懈思想，以对人民群众生命安全高度负责的态度，最大限度地预防各类安全事故发生、减少突发事件的危害。要求全系统牢记使命重托，提高政治站位；坚持问题导向，强化重点工作，突出抓好消防安全管理、突出抓好建筑施工安全、突出抓好危险化学品安全、突出抓好交通安全；强化监督检查，深挖细排隐患，紧盯落实不到位等薄弱环节加强排查整治、紧盯重点区域和场所加强排查整治、紧盯问题隐患整改不到位加强排查整治、紧盯能力不足的问题加强排查整治。

（王开斌 李 娟）

【举办卫生健康系统安全生产培训班】4月20日至21日，市卫生健康委举办系统2023年度安全生产培训班，邀请交通安全工作部门联席会、北京石油化工学院、北京市消防救援总队及北京市科学技术研究院城市安全与环境科学研究所的各行业专家进行授课。各区卫生健康委、各三级医院、市卫生健康委机关一委三局和直属单位负责安全生产工作人员共140余人参加培训。

（王开斌 李 娟）

【开展卫生健康系统安全保卫工作监督检查】6月

26日，市卫生健康委印发《关于组织开展卫生健康系统安全保卫工作监督检查的通知》，采取医疗卫生机构自查、区卫生健康委抽查、市卫生健康委督查的方式，针对全市二级以上医院开展监督检查，针对发现的问题隐患进行分析归类总结，建立台账并督促医院整改。市卫生健康委联合市公安局前往北京裕隆中西医康复医院、北京市隆福医院、北京市肛肠医院、北京市通州区新华医院、北京美中宜和妇儿医院、北京爱育华妇儿医院、北京市丰台康复医院、北京京煤集团总医院、北京联科中医肾病医院进行了现场检查。

（刘　艳　张茂鑫）

【召开医疗卫生机构安全风险评估工作培训会】6月29日，市卫生健康委组织各区卫生健康委、各三级医院和委直属单位召开医疗卫生机构安全风险评估工作培训会，邀请北京市科学技术研究院城市安全与环境科学研究所专家对安全风险的基础知识、安全风险评估工作重点任务和责任分工进行培训，详细讲解安全风险云服务系统的操作，对常见问题进行了解答。

（李　娟）

【卫生健康系统安全保卫干部培训】7月4日至5日，市卫生健康委举办2023年全市卫生健康系统安全保卫干部培训班，各区卫生健康委、各三级医院及各直属单位安全保卫工作主管领导和主责部门负责人共计160人参加培训。授课专家分析了当前安全形势，就深入贯彻总体国家安全观，进一步加强卫生健康系统安全管理，突出做好重点部位安全防范、规范人物同检、强化应急处置等方面进行了辅导授课。

（刘　艳　唐汉禹　张茂鑫）

【启动严格查处违法外包外租专项行动】7月18日，市卫生健康委转发了市安委会办公室《关于加快启动严格查处违法外包外租专项行动的通知》，组织卫生健康系统开展严格查处违法外包外租专项行动。要求系统各单位深刻认识卫生健康系统安全生产工作当前面临的严峻复杂形势，提高政治站位，加强动员部署，明确责任部门和工作措施，确保专项行动落实到位。按照规定的"四个严查"，立即对外包外租行为开展检查，发现违法违规行为迅速进行整改，加强医疗卫生机构对承包、承租单位的安全生产管理。

（李　娟）

【开展医警联动突发事件处置比武】7月31日，市卫生健康委联合市公安局组织的第二届医警联动突发事件处置大比武决赛在首都师范大学体育馆举行。全市已建成院警室的医院院警、医护人员、保卫干部、保安队员和安检人员开展联动处置涉医案事件比武竞赛训练演练，8支医警联动处置团队进入决赛，选出

前六名团队及最佳组织奖、最佳参与奖。

（刘　艳　张茂鑫）

【开展安全生产交叉互查】年内，市卫生健康委组织开展卫生健康系统安全生产和火灾隐患大排查大整治交叉互查和督导检查工作。8月1日至31日，组织开展交叉互查工作。一是各区卫生健康委交叉互查。由16个区卫生健康委和经开区社会事业局组成17个检查组，每个检查组负责检查1个区卫生健康委，并对该辖区内不少于4家医疗卫生机构开展"四不两直"检查。二是市卫生健康委直属单位交叉互查。市疾控中心、急救中心、红十字血液中心、体检中心、委党校、卫生职业学院、化工职业病防治院组成7个检查组开展互查工作。三是市医管中心组织22家市属医院成立22个检查组，开展交叉互查。各检查组由分管领导带队，安全生产部门牵头，采取座谈交流、查阅资料、实地检查等方式开展现场监督检查。

（李　娟）

【加强"企安安—动火作业报备"系统使用工作】8月1日，市卫生健康委印发《关于加强"企安安—动火作业报备"系统使用工作的通知》，要求各医疗卫生机构（含托育机构）严格落实主体责任，强化自主管理，在履行完内部动火审批流程后，登录企安安"动火作业报备"模块，分别在动火前、动火中、动火后，进行"三填、三证、三照"报备；各区卫生健康委、市中医局、市医管中心对"企安安—动火作业报备"系统开展集中学习培训，辅助进行风险分析研判，加大精准检查指导力度，进一步规范医疗卫生机构依规动火审批、严格持证上岗、严格作业现场安全管理等方面工作。

（李　娟）

【加强对医疗机构消防安全工作的文件指导】8月14日，市消防救援总队、市卫生健康委联合印发《关于进一步加强医疗机构消防安全工作的指导意见》，提出7个方面24项意见，包括压实单位消防安全主体责任、严格消防安全管理、加强火灾隐患排查整治、加强消防设施设备管理、强化火灾扑救和安全疏散、强化宣传教育培训、严格监督执法问责等。

（李　娟）

【明确限额以下小型工程施工安全管理要求】9月12日，市卫生健康委协同市住房和城乡建设委员会等17部门印发《限额以下小型工程施工安全管理办法（试行）》，明确各级管理部门和政府部门职责、建设单位首要责任和施工单位主体责任、高风险限额以下小型工程施工安全生产信息登记管理、检查监督等内容。

（李　娟）

【发布《保安服务规范 医院》地方标准规范】9月21日，市卫生健康委联合市公安局向社会公开发布《保安服务规范 医院》北京市地方标准，从医院保安员职责内容、服务要求、人员要求、装备配备及使用要求、应急管理和服务评价与改进等方面进行了全面规范，对保安服务中的医患纠纷、暴力伤害、火灾等突发事件现场处置预案编制及应急演练提出明确要求。

（王开斌 张茂鑫）

【印发贯彻落实丰台长峰医院重大火灾事故整改和防范措施工作方案】12月20日，市卫生健康委制定印发《北京市卫生健康系统贯彻落实丰台长峰医院"4·18"重大火灾事故整改和防范措施工作方案》，针对国务院事故调查报告指出的事故主要教训、整改和防范措施建议，按照全市整改工作方案，结合卫生健康系统实际，细化了6个方面30项具体整改措施，明确各级各单位职责和整改时限，落实好事故调查报告提出的各项工作要求。

（王开斌 李娟）

【开展全市医院安全秩序管理联合督查】12月，市卫生健康委联合市公安局组织开展全市医院安全秩序管理联合督导检查工作，选调各公安分局16名业务骨干和8名区卫生健康系统干部，成立8支"2+1"联合督导检查组（即两名民警和一名卫健干部），采取"异地检查"方式，对全市311家二级以上医院（部队医院除外）开展为期一个月的摸底式、调研式、交流式联合督导检查。

（刘艳 张茂鑫）

【完成实验室危险化学品安全治理抽查验收】年内，市卫生健康委组织专家完成45家医疗卫生机构实验室危险化学品专项治理抽查验收，共检查297间实验室，发现隐患312项，要求各单位建立了隐患台账，并按时限落实整改，坚决防范实验室危险化学品事故。

（李娟）

信访、接诉即办工作

【召开接诉即办工作调度会】1月12日，市卫生健康委党委书记钟东波主持召开全系统接诉即办工作调度会；党委委员、副主任王建辉通报2022年接诉即办情况，对2023年工作进行部署，同时讲评2022年11月和12月接诉即办工作情况，宣读系统2022年接诉即办

突出贡献单位和个人。钟东波强调要把接诉即办摆在年度工作的重要位置，持续建立完善工作机制，用心用情用力解决群众诉求。

（周翔）

【北京市推广市卫生健康委信访工作经验】2月16日，市信访联席办组织召开2023年度第一次成员单位全体（扩大）会议，市卫生健康委党委委员、副主任王建辉代表市卫生健康委作题为《始终把人民生命与健康摆在最高的位置》的经验交流发言。

（李慧珍）

【举办接诉即办培训班】4月11日至12日，市卫生健康委组织举办系统2023年度接诉即办工作培训班。委党委委员、副主任王建辉作开班动员讲话，北京社会科学院综合治理研究所所长袁振龙、市市民热线相关处室负责人应邀到班作辅导报告，北京朝阳医院、佑安医院和市卫生健康委宣传教育中心有关方面负责人分享经验。各区卫生健康委、各三级医院、市卫生健康委机关一委三局和直属单位牵头负责接诉即办工作人员共150余人参加培训。

（周翔）

【举办信访工作培训班】6月11日至12日，市卫生健康委组织开展2023年度信访工作专题培训，邀请国家卫生健康委办公厅信访处、北京市信访办排查办、网信处负责人，全面解读《信访工作条例》，并就加强矛盾纠纷排查工作、领导干部接访、网上信访办理、信访工作"三率"考核等进行了专门辅导。市中医局、市医管中心、市老龄协会信访部门负责人及工作人员，各区卫生健康委、各直属单位、各三级医院信访部门负责人及工作人员，市卫生健康委机关处室信访办理员等共计160余人参加培训。

（李慧珍）

【召开每月一次接诉即办工作调度会】年内，市卫生健康委每月组织一次、全年共组织12次全系统接诉即办工作调度会，党委书记钟东波主持调度，主管领导王建辉通报考核结果，一委三局领导，处室负责人，各区卫生健康委、各医疗卫生机构主要领导、分管领导和主责部门负责人参加调度会。每月调度会通报上一周期接诉即办"三率"考核情况，"三率"后5位或低于系统平均成绩的单位在调度会上作表态发言。全年共安排25家单位作经验介绍、21家单位作表态发言。

（周翔）

财务、审计与价格管理

【概述】2023年，北京市卫生健康财经工作结合本市卫生健康中心工作，在做好疫情防控保障工作基础上，稳步推进预算管理、价格管理，在完善经济政策、健全财经制度、强化财经监管、提升财经保障能力等方面持续发力，充分运用财政、价格等方面的综合保障政策，促进卫生健康事业高质量发展。

（杜　芸）

疫情防控救治保障工作

【疫情防控救治相关资金及经济政策保障】年内，北京市共拨付1.78亿元，重点落实防控监测预警、重症医疗救治、"乙类乙管"常态化防治等工作，助力首都公共卫生事业高质量发展。

（刘抗抗）

【落实方舱医院闭舱剩余物资分配】年内，开展全市方舱医院资产处置，经政府批准，完成北京市4家方舱医院闭舱剩余物资分配，向北京受灾地区提供支援，提升全市防疫物资使用效益。

（贺时浩）

卫生总费用核算

【卫生筹资总额及构成】2022年北京市卫生筹资总额为3649.37亿元，按可比价格计算（下同），与2021年相比增长8.15%。2022年北京市卫生费用的各项筹资来源中的政府、社会、个人现金卫生支出分别是940.00亿元、2214.62亿元、494.75亿元，分别占总费用的比重是25.76%、60.68%、13.56%。与2021年相比，政府卫生支出和个人现金卫生支出比重分别上升了2.37和0.41个百分点，社会卫生支出比重下降2.78个百分点。

（李　奇）

【卫生总费用指标评价】2022年北京市人均卫生总费用为16707.27元，比上年增加8.36%，略高于卫生筹资总额8.15%的增速。北京市卫生总费用占GDP的比重为8.77%，比2021年上升0.60个百分点。北

市政府卫生支出940.00亿元，比上年增加19.09%。政府卫生支出占卫生总费用、占地方财政一般公共预算支出、占GDP的比重分别为25.76%、11.96%和2.26%，与2021年相比，政府卫生支出占卫生总费用、地方财政一般公共预算支出和GDP的比重分别上升2.37、1.68、0.35个百分点。北京市社会卫生支出2214.62亿元，比上年增加3.41%。其中，社会医疗保障支出比上年增加6.15%，商业健康保险费比上年下降3.57%。北京市个人现金卫生支出为494.75亿元，比上年增加11.52%。北京市居民人均个人现金卫生支出占人均消费支出的比重是5.31%，比上年上升0.69个百分点，占人均可支配收入的比重是2.93%，比上年上升0.24个百分点。

（李　奇）

【卫生总费用机构流向】按全口径核算，2022年北京市卫生总费用机构流向构成中，医院、基层医疗卫生机构、药品及其他医用品零售机构、公共卫生机构、卫生行政和医疗保险管理机构及其他卫生机构费用分别占66.90%、11.26%、7.25%、7.52%、3.56%、3.51%，分别比上年变化-2.71、-0.16、0.01、1.04、1.63、0.19个百分点。

（李　奇）

财务管理

【财政资金保障】年内，市卫生健康委年初预算批复801.75亿元（同比增加66.8亿元），用于首都卫生健康事业发展运行。北京市投入153.67亿元全力保障重大工作部署，主要用于核酸检测经费结算、基层医疗服务能力提升保障、过渡期一线医务人员临时补助、重症救治设备购置及医疗卫生健康领域贴息贷款项目。

（刘抗抗）

【完善公立医院补偿机制】年内，市卫生健康委根据北京市公立医院现行分类补偿模式及资金标准，从基本补偿、专项补偿两个方面，开展测算研究，围绕医院规模、运营特点、盈亏情况、人力成本变化协调程度等关键分配因素构建分配方案，形成专题研究

成果，为财政完善分配方案提供参考。

（李 奇）

【防范公立医院经济运行风险】年内，市卫生健康委组织开展市、区属公立医院经济运行风险防范化解、公立医院债务调查、市卫生健康委系统拖欠企业账款和拖欠中小企业账款排查工作，对本市公立和民营医疗机构基本情况、资产负债情况、涉稳风险情况进行梳理并提出对策建议。

（刘抗抗）

【经济管理队伍建设】年内，市卫生健康委开展第二批北京市卫生健康行业经济管理领军人才第四、五期集训及毕业论文答辩，49名学员顺利毕业。按照国家卫生健康委财务司要求，确定北京市第六期国家卫生健康行业经济管理领军人才选拔培养推荐人选。

（韩 月）

【政府采购管理】年内，市卫生健康委落实《北京市卫生健康系统规范和加强政府采购管理三年专项行动实施方案》要求，组织做好专项行动总结工作，并修订《北京市卫生健康委员会机关政府采购管理暂行办法》《北京市卫生健康委员会政府采购管理暂行办法》，印发《北京市卫生健康委员会政府购买服务指导性目录》；完成2023年国家免疫规划疫苗集中采购第二阶段协商谈判，2023年全市流感疫苗、23价肺炎球菌多糖疫苗招标采购，非免疫规划疫苗补录，开展"2023年北京市基层医疗卫生服务能力提升工作计划"设备带量采购项目，节约财政资金4.02亿元；按照《北京市卫生健康委员会药品耗材采购使用管理专项整治工作方案》要求，组建督察组对专项整治工作开展情况进行现场督查。

（程 超）

【优化资产管理】年内，市卫生健康委强化资产管理制度建设，印发《北京市卫生健康委员会关于进一步加强国有资产管理工作的通知》，推动直属单位所办委托监管企业转直接监管，与北京产权交易所有限公司建立及时转运机制，切实加强和改进医疗资产管理。

（贺时浩）

【预算绩效管理工作】年内，市卫生健康委实现预算绩效评价（含中央转移支付资金）预算项目全覆盖。深化成本预算绩效分析，梳理北京红十字血液中心部门整体运行成本，为预算编制提供参考。优化卫生预算绩效指标库并组织多轮绩效编制审核，提升预算绩效管理有效性。

（李 奇）

【推进公立医疗机构经济管理年】年内，北京市从组织机制强化、工作计划落实、政策宣传及人才建设等方面着手，健全市区督导，组织专家力量，系统开展年度复核及评优工作，从高值耗材管理、成本精细核算、运营助理、设备共享、诊疗流程优化、DRG付费改革六大方向，选取运营典型案例加大宣传，发挥优秀带动作用。

（李 奇）

【开展集中整治违法违规获取医保基金行动】11月，市卫生健康委研究制定《关于印发北京市开展集中整治医疗机构违法违规获取医保基金三年专项行动实施方案的通知》，成立工作小组，开展专题培训，结合腐败集中整治要求，部署启动集中整治工作，督促各级各类医疗机构开展自查自纠工作。

（韩 月）

价格管理

【推动医疗服务价格管理和成本核算】年内，市卫生健康委配合价格管理部门动态调整50项医疗服务项目价格，公布20项新增医疗服务价格项目规范，开展2023年新增医疗服务价格项目申报核定工作。制定"病毒灭活冰冻血浆"及"去白细胞单采血小板"两项临床用血收费标准。持续强化公立医院成本核算规范管理，收集57家市、区属公立医院成本数据，开展数据分析。

（韩 月）

审计监督

【预算执行审计和专项审计】年内，市卫生健康委对新生儿疾病筛查和结核病防治项目进行重大政策跟踪审计，对服贸会专题展、公益特展和国际医学论坛等项目开展重大活动保障专项审计，对5家所属单位预算执行和其他财政支出情况、2位党政主要领导履行经济责任情况、9家单位10个公益发展改革试点科研项目、5家市卫生健康委业务主管社会组织收费情况等实施审计，协助驻委纪检组对相关线索开展问题专项审计，组织开展机关本级内部控制及风险管理专项审计；开展审计"回头看"专项活动，2022年审计发现的问题整改完成率94%；配合市审计局开展2022年预算执行情况和决算草案、经济责任、国外贷援款资金资产管理使用、网络安全和信息化建设、京津冀三地医疗保障协同发展、城市副中心建设项目跟踪等专项审计工作，配合审计署京津冀特派办开展药品和高值耗材采购管理使用、京津冀协同发展规划纲要落实情况、2023年财政收支等专项审计工作，配合完成国家卫生健康委2023年中央转移支付专项资金审计工作；在总结以前年度审计发现问题基础上，梳理出标准审计问题，内置信息平台供所属单位使用，健全内部审计制度体系；加强内审人才队伍建设，举办一期500人参加的内审专题培训班。

（林　军）

干部人事管理

【概述】2023年，市卫生健康委干部人事人才工作认真贯彻落实党的组织、干部、人才工作路线方针政策，把讲政治落实到工作的全过程各方面；精准科学选人用人，做好干部选拔任用；加强干部队伍建设，抓好干部教育培训工作系统化建设，不断提升工作质效；按计划落实公务员招录、定向选调、遴选和转业军官接收安置，有序开展直属单位领导班子和领导干部考核测评；强化干部监督，严格领导干部报告个人有关事项填报、因私出国（境）、兼职审批；持续推进卫生专业技术人员职称制度改革，创新完成卫生高级职称答辩评审工作；推动疾控体系、医管中心体制改革和调整，为医疗卫生机构核增编制；以高层次人才队伍建设为龙头，完善人才队伍梯队建设；统筹推进对口支援内蒙古、新疆、西藏、青海等医疗队选派工作。

（梁婷婷）

干部管理和培训

【举办处级领导干部学习贯彻党的二十大精神专题研讨班】3月20日至31日，在市卫生健康委党校举办两期处级领导干部学习贯彻党的二十大精神专题研讨班，培训对象为一委三局机关及各直属单位、市属医院，驻委纪检监察组副处级（含卫生监察专员、二级巡视员）以上的处级领导干部，总计300余人。

（乔红伟）

【举办组织人事干部业务能力提升培训班】6月26日至28日，在市卫生健康委党校举办北京市卫生健康系统组织人事干部业务能力提升专题培训班，培训对象为市属医院和各区卫生健康委组织、人事工作负责人，委直属单位组织人事干部，总计110人参训。市中医局、市医管中心、市老龄协会共同参与办班。

（乔红伟）

【举办中青年干部能力提升专题培训班】9月18日至22日，市卫生健康委举办市卫生健康系统中青年干部能力提升专题培训班，培训对象为市中医局、市医管中心、市老龄协会和委机关各处室年龄45岁以下、日常表现突出的非领导职务干部；直属单位、市属医院2022年8月以来新提拔副处级领导干部和优秀中层正职干部，总计参训80人。

（乔红伟）

【深化医改与公共卫生管理专题研讨班】10月23日至27日，市委组织部委托市卫生健康委、市医保局联合举办深化医改与公共卫生管理专题研讨班，培训对象为各区主管区级领导、各区卫生健康委主要领导，市委组织部、市委改革办、市委编办、市委研究室、市政府研究室、市发展改革委、市民政局、市教委、市经济信息化局、市财政局、市人力社保局、市规划和自然资源委、市医保局、市市场监管局、市食品药品监管局、市统计局、市司法局法制办等市级有关部门分管领导，市卫生健康委、市中医局、市医管中心、市老龄协会局级领导，市卫生健康委、市中医局、市医管中心、市老龄协会处长，市卫生健康委直属单位主要负责同志以及市属医院主要负责同志。总计调训学员180人，其中市委组织部调训80人、市卫生健康委调训100人。

（乔红伟）

【招考、定向选调和遴选公务员】年内，市卫生健康委按照《北京市各级机关2023年度考试录用公务员工作实施方案》要求，组织完成2名公务员的招录工作，市卫生健康委安全保卫处、保健处各录用1名公务员。按照《北京市2024年度定向选调和"优培计划"招聘应届优秀大学毕业生工作实施方案》要求，组织完成市卫生健康委定向选调1名2024年应届优秀大学毕业生工作。按照《北京市2023年度市级机关公开遴选公务员工作实施方案》要求，组织完成2名公务员遴选工作，其中，市卫生健康委医政处遴选1名、市中医局办公室遴选1名。

（孟雪）

专业技术人才队伍建设

【北京考区卫生专业技术资格考试】4月，在市人力社保局支持下，市卫生健康委组织实施护士执业资格考试及初、中级卫生专业技术资格考试，涉及考生57128人、19万人次，共使用596个考场。

（王 宗）

【卫生专业技术人员职称制度改革】4月，北京市人力资源和社会保障局、北京市卫生健康委员会联合发布《北京市深化卫生专业技术人员职称制度改革实施办法》，面向全市卫生专技人才，进一步规范和细化制度体系、评价标准、评价机制、结果运用、管理服务等，实施"大卫生、大健康"职称改革，对不同岗位的卫生人才制定分类分层评价标准，制定医疗、护理、药学、医学技术、中医药、预防医学、基层卫生以及卫生科研、卫生管理研究等9类高级职称基本评价标准；破除"唯学历""唯论文"掣肘，实行代表作制度，引导医生回归临床，在职称评审中注重医风医德考核。

（王 宗）

【创新完成卫生高级职称答辩评审工作】2023年度职称评审工作是职称改革新政首次落地实施的第一年，市卫生健康委圆满完成本年度卫生系列高级职称评审相关工作。11月，共有4425名参评人员参加答辩评审工作，整体通过率80%。

（王 宗）

【创新开展公开招聘工作】年内，市卫生健康委规范所属事业单位（非党委建制）公开招聘工作，首次统一开展公开招聘，统一制定招聘方案、审核招聘公告、组织报名以及笔试面试工作，共涉及12家事业单位的31个岗位，拟招聘33人，实际招聘26人。

（王 宗）

【专家人才技术服务】年内，市卫生健康委选派5名专家参加市人才局组织的2023年"北京院士专家南阳行"，参选专家在南阳积极参加各项技术服务活动；选派8名专家参加"京青专家服务活动"，6名专家参加"北京院士专家十堰行"；选派第23批共6人博士服务团，赴西部省区挂职锻炼。

（李传亮）

【高层次人才队伍建设】年内，北京友谊医院王振常、北京天坛医院江涛增选为中国工程院院士，北京天坛医院王拥军获第四届"首都杰出人才奖"，北京天坛医院曹勇等6人入选北京学者，北京朝阳医院杨旗等9人入选国家卫生健康委有突出贡献中青年专家，北京安贞医院朱俊明等8人入选"北

市有突出贡献的科学、技术、管理人才"。24人获批2023年度政府特殊津贴。6人入选北京市优秀青年人才。

（李传亮）

【高层次公共卫生技术人才建设项目】年内，市卫生健康委完成第三批高层次公共卫生技术人才建设项目评审，遴选10名领军人才、30名学科带头人、50名学科骨干。

（李传亮）

【完成第十五批"人才京郊行"选派任务】年内，市卫生健康委选派5名技术专家分别到门头沟区、昌平区、怀柔区、延庆区执行技术专项服务任务，市属医院共接收房山区等6名顶岗锻炼人才。

（李传亮）

【京津冀人才一体化】年内，市卫生健康委参加2023年京津冀人才交流合作联席会议，北京、天津、河北三地卫生健康委签订《深化京津冀卫生健康人才交流与合作框架协议（2023—2025）》。组织北京医学会相关专家人才与津冀两地开展学术交流。

（李传亮）

机构编制管理

【推进疾控体系改革】2022年12月，根据《中央编办关于组建北京市疾病预防控制局有关事项的批复》，市委办公厅、市政府办公厅印发《关于组建北京市疾病预防控制局的通知》，明确整合北京市卫生健康委员会的疾病预防控制、传染病疫情应急处置、公共卫生监督等相关职责和机构，组建北京市疾病预防控制局，由市卫生健康委管理，规格为副局级。2023年1月，市政府任命曾晓芃任市卫生健康委副主任（兼）、市疾控局局长。此后，市卫生健康委与市委编办始终保持沟通联络，深入调研，密切关注其他省市疾控机构改革情况，对市疾控局主要职责、内设机构、人员编制等进行反复研究，稳妥推进疾控改革工作。2023年12月22日，市委办公厅印发市疾控局三定方案规定。

（王 宗）

【核增医疗卫生机构人员编制】1月，市卫生健康委向市委编办报送有关医疗机构增加人员编制的文件。8月，经市委编委批准，为安贞医院、口腔医院分别核增编制1849名、764名。

（王 宗）

【调整市医管中心管理体制】12月18日，中共北京市委机构编制委员会印发《关于调整市医管中心管

理体制有关事宜的通知》，为完善和加强市属医院管理，推动市属医院高质量发展，将市医院管理中心由市卫生健康委归口管理调整为市卫生健康委所属；将市医院管理中心承担的市属医院党的建设、按干部管理权限对市属医院领导班子和干部队伍进行考核任免等职责划入市卫生健康委。为确保相关工作平稳有序衔接，市卫生健康委印发《关于调整市属医院有关工作管理体制的通知》《关于做好调整市属医院有关工作管理体制相关工作的通知》并统筹开展有关工作。

（王 宗）

2023年委管处级干部任免情况

乔红伟　任北京市卫生健康委员会干部人事处（人才处）二级调研员

王 晖　任北京市卫生健康委员会机关纪委二级调研员

郭子侠　免去北京市卫生健康委员会食品安全标准处处长职务、二级巡视员职级（退休）

李朝俊　免去北京市卫生健康委员会信息统计处一级调研员职级（退休）

王全意　任北京市疾病预防控制中心（北京市预防医学科学院、北京结核病控制研究与防治所）副主任（任职时间从2021年9月8日起计算）

佟 颖　任北京市疾病预防控制中心（北京市预防医学科学院、北京结核病控制研究与防治所）副主任（任职时间从2021年9月8日起计算）

于建平　任北京市疾病预防控制中心（北京市预防医学科学院、北京结核病控制研究与防治所）副主任（任职时间从2021年12月9日起计算）

杨 鹏　任北京市疾病预防控制中心（北京市预防医学科学院、北京结核病控制研究与防治所）副主任（任职时间从2021年12月9日起计算）

赵妍慧　任北京市卫生健康委员会发展规划处（首都医药卫生协调处）副处长（任职时间从2022年1月16日起计算）

王 麟　任北京市卫生健康委员会卫生健康监察专员，列在政策法规处（任职时间从2022年1月16日起计算）

赵 婧　任北京市卫生健康委员会政策法规处副处长（任职时间从2022年1月16日起

计算）

徐 征　任北京市卫生健康委员会疾病预防控制处（公共卫生管理处）副处长（任职时间从2022年1月16日起计算）

乔正国　任北京市卫生健康委员会医政医管处（社会办医服务处）副处长（任职时间从2022年1月16日起计算）

李志军　任北京市卫生健康委员会爱国卫生运动推进处（健康促进处）副处长（任职时间从2022年1月16日起计算）

朱文伟　任北京市卫生健康委员会基层卫生健康处副处长（任职时间从2022年1月16日起计算）

于海玲　任北京市卫生健康委员会卫生应急办公室（突发公共卫生事件应急指挥中心）副主任（任职时间从2022年1月16日起计算）

刘劲松　任北京市卫生健康委员会综合监督处处长（任职时间从2022年1月16日起计算）

李 怡　任北京市卫生健康委员会综合监督处副处长（任职时间从2022年1月16日起计算）

苏承馥　任北京市卫生健康委员会食品安全标准处副处长（任职时间从2022年1月16日起计算）

金英楠　任北京市卫生健康委员会妇幼健康处副处长（任职时间从2022年1月16日起计算）

王 虹　任北京市卫生健康委员会卫生健康监察专员，列在人口监测与家庭发展处（任职时间从2022年1月16日起计算）

徐 佳　任北京市卫生健康委员会干部人事处（人才处）副处长（任职时间从2022年1月16日起计算）

季 红　任北京市卫生健康委员会正处职干部，工会专职副主席建议人选（任职时间从2022年1月16日起计算）

王雁超　任北京市疾病预防控制中心（北京市预防医学科学院、北京结核病控制研究与防治所）副主任（挂职一年）（任职时间从2023年4月起计算）

董维春　免去北京卫生职业学院党委书记、副院长职务（退休）

邓 娟　任北京市中医药对外交流与技术合作中心副主任（任职时间从2022年1月16日

起计算）

王琛 任中共北京市卫生健康委员会党校（中共北京市委党校二分校、北京市行政学院二分院）副校长（试用期一年）

祝静 任北京市中医管理局医政处（基层卫生处）二级调研员

蔡杰 任北京市中医管理局规划财务处二级调研员

赵玉海 任北京市中医管理局科教处三级调研员

张国红 任北京市体检中心主任（试用期一年），免去北京市医疗卫生服务管理指导中心副主任职务

张静波 免去北京市体检中心主任职务

王麟 任北京市卫生健康委员会政策法规处处长，免去卫生健康监察专员职务

王同国 任北京市卫生健康委员会医政医管处（社会办医服务处）副处长，免去综合监督处副处长职务

乔正国 任北京市卫生健康委员会科技教育处副处长，免去医政医管处（社会办医服务处）副处长职务

钟晓军 任北京市卫生健康委员会保健处（北京市保健委员会办公室）副处长（主持工作）

叶小敏 免去北京市卫生健康委员会政策法规处处长职务

农定国 免去北京市卫生健康委员会保健处（北京市保健委员会办公室）处长职务

臧萝茜 免去北京市卫生健康委员会信息统计处二级巡视员职级（退休）

张秀芬 免去北京市卫生健康委员会机关党委（党群工作处）二级调研员职级（退休）

赵兰 免去北京市卫生健康委员会会计核算服务中心副主任职务（退休）

段姗姗 免去北京市卫生健康委员会医政医管处（社会办医服务处）四级调研员职级

曹昱 任北京市卫生健康委员会卫生应急办公室（突发公共卫生事件应急指挥中心）一级调研员

刘清华 任北京市卫生健康委员会药械处一级调研员

丁卫华 任北京市卫生健康委员会老龄健康处一级调研员

曲新丽 任北京市卫生健康委员会机关纪委（巡察工作办公室）一级调研员

彭英姿 任北京市卫生健康委员会离退休干部处一级调研员

杨辉 任北京市卫生健康委员会发展规划处（首都医药卫生协调处）一级调研员

郭林 任北京市卫生健康委员会政策法规处一级调研员

齐士明 任北京市卫生健康委员会医政医管处（社会办医服务处）一级调研员

宗保国 任北京市卫生健康委员会基层卫生健康处一级调研员

李志敬 任北京市卫生健康委员会基层卫生健康处二级调研员

蓝荣辉 任北京市卫生健康委员会卫生应急办公室（突发公共卫生事件应急指挥中心）二级调研员

唐红伟 任北京市卫生健康委员会药械处二级调研员

贺时浩 任北京市卫生健康委员会财务处二级调研员

王宗 任北京市卫生健康委员会干部人事处（人才处）二级调研员

张秀芬 任北京市卫生健康委员会机关党委（党群工作处）二级调研员

杨扬 任北京市卫生健康委员会卫生应急办公室（突发公共卫生事件应急指挥中心）三级调研员，免去北京市卫生健康委员会卫生应急办公室（突发公共卫生事件应急指挥中心）副主任职务

杨旸 任北京市卫生健康委员会药械处三级调研员

吴娅 任北京市卫生健康委员会人口监测与家庭发展处三级调研员

钟晓军 任北京市卫生健康委员会保健处（北京市保健委员会办公室）三级调研员

刘昆 任北京市卫生健康委员会保健处（北京市保健委员会办公室）三级调研员

刘艳 任北京市卫生健康委员会安全保卫处三级调研员

李立国 任北京市卫生健康委员会审计处三级调研员

栗守瑜 任北京市卫生健康委员会办公室三级调研员

周维淑 任北京市卫生健康委员会办公室三级调研员

胡宗海 任北京市卫生健康委员会基层卫生健康

处三级调研员

冯 雷　任北京市卫生健康委员会科技教育处三级调研员

肖 利　任北京市卫生健康委员会人口监测与家庭发展处三级调研员

魏 菲　任北京市卫生健康委员会保健处（北京市保健委员会办公室）三级调研员

刘 颖　任北京市卫生健康委员会信息统计处三级调研员

胡传兵　任北京市卫生健康委员会信息统计处三级调研员

林 军　任北京市卫生健康委员会审计处三级调研员

李传亮　任北京市卫生健康委员会干部人事处（人才处）三级调研员

赵君华　任北京市卫生健康委员会干部人事处（人才处）三级调研员

张正尤　任北京市卫生健康委员会机关党委（党群工作处）三级调研员

王本进　任北京市卫生健康监督所一级调研员

段 刚　任北京市卫生健康监督所职业与放射卫生监督科二级调研员

孙志强　任北京市卫生健康监督所卫生行政许可科三级调研员

徐 勇　任北京市卫生健康监督所后勤服务管理科三级调研员

段 刚　免去北京市卫生健康监督所职业与放射卫生监督科二级调研员职级（退休）

齐士明　免去北京市卫生健康委员会医政医管处（社会办医服务处）一级调研员职级（退休）

宗保国　免去北京市卫生健康委员会基层卫生健康处一级调研员职级（退休）

周新茹　免去北京市卫生健康委员会人口监测与家庭发展处四级调研员职级（退休）

杨 曼　免去北京市卫生健康委员会疾病预防控制处（公共卫生管理处）副处长职务（结束挂职）

郝晶晶　任北京卫生职业学院副院长（试用期一年）

王本进　免去北京市卫生健康监督所党委副书记、纪委书记职务、一级调研员职级（退休）

张向东　免去北京市医疗卫生服务管理指导中心副主任职务（退休）

李海红　免去中共北京市卫生健康委员会党校（中共北京市委党校二分校、北京市行政学院二分院）党总支书记、常务副校长职务（退休）

赵 勤　免去北京市卫生健康委员会宣传教育中心副主任职务（退休）

张小霞　任北京市疾病预防控制中心（北京市预防医学科学院、北京结核病控制研究与防治所）副主任（挂职至2024年12月）

包 然　任北京市卫生健康委员会爱国卫生运动推进处（健康促进处）四级调研员（任职时间从2023年10月起计算）

李晓冬　任北京市卫生健康委员会安全保卫处二级调研员（任职时间从2023年10月起计算）

刘海宁　任北京市卫生健康委员会信息统计处副处长（挂职至2024年12月）

蒋 艳　任北京市中医管理局医政处（基层卫生处）副处长（挂职至2024年12月）

王 勇　任北京市红十字血液中心（北京市献血办公室、北京市红十字血液研究所）党委副书记、主任（试用期一年），免去北京急救中心副主任职务

邓 锴　任北京市公共卫生应急管理中心主任（试用期一年）

朱绍茹　任中共北京市卫生健康委员会党校（中共北京市委党校二分校、北京市行政学院二分院）党总支书记、常务副校长（试用期一年）

高 燕　任北京市卫生健康委员会综合事务中心主任（试用期一年），免去中华医学会北京分会秘书处副秘书长职务

王进孝　免去北京市卫生健康委员会综合事务中心主任职务

丁 然　任北京市体检中心副主任（任职时间从2022年9月起算）

王一波　任北京市卫生健康委员会综合事务中心副主任（任职时间从2022年9月起算）

高旭东　任北京市卫生健康监督所副所长（任职时间从2022年8月起算）

江 涛　任北京市神经外科研究所所长（任职时间从2022年8月起算）

王 瑜　任北京市公共卫生应急管理中心副主任（任职时间从2022年8月起算）

陈 鑫　任北京市卫生健康委员会疾病预防控制

处（公共卫生管理处）四级调研员

王 玮 任北京市卫生健康委员会食品安全标准处四级调研员

黄 丹 任北京市卫生健康委员会机关党委（党群工作处）四级调研员

郭 林 免去北京市卫生健康委员会政策法规处一级调研员职级（退休）

王雅祺 免去北京市卫生健康委员会信息统计处四级调研员职级

张 斌 免去北京市卫生健康委员会医政医管处（社会办医服务处）二级调研员职级

黄 平 任北京市卫生健康监督所卫生行政许可科二级调研员

姚铁男 任北京市卫生健康委员会机关党委（党群工作处）处长、二级巡视员

王敬媛 任北京市卫生健康委员会体制改革处副处长（主持工作）、二级调研员

李君念 任北京市卫生健康委员会基层卫生健康处副处长、二级调研员

刘 艳 任北京市卫生健康委员会安全保卫处副处长、二级调研员

陆 珊 任北京市卫生健康委员会医政医管处（社会办医服务处）处长（任职时间从2022年9月起算）

刘 颖 任北京市卫生健康委员会科技教育处处长（任职时间从2022年9月起算）

姚秀军 任北京市卫生健康委员会公众权益保障处处长（任职时间从2022年9月起算）

智利平 任北京市卫生健康委员会支援合作处处长（任职时间从2022年9月起算）

李 丹 任北京市卫生健康委员会机关党委（党群工作处）副处长、团委书记（任职时间从2022年9月起算）

汪 旭 任北京市中医管理局规划财务处副处长（任职时间从2022年8月起算）

岳松涛 任北京市中医管理局医政处（基层卫生处）副处长（任职时间从2022年8月起算）

刘红梅 任北京急救中心（北京紧急医疗救援中心、北京市急救医学研究所）党委副书记、主任（试用期一年）

卫生界人物

【路志正】男，1920年出生于河北藁城，字子端，号行健。1934年—1939年就读于河北中医学校。1952年任职于中华人民共和国卫生部医政局医政处中医科，1954年11月调任至中华人民共和国卫生部中医司。1973年调任至中国中医研究院广安门医院。2008年获评为"国家非物质文化遗产传统医药项目代表性传承人"；2009年入选首届"国医大师"；2020年当选为中国中医科学院学部委员；中国中医科学院广安门医院主任医师、全国名老中医药专家学术经验继承指导老师，博士、博士后导师。连续获得中央保健工作先进个人、中央保健突出贡献及中央保健优秀专家等奖项。

最早参与并主持对中医药治疗乙脑成效的认定，将中医治疗腹水的经验用于血吸虫病防治；创建风湿病学科，担任第一届中华中医药学会风湿病分会主任委员，是广安门医院风湿病科的建科元老之一；发展湿病理论，首创燥痹、产后痹，研发痹病新药；杂合以治，提倡针药并施、内外合用、药食相配、身心同治。路志正一生致力于中医药振兴发展，医政双担、辅政献策，为中医药事业发展奔走呼吁，是中医药事业发展的主要参与者和重要贡献者。

2023年1月20日，逝世于北京，享年103岁。

【汪忠镐】男，1937年7月28日出生于浙江省杭州市，九三学社社员、中国科学院院士，长期从事血管外科学基础与临床研究工作，国内著名血管外科学的奠基人和开拓者之一。首都医科大学宣武医院主任医师、教授、博士生导师，首都医科大学血管外科研究所名誉所长。中华医学会外科分会血管学组终身名誉组长；国际布—加综合征学会创始主席。

擅长各种大血管病手术及血管腔内介入治疗，针对布加综合征创建了多种术式和全方位诊治体系；进行了动脉造影的研究，实现了以带膜支架对全主动脉夹层、主动脉弓部瘤和大动脉减速伤的成功治疗；开创内皮细胞种植人工血管的研究，实现血管腔面快速内皮化，明显改善移植血管的性能。

曾获国家科技进步奖、北京市科技进步奖、邮电部科技进步奖、首届吴阶平医学奖等多项奖励和荣誉。

2023年11月3日，逝世于北京，享年86岁。

【张强】男，1958年5月生，汉族，四川泸州人。1982年获北京医学院学士学位，1995年获华西医科大学药剂学博士学位。1982年至1992年在国家医药总局四川抗生素工业研究所工作，任研究室副主任等。1989年至1990年在日本福冈大学学习工作，1995年进入北京医科大学工作。2022年增选为中国医学科学院学部委员。现任北京大学博雅讲席教授、药学院教

授，北京大学医学部学术委员会副主任、北京大学药学院学术委员会常务副主任、分子药剂学与新释药系统北京市重点实验室主任。

主要从事创新药物递释系统研究，包括难溶药物、抗肿瘤药和生物大分子药物递释系统的基础与应用转化研究。在纳米细胞转运和整合素靶向递药领域获得理论突破。原创注射用自乳化技术、口服纳米骨架技术和整合素主动靶向递药技术等，开发多种新型递释系统上市，产生显著的社会经济效益。在 *Nature* 子刊等连续发表高影响学术论文300多篇。获得2019年国家科技进步二等奖、2009和2019年教育部自然科学一等奖，是全国优秀科技工作者和国务院特殊津贴获得者。

2023年，当选中国工程院医药卫生学部院士。

【朱立国】男，1961年9月生，博士，毕业于天津中医药大学，中国工程院院士，中国中医科学院首席研究员，主任医师，博士研究生导师；现任全国中医运动医学中心主任，中国医师协会副会长，中华中医药学会特聘副会长兼骨伤科分会主任委员，全国中医标准化技术委员会副主任委员，国家临床重点专科（骨科）、国家中医药管理局高水平中医药重点学科（骨伤科）带头人，国家中医药管理局首批传承创新团队负责人，国家中医药管理局国家中医临床研究基地负责人，国家中医药管理局筋伤治疗手法重点研究室主任，中医正骨技术北京市重点实验室主任，北京市中西医结合骨伤研究所所长，首届岐黄学者，《中国骨伤》杂志主编。

主持国家重点研发计划、国家科技攻关计划、国家科技支撑计划、国家自然科学基金重点项目、国家自然科学基金联合基金项目等45项课题，作为第一完成人获国家科学技术进步二等奖2项（2009年、2017年），省部级一等奖6项。主编学术专著9部，获国家专利28项，发表学术论文362篇（SCI45篇）。入选卫生部有突出贡献中青年专家，荣获全国先进工作者、全国优秀科技工作者、全国抗震救灾模范、吴阶平医药创新奖等荣誉称号。

通过旋提手法新技术的创立，构建了"规范创新—安全评估—循证评价—机理解析"为一体的中医正骨手法现代化研究新体系，系列研究获正骨手法领域首项国家科技进步二等奖（2009）及中医药国际贡献奖-科技进步奖一等奖（2019）。成果作为高级别证据，纳入2017年美国《颈痛治疗国际循证临床实践指南》。研制智能化手法培训考核机器人，开创了人机互动的中医正骨手法传承新模式。手法培训考核机器人作为新型教学工具引入7所中医药大学，并纳

入研究生系列教材，该研究获国家科技进步二等奖（2017）。构建骨与关节退行性疾病综合治疗新方案，进一步提升了临床疗效，有效解决了复发率高的临床瓶颈问题。相关成果纳入国家中医药管理局诊疗方案，在全国125家医疗机构推广应用，研究获中华中医药学会李时珍医药创新奖（2013）及中华中医药学会科学技术奖一等奖（2020）。

2023年，当选中国工程院医药卫生学部院士。

【江涛】男，1964年3月出生，黑龙江哈尔滨人。1996年于哈尔滨医科大学神经外科攻读并获得硕士和博士学位，师从我国著名神经外科专家戴钦舜教授；1996年至1998年于北京市神经外科研究所进行博士后工作，师从我国神经外科创始人王忠诚院士；2002年至2004年于美国得克萨斯大学 MD Anderson Cancer Center脑肿瘤中心进行博士后工作。归国后，任北京天坛医院脑胶质瘤诊疗中心主任及北京市神经外科研究所神经分子病理室主任，并在王忠诚院士的指导下，开展脑胶质瘤及颅底肿瘤基础及临床工作。2008年参与组建首都医科大学肿瘤学系并任肿瘤学系副主任。2013年起任北京市神经外科研究所副所长、北京天坛医院神经外科中心副主任和北京脑重大疾病研究院脑肿瘤研究所副所长。2018年起任首都医科大学神经外科学院副院长。2022年8月起任北京市神经外科研究所所长，首都医科大学附属北京天坛医院神经外科中心主任。

长期从事脑肿瘤综合治疗领域的医疗、教学与研究工作，以通讯作者在Cell、PNAS等高水平期刊发表论文362篇，封面论文10篇；他引15700次，H指数66。前1%高被引论文23篇，46篇纳入国内外指南，20篇被国际政策文件引用。主持制定国家卫健委《脑胶质瘤诊疗规范》和《脑胶质瘤诊疗指南》等多部诊疗指南及规范、主编统编教材1部。获Ⅲ类医疗器械注册证1项，国内外专利25项。以第一完成人获国家科学技术进步二等奖1项、省部级一等奖2项，获第十四届光华工程科技奖。获评北京市卫生系统优秀共产党员、北京市先进工作者，入选2019年度北京学者。2022年，领衔的脑胶质瘤精准诊疗团队获评北京市工人先锋号。

2023年，当选中国工程院医药卫生学部院士。

【黄晓军】男，1964年8月生。1987年毕业于中山医科大学，获临床医学学士学位，1992年获得北京医科大学博士学位。现任北京大学博雅讲席教授、北京大学人民医院血液科主任、北京大学血液病研究所所长、国家血液系统疾病临床医学研究中心主任。2022年获聘中国医学科学院学术咨询委员会学部委员。

长期聚焦白血病等其他恶性血液疾病的前沿研究和临床治疗，创建骨髓移植中国科学新方案——"北京方案"，解决了"供者来源匮乏"这一世界性医学难题，使亲属成为移植供者的概率由不足25%上升至接近100%；显著提高了患者生存率，使半相合移植治疗白血病的3年生存率从约20%升至70%左右。"北京方案"改变了世界半相合移植"不可逾越"的传统观念，使半相合移植成为白血病一线治疗方案。

先后获国家科技进步二等奖2项、省部级一等奖4项，何梁何利基金科学与技术进步奖，谈家桢生命科学临床医学奖，转化医学杰出贡献奖，吴阶平医药创新奖，中国工程院光华工程科技奖。兼任亚太血液联盟常委会主任，世界华人医师协会第四届理事会副会长，第四、五届中国医师协会血液科医师分会会长，第九届中华医学会血液学分会主委。

2023年，当选中国工程院医药卫生学部院士。

【王振常】男，汉族，1964年9月生，河北保定人，1986年7月参加工作，天津医科大学影像医学与核医学专业毕业，博士学位，主任医师，教授，博士研究生导师。现任首都医科大学附属北京友谊医院党委常委、副院长，首都医科大学耳鸣临床诊疗与研究中心主任、医学影像学系主任，北京市医学影像质量控制和改进中心主任。医学期刊知识挖掘与服务重点实验室联合主任。

长期从事生理病理信息探测感知技术及仪器的科学研究，是我国听觉和视觉系统影像感知与解析领域的带头人。他突破传统影像学依靠单一结构信息诊断局限，建立了人体复杂系统影像多模式多维度协同与生理病理多要素信息关联诊断体系，形成新范式，并由此创建听觉传导通路多要素协同感知方法，进而阐明搏动性耳鸣病症机理和诱因，引领了该方向的国际前沿研究。他突破人体微小结构无法精确辨识难题，主持研制全球首台分辨尺度达50μm专用骨质CT仪器，实现信息获取能力从亚毫米级到十微米级的跨越，成功探索出专而精的国产CT仪器高性能发展新路径。基于信息技术与医学的交叉融合，实现听视觉系统微小病症检出效能的大幅跃升，带动了医学影像学重构。

作为第一完成人获国家科技进步二等奖2项，获教育部高等学科科技进步一等奖2项，获何梁何利基金科学与技术进步奖；主持国家自然科学基金重大科研仪器研制项目、国家自然科学基金重点项目和载人航天工程航天医学实验项目等国家级科研项目十余项；牵头制定行业规范、指南等12部；以第一作者或通讯作者发表SCI论文100余篇；授权国际/国家发明专利20余项；主编教材4部、专著12部；获评北京学者，国家级百千万人才，卫生部、北京市、人社部有突出贡献专家等；获评中宣部"时代楷模"中国援外医疗队群体代表、全国五一劳动奖章、全国优秀科技工作者等荣誉称号；享受国务院特殊津贴。

2023年，当选中国工程院信息与电子工程学部院士。

【吉训明】男，1970年12月出生，江苏省南通市人。2000年毕业于天津医科大学影像医学与核医学专业，获博士学位。2006年至2019年任首都医科大学宣武医院副院长，现任首都医科大学副校长。神经病学博士生导师，主任医师、教授；国家杰出青年、教育部长江学者、万人计划科技领军人才；担任国家百万减残工程专委会主任、中国老龄健康促进工程专委会主任、国际适应医学会主席、北京高原适应研究康复中心主任。国家自然科学基金委重点国际合作专项、重大仪器研发专项和国家科技支撑计划首席科学家。

专注于我国动脉和静脉性卒中发病机制、脑血流重建与神经保护研究。发现急性脑缺血的线粒体转移保护新机制，提出血管与神经联合保护新理论，创建缺血适应防治脑卒中、常压高氧（NBO）联合血管再通救治脑卒中和介入靶向低温脑保护等卒中续贯救治新技术体系。同时，在国际上率先创建了脑静脉性卒中的多模式救治体系，并研发专用治疗器械用于临床，成果写入国际指南和国际经典教科书。以通讯作者发表于《新英格兰医学杂志》（*NEJM*）、《柳叶刀神经》（*Lancet Neurology*）和《自然》（*Nature*）等期刊，连续五年入选爱斯维尔中国高被引学者。获发明专利授权80余项、国家科技进步二等奖2项、省部级科技进步一等奖4项，以及何梁何利基金科学与技术进步奖和吴阶平医学创新奖。

2023年，当选中国工程院医药卫生学部院士。

党群工作

【概述】2023年，市卫生健康委党委着力抓好全面从严治党、精神文明建设、统一战线、共青团的各项工作，为首都卫生健康事业高质量发展提供坚强的组织保障、凝聚强大的精神力量。

（张正尤）

全面从严治党（党建）工作

【开展全面从严治党督导检查】1月3日至15日，市卫生健康委领导分别带领11个检查组前往市中医局、市医管中心、市老龄协会和市卫生健康委16个直属单位，开展2022年度全面从严治党督导检查。检查坚持问题导向和目标导向，重点了解所属二级单位党组织政治建设、思想建设、组织建设、作风建设、纪律建设和全面从严治党主体责任落实情况。通过督导检查，进一步推动中央和市委重大决策部署落实到位，压紧压实管党治党政治责任，强化对权力运行的制约和监督。

（周也青）

【举办"学思享·卫健康"系列文化活动】2月16日至12月7日，按照《市卫生健康委机关党委关于开展"学思享·卫健康"系列文化活动的工作方案》安排，机关党委共组织"赏邮票 学报告 话成就"、参观焦庄户地道战遗址纪念馆、放松减压主题活动之禅绕绘画等10期"学思享·卫健康"文化活动。"学思享·卫健康"系列文化活动是市卫生健康委机关党委扎实推进模范机关创建的一个重要举措，力求在互学互鉴中提升文化素养和精神境界，增强做好卫生健康工作的责任感、使命感。

（周也青）

【5部作品获"宣讲家杯"优秀报告（党课）征集和展播活动表彰】3月20日，北京市社会科学院（市委讲师团）印发2022年度"宣讲家杯"优秀报告（党课）征集和展播活动表彰通报，市卫生健康委推荐的5部宣讲作品获表彰。其中，市医疗卫生服务管理指导中心党支部副书记、副主任张向东《学习党的二十大精神 推动首都社区卫生事业高质量发展》和首都医科大学附属北京友谊医院党委书记、理事长、党的

二十大代表辛有清《以人民为中心推进健康中国建设 为全面建设社会主义现代化国家做出新贡献》获评理论宣讲获奖作品；首都医科大学宣武医院神经外科主任医师王兴文《谢谢你，中国医生》获评百姓宣讲获奖作品；中国中医科学院西苑医院医生、北京冬奥会滑雪救援队医生付妍《我骄傲 我是中国第一代滑雪医生》和北京大学第一医院武骁飞《爷爷给我的梦想》获评"宣讲家杯"特别奖。

（马占通）

【深入开展学习贯彻习近平新时代中国特色社会主义思想主题教育】4月至9月，市卫生健康委党委认真贯彻落实中央、市委的部署要求，在市委第十巡回指导组的具体指导下，牢牢把握"学思想、强党性、重实践、建新功"的总要求，深入学习领悟习近平总书记关于以学铸魂、以学增智、以学正风、以学促干的重要讲话精神，狠抓21项具体工作措施落实，高标准高质量完成了理论学习、调查研究、推动发展、检视整改等各项任务。9月7日，召开主题教育总结大会，市卫生健康委党委书记钟东波作总结讲话，市委主题教育第十巡回指导组副组长王效农出席会议并讲话，对市卫生健康委主题教育取得的成效给予充分肯定。市卫生健康委党委委员、驻委纪检监察组组长张春雷主持会议。北京市红十字血液中心、北京急救中心作典型交流发言。市卫生健康委、市中医局、市老龄协会领导班子成员，驻委纪检监察组、机关处室有关负责同志，市卫生健康委直属单位主要负责同志等参加会议。

（柴卫红）

【举办全市公立医院党建工作会】4月13日至14日，市委组织部、市卫生健康委联合举办全市二级以上公立医院党委书记培训班暨全市公立医院党建工作会。全市医院党建工作指导委员会成员及相关处室负责人、各区委组织部分管副部长和相关科室负责人、各区卫生健康委党（工）委书记、组织关系在北京市的二级以上公立医院党委书记、市卫生健康委直属单位党委书记、民营医院党组织书记代表160余人参加了会议。全市二级以上公立医院党组织书记120余人全程参训，紧紧围绕加强公立医院党的建设，聚焦学习

129

贯彻党的二十大精神、健全全面从严治党体系、做好新时代公立医院意识形态工作等党建重要课题，深入学习思考抓好贯彻落实的重大理论和实践问题，进一步增强了大抓党建的思想自觉和行动自觉。

（徐立稳）

【**共产党员爱心捐款**】根据市委组织部及市直机关工委相关工作要求，市卫生健康委开展共产党员献爱心捐款活动，截至7月31日，机关党员群众捐款总额为32070元，系统党员群众捐款总额为1469947.41元。7月，全市持续遭遇强降雨天气，市卫生健康委机关开展防汛救灾专项捐款活动，截至8月9日，机关党员干部职工捐款总额为42760元。

（黄 丹）

【**印发《加强全市社会办医院党建引领行业治理工作实施方案》**】8月9日，市卫生健康委印发《加强党建引领社会办医院行业治理工作的实施方案》，主要分为3个部分，一是总体要求，二是具体措施，三是组织领导。分为5个方面，17条措施，主要是按照党的二十大精神和市委关于加强党建引领行业治理的部署要求，进一步规范社会办医院党建工作，探索党建引领社会办医院高质量发展的有效路径，更好满足群众就医需求。

（徐立稳）

【**举办公立医院院长培训班**】10月12日至13日，市卫生健康委在委党校举办北京市二级以上公立医院院长培训班。围绕党建工作的主题，分别对新时代首都医药卫生事业发展的形势及任务、党建引领公立医院治理与高质量发展、总体国家安全观等重大课题进行辅导授课；组织大家参观北京市全面从严治党警示教育基地，围绕如何支持党委工作、如何做好院长决策、如何落实书记院长沟通机制、如何履行好院长职责等进行研讨交流。市卫生健康委党委书记钟东波带头做了辅导授课。全市100余名公立医院院长参加培训。

（徐立稳）

【**开展医德医风教育实践活动**】10月30日，市卫生健康委召开全市医疗卫生机构医德医风教育实践活动动员部署会。医德医风教育实践活动从2023年10月开始，2024年8月底前基本结束，与医药领域集中整治工作同时段、同范围开展，将学习教育、查找不足、改善服务贯穿教育实践活动始终。主要目的是进一步加强医德医风建设，涵养廉洁文化，提升医疗卫生人员廉洁从业水平，稳妥有序推进医药领域集中整治工作，不断增进人民群众健康福祉。市卫生健康委党委书记钟东波出席会议并讲话。市卫生健康委党委委员、副主任高坚主持会议并作工作部署。市纪委市

监委第八监督检查室副主任金源，市卫生健康委领导班子成员、机关有关处室负责人，各区卫生健康委、经济技术开发区社会事业局党（工）委主要负责人和区属医院、区疾控、血液、急救等机构党组织负责人，全市各三级医院党委主要领导，市疾控中心、北京急救中心、市红十字血液中心、市体检中心党委（支部）书记参加会议。

（柴卫红）

【**选派第七批驻村第一书记**】为落实《中共中央办公厅印发〈关于向重点乡村持续选派驻村第一书记和工作队的意见〉的通知》和北京市实施新一轮"百千工程"相关部署要求，按照市委组织部、农工委要求，11月20日至30日，市卫生健康委从北京急救中心和19家市属医院共选派20位第七批驻村第一书记接续开展帮扶工作。

（姚铁男）

典型宣传和精神文明建设工作

【**20篇优秀故事被《中国卫生人才》杂志刊登**】1月5日至12月5日，由市卫生健康委推荐的北京大学第一医院团委副书记武骁飞《爷爷给我的梦想》、首都医科大学宣武医院神经外科主任医师王兴文《谢谢你，中国医生》、北京儿童医院急诊内科主任王荃《孩子健康平安是我最大的心愿》等20篇优秀故事，被《中国卫生人才》杂志"心声"专栏刊登，展示了首都卫生健康工作者"敬佑生命、救死扶伤、甘于奉献、大爱无疆"的精神风貌，弘扬了行业正气，传播了社会正能量。

（张正尤）

【**6人获首都精神文明建设奖**】1月7日，市委宣传部、首都文明办、市人力社保局印发《关于授予周晔等200名同志"首都精神文明建设奖"的决定》，由市卫生健康委党委推荐的北京安贞医院心脏外科中心党总支书记、成人心脏外科医学中心主任朱俊明，北京儿童医院新疆医院党委副书记、院长孙宁，航天中心医院神经内科党支部书记、护士长苗凤茹，海淀区马连洼社区卫生服务中心主任柳洪杰，市疾控中心中心实验室主任邵兵，北京电力医院副院长、运营保障部主任倪冬梅6名同志受到表彰。

（张正尤）

【**阜外医院周宪梁出席中央电视台春节联欢晚会**】1月21日，由市卫生健康委推荐的第二届"全国道德模范"、北京市总工会副主席、北京市政协委员，国家心血管病中心、中国医学科学院阜外医院高血压病

区主任医师、教授、博士生导师周宪梁，应中央宣传部、中央文明办的邀请，作为全国先进典型人物代表出席中央电视台2023年春节联欢晚会，并在晚会现场被主持人介绍给全国亿万电视观众。

（张正尤）

【5个单位及5名同志获评思想政治工作优秀单位和优秀工作者】1月25日，市委宣传部、市人力社保局、市思想政治工作研究会印发《关于表彰第十六届北京市思想政治工作优秀单位、优秀思想政治工作者的决定》，由市卫生健康委党委推荐的市疾控中心党委、市卫生健康监督所、市卫生健康委党校、小汤山方舱医院临时党委（北京佑安医院党委）、北京积水潭医院党委5个单位被评为第十六届北京市思想政治工作优秀单位。市红十字血液中心党委书记姜东兰，北京安定医院党委委员、工会副主席张瑞美，北京同仁医院党委委员、医学影像中心党总支书记、医学影像中心主任、超声核医学党支部书记、放射科主任鲜军舫，首都儿科研究所纪委委员、工会副主席、党办主任冯玉香，市疾控中心应急办公室主任、党支部书记孙鑫贵5名同志被评为第十六届北京市优秀思想政治工作者。

（张正尤）

【6人被评为"中国好医生"】1月30日至12月27日，由市卫生健康委推荐的北京天坛医院神经外科主任医师赵继宗，北京协和医院耳鼻喉科副主任医师王轶，北京清华长庚医院专科部部长、耳鼻咽喉头颈外科主任、睡眠医学研究中心主任、主任医师叶京英，北京大学肿瘤医院消化肿瘤内科主任、主任医师沈琳，北京大学第一医院呼吸和危重症医学科主任医师程渊，北京大学第一医院皮肤性病科主任医师朱学骏，被中央文明办、国家卫生健康委评为"中国好医生"。

（张正尤）

【付妍应邀赴吉林省巡回宣讲】2月14日至17日，由市卫生健康委推荐的中国第一代滑雪医生、中国中医科学院西苑医院急诊科主治医师付妍，作为北京冬奥精神宣讲团成员赴吉林省开展巡回宣讲，以亲身经历讲述冬奥刻苦训练保驾护航的故事。期间，在吉林省体育局综合训练馆、中国第一汽车集团有限公司、长春市广播电视台和吉林市西关宾馆国际会议中心宣讲4场，现场听众1400余人，线上直播听众37.8万余人。

（张正尤）

【参加全国"三下乡"志愿服务活动】2月16日至17日，由国家卫生健康委组织的"名医走基层——志愿服务行"暨"三下乡"活动在四川省凉山彝族自治

州举办。活动中，"中国好医生、中国好护士"志愿服务总队成立，并在普格县螺髻山镇开展大型义诊、带教查房、专题讲座等。由市卫生健康委推荐的北京儿童医院血液病中心血液二科主任、主任医师吴润晖，北京妇产医院妇科肿瘤科主任、主任医师吴玉梅，北京大学第一医院院长助理、肾脏内科副主任、主任医师周福德3人作为该总队成员，北京中医医院党委副书记、院长、主任医师刘清泉作为特邀专家，参加此次志愿服务活动。该总队成员来自2017年以来中央文明办、国家卫生健康委联合举办的"中国好医生、中国好护士"群众推荐评议活动产生的月度人物代表等。

（张正尤）

【多部作品在榜样短视频征集展示活动中获奖】3月31日，由首都文明办主办的"寻觅榜样身影"2022榜样短视频征集展示活动评审结果揭晓。2022年11月活动启动之后，累计覆盖市民超4000万人次，全网相关话题阅读量超2亿次，共征集作品1600余部，经评审，4部作品获得一等奖、4部作品获得二等奖、5部作品获得三等奖、47部作品获得优秀奖、6家单位获得优秀组织奖。其中，北京市红十字血液中心摄制的《天使在人间》获二等奖；北京大学第一医院武骁飞摄制的《种德收福的好医生——周福德》，中国中医科学院西苑医院陈凌昔、袁晓霞摄制的《为医的初爱》，北京中医药大学东方医院闫剑坤摄制的《我不是英雄——凡人之躯 肩负东方大爱》、闫妍摄制的《我不是英雄——凡人之躯 肩负东方大爱》（片名相同，内容不同）和怀柔区卫生健康委宣传中心孙建国摄制的《我只是一名平凡的抗疫战士》获优秀奖，闫妍摄制的《守护生命的追光者》获最佳创意奖。市卫生健康委获优秀组织奖。

（张正尤）

【武骁飞应邀走进天津南开大学宣讲】5月18日，由市卫生健康委推荐的北京大学第一医院团委副书记武骁飞，作为北京市学习宣传贯彻党的二十大精神"启航新征程"百姓宣讲市级示范团成员，赴天津南开大学宣讲乡村医生爷爷医学传承的故事，700余名师生现场和线上聆听了宣讲。

（张正尤）

【4人入选"2023北京榜样"】5月22日，由市卫生健康委推荐的北京大学第一医院妇产科主任、北京大学妇儿保健中心主任、主任医师杨慧霞被评为"2023北京榜样"5月第4周周榜人物。6月5日和12日，北京急救中心通州急救中心站副主任、主任医师韩鹏达，首都医科大学宣武医院神经疾病高创中心主任、主任医师贾建平分别被评为"2023北京榜样"6月第1

周、第2周周榜人物。8月7日和8月31日，市疾控中心研究员邵兵分别被评为"2022北京榜样"8月第1周周榜人物和8月月榜人物。"2023北京榜样"大型主题活动由市委宣传部、首都文明办主办，北京广播电视台承办。

（张正尤）

【两个案例获评新时代文明实践提名创新案例】7月7日，市委宣传部、首都文明办印发《关于北京市2022年度新时代文明实践创新案例评选结果的通知》，由市卫生健康委推荐的"大海脊柱拯救行动"脊柱疾患诊治科普活动（北京朝阳医院）、京津冀"银发达人"大型评选活动（市老龄协会）两个案例获评北京市2022年度新时代文明实践提名创新案例。

（张正尤）

【北京地坛医院红丝带之家等被授予市级新时代文明实践基地】7月7日，市委宣传部、首都文明办印发《关于北京市2022年度市级新时代文明实践基地名单的通知》，由市卫生健康委推荐的北京地坛医院红丝带之家、北京小汤山医院健康生活方式体验示范基地、首都儿科研究所"温馨港湾"医务社工服务站被授予北京市2022年度市级新时代文明实践基地。

（张正尤）

【杨继敏获评全国文化科技卫生"三下乡"活动服务标兵】8月1日，中央宣传部办公厅印发《关于公布2022年全国文化科技卫生"三下乡"活动示范项目、优秀团队、服务标兵的通知》，由市卫生健康委推荐的密云区医院全科医学科主任、副主任医师杨继敏获评2022年全国文化科技卫生"三下乡"活动服务标兵。

（张正尤）

【市卫生健康委在北京市百姓宣讲工作中获多个奖项】8月3日，市委宣传部、市社会科学院下发《2022年度北京市百姓宣讲工作表彰通报》，由市卫生健康委推荐的中国中医科学院西苑医院重症医学科主治医师付妍、北京大学第一医院团委副书记武骁飞、首都医科大学宣武医院神经外科主任医师王兴文、北京朝阳医院骨科住院医师韩渤、北京儿童医院急诊内科主任王荃、北京佑安医院眼科副主任医师孔文君6人获评北京市优秀宣讲员，市卫生健康委"强国复兴有我"百姓宣讲团获评北京市优秀宣讲团，北京儿童医院摄制的微视频《一名纯粹的医生》获评北京市优秀微视频，市卫生健康委党群工作处三级调研员张正尤获评北京市优秀组织员。

（张正尤）

【表彰"强国复兴有我"主题宣讲工作先进单位

和个人】8月18日，市卫生健康委印发《关于2022年首都卫生健康系统"强国复兴有我"主题宣讲活动情况的通报》，对北京大学第一医院等38个2022年首都卫生健康系统"强国复兴有我"主题宣讲活动先进单位、武骁飞等22名优秀宣讲员、张静等60名优秀组织工作者、《爷爷给我的梦想》等48篇优秀故事进行通报表彰。

（张正尤）

【开展首都卫生健康系统"强国复兴有我"巡回宣讲活动】年内，市卫生健康委在全系统广泛开展"强国复兴有我"主题宣讲活动。通过比赛，从56个单位推荐的56名选手中，选拔出18名优秀宣讲员，组建"强国复兴有我"主题宣讲团，于8月28日至9月8日，在全系统开展10场巡回宣讲活动。来自不同岗位的宣讲员讲述了在抗击新冠疫情、冬奥会和冬残奥会保障、健康对口支援、驻村帮扶工作和日常医疗护理服务中的感人故事，多角度、立体式地阐释了首都卫生健康工作者的职业精神。市卫生健康委官方网站、"@首都健康"微博、"健康北京"微信公众号、"京华卫生"微信公众号、"百姓宣讲"微信公众号、"前线"客户端、"学习强国"北京学习平台进行了广泛报道，截至9月30日，阅读量累计11.12万余次。

（张正尤）

【在北京市百姓宣讲汇讲中获奖】由市卫生健康委推荐的4名宣讲员和1支宣讲团及1部微视频在2023年度北京市百姓宣讲汇讲中取得优良成绩，于9月15日受到市委宣传部、市社会科学院的表彰。其中，北京口腔医院预防科主任刘敏、首都儿科研究所麻醉科主任潘守东、丰台区妇幼保健院党总支书记彭飞3人获评北京市优秀宣讲员二等奖，首都医科大学宣武医院神经疾病高创中心主治医师秦琪获评北京市优秀宣讲员三等奖，市卫生健康委"强国复兴有我"百姓宣讲团获评北京市优秀宣讲团二等奖，北京妇产医院摄制的微视频《"生命火种"守护者——阮祥燕》获评北京市优秀微视频二等奖。

（张正尤）

【北京儿童医院精神科获评首都未成年人思想道德建设创新案例】10月27日，首都文明办印发《关于2023年度首都未成年人思想道德建设创新案例评选结果的通知》，由市卫生健康委推荐的《"医教结合"育新人》（北京儿童医院精神科）获评2023年度首都未成年人思想道德建设创新案例。

（张正尤）

【4个单位被授予首都文明单位称号和50个单位通过复查保留首都文明单位称号】11月8日，首都精神

文明建设委员会印发《关于表彰2021—2023年度首都文明区、文明村镇、文明单位、文明家庭、文明校园的决定》，由市卫生健康委推荐的北京电力医院、北京老年医院、北京大学第六医院、北京燕化医院4个单位被授予2021—2023年度首都文明单位称号，北京友谊医院、北京朝阳医院、北京天坛医院等50个单位通过复查，保留首都文明单位称号。

（张正尤）

【武骁飞等4名宣讲员赴全市巡回宣讲】11月20日至30日，由市卫生健康委推荐的北京大学第一医院团委副书记武骁飞、丰台区妇幼保健院党总支书记彭飞、北京口腔医院预防科主任刘敏、首都儿科研究所麻醉科主任潘守东4位宣讲员作为北京市百姓宣讲示范团成员走进中央宣传部"学习强国"学习平台、北京市委党校、北京安贞医院等单位巡回宣讲16场次。

（张正尤）

【编印主题宣讲活动优秀故事集】11月28日，市卫生健康委将在全系统宣讲比赛中获奖宣讲员的《只为守护灿烂的微笑》等21篇优秀故事，与征集评选出的《我和我的家人们》等36篇优秀故事，一并汇编成《2023年首都卫生健康系统"强国复兴有我"主题宣讲活动优秀故事集》，共计9万余字。

（张正尤）

共青团工作

【开展"青春卫健康"学习实践活动】2月22日至10月12日，市卫生健康委团委围绕公文写作、参观解放军仪仗司礼大队、参观中国空间技术研究院、护齿健康、体验扎染工艺等主题，开展5期"青春卫健康"学习实践活动，引导团员青年坚定理想信念、服务奉献社会、主动担当作为，为首都卫生健康事业贡献青春力量。

（周也青）

【开展"首都卫生健康系统学雷锋在行动"志愿服务活动】3月，市卫生健康委在全系统开展"首都卫生健康系统学雷锋在行动"志愿服务关爱行动。活动期间，首都卫生健康系统各级医院共组织6300多名志愿者，投入资金19万余元，开展健康义诊、导医导诊、科普宣教、心理关怀、社区报到等多种志愿服务工作，共计服务36万余人次。志愿服务工作动态在新浪微博#首都卫生健康系统学雷锋在行动#话题下集中展示分享，阅读量超过105万次。

（周也青）

【开展"好书伴成长 书香递爱心"图书进校园活动】4月至5月，市卫生健康委团委组织"好书伴成长 书香递爱心"图书进校园活动，助力和田第一所本科院校——和田学院筹建。在此活动中，各级团组织精心研究、认真部署，充分调动团干部、团员青年以及干部职工广泛参与，共计捐赠图书31000余本。

（周也青）

【表彰2022—2023年度市卫生健康委"两红两优"】4月21日，市卫生健康委团委印发《关于表彰2022—2023年度"市卫生健康委五四红旗团委（团支部）、优秀共青团干部、优秀共青团员"的决定》，授予北京友谊医院团委等3个团委2022—2023年度"市卫生健康委五四红旗团委"称号，授予北京友谊医院重症医学科团支部等27个团支部2022—2023年度"市卫生健康委五四红旗团支部"称号，授予李晓轩等30名同志2022—2023年度"市卫生健康委优秀共青团干部"称号，授予邢凌云等100名同志2022—2023年度"市卫生健康委优秀共青团员"称号。

（周也青）

【发布首届"首都卫生健康青年榜样"名单】8月14日，市卫生健康委、共青团北京市委员会联合发布首届"首都卫生健康青年榜样"和"首都卫生健康青年榜样"争创奖名单。前期经各单位推荐申报，推选活动领导小组资格审查、集中展示、初评筛选、媒体公示、网上投票以及评委会综合审核评定，共评选出"首都卫生健康青年榜样"30名、"首都卫生健康青年榜样"争创奖30名。8月19日，北京广播电视台生活频道播出"赴山海 正青春 首都卫健系统青年榜样致敬盛典"节目，集中展示获奖者的医者之德、青春之志。北京时间、百度、新浪新闻、新浪微博、快手、抖音、优酷、搜狐、爱奇艺、哔哩哔哩、视频号等新媒体平台同步直播。新浪微博建立#守护精诚医者#话题，话题阅读量近1亿人次，登上热搜榜。

（周也青）

【选举产生共青团北京市卫生健康委员会第一届委员会】9月20日，共青团北京市卫生健康委员会第一次代表大会召开，经选举，王子惠（女）、王含、李丹（女）、李欢（女）、李伊南（女）、周也青（女）、高健夫、郭成城（女）、董屹（满族）等9位同志当选为共青团北京市卫生健康委员会第一届委员会委员。同日，召开共青团北京市卫生健康委员会第一届委员会第一次全体会议，经选举，李丹当选为共青团北京市卫生健康委员会第一届委员会书记，李欢、周也青当选为共青团北京市卫生健康委员会第一届委员会副书记。

（周也青）

【**成立首都卫生健康志愿服务总队**】10月9日，市卫生健康委团委发起成立首都卫生健康志愿服务总队。首都卫生健康志愿服务总队由近年来获得过中国好医生、中国好护士、首都十大健康卫士、北京榜样、五四奖章、北京青年榜样、首都卫生健康青年榜样、未来之星等市级以上荣誉的人才以及国家科普专家库成员自动自愿组成，通过典型示范引领，充分挖掘优秀青年人才智力优势和工作热情，带动全行业青年立足新时代新要求，聚焦人民群众健康需求，持续在改善医患关系、提高健康素养、助力乡村振兴等方面勇于担当、甘于奉献，为健康北京建设汇聚更多青春力量。

（周也青）

【**开展"青春建功新时代　乡村振兴健康行"学习教育实践活动**】10月9日，市卫生健康委联合团市委来到房山区周口店镇黄元寺村开展"青春建功新时代　乡村振兴健康行"学习教育实践活动，为百余名村民免费开展义诊和健康咨询，为周口店镇中心小学的孩子们进行科普宣传和健康体检，召开基层医务人员座谈交流会，学习红色背篓精神，进一步激发了卫生健康行业青年挺膺担当为民服务的责任感和使命感，多措并举满足乡村人民健康需求。

（周也青）

【**开展青年文明号和团青工作培训**】11月9日，市卫生健康委开展青年文明号和团青工作培训。市医管中心、市老龄协会、各三级医院、各直属单位团委书记，各三级医院、各直属单位青年文明号号长或拟创建单位创建工作负责人，各区卫生健康委（工）委书记、区属公立二级医院团委书记等150余人参加培训。市卫生健康委党委委员、副主任高坚领学习近平总书记关于青年工作的重要思想，温州市人民医院团委书记张易就青年文明号和团青工作授课。

（周也青）

其他工作

【**组织所属单位思想政治工作专业职务评审**】8月4日，市卫生健康委思想政治工作中级专业职务评审委员会召开2023年度评审会。在前期参评资格审核、论文审阅、论文答辩、小组评审的基础上，中级评委会对申报中、高级思想政治工作专业职务人员逐一进行评审、票决，同意张雪、刘东方、韩林、蔡宁、刘胤岐5人取得政工师任职资格，推荐袁兆龙1人获评高级政工师任职资格。

（柴卫红）

北京市卫生健康委员会领导名单

钟东波	党委书记、副主任（兼）
刘俊彩（女）	主任
高　坚（女）	党委委员、副主任
张春雷	党委委员、驻委纪检监察组组长
李　昂	党委委员、副主任
王建辉	党委委员、副主任
曾晓芃	党委委员、副主任（兼）市疾病预防控制局（副局级）局长，市疾控中心主任、副书记
叶小敏（女）	党委委员、副主任
邓平基	副主任（挂职）
屠志涛	党委委员、一级巡视员
王　宇	党委委员、市医院管理中心党委书记、主任
王小娥（女）	一级巡视员
郑晋普	二级巡视员

北京市中医管理局领导名单

屠志涛	党组书记、局长、一级巡视员
罗增刚	党组成员、副局长、二级巡视员
李德娟（女）	党组成员、副局长、二级巡视员

北京市医院管理中心领导名单

王　宇	（副局级）党委书记、主任
谢向辉	（副局级）党委常委、副主任
郭胜亚	（副局级）党委常委、副主任
龚文涛	（副局级）党委常委、副主任
徐长顺	（副局级）二级巡视员

北京市老龄协会领导名单

王小娥	党委书记、会长，一级巡视员
孙立国	党委副书记、副会长
白　玲	党委委员、副会长
李　勇	党委委员、纪委书记兼纪检工作处处长

各区卫生健康工作

东城区

【概况】辖区户籍人口出生率5.15‰、死亡率8.73‰、自然增长率-3.58‰。因病死亡人数8424人，占死亡总人数的96.76%，死因顺位前十位依次为心脏病、恶性肿瘤、脑血管病、呼吸系统疾病、内分泌营养和代谢疾病、损伤和中毒、消化系统疾病、神经系统疾病、泌尿生殖系统疾病和传染病。户籍人口期望寿命为83.13岁，其中男性80.72岁、女性85.57岁。

辖区共有医疗卫生机构545个，其中三级医疗机构10个、二级医疗机构8个、一级医疗机构41个。医疗机构522个，其中营利性医疗机构258个、非营利性医疗机构264个。区属医疗机构87个，其中三级医疗机构3个、二级医疗机构5个、一级医疗机构12个。

【基层卫生】社区卫生。社区卫生服务中心11个、社区卫生服务站49个，全部为政府办；全区社区卫生系统人员编制为1604人，在岗职工1479人，其中在编1290人，医生数量503人（其中全科医生数量396人）、护士数量452人；全年总诊疗302.7万人次，其中门急诊301.7万人次，上门服务工作量12814人次，提供长处方服务7.5万人次。2023年社区卫生上转患者12680人次，下转患者6584人次。

社区卫生中心（站）标准化建设情况。全面落实推动社区卫生服务机构标准化建设。完成台基厂站、十字坡站（东直门中心一期）、安定门社区卫生中心鼓楼站装修改造工程。安定门社区卫生服务中心、交道口社区卫生服务中心、东直门社区卫生服务中心顺利开诊。

全区共组建363个家医团队，累计签约30.9万

人、签约率43.99%；重点人群签约16.8万人、签约率97.60%。全区共建立居民健康档案65.32万份，电子档案建档率92.80%；65岁以上老年人健康管理9.8万人，健康管理率69.70%；规范管理高血压患者53862人，高血压患者规范管理率84.80%；规范管理糖尿病患者27440人，糖尿病患者规范管理率87.10%。全区预防保健团队签约重点人群35203人，其中0~6岁儿童29348人、孕产妇4461人、严重精神障碍患者1394人。全年孕妇建册2389人，产后访视9556人次，儿童体检40540人次，传染病处理13758例，预防接种297158人次，管理严重精神障碍患者3349人。

【疾病控制】传染病防治。未报告甲类传染病。乙类传染病共报告13种11055例，报告死亡12例（艾滋病7例、肝炎5例），发病率前三位的疾病为：新型冠状病毒感染、梅毒、痢疾。未报告人畜共患疾病。结核病新发病152人；艾滋病患病1082人，其中新发病10人、死亡7人。

新冠疫情防控。新冠病毒感染发病10234人，2023年调查处置新冠聚集性疫情及变异株重点病例120起（例），调查入境新冠变异株JN.1病例2例。核酸检测总人次137990人次，其中到院就诊患者核酸检测20969人次、上门服务驻区单位核酸检测117021人次。新冠疫苗共接种6510剂次，其中第一针365人次、第二针514人次、第三针863人次，其中含XBB成分疫苗598剂次。全区累计接种流感疫苗119173剂次，其中免费96662剂次（学生63362剂次、老人24244剂次、保障人员4586剂次、医务人员1652剂次、教师2818剂

次），自费22511剂次。

慢病防治。年内完成本市户籍肿瘤患者社区随访2285例，失访63例，失访率2.76%。高血压、糖尿病等发病人数、筛查情况与规范管理。规范管理高血压患者53862人，高血压患者规范管理率84.8%；规范管理糖尿病患者27440人，糖尿病患者规范管理率87.1%。上半年完成《2022年度城市癌症早诊早治项目》高危人群筛查1416例，筛出高危人群993人，高危检出率为70.13%，完成临床筛查406例，临床筛查完成率102.53%；《2023年度城市癌症早诊早治项目》截至2024年1月31日，完成高危人群筛查1483例，筛出高危人数1099人，高危检出率74.11%，完成临床筛查489例，临床筛查完成率98.79%，结果录入487例，整体任务完成率98.38%。《2023年度北京市脑卒中高危人群随访干预工作》累计完成电话随访2485人，失访169人，失访率为6.80%。《2023年度国家脑卒中高危人群筛查和干预项目》完成复筛828人，血生化检测790人，任务达成率98.75%。《心血管病高危人群早期筛查与综合干预项目》累计完成复筛186人，完成率93%；筛出高危97人，完成率96.04%；累计完成短随38人，短随完成率37.62%；累计完成长随797人，长随完成率为76.05%。依托国家试点项目尝试性在朝阳门社区卫生服务中心等5家社区卫生服务机构开展老年人失能失智高危人群预防干预工作。年内12家健康示范机构顺利通过市级验收。截至年底，全区共创建各类健康支持性环境199家（其中社区92家、食堂37家、餐厅25家、单位17家，健康小屋9个、健康步道10条，健康主题公园2个，健康超市6家，口腔示范社区1家），健康促进学校覆盖率100%。培养家庭保健员305人。

精神卫生。全区共有在册严重精神障碍患者3400名，其中符合6类的重性精神障碍2671名，累计免费服药人数2603名。看护管理补贴工作累计已通过街道审核通过的患者共2430名，监护人看护管理补贴申领率达到90.37%，在册患者规律服药率90.65%，在册规范管理率95.41%。

【综合监督】公共卫生监督。辖区内公共场所数量1614户，量化分级1560户，共监督14810户次，监督频次9.18，覆盖率98.30%，合格率91.00%，行政处罚1153户次，罚没款共计123万元。

医疗卫生监督。医疗机构执法3062户次，覆盖率98.56%，合格率97.60%，积分322分。对医疗机构及医师实施医疗卫生专业行政处罚74户次，罚没款共1135997元（罚款1117997元、没收违法所得18000元）。对非法行医行政处罚21户次，罚没款共计1193899.19元（罚款1160000元、没收违法所得33899.19元）。血液监督30户次。母婴保健监督35户次。办理医师多点执业2254件。

【妇幼健康】辖区常住人口孕产妇建档5884人、无死亡，活产剖宫产率42.74%（常住人口），活产数5138人（常住人口数）。户籍人口中，新生儿死亡人数4例、死亡率0.88‰，婴儿死亡人数5例、死亡率1.10‰，5岁以下儿童死亡人数10例、死亡率2.19‰（这部分全部都是户籍人口）。围产期出生缺陷发生率55.53‰（本市+外地），主要出生缺陷病种为先天性心脏病、外耳畸形、膈疝、肾积水、多指趾。

【老龄健康】全区户籍人口中60周岁及以上老年人口数量为34.25万人，占全区总人数比例为34.38%；80周岁及以上老年人口数量为4.96万人，占全区总人数比例为4.98%，百岁以上老年人数量为569人。全区常住人口中60周岁及以上老年人口数量为20.7万人，占全区总人数比例为29.4%；百岁以上老年人数量为163人。

老年健康服务。养老机构数量20家、社区养老服务驿站数量52家。2023年，东城区老龄健康服务管理实现6个100%（即养老机构与公立医疗机构对接签约率达100%；社区老年健康服务规范化建设达标率100%；公立医疗机构老年友善医疗机构建设率100%；老年友善医疗机构老年医学科设置率100%；区内享受家庭养老照护床位的老年人100%纳入"医养到家"入户医疗服务；5家医养结合机构100%纳入远程协同服务）。医养结合工作。制定《东城区医养到家入户医疗服务方案》，持续开展老年人入户医疗服务项目，提供健康指导、用药辅导，提供入户医疗服务。优先提供家庭医生签约、建立健康档案、免费体检、预约转诊、上门巡诊等服务。开展医养结合机构安全生产大检查。将医养结合作为新业态列入检查内容，按照安全生产原则，组织学习火灾事故调查报告，对5家医养结合机构开展联合检查，排查隐患。加强人才队伍建设，为医务人员提供培训。实现社区卫生服务机构与养老服务驿站对接签约率100%。建立诊疗对口关系，开通医疗救治保障绿色通道，为养老机构内老年人提供就医服务。扩大医养结合远程协同服务范围。组织申报远程协同服务机构，推动医养结合机构纳入远程协同诊疗服务，提供远程医疗、慢病管理、复诊送药、照护指导、人员培训、科普讲座等服务。安宁疗护工作：探索搭建"5*2+N"架构，以国家安宁疗护试点区为抓手，依托2个市级安宁疗护指导中心——协和医院、北京医院安宁疗护专科医联体的辐射作用，带动辖区安宁疗护服务能力提升；做强2个市级安宁疗护示范基地——隆福医院、普仁医院，借助国家、市安宁疗护人才培训项目，组织安宁疗护技术培训，规范安宁疗护服务及专业发展；打造2个市级安宁疗护示范中心——第六医院、鼓楼中医院（南院区），助推安宁疗护服务示范效应，做实2个市级老年护理中心——朝阳门社区卫生服务中心、隆福医院；通过2个市级社区安宁疗护示范中心——朝阳门社区卫生服务中心、龙潭社区卫生服务中心，推广"协和-普仁-龙潭"三级联动安宁疗护带教模式，开展医养结合和居家安宁疗护生命宣教。

社会保障体系建设。东城户籍老年人中享受高龄补贴44575人、拨付资金9488.69万元；享受失能老年人补贴22694人、拨付资金15218.83万元。东城区和平里街道东河沿社区、东直门街道清水苑社区被评选为全国示范性老年友好型社区；老龄委各成员单位响应"敬老月"活动号召，开展形式多样内容丰富的现场及线上活动，累计185场；推进"孝顺之星"命名工作，17个街道共计推选100名区级"孝顺之星"，1人被评选为2023年度北京市"孝顺榜样"，5人被评选为北京市"孝顺之星"；2023年为65岁以上老年人代写法律文书125人次；为80岁以上老年人办理法律援助案件19件；全年合计为60岁以上老年人办理法律援助案件42件。

【医疗工作】区属医院全年出院75606人次，病床使用率86.71%，平均住院日9.38天，全年住院手术22066人次。医护比为1：1.12。

对口支援。继续与西藏当雄县、内蒙古阿尔山市、内蒙古化德县积极对接，做好对口支援、"组团式"帮扶工作；推进与湖北省十堰市郧阳区对口协作工作；启动与山西省长治市屯留区对口合作工作；推进与平谷区乡镇卫生院对口支援工作。全年派出短、中、长期干部12名，赴受援地区开展健康帮扶工作；采取"派出去""走进来"的方式助力提升医院管理水平，全年召开与受援地区交流座谈会7次，区卫生健康委带队驻区三甲医院、区属医疗机构专家2次赴内蒙古阿尔山市开展帮扶工作，全年接收内蒙古阿尔山市、巴彦淖尔市、化德县，湖北省十堰市郧阳区，西藏拉萨市当雄县共82名医务人员来京交流学习；通过"线上+线下"模式，累计为受援地医院等医疗机构开展专业医疗技术培训69场次，受益人数1500余人次；全年共为受援地医院开展远程会诊94次，服务患者215人；为受援地百姓开展义诊服务41次，受益人数2500余人次。助力脱贫地区大力开展多种形式消费帮扶活动，年度累计消费受援地农特产品291.05万元。

中医工作。深化国家中医药发展综合改革试验

区建设；有序推进北京市中医药服务体系试点区建设；加强中医类别医疗机构医疗质量督导；全力做好中医医疗机构对冬季呼吸道感染性疾病防控工作。和平里医院、隆福医院完成三级甲等中西医结合医院复审，东城区第一人民医院完成二级甲等中西医结合医院复审。4家区属中医医院获批北京市社区中医症状门诊首批临床实训基地；和平里医院老年病科、隆福医院心内科、鼓楼中医医院皮肤科、东城区第一人民医院呼吸科获得首都中医药2023年度榜样科室。10家社区卫生服务中心开展"名中医身边工程"及中医症状门诊；辖区20家社区卫生服务站建设中医阁。儿童节、端午节、中秋节、重阳节组织辖区中医药健康文化体验馆共同举办主题为"弘扬传统文化，传承中医智慧"社区健康服务系列活动。

血液管理。全年区属医院临床用血8962.5单位，自体输血857人，用血总量1041.6单位。区内采血点及采血车数量共7个。

区域医联体建设。2个综合医联体，6个专科医联体，核心医院有北京医院、中国医学科学院北京协和医院、解放军总医院第七医学中心、首都医科大学附属北京同仁医院、北京中医药大学东直门医院、首都医科大学附属北京中医医院、首都医科大学附属北京妇产医院、首都医科大学附属北京口腔医院，覆盖辖区全部二级及以上公立医院、社区卫生服务机构（中心/站）共76家，另有3家非政府办医疗机构。

【生育服务与家庭发展】生殖健康。免费孕前优生健康检查定点医院1个。孕前优生检查覆盖率68.07%，孕前具有风险因素人群比例72.52%，影响生育的主要风险因素为营养因素、行为因素、遗传因素。

计生关怀。独生子女5元奖励6108人，发放金额353525元；独生子女一次性奖励费4715人，发放金额471.5万元；独生子女特别扶助4096人，发放金额3983.62万元，独生子女伤残扶助金每人每月740元，独生子女死亡扶助金每人每月900元。

幸福家庭。持续推进每千人常住人口2.0个托位数指标落实，推动普惠托育服务建设。开展东城区"一小"健康联合体"东城区儿童青少年心理健康师资"培训。

暖心计划。扎实落实计划生育奖励扶助政策，维护育龄群众的合法权益。开展住院护理补贴险服务，东城区连续8年为计生特扶家庭投保住院津贴险、意外险、意外伤害医疗保险服务。服务覆盖全区100%的计生特扶家庭。实施"暖心计划"扶助项目，组织计生特殊家庭短途游、观影等活动。

【WHO合作中心工作】世界卫生组织北京东城城市卫生发展合作中心成立于1994年，是经世界卫生组织和原国家卫生部联合授权，并确认主要工作内容为"针对城市卫生发展中出现的人口和环境的健康问题开展科研、培训、信息支援等技术活动"；同时依据根据东编字〔1996〕14号批复，为正处级公益一类事业单位。合作中心作为东城区卫生健康委直属事业单位，人事、财务、后勤、党务、工会等管理均由东城区卫生健康委机关统一管理。目前所有在职人员均在卫健委各行政科室工作。

【经费管理】全年全区卫生系统预算总收入623887万元，其中财政拨款预算收入156484万元，事业预算收入462354万元；预算总支出625910万元。

【基本建设】全年基建总投资17025.49万元，其中财政投入13790.33万元，单位自筹3235.16万元。主要包括第一人民医院异地迁建项目发生固定资产投资6799.07万元，项目处于在施状态，未完工。第六医院配电增容改造项目发生固定资产投资872万元，项目处于结算准备状态。普仁医院病房楼改造项目发生固定资产投资1901.25万元，项目已完工。新建社区卫生服务站1个，进行修缮类社区卫生服务中心（站）3个，进行装修改造类社区卫生服务中心（站）8个。

【推进"杏巷"建设】多次研讨"杏巷"工程。明确"一区三总部"发展思路，以"一巷一特色"为目标，完善《东城区"杏巷"工程建设方案》，有序推进"医产学研""成果转化""国际医疗""健康理念""故宫以东"特色"杏巷"。2023年，东城区健康产业实现增加值3119000万元，占全区经济总量的8.7%。

【加强社区卫生服务机构建设】为全区社区卫生服务机构争取2499万元市级专项资金用于社区卫生服务机构基础建设类项目改造和购置诊疗检测等设备工作，开展5个社区卫生服务中心和3个社区卫生服务站的改造，按照社区卫生服务中心功能适用、装备适度的原则配置各类医疗设备1659件，提升社区卫生服务诊疗能力。

【东城区卫生健康委领导】工委书记：曾文军；工委副书记：顾丽红（3月任）、黄波（4月任）；主任：曾文军；副主任：黄波（4月任）、王刚、秦志轶、周英武、贾宁（3月任）、李志安（公安挂职）、张爱（8月从河北秦皇岛卫健委来挂职）。

（撰稿：李 曼 审核：黄 波）

西城区

【概况】辖区户籍人口152.1万人，户籍出生人口8907人，死亡人口23166人，出生率为5.86‰，死亡率为15.23‰。因病死亡人数11902人，占死亡总人数比例为95.88%。死因顺位前十位疾病依次为：心脏病、恶性肿瘤、呼吸系统疾病、脑血管病、损伤和中毒、内分泌营养和代谢及免疫疾病、消化系统疾病、神经系统疾病、泌尿生殖系统疾病、精神障碍。人均期望寿命为83.51岁，其中男性81.14岁、女性85.92岁。

区属医疗机构11家，包含10家区属医院及西城区妇幼保健院。在区属医院中，三级医院6家（复兴医院、护国寺医院、宣武中医医院、肛肠医院、回民医院、广外医院）、二级医院4家（展览路医院、丰盛中医骨伤专科医院、平安医院、北京市第二医院）。

【基层卫生】社区卫生。建成社区卫生服务中心15家、服务站78家，有卫生技术人员1890人，其中医生641人（全科医生442人），护士535人。全年门诊373.17万人次；家庭医生上门服务1.14万人次。家庭医生签约总人数47.06万人，签约率42.78%；医保支付家庭医生签约服务费收取21.24万人。全年签约服务448.22万人次，平均每名签约居民每年获得服务9至10次；健康材料份数及信息告知258.16万人次，上门服务1.14万人次。

制定《北京市西城区社区卫生服务机构设置规划》，积极实施社区卫生服务机构标准化建设，完成金融街中心、广外中心、天桥中心装修改造，预计2024年开诊。

加强与二、三级医院合作，全年共计1165名二、三级医院专家定期下社区出诊，门诊量5557人次，会诊826人次，举办健康教育讲座196场次，专业讲座555场次。上转23354人次，下转6168人次。

按照服务规范提供12项基本公共卫生服务，推进基层慢病管理医防融合。健康档案建档数964128份、建档率87.65%、使用率69.34%。老年健康管理率67.03%。65岁以上老年人中医药健康管理覆盖率75.44%，0～36个月儿童中医药健康管理覆盖率88.94%，孕产妇、高血压和糖尿病患者中医药健康管理率分别为88.35%、79.71%和79.73%。

【疾病控制】传染病防治。甲类传染病发病1例，发病率0.09/10万，无死亡；乙类传染病发病15332例，发病率1393.83/10万，死亡13例，发病率前3位病种为新型冠状病毒感染、肺结核和梅毒。肺结核报告399人，新发病152人。现住址为西城区的艾滋病患病1342人，其中新发病45人，无死亡。人畜共患疾病10例，其中出血热1例、登革热3例、猴痘7例，无死亡。

新冠疫情防控。全区新型冠状病毒感染14370人，无死亡。全年西城区累计接种新冠疫苗13979剂，其中第1剂至第5剂次，接种数量分别为786剂、1007剂、1481剂、10232剂、473剂。全区接种流感疫苗185967支。

慢病防治。开展心血管病高危人群随访干预、城市癌症早诊早治筛查。高血压规范管理率84.77%，糖尿病规范管理率85.60%，心血管病高危人群随访工作，复筛完成339人，完成率84.75%，高危对象调查完成184人，完成率92.00%，长期随访完成1732人，完成率为68.06%；完成2599人卒中高危人群随访，失访131人（失访率 5%）。开展2023年五癌筛查（任务量595例，完成检查468例，检查率94.55%；录入425例，录入率85.86%）工作质量控制；2023年随访2017到2020年肿瘤确诊患者，北京市肿防办分配2917例，实际需要随访2888例，成功随访2724例，失访率4.49%。2023年度共创建健康单元16个（健康食堂4家，健康餐厅2家，健康社区4家，健康单位2家，健康超市2家，健康小屋2家）。

精神卫生。全区精神障碍患者5425人，其中严重精神疾病4518人，报告患病率4.092‰，社区管理患者3362人，住院患者942人。社区坚持治疗患者4001人。免费服药患者2238人。严重精神障碍患者监护人监护补贴申请率98.55%。

【综合监督】公共卫生监督。年内，辖区有各类公共场所经营单位1946户，监督4970户次，监督覆盖率99.02%，合格率81.96%。对869家单位实施行政处罚，罚款165.79万元。实施量化分级1724户，其中A级429户，B级1282户，C级11户，不予评级2户。

医疗卫生监督。监督检查医疗机构9293户次，覆盖率99.65%，合格率98.79%。实施行政处罚141户次，其中处罚医疗机构100户次，罚没款122.55万元；处罚无证行医41户次，罚没款157.41万元。办理医师多点执业数量2864人。

【妇幼健康】辖区户籍孕产妇建册8164人，常住孕产妇无死亡。初产剖宫产率41.63%。活产数7385人。户籍新生儿死亡2人，死亡率0.68‰；户籍婴儿死亡10人，死亡率1.35‰；5岁以下户籍儿童死亡15人，死亡率2.03‰。常住围产儿出生缺陷发生率70.53‰，主要出生缺陷疾病种类为先心病、外耳其他畸形、染色体异常、其他肾脏畸形和腭裂。

【老龄健康】全区常住人口中60周岁及以上老年人口31.0万人，占比28.18%，65周岁以上老年人22.9万人，占比20.82%；80周岁以上老年人66481人，其中80~89周岁老年人53634人、90~99周岁老年人12618人、100周岁及以上老年人229人。

老年健康服务。全区养老服务机构110家。年内组织开展全国示范性老年友好型社区创建工作，什刹海街道松树街社区、大栅栏街道大安澜营社区、牛街法源寺社区获评全国示范性老年友好型社区。建设"西城区老年综合评估及共病诊疗基地"，提高老年医学科建设水平。在复兴医院老年科成立"西城区老年综合评估及共病诊疗基地"，通过老年综合评估门诊、多学科诊疗门诊、多学科共病诊疗病房、远程会诊等形式，发挥老年综合评估及多学科团队诊疗服务功能，开展定期培训和科研合作，培养区域老年医学服务人才。加强医养结合机构建设，推广远程诊疗服务。完善远程诊疗相关程序和设备，推荐区级医疗专家3名参加全市远程诊疗服务，动员所有医养结合机构参与远程诊疗服务。加大养老机构医疗服务人员培训力度，组织医疗人员参加年度学分培训，发放培训学分卡30余张。推进国投养老照料中心参与全国医养结合示范机构创建工作，通过国家卫生健康委验收，确定为全国医养结合示范机构。区老年健康和医养结合服务中心对运营的9家机构开展医疗服务质量检查。

【医疗工作】区属医院及妇幼保健院全年门诊3291578人次，急诊180539人次，出院65284人次，病床使用率80.79%，平均住院日12.1天，全年住院手术28276人次。

对口支援。选派挂职管理干部3人、专业技术人才35人，结对帮扶内蒙古自治区喀喇沁旗和鄂伦春自治旗；选派挂职管理干部5人，结对帮扶青海省玉树州囊谦县人民医院。接收内蒙古自治区喀喇沁旗24名、鄂伦春自治旗25名医疗卫生专业技术人员，参加跟岗培训，组织开展带教、临床技能学习。

中医工作。推进中医药第三批师承项目，修订《北京市西城区中医药传承工程实施方案》，并于7月初启动西城区中医药传承工程第三批指导老师及继承人征集工作。确定学术继承教学关系，其中师承指导老师45名，涉及驻区及区属医疗机构15家，学术继承人69名，涉及区属医疗机构20家。11月29日，召开中医药师承教育启动仪式。推进中医基本公共卫生建设，西城区65岁以上老人中医药健康管理人数172752人，管理率75.44%；0至36个月儿童中医药健康管理人数12808人，管理率88.94%，完成北京市下达的工作指标。完成20个社区卫生服务站的中医阁建设工作。

血液管理。完成团体无偿献血7132人次，献血9785.85单位（1957170毫升），达到献血需求数91.15%。对医疗用血机构临床安全合理用血工作开展回头看督查，保障临床用血需求与安全。

区域医联体建设。组建5个综合医疗医联体，分布在西城区东北、西北、东南、西南和正南5个片区，核心医院分别为北大医院、人民医院、宣武医院、友谊医院和复兴医院，合作医疗机构包括全部区属医疗机构，实现区域综合医疗医联体全覆盖。成立12个专科医疗医联体，涵盖儿科、妇产、内分泌、疼痛、神经、肿瘤、心血管、口腔、眼科、康复、中医、针灸等专科，进一步细化分级诊疗构建。启动区域检验中心、影像中心、病理中心建设，探索辅助检查同质化。组建肿瘤、心血管、脑病等3个区域慢病防治中心，探索医防融合的分级诊疗建设。

【生育服务与家庭发展】生殖健康。西城区计划生育平台统计出生人口7810人，其中一孩出生5360人、二孩及以上出生2450人。落实生育登记网上办理全市通办工作，联合街道共同解决计划生育相关市民诉求105件。建设规模适宜、配置合理的3岁以下婴幼儿照护服务体系，编制西城区普惠托育服务体系建设三年行动方案。鼓励单位办托、街道社区办托，开展普惠托育试点工作。西城区共有16家示范性托育机构，提供0至3岁婴幼儿托育服务场所67处，建设托位3193个。

计生关怀。全年发放扶助金5597.50万元。发放独生子女父母一次性经济帮助257人，共计257万元。为全区特扶人员发放"两节"慰问金，共计498.36万元。发放中秋、国庆、生日慰问及活动款，共计466.68万元。

暖心计划。区计生协协助街道与中国人寿保险股份有限公司北京分公司联合开展意外伤害保险工作，为计生家庭3642人投保，政府支出14.568万元。为特殊家庭开展"防暑降温大礼包"慰问品发放和"围炉共品茗 茶香暖人心"茶文化活动，慰问品发放1857份，茶文化活动16场，638人参加，政府共支出332284元。

【经费管理】西城区卫生健康系统收入合计803976.69万元，其中一般公共预算财政拨款收入295068.71万元、事业收入458717.40万元、其他收入50190.58万元；本年支出合计795786.36万元。计划生育财政总投入6343万元。

【基本建设】西城区卫生健康委建设批复总投资24081.91万元，全部为财政投入。基本建设项目5个，竣工项目4个。复兴医院科教中心装修改造项目，待验收。

【智慧医疗服务】西城区在全市率先完成北京市预约挂号服务、医保移动支付及检验检查共享直连扩面有关工作任务，11家区属医院以及健宫医院、北京按摩医院以及西城区全民健康平台与北京市京通完成系统对接，当前统一挂号服务已覆盖全区所有三级、二级医院，居民可通过北京市京通小程序进行预约挂号。三级医院已实现在京通小程序上查询居民本人检验和检查报告，包括化验单及X光、CT、核磁报告单等，同时实现了医保移动支付。

【健联体建设】西城区建立健联体服务清单，打造具有实际影响力的"健康服务实验田"，推动医疗机构与属地街道、民政、教育、体育等各领域协同发展，多方推动健联体建设。月坛健联体关注"一老一小"，金融街健联体关注职业人群健康，提供家庭医生签约服务、楼宇医疗应急救护培训、专场免费婚孕检等服务。

【西城区卫生健康委领导】工委书记、主任：陈新；工委副书记：康春涛；副主任：郭燕葵、李冬梅、顾利（1月任）、张楠。

（撰稿：王 彤 审核：张 楠）

朝阳区

【概况】户籍人口出生11758人，其中男性6069人、女性5689人，出生率5.41‰；死亡23199人，死亡率10.66‰；人口自然增长率-5.25‰。因病死亡22442人，占总死亡人数的96.73%；死因顺位前10位依次为：心脏病，恶性肿瘤，脑血管病，呼吸系统疾病，内分泌、营养和代谢性疾病，损伤和中毒，消化系统疾病，神经系统疾病，泌尿生殖系统疾病，精神和行为障碍。朝阳区户籍人口平均期望寿命82.06岁，其中男性79.50岁、女性84.85岁。

全区有医疗卫生机构2001个（含驻区医院），其中公立机构425个、民营机构1576个；营利性1459个，非营利性519个，其他类23个。全区有卫生技术人员66818人，其中执业（助理）医师26472人、注册护士30251人，实有床位28026张，每千常住人口拥有卫技人员19.41人、执业（助理）医师7.69人、注册护士8.79人，每万常住人口拥有全科医师3.04人，每千常住人口拥有床位数8.14张、社区卫生服务机构床位数0.32张。区属医疗机构共6家，其中三级3家、二级3家。

【基层卫生】社区卫生。朝阳区有社区卫生服务中心52家，其中政府办36家、社会办16家；运行的社区卫生服务站189个，其中政府办144个、社会办45个。全区社区卫生服务机构卫生技术人员5627人，其中执业医师（助理）4562人（其中全科医师922人，含专职防保），护士1694人（含专职防保）。2023年社区卫生服务机构门急诊15257779人次，上门服务18365人次。49家实体社区卫生服务中心纳入紧密型城市医疗集团。小关第二社区卫生服务中心实现实体化运行，朝阳区实体化运行的社区卫生服务中心达50家。家医签约1544381人，签约率44.87%；重点人群家医签约860443人，签约率98.98%。健康档案建档3041860份，建档率88.37%，使用率67.34%，实现100%健康档案电子化。

农村卫生。朝阳区无村卫生室。村级社区卫生服务站36家，有乡医8人。8名乡村医生参与乡村医生岗位培训4次，全部通过北京市统一理论考试。

【疾病控制】传染病防治。报告传染病22种226711例，报告发病率6586.83/10万，报告死亡率0.61/10万。甲乙类传染病发病率1500.98/10万，报告死亡率0.61/10万。报告甲类传染病4例，均为霍乱。乙类传染病发病率居前三位的依次为新型冠状病毒感染、梅毒、肺结核；死亡人数前三位是艾滋病、肝炎、肺结核。新报告肺结核病例854例，报告发病率24.81/10万；艾滋病新报告发病166例，感染者及艾滋病患病人数共8589例，其中艾滋病患者2742例。报告发病率4.82/10万，死亡12例。狂犬病发病和死亡人数均为0，未发生人感染禽流感疫情。报告布病9例，无死亡。报告手足口病3685例，无重症和死亡。调查处置271起（含暴发疫情2起）手足口病和疱疹性咽峡炎聚集性疫情。

新冠疫情防控。年内，报告新冠病例28429例（本土病例27992例、境外输入病例437例），其中无症状感染者19999例、轻型7223例、普通型1000例、重型164例、危重型43例。自1月8日起，新冠感染管控措施调整为"乙类乙管"。全年针对9167例病例进行流行病学调查，判定和处置33113个风险点位，判定和管理接触者252949人、次密47766人，开展病家等疫源地消毒工作。完成各类人员核酸采样5.67亿人次。完成新冠疫苗接种11617896剂次，其中灭活疫苗第1剂4305874剂次、第2剂4207107剂次、第3剂3090064剂次。完成流感疫苗接种426120支，包括免费291617支、自费134503支。

慢病防治。朝阳区高血压患病率38.9%，糖尿病患病率13.8%。开展4407人次脑卒中高危人群筛查干预和7599人次慢阻肺高危人群初筛，完成1205人慢阻肺高危人群肺功能检查及随访管理。开展癌症早诊早治工作及心血管病高危人群早期筛查与综合干预，完成1286份城市五癌（肺癌、肝癌、乳腺癌、上消化道癌及下消化道癌）问卷筛查及548人次临床筛查；完成2200份农村大肠癌问卷筛查及643人次临床筛查；完成对748名心血管病高危人群的长期随访。开展"三减三健"专项行动。培训健康指导员107人；完成1505名家庭保健员的强化培养。组织开展健康生活方式月、高血压日、世界慢阻肺日等慢病相关宣传活动20余次，发放宣传品10万余份。

健康促进。新建健康食堂、健康餐厅、健康社区各2个，健康单位1个。对既往124家健康示范机构及28条健康步道等开展督导。组织开展世界卫生日、健康北京周、"健康朝阳号"首航仪式等主题宣传活动。指导朝阳区公共安全馆以满分结果通过健康北京示范基地市级验收。组织召开全区健康教育能力培训会7次，举办健康大课堂讲座2000余场，受众近10万人；组织健康科普"五进"活动74场举办义诊咨询活动近千场，受众11万余人。微信推送科普图文659篇，微博发文1340篇，阅读量共225万余人次。发放宣传资料12.5万份，设计社区健康教育宣传栏6期。组织62家医疗卫生机构近4000名医务人员参与健康体重行动。完成100户无烟家庭创建。

精神卫生。朝阳区严重精神障碍患者建档13634人（京籍患者12905人），报告患病率3.961‰，其中6类严重精神障碍13634人。在册规范管理率95.14%，在管病情稳定率99.33%，规律服药88.21%，面访率93.02%。严重精神障碍患者免费体检5803人。发放贫困诊疗费补助60.19万元，889人次患者受益。免费

11149人次、799.85万元，免费服药率81.5%。10341名严重精神障碍患者监护人申请看护管理补贴，申请率92.64%，发放补贴2257.63万元。二代长效针剂累计免费治疗精神分裂症患者166人，投入经费291.82万元。对5790名免费服药患者开展血药浓度检测，投入经费35万元。开展朝阳区居民心理健康素养调查，累计完成6430例，居民心理健康素养水平46.73%。

【综合监督】公共卫生监督。公共场所应监督单位9405户，注销1476户，年底仍有卫生许可证公共场所单位7929户，量化分级7928户〔旅店业1047户，量化1047户；文化娱乐场所262户，量化262户；理发店、美容店5997户，量化5996；游泳场（馆）260户，量化260户；公共浴室74户，量化74户；商场（店）、书店263户，量化263户；展览馆、博物馆、美术馆、图书馆19户，量化19户；体育场（馆）5户，量化5户；候车（机、船）场所2户，量化2户〕。监督17366户次，监督覆盖率97.22%，合格率88.36%。公共场所卫生行政处罚1830件、罚款109.68万元。完成生活饮用水监督7000户次，监督覆盖率85.44%，合格率95.06%。生活饮用水行政处罚数量343起，罚款15.32万元。

医疗卫生机构监督检查1958户，监督检查10524户次，覆盖率100%，合格率98.16%，处罚433起，罚没款255.35万元。开展无证行医联合执法161次，取缔无证行医27户次，实施行政处罚27件，罚没120.24万余元，其中没收违法所得4.04万余元。受理举报案件3340件，处理率100%，查证属实率16.98%。计划生育监督检查81户，覆盖率96.30%，合格率98.77%。未发现非医学需要胎儿性别鉴定和选择性别人工终止妊娠等违法违规行为。2023年办理的多机构执业备案12024人次。

【妇幼保健】朝阳区建册孕妇27891人，常住产妇20626人，户籍产妇10928人；常住活产20973人，户籍活产11131人；辖区助产机构初产剖宫产率45.43%，产妇剖宫产率44.48%。无孕产妇死亡，常住孕产妇系统管理率99.75%，户籍孕产妇系统管理率99.63%。孕产妇住院分娩率99.99%。常住高危孕产妇管理率99.79%，户籍高危孕产妇管理率99.74%。婚检人数20747人，婚检率66.60%，检出疾病707人，疾病检出率3.41%。全区0~6岁在册儿童16.63万人，其中户籍10.98万人、外地户籍5.65万人。新生儿死亡21人、死亡率1.00‰。新生儿疾病筛查率101.00%，新生儿听力筛查率100.83%。围产儿出生缺陷发生率38.15‰，围产期监测出生缺陷发生顺位前5位分别是先天性心脏病、外耳其他畸形、多指（趾）、肾积水、隐睾。

常住5岁以下儿童死亡率1.95‰，户籍5岁以下儿童死亡率2.34‰。辖区新生儿死亡21人、死亡率1.00‰；婴儿死亡人数51人。其中常住婴儿死亡32人、常住婴儿死亡率1.53‰；户籍婴儿死亡19人、户籍婴儿死亡率1.71‰。0~6岁儿童健康管理率99.28%，0~6岁儿童系统管理率98.48%。

【老龄健康】朝阳区全区常住人口344.6万人，其中60岁及以上常住人口84.5万人（24.5%），65岁及以上常住人口58.0万人（16.8%），是北京市老年人口最多的区，人口老龄化特征较为突出。户籍人口中80周岁及以上老年115123人，百岁以上老年人223人。

老年健康服务。辖区有养老机构81家，养老服务驿站172家，医养结合机构46家。朝阳区完善老年健康服务体系建设，完成49家实体社区卫生服务中心社区老年健康服务规范化建设，建设达标率100%。创建北京市老年友善医疗机构，4家医疗机构通过市级验收、23家医疗机构完成复评，建成率96.6%。朝阳区被国家卫生健康委命名为全国医养结合示范区。乐成老年事业投资有限公司被国家卫生健康委评为全国医养结合示范机构。建成1家北京市老年护理中心。区卫生健康委、区民政局等11部门联合印发《朝阳区深入推进医养结合发展的实施方案》。全区81家养老机构与属地社区卫生服务中心、街乡办事处巩固完善"手拉手"联系机制。依托区级老年健康和医养结合服务指导中心开展技能培训，14家医养结合机构纳入市级医养结合远程协同服务平台，医养结合两证齐全机构46家。为39万余名老年人提供健康管理服务，老年管理率73.68%。为50.25万余名65岁及以上老年人提供医养结合服务，医养结合服务率94.11%。崔各庄社区卫生服务中心转型建成北京市老年护理中心、孙河社区卫生服务中心转型建成北京市安宁疗护中心。建立"分区包片"安宁疗护服务管理运行模式，即以一南（北京市垂杨柳医院）一北（航空总医院）两个市级安宁疗护示范基地为引领，以市级社区安宁疗护示范中心、市级安宁疗护中心、市级老年护理中心等为成员的安宁疗护服务体系，提供医疗机构与社区、居家相衔接的安宁疗护服务。为19923名65岁及以上老年人开展失能失智评估，为5608名失能（失智）老年人开展健康服务，服务率100%。开展老年人"口福"和心理关爱试点项目，31家社区卫生服务中心为4300余名老年人提供口腔检查服务。

社会保障体系建设。全年发放高龄补贴1367451人次、21398.65万元；发放失能老年人补贴541748人次、31561.98万元。区老龄办开展人口老龄化国情市情区情教育进机关、进社区、进医疗机构等活动。八里庄街道远洋天地家园社区、东风地区东风苑社区、香河园街道西坝河西里社区、建外街道秀水社区、安贞街道外馆社区、广营地区茉藜园社区、大屯街道中灿家园社区7个社区获得"全国示范性老年友好型社区"命名。评选并表彰100名区级"孝顺之星",其中2名"孝顺之星"被推选为北京市"孝顺榜样"。联合区体育局开展"改善老年营养,促进老年健康"主题宣传及"敬老月"宣传活动。

【医疗工作】医疗机构总诊疗52385792人次,其中医院32404565人次、社区卫生服务机构15655004人次、门诊部及以下4326223人次;出院1007262人次,其中医院(不含护理院)996722人次、社区卫生服务机构10540人次,全区医疗机构编制床位使用率77.77%,实有床位使用率80.21%,平均住院日7.5天。全年住院手术430761人次。全区医疗机构门诊49229774人次、急诊3125458人次、家庭卫生服务26448人次。社区卫生服务机构总诊疗1565.50万人次,占全区总诊疗量的29.88%,社区卫生服务机构出院10540人次,占全区出院人次数的1.05%。全区社区卫生服务机构编制床位使用率46.21%,实有床位使用率69.76%。区属6家医疗机构门诊2387080人次,急诊408249人次,家庭卫生服务10人次,出院55970人次,平均住院日8.1天,病床使用率70.1%,实有床位使用率70.1%,床位周转23.27次,医护比1:1.19,死亡率0.4%,住院手术14924人次。

对口支援。以建立26对两地机构间的"结对帮扶"对子方式参与支援合作工作。选派专业技术人才27人赴受援地工作(内蒙古自治区卓资县15人、察右后旗5人、科左后旗6人,新疆维吾尔自治区生产建设兵团47团1人),其中一年期9人次、3—6月期18人次。接收各地来京进修学员964人次。帮助受援医疗卫生机构填补空白科室5个,协助支援合作单位建立临床重点专科6个,输出医疗卫生技术17项,开展培训42班次,培训1340人次。支援医生在受援医疗机构门急诊诊疗患者1.5万余人次,对受援地区脱贫群众开展义诊巡诊1000余人次,向受援地输出医疗卫生技术70余项。各预算单位通过832扶贫平台购买支援合作地产品377.36万元。

中医工作。朝阳区入选中央财政支持的全国中医药传承创新发展示范试点项目。完成市中医局组织的全国基层中医药工作示范区评审检查工作。推进区中医药薪火传承工程,在建第八批基层中医传承工作室25个、名老中医传承工作站4个、双语中医专家工作站4个、中药特色技术专家传承工作室5个;搭建"数字化中医师承培训体系",完成108人基层家庭医生中医药能力提升培训;完成区级首批"西学中"培训164人。启动区级6个引领类和16个培育类中医重点专科项目,在区属医院或社区卫生服务机构设立12个名老中医工作室和32个基层中医传承工作室。开展中医药进社区活动400余场(含区级名中医团队开展的130余场)。开展中医药文化进校园活动154场。举办"亮马河说中医"文化宣传活动和"第八届驻华使节中医药健康日"活动。完成北京市第一中西医结合医院和区中医医院等级评审复审工作,启动2家医院智慧医院信息化建设项目。推进区中医医院新区建设、双桥医院中西医协同疫病防治基地建设、区妇幼保健院"升降浮沉"工程建设,在基层推广10个妇幼诊疗中医服务包。实现实体社区卫生服务中心中医馆全覆盖。社区卫生服务中心中医类别医师占同类机构医师总数比例超过25%。完成46名北京市中医医术确有专长人员资格审核工作。完成260余家中医类医疗机构校验工作。

血液管理。区属医院全年用血总量10620单位,自体输血305人及用血总量546.79单位。区内采血点8个,采血车5辆。全年采血量90102.1单位,其中全血采集82074.6单位、成分血8027.5单位;全年供血量256466单位,其中红细胞121132单位、血浆113503.5单位、血小板21830.5单位。

区域医联体建设。6月8日,朝阳区入选全国81家紧密型城市医疗集团试点城市。12月6日,朝阳区以辖区4家三级医院(中日友好医院、北京安贞医院、北京朝阳医院、北京市垂杨柳医院)为牵头单位,联合周边各级医院和社区卫生服务中心成立4个紧密型城市医疗集团。其中中部紧密型城市医疗集团核心医院为朝阳医院,合作医疗机构包括2家医院、12家社区卫生服务中心;北部医疗集团核心医院为安贞医院,合作医疗机构包括9家医院、9家社区卫生服务中心;东部紧密型城市医疗集团核心医院为中日友好医院,合作医疗机构包括9家医院、13家社区卫生服务中心;南部紧密型城市医疗集团核心医院为垂杨柳医院,合作医疗机构包括4家医院、15家社区卫生服务中心。各紧密型城市医疗集团内已建立重点专科对口扶持、绿色通道等7个工作机制。全年二三级医院下转患者114696人次,基层单位向二三级医院上转患者60156人次。有3个协作型医联体:朝阳医院与北京市朝阳区太阳宫社区卫生服务中心,朝阳医院与北京朝阳中西医结合急诊抢救中心,应急总医院与北京光熙康复医院。有9个专科医联体:紧密型儿科医联体核心单位为首都儿科研究所附属儿童医院;肿瘤防治医联体核心单位为中国医学科学院肿瘤医院;妇科医联体核心单位为首都医科大学附属北京妇产医院；消化内科医联体核心单位为首都医科大学附属北京朝阳医院；超声医学医联体核心单位为首都医科大学附属北京朝阳医院；精神卫生医联体核心单位为北京市朝阳区第三医院、朝阳区精防中心；儿童医联体核心单位为首都儿科研究所附属儿童医院；口腔医联体核心单位为首都医科大学附属北京朝阳医院。内分泌医联体核心单位为北京协和医院，成员单位为北京市垂杨柳医院内分泌专科医联体。

【生育服务与家庭发展】生殖健康。免费孕前优生健康检查定点医院数量为1家。孕前优生筛查人数21750人，目标人群覆盖率89.87%。

计生关怀。全年落实无业人员和个人存档人员的独生子女父母奖励费18768人，独生子女父母一次性奖励费8361人，两项共计948.71万元。全年发放独生子女父母相关奖励金27129人，共计948.71万元。发放农村部分计划生育家庭奖励扶助金11806人，计划生育特别扶助8258人（伤残扶助4319人、死亡扶助3939人），计划生育手术并发症特别扶助1人，累计发放奖特扶资金10568.96万元。开展"暖心计划"，元旦、春节期间走访慰问全区3795户次计生困难或计生特殊家庭，发放慰问金329.5万元。为失独人员特有保险项目"安欣计划"投保3939人，保费812.17万元。为计生特殊困难家庭及计生低保家庭投保"安康计划"保险19.9万元，申请特扶人员住院护理补贴保险费151.65万元。为6所区级心灵家园拨款60万元。开展"倡新时代婚育文化 助家庭和谐幸福"主题"5·29"宣传服务活动，宣传人数26675人，服务活动225次，场次531次，服务5414人。

托育服务。区卫生健康委联合区教委、区市场监管局等部门制定下发《朝阳区托育服务体系建设工作方案（2023—2025年）》及《朝阳区落实普惠托育服务试点工作的实施方案》，明确普惠托育发展规划路径。全年新增6880个托位数，比上年增长38.35%。完成朝阳区首批3家普惠托育机构认定，区财政下拨2024年预拨款100万元。新增备案机构7家，实有备案机构20家。9家托育机构被评为"北京市托育服务示范单位"，获补助90万元。

【经费管理】全年区卫生系统总收入980920.35万元，其中财政拨款286645.89万元、业务收入680542.78万元；总支出959578.11万元。卫生事业专用基金年末余额42314.79万元，支出专用基金10962.56万元。

【基本建设】全年区卫生系统基建总投资20503万元，区财政总投入20503万元。全年改扩建医疗用房4.3万平方米，其中团结湖17号楼装修改造工程结构加固施工工程量完成50%，为区医管中心和区医疗卫生信息中心提供升级使用办公住房；协调北京飞机维修公司职工活动中心房产作为机场社区卫生服务中心建设用房，解决机场中心无实体困境，施工单位公开招标和工程款首款已拨付；双桥医院隐患改造工程总体进度完成80%。朝阳区中医医院装修改造一期工程已完成主体施工，待竣工验收。基层卫生单位维修改造工程中，太阳宫等社区卫生服务中心、第三医院装修改造工程、大望京B20-2应急除草工程及其他应急维修工程已全部完工。接收小区卫生配套用房3处，建筑面积415平方米。朝阳区市级重点项目进度：朝阳医院常营院区6月投入使用。北京嘉会国际医院已初步具备开工条件；首都医科大学三博脑科医院已完成地下结构施工。

【科研工作】年内，北京市垂杨柳医院、朝阳区第三医院、朝阳区疾病预防控制中心等10家单位申报并中标科研项目18项，获批经费97万元。其中市级以上项目14项，获资助经费79.5万元，各单位配套经费14.5万元。发表SCI收录论文18篇。

【朝阳区卫生健康委领导】党委书记：张中华（2月调离）、时春岗（2月任职）；党委副书记：李雪玉；主任：张瑞；副主任：李雪玉、张春、肖志锋（2月调离）、周世凯、吴兴海、田赫（2月任）、郑爱国（9月挂职）。

（撰稿：周翔飞　审核：吴兴海）

海淀区

【概况】辖区户籍人口出生率5.17‰、死亡率6.64‰、自然增长率-1.47‰。因病死亡人数15886人，占死亡总人数的97.2%，死因顺位前十位的疾病依次为：心脏病、恶性肿瘤、呼吸系统疾病、脑血管病、内分泌和营养代谢性疾病、消化系统疾病、损伤和中毒、神经系统疾病、泌尿生殖系统疾病和精神行为障碍。户籍人口人均期望寿命为84.03岁，其中男性为81.66岁，女性为86.50岁。

区属医疗机构8家。其中三级医院3家、二级医院5家、无区属一级医院。

【基层卫生】社区卫生。截至年底，运行的社区卫生服务中心50家，其中政府办27家、社会办23家；社区卫生服务站189家，其中政府办128家、社会办61家。卫生专业技术人员5966人，其中医生2398人（全科医生963人）、护士1822人。全年门急诊数1399.36万人次，上门服务10.36万人次。社区卫生中心标准化建设完成16家，完成率32%；社区卫生服务站标准化建设完成67家，完成率35.45%。家庭医生签约133.5万人，签约率为42.75%，其中重点人群签约65.3万人，签约率为94.5%。辖区二、三级医疗机构支援社区4061人，专家门诊83277人次，会诊1985人次，举办健康教育186场次，专业讲座505场次。二、三级医院向社区转诊8.18万人次，社区向二、三级医院转诊31.49万人次。海淀区社区卫生服务机构共建立居民个人电子健康档案254.4万份，电子建档率81.44%。规范化电子健康档案204.23万份，规范化档案覆盖率65.38%。档案动态使用率57.74%。

农村卫生。涉农地区已设置社区卫生服务中心9个、社区卫生服务站71个、村卫生室5个，基本形成以社区卫生服务机构为主、村卫生室为辅的覆盖方式。村卫生室全年诊疗量6996人次。在册乡村医生34人，无执业医师。

【疾病控制】传染病防治。累计报告乙类法定传染病38556例，死亡病例12例。甲乙类法定传染病发病率为1234.24/10万。其中乙类传染病发病率前三位为：新型冠状病毒感染、肺结核和痢疾，报告发病数（发病率）分别为35983例（1151.88/10万）、559例（17.89/10万）和542例（17.35/10万）。结核病患病559

人、登记管理376人；艾滋病患病2748人，其中新发病177人、死亡1人。人畜共患疾病发病14列，其中出血热1例、布病1例、猴痘12例，无死亡病例。

新冠疫情防控。发病35983人（其中危重型57人、重型360人、中型4024人、轻型31542人）。新冠疫苗接种137093剂，其中第一剂1614剂、第二剂2948剂、第三剂7886剂、第四剂122852剂、第五剂1793剂；流感疫苗接种数量389556人。

慢病防治。高血压管理22.69万人，其中规范管理17.93万人，规范管理率79.04%；2型糖尿病管理10.74万人，其中规范管理8.63万人，规范管理率80.38%。开展城市癌症早诊早治调查989例，其中临床检查594例，农村癌症早诊早治调查805例，其中临床检查805例；心脑血管病高危人群长期随访1050例，短期随访153例，高危对象临床检查完成231例。全区实现健康社区（村）、健康机关和无烟党政机关全覆盖；新增健康家庭1034户、健康企业105家、健康促进医院3家、"健康北京示范基地"4家。培养家庭保健员1417名。

精神卫生。规律服药患者数9675人，规律服药率88.95%，免费服药政策惠及8876人，免费服药政策惠及率81.60%。监护人补贴申领率93.61%。

【综合监督】公共卫生监督。辖区内公共场所3953户，100%完成量化分级。监督检查9785户次，覆盖率99.75%，合格率94.74%，处罚573户次，罚款91.75万元；临床用血监督检查市血液中心、各临床用血医疗机构40户次，传染病防治监督检查16128户次，处罚48户次，罚款12.95万元；生活饮用水卫生监督，有生活饮用水单位3781户，监督检查7778户次，覆盖率98.73%，合格率99.76%，农村自备井办证率100%，未发生生活饮用水污染事故，处罚19户次，罚款2.9万元；职业卫生监督725户次，处罚1户次，罚没款金额10000元；学校卫生监督1410户次；放射卫生监督检查1088户次，处罚50户次，罚款6.45万元；计划生育监督检查82户次；完成区联席办无证无照督办单28批次、226个无证点位，以及无证无照经营问题点位动态清单307个点位的核查整改工作。

医疗卫生监督。辖区内医疗机构1439户，监督检查13996户次，覆盖率98.47%，合格率99.56%，处罚56户次，罚款1029978元，没收违法所得50.59万元。查处无证行医19户次，罚款49.74万元，没收违法所得1.12万元。开展打击非法医疗美容、健康体检机构依法执业专项检查、违法违规办理健康证明问题专项整治、医疗乱象专项治理、角膜塑形镜专项检查、中医互联网医疗净网、"增高针"违法违规使用专项检查、口腔类医疗机构风险及信用分类评价试点、麻醉药品和精神药品监督管理专项检查、互联网诊疗和互联网医院监督检查等专项检查工作。办理医师多执业机构备案6472人次。

【妇幼健康】全区助产机构孕产妇建档人数21947人，常住孕产妇死亡人数1人，死亡率5.61/10万，初产剖宫产率38.84%，全区助产机构活产数22589名。户籍新生儿死亡16人、死亡率0.94‰，户籍婴儿死亡23人、死亡率1.81‰，户籍5岁以下儿童死亡33人、死亡率2.59‰。监测围产期出生缺陷数623例，围产期出生缺陷发生率为27.51‰。主要出生缺陷病种为：先天性心脏病、外耳其他畸形、多指（趾）、染色体结构异常、其他肾脏异常、隐睾、尿道下裂、并指（趾）、腭裂、肾积水。其中，围产期严重出生缺陷9例。

【老龄健康】全区常住人口中60周岁及以上老年人口数量67.1万人，占常住人口21.5%，65周岁及以上老年人口48.4万人，占常住人口15.5%，

海淀区获国家卫生健康委命名为首批"全国医养结合示范县（市、区）"。花园路街道冠城园社区、万寿路街道万寿路甲15号社区、永定路街道三街坊东社区、中关村街道黄庄社区共4个社区获国家卫生健康委老龄健康司命名为"全国示范性老年友好型社区"。海淀区1人获北京市市政府命名为北京市"孝顺榜样"，4人获命名为北京市"孝顺之星"。年度共命名区级"孝顺之星"56人。

全区共有养老机构60家，其中含医养结合机构27家，共有社区养老服务驿站118家，设置养老助餐点173家。年内提供老年健康和医养结合服务400522人，服务率86.13%；完成65岁及以上失能（失智）老年人评估20422人；提供失能失智老年人健康服务6256人，评估服务率达97.7%；开展老年认知功能、抑郁焦虑情绪筛查评估5429人次，开展认知功能训练1406人次，提供居家照护辅导1433人次；14家试点医疗机构完成1818名老年人的免费口腔健康检查。年内25家医疗机构完成老年友善医疗机构建设市区复评，完成四季青医院老年综合诊区建设，4家社区卫生服务中心完成社区老年健康服务规范化建设达标单位验收，13家医疗机构自主申报并通过团队评估成为安宁疗护联盟第一批成员单位。

【医疗工作】区属医院全年出院74081人次，病床使用率81.57%，平均住院日10日。全年住院手术25319人次。

对口支援。派出91名卫技人员前往内蒙古赤峰市敖汉旗、兴安盟科右前旗、科右中旗进行医疗帮扶，通过医院管理、人才培养、技术支持等方式，提升当地医疗卫生服务水平；与山西省长治市潞州区签订卫生领域对口合作框架协议，12月接收当地医疗机构23人次到京进修；落实城乡医院对口支援工作，海淀医院、中西医、水利医院与延庆、密云、通州的乡镇卫生院结对帮扶，派出19人次到当地开展医疗帮扶；落实海延结对协作工作，万寿路、清河、花园路、甘家口等社区机构与延庆结对单位开展社区管理、特色科室建设、家医签约、党建共建等交流合作，接收延庆10名卫技人员来海淀进修；灾后重建门头沟王平镇、妙峰山镇，安排八里庄、甘家口、万寿路3家社区中心的3名全科医生前往妙峰山镇社区卫生中心帮扶，安排四季青医院到王平镇卫生院进行业务指导和义诊活动。

中医工作。组织区级师承人员开展师承学习并进行师承年度考核；在区妇幼保健院持续开展3个市级中医妇幼名医传承工作室建设；遴选并确定6家"海淀区基层名中医传承工作室"建设单位，以点及面提升基层中医药服务能力。面向全区基层医疗机构组织基层家庭医生（团队）能力提升培训，学习中医基本理论、中医辨证基础、针灸基础，推广艾灸技术、拔罐技术、耳穴技术、贴敷技术、刮痧技术、推拿技术等基层中医药适宜技术，为签约家庭提供优质中医药服务，共培训人员100人，考核后发放培训合格证书90名，合格率90%。海淀区卫生健康委员会被评为2023年度首都中医药信息宣传先进单位。

血液管理。区属医院全年用血总量4926.5个单位，自体输血1332人次，自体用血总量2181.47个单位。区内采血点16个，其中采血方舱2个，其余为采血车。全年采血量77526.7单位，其中成分血3538单位及全血采集73988.7单位；全年供血量119281单位，均为红细胞供血量。

区域医联体建设。辖区建成"6+6"医联体体系，实现辖区二、三级医院及社区卫生服务中心全覆盖。其中6个综合医联体核心：北京大学第三医院、首都医科大学附属北京世纪坛医院、中国人民解放军总医院第八医学中心、航天中心医院、北京市海淀医院、北京大学国际医院（昌平区）。6个专科医联体核心：北京大学口腔医院、中国中医科学院西苑医院、北京

老年医院、北京肿瘤医院、北京中西医结合医院、精神专科医联体核心包括两家北京大学第六医院和中国人民解放军联勤保障部队第九八四医院。成员单位共106家医疗机构。

【生育服务与家庭发展】生殖健康。海淀区18家助产机构开展生育咨询服务，其中北京大学第三医院、中国人民解放军总医院第一医学中心、北京市海淀区妇幼保健院被评估为北京市优质生育咨询门诊。海淀区妇幼保健院是目前海淀区唯一一家孕前优生健康检查定点服务机构，实施体检、咨询、婚育指导、孕前优生指导、生育咨询一条龙服务。全年海淀区孕前优生健康检查共计17807例，其中男性8792例、女性9015例。

计生关怀。符合计划生育奖励扶助政策合计42758人次，总发放金额7591.783万元。其中，独生子女父母奖励符合政策人数24762人，发放金额143.515万元；农村部分计划生育家庭奖励扶助标准为每人每年2100元，符合政策人数353人，发放金额74.13万元；独生子女父母年老时一次性奖励费标准为女方年满五十五周岁、男方年满六十周岁时每人1500元，符合政策人数5386人，发放金额80.79万元；计划生育家庭伤残、死亡特别扶助金发放标准分别为每人每月740元、900元，发放金额5854.248万元；发放独生子女父母一次性经济帮助金161万元；发放独生子女特扶家庭养老帮扶金1185.1万元。计划生育困难家庭标准为每户5000元，符合政策家庭186户，发放金额93万元。为全区计划生育特殊家庭特扶对象缴纳2022—2023年度居家养老失能护理互助保险经费749.9946万元；对全区入住北京市二星级及以上养老机构的计划生育特殊家庭中的失能、失智老年人或年满70周岁的老年人，按照每人每月2800元予以补助；为全区计划生育特殊家庭成员购买2023年度北京市"健康普惠保"；实施计划生育家庭意外伤害保险及计生特殊家庭父母住院补贴保险，全区投保总额151万元，财政补贴保费77万元；与区红十字会加强合作，年初在感染高峰时期向山后四镇200户计划生育特殊家庭发放区红十字会捐赠的血氧心脏脉搏仪，价值5万余元。

依托"暖心家园"，组织计划生育特殊家庭开展集体庆生、节日联欢、文体旅游、健康养生、公益服务等帮扶活动，全年开展活动200余场，受益7000余人次。

【经费管理】全年全区卫生系统总收入1159800万元，财政补助405300万元，事业收入74420000万元；本年总支出1142900万元。卫生事业专用基金结余17400万元（较上年增加2800万元）。

【基本建设】全年基建总投资为53059万元，全部为财政资金。在建项目9项，建筑面积合计290067平方米，均在施工阶段。新建社区卫生服务中心项目2项，建筑面积9709平方米，资金3290万元，项目分别为永丰新H地块社区医疗服务中心、翠湖新增D21地块社区医疗服务中心，项目在施中。社区卫生服务中心装修改造项目2项，建筑面积11626平方米，资金3500万元，项目为蓟门里社区医院装修改造工程、田村路社区卫生服务中心迁址建设项目，项目在施中。

【提升医疗卫生服务能力】推进卫生健康科技创新成果转化，搭建具有海淀特色的"医、政、企、研、校"五维一体的科技创新应用场景合作平台，8个项目通过中关村科学城管委会的评审，拟进入科技场景应用；将海淀医院作为医疗创新项目场景应用中心，航天中心医院、海淀医院、中关村医院落成天智航骨科机器人科技场景应用项目，在20个社区卫生服务中心正在部署鹰瞳科技场景项目，北京大学口腔医院成功转化口腔智能设计制造技术系列项目，北大肿瘤医院成功转化带有PD1-CD28嵌合受体的CD19 CAR-T项目。

【加强人才队伍建设】制定海淀区属卫生健康系统高层次人才发展计划，建立海淀区卫生健康系统人才库。搭建党建平台统筹人才交流，举办智慧海淀卫生健康人才学术交流会。积极推进科研培育计划，确定设立43项科研项目，方向涵盖卫生管理、临床研究和基础研究等多个领域，启动科研能力提升"强基起航"计划。

【海淀区卫生健康委领导】工委书记：李劲涛；工委副书记：黄雪松；主任：李劲涛；副主任：郑洋、王凯、王洪波、赵志辉（5月调离）、赵成芳（12月调离）。

（撰稿：刘　婧　审核：马向涛）

丰台区

【概况】辖区出生5930人，出生率4.96‰；死亡11893人，死亡率9.95‰；人口自然增长率–4.99‰。因病死亡11282人，占死亡总人数的96.78%。死因顺位前十位依次为：心脏病、恶性肿瘤、脑血管病、呼吸系统疾病、内分泌及营养和代谢疾病、损伤中毒、消化系统疾病、神经系统疾病、泌尿生殖系统疾病和传染病。户籍人口期望寿命82.54岁，其中男性79.94岁、女性85.31岁。

丰台区有医疗机构562个（不含2家部队医院）。其中医院81家（有三级医院14家、二级医院22家、一级医院45家），三级妇幼保健院1家，二级专科疾病防治院1家，二级互联网医院1家，二级门诊部1家，基层医疗卫生机构457家、专业公共卫生等机构5家、其他机构15家。

【基层卫生】社区卫生。全区正常运营的社区卫生服务机构165个。社区卫生服务中心23个，其中政府办15个、非政府办8个；社区卫生服务站142个，其中政府办62个、非政府办80个。全区现有社区卫生服务机构卫生技术人员3738人，其中医生1559人（全科医生563人）、护士970人。全年门诊1097.06万人次，出诊14360人次。丰台区21家社区卫生服务中心分别与市区10家二、三级医院签订对口支援协议，支援涵盖内科、外科、妇科、儿科等主要专业。家庭医生签约79.50万人，签约率39.51%；其中重点人群签约47.19万人，签约率98.59%。建立居民电子健康档案150.43万份，建档率74.77%，电子健康档案使用率63.74%。

农村卫生。全区有村卫生室16个，均为村办，覆盖率100%。全年诊疗7.61万人次。乡村医生岗位178个，其中乡村医生47人、执业（助理）医师131人。岗位培训1次。

【疾病控制】传染病防治。年内，丰台区报告法定传染病20种90662例，发病率4506.24/10万，报告死亡32例，死亡率1.59/10万。无甲类传染病报告。乙类传染病15种24072例，死亡30例。丙类传染病5种66590例，死亡2例。法定传染病发病率排在前三位的疾病分别是流行性感冒（丙类）、新型冠状病毒感染（乙类）、手足口病（丙类）。肺结核报告发病492

例，其中利福平耐药10例，死亡3例，本期登记肺结核患者成功治疗371例，成功治疗率90.05%。新增艾滋病病毒感染者及艾滋病病人198例，死亡12例。丰台区艾滋病病毒感染者及病人接受抗病毒治疗比例为93.32%。报告猴痘病例5例，无死亡。报告手足口病2096例，无死亡。人畜共患疾病：未报本地狂犬病病例，未发生一犬咬伤多人事件；未报本地人禽流感、乙脑、炭疽、钩体病、血吸虫病病例；报告布病12例，无死亡。

呼吸道传染病。年内，丰台区报告法定呼吸道传染病8种85089例，发病率4229.24/10万，报告死亡5例，死亡率0.24/10万。发病率排在前三位的疾病分别是流行性感冒（丙类）、新型冠状病毒感染（乙类）、肺结核（乙类）。共报告新型冠状病毒感染确诊病例21891例，其中无死亡、危重型34例、重型167例、中型2834例、轻型18856例，无新型冠状病毒感染无症状感染者报告。

计划免疫。免疫规划疫苗共计11种，其中本市人口基础免疫83874剂次，加强免疫87171剂次；流动人口基础免疫52538剂次，加强免疫46534剂次。免疫规划疫苗报告接种率均超过99%。应急接种0剂次。非免疫规划疫苗共计27种，累计接种386001剂次。年内，共接种新冠疫苗18064剂次，其中第一剂1251人、第二剂1211人、第三剂3055人、第四剂11966人、第五剂581人。共接种流感疫苗205199支，为60岁以上老年人接种83127支、为中小学生接种71620支、为其他人群接种50452支。其中接种免费疫苗158575支，其中学生71241支、60岁以上老年人81042支、保障人群6292支；接种自费疫苗46624支，其中学生379支、60岁以上老年人2085支、其他人群44160支。

慢病防治。在全区免费开展心血管病高危人群筛查、癌症早诊早治、脑卒中筛查等民生工程。完成心血管病高危人群长期随访2568例；完成城市癌症早诊早治临床筛查496例，检出可疑病变、癌前病变及阳性共116例，结直肠癌1例；完成农村癌症筛查413例，发现病例数28例，检出率6.78%，早诊率100%；完成2726例肿瘤患者的社区随访；完成国家脑卒中院外筛查2390例，北京市脑卒中完成1975例随访。年内新建市级健康社区3个、市级健康超市2个、市级健康单位2个。开展北京市成人慢病与危险因素监测、北京市老年人健康素养调查、中国居民肌肉骨骼疾病调查共3项监测工作，完成调查2344人。丰台区户籍人口四类慢病早死概率为10.35%。期内丰台区最新脑血管疾病发病率为1198.44/10万，死亡率为223.56/10万，丰台区冠心病、急性冠心病、急性心肌梗死、急性冠脉综合征、不稳定性心绞痛发病率和死亡率均高于北京市平均水平（2022年）。期内丰台区最新户籍人口恶性肿瘤粗死亡率为250.00/10万（2019年）。培养家庭保健员数量11649人。

精神卫生。年内在册严重精神障碍患者8474人，报告患病率4.2‰，在册患者治疗率89.34%，在册患者管理率96.09%，其中6类重性精神障碍总人数7431人，在册患者免费服药人数6820人，监护人看护管理补贴累计申请6952人，全年监护人补贴累计发放1427.25万元。

【综合监督】公共卫生监督。辖区内公共场所数量3569户，已完成量化分级2973户。经常性监督检查11101户次，覆盖率98.78%，合格率93.70%。处罚数量700件，罚款金额462800元。

医疗卫生监督。完成监督检查数量1947户次，覆盖率97.93%，合格率97.89%，行政处罚111件，罚款金额515600元。查处非法行医案件14起，罚款74.3万元，没收非法所得4.4108万元，没收医疗器械药品67件。年内，无吊销医疗机构执业许可证情况。办理医师多点执业共4294件。

【妇幼健康】年内孕产妇建册人数14150人（常住人口）、分娩孕产妇数10532人（常住人口）。全年助产机构产妇数共计7719人，活产数共计7785人，初产剖宫产率48.29%，未发生孕产妇死亡。全区户籍活产5930例；新生儿死亡人数4人，死亡率0.67‰（户籍人口）；婴儿死亡数5人，死亡率0.84‰（户籍人口）；5岁以下儿童死亡数7人，死亡率1.18‰（户籍人口）。

【老龄健康】年内，全区常住人口及户籍人口中60周岁及以上老年人口为51.9万人，占25.8%，其中65周岁及以上老年人口为36.9万人，占18.3%。

老年健康服务。65岁及以上接受健康管理老年人236530人，管理率66.02%，为辖区内高龄、重病、失能、部分失能以及行动不便的老年人提供定期体检、上门巡诊、居家护理、健康管理等服务。年内，丰台区提供上门服务16363人次。年内，蒲黄榆社区卫生服务中心作为北京市社区安宁疗护示范中心及北京市首家由社区转型的安宁疗护中心，大红门社区卫生服务中心和北宫镇社区卫生服务中心转型建设老年护理中心。

开展全国示范性老年友好型社区创建。年内，丰台区新村街道怡海花园社区和丰台区六里桥街道西局玉园社区获评全国示范性老年友好型社区。全区共有4个全国示范性老年友好型社区，分别为玉泉营街道草桥村、长辛店街道朱家坟南区社区、新村街道怡海花园社区、六里桥街道西局玉园社区。

【医疗工作】6家区属医疗机构全年门诊181.3万余人次，急诊33.2万余人次，入院3.8万余人次，出院38680人次，病床使用率72.15%，平均住院10.26日（不含区精防院），住院手术8164人次。

对口支援。区卫生健康委与内蒙古自治区扎赉特旗、林西县建立结对协作35个，房山生态涵养区帮扶结对协作18个。向支援合作地区派驻医疗卫生技术人员47人次，接收支援合作地区57名医务人员来京进修学习，已培训专业技术人才4323人次。帮助当地建立完善管理制度共21项，向支援合作单位输出医疗卫生技术31项，帮助受援医疗卫生机构建立临床重点专科4个，帮助受援医疗卫生机构填补空白科室5个。

中医工作。年内完成20个中医阁建设；区内21家社区卫生服务中心建设了33个中医症状门诊，东方医院及中西医结合医院建设了2个中医症状实训基地；举办了南中轴—南苑中医药文化节和宛平中医药文化节活动；入选北京中医药薪火传承"新3+3"工程名老中医工作站项目7个、稀缺资源项目1个。

血液管理。设街头采血点5个，其中包括2个采血屋、1辆采血车、2个采血方舱。全年采血5.08万单位，其中全血4.75万单位、成分血0.33万单位；供血（红细胞、血小板）5.32万单位。全区团体无偿献血1.98万单位，完成率为110%。区属医院用血总量4709单位，自体输血人数323人，用血总量556单位。

区域医联体建设。年内，形成8个核心医院牵头的88个综合医联体内合作关系，其中包含13家社会办医疗机构，实现全区二级及以上公立医疗机构和社区卫生服务中心全部纳入综合医联体。区公立二三级医院在心血管内科、呼吸内科等12个专科与市级核心医院开展专科医联体合作。由基层医疗机构向公立二三级医院上转患者53758人次，由公立二三级医院下转患者126377人次。

【生育服务与家庭发展】生殖健康。婚前医学检查12797人，婚前医学检查率为82.46%。孕前优生健康检查8456人，孕前优生健康检查覆盖率为122.92%。同时开展了避孕、备孕、增补叶酸预防神经管畸形等出生缺陷相关的健康宣教，对备孕人群提供免费增补叶酸服务。对风险人群进行个体化咨询指导，为疾病人群提供进一步的诊治、转介、转诊、随访等后续服务。

计生关怀。全年发放计划生育奖励与扶助金7825.182万元，其中农村部分计划生育家庭奖励扶助对象累计11915人、共发放扶助金2502.15万元；特别扶助对象累计5421人、共发放扶助金5323.032万元。全年申请独生子女父母一次性经济帮助180人、共发放180万元。两节期间对独生子女家庭特别扶助对象开展"亲情关怀 暖心行动"，按照2000元/人的标准发放慰问金共475万元。2023年失独家庭住院护理险项目投入222.768万元，共理赔586人次，理赔金额191.1万元。

【经费管理】全区卫生系统经费收入599318.92万元，其中财政拨款173525.36万元、事业收入418203.91万元、其他收入7589.65万元。经费支出602625.21万元，其中基本支出478346.66万元、项目支出124278.55万元。

【基本建设】北京口腔医院迁建工作进程有序推进，主体工程完工；丰台医院实现开诊，建成丰台区区域医疗中心、产学研一体的三级综合医院；丰台中西医结合医院二期工程取得立项批复。南苑街道、太平桥街道第二社区卫生服务中心已开诊运营。

【信息化建设】全年直属管理单位信息化建设项目投资共计约3168万元，其中新建项目1700万元，升级改造、运维项目1468万元；开展卫生健康系统2023年软件正版化工作，在直属医疗机构部署正版国产办公软件（WPS）；完成11家三级以上医疗机构"直连扩面"工作。

【国家卫生区创建】年内，全区各街镇、社区（村）、机关企事业单位和非公组织已建立27878个爱国卫生组织机构。在全区26个街镇、管委会开展主题的"周末卫生日"活动47次。全区党员、居民、志愿者共计23.62万人次参与，累计出动车辆3782台次，清理堆物堆料、小广告、卫生死角11.33万余处，清理垃圾1.106万余吨。建立日常督导问题台账41782条，整改达标41644条，整改率为99.67%。累计开展4次区级模拟暗访检查，重点内容包括市容环境卫生、社区与单位卫生、健康教育和健康促进、重点场所卫生、病媒生物防制等，发现问题18702条，整改达标18677条，整改率为99.87%。建成控烟市级示范街区3处、区级示范街区46处，83家单位获得"北京市第四批控烟示范单位"称号。

【丰台区卫生健康委领导】党委书记、主任：刘婉莹（至9月）、牛仓林（党委书记自9月、主任自11月）；副书记：牛仓林（至9月）、曹苁（自12月）；副主任：段长生（兼任，自5月）、刘鹏（至9月）、曹苁（至12月）、姚莉（自12月）。

（撰稿：白金媛 审核：伍 峰）

石景山区

【概况】辖区户籍人口出生率4.91‰、死亡率9.71‰、自然增长率-4.81‰。因病死亡人数3701，占死亡总人数的96.83%，死因顺位前十位的疾病构成依次为心脏病、恶性肿瘤、呼吸系统疾病、脑血管病、内分泌及营养和代谢疾病、消化系统疾病、损伤和中毒、神经系统疾病、泌尿生殖系统疾病、精神和行为障碍。户籍人口期望寿命82.49岁，其中男性80.07岁、女性85.08岁。

全区共有区属医疗卫生机构237家。其中三级医院8家、二级医院4家、一级医院12家。

【基层卫生】社区卫生。年内，区实际运行10家社区卫生服务中心、39家社区卫生服务站，其中政府办28家、社会办21家；卫生人员950人，其中医生363人（全科医生182人）、护士数量308人；全年门诊数量2994611人次，上门服务工作量31736人次。结合2023年市区两级社区卫生服务能力提升工作计划及民生实事项目，配合推进五里坨、苹果园两家新建中心建设、督促八角中心新址信息化改造及6个下属站装修改造工作；二、三级医疗机构支援社区2225人次，上转患者35824人次，下转患者人次数7230人次。

社区标准化建设。五里坨社区服务中心已完成主体结构施工，现进行内部装修和机电安装，同步开展小市政工程施工，预计2024年底具备投用条件；苹果园社区卫生服务中心于2023年9月15日开工建设，目前正在进行地下主体结构施工，年底完成整体主体结构施工，预计2025年6月完成建设。北辛安社区卫生服务中心开启前期手续办理工作。

【疾病控制】传染病防治。按照发病日期统

计，甲类报告1种2例（霍乱），报告发病率为0.36/10万；无死亡。乙类报告10种8817例，报告发病率为1566.14/10万；死亡7例（艾滋病5例、乙肝21例），死亡率为1.24/10万；发病率前三位的疾病为新型冠状病毒感染、梅毒、病毒性肝炎。结核病新发病107人，艾滋病患病752人，其中新发病35人、死亡11人。狂犬病、人禽流感、出血热均无报告；手足口病报告670例，布病报告1例，均无死亡。

新冠疫情防控。报告确诊病例8298例，其中轻型7436例、中型826例、重型32例、危重4例，其中境外输入2例；无症状感染者166例。新冠疫苗接种总数4867针次，其中第一针206针次、第二针399针次、第三针701针次、第四针3409针次、第五针152针次。流感疫苗接种56999针次。

慢病防治。高血压患者规范管理率80.96%，2型糖尿病患者规范管理率83.06%。开展城市癌症早诊早治项目，共计完成问卷调查2176人、筛查出高危人群1398人，开展各类临床检查571人次，临床检查率115.53%。其中肺癌171人、乳腺癌203人、肝癌25人、上消化道癌80人、结直肠癌92人。开展心血管病高危人群早期筛查和综合干预项目，完成初筛调查587人，高危干预340人，短期随访187人，长期随访10人；开展脑卒中高危人群筛查与干预项目，截至年底，完成社区人群筛查643例，筛查完成率107.2%，高危检出人数117人，高危检出率18.2%，脑卒中患者5人，患病率0.79%；完成院内脑卒中患者高危因素筛查942例，筛查完成率104.3%，按照项目方案要求进行高危人群随访，并进行危险因素干预。居民个人电子健康档案数461089份；截至12月底，家庭医生签约率42.13%；电子健康档案建档率为81.9%。新创建健康社区3家、健康单位2家、健康餐厅3家、健康食堂2家、健康超市1家、家庭保健员300名。

精神卫生。全区精神障碍患者人数及报告患病率4.7‰，其中6类重性精神障碍总人数2661人。在册患者规范管理率95.08%，在册服药率93.76%，累计申请免费服药人数2067人。严重精神障碍患者监护人监护补贴申领率89.35%，发放5062989元。

【综合监督】公共卫生监督。辖区内公共场所数936户，量化分级860户，量化占比91.88%。经常性监督检查数量2170户次，覆盖率100%，合格率97.4%，处罚数量55起，罚款金额20000元。

医疗卫生监督。监督检查数量2921户次，覆盖率100%，合格率99.64%，做出行政处罚11件，罚没款金额192920.18元。打击非法行医情况：做出行政处罚2件。

【妇幼健康】辖区常住人口孕产妇建档2942人、无死亡，初产剖宫产率26.76%，活产2301人。户籍人口无新生儿死亡，婴儿死亡1人、死亡率0.52‰，5岁以下儿童死亡2人、死亡率1.04‰。围产儿出生缺陷率为24.33‰；出生缺陷顺位前5位为：外耳其他畸形18例，多指（趾）并指（趾）9例，肾脏类畸形7例，尿道下裂3例，隐睾2例。孕产妇死亡率为0。全区户籍人口出生上报1913人。

【老龄健康】全区常住人口中60周岁及以上老年人口数量约为14.3万人，占比约为25.4%。80周岁及以上老年人口数量为22267人，占比约为5.6%，百岁以上老年人为32人。户籍人口中60周岁及以上老年人口数量为141712人，占比约为36%，户籍人口中80周岁及以上老年人口数量为22267人，占比约为5.6%，百岁以上老年人为32人。

老年健康服务。养老服务机构62家（含机构、照料中心、驿站），其中养老照料中心10家、养老驿站45家。区卫生健康委（老龄办）在第五次中国城乡老年人生活状况抽样调查工作中获得国家卫生健康委等5家单位的联合通报表扬。制定《2023年石景山区社区卫生服务机构老年人基本公共卫生服务工作实施方案》，继续组织辖区医疗机构和社区卫生服务机构与养老服务机构对接医疗服务保障工作，对养老机构中有需求的老年人提供日常诊疗和健康监测工作。金顶街社区卫生中心成功入选北京市社区安宁疗护示范中心。组织医务人员参加安宁疗护、医养结合和老年综合评估技术培训。启动医养结合机构医疗服务远程协同工作。组织八宝山、苹果园、广宁、五里坨、金顶街、鲁谷6家社区卫生服务中心迎接北京市老年友善医疗机构复评。开展失能失智老年人管理项目、老年口腔健康口福项目、老年人心理关爱项目、老年人健康素养项目，为老年人提供健康评估、健康服务和预防干预。

社会保障体系建设。全年发放高龄津贴244627人次，共计3851.43万元；发放失能护理补贴108355人次，共计5334.82万元。老山街道老山东里北社区和金顶街街道金顶街三区成功创建2023年度"全国示范性老年友好型社区"。开展2023年度石景山区"孝顺之星"推荐活动及北京市"孝顺榜样"推荐活动，60人被命名为年度"孝顺之星"，5名候选人进入市"月榜人物"，1名被评为市"孝顺榜样"。开展"为群众办实事，智慧助老进社区"活动12场，600余名老年人受益。

【医疗工作】全区医疗机构出院人数15.05万人；住院患者手术6.58万例。病床使用率81.58%，平均住院日11.52天（不含精神专科医院）。

对口支援。按照组团式三年帮扶规划中制定的中期工作计划，派出的帮扶团队认真梳理青海省称多县医院的规章制度和各类本册，完善了急症和危重症医学的学科建设，开展新技术8项，补足2短板，2月份青海省称多县医院圆满通过了二级甲等医院评审。为医院开展新技术、新项目20余项。组织北京大学首钢医院，北京康复医院院派出皮肤科、神经内科、胸外科、呼吸与危重症医学科、消化内科、急诊科、医学影像科、血管医学科、骨科和产科等科室专家，共20位医师分别到内蒙古赤峰市宁城县中心医院、内蒙古赤峰市莫旗人民医院进行对口帮扶工作，开展教学查房307人次、手术394台、疑难病例讨论244次、专题讲座150次、义诊患者2441人，新技术新业务20项。全年共接收9名内蒙古赤峰市宁城县医师和14位内蒙古赤峰市莫旗人民医院医师到区进修学习。6月按照北京市人民政府、山西省人民政府《北京市与长治市对口合作实施方案（2022—2026年）》的通知要求，市卫生健康委与山西省黎城卫生健康局签订医疗领域对口合作框架协议，确定石景山医院作为与山西省黎城县医院医联体合作签约单位。石景山医院、区疾控中心和区社区卫生管理中心共接收山西省黎城县医疗卫生技术人员21人。进修专业涵盖心内科、妇科、儿科、医学检验、B超、疾病预防、社区卫生管理等专业。

中医工作。10月21日，2023年第五届"北京·西山中医药文化季"在石景山区首钢园启动。继续开展第二期名中医传承工作室建设项目，全年31个名中医传承工作室均设置名中医临床经验示诊室、示教室，举办学习交流活动237次，对口支援社区卫生服务机构325次；继承人跟师笔记6324篇、整理总结名中医专家医案923篇、中医经典学习体会132篇。利用中国中医科学院眼科医院优质中医专家资源，为区中小学生制作简单易懂的中医药科普视频宣教片及中医近视防控宣教片，内容涵盖中医药人物故事、采药种植、自我保健、近视防控举措等多个方面。提升基层中医药服务：一是制定《2023年石景山区社区卫生服务机构中医药健康管理服务实施方案》，要求社区卫生服务机构规范开展中医药健康管理服务工作，提升65岁及以上老年人、0~36个月儿童中医药健康管理水平。二是培养社区中医药人才，组织16名社区卫生服务中心中医师参加北京市年度中医馆骨干人才培训；102名社区卫生服务机构家医团队中医师、全科医师及护理人员参加石景山区中医药家医能力提升项目培训，开展名中医身边工程、高层次人才扎根基层五联动工程。

血液管理。全年医疗用血12644单位，比上年增加5.8%，成分输血率100%。全年自愿无偿献血11157.5单位，比上年增加26.0%。其中街头献血6834.5单位，比上年增加34.6%；团体献血4323单位，比上年增加14.5%。采血点2个。团体无偿献血4323单位，团体无偿献血完成率为103.2%。

医联体建设。入选全国81家紧密型城市医疗集团建设试点，在北京市卫生健康委组织开展的全市医联体综合评价工作中，排名第一。目前辖区共有三个医联体，核心医院分别为：北京大学首钢医院、首都医科大学附属北京朝阳医院（石景山院区）以及北京市石景山医院，医联体成员单位涵盖辖区全部二三级医院、社区卫生服务机构及部分一级医院。全年医联体内累计上转患者26649人次，下转患者63899人次，核心医院累计派出下基层的副主任及以上职称医师3283人次。

【生育服务与家庭发展】生殖健康。婚检人数为4528人，其中初婚婚检人数为4493人、初婚婚检率为87.37%。疾病检出率为1.65%，其中初婚疾病检出率为1.67%。免费孕前检查定点单位为石景山区妇幼保健院。区妇幼保健院在区婚姻登记处设置了婚前保健服务中心。全年免费孕前检查1607对。

计生关怀。全年办理户籍人口生育登记2038例，非京籍常住人口生育登记1525例，办理《独生子女父母光荣证》88例。积极参加全国人口动态监测调查，作为全国人口监测点，高质量完成340份产前检查成本监测任务。确认死亡特扶对象894人、伤残特扶对象1097人，发放特别扶助金1939.66万元，一次性经济帮助款246万元，独生子女父母奖励费24.75万元，一次性奖励266.20万元。做实计生特殊家庭帮扶关怀，将失独家庭帮扶纳入区"济困工程"，实施关怀扶助"暖心项目"，落实好"双岗"联系人、家庭医生签约服务、优先便利医疗服务"三个全覆盖"，开展"温暖国策百里行"行动，为失独家庭发放节日慰问金、慰问品96万元，生日慰问金17.8万元，60岁以上老年帮扶补助78.8万元，大病死亡帮扶25人，免费体检339人次，京郊游754人次，安排入住养老机构5人。拓展养老帮扶内涵，为计生特殊家庭投保住院护理补贴保险，解决住院无人照护的现实困难。

【经费管理】全年全区卫生系统总收入226586.09万元，其中财政拨款金额72603.89万元、业务收入150292.11万元和其他收入3690.09万元；总支出216995.72万元，其中基本支出167365.35万元、项目支出49630.36万元。年末结转结余45610.36万元，其中基本结转结余42260.35万元、项目结转结余3350.01

万元。

【基本建设】全年基建总投资约23160万元，其中财政投资21160万元，单位自筹2000万元。全年新建、扩建医疗卫生用房约5.772万平方米，启动五里坨精神卫生专科医院新建工程、中国医学科学院整形外科医院改扩建工程二期工程、五里坨社区卫生服务中心建设项目和苹果园社区卫生服务中心建设项目。

【完善托育服务体系】将托育服务纳入区政府折子工程，印发《石景山区托育服务体系建设三年行动实施方案（2023年-2025年）》，建立托育服务工作联席会议制度。为4家机构备案，2家机构创建北京市托育服务示范单位，8人取得卫生保健培训合格证，9人取得北京市保育师职业技能大赛等级书。推进普惠托育试点，成立普惠工作推进小组，完成试点机构定价、评估、公示、认定等环节，确定首批普惠试点托育机构5家，幼儿园托班7家，拨付首批财政补助资金。全区提供托育服务的机构28家，托位总数1635个，千人口托位数2.9个。

【开展健康科普推进健康石景山】对健康石景山行动的主要指标和专项行动进展开展监测评估，结果纳入区政府绩效考核。联合区体育局开展体卫融合健康科普"五进"活动398场。组织医疗机构为老年人进行健康宣讲及义诊。在全区广泛弘扬讲卫生、树文明、重健康的卫生健康文化，并获得"第十三届北京科学嘉年华优秀组织单位"荣誉称号。参加市级公益艺术展和精神卫生微笑守护者的推荐工作，3件作品获奖。启动健康影响评价试点工作，开展石景山区政策文件及工程类项目健康影响试评价。

【石景山区卫生健康委领导】党委书记、主任：葛强；党委副书记、副主任：臧轶青；副主任：徐晓光、张志军。

（撰稿：王 芹 审核：王 磊）

门头沟区

【概况】辖区户籍人口出生率5.37‰，死亡率10.41‰，自然增长率-5.04‰。因病死亡人数2597人，占死亡总人数的96.44%，死因顺位前十位的疾病构成分别为心脏病、恶性肿瘤、脑血管病、呼吸系统疾病、内分泌代谢疾病、损伤和中毒、消化系统疾病、传染病、泌尿生殖系统疾病和神经系统疾病。户籍人口期望寿命80.19岁，其中男性为77.32岁、女性为83.29岁。

区属医疗机构163家，其中三级医疗机构1家、二级医疗机构3家。

【基层卫生】社区卫生。有社区卫生服务中心11个，其中政府办9个、社会办2个；社区卫生服务站24个，其中政府办19个、社会办5个。卫生人员714人，其中医生258人（其中全科医生126人）、护士248人。全年门诊1327291人次，上门服务15万余人次。家庭医生签约165211人，总签约率41.72%；重点人群签约89074人，签约率94.18%。二三级医院主要依托医联体形式支援社区卫生服务机构，2023年共完成上转18640人次，下转2898人次。居民个人电子健康档案293074份，建档率79.83%，规范化电子健康档案覆盖率75.99%，使用率63.87%。

农村卫生。在册村卫生室131个，全为村办，覆盖率为100%。全年诊疗76679人次。乡村医生141人，其中执业（助理）医师41人。

【疾病控制】传染病防治。甲类传染病发病1例，无死亡；乙类传染病发病3488例，无死亡。发病率前三位的疾病依次为流行性感冒、新型冠状病毒感染、手足口病。结核病患病135例，其中新发病124例；艾滋病患病226例，其中新发病24例，无死亡。人畜共患疾病发病2例，为布病，无死亡。

新型冠状病毒感染发病3010例（其中危重型6例、重型34例、中型297例、轻型2673例，无死亡）。新冠疫苗接种8709剂，其中第一针173剂，第二针506剂，加强针8028剂（其中含XBB变异株抗原成分疫苗接种357剂）。流感疫苗接种37125剂。

慢病防治。高血压患者规范管理23521人，规范管理率77.33%，血压控制率77.36%；2型糖尿病患者规范管理12197人，规范管理率78.94%，血糖控制率74%。全区有3家社区卫生服务中心经市级评审，确定为专病特色科室并授牌，包括高血压、2型糖尿病、脑卒中和骨质疏松症专病特色科室。完成大肠癌早诊早治394例；完成心血管病高危人群早期筛查初筛2782例。创建健康促进示范单位4家（中小学校健康食堂3家，分别为北京市大峪中学分校、北京市第八中学京西校区、北京市第二实验小学永定分校；北京市健康企业1家，为北京市热力集团有限责任公司门头沟分公司）。

精神卫生。有精神障碍患者2067人，发病率4.61‰，其中6类严重精神障碍患者1789人、在管患者1747人、规范管理1724人、规范管理率96.37%；患者规律服药人数1451人，在册规律服药率81.11%。严重精神障碍患者监护人监护补贴审核通过1531人，监护人补贴申领率97.68%，累计发放3201人次，发放金额332.75万元。建立辖区社会心理服务人才库134人，完成国家社会心理"8+X"课程学习。开展职业人群、医务人员和受灾群众心理健康体检，累计完成心理健康体检2732人，对测评结果异常的建立跟踪服务档案，持续给予专业心理援助。

【综合监督】公共卫生监督。辖区内公共场所864户，已量化分级852户，量化比例98.61%，其中A级11户、B级841户、C级与不予评级0户。经常性监督检查1860次，覆盖率100%，合格率96.99%，处罚数量84起，罚款金额57000元。

医疗卫生监督。监督检查994户次，合格率99.57%，处罚5次（未履行1次），罚款金额90000元（未缴纳金额50000元）。打击非法行医5次，其中使用非卫生技术人员从事医疗卫生技术工作3次，未按照注册的执业地点、执业类别、执业范围执业1次，未取得医疗机构执业许可证擅自执业1次，均处以一般处罚；未做出吊销医疗机构执业许可证行政处罚。办理医师多点执业89人。

【妇幼健康】辖区常住孕产妇社区建册2592人，产院建档1855人，无孕产妇死亡，初产剖宫产率41.70%，活产数1617人。户籍新生儿死亡2例、死亡率1.44‰，户籍婴儿死亡3例、死亡率2.16‰，户籍5岁以下儿童死亡3例、死亡率2.16‰。户籍围产儿出生缺陷发生率38.10‰，主要出生缺陷病种：先天性心脏病、副耳、肾积水。

【老龄健康】常住人口39.7万人，其中60周岁及以上老年人口12.4万人，占常住人口总数的31.24%，65周岁及以上老年人口7.6万人，占常住人口总数的19.14%。户籍人口中60周岁及以上老年人口82983人，占比31.99%。80周岁及以上老年人口为12307人，占比4.74%，百岁老年人15人。

老年健康服务。有养老服务机构11家，养老服务驿站33家，老年护理中心1家，医养结合机构3家。各社区卫生服务中心与区内养老机构、社区养老驿站签订医疗服务合作协议，采取派驻医生、定期上门巡诊等方式，开展医养结合服务。依托区级老年健康和医养结合指导中心开展家医团队业务能力培训，提升服务水平，累计组织开展培训12场次、1892人次，参加市级培训25场次、62人次。

社会保障体系建设。享受困难老年人养老服务津贴补贴1546人，享受高龄津贴补贴10137人，享受失能护理补贴9305人；发放困难老年人养老服务津贴补贴382.11万元，高龄津贴补贴1829.65元，失能护理补贴6169.18元。潭柘寺镇赵家台村被命名为"2023年全国示范性老年友好型社区"。以"重阳节"为契机开展"敬老月"系列活动，开展走访慰问活动，慰问本区户籍高龄重度失能困难老人及各类助老先进代表，慰问全区80周岁及以上重度失能老年人，慰问百岁老人；组织九九登高赏秋游活动、文艺汇演等活动；积极参与市级"孝顺榜样"命名活动，进一步加大了社会为老服务典型的宣传力度，营造敬老、养老、助老的良好社会氛围。

【医疗工作】区属医院全年出院20472人次，病床使用率71.02%，平均住院日8.15天，全年住院手术4934人次。

对口支援。门头沟区医院、门头沟区中医医院、门头沟区妇幼保健院、门头沟区疾控中心分别与内蒙古自治区呼和浩特市武川县医院、武川县蒙中医院、武川县妇幼保健院、武川县疾控中心签署2023年度对口支援协作协议；区医院代表区医院集团（区医院、中医院、区妇幼）签署"组团式"帮扶西藏堆龙德庆区医院对口帮扶协议。5月15日至18日，内蒙古自治区呼和浩特市武川县卫健委副主任郭广宇带队至门头沟区进行调研对接，召开座谈会。共12名医师于支援地区挂职，其中内蒙古自治区呼和浩特市武川县7名、西藏5名。在西藏自治区拉萨市堆龙德庆开展了新技术五项，分别为血气分析检测、BNP的检测、肺功能检测、开展高流量和无创呼吸机在重症患者中的使用、胸腔穿刺置管引流术。受援单位骨干人员进京进修学习，由经验丰富、责任心强的带教老师通过一对一"导师制"带教及专业结对帮扶等多种方式，培养专业技术和管理人员，共接收骨干人才进京培训32人，其中内蒙古自治区呼和浩特市武川县13人，西藏自治区拉萨市堆龙德庆区15人。共拨付资金20万元，为武川县居民相对集中的5所乡镇卫生院（哈乐镇中心卫生院、西乌兰不浪镇中心卫生院、哈拉合少乡卫生院、东土城卫生院、耗赖山乡卫生院）采购医疗救治设备设施，以及医疗救治人员专业知识技能培训。西城区派驻门头沟区医疗卫生技术人员428人次，开展门急诊诊疗14567人次，手术240例次，业务培训2086人次。

中医工作。中医师承区级结业16人，区中医医院院级结业12人，进行中师承3批，分别为：第六批市级师承，共4名继承人，通过跟师学习、经典理论学习、撰写月记、跟师病案、独立临床实践、网络在线学习等方式开展师承学习。7月17日，启动第四批区级师承工作、第五批院级师承工作。其中区级指导老师3名、继承人5名，院级指导老师3名、继承人6名。师承继承人通过跟师学习、独立临床实践、总结典型医案、撰写月记、跟师笔记等方式开展师承学习。区中医医院开展中医适宜技术线上培训15学时，累计参加培训85人，培训内容包含中医基础理论知识、火针、皮肤针、拔罐等适宜技术知识，以及中药在临床中的使用方法等知识；开展线上学术会议"中医适宜技术推广学习班"参加人员852人次，培训内容包含了毫针刺法、面部刮痧、火针疗法、拔罐疗法、穴位埋线技术等内容。依托中医医联体，采用线上线下相结合的模式对社区卫生服务中心开展家医培训，培训内容由中医基础理论和7项技术组成，共计12学时，144名学员参加，138名完成培训学习并考核合格，合格率95%。举办了2023年永定河门头沟中医药文化节。

血液管理。区属医院全年用血总量3509单位，自体输血人数178例，用血总量369单位（73835毫升）。区内固定采血点1个，街头采血点1个，采血车1辆，全年采血237单位。

区域医联体建设。建成区域医联体4个，分别为区医院医联体，以区医院为核心，覆盖辖区内9家政府办社区卫生服务中心；京煤集团总医院医联体，以京煤集团总医院为核心，覆盖其下属的4家社区卫生服务中心（站）及一家1级社会办医院（京门医院）；区级中医医联体，以区中医医院为核心，其他二级以上医院中医科为辅助，覆盖辖区内所有社区卫生服务中心；区级精神专科医联体，以龙泉医院为核心，其他二级以上医院精神科为辅助，覆盖辖区内所有社区卫生服务中心。

【生育服务与家庭发展】生殖健康。初婚婚检1839人，婚姻登记3860人，其中初婚婚登2512人，婚前医学检查覆盖率73.21%，疾病检出率5.66%。三所助产机构累计提供优生优育咨询指导服务286人。免费孕前优生健康检查定点医院1家，为门头沟区妇幼保健院。孕前优生检查1265人，其中男性610人、女性655人，孕前优生覆盖率103.35%。

计生关怀。符合计划生育奖励扶助政策享受独生子女父母奖励7610人，总金额43.82万元。独生子女父母年老时一次性奖励2524人，共252.4万元。农村部分家庭奖励扶助金每人每月175元，享受奖励扶助对象2895人，发放扶助金607.95万元，区内配套奖励扶助金女孩家庭538人每人每年500元，发放26.9万元，男孩家庭2357人每人每年300元，发放70.71万元，全年共发放奖励扶助金705.56万元。伤残特别扶助金每人每月740元，扶助对象586人，发放扶助金520.37万元，死亡特别扶助金每人每月900元，扶助对象486人，发放扶助金524.88万元，全年共发放特别扶助金1045.25万元。一次性经济帮助27人，发放27万元；一次性家庭救助9人，发放4.5万元。区卫生健康委（区计生协）争取市级资金21.78万元，为计划生育特殊家庭购买计划生育意外伤害保险，惠及2200个家庭，3177人，每个计生家庭99元。争取市级资金48.6万元为全区计生特殊家庭486名老人购买住院护理补贴保险，提供意外伤害保险和住院护理补贴保险等保障服务。争取市级资金10万元走访慰问50户计划生育特殊家庭。为2200个家庭3177人购买计划生育意外伤害保险，共计21.78万元。为全区486名计生特殊家庭老人提供住院护理补贴保险等保障服务。共计48.6万元。开展家庭健康主题推进活动。获评"健康家风故事"1个，"健康家·味道"典型案例3个。

【经费管理】全区卫生系统总收入240353.85万元，其中本年收入205277.20万元，年初结转和结余35076.65万元；本年收入中包含财政拨款收入63146.97万元，事业收入139048.79万元，其他收入3081.44万元。总支出240353.85万元，其中本年支出199819.49万元，年末结转和结余40534.36万元。

【基本建设】全年基建计划总投资5987.16万元，已支出投资1586.13万元，全部为市级财政投入资金。组织实施了2023年门头沟区基层医疗卫生机构提升改造工程，对8个社区卫生服务中心、25个社区卫生服务站、29个村卫生室医疗用房的改造，改善基层医疗机构办公条件，改造社区卫生服务中心16722.99平方米、改造社区卫生服务站7422.14平方米、改造村卫生室2254.44平方米。已全部开工。

【防范应对海河"23·7"流域性特大洪水】制发《洪涝灾害后卫生防疫指引》。组建19支"京西卫健先锋"红色突击队，先后选派25支医疗小分队，进驻山区开展应急转运与医疗救治。山区社区卫生服务机构累计巡诊13520人次。区内5家二级以上医院、14个120急救站、11个社区卫生服务中心第一时间恢复到汛前医疗水平。区镇村三级集中安置点实现医疗救治零延误、零死亡、零疫情、零投诉。40人的心理救援队伍巡诊服务2.35万人次，实施心理干预679人次。安排11支专业消杀力量，开展3轮专业消杀3394.20万平方米。出动疾控监督队伍1280余人次开展传染病与病媒监测、健康教育等工作，开展生活饮用水4轮全覆盖应急检测，实现了大灾之后无疫情的目标。

【门头沟区卫生健康委领导】工委书记：青华伟；主任：亓建军；副书记：亓建军、宋利宁（9月免）、杨立新（10月任）；副主任：齐桂平、杨立新（11月免）、高姗、史保鑫、陈涛、杨阳（"京西聚智"专项人才计划专家，服务期一年，5月任）。

（撰稿：张 莹 审核：陈 涛）

房山区

【概况】房山区运行医疗卫生机构1062个，其中医疗机构1044个、其他卫生机构18个。1044个医疗机构中有医院38个，其中三级医院4个、二级医院5个、其他医院29个；社区卫生服务机构215个，其中社区卫生服务中心25个、社区卫生服务站200个；门诊部和诊所（含卫生所和医务室）共289个，村卫生室492个；专业公共卫生机构8个；临床检验机构2个。截至2023年底，各类医疗机构实有床位6420张，全年出院人数137066人。

【基层卫生】社区卫生。正常运行社区卫生服务中心25个，其中政府办23个、社会办2个；正常运行社区卫生服务站186个，其中政府办176个、社会办10个。全区在岗职工数1.57万人，其中卫生技术人员12307人；执业（助理）医师4833人；注册护士5113人。全年门诊541.1万人次。社区卫生中心标准化建设率60%，社区卫生服务站标准化建设率9.68%。全区共成立社区卫生服务团队455个，家庭医生签约居民56.43万人，家庭医生签约率43.04%；重点人群签约共计27.3万人，重点人群签约率95.75%。二、三级医疗机构支援社区209人次，上转患者158895人次、下转患者4471人次。建立电子健康档案110.74万份，建档率84.46%、使用率59.92%。

【疾病控制】传染病防治。乙类传染病发病总数17170人、死亡人数10人，发病率前三位的疾病依次为新型冠状病毒感染、肺结核、梅毒。结核病新发病人数383例；艾滋病患病人数748例（AIDS 213例、HIV 535例），其中新发病人数41例（AIDS 11例、HIV 30例），死亡4例。手足口发病1909例，无死亡；布病发病13例，无死亡。

新冠疫情防控。2023年新型冠状病毒感染16216人（其中死亡23人、重型及危重型98人、中型2676人、轻型13230人、无症状感染者189人）。海关报送境外输入病例2例。累计判定核心密接408人。接种新冠疫苗12703人，其中接种含XBB变异株抗原成分疫苗3080人。流感疫苗接种148855人，其中免费接种135170人、自费接种13685人。

慢病防治。管理高血压患者119007人，其中高血压规范管理95512人，规范管理率80.26%；血压达标93992人，血压控制率78.98%。管理2型糖尿病患者50474人，其中糖尿病规范管理40611人，规范管理率80.46%；血糖达标人数33953人，血糖控制率67.27%。新培养家庭保健员666人。

精神卫生。全区严重精神障碍患者人数4940人，报告患病率3.757‰，其中六类重性精神障碍患者数4804人。患者治疗4600人，治疗率93.1%，规范管理人数4768人，规范管理率96.52%，免费服药人数3846人、惠及率77.85%。严重精神障碍患者监护人监护补贴累计申请4116人、申领率92.87%。

【综合监督】公共卫生监督。辖区共有公共场所2139户，监督检查7319户次，累计监督覆盖率99.96%，合格率94.78%。共实施行政处罚415起，罚款人民币6.25万元。

医疗卫生监督。共有医疗机构1020户，其中三级医疗机构4户、二级医疗机构5户、一级医疗机构49户、一级以下医疗机构962户。共监督检查3986户次，监督覆盖率100%。组织召开多部门打击非法行医工作联席会议2次，与区市场监管等部门对辖区内的非法行医行为进行了联合执法8次。共接到非法行医群众举报132起。全部进行了调查核实，并将调查处理情况及时向举报人进行了反馈。

【妇幼健康】辖区孕产妇建档7380人、无死亡，初产剖宫产率43.52%，产妇数5023人，活产数5051人。新生儿死亡10人，死亡率1.86‰，婴儿死亡11人，死亡率2.04‰，5岁以下儿童死亡15人，死亡率2.78‰。出生缺陷发生率51.18‰。主要出生缺陷病种为先天性心脏病、多（指）趾、小耳、副耳、唇裂、腭裂。

【老龄健康】老年健康服务。做实老年基本公卫服务工作。2023年，辖区内65岁及以上常住居民数为177000人。65岁及以上老年人城乡社区规范健康管理服务人数为120640人，65岁及以上老年人城乡社区规范健康管理服务率为68.16%；为65岁及以上老年人提供医养结合服务人数为158537人，65岁及以上老年人医养结合服务率为89.57%，有效提高了老年人的生活质量和健康水平；辖区失能老年人评估人数13981人，其中失能老年人2921人，服务失能老年人2918人，服务率为99.9%，改善了失能老年人的生活质量。

辖区内25家社区卫生服务中心与73家养老机构均建立了医养结合服务关系，签订了养老服务机构与医疗卫生机构医疗服务协议，签约率100%。截至年底，共开展巡诊657次、健康教育230场，为1362人次老年人开展了包括康复、护理等服务。长沟镇社区卫生服务中心为2024年安宁疗护中心备选转型机构，已完成图纸设计工作，图纸市级专家审阅并认可通过。面向辖区各级各类医疗机构、医养结合机构组织开展辖区安宁疗护主题培训，截至年底，共开展2次，培训300余人次。

社会保障体系建设。区科协继续利用"房山掌上科普5G消息"平台，发送"智慧助老"专题科普消息，切实帮助房山区老年人提升智能技术运用能力。2023年共发送掌上科普5G消息21期，其中包含"智慧助老"专题消息5期，通过平台标签定位，精准发送到房山区老年人移动手机端用户，总计覆盖2.5万人次。各乡镇（街道）动员组织广大党员干部对辖区内高龄、特困老年人、地退人员进行走访慰问，共慰问478名老年人。燕山地区广泛开展走访慰问活动，为418位老年人提供助洁服务；入户探访慰问225位老年人；为1357位80岁以上老人配送生日祝福寿桃。拱辰街道对辖区内41位高龄老人、10位地退老年人、8位特困老人带去了米面油及按摩器材套装，分别进行了慰问。区公安分局人口大队成立4人反诈小组，转发自制反诈视频42个、推文247篇，并将自制的反诈宣传小视频和反诈宣传提示语在辖区大型商超13块室内外电子大屏滚动播放，覆盖人群约30万人；深入养老院、社区向老年群体普及防诈骗知识，受益群体近2万人；依托"房山警方在线"抖音直播平台，邀请社区民警及受骗人到直播间现场进行案情回顾，年内开展直播12场，浏览量达到20余万人。"敬老月"期间，房山区各乡镇（街道）、社区（村）及各养老机构结合"重阳节""国庆节"等节日，开展了种类多样的老年人文体活动。区科协共开展3场"银龄科普讲堂"系列公益活动，累计受益200余名老年人。将新媒体

与传统媒体充分融合，利用线上线下相结合的方式对"敬老月"相关信息开展宣传累计20余条。区卫健委与区融媒体中心合作拍摄老龄工作专题宣传片共两期，在房山电视台进行播放。

【医疗工作】对口支援。城乡对口支援工作，共有10家城区三级医院对口支援区5家二三级医院及15家乡镇社区卫生服务中心。丰台区共5家城区三级医院对口支援区18家乡镇社区卫生服务中心，实现了对房山区生态涵养区社区卫生服务中心帮扶全覆盖。年内共派出管理人员2人次，副主任及以上154.5人次，主治及以下179人次，门诊643人次，接收进修1人次，教学查房1次，健康查体1108人次，学术讲座24次，疑难病例会诊4人次，业务培训347人，义诊343人次。援蒙工作，京蒙东西部协作情况。共组织9家医疗机构与内蒙古察右中旗及突泉县15家医疗机构进行结对帮扶，通过线上授课、远程带教等方式，加强各结对医院、卫生院间的对接。组团式帮扶情况，北京中医药大学房山医院、良乡医院选派业务骨干，对内蒙古乌兰察布市化德县人民医院开展结对帮扶工作。通过带教、培训、会诊、义诊等多种形式，培养受援地区医疗卫生人员的技术水平，在医院管理、质量控制、技术提升、人才队伍建设等方面开展对口帮扶工作。援疆工作，区第一医院、良乡医院、中医院对口支援新疆墨玉县妇幼保健院。选派妇产科、中医科、麻醉科骨干开展多次教学授课，组织病例讨论。

中医工作。按照北京市中医药管理局"县级中医医院两专科一中心"建设要求，组织开展中医适宜技术培训工作，共计培训25人次。

血液管理。全区共使用红细胞10096.5单位，血浆333500毫升，血小板1323单位。全区共计组织24个乡镇、65个区直委办局、20个厂矿企业、5所大学开展献血活动，团体无偿献血11481单位、街头无偿献血3132单位，全年累计献血14613单位。区内设置街头采血点1个、采血车1辆，良乡医院院内采血点1个采血车1辆。中心血库工作：全年采血量937.5单位，全血采集937.5单位。

区域医联体建设。区域医联体4家：西部地区、东部地区、燕山地区及中医综合医联体。核心医院4家：良乡医院（成员17家）、房山第一医院（成员11家）、燕化医院（成员2家）、房山区中医医院（成员25家）。

【生育服务与家庭发展】生殖健康。区妇幼保健院开展优生优育咨询服务，2023年获得中国计生协优生优育指导服务中心称号。

计生关怀。享受独生子女奖励扶助人员10358人，

每人每年2100元；独生子女伤残扶助人员804人，每人每年8880元；独生子女死亡扶助人员1050人，每人每年10800元。按上述补助标准统计，共计4023.132万元，其中：奖励扶助资金2175.18万元、伤残特别扶助金713.952万元、死亡特别扶助金1134万元。享受独生子女父母一次性奖励人员6098人，标准每人1000元，共计609.8万元。享受独生子女父母奖励费人员33620人，每人每月5元，共计201.72万元。

【经费管理】全年全区卫生系统总收入681333.57万元，其中财政拨款金额188015.31万元、业务收入493318.26万元；总支出712802.23万元。卫生事业专用基金12844.66万元，未发生支出。

【基本建设】全年基建总投资4643.18万元，其中财政投入4643.18万元。全年新建、扩建医疗用房8320平方米，其中3830平方米已完工，4490平方米正在建设中。7个社区卫生服务中心、3个社区卫生服务站进行修缮。

【房山区卫生健康委领导】工委书记、主任：王耕；工委副书记、副主任：张文艳；副主任：邱珍国、郑红蕾、武维锋、王中旭、王璐。

（撰稿：任晓雅　审核：李　伟）

通州区

【概况】辖区户籍人口出生率6.10‰、死亡率7.37‰、自然增长率-1.27‰。因病死亡6072人，占死亡总人数的96.41%，死因顺位前十位的排列：心脏病、恶性肿瘤、脑血管病、呼吸系统疾病、损伤和中毒、内分泌营养代谢疾病、消化系统疾病、神经系统疾病、泌尿生殖系统疾病、传染病。户籍人口期望寿命81.76岁，其中男性为79.39岁，女性为84.22岁。

区属医疗机构数量37家，其中三级3家（潞河医院、区中医医院、区妇幼保健院）、二级4家（区中西医结合医院、新华医院、区老年病医院、区精神病医院）、一级22家。区公共卫生机构有：区120紧急救援中心、疾病预防控制中心、中心血站。区直属机构有：社区卫生服务管理中心、卫生健康事业发展综合保障事务中心、人口生育服务中心、公共卫生应急处置事务中心、老龄事业发展中心。

【基层卫生】社区卫生。通州区共有23家社区卫生服务中心，其中临河里社区卫生服务中心为北京市通州区新华医院加挂第二名称。67家社区卫生服务站，其中社会办12家、政府办55家。卫生技术人员2968人，含执业（助理）医师1177人、注册护士903人、药师（士）321人、技师（士）303人、其他264人。全科医生576人。全年门诊5764450人次。全区社区卫生机构上门服务2574人次。社区卫生中心（站）全部完成标准化建设。家庭医生签约情况：全区累计签约常住人口761338人，常住人口签约率41.3%。其中，重点人群签约313400人，签约率97.2%。家庭医生上门服务工作量：为行动不便居民提供上门服务4114人次。全区22所社区卫生服务中心上转患者131377人次，二、三级医疗机构下转患者16559人次。2023年，通州区共建立居民电子健康档案1475694份，电子健康档案建档率80.07%（常住人口底数184.3万人）。其中，居民规范化电子健康档案覆盖人数1305352人，居民规范化电子健康档案覆盖率70.82%。动态使用健康档案944720份，档案使用率64.01%。

农村卫生。通州区注册村卫生室335家，均为村办机构；全年诊疗197928人次。乡村医生391人，其中执业（助理）医师135人。

【疾病控制】传染病防治。甲类传染病发病数1人，无死亡。乙类传染病发病14229人、死亡3人。发病率前三位为流行性感冒、新型冠状病毒感染、手足口病。肺结核患病人数534人，其中新发病497人；艾滋病患病人数36人，其中新发病27人、死亡2人。人畜共患疾病（狂犬病、人禽流感、布病等）发病17人，无死亡。

新冠疫情防控。全区新冠确诊病例累计12438例（其中死亡77人；无症状感染者150人，轻型10391人，普通型1649人，重型182人，危重型66人），其中境外输入2例，本土病例12436例。新冠疫苗接种：全区全人群累计接种新冠疫苗7691剂次，其中第一剂402剂次，第二剂784剂次，第三剂1495剂次，第四剂4689剂次，第五剂321剂次。全区共接种流感疫苗182612剂次。其中，学生接种86914剂次、60岁以上老人接种67021剂次、保障人群接种2693剂次、医务人员接种1785剂次、中小学教师接种1489剂次、其他人群接种22710剂次；自费接种25250剂次。

慢病防治。全区高血压患者健康管理人数126841人，其中规范管理人数103470人，规范管理率81.6%；2型糖尿病患者健康管理人数58660人，其中规范管理48762人，规范管理率83.1%。全年完成家庭保健员培养920人。

精神卫生。全区共检查精神障碍患者5473人，报告患病率2.97‰，其中6类严重精神障碍患者5051人。全区随访24189人次，其中入户访视11368人次、门诊访视5356人次、电话访视7465人次，危险度评估24189人次。在管患者规范管理率98.82%，在册规范管理率96.56%，在册规律服药率89.71%，精神分裂症在册规律服药率89.76%，在册患者面访率97.36%。办理严重精神障碍患者监护人补贴4505人，已发放3338人。办理免费服药4393人，其中免费服药3615人，补助患者778人。

【综合监督】公共卫生监督。公共场所2415户，完成量化分级2220户，量化分级比例91.92%。完成监督执法2370户，监督覆盖率98.13%；完成监督执法4986户次，合格4583户次，合格率91.91%。执行行政处罚403起，处罚金额5.9万元。取得卫生许可供水单位730户，完成监督执法701户，监督覆盖率96.02%；完成监督执法992户次，合格975户次，合格率98.28%。执行行政处罚17起，处罚金额0.3万元。学校卫生单位162户，完成监督执法162户，监督覆盖率100%；完成监督执法258户次，合格254户次，合格率98.44%。执行行政处罚4起，无罚款。

医疗机构监督。全区有效期内医疗机构592户，完成监督426户，监督覆盖率71.96%；完成监督1998户次，合格1977户次，合格率98.94%。执行行政处罚21起，其中简易程序12起，一般程序9起，累计处罚金额13.1万元。放射卫生单位78户，完成监督64户，监督覆盖率82.05%；完成监督85户次，合格70户次，合格率82.35%。执行行政处罚15起，均为简易程序，累计处罚金额7701元。血液管理单位7户，监督覆盖率100%；完成监督7户次，合格7户次，合格率100%。母婴保健单位31户，完成监督27户，监督覆盖率87.1%；监督66户次，合格66户次，合格率100%。学校卫生单位162户，完成监督执法162户，监督覆盖率100%；完成监督执法258户次，合格254户次，合格率98.44%。执行行政处罚4起，无罚款。全年与区公安分局治安支队、区市场监管局等部门联合执法12次。立案行政处罚无证行医37件，累计罚没金额278.01万元，没收药品13箱，没收器械91件。办理医师多点执业1022人次。

【妇幼健康】孕产妇建档10509人（常住）、死亡1人（常住）、死亡率9.39/10万（常住），活产剖宫产率48.57%，活产数10650人（常住）。新生儿死亡6人（常住）、死亡率0.56‰，婴儿死亡6人（常住）、死亡率0.56‰，5岁以下儿童死亡11人（常住）、死亡率1.03‰。围产期出生缺陷发生率34.43‰（常住），主要出生缺陷病种：先天性心脏病、多并指（趾）、肾积水、外耳畸形、隐睾。

【老龄健康】全区户籍人口中80周岁及以上老年人口27259人，百岁以上老年人口34人。全年全区生育登记11399例。

老年健康服务。全区有各级医疗机构创建老年友善医疗机构28家，22家社区卫生服务中心全部完成老年友善医疗机构建设。全区已备案且正常运营养老机构共27家，均与属地社区卫生服务中心签订医养结合合作协议，为在院服务对象提供建立健康档案、医疗巡诊、转诊等服务，养老机构100%实现医养结合。通州区徐辛庄社区卫生服务中心和牛堡屯社区卫生服务中心参与北京市老年护理中心转型创建工作，并投入使用。首都医科大学附属北京潞河医院郎府院区作为通州区安宁疗护中心。

社会保障体系建设。在全区范围内开展了老年健康宣传周、敬老月、孝顺之星、孝顺榜样等系列主题宣传活动；开展老龄国情教育主题活动4场；3月，委托通州区老年协会开展第四届通州区书法绘画评选活动；10月22日，通州区卫生健康委老龄事业发展中心、北京市通州区委老干部局、通州区老年协会联合举办以"积极老龄观，健康老龄化"为主题的庆祝2023年"敬老节"暨阳光老人事迹宣讲大会；10月25日，通州区卫健委老龄事业发展中心联合通州区军休所共同主办了2023年"通武廊"军休康养大集及军休社会化服务论坛，中心组织37家全区各类养老企业参会，累计300余位军休干部参与活动，活动被中央电视台新闻频道、北京电视台、副中心报、北京社区报、北京青年报等多家媒体转载和报道。

【医疗工作】区属医院全年出院155497人次，病床使用率71.61%，平均住院7.19日，全年住院手术119534人次。全年门诊13563451人次，上门服务29491人次。

对口支援。支援情况。年内共派出13名医务人员到内蒙古地区开展为期6～12个月不等的支医活动。5月10日、6月19日，首都医科大学附属北京潞河医院、北京中医药大学东直门医院通州院区、区卫生健康监督所、区疾控中心、区妇幼保健院、区中西医结合医院及12家社区卫生服务中心共接收来自内蒙古二旗分2批次（内蒙古通辽市奈曼旗、内蒙古赤峰市翁牛特旗）共计59名跟岗培训医师，培训期均为1个月。6月、10月，首都医科大学附属北京潞河医院先后派出1名护士长、1名医政管理者、1名骨干护士前往拉萨市城关区八廓社区卫生服务中心指导工作。全年委属14家医疗卫生机构累计捐赠设备71台，总价值999.82万元；区疾病预防控制中心开展支援武当山特区疾控中心仪器设备遴选、采购等工作，共支援病原微生物学、水质快速监测等20种检验设备，金额合计约30万元。受援情况。作为受援区，由北京回龙观医院支援通州区精神病医院；北京友谊医院通州院区支援通州区4家社区卫生服务中心；北京朝阳医院支援通州区8家医疗机构；北京博爱医院支援通州区中西医结合医院；应急总医院、华信医院、回民医院分别支援1家社区卫生服务中心。

中医工作。师承工作。年内申报3家北京中医药薪火传承"3+3"基层老中医传承工作室，1家北京中医药薪火传承"新3+3"工程名医传人工作站。启动首届通州区运河中医药人才培养计划，培养51名继承人。完成中医健康养老护理员、家医中医药服务能力提升、基层中医非药物疗法师资骨干、北京市中医馆骨干人才、"西学中"项目等各类培训400余人。

基层中医药适宜技术推广。建立健全以东直门医院为龙头的通州区中医服务重点专科辐射网络，重点打造基层社区卫生服务中心"一院一品"特色专科项目，实现区域社区卫生服务中心医联体全覆盖。在北京中医药大学东直门医院通州院区、区中西医结合医院（区级中医医院）开展"两专科一中心"建设，实现每个医院建成至少2个中医特色优势专科和1个区域中医药适宜技术推广中心的目标。

血液管理。区属医院全年用血总量26871单位，其中红细胞类血液13248.5单位、血浆10243.5单位、血小板3379单位。区内采血点4个，街头采血点3个。全年采血量116644单位，包括机采血小板25659单位，全血90985单位。向临床供血203645.5单位，其中红细胞类血液90241.5单位、血浆87726单位、血小板25678单位。

区域医联体建设。片区医联体有4家核心医院：友谊医院通州院区有成员单位5家，潞河医院有成员单位6家，东直门医院通州院区有成员单位6家，北大人民医院通州院区有成员单位5家。紧密型医联体3个：北京潞河医院-郎府卫生院、通州区老年病医院，友谊医院通州院区-徐辛庄社区卫生服务中心，北京大学人民医院通州院区-牛堡屯社区卫生服务中心。专科医联体均有不同程度扩展成员单位，肺癌专病医

联体在北京胸科医院带动下18家社区中心协作联动。Mmc1+x慢病医联体在北京潞河医院内分泌科带动下21家社区中心协作联动。儿科专病医联体在通州妇幼保健院带领下16家社区中心协作联动。康复专病医联体在中西医结合医院带领下22家社区中心协作联动。影像专病医联体在北京潞河医院影像科带领下17家社区中心协作联动。口腔专病医联体在新华医院带领下17家社区中心协作联动。精神专病医联体在通州精神病医院带领下22家社区中心协作联动。消化专病医联体在北京潞河医院消化科带领下18家社区中心协作联动。

【生育服务与家庭发展】生殖健康。全年免费孕前优生健康检查定点医院为通州区妇幼保健院。年内婚检13293人，婚检率110.43%（其中初婚婚检11483人，婚检率为140.65%），疾病检出率1.01%（初婚疾病检出率为1.03%）。孕前优生检查13908人，评估出具有风险因素的人数为6552人。

计生关怀。全年符合计划生育奖励扶助政策20494人，每人每年2100元，共计发放4303.74万元；独生子女伤残家庭特别扶助916人，每人每年8880元，共计发放813.408万元；独生子女死亡家庭特别扶助1123人，每人每年10800元，共计发放1212.84万元；独生子女父母奖励费资格确认14251人，每人每月5元，共计82.56万元；独生子女父母一次性奖励资格确认4191人，每人1000元，共计419.1万元；独生子女家庭低保补助资格确认857人，共发放补贴11.49万元；独生子女意外伤亡一次性经济帮助资格确认86人，每人10000元，共发放补助86万元；失独家庭两节慰问645户，每户每年1500元，共发放96.75万元。失独家庭扶助金1123人，每人每年2400元，共发放269.52万元。为全区计划生育特殊家庭配置住院护理补贴保险共计金额61.1万元。

【经费管理】全年全区卫生系统总收入764000.15万元，其中财政拨款金额195386.24万元；业务收入529764.93万元；其他收入38848.98万元；总支出761487.31万元。卫生事业专用基金14957.45万元。

【基本建设】全年基建总投资10900.48万元，均为地方债资金。服务站基础设施改造包括二级以上医院4家：北京市通州区新华医院、北京市通州区妇幼保健计划生育服务中心、北京市通州区中西医结合医院、北京市通州区精神病医院；一级卫生院5家：北京市通州区永顺卫生院、北京市通州区宋庄卫生院、北京市通州区牛堡屯卫生院、北京市通州区觅子店卫生院、北京市通州区第二医院；社区卫生服务站30家。

【无偿献血工作】通州区无偿献血工作首次被授予"全国无偿献血先进市"荣誉称号。

【推动京津冀协同发展】签署《"通武廊"区域卫生健康一体化高质量发展合作框架协》《廊坊市北三县与通州区医疗卫生一体化高质量发展合作框架协议》。

【通州区卫生健康委领导】工委书记、主任：白玉光；副书记：陈长春；副主任：谭丽、杨跃凯、徐娜、王峰、陈维、庞宇。

（撰稿：李　珺　审核：陈长春）

顺义区

【概况】辖区户籍人口66.45万人，户籍育龄妇女12.9万人，其中已婚育龄妇女9.87万人。户籍人口出生3430人，出生率5.12‰。户籍人口死亡5934人，其中男性3359人、女性2575人。死因顺位前十位依次为心脏病、恶性肿瘤、脑血管病、呼吸系统疾病、损伤和中毒、内分泌营养和代谢疾病、消化系统疾病、神经系统疾病、传染病和泌尿生殖系统疾病。户籍人口死亡率8.87‰，其中男性10.16‰、女性7.61‰。户籍人口期望寿命80.10岁，其中男性77.33岁、女性83.02岁。

全区区属医疗机构共34家，其中三级医院4家，二级医院2家，一级医院2家，卫生院和社区卫生服务中心26家。全区执业（助理）医师人数5017人，在册护士人数5102人，医疗机构编制床位数6537张；平均每千常住人口拥有执业（助理）医师人数、注册护士人数分别为3.79和3.85，平均每千常住人口拥有编制床位数4.93张。

【基层卫生】社区卫生。社区卫生服务中心27所，社区卫生服务站（运行）173所，均为政府办机构。编内编外共计卫生技术人员2298人，其中全科医生585人、中医医生139人、注册护士746人；全年门诊3567153人次；家庭医生上门服务2047人次。顺义区已完成社区卫生中心（站）标准化建设完成率100%。辖区常住人口家庭医生签约1326000人，全人群签约数617032，签约率46.57%；重点人群签约266196人，签约率达97.72%。组建家医服务团队477个。

农村卫生。年内，政府统一规划一体化管理村卫生室122个，已完成其中13家一体化村卫生室管理，共配备194名乡村医生岗位人员（上级派驻15名），其中乡村医生助理医师以上职称97人，全年诊疗量7万余人次。

【疾病控制】传染病防治。年内，辖区内无甲类传染病报告，乙类传染病共报告11种14148例，死亡6例（艾滋病1例、丙肝3例、肺结核2例），发病率前三位的疾病依次为新型冠状病毒感染、肺结核、梅毒。共报告肺结核患者304例，报告发病率为22.9/10万；新报告艾滋病患者93人，发病率为7.02/10万，死亡3人（含2例既往病例死亡）。人畜共患传染病共报告16人，其中鹦鹉热发病6人、布病发病10人。

新冠疫情防控。本土新冠病毒感染病例共报告13204例，发病率996.67/10万，其中重症病例184例、轻症及无症状13020例。共检测新冠及流感哨点门诊病人样本2409人份，其中阳性245例；接报入境新冠阳性重点流调旅客522件，快递人群监测样本2507件，其中新冠阳性53例，及时对CT值大于32的样本上送市疾控中心进行变异株测序分型。新冠疫苗接种10344人次，其中第一剂次710人次、第二剂次1064人次、第三剂次3204人次、第四剂次5119人次、第五剂次247人次。设置流感疫苗接种门诊32个，接种服务站14个。接种流感疫苗141403人次，其中非免疫规划流感疫苗16676人次、免疫规划流感疫苗接种124727人次。

慢病防治。辖区年内共管理高血压患者77057人，规范管理高血压患者60023人，规范管理率77.89%，管理人群血压达标人数57863人，血压控制率75.09%；管理糖尿病患者35506人，规范管理糖尿病患者27719人，规范管理率78.07%，管理人群血糖达标人数21758人，血糖控制率61.28%。结合慢性病综合防控工作要点，实施重点慢性病高危人群的筛查和干预工作，包括心血管病高危人群筛查、城市癌症和农村癌症筛查等，圆满通过国家慢性病综合防控示范区复评审。新创建市级示范机构3家，建设支持性环境2处，新增健康生活方式指导员154名，1802人参与"三减三健核心知识线上学习"；城市癌症早诊早治问卷初筛1044人，临床检查690例。农村大肠癌筛查问卷初筛2241人，肠镜检查650例；在12个项目点开展心血管病高危人群筛查，完成初/复筛716人，高危筛查400人，短期随访193人，长期随访2170人；开展慢阻肺病高危人群早期筛查与综合干预工作，完成线上初筛2324人；完成北京市成人慢性病及危险因素监测项目，完成现场调查1440人，现场督导46人次。培养家庭保健员600名。

精神卫生。辖区年内精神障碍患者5702人，其中严重精神障碍患者在册3598人、其他严重精神障碍患者1096人。全年面访率96.33%，在册规律服药率87.41%，在册精神分裂症规律服药率89.05%；在册精神分裂症服药率93.14%。年内累计申请免费服药患者3026人（临时免费服药在册患者131人），新增154人，免费服药惠及率84.10%。累计出具严重精神障碍患者监护人补贴《社区卫生服务管理证明》2934人，占全区在册患者的89.29%，申领率为87.53%。

【综合监督】公共卫生监督。辖区内应监督公共场所2323户，实监督2308户，监督覆盖率99.35%；共处罚553起，罚没款共计8.35万元，其中一般程序47起、罚款7.11万元；简易程序506起、罚款1.25万元；受理12345举报投诉案件165起，办结率100%。公共场所量化分级评定场所户数2048户，量化比例96.47%。年内共抽取209户，关闭32户，对辖区经营的177户单位均开展了监督抽查工作，合格160户，监督完成率100%，任务完结率99.52%；抽检84户，合格84户，合格率100%；做出行政处罚17起，其中一般程序1起、罚款0.10万元；简易程序16起，均为警告。

医疗卫生监督。辖区共有医疗机构917户，其中一级及以上52户、一级以下865户。监督检查914户，覆盖率99.67%；有效监督3391户次，合格3269户次，合格率96.40%。简易程序处罚36件，其中35件为警告、1件为警告并罚款0.1万元；一般程序处罚24件，罚没48.80万元；责令改正3件。办理无证行医行政处罚案件9件，查处取缔无证行医黑诊所9户次，没收药品3箱、器械26件，罚款总额32.31万元，没收违法所得0.66万元，合计罚没款32.97万元。

【妇幼健康】辖区户籍产妇总数6928人，分娩总数7036人，活产总数7022人，产前检查率99.94%、早检率99.64%、孕产妇系统管理率99.11%；早孕建册率92.60%；住院分娩率100%。助产机构产妇5809人，剖宫产2843人，剖宫产率48.94%，初产剖宫产率49.18%，无孕产妇死亡。户籍人口活产4086人，本市户籍人口5岁以下儿童死亡4人，死亡率0.997‰；婴儿死亡1人、死亡率 0.249‰；新生儿死亡1人、死亡率0.249‰；新生儿出生缺陷发生率34.15‰，主要出生缺陷病种为先天性心脏病、外耳其他畸形、多指（趾）、并指（趾）、新生儿隐睾。

辖区内常住人口活产5857人，筛查标本数5842人，新筛率99.74%，完成市级要求指标（98%），确诊先天性甲状腺功能低下3人、苯丙酮尿症1人、高TSH血症1人、氨基酸代谢障碍1人，可疑追访174人，复查101人，复筛率58.05%。

【老龄健康】辖区常住人口132.4万人，其中60周岁及以上25.8万人，占常住人口的19.45%。65周岁及以上18.1万人，占常住人口的13.67%。80周岁及以上21026人，百岁及以上28人。

老年健康服务。全区共有养老机构20家，床位4774张，其中，运营镇（街道）养老照料中心15家。公示运营养老服务驿站71家，其中农村幸福晚年驿站35家。马坡镇石家营村被命名为2023年全国示范性老年友好社区。区中医院安宁疗护示范基地申报2024年度安宁疗护中心建设任务。李遂社区卫生服务中心完成顺义区的老年护理中心转型建设，填补区域空白。

社会保障体系建设。共发放各项津贴补贴资金11682.23万元，其中市级高龄老年人津贴3614.24万元、区级老年人高龄津贴1100.17万元、困难老年人养老服务补贴397.35万元、失能老年人护理补贴6570.47万元。辖区内设养老机构19家、养老驿站69家，其中6家内设医务室。65岁以上老年人建立健康档案14.3567万份，家庭医生签约10.6615万人，健康管理老年人92491人，健康管理率63.35%。累计完成29家老年友善医疗机构建设。全区评选出193名"孝顺之星"和486名"寿星"。为辖区852名65岁及以上老年人实施"口福"试点项目，为2735名老年人开展老年健康心理关爱项目。全年开展"我教老人用手机"等智慧助老活动82场。

【医疗工作】区属医疗机构全年出院10.29万人次。二级及以上医疗机构实有床位使用率83%，一级医疗机构实有床位使用率7.22%。二级及以上医疗机构出院者平均住院日9.96天，一级医疗机构出院者平均住院日6.5天。全年住院手术3.13万人次。

对口支援。由4家二级以上医疗机构选派42名医护人员参加东西部扶贫协作专业技术人才参与健康扶贫工作；接收内蒙古自治区科左中旗、巴林左旗67名结对地区医疗骨干，到顺义区开展1～12个月不等的进修学习。4家二级及以上医疗机构与内蒙古结对地区医疗机构签订结对帮扶协议，其中与科左中旗签订6份，与巴林左旗签订6份，均严格按照协议内容开展结对帮扶工作。

中医工作。开展顺义区第二批名老中医药专家学术经验继承工作，通过申报、遴选、公示等环节确定指导老师7名、跟师弟子13名。召开顺义区首批名老中医药专家学术经验继承工作结业会暨第二批拜师会。组织开展顺义区首批名老中医药专家学术经验继承结业考核，评定优秀指导老师9名、优秀继承人8名、优秀管理者3名。李长聪、赵宝明工作室获批北京中医药薪火传承"3+3"工程基层老中医传承工作室。组织区中医医院及辖区内6家中医文化体验馆在端午节、中秋节等4个传统节日期间开展相应主题的中医文化宣传活动，发放宣传品一千余件，参与文化素养调研六百余人。组织举办首届顺义区"我与生活中的中医药"主题演讲比赛，共计收到78名选手报名资料，经过初赛、复赛、决赛，最终评选一等奖3人、二等奖6人、三等奖7人。组织开展"中医药文化进校园活动"，按属地划分26家社区卫生服务中心中医药人员走进61家中小学校、为6250名学生开展中医药文化宣传、体验活动，中小学覆盖率达78.25%。开展2023年度中医药健康文化素养调查，18名工作人员用时3天，到6个社区完成250份调查问卷。组织开展区级中医药文化旅游基地验收，3家基地经3年的周期建设通过验收。组织举办第二期、第三期顺义区中医药文旅基地建设培训班，分别15人、14人参培。举办基层中医康复技能区级骨干师资班27人参培，各单位以区级骨干为师资开展二次培训，354名卫技人员参培。选派14名中医骨干人才参加北京基层中医非药物疗法师资骨干培训。

血液管理。区属医院全年用血量：悬浮红细胞9016单位，血小板1335.5治疗量，血浆429000毫升。区内采血点3个，采血车3辆。

区域医联体建设。目前全区依托4所区属二级及以上医院作为核心医院，分别为：顺义区医院、顺义区中医医院、顺义区妇幼保健院、顺义区空港医院，共组建完成4个相互交融的医联体，医联体覆盖的基层单位数达32家，其中包含顺安医院、社区卫生服务中心27家、社会办医疗机构4家，已实现全区基层单位全覆盖。

【生育服务与家庭发展】生殖健康。辖区年内婚姻登记人数为6458对，其中接受婚前保健服务的有4843人，婚姻登记婚检率37.50%，粗略估算初婚婚检率59.29%，产前检查率99.94%。免费孕前优生健康检查定点医院数量1个。

计生关怀。全区共有奖扶对象13909人，伤残扶助对象577人，死亡扶助对象798人。奖扶新进入为1863人，伤残扶助新进入32人，死亡扶助新进入68人，新进入对象共计1963人。发放奖扶特扶资金共计6294.186万元。积极推进低保独生子女家庭专项救助金、独生子女意外伤残或死亡的一次性慰问金、独生子女意外伤残或死亡的一次性经济帮助金的落实工作。各项资金兑现率100%。

年内投入资金270万元，为特殊家庭老人提供每月一次的保洁、理发和全年1次集中送餐等家政服务，覆盖所有特殊家庭人员1375人。计生协会与中国人民人寿保险股份有限公司北京市分公司合作，推出住院陪护险，制定特殊家庭住院陪护保险津贴。年内1375人享受政策，共计1375000元。开展健康家庭建设，精准扶贫，年内投入资金50万元救助大病特殊家庭120户，建立镇村对失独老人的24小时的双岗联系人制度，医院开展就医"绿色通道"，家庭医生签约制度，提升家庭成员科学就医合理用药的水平。40万元慰问救助特殊家庭独生子女困难家庭800户。年内下拨25万元建设、维护25个街镇级暖心家园。利用2个区级和25个"暖心家园"用于为特殊家庭搭建相互关怀抚慰、自我服务管理的平台，组织丰富多彩活动。

【经费管理】全年全区卫生系统总收入871077.92万元，财政拨款收入213266.07万元，事业收入462629.75万元，总支出871077.92万元。

【基本建设】基建总投资12523.3万元，其中财政投入12523.3万元。全年新建医疗用房16626.99平方米，全部完工。对空港社区卫生服务中心进行装修改造，改造面积3121.57平方米。

【顺义区卫生健康委领导】书记：茹立新；主任：于宝鑫；副主任：陈豪、张斯民、丁云云、才鑫、张蓉、张海泉、孙红

（撰稿：孙海英　审核：吴迪祥）

大兴区

【概况】辖区户籍人口出生率6.59‰，死亡率　7.16‰，自然增长率为-0.57‰。因病死亡5161人，占

死亡总人数的95.57%，死因顺位前十位依次为：心脏病，恶性肿瘤，脑血管病，呼吸系统疾病，内分泌、营养和代谢疾病，损伤和中毒，消化系统疾病，神经系统疾病，泌尿生殖系统疾病，精神和行为障碍。户籍人口期望寿命81.63岁，其中男性79.10岁、女性84.23岁。

区属医院5家，其中三级医院4家、二级医院1家。政府办社区卫生服务中心21家。大兴区中西医结合医院正式获国家中医药管理局备案三级甲等中西医结合医院。大兴区妇幼保健院、北京市仁和医院晋升三级医院。天宫院街道及天宫院中里社区卫生服务中心投用开诊。

【基层卫生】社区卫生。共有社区卫生服务中心23个，其中政府办21个、社会办2个；社区卫生服务站111个，其中政府办106个、社会办5个。社区卫生机构共有在岗卫生技术人员3106人，其中执业（助理）医师1105人（全科医生397人），注册护士1088人。社区卫生服务机构总诊疗503.91万人次，出院5489人次，上门服务3.42万人次。全区常驻居民家庭医生签约84.45万人，签约率46.5%。在双向转诊工作中，上转患者2.38万人次，下转社区卫生服务中心3808人次。全区共建立居民电子健康档案161.43万份，建档率88.89%，档案动态使用率66.86%。

农村卫生。区卫生健康委、区农业农村局等7部门联合制定《大兴区加快提升农村地区医疗卫生服务能力工作方案》，各镇制定了2023年全面一体化管理村卫生室工作比例，此项工作纳入区政府对镇政府的乡村振兴绩效考核。全区共有村卫生室267个，其中规划设置内村卫生室212个，全面一体化管理村卫生室（已实现医保实时结算）107个，政府购买服务村卫生室72个，非政府购买服务村卫生室69个，实现村级医疗卫生机构全覆盖。全年诊疗量51436人次。乡村医生151名（包含政府购买及非政府购买服务村卫生室乡村医生），其中具有执业（助理）医师18人。选取魏善庄镇北田各庄村、长子营镇小黑垡村、采育镇潘铁营村、庞各庄镇李家巷村和青云店镇寺上村5家村卫生室，试点探索智慧村卫生室便民服务模式，实现"小病慢病不出村"。

【疾病控制】传染病防治。共报告法定传染病19种54339例，报告发病率为3165.68/10万；报告死亡数6例，报告死亡率为0.35/10万，无甲类传染病报告。报告乙类传染病14种13613例，报告发病率为793.07/10万，发病数居前三位的病种为新型冠状病毒感染、梅毒、肺结核，报告死亡6例（艾滋病2例、肝炎4例）；报告百日咳86例。报告丙类传染病5种40726

例，报告发病率为2372.61/10万，发病数居前三位的病种为流感、手足口病和其他感染性腹泻病，无死亡。共报告结核病患者425例（皆为新发）；艾滋病现管存活患者累计1754例（不包括港澳台及外籍），新发109例、死亡6例。人畜共患疾病3种37例，其中布病23例、猴痘10例、鹦鹉热4例（死亡1例）。

新冠疫情防控。自1月8日起，新型冠状病毒感染由"乙类甲管"调整为"乙类乙管"。累计调查处置危重症及死亡病例96例、变异株感染者100例。累计采集地铁环境、快递人群、入境航班污水监测样本5931件，结果阳性338件，阳性率5.7%。累计开展人群感染率随访调查17114人次、人群血清学调查470人次、长新冠调查2049人次。共接报处置1起由奥密克戎变异株BA.5.2.48引起的学校聚集性疫情，涉及新冠阳性人员31人，无重症、死亡病例。全区共计接种新冠疫苗10097针次，其中第一针710针次、第二针1256针次、第三针1891针次、第四针5935针次、第五针305针次。全区累计接种流感疫苗135090人，其中免费接种115607人（学生57818人，60岁以上老年人53334人，其他人群4455人），自费接种19483人。免费疫苗接种数为去年免费疫苗接种总量的114.81%。

慢病防治。全区共管理高血压患者11.53万人，管理2型糖尿病患者5.42万人。65岁及以上老年人城乡社区规范健康管理服务14.57万人，健康管理服务率47.61%。农村癌症早诊早治项目共完成13323人的问卷筛查及便潜血检查，高危人数1694人，高危率为12.71%，符合指标要求。肠镜检查671人，完成率为100.15%，发现病例数34例，检出率为5.07%。城市癌症早诊早治项目完成乳腺癌、肝癌、上消化道癌、大肠癌临床检查581人，完成率100.17%。共完成心血管病高危人群1062人长期随访工作，完成率118.26%。共创建健康社区、超市、食堂、餐厅、街区、单位各2家，健康公园、步道各4个。顺利通过2023年市级慢性病综合防控示范区复审工作。

精神卫生。全区严重精神障碍在册患者为6218人、在管患者为6124人、报告患病率为3.424‰；全区6类重性精神障碍患者为6024人；在册规范管理率为98.28%、规律服药率为91.24%、精神分裂症患者服药率为95.08%、规范面访率为93.86%、二代长效针剂注射参与率为11.30%；免费服药患者为4901人、免费服药惠及率为78.82%；通过监护补贴申领审核为4975人、监护人补贴申领率为92.20%。

【综合监督】公共卫生监督。全区持证单位总数为6616户，监督12614户次，监督频次为1.94，监督覆盖率98.14%，行政处罚1053户次，罚没款合计1144.30

万元。辖区内公共场所单位1835户，量化分级1692户（其中A级198户、B级1328户、C级166户），经常性监督3302户次，覆盖率97.30%，合格率72.68%，处罚数量777户次，罚款金额389500元。生活饮用水单位1945户，经常性监督2248户次，覆盖率98.30%，合格率98.69%，处罚数量93户次，罚款金额546502元。学校卫生单位219户，经常性监督408户次，覆盖率100%，合格率98.95%，处罚数量8户次，警告8户次。

医疗卫生监督。医疗机构监管单位851户，共计监督检查6177户次，覆盖率99.41%，合格率94.94%，行政处罚129户次，罚没款40.36万元。对312家医疗机构的违法行为给予不良积分678积分。查处非法行医案件30起，其中取缔2户、立案处罚28户，罚没款共计999.34万元。没收违法药品151公斤，器械50余件。向人民法院申请强制执行3起，申请执行金额24.83万元。办理医师多点执业数量1395人。

【妇幼健康】辖区孕产妇建档人数12079（常住）、无死亡，活产数6670（常住）。新生儿死亡人数5、死亡率1.01‰（户籍），婴儿死亡人数9、死亡率1.81‰（户籍），5岁以下儿童死亡人数10、死亡率2.01‰（户籍）。新生儿出生缺陷发生率25.72%（常住），外耳其他畸形、先天性心脏病、多趾为主要出生缺陷病种。

【老龄健康】全区常住人口199.1万人，其中60周岁及以上老年人口37.1万人，占18.6%，65周岁及以上老年人口30.6万人，占比15.4%，80周岁及以上老年人口21338人，百岁及以上老年人34人。

老年健康服务。养老服务机构24家、养老照料中心21家、养老服务驿站130家；医养结合机构21家、老年护理中心3家、安宁疗护中心1家、社区安宁疗护示范中心1家、安宁疗护服务团队26个；医养结合机构远程协同服务机构21家；老年友善医疗机构34家；社区老年健康服务规范化达标单位20家。参与市级医养结合人才能力提升培训120人次；参与全国老年医学人才培训4人；为辖区有需求的百岁户籍老人开展免费提供居家健康服务43人（包含98~99岁人员）；老年人心理关爱行动服务377人；老年人"口福"项目服务564人；失能失智项目评估11349人，其中失能老人5851人、服务5840人。

社会保障体系建设。高龄补贴发放21338人，总金额3753.76万元；失能老年人补贴发放15905人，总金额9787.75万元；建设全国示范性老年友好型社区2家；在全区组织开展了敬老月活动；以区老龄委名义在全区命名家庭孝老、社会敬老、行业助老三类"孝顺之星"共100名；2023年度北京市"孝顺之星"1名；对全区百岁老年人及部分特困老年人进行两节（春节、重阳节）慰问总金额32万元。

【医疗工作】区属医院全年出院9.19万人，病床使用率87.03%，平均住院日7.62天，全年住院手术3.8万人次。

对口支援。与受援地卫生健康部门继续履行《健康帮扶与支援合作框架协议（2021—2025）》；选派援建专技人员48人，在受援医疗机构门急诊诊疗患者5313人次，对重点人群开展义诊巡诊710人次；培训受援地专业技术人才895人次；接收受援地区骨干进修、学习36人；区内20家医疗机构结对帮扶受援地39家医疗机构，实现内蒙古2个受援地基层医疗机构结对全覆盖；向受援单位输出医疗卫生技术40项，帮助建立临床重点专科1个。积极推进市级城乡对口支援工作，区内20家政府办医疗机构与8家市级支援医院签订合作协议。全年市级专家下沉285人次，开展诊疗3132人次，疑难病例会诊260人次，完成手术210例次，手术带教81例次，教学查房20次，学术讲座131次，业务培训919人次，接收进修医务人员10人次。采育、榆垡、礼贤三家社区卫生服务中心与北京同仁医院建立对口帮扶，开展线上线下、出诊带教等多种形式的巡诊工作。启动"互联网健康乡村门诊"，为农村地区居民提供优质医疗服务，为跟诊基层全科医师提供全方位带教指导。

中医工作。制定下发《大兴区十四五中医药发展规划》。广安门医院南区、区中西医结合医院获批北京市社区中医症状门诊临床实训基地，23家社区卫生服务中心通过北京市中医药管理局复审开展中医症状门诊。依托20家社区卫生服务站，启动建设20个中医阁、1个上工工作室，打造社区居民"中医健康生活厅"。新增2个薪火传承"3+3"工程基层老中医传承工作室。区妇幼保健院、尚辰眼科完成国家中医适宜技术防控儿童青少年近视试点项目，累计完成911名试点对象干预治疗。举办首届中医药文化节活动。区人民医院中医科、广安门医院南区内分泌科、中西医结合医院骨伤科被评为"2023年度首都中医药榜样科室"。3人被评为2023年度首都中医药"杏林健康卫士"，1人获市级卫生健康系统职业技能竞赛中药调剂竞赛三等奖。培训中医健康养老护理员60余名、中医适宜技术培训250余名。选派15名学员参加中医非药物疗法师资骨干培训、20名学员参加国家中医药应对重大公共卫生事件和疫病防治骨干培训、14名学员参加市级中医师健身气功社会体育指导员培训。

血液管理。医院全年用血总量13260单位。全年全区供血量13260单位。区内有火神庙商业中心、旧宫万科、西红门荟聚采血点三处，其中西红门荟聚采血点暂停开放。

区域医联体建设。以北京大学第一医院、大兴区人民医院、广安门医院南区、大兴区中西医结合医院、北京市仁和医院为核心医院建立5个区域综合医联体,合作医院包括2家公立专科医院、24家社区卫生服务中心、7家社会办医院、1家监狱系统医院。区人民医院与北京大学第一医院建立儿科紧密型医联体,与北臧村卫生院建立紧密型医联体。

【生育服务与家庭发展】生殖健康。大兴区妇幼保健院作为区里孕前优生健康检查项目唯一定点医院,负责辖区常住人口的孕前保健服务。积极推进"婚前医学检查、孕前优生健康检查、婚姻登记、优生咨询指导"一站式服务。为7700余名备孕夫妇开展孕前优生健康体检,并在体检过程中面对面开展优生咨询指导服务。

计生关怀。审核确认"农村部分计划生育家庭奖励扶助"对象7475人、特扶对象1516人(其中伤残821人、死亡695人),奖励资金3049.398万元;审核确认因子女意外伤残或死亡的一次性一万元经济帮助27人,涉及资金27万元;落实养老补助、特扶对象再生育补偿等区级伤残、死亡特别扶助项目,发放2766人,资金总计951.565万元。年内,计划生育特殊家庭人员享受大兴区城乡居民补充医疗保障政策共计1408人,其中理赔222人,发放资金116.06万元,人均5227.91元;春节期间,慰问独生子女伤残死亡特扶对象1430人,每人不低于400元标准;慰问计生特困家庭13户,其中5户由区领导带队分别走访慰问送关怀,每户标准为20000元和不低于800元慰问品,共投入慰问资金127.36万元。

"暖心行动"开展情况。推广"大兴区0~3岁婴幼儿家庭科学育儿大讲堂"课程。为市级1516名特扶对象建立电子档案,为每户特殊家庭确定1名乡(镇、街道)干部和1名村(居)干部作为帮扶"双岗"联系人,实现特殊家庭"双岗"联系人全覆盖。为1497名特扶对象购买2024年度住院护理补贴保险,每人每年600元。

【经费管理】全年全区卫生系统预算总收入713215.69万元,其中财政拨款174139.40万元、事业收入526340.45万元、非同级财政预算收入8460.41万元、其他预算收入4275.43万元,本年预算总支出730444.49万元,其中行政支出15649.79万元、事业支出714692.30万元、其他支出102.39万元。

【基本建设】全年基建总投资约5700万元,其中财政投入约4600万元、单位自筹约1100万元。全年新

建、扩建医疗用房约1892.3平方米,均已完工。北京大学第一医院大兴院区项目顺利投用。推进区人民医院选址新建项目,完成市发改委项目入库相关工作,取得前期工作通知书。深入对接北京佑安医院,落实与大兴区疾控中心一体化推进选址及建设工作,配合做好北京安定医院大兴院区项目等优质医疗资源项目选址建设相关事宜。清源社区卫生服务中心项目竣工;观音寺街道社区卫生服务中心项目进展顺利,院址一大兴新城海户新村项目医疗配套用房完成结构及部分装修施工,院址二提升改造工程项目竣工;区中西医结合医院综合改造项目完工;庞各庄镇中心卫生院新建工程正在进行施工招标;协调临空经济区、礼贤镇推进礼贤卫生院新址建设工作,可研报告报区发改委评审;瀛海医院新址项目地块规划综合实施方案推送多规合一平台;安定镇中心卫生院项目研究确定建设布局、规模方案。年内,共新建"安定镇徐柏、北臧村镇诸葛营、北臧村镇赵家场、礼贤镇河北头、礼贤镇龙头、庞各庄镇留民庄"5个村卫生室;新投入运行"金地悦风华、善海"2个社区卫生服务站;完成永华北里社区卫生服务站迁址。

【院前急救工作】成立大兴区医疗急救管理中心,区120分中心完成装修改造,优化调整急救工作站2个,现有急救工作站27个,急救工作站标准化设施建设完成率达100%。建立健全院前急救"平急结合"快速转换工作机制,开通车载电子病历系统,畅通院前院内信息通道,实现"上车即入院"。全年执行院前急救任务5.7万车次,完成重大活动应急保障200余次,呼叫满足率高于99.99%,服务满意率达99.66%,均已高标准完成市级指标要求,平均急救反应时间进一步缩短至11.02分钟,位居全市第二。

【托育服务体系建设】主管区长6次专题调度、调研,区政协将托育工作纳入"双月协商"内容,现场调研2次、各行业委员座谈3次,区人大围绕"大兴区婴幼儿托育服务体系建设"深入托育机构园所座谈调研2次,建立托育服务工作联席会议制度。积极推进普惠托育服务试点,确定首批4家普惠托育服务试点。2023年,大兴区实际开展托育类服务机构共59家(其中教育部门幼儿园办托32家、社会办托育机构27家),托位数2712个,其中普惠托位数1009个,千人托位数1.49个。

【大兴区卫生健康委领导】党委书记、主任:牛祥君;副主任:郑渊、张颖、李永舵;工会主席:陈立新。

(撰稿:张 岩 段丝雨 审核:牛祥君)

昌平区

【概况】户籍人口出生率6.26‰、死亡率8.60‰、自然增长率-2.34‰。因病死亡5668人，占死亡总人数的96.94%，死因顺位前十位为心脏病、恶性肿瘤、脑血管病、呼吸系统疾病、内分泌营养和代谢疾病、损伤和中毒、消化系统疾病、神经系统疾病、泌尿生殖系统疾病、传染病。户籍人口期望寿命80.40岁，其中男性77.79岁、女性83.24岁。

区属医疗机构112家，其中三级医院5家、二级医院16家、一级医院91家。

机构级别变化：北京市昌平区妇幼保健院由二级升三级，北京市昌平区天通苑南社区卫生服务中心由未定级升一级。新注册二级医院：北京京北博爱中西医结合医院。新注册一级医院：北京天通新苑中医医院、北京良善堂中医医院、北京昌沙北区中医医院、北京同心堂中医医院、北京仁济堂中医医院、北京康和中医医院、中国消防救援学院医院。一级医院更名：北京京科建都医院更名北京建都中西医结合医院、北京昌平京城博爱医院更名北京昌平京城博爱中医医院、北京昌平北城中医医院更名北京昌平北苑中医医院。注销二级医院：北京欢乐银河口腔医院。

【基层卫生】社区卫生。社区卫生服务中心23个、社区卫生服务站120个，均为政府办。全年门诊4176294万人次，上门服务3511人次，上转患者90659人次，其中向医联体内大医院上转51176人次；下转患者8022人次，由医联体内大医院下转2590人次。卫生人员1931人，其中医生777人、护士571人。健康档案建档数量2052674份、建档率90.55%、使用率65.17%。

农村卫生。村卫生室187家，其中48家为全面一体化管理，服务覆盖率100%。乡村医生162人，其中执业医师人数50人。在岗乡村医生培训完成率100%。培养家庭保健员1000人。

【疾病控制】传染病防治。甲类传染病发病数1例，无死亡。乙类传染病发病21458例，死亡10例，乙类传染病发病率前三位的疾病依次为新型冠状病毒感染、肺结核和梅毒；结核病患病460人，其中新发病439人。艾滋病患病2469例，其中新发病153例、死亡72例；人畜共患疾病共发病3363例（布病6例、手足口病3357例），无死亡。

新冠疫情防控。新冠病毒感染者20737例（轻型17762例、中型2456例、重型259例、危重型63例、无症状感染者197例），境外输入4例，死亡116例。核酸检测9063人次。新冠疫苗共接种14973剂，其中第一针835剂、第二针1422剂、第三针2694剂、第四针9526剂、第五针496剂。流感疫苗共接种180233剂。

慢病防治。高血压管理任务68000人，糖尿病管理任务32500人，两项工作完成市级分配任务。截至年底，高血压健康管理79506人，规范管理61979人，规范管理率为77.96%；血压控制人数53393人，血压控制率为67.16%；2型糖尿病健康管理38093人，规范管理29647人，规范管理率为77.83%，血糖控制人数22829人，血糖控制率为59.93%。培养家庭保健员数量：根据服务人口与家保员总量200：1的标准，核定2023年新培养家保员1000名，共计完成培训总次数5102次，发放《北京市居民家庭保健手册》宣传材料1050余套，全区社区卫生服务中心、站等多地张贴宣传海报200余张。组织参加北京市家保员技能培训，通过平台技能培训学习注册1587人，参与竞赛答题并取得电子证书993人。年内国家心血管病高危人群早期筛查与综合干预项目，全区完成长期随访2823人，其中，完成现场面对面长期随访人数为2081人，其余为电话随访，长随完成率为106.4%，按要求完成此项工作。国家脑卒中高危人群随访干预项目，分配任务量为900人，实际完成1323人。年内北京市脑卒中高危人群随访干预项目，全区共完成随访1244人，失访122例，随访率为90.2%。年内昌平区肺癌早诊早治项目，任务量为350人，实际完成基本信息调查766人，筛查出高危人群393人，临床低剂量螺旋CT检查353人，完成率为100.86%，发现阳性结节病例14例。年内昌平区肿瘤患者社区随访工作，北京市肿防办分派任务量为1461例，经核实本地患者为1423例，外地患者38例，成功随访1364例，失访59例，失访率4.15%。

精神卫生。在册严重精神障碍患者6982人，报告患病率为3.076‰，在册患者规范管理率为96.61%，在册患者规律服药率为90.02%，规范面访率为93.70%，体检率64.25%。昌平区严重精神障碍患者申请免费服药5252人，免费服药政策惠及率75.15%。全区共有5322名患者监护人申请监护人看护管理补贴，监护人看护补贴申领率达92.43%。

【综合监督】公共卫生监督。辖区内公共场所3415户，共对2656户开展公共场所量化分级，量化比例为85.84%。经常性监督检查数量5799户次，覆盖率85.89%，合格率97.91%，处罚数量104件，罚款金额21.42万元。

医疗卫生监督。监督检查3388户次，覆盖率94.09%，合格率97.81%，处罚数量70件，罚款金额122.43万元。全年共取缔非法行医场所6户，罚没款共计27万余元。办理医师多点执业2693件。

【妇幼健康】妇女保健。辖区孕产妇建档人数13905人（常住）、无死亡，初产剖宫产率36.36%（常住），活产数10284人（常住）。新生儿出生缺陷发生率39.8‰（围产期），围产期出生缺陷顺位依次为先天性心脏病、耳部畸形、隐睾。新生儿户籍死亡2人（户籍活产4277）、死亡率0.47‰，婴儿户籍死亡6人（户籍活产4277）、死亡率1.40‰，5岁以下儿童户籍死亡7人（户籍活产4277）、死亡率1.64‰。2022年9月~2023年8月，全区在册0~6岁儿童111568人，健康管理110975人，健康管理率99.47%；系统管理109879人，系统管理率为98.49%。

【老龄健康】老年人口226.95万人（户籍人口66.6万人、常住人口160.35万人），其中60~79岁33.91万人（户籍人口16.46万人、常住人口17.51万人），80~99岁3.98万人（户籍人口2.17万人、常住人口1.81万人），100岁以上248人（户籍人口63人、常住人口185人）。

老年健康服务。共有老年健康服务机构142个，其中养老机构48个、养老驿站79个、医养结合机构15个。2023年完成安宁疗护中心建设工作，制定《北京市昌平区安宁疗护服务发展工作实施方案》并下发给全区一级及以上综合医院（中医院、中西医结合医院）。北京市昌平区沙河医院转型为安宁疗护中心，床位60张，支持开展社区和居家安宁疗护服务。8~9月，参与北京市在线下开展的第二期安宁疗护人才培训，共5人参加。10月份参与在线上进行的《2023年全国安宁疗护试点地区人才能力提升项目》，共15人参加。12月在霍营街道和昌平区沙河医院开展《安宁疗护-新生命观宣传活动》，开展生命观教育和安宁疗护服务理念宣传，两场共有80人参与。

社会保障体系建设。包括高龄补贴发放3754.57万元、失能老年人补贴发放6756.51万元。积极参加2023年全国示范性友好型社区创建工作，最终昌平区霍营街道紫金新干线社区成功创建。截至年底，全区已实现开工80部、完工60部，老楼加装电梯任务已完成。

实施怀长路道路两侧环境提升等"微提升"项目20个。深入推进养老体系发展，昌平区制定出台了《昌平区养老助餐服务实施细则》，全区有102个老年餐桌，年内已建成永安社区养老服务驿站等老年助餐点18个，实现了全域覆盖。强化交通无障碍建设。昌平区交通局客运管理中心对北京万佳通客运有限公司开展了全面摸排，首批安装140套残疾人踏板和轮椅固定装置，并新增购入80辆新能源电车，此次更新车辆除了保障山区、浅山区线路运营以外，并分布于通达"回天地区"及昌平城区线路的运营车辆。助力韧性城市建设。全年共开展电力安全检查63次，发现隐患11项、均已责成相关单位完成整改；统筹管理区8个新型储能电站，目前7处停运项目已拆除、1处在运项目正开展整改。梳理管道天然气占压隐患68处，已全部完成消隐工作；全年共加装燃气安全配件6.55万户，提前超额完成年度5万户的安装任务；对全区119家备案供热单位180座锅炉房开展"四不两直"安全检查，累计出动人员540人次、车辆180台次，检查一般隐患1024项，均已整改完成；完成17个"冬病夏治"整改项目，推进燃油锅炉清洁能源改造工作，计划10月底前完成3座锅炉房的5台锅炉改造。召开"涉老年人婚姻家事纠纷典型案例"新闻通报会，通报涉老年人婚姻家事纠纷案件审理情况，发布典型案例及法律提示。针对老年人赡养、养老诈骗等老年群体多发问题，在人民法院报、北京日报、北青社区报等媒体发布《老年人对精神赡养等非财产性的诉求增多》《当"夕阳红"遇见"法律事"》《老人该如何守好养老钱袋子》等普法文章。对于老年人因身体原因无法到庭的问题，采取开展巡回审判的方式，并上门送达裁判文书进行释法说理，将法律服务送到老年人身边。

【医疗工作】全区所有医院出院人数为272517人次，病床使用率74.8%，平均住院日11.1天，住院病人手术数为112536人次。医护比为1：1.36。

对口支援。昌平区8家医疗卫生机构与内蒙古阿鲁科尔沁旗6家医疗卫生机构、昌平区25家医疗卫生机构与内蒙古太仆寺旗17家医疗卫生机构、昌平区4家医院与青海省曲麻莱县2家医院按照支援合作协议继续做好对口支援工作。区卫生健康委选派卫生专业技术人才共21人对内蒙古太仆寺旗、阿鲁科尔沁旗、青海省曲麻莱县进行技术帮扶，其中13个月以上4人、7~12个月11人、3~6个月6人。接收太仆寺旗、阿鲁科尔沁旗来昌跟岗培训88人次。向内蒙古阿旗结对单位捐赠彩超、呼吸机、红外治疗仪等设备14件，共计3413179元；向太仆寺旗结对单位捐赠彩超、X光机、灭菌锅、心电图机等设备14件，共计2714521元。购买扶贫产品554700元。

中医工作。提升基层中医药服务能力。启动了家医中医能力提升项目，完成了中医养老护理员培训，建设首批20个中医阁。开展名医、名师、名科工程建设国家级名中医工作室4个，市级4个。推广普及中医药文化举办2023居庸关长城中医药文化节，持续开展中医药文化进校园活动，认真做好中医健康乡村工作。在南部社区卫生服务中心开展"中医确有专长人员中医药服务"试点建设。开展中医药学术交流启动中医骨伤联盟建设项目，开展中西医结合医院"南口论坛"学术活动。积极推动中医药产业发展与同仁堂康养公司、北京春风药业公司两家市级企业协同推进昌平区中医药工作高质量发展。

血液管理。区属医院全年用血总量80178.5单位，自体输血1547人，用血总量为425105毫升。区内血库采血点1处及采血车1辆。全年采血量采集全血为19950单位。

区域医联体建设。共有4个区域医联体、6个专科医联体建设。区域医联体：北部医联体核心单位昌平区医院，共有成员单位21家；东部医联体核心单位清华长庚医院，共有成员单位10家；南部医联体核心单位积水潭医院，共有成员单位12家；中部医联体核心单位北大国际医院，共有成员单位16家。专科医联体：中医专科医联体核心单位昌平区中医医院，共有成员单位26家；康复专科医联体核心单位小汤山医院，共有成员单位36家；精神专科医联体核心单位回龙观医院，共有成员单位3家；骨科专科医联体核心单位积水潭医院，共有成员单位22家；胃肠专科医联体核心单位北大国际医院，共有成员单位25家；肝胆专科医联体核心单位清华长庚医院，共有成员单位10家。2023年区域内共上转患者96450人，下转患者5928人，大医院下派专家3049人次，接收进修856人，上级医院指导下级单位开展的新技术、新项目数量53个。

【生育服务与家庭发展】生殖健康。婚前医学检查8022人，婚登10354人，初婚婚检率77.48%，其中检出疾病864人。孕前优生健康检查8449人。乳腺癌筛查44685人，确诊乳腺癌13例；宫颈癌筛查39182人，发现宫颈癌前病变27例。

计生关怀。办理生育登记15591例，其中户籍人口4130例、非户籍人口11461例。符合计划生育部分农村家庭奖励扶助政策人数20896人，奖扶金发放标准为每人每年2460元、深山区女儿户每人每年2700元，发放金额5146.248万元；独生子女伤残特别扶助1238人，发放标准为每人每年10080元，发放金额

1247.904万元；独生子女死亡特别扶助1209人，发放标准为每人每年12000元，发放金额1450.8万元，三项扶助共计发放扶助金7844.952万元。全区发放独生子女父母奖励人数21462人，资金标准为每人每月5元，总金额122.699万元；发放独生子女父母一次性奖励费7004人，资金标准为：每人一次性奖励1000元，总金额700.4万元；完成城口单位（昌平区所有委办局）一次性奖励1000元的资格审核688人，资金标准为每人一次性奖励1000元，共计发放68.8万元。审核确认符合独生子女父母年老一次性1万元经济帮助对象122人，发放帮扶金122万元。对独生子女或独生子女父母死亡的家庭按季度开展走访慰问，在元旦、春节前对独居和入住养老机构的特扶对象、困难计划生育家庭和孤儿等特殊群体走访慰问，为他们送去党和政府的温暖，全年共计走访慰问428人（户），发放慰问金55万元。为计划生育特殊家庭2419人集体投保北京普惠健康保，投保总金额47.1705万元。

托育工作。北京市昌平区入选2023年中央财政支持普惠托育服务发展示范项目竞争性评审结果公示名单。财政部、国家卫生健康委组织专家对全国34个地级市和计划单列市申报的项目实施方案进行了竞争性评审，根据竞争性评审结果，北京市昌平区项目有15个入选2023年"中央财政支持普惠托育服务发展示范项目"公示名单。昌平区首批5家社会化托育机构实现"转普"并获得普惠托育补贴金。经社会化托育机构自愿申请、属地街镇初审后，区卫生健康委对2023年申请普惠托育服务试点的名单进行了认定并在网站进行公示，向社会公布2023年普惠托育服务试点机构的名称、办托地址和收费标准，接受家长和社会监督。9月5日至13日，北京市卫生健康委托育服务领域专家督导组对昌平区实际开展托育服务的34家托育机构进行了督导检查。12月28日，区卫生健康委按照1000元/月/生的标准预付5家托育机构普惠托育生均补贴共7.9万元。

【经费管理】全年昌平区卫生健康系统实现总收入700771.78万元，其中财政拨款收入238557.66万元、事业收入453477.17万元、其他收入8736.95万元；2023年昌平区卫生健康系统总支出724442.14万元，其中人员支出251121.82万元、公用支出316388.40万元、项目支出156931.92万元。

【基本建设】全年基建总投资9717.87万元，其中财政投资8593.11万元。新建、扩建11007.58平方米。全区23个社区卫生服务中心、120个社区卫生服务站、共有业务用房87716.84平方米。

9月8日，昌平区辖区内北京高博医院完成工程建

设和各项验收，正式开诊。该医院是国内第一家研究型医院。

昌平区东小口、史各庄社区卫生服务中心开工建设，积水潭医院回龙观院区二期和清华长庚医院二期扩建工程均实现结构封顶，公卫服务大厦取得突破性进展，土护降工程于11月13日开工。

【昌平区卫生健康委领导】党委书记、主任：蒋玮；纪检组组长：王士良；副主任：谭光剑、张春生、刘为华（7月任）、吴顺祥（三级调研员）。

（撰稿：安 红 审核：吴顺祥）

平谷区

【概况】平谷区户籍人口出生总数2418人，其中男孩1252人、女孩1166人；一孩1436人、二孩892人、三孩及以上90人；出生性别比11∶10，出生率5.94‰；总死亡人数5319人，死亡率13.07‰，人口自然增长率-7.13‰。全区因病死亡人数3587人，占95.45%，死因顺位前十位为心血管病，脑血管病，恶性肿瘤，呼吸系统疾病，损伤和中毒，内分泌、营养和代谢疾病，消化系统疾病，神经系统疾病，泌尿生殖系统疾病，传染病。户籍人口期望寿命79.84岁，其中男性77.19岁、女性82.71岁。

区属医疗卫生机构399家，其中三级医疗机构2家、二级医疗机构5家、一级医疗机构19家（16家社区卫生服务中心、北京市慧慈医院、北京京谷友好医院、北京市平谷区杏林中医医院）。

【基层卫生】社区卫生。社区卫生服务中心18个、社区卫生服务站130个，均为政府办；卫生技术人员1220人，其中医生677人（包括全科医生412人）、护士208人。全年诊疗193万人次（包括全科158.70万人次、中医13.70万人次、其他20.60万人次），其中门诊183.30万人次。上门服务2606人次。家庭医生签约21.67万人，签约率47.5%。首都医科大学附属北京友谊医院、北京华信医院、北京中医药大学东直门医院、北京市和平里医院、北京市鼓楼中医医院5个市级医院和平谷区区医院、平谷区中医医院、平谷区妇幼保健院3个区级医院对平谷区18个社区卫生服务中心进行对口支援，全年支援总人数85人，其中门诊1736人次、会诊2次、健康讲座36场。向上转诊8685人次，其中预约转诊6002人次、通过基层卫生预约转诊平台上转2687人次、向医联体内大医院上转2375人次，上级医院下转782人次、由医联体内大医院下转662人次。建立电子健康档案39.90万份，建档率87.5%，有动态使用记录23.30万份，使用率58%。规范化电子健康档案30.10万份，规范化电子建档率65.9%。

农村卫生。全区现有139个村卫生室，为政府办村级医疗卫生机构，覆盖率100%，全年诊疗量8.70万人次。在岗乡村医生333人，具有助理或执业医师资格52人。组织基层卫生人员培训102人次。

【疾病控制】传染病防治。全区无甲类传染病，乙类传染病3851例，死亡12例，无狂犬病感染病例，无人禽流感感染病例，发病率前三位的疾病是新型冠状病毒感染、痢疾、病毒性肝炎。结核病发病数121例，发病率26.5/10万；艾滋病患病87例，其中新发病5例、无死亡；手足口病发病1461例，无死亡；布病9例，无死亡。

新冠疫情防控。新冠发病人数3342人（无死亡、均为轻症），其中境外输入0例，乙类乙管后无须判定密接、次密接。新冠疫苗累计接种118.31万剂，其中第一剂43.36万剂、第二剂41.79万剂、第三剂30.84万剂、第四剂2.29万剂、第五剂296剂。流感疫苗共接种6.52万人，其中免费流感疫苗接种6.30万人、自费流感疫苗接种2170人。免费流感疫苗接种人群中，学生接种2.11万人，接种率62.16%；60岁以上老年人接种4万人，接种率53.81%；保障人群接种424人；医务人员接种1352人；中小学校教师接种187人；其他人群接种18人。

慢病防治。高血压健康管理5.93万人，规范化管理4.60万人，规范管理率77.6%；血压控制人数3.49万人，控制率58.8%。糖尿病健康管理2.20万人，规范化管理1.69万人，规范管理率76.8%；血糖控制人数1.18万人，控制率53.48%。心血管病高危人群早期筛查完成初筛问卷3500例，筛出高危人群875例，高危人群临床检查完成419例。完成肺癌筛查350例，结直肠癌筛查293例。顺利通过第四次国家卫生区复审；东高村镇、金海湖镇、王辛庄镇国家卫生镇创建通过北京市专家组暗访调研，峪口镇、大兴庄镇、马坊镇、熊儿寨乡通过国家卫生镇复审；开展病媒消杀工作，发放灭蚊蝇药品3.13吨，灭鼠药9.05吨、粘鼠板17箱。开展爱国卫生月活动，参加活动累计1.26万人，出动车辆526台次，清理卫生死角4216处，清理垃圾613.75吨，清理四害滋生地675处，投放鼠药5.13吨，开展健康科普宣传52场，发放宣传材料7274份；开展周末卫生日活动，合计出动9.69万人、清理卫生死角2.93万处、出动车辆4105台次、清理垃圾5422.7吨、开展健康科普宣传299场，发放宣传品2.47万份。开展世界无烟日宣传活动，共发放宣传材料10余种2500余份，在全区51所中小学开展了"世界无烟日"主题绘画征集活动，举办主题为"您戒烟 我帮助"义诊和健康大课堂知识讲座等宣传活动，控烟示范街区（步行街）通过验收并命名。培养家庭保健员200名。

精神卫生。全区十三种重性精神疾病患者共3710人，报告患病率4.94‰，其中6+1类严重精神障碍患者2258人，在册规律服药率82.42%，在册患者规范面访率91.01%，在册规范管理率94.73%。体检参与率57.31%；开展血药浓度监测527例次；心理健康科普宣传率100%；已开通心理援助热线接听工作。2023年区级财政拨付严重精神障碍患者免费治疗工作经费101万元，全区累计享受免费政策患者2687人，其中享受免费服药6+1类严重精神障碍患者1986人，免费服药惠及率88%。全区在册严重精神障碍患者符合监护补贴申领条件2120人，已累计申请1975人，申请率93.16%。

【综合监督】公共卫生监督。辖区内公共场所1018户，已量化分级934户，量化分级率91.7%。监督检查1289户次，监督覆盖率100%。完成公共场所监督国家抽检45户，其中42户合格、3户不合格，合格率93.3%。行政处罚33起，其中简易程序处罚22起、一般程序处罚11起，罚款金额1.65万元。

医疗卫生监督。全区共有医疗机构399家，全年检查医疗机构1276户次、覆盖率100%、合格率99.49%、发现医疗机构违法行为2起、罚款2万元。医师违法执业行政处罚4起，给予警告2起、罚款2起，共计罚款人民币2万元；母婴保健及计划生育27户次、覆盖率100%、合格率100%、无行政处罚；血液管理6户次、覆盖率100%、合格率100%、无行政处罚。查处无证行医23起，实施行政处罚23起，罚款人民币74.20万元，没收违法所得2.13万元。多部门开展了联合打击无证行医专项行动38次。开展打击无证行医宣传6次，发放宣传材料6000多份。办理医师多机构备案467件。

【妇幼健康】辖区孕产妇建档人数2859人、无死亡，初产剖宫产率42.43%，活产数2887。新生儿死亡4人、死亡率1.39‰，婴儿死亡7人、死亡率2.42‰，5岁以下儿童死亡9人、死亡率3.12‰。新生儿出生缺陷发生率32.10‰，主要出生缺陷病种为先天性心脏病、肾积水和其他肾脏畸形。（以上数据是常住人口）

【老龄健康】全区常住人口中60周岁及以上老年人口数量12.09万人，占比25.85%，80周岁及以上老年人口数量1.39万人，占比2.96%；户籍人口中60周岁及以上老年人口数量11.55万人，占比28.48%，80周岁及以上老年人口数量1.37万人，占比3.38%，百岁以上老年人44人。

全区共有备案并运营的养老机构32家，床位4900张；养老驿站63家（农村49家，城区14家）；老年餐桌14家。

32家养老机构已实现医养结合全覆盖，可为机构内老年人提供体检、巡诊、转诊等服务。老年友善医疗机构和社区老年健康服务规范化建设合格率100%，二级及以上综合医院老年病科建设合格率100%。积极推进65岁以上失能失智老年人服务管理项目，全年为7230名老年人开展健康评估，为3263名老年人开展健康服务，完成率达100%。医护到家团队全年为居家老年人开展上门更换胃管、尿管，线上复诊，现场采血等服务2298人次。

印发《关于推进平谷区安宁疗护服务工作的实施方案》。申请市级专项资金320万元，在区中医院建设1家安宁疗护中心，床位50张，自投入运营来累计为患者提供门诊服务31人次，住院服务43人次。申请市级专项资金95万元，在马坊镇社区卫生服务中心建设1家老年护理中心，床位20张，自投入运营来累计接收住院患者16人次。

【医疗工作】区属医院全年出院5万人次，编制病床使用率54.98%，平均住院日9.9天，全年住院手术1.18万人次。

对口支援。"组团式"对口帮扶，区卫生健康委选派4名医务人员到内蒙古自治区乌兰察布市商都县人民医院开展帮扶工作，接收30名医务人员来平谷区进修培训学习；双方开展对口帮扶协作、业务指导，工作交流。共派出4名卫生人才支援新疆维吾尔自治区和田区洛浦县人民医院，包括区医院重症医学科、耳鼻喉科2名专业技术人员，中医院外科、放射科2名专业技术人员。

中医工作。全区拥有国家级传承指导老师1名、市级传承指导老师5名，国家级名老中医传承工作室1个，北京中医药薪火传承3+3工作室3个，北京中医药薪火传承3+3工作室分站4个；中医适宜技术全覆盖，各社区卫生服务中心按照填平补齐的原则，配备必要的中医诊疗设备，至少6种中医适宜技术的开展与规范化操作，推广应用10种以上中医适宜技术，站（室）提供4类以上中医适宜技术。

血液管理。区属医院用血总量3914单位，用血总量78.28万毫升。区内采血点设在华联购物中心广场外，每周一、三、五、日由平谷中心血站派一辆采血车进行采血。中心血站全年采集全血4221单位。全年供血量：红细胞3914单位，血浆10.57万毫升，血小板613单位。

区域医联体建设。北京友谊医院平谷医院医联体，以平谷区医院为核心，区妇幼保健院、区精神病医院、区岳协医院、10个社区卫生服务中心及辖区内社区卫生服务站为组成单位。平谷区中医医院医联体，以平谷区中医医院为核心，8个社区卫生服务中心及辖区内社区卫生服务站为组成单位。区属三级医院选派骨干医师下医联体内社区支援102人。平谷区医院与市级4个医院8个专科建立了专科医联体协作，市级医院上半年累计120多名专家来平谷区出诊、手术、查房，服务患者千余人次。平谷区中医院与市级8家医院9个专科建立了医联体协作，中医院与北京医院、北京中医医院签订了城乡对口支援协议；市级医院派驻16名专家支援中医院86天，服务门诊患者2500余人次，完成手术67台，查房会诊25次，转入协和医院4人。

【生育服务与家庭发展】生殖健康。免费婚检孕检机构1家，开展婚登婚检一站式服务。婚前检查和免费孕前优生健康检查共4935人次，婚检率85.02%；开展两癌筛查、长效体检和妇女病筛查共3.36万人次，妇女病筛查率80.97%。开展妇幼健康教育线上、线下讲座412场，10.92万人次参与。

计生关怀。全区符合计划生育奖励和扶助政策人数5054人，发放资金1882.12万元。享受农村部分计划生育家庭奖励扶助3933人，每人每月175元，发放825.93万元；享受独生子女伤残家庭特别扶助196人，每人每月740元，共发放174.05万元；享受独生子女死亡家庭特别扶助286人，每人每月900元，共发放308.88万元；享受独生子女父母一次性1000元奖励639人，发放63.9万元；享受独生子女父母一次性经济帮助15人，发放15万元；发放失独家庭生活补助金286人，每人每月1395元，发放478.76万元；为147名失独

父母健康体检，支出15.6万元。

"幸福家庭"。全年着力落实计划生育家庭保险工作，建立健全计生家庭意外伤害保险、女性安康保险、男性安康保险运行机制。继续加强与保险公司合作，宣传引导、组织发动计生家庭积极参保。

【经费管理】全年全区卫生系统总收入347443.51万元，其中财政拨款收入112153.09万元、事业收入224431.94万元、其他收入10858.48万元；总支出351134.06万元，其中基本支出290005.62万元、项目支出61128.44万元。

【基本建设】全年基建总投资34364.46万元，其中市级资金投入32564.46万元，区级资金投入1800万元。全年新建医疗用房78126.04平方米，改扩建医疗用房2969.55平方米。项目包括：平谷区妇幼保健院迁建工程、平谷区5家社区卫生服务中心计划免疫门诊、肠道门诊、发热哨点及急救站改造工程、平谷区结核病预防控制中心装修改造工程，其中平谷区妇幼保健院迁建工程已基本完工，王辛庄、马昌营、刘家店社区卫生服务中心已改造完成，夏各庄、大兴庄社区卫生服务中心、平谷区结核病预防控制中心未改造完成。

【通过国家卫生区第四次复审】2023年是我区国家卫生区第四次复审年，区爱卫办坚持"条块结合、以块为主"的工作原则，为确保顺利通过国家卫生区第四次复审，制定了《平谷区国家卫生区复审实施方案》，明确了各街镇、各职能部门工作任务，把国家卫生区复审各项工作进行分解细化，组织开展专项联合执法行动和拉练检查，建立动态台账，持续开展综合整治，8月20日至22日，国家暗访组对平谷区国家卫生区复审工作进行暗访调研，9月18日，国家专家组反馈平谷区第四次国家卫生区复审顺利通过。

【实现"小病在社区，大病到医院"的就医格局】2023年平谷区开展创新性家庭医生户签约服务工作，建立以市级著名三甲医院为龙头、区医院中医院为核心、乡镇社区卫生服务中心为基础、村卫生室为网底、家医网格员覆盖"最后一米"的五级分级诊疗体系，充分发挥家庭医生签约服务优势，全面打通市区两级转诊渠道，形成分工明确、高效有序的分级诊疗体系，引导患者基层就诊，有效缓解三级医院就医压力，切实解决人民群众"看病难、看病贵"问题。18中心303支家庭医生服务团队全部下沉到社区3170个微网格，全天候在线提供医学服务，开展动态健康指导和在线咨询答疑，为居民提供更贴心、个性化的医疗服务，减少患者外出就诊的不便，解决患者看病难的问题。家医团队为辖区居民全年发放健康材料和信息96万条，上门服务2606人次、就医路径指导5475

人次等各项服务，户签约知晓率从年初的50%提高到95%，签约服务满意度96%。

【平谷区卫生健康委领导】党委书记：曹玉敏；

主任：罗焜；副主任：张友（12月免）、孔祥增（10月调离）、张连海、陈志博（12月任）、秦磊。

（撰稿：贾引清　审核：陈志博）

怀柔区

【概况】辖区户籍人口出生率6.40‰、死亡率8.66‰、自然增长率-2.26‰。因病死亡2334人，占死亡总人数的93.81%，死因顺位前十位依次为：心脏病、脑血管病、恶性肿瘤、呼吸系统疾病、损伤和中毒、内分泌营养和代谢疾病、消化系统疾病、泌尿生殖系统疾病、神经系统疾病和传染病。户籍人口期望寿命为80.91岁，其中男性为78.56岁、女性为83.44岁。

区属医疗机构488家，其中三级医疗机构2家、二级医疗机构4（含2家民营医院）、一级医疗机构25家（民营医院8家、社区卫生服务中心16家、牙病防治所1家）。

【基层卫生】社区卫生。社区卫生服务中心16个、社区卫生服务站52个，全部政府办；卫生人员1251人，其中医生448人（其中全科医生296人）、护士260人；全年门诊数量1954900人次，上门服务14681人次。社区卫生中心（站）标准化建设情况。区内社区卫生服务机构各类用房均于2008年之前建设并投入使用，按照相关标准和要求，部分存在总体布局、配套公共服务空间与服务功能、流程、管理、卫生防疫等方面要求不符情况，有7个社区卫生服务中心、47个社区卫生服务站业务用房建筑面积不达标。家庭医生签约率41.42%。二、三级医疗机构支援社区开展巡诊及查房会诊860人次，区内远程会诊7151人次，上转患者20692人次，其中预约转诊5260人次。健康档案建档353892份，建档率80.61%，使用率69.3%。

农村卫生。村卫生室268个，其中村办255个、私人办13个。全区规划设置村卫生室213家，性质为村办，覆盖率100%；全年诊疗295273人次。有乡村医生194人，其中执业医师9人。

【疾病控制】传染病防治。无甲类传染病报告，报告乙类传染病7681例，死亡4例，发病率居前三位的病种为流行性感冒（4826.08/10万）、新型冠状病毒感染（1667.85/10万）、手足口病（227.36/10万）。报告肺结核病例75例；性病145例，其中梅毒129例、淋病12例、艾滋病4例；肺结核报告死亡病例2例，性病

无死亡病例报告。报告人畜共患疾病10例（均为布病），无死亡。

新冠疫情防控。累计发病人数7323人，其中无症状感染者20人、重型98人、轻中型7205人。新冠病毒疫苗接种4221剂次，其中第1剂疫苗接种427剂次、第2剂疫苗接种526剂次、第3剂疫苗接种563剂次。共接种流感疫苗55505剂次，其中免费流感疫苗53021剂次、自费流感疫苗2484剂次。

慢病防治。管理高血压患者43988人，其中规范管理37543人；管理糖尿病患者17714人，其中规范管理15288人。发现慢病高危人群908人，随访管理908人，随访管理率100%。结直肠癌筛查与管理项目本年度任务完成率100.2%（651/650）、检出率6.3%（41/651）、早诊97.6%（40/41）、治疗率100.0%（41/41）、随访率100%（41/41）。心血管病高危人群早期筛查与干预项目初筛/复筛完成率100.37%（803/800），高危完成率100.75%（403/400），短期随访干预管理完成率91.0%（364/400），长期随访干预管理完成率100.45%（2652/2640）。年内创建全民健康生活方式行动健康单位、健康社区、健康超市各2家，健康餐厅1家，健康食堂5家、共计12家。培养家庭保健员229名。

精神卫生。在册管理严重精神障碍患者2162例，其中6类重性精神障碍患者2066例。严重精神障碍患者报告患病率4.902‰，在册规范管理率95.61%，在册患者规律服药率89.55%，在册精神分裂症患者服药率89.19%，见面访视率95.65%。为1786名符合条件的患者免费发放抗精神病药品，门诊免费服药惠及率82.61%。为自愿接受服务的1366名患者提供体检服务，共有1948名严重精神障碍患者符合申请监护人监护补贴，其中1816名严重精神障碍患者监护人完成申领，申领率93.22%。

【综合监督】公共卫生监督。辖区内有公共场所3387户，进行公共场所量化分级1071户，其中A级54户、B级1017户。经常性监督检查数量2295户次，

覆盖率49.87%、合格率88.61%,公共场所行政处罚188户次,其中警告187户次、罚款4户、罚款金额3500元。

医疗卫生监督。监督检查469户,覆盖率99.79%,合格率99.27%,处罚14户次,罚款5.2万元。查处非法行医案件4起,处罚3.5万元。办理医师多点执业196人。

【妇幼健康】辖区常住人口中孕产妇建档1957人、无死亡,初产剖宫产率45.04%,活产1688人。新生儿死亡2例、死亡率0.92‰,婴儿死亡2例、死亡率0.92‰,5岁以下儿童死亡2例、死亡率0.92‰。围产儿出生缺陷发生率45.84‰,主要出生缺陷病种是先天性心脏病、外耳其他畸形和隐睾。

【老龄健康】全区常住人口中60周岁及以上老年人口9.75万人,占23.49%,80周岁及以上老年人口0.98万人,占10.05%;100周岁及以上老年人14人。户籍人口中60周岁及以上老年人8.47万人,占比29.5%,80周岁及以上老年人口0.99万人,占比3.47%,百岁以上老年人14人。

老年健康服务。区内有养老机构20家,养老服务驿站102个。医养结合机构3家(养老机构开设医疗机构2家、医疗机构开展养老服务1家)。

社会保障体系建设。落实困难老年人养老服务补贴、失能老年人护理补贴、高龄老年人津贴,累计发放上述津贴补贴9000.26万元,22300名老年人受益。北房镇安宁疗护中心建设项目通过市级验收,预计床位不少于30张,正在做建设规划。各社区卫生服务中心逐步推进居家安宁疗护服务开展,组织理论与实践、安宁疗护中心建设交流等培训10场次。开展怀柔区"孝顺之星"及全国敬老爱老助老评选活动。"温暖重阳",走访慰问高龄特困老年人200人。开展"智慧助老"和"信息无障碍"活动,全年共组织相关活动20余场,惠及老年人1000名。

【医疗工作】医院全年出院38459人次,病床使用率74.30%,平均住院日10.8天,全年住院手术8962人次。

对口支援。怀柔区卫生健康委员会开展支援合作工作,主要帮扶河北省丰宁县,内蒙古四子王旗、库伦旗,河南省卢氏县、青海省杂多县、山西省平顺县。帮扶的医疗卫生机构共11家与受援地区22家医疗卫生机构建立"手拉手"结对帮扶关系。选派5名医疗技术骨干前往内蒙古四子王旗挂职,开展为期1年至2年不等的组团帮扶任务。接收内蒙古四子王旗医疗机构选派25名专业技术人员进修学习。开展远程视频培训会5期,培训青海省杂多县、山西省平顺县医

务人员200人。完成大型手术21台,骨科手术56台,解决疑难杂症问题140个,组织大型抢救6次,针对高级生命支持、颈内静脉穿刺置管术、锁骨下静脉穿刺置管术、气管插管、气管切开等6大项医疗技术开展远程培训课程,怀柔区卫生监督所与河北省丰宁卫生监督所开展执法交流活动2次。

中医工作。年内建设北京中医药薪火传承"新3+3工程"基层老中医传承工作室2个,9家区级名老中医传承工作室,培养区级中医药继承人40人,开设中医药教学培训班8场,共培训医务人员650人次。开展乡村医生中医药技能培训班,培训234名乡村医生并进行考核。北京怀柔医院、区妇幼保健院引入市级专家资源,利用远程诊疗等信息化技术,建立2所以中医药服务为特色的中医上工工作室,完成16家"中医馆"及16个中医症状门诊、20家"中医阁"和6家中医药健康体验馆建设,服务患者12万人次。优质中医药资源持续下沉基层,广泛开展中医骨干进基层、流动医院等活动,服务患者12万人次。

血液管理。区属医院全年用血总量3959单位,自体输血126人,用血372单位。区内采血点1个,采血车数量1辆。

区域医联体建设。持续建设3个医联体:怀柔医院医联体、怀柔区中医医联体、怀柔区口腔医联体。共有20家成员单位参与建设,覆盖16家社区卫生服务中心。

【生育服务与家庭发展】生殖健康。婚检率97.42%,疾病检出率1.93%。年内,积极推进免费孕前优生健康检查工作,通过区民政婚登处、各镇乡(街道),社区(村)、开展多种形式的孕前优生宣传、咨询服务;区妇幼保健院为16个镇乡、街道的1730名居民进行了免费孕前优生健康检查并发放评估建议。

计生关怀。全年符合计划生育奖励及扶助12496人,发放扶助金2624.16万元,符合独生子女父母年老时一次性奖励条件518人,兑现资金51.80万元;符合一次性经济帮助条件39人,兑现资金39万元,符合北京市农村部分计划生育家庭奖励扶助政策12496人,按每人每月175元标准发放;符合独生子女家庭特别扶助政策452人,按每人每月900元标准发放;符合独生子女伤残家庭特别扶助政策555人,按每人每月740元标准发放,共计发放3605.16万元,其他落实怀柔区独生子女家庭特别扶助制度,兑现护理补贴、养老保险补贴、一次性安抚金118.73万元,惠及计生特殊家庭555人。

计划生育家庭意外伤害保险投保13220户、保障

27119人，投保金额196.135万元，理赔603件、赔付229.8153万元，赔付率117.17%；女性四癌及意外伤害保险投保12978份、保障12155人、投保金额129.78万元，理赔38件、赔付112.2万元，赔付率86.45%；男性安康保险投保4658人，投保金额93.16万元，理赔72件、赔付70.5万元，赔付率75.68%。

"暖心计划"活动开展情况。共投入65.59万元，对全区伤残特扶对象557人、死亡特扶对象452人进行走访慰问。投入29.055万元为全区失独特扶对象447人投保计划生育特殊家庭住院护理补贴保险（一年期），保费650元/人/年，7月1日起保，失独特扶对象住院时给付其住院护理津贴280元/日，并报销一定比例的医药费，每人每年住院给付日数上限180天，以缓解计划生育特殊家庭的经济压力，解决住院无人照护的现实困难。累计理赔39人次，赔付11.2787万元，赔付率38.82%。

【经费管理】全年全区卫生系统总收入359970万元，其中财政拨款金额91412.2万元，医疗收入/事业收入262662.5万元；总支出377111.4万元。卫生事业专用基金3610.99万元，支出3206.78万元。

【基本建设】全年基建总投资659.64万元，全部为市区两级财政资金。

【怀柔区卫生健康委领导】党委书记、主任：杜秉利；副主任：王爱军、于永武（兼）、张明清。

（撰稿：王利东　审核：王月军）

密云区

【概况】辖区常住人口出生率5.95‰、自然增长率-1.27‰。死因顺位前十位的疾病分别为：心脏病，脑血管病，恶性肿瘤，呼吸系统疾病，损伤和中毒，内分泌、营养和代谢疾病，消化系统疾病，神经系统疾病，泌尿生殖系统疾病，传染病。户籍人口平均期望寿命80.85岁，其中男性78.24岁、女性83.62岁。

区属卫生机构44家，其中三级医院2家、二级医院2家、一级医疗机构20家。

【基层卫生】社区卫生。全区共有社区卫生服务中心及服务站60家，其中政府办社区卫生服务中心（站）33家、社会办27家；在岗职工1918人，其中卫生技术人员1650人，执业（助理）医师794人（其中全科医生438人）、注册护士448人。全年门急诊及家庭卫生服务共计339.73万人次，其中门诊336.21万人次、急诊3.29万人次、家庭卫生服务0.22万人次。家庭医生重点人群签约服务覆盖率94.54%。接收上级医院向下转诊219人次，向上级医院转诊29996人次。年末居民健康档案累计建档459146人，规范化电子建档365283人。

农村卫生。截至年底，共有村卫生室400个，其中村办280个、私人办117个、乡镇卫生院设点1个、其他类型2个，村卫生室覆盖率100%；全年接诊患者25.08万人次。在岗职工478人，其中执业（助理）医师105人、注册护士1人、乡村医生372人。

【疾病控制】传染病防治。2023年密云区通过疫情网络直报系统共报告法定传染病17种34416例，报告发病率为6543.60/10万，无甲类传染病发生，死亡病例报告2例（为肺结核死亡病例）。共报告乙类传染病12种8685例，报告发病率为1651.30/10万。报告丙类传染病5种25731例，报告发病率为4892.30/10万。全区报告疑似和确诊肺结核患者225例，全部进行了追踪与核实。报告确诊肺结核患者146例，登记管理138例，其中2例为利福平耐药患者，1例诊断变更为NTM，报告肺结核登记管理率94.5%。新报告HIV感染病例15例，流调15例，绿色通道转诊率93.3%。共调查处置猴痘病例1例，Q热病例2例，布病病例3例，无人间鼠疫疫情发生，无肾综合征出血热病例报告，无埃博拉出血热、炭疽等其他自然疫源性疾病病例报告。开展手足口病防控工作。共接报手足口病病例495例，报告发病率为93.82/10万。

新冠疫情防控。全区共监测新型病毒感染病例8165例，开展重点病例流调79例。全年共接种新冠疫苗15870剂次。新冠疫情防控以来累计接种新冠疫苗469173人、1280322剂次，第一剂次接种率为98.36%，全程接种率为95.98%。其中80岁及以上老年人底数为15616人，累计接种9720人，第一剂次接种率为62.24%。

慢病防治。年内管理高血压患者42819人，其中在基层医疗卫生机构按照规范要求提供高血压患者健康管理服务34233人，规范管理率79.9%；管理糖尿病患者19331人，其中在基层医疗卫生机构按照规范要求提供2型糖尿病患者健康管理服务15408人，规范管理率79.7%。共成立高血压自我管理小组9个，糖尿病同伴支持小组10个。开展了脑卒中高危人群随访工作，完成1079人的随访以及58人的质控工作。

精神卫生。全区共有在册严重精神障碍患者2437人，报告患病率4.22‰，在管2379人，规范管理率96.73%；失访20人，拒访38人。在册患者规范面访率94.95%、在册患者规律服药率86.29%，诊断为精神分裂症患者的人数为1580人，占总在册患者数的68.79%，在册精神分裂症服药率92.47%。各社区开展访视9652人次，对日常发现的54名病情复发患者及时开展应急医疗处置，避免危险行为的发生。全区享受免费服药患者共计1659人，其中新增办理免费服药患者41人。2087人申领监护人补贴，监护补贴申领率为98.12%。

【综合监督】公共卫生监督。辖区内现有各类公共场所1521户。其中，理发店、美容店804户，旅店业596户，商场、书店66户，公共浴室17户，文化娱乐场所19户，游泳场馆18户，图书馆1户。全年共监督检查1866户次，有效监督1653户次，合格1417户次，合格率85.72%，监督覆盖率97.76%，监督频次1.25。共给予警告116起，罚款28起，处罚金额101536.9元。公共场所已累计完成量化分级1309户，其中A级70户、B级1239户、C级0户、不予评级0户。

医疗卫生监督。全区有各级各类医疗机构590家。全年共监督执法1343户次，有效监督1265户次，合格1262户次，合格率99.76%，监督覆盖率99.32%，监督频次2.29。给予警告3起，罚款5起，没收非法所得3起，共计罚没款89010元。

【妇幼健康】辖区孕产妇建档2874人（常住），未发生孕产妇死亡情况，初产剖宫产率44.73%（助产机构、常住），活产数2650（户籍）。新生儿死亡2例、死亡率0.75‰，婴儿死亡4例、死亡率1.51‰，5岁以下儿童死亡5例、死亡率1.89‰。（儿童死亡数据均为本市户籍）。围产期出生缺陷发生率29.7‰（常住），主要出生缺陷病种：先心病，耳部畸形，多指（趾）并指（趾）及其他，染色体异常，肾积水，脑积水，唇腭裂、马蹄内翻足、肢体短缩。

【老龄健康】老年健康服务。18家基层医疗机构与辖区内社会福利机构签订医养结合协议，12个基层医疗机构开展个性化家庭病床服务，推进老年友善医疗机构建设，累计创建完成27家。创建全国示范性老年友好型社区2个。开展老年人心理关爱活动，将太师屯镇上金山村和鼓楼街道东菜园社区确定为2023年心理关爱行动项目点。针对两个社区65岁及以上老年人开展心理健康评估，对评估结果显示疑似存在认知异常或中度及以上心理健康问题的老年人，建议其到医疗卫生机构心理健康门诊就医。高危人群干预率、重点人群随访管理率达到100%。

社会保障体系建设。发挥鼓楼社区卫生服务中心、西田各庄镇社区卫生服务中心、太师屯镇社区卫生服务中心作为康复医院、老年护理中心、安宁疗护中心的功能，构建连续性诊疗服务体系，提升老年人健康生活质量。做好医养结合试点远程协同服务工作，通过远程医疗与互联网医学中心平台为三家医养结合机构老年人开展远程会诊等服务。

【医疗工作】全区各级各类医疗机构诊疗总量659.76万人次，健康检查22.46万人次，全年入院50200人次，出院50508人次，住院病人手术11563人次。医疗机构病床使用率60.07%，平均住院日7.6天。其中区属医院全年诊疗总量240.49万人次，出院46696人次，病床使用率77.96%，平均住院日7.43天，全年住院手术11231人次。

对口支援。年内3家二级及以上医院和3家社区卫生服务中心分别与内蒙古库伦旗、青海省玉树市、湖北省竹溪市、山西省壶关市4个受援地区的7个医疗机构建立结对关系，共派出医疗支援人才19人，接收受援地区医疗骨干学习培训37人。

中医工作。密云区以区中医院为基地，依托北京中医药大学第三附属医院、区中医院师资，通过3年的理论学习、随师临证、临床实践等方式，培养中医技术骨干及实用型人才。年内，召开密云区基层中医药能力提升工程中医师承培养启动大会暨拜师仪式，启动2023年度密云区师承培养工作，此次师承培养工作由北京中医药大学第三附属医院12位学科专家和区中医医院13位主任医师担任指导老师，区中医医院及辖区社区卫生服务中心50名医师为学术继承人，学期3年。

血液管理。年内恢复古北水镇献血屋采血服务，截至年底，密云区内共有采血点3个。区属医院临床用血总量8037单位，其中全血6单位，红细胞4469单位，血浆2640单位，血小板919单位。区内设有采血点3个，采血车1辆。全年采集血液总人数5888人次，采血量7456.29单位；血小板采集血液总人数7940人次，采集量15621单位。全年供血量17582单位，其中全血6单位，悬红、血浆、血小板等成分血使用17576单位。

区域医联体建设。区中医医院与北京中医药大学第三附属医院融合共建，实现三级医院创建。成立以区中医医院为核心，辐射19家社区卫生服务中心的区域中医医联体，开展中医痹症、中医脾胃病等7个专病特色科室建设，100名基层家庭医生团队成员中医药服务能力提升项目和100名中医养老护理员培训项目。

【生育服务与家庭发展】生殖健康。为育龄夫妻提供规范、适宜的避孕服务，投入10万元，购置50个免费避孕药具发放服务箱、17625个免费避孕药具发放袋；组织全区药具工作负责人参加市级培训2次，区级培训3次；完成全区897个免费避孕药具发放网点（包含医疗机构、社区、行政村）的信息梳理和市级46台免费避孕药具发放机的安全隐患排查。免费孕前优生健康检查定点医院1家，为密云区妇幼保健院，孕前优生目标人数1654人，孕前优生健康检查人数2566人，筛查覆盖率155.18%。

三孩生育政策落实。加强计划生育服务管理，完成一次性经济帮助对象的资格确认工作等，落实奖扶特扶政策。常住人口出生累计上报2796人。其中，一孩出生1647人，占比58.90%；二孩出生1033人，占比36.95%；三孩出生105人，占比3.76%；四孩及以上出生11人，占比0.39%。

计生关怀。开展"暖心行动"，提升家庭幸福指数。双岗联系人建立率100%，家庭医生签约率98.01%。节日慰问及帮扶户数占特殊家庭总数的71%（其中失独家庭全覆盖）。投入26万元用于暖心家园运行及建设，不老屯镇、太师屯镇新建暖心家园建成并投入使用，辖区暖心家园数量增至7家，全年开展活动63场，参与1070人次，入户关怀21户；投入84.44万元，对特殊家庭开展端午、中秋、春节和生日慰问，发放暖心服务包和保洁卡；投入63.5万元为特殊家庭中的失独家庭成员购买团体意外伤害险附加疾病住院津贴险，住院津贴由每日200元提高到每日300元，给付日数由90天提高到180天。

【经费管理】全年全区卫生系统总收入413642.3万元，其中财政补助收入90192.3万元、业务收入308178万元；总支出410330.3万元。

【基本建设】北京市密云区康复医院改造工程位于北京市密云区党校路13号楼（原民政局办公楼），建筑面积约4455平方米，内设三大病区，101张住院病床，800平方米康复训练大厅。密云区康复医院目前已完成医保验收，并于8月进行试运营。

太师屯镇社区卫生服务中心确定为2023年北京市安宁疗护中心转型建设医疗机构，设置床位50张。按照《安宁疗护中心基本标准（试行）》要求，为确保顺利转型，对现有病房实施安宁疗护病区改造工程，该工程资金由市财政提供270万资金支持，目前到账189万，经预算评审，审定金额为2687341.23元。目前已完成病区改造。

【国家基层卫生健康综合试验区建设】6月26日，区卫生健康委召开推进基层卫生健康综合试验区建设质控工作专题会。医疗、护理、院感、药事、中医、检验、影像、医学美容8个质控专业组对新冠疫情期间开展的重点工作进行了总结，并围绕基层卫生健康综合试验区建设对下一步工作计划进行研讨。7月7日，区卫生健康委召开基层卫生健康综合试验区建设工作推进会。8月17日，密云区召开建设基层卫生健康综合试验区工作启动会。

【密云区中医医院正式通过三级中医医院评审验收】2月27日，密云区中医医院通过三级中医医院现场评审验收，正式被北京市中医管理局批准为三级中医医院。5月18日，北京市医保中心下发通知，密云区中医医院住院患者的医保起付线及报销比例自动于2023年5月22日零时起执行三级医院的收费标准。6月至7月，区中医医院调整门诊、急诊、住院医事服务费和部分服务项目价格，7月3日零时起，按照北京市统一医疗服务价格调整医疗服务收费。届时门诊、急诊、住院医事服务费和部分服务项目价格将按照北京市三级医院收费标准执行。

【密云区与首都医科大学附属北京安定医院签署合作协议】6月27日，密云区与首都医科大学附属北京安定医院签署合作协议，区精神卫生防治院和北京安定医院进行托管合作融合共建。托管后区精防院对标北京安定医院实施同质化管理，加强和健全内部机构设置，细化完善各项管理制度，逐步规范医院管理，建立现代医院管理制度。全年总诊疗人次数3.07万人次，入院220人，出院205人。此外心理健康服务中心服务量开展心理治疗585人次。

【密云区康复医院投入使用】密云康复医院是鼓楼社区卫生服务中心的转型院区，7月5日，密云区康复医院顺利通过医保信息系统验收。8月1日，首位住院病人顺利入住康复病房，密云区康复医院正式启用。10月19日，康复医院顺利通过市卫生健康委组织的北京市康复转型医疗机构考核验收。

【密云区卫生健康委领导】党委书记、主任：王文平；党委副书记、副主任：曲永亮；党委委员、副主任：郑春；党委委员：赵德义；副主任、北京市密云区疾病预防控制局局长：王若民；党委委员、北京市密云区卫生健康监督所所长：王树；党委委员、北京市密云区疾病预防控制中心主任：田丽丽；党委委员、副主任：李妍娜；二级调研员：郑艳菊

（撰稿：邢颖 审核：王树有）

延庆区

【概况】辖区户籍人口出生率7.08‰、死亡率9.25‰、自然增长率-2.17‰。因病死亡人数2542人，占死亡总人数的94.92%，死因顺位前十位的疾病构成为脑血管病、心脏病、恶性肿瘤、呼吸系统疾病、损伤和中毒、内分泌营养和代谢的其他疾病、消化系统疾病、神经系统疾病、精神和行为障碍、传染病和寄生虫小计。户籍人口期望寿命为80.57岁，其中男性为78.59岁，女性为82.77岁。

区属三级医疗机构1家，为北京大学第三医院延庆医院（延庆区医院）；二级医疗机构3家，为北京中医医院延庆医院、北京市延庆区妇幼保健院（加挂"北京市延庆区牙病防治所"牌子）、北京市延庆区精神病医院；一级医疗机构19家。

【基层卫生】社区卫生。全区共有18家社区卫生服务中心，其中政府办16家、社会办2家；62家社区卫生服务站，其中政府办53家、社会办9家；全年门诊1627968人次，上门服务5811人次。社区卫生服务中心标准化率38.88%，其中B类1家、C类6家；C类社区卫生服务站62家，达标率0%。家庭医生签约151429人，签约率44.02%；其中重点人群签约89008人，签约率96.19%。二、三级医疗机构支援社区卫生服务中心医务人员278人次，转诊患者3909人次。共建立健康档案280283份，建档率81.48%，使用率66.08%。

农村卫生。村卫生室313家（296家使用村集体产权用房，3家使用村集体租赁用房，14家使用乡村医生自有用房），日均服务量1.75人次/家，日均诊疗量0.59人次/家。在岗乡村医生233人，其中持有执业医师证6人、执业助理医师证23人、乡村医生证203人、1人无证。

【疾病控制】传染病防治。无甲类传染病报告。乙类传染病发病10种共6428例（不含新型冠状病毒感染无症状感染者），无死亡；发病居前三位的是新型冠状病毒感染、梅毒和肺结核。结核病发病55例，登记管理肺结核患者46例。性病新发病154例；艾滋病患病84例，新增9例，无死亡。布鲁氏菌病发病7例。丙类传染病发病5种共9134例，死亡1例（为黑热病），发病居前三位的是流行性感冒、手足口病和其他感染

性腹泻病。报告黑热病突发公共卫生事件1件，等级为未分级。

新型冠状病毒疫情防控。1月8日，新型冠状病毒感染由"乙类甲管"调整为"乙类乙管"。新型冠状病毒感染发病6208例，其中确诊病例6179例（轻型4827例、中型1296例、重型49例、危重型7例），无症状感染者27例，境外输入2例；涉及新型冠状病毒感染死亡病例17例。新冠疫苗接种10999剂次，其中第一剂390剂次、第二剂607剂次、第三剂926剂次、第四剂9027剂次、第五剂49剂次。接种免疫规划疫苗12种53057剂次，非免疫规划疫苗24种55281剂次。流感季共接种流感疫苗40498剂次，其中学生17482剂次、60岁及以上老年人19540剂次、保障人员333剂次、医务人员658剂次、中小学教师393剂次、自费2092剂次。调查处理疑似预防接种异常反应20例，其中一般反应13例，异常反应2例，偶合症5例，接种后疑似预防接种异常反应发生率13.85/10万针次。完成中国疾病预防控制中心评估不同技术路线新型冠状病毒疫苗序贯或同源加强免疫的安全性及有效性的临床试验随访。

慢病防治。管理高血压患者32685人，其中规范管理27435人，规范管理率83.94%；管理糖尿病患者13707人，其中规范管理11725人，规范管理率85.54%。开展成人慢性病及其危险因素监测3114人；心血管筛查初筛3500人；老年人健康素养调查400人。成立高血压自我管理小组11个，糖尿病同伴支持小组5个、功能单位小组2个。培养全民健康生活方式指导员320人，强化培养200名家庭保健员。脑卒中高危人群随访920人；户籍肿瘤患者随访265人。创建健康示范社区2家、健康示范单位3家、健康示范餐厅2家、中小学校健康食堂3所。

精神卫生。全区在册精神障碍患者1846人，其中六类严重精神障碍患者1630人，强制报告六类外病种患者30人，其他精神障碍患者186人。全区报告患病率4.77‰，享受免费服药政策患者1257人，免费服药惠及率76.32%。享受监护人补贴政策1432人，补贴申领率93.78%。

【综合监督】公共卫生监督。辖区内公共场所

共1185户，开展经常性监督检查2414户次，覆盖率98.15%，合格率93.12%，行政处罚124件，其中简易程序120件、一般程序4件，罚没金额2.22万元。

医疗卫生监督。监督检查729户次，覆盖率100%，合格650户次，合格率89.16%，处罚1件，罚款金额9.45万元。办理医师多点执业312人次。

【妇幼健康】辖区孕产妇建档1524人，无孕产妇死亡，初产剖宫产率44.15%，活产数1418人。新生儿死亡2人，死亡率0.92‰；婴儿死亡3人，死亡率1.37‰；5岁以下儿童死亡3人，死亡率1.37‰。新生儿出生缺陷发生率12.66‰，主要出生缺陷病种前三位为多指、并指；先天性心脏病；染色体疾病。以上数据为常住人口数据。

【老龄健康】全区常住人口34.3万人，其中60周岁及以上老年人口9.1万人，占常住人口的26.53%，65周岁及以上老年人口6.0万人，占常住人口的17.49%；户籍人口288834人，其中60周岁及以上老年人82450人，占户籍人口的28.55%；65周岁及以上老年人57529人，占户籍人口的19.92%；80周岁及以上老年人9575人，占户籍人口的3.32%；百岁及以上老年人13人。

老年健康服务。区内共有已入住老年人的养老服务机构20家，养老服务机构与医疗机构签约服务率100%。"老年友善医疗机构"23家，"北京市社区老年健康服务规范化建设"单位18家，创建率100%；医养结合机构2家。65岁及以上老年人城乡社区规范健康管理服务38306人，规范管理率66.04%；65岁及以上老年人家医签约51817人，签约率89.34%；失能失智老年人管理项目健康评估1092人，其中失能失智老年人767人，为759名失能老年人开展健康服务，服务率98.96%；"口福项目"为389名老年人开展口腔健康检查；建设3家老年人心理关爱项目点，提供心理关爱服务290人次、心理健康评估184人次。在千家店镇、沈家营镇试点建设家庭病床200张，服务1701人次；区中医医院建成区内首家安宁疗护中心，康庄镇社区卫生服务中心建成区内首家老年护理中心。

社会保障体系建设。共有3家养老机构、20家养老服务驿站、22家社会餐饮企业，提供养老助餐服务74.73万人次；85家农村邻里互助点开展农村互助养老服务2.6万次；27家养老服务驿站开展巡视探访等服务20.6万次。为192046人次老年人发放高龄津贴、困难老年人服务补贴、失能老年人护理补贴等养老服务补贴5755.56万元；落实困难家庭入住福利机构补贴，为1178人发放218.21万元。落实企业退休人员基本养老金调整，涉及23844人，人均增加163.24元/月；落实

城乡居民基本养老保险基础养老金和老年保障福利养老金调整，涉及57603人，人均增加40元/月；落实老年人城乡居民基本医疗保险参保，参保66766人，其中财政资助13610人；推进医疗救助"一站式"结算，支付救助金1612.14万元；新增309家临时医保定点机构（均为村卫生室）和13家定点零售药店；区医院开通"医保移动支付"服务；4家医疗机构开通异地门诊慢特病直接结算服务，支付296人、30.7万元。落实老年残疾人申请购买辅助器具补贴5042人；落实老年残疾人申请康复补贴并接受康复训练服务1722人。命名"诚孝之星"6人、敬老爱老助老为老服务示范单位6家，确认"孝道文化传承人"52人。

【医疗工作】区属医院全年出院28722人次，病床使用率84.86%，平均住院日7.5天，全年住院手术7906人次。

对口支援。向内蒙古自治区乌兰察布市兴和县卫生健康委捐赠263万元的医疗设备38台套，选派6名专业技术人才到兴和县挂职锻炼，接收兴和县来延交流学习14人。延庆区18家医疗机构与兴和县结对单位签订帮扶协议，开展帮扶工作。完成第十一批援疆干部选派工作，3名学科骨干前往新疆兵团第十四师医院开展1年支援。

中医工作。名中医身边工程到社区卫生服务中心出诊292人，出诊1099次，诊治患者15052人次，开具处方20536张。区医院开设中医儿科门诊，18家社区卫生服务中心开设"失眠门诊"或"疼痛门诊"，设置中药鉴别岗、养老保健技术咨询室。在千家店社区卫生服务中心建立关一老中医工作室，儒林社区卫生服务中心建成延庆区首家中医药薪火传承"3+3"基层老中医传承工作室，成为北京市26个工作室中第一家建在社区卫生服务中心的工作室。举办第六届本草文化节。开展延庆区2023年中医药科学技术奖评审。

血液管理。区属医院全年用血总量3793.5单位，自体输血179人次376.42单位。区内设置采血点2个，采血车1辆。中心血站全年采血量5858.5单位，其中成分血2336治疗量，全血3522.5单位；全年供血量3793.5单位，其中全血3334.5单位及成分血使用数量459治疗量。

区域医联体建设。区医院、区中医医院2家医疗机构为区域医联体核心医院，共有成员单位19家。

【生育服务与家庭发展】生殖健康。婚检率63.87%，疾病及异常情况检出率2.87%。免费孕前优生健康检查定点医院1家，孕前优生检查、咨询1013人。开展育龄妇幼生殖健康教育1.5万人次。

计生关怀。全年符合计划生育奖励扶助政策

21095人，奖励总额1629.54万元。其中独生子女父母奖励13988人、83.928万元；独生子女父母一次性奖励2388人、238.8万元；独生子女意外伤残、死亡一次性经济帮助36人、36万元；独生子女死亡特别扶助222人、239.76万元；独生子女伤残特别扶助139人、123.432万元；农村部分计划生育家庭奖励扶助4322人、907.62万元。

参保计划生育家庭综合保险3万余份；为199名计生特殊家庭成员办理日住院护理补贴保险；落实沈家营镇、张山营镇4个幸福工程项目点，利用116万资金帮扶47户计生家庭增收致富。

【经费管理】年内，卫生健康系统收入233479.11万元，其中财政拨款基本经费50203.92万元、项目经费28218.78万元、业务收入139350.19万元、其他收入15706.21万元；总支出239756.56万元，其中项目支出53649.47万元。

【基本建设】接受市级下拨基层医疗卫生服务能力提升补助经费3102.641万元，用于改造延庆区14家社区卫生服务中心和8家服务站，年内已有2家社区卫生服务中心完成改造，使用市级补助经费901.14万元。

【延庆区卫生健康委领导】党委书记、主任：马素军；副书记：高琳琳；副主任：刘惠军（7月任北京市延庆区疾病预防控制局局长）、丛志辉、王烨（1月任）、勾晶明（1月任）

（撰稿：闫玉娇　审核：丛志辉）

三级医院工作

北京医院

【基本情况】职工中编制内人员2466人、合同制人员775人、派遣人员109人，博士后15人，其中正高级职称203人、副高级职称325人、中级职称1309人、初级职称1221人。执业医师838人，注册护士1345人。护理人员中具有大专及以上学历者占99%、本科及以上占83.6%，有专科护士421人。重症医学床位31张。

年底医院有乙类医用设备6台。全年医院总收入424684万元，其中医疗收入308415万元。

牵头北京医院医疗联合体，有成员单位20家；中国心衰中心联盟，注册单位2000余家，认证单位800余家；中国老年护理联盟，有成员单位77家。

国家呼吸疾病医疗质量控制中心、国家临床检验质量控制中心、北京市输血质控中心均依托在医院。

【医疗工作】全年出院64704人次，床位周转55.9次，床位使用率91.1%，平均住院日5.91天。卫技人员与开放床位之比为2.33∶1，执业医师与开放床位之比为0.74∶1，病房护士与开放床位之比为0.75∶1。住院手术47915例，其中三级手术占35.5%、四级手术占31.3%，日间手术4179例。初产剖宫产率42.6%，无孕产妇死亡，新生儿死亡2人、围产儿死亡2人。开展临床路径的科室27个、病种281个，入径率68.27%，完成率88.8%。全年临床用血总量21059单位，其中自体输血1520人次、2130.24单位。预约挂号占门诊总人次的98.6%。本地医保门诊1114102人次，次均费用713元，医保出院42045人次，次均费用15182元。异地医保门诊121988人次，次均费用754.32元；异地医保出院14945人次，次均费用22714元。医院药占比

29.16%。门诊抗菌药物处方比例5.97%，急诊抗菌药物处方比例33.76%，住院患者抗菌药物使用率31.7%，抗菌药物使用强度为31.7DDD。

医院对口支援西藏自治区人民医院，北京市平谷中医院、丰台康复医院；卫生扶贫贵州省大方县人民医院。

【科研工作】全年纵向课题获批立项科研项目234项，其中国家自然科学基金项目16项、省部级29项，共获资助经费5926.3万元，医院匹配经费约1000万元。横向课题立项49项，经费1079.91万元。年内结题247项，年底在研课题626项。获奖成果5项，授权专利共154件。

国家级重点专科有：心血管内科、呼吸与危重症医学科、神经内科、泌尿外科、中医科、老年医学科、医学影像科、药学部、国家卫生健康委临床检验中心、国家卫生健康委北京老年医学研究所（重点实验室）、临床护理、风湿免疫科、内分泌科、肿瘤科、消化内科、医学影像专业、放射治疗科、皮肤科、神经外科、普通外科成功获批国家临床重点专科建设项目，医院国家临床重点专科（包含建设项目）数量达到20个，国家重大疾病多学科合作诊疗能力建设项目共有5个。北京市重点专科有：妇产科、放射科、超声医学科、核医学科；国家级、市级研究中心有：国家老年医学中心、国家老年疾病临床医学研究中心、中国医学科学院老年医学研究院、老年医学临床研究国家级质量评价和促进中心、国家卫生健康标准委员会老年健康标准专业委员会；另有北京市临床检验工

程技术研究中心、新发突发传染病领域北京临床医学研究中心、药物临床风险与个体化应用评价北京市重点实验室、北京市科委、中关村管委会科技成果转化技术转移机构。

【医疗服务能力建设】年内，医疗工作以改善就医感受为导向，狠抓基础医疗质量管理，不断提升医疗服务水平，保障医疗安全。利用信息化手段，优化入出院服务。全面实行电子住院单和"一号住院"，简化入院手续；开通"患者院前检查快速通道"，将病情稳定的患者纳入快速通道，由住院处统筹安排患者入院前检查，术前检查在48小时内完成，提高医疗资源利用效率，减少患者住院等待时间。提升"三个中心"救治能力，完善急危重症转诊网络，进一步加强胸痛中心、卒中中心和危重孕产妇救治中心建设，为急危重症患者和孕产妇的生命健康保驾护航。

医院设立门诊肿瘤化疗中心，统筹全院化疗业务需求，全面取消病房化疗工作，提高病床使用率和工作效率。呼吸与危重医学科、发热门诊一体化诊疗中心全面落成启用，通过扩充区域、增加诊间、完善配套设施等，实行"三区两通道"设置及发热患者的全流程闭环管理，进一步提升发热门诊服务能力。

【研究型病房建设】作为研究型病房建设试点单位，着力打造研究型病房，建设符合国际规范、合理分区、设施设备齐全，具备抢救及转诊条件的研究型病房，总面积2530平方米，设置床位数75张。

【中西医结合医疗体系建设】年内，获国家发展改革委、国家卫生健康委和国家中医药局批准，成为中西医协同"旗舰"医院试点单位；中医科、内分泌内科、血管外科、手术麻醉科、骨科获批成为北京市中西医协同旗舰科室建设项目，中医科获北京市重大疑难疾病中西医协同攻关示范项目，以此为契机建设具有北京医院特色的中西医结合医疗模式；举办中西医协同人才培养模式研讨会，通过北京医院与北京中医药大学双导师的引领作用，厘清高层次中西医结合培养模式思路，加快中西医结合规培基地建设。

【国家老年医学中心建设】年内，医院承担老年医学临床研究国家级质量评价和促进中心工作，牵头制定"十四五"国家重点研发计划"主动健康和人口老龄化科技应对"重点专项年度指南，承担老年健康标准专业委员会工作、中国医学科学院老年医学研究院工作，牵头推进中国老年护理联盟建设等，进一步夯实医院在老年医学领域的核心引领地位。

【国际交流】5月，与北京市委、市政府海外学人中心合作，完成首例外国人就医流程的英文宣传片拍摄工作，精准宣传医院特色和实力，提升医院国际影响力。10月，"中英健康与老龄化旗舰挑战计划"项目交流会在京召开，此项目是医院国家老年医学中心牵头的首个国际间合作项目，是中英两国政府为积极应对人口老龄化采取的科技创新研究合作。12月，中日韩卫生部部长代表团专程来医院参观访问，代表团一行参观了老年医学科病房、国家老年医学中心重点实验室和老年医学研究所。

【医院领导】院长、党委副书记：季福绥；纪委书记：杜元太；副院长：孙红、黄贵平、姚德明、张烜。

（撰稿：罗翔予　审核：孙　可）

中日友好医院

【基本情况】职工中编制内人员2560人、合同制人员595人、派遣人员982人，其中正高级职称157人、副高级职称309人、中级职称1981人、初级职称1690人。执业医师1183人，注册护士1860人。护理人员中具有大专及以上学历者占99.25%、本科及以上占90.75%，有专科护士405人。重症医学床位107张。

年底医院有甲类医用设备1台（安装中）、乙类医用设备5台（包括1台未安装）。全年医院总收入706604.45万元，其中医疗收入600023.06万元。

医院牵头呼吸专科联合体（成员单位1500家）、疼痛专科医联体（成员单位405家）、中西医结合肿瘤专科医联体（成员单位151家）、国际医疗联合体（成员单位3家）、专科医联体护理联盟（成员单位318家）、肛肠专科医联体（成员单位310家）、毛发专科医联体（成员单位666家）、上颈椎专病医联体（成员单位172家）、儿童生长发育专病医联体（成员单位44家）、肝病医联体（成员单位45家）、泌尿男科互联网专科医联体（成员单位28家）、介入超声专科医联体（成员单位103家）、口腔医学与口腔美容专科医联体（成员单位63家）、病理专科医联体（成员单位47家）、超声可视化针刀技术专病医联体（成员单位103家）、肾脏病专科医联体（成员单位37家）、微无创诊疗医联体（成员单位347家）、重症医学与空地救援医联体（成员单位67家）、中西医结合医联体（成员单位1089家）。中日友好医院牵头朝阳区东部医联体，并纳入国家紧密型城市医疗集团试点建设工作（成员单位23家）。

国家皮肤和性传播疾病专业质控中心、国家疼痛专业质控中心、国家肺脏移植技术专业质控中心、国家健康体检与管理质控中心、WHO戒烟与呼吸疾病预防合作中心均依托在医院。

7月6日，2022年度中国医学院校/中国医院科技量值暨2018—2022五年总科技量值发布，在医院综合排名中由去年全国第31名提升至第29名，首次迈入前30名。11月25日，复旦版《2023中国医院综合排行榜》和复旦版《2023中国医院专科声誉排行榜》发布，医院综合排名跃升至第29名。11月25日，复旦版《2023中国医院专科声誉排行榜》发布，医院疼痛科首次入评复旦排行榜，并摘得桂冠。

中医住培结业考核通过率连续三年位居北京市第一。

【医疗工作】全年出院136321人次，床位周转59.34次，床位使用率91.12%，平均住院日5.60天。卫技人员与开放床位之比为1.53∶1，执业医师与开放床位之比为0.47∶1，病房护士与开放床位之比为0.52∶1。住院手术50785例，其中三级手术占49.3%、四级手术占24.1%，日间手术4649例。初产剖宫产率44.09%，无孕产妇、新生儿死亡，围产儿死亡6人。开展临床路径的科室32个、病种121个，入径率100%，完成率88.98%。全年临床用血总量38426单位，其中自体输血374人次、1700单位。预约挂号占门诊总人次的86.93%。本地医保门诊2020989人次、次均费用738元，医保出院86100人次、次均费用19651元；异地医保出院23889人次、次均费用27681元。

门诊抗菌药物处方比例6.66%，急诊抗菌药物处方比例26.07%，住院患者抗菌药物使用率42.06%，抗菌药物使用强度为39.75DDD。

中日友好医院承担对口支援任务8个，包括援藏任务、援疆干部任务、博士服务团任务、援青任务、国家医疗队巡回医疗任务、三级医院对口帮扶县级医院任务、北京市城乡医院对口支援任务、北三县医疗服务能力提升任务等，累计支援医疗机构24家，外派医护托管等专业266人次，接受进修培训24人。

【科研工作】全年纵向课题获批立项科研项目79项。国家级49项、其中科技部国家重点研发计划9项、国家自然科学基金40项；省市级30项，共获资助经费10271.4万元，横向课题立项141项，经费2563万元。获奖成果7项，获专利授权253项，其中发明专利75项。成果转化4项，转化金额达2524.5万元。

新获批呼吸和共病全国重点实验室；获批国家中医药管理局高水平中医药重点学科建设项目9项；新增北京市名老中医室（站）6个。

【呼吸和共病全国重点实验室】6月28日，与中国医学科学院、四川大学华西医院联合主办的呼吸和共病全国重点实验室启动会在中国医学科学院壹号礼堂举行。实验室由王辰教授担任主任，研究团队包括院士、杰青、长江学者、万人计划等专家30余名，并组成以国家青年人才项目获得者为骨干的青年研究者梯队。实验室聚焦于呼吸疾病关键、共性机制与干预靶标，呼吸健康创新药械研究与转化，基于大人群队列的呼吸疾病和共病研究等关键科学方向与问题开展基础应用研究。

【获评国家中西医协同"旗舰"医院试点单位】国家中医药管理局发布《关于中西医协同"旗舰"医院试点单位和试点项目建设单位建议名单的公示》，经国家发展改革委、国家卫生健康委、国家中医药管理局联合评审，医院获评国家中西医协同"旗舰"医院试点单位。作为全国唯一的国家中西医结合医学中心、中西医协同"旗舰"医院试点单位，医院将全方位带动全国中西医结合发展和医疗水平的提升。

【科技部国家引才引智示范基地】科技部发文对2023年度新建国家引才引智示范基地进行立项。国家引才引智示范基地项目是科技部对标世界重要人才中心和创新高地建设而设立的项目，旨在突出"高精尖缺"导向，汇聚世界一流人才，为高水平科技自立自强提供人才智力支持。医院获批该基地，加快医院高层次人才引进工作，助力医院高质量发展。

【重点学科与专科建设】根据《国家中医药管理局高水平中医药重点学科建设项目实施方案》，医院中医肺病学、中西医结合临床、中西医结合临床（肿瘤学）、中西医结合临床（风湿病学）、中西医结合临床（骨伤科学）、中西医结合临床（皮肤病学）、中西医结合临床（眼科学）、中西医结合临床（消化病学）、中西医结合临床（疼痛）等9个学科入选国家中医药管理局高水平中医药重点学科建设项目，是全国范围内获评数量最多的综合性医疗机构。3月29日，北京市卫生健康委正式印发《关于确定2022年国家临床重点专科建设项目的通知》，医院作为委属委管医院推荐的自主申报项目儿科、口腔科以及作为国家医学中心推荐的神经内科、眼科等4个学科，获批2022

年国家临床重点专科建设自主申报项目。9月27日，北京市公布了2023年国家及北京市临床重点专科建设项目审批结果。妇产科、骨科、重症医学科、康复医学科获批国家临床重点专科自主建设项目。至此共拥有国家临床重点专科建设项目27个。同时拥有北京市临床重点专科建设项目3个（检验科、重症医学科和康复医学科）。

【曹彬入选首期基石研究员】"新基石研究员项目"公布入选名单，曹彬教授团队申报的"呼吸道病毒感染中毒症的共性机制研究"成功入选。"新基石研究员项目"是一项聚焦原始创新、鼓励自由探索、公益属性的新型基础研究资助项目，腾讯公司将在10年投入100亿元人民币，长期稳定地支持一批中国内地及港澳地区的杰出科学家提出重要科学问题，开展探索性与风险性强的基础研究，实现"从0到1"的原始创新，开拓学科前沿。曹彬教授团队是首期唯一一个被资助的医师科学家团队。

【急诊科获"全国青年文明号"称号】共青团中央、国家卫生健康委等23家全国创建青年文明号活动组委会成员单位联合印发《关于命名第21届全国青年文明号并进行星级认定的决定》，命名1932个集体为"第21届全国青年文明号"，其中有709个集体为首批"二星级全国青年文明号"。急诊科获首批"二星级全国青年文明号"荣誉称号，并成为中日友好医院首个"二星级青年文明号"。

【呼吸危重症救治与创新团队被授予"全国创新争先奖牌"】全国创新争先奖表彰大会宣布第三届全国创新争先奖获得者名单并为获奖者颁奖，医院呼吸危重症救治与创新团队被授予"全国创新争先奖牌"，詹庆元同志作为该申报团队负责人，代表团队参加大会并上台领奖。据悉，第三届全国创新争先奖中，全国仅7个团队获此殊荣。

【手术麻醉科入选"全国巾帼文明岗"】中华全国妇女联合会公布了全国巾帼建功标兵和全国巾帼文明岗获奖名单，手术麻醉科获"全国巾帼文明岗"荣誉称号。手术麻醉科现有206人，其中女性有170人，占比82.5%。手术麻醉科每年完成近7万例手术的工作量，对器官移植等危急重症手术患者保驾护航，为肺移植团队进军国际前列做出重要贡献。克服疫情带来的各种困难，助力完成了第一例心脏移植和多例联合脏器移植。

【国家皮肤和性传播疾病专业质控中心筹建单位】为完善国家质控体系建设，加强医疗质量管理与控制，国家卫生健康委医政司发布了《关于委托开展耳鼻咽喉科等专业国家级医疗质量控制中心筹建工作的

函》。经初选和终选，最终委托获评前三名单位的中国医学科学院皮肤病医院、中日友好医院、复旦大学附属华山医院共同承担国家皮肤和性传播疾病专业质控中心筹建工作，由崔勇教授及其他两位教授担任共同主任。

【获批北京市科协青年人才托举工程项目依托单位】首次以依托单位申报北京市科协青年人才托举工程项目并成功立项。该项目自2017年启动以来，旨在引导积极探索青年科技人才培养机制，发现和托举一批政治素质高、创新创业能力强的优秀青年科技人才。医院成功入选该项目，并获批2个托举名额。此次入选，进一步拓展了青年人才申报北京市级人才高创计划等高层次人才项目的渠道。

【加强学科建设，教学与科研并重】年内，在现有北京化工大学、首都医科大学教学基地的基础上，成为了北京理工大学医学工程学院的临床教学基地，接收了各学院总计109位学生的临床实习、见习与毕业课题指导；承担的中国卫生经济学会第24批重点课题得到研究资助并获得优秀课题奖，开展了2项国家卫健委医院管理研究所医疗装备真实世界研究项目，承担了中国医学装备学会2项国产高端手术机器人设备临床应用与卫生经济学评价课题；组织了医用耗材SPD管理论坛以及与西班牙、日本医工同行的线上国际医工沙龙；成为了北京医学会医学工程专业委员会的副主委单位。

【承担中医住培结业考核任务】年内，根据北京市中医局统一安排，医院作为北京市中医住院医师规范化培训临床实践能力结业考核考点，共承担了556名全市中医住院医师的临床实践能力结业考核任务。教育处、中医教研部及多个临床教研室通力合作，经过严格周密的组织安排、科学规范的流程设计，考务工作圆满完成。

【在国内率先建立BXD小鼠研究平台】作为国内唯一授权引进单位，科技中心基础研究部从美国田纳西大学引进98个BXD小鼠品系，建立BXD小鼠平台，为探究多基因复杂疾病的发病机制以及药物干预提供了极为有力的研究平台。

【急诊科张国强教授和呼吸与危重症医学科翟振国教授团队牵头重点研发项目】共获批2023年度重点研发计划项目/课题9项、经费7049.4万元，其中重点研发项目2项（急诊科张国强教授和呼吸与危重症医学科翟振国教授团队各牵头1项）、课题7项。

【科研支撑与服务】年内，科技中心各部门面向全院开展了全方位的科研支撑和服务工作，基础研究部在科研开放共享平台的基础上推出委托实验服务，

已开展及洽谈实验14项；临床研究部开设5期临床研究设计咨询门诊，覆盖15个科室，开展临床研究项目协助服务，签署合同52份，总时长为12360个工时；成果转化部开设3期成果专利门诊，覆盖16个科室；大数据研究部为25个科室建设32个专病数据库。

【持续推进制度建设，完善财经管理体系】为健全长效机制，加强风险防控，在医院党委领导下，2023年修订并发布了《中日友好医院无形资产管理办法（试行）》《中日友好医院对外投资管理暂行办法（试行）》《中日友好医院价格行为监督管理办法（试行）》《"中央高水平科研业务费项目"财务审批管理办法（试行）》《中日友好医院科研经费管理办法（试行）》《中日友好医院科研经费预算调整管理办法（试行）》等六项制度，并根据制度完善业务流程，修订完善内部制度《门急诊医保患者费用管理规定》《住院医保患者费用管理规定》等七项制度。同时，通过医院规章制度模块，对各部门制度建设情况进行监测，及时完善内控制度建设。

【强化全面预算与成本管理，合理配置医疗资源】推动实现公立医院高质量发展、高水平临床研究和成果转化管理目标，在数字化转型背景下，将医院财务管理信息与中央预算管理一体化系统形成数据联动。以全面预算管理和业务流程管理为核心，以成本管理为工具，提升医院内部资源配置效率和运营管理效益，较好地完成了财务预算收支任务，实现本年度目标。围绕医院"十四五"规划对成本管理工作的要求，首次构建包括科室成本、医疗服务项目成本、DRG成本等在内的全成本核算体系；持续推进核算结果在绩效考核、医疗服务价格成本测算、科室和职能部门管理等多方面的实际应用，为科学化精细化管理提供更加翔实的数据支持。

【落实价格政策，规范价格行为】严格贯彻落实北京市医疗服务价格政策，积极申报新增医疗服务价格项目，规范医疗服务价格行为，在日常自查抽查的基础上，制定《中日医院内部价格行为自查工作方案》，在全院范围内开展医疗服务价格行为自查自纠工作，并通报2023年价格行为自查结果。强化底线思维红线意识，合法合规取得医疗收入。严格执行医疗服务价格公示制度，明码标价接受社会监督。

【落实工作要求，切实加强财会监督】扎实推动"两项行动"有序有效开展，院领导高度重视政策学习，召开专项工作布置会，全院所有职能与管理部门负责人参会开展了集体学习。分管财务部门院领导在会上专门强调"两项行动"的重要意义，指出要站在政治的高度认真落实"两项行动"，加强组织领导，

周密部署，统筹安排，压实主体责任。通过自查自纠，分析问题产生的原因，立查立改，严肃整改，不断完善内部管理制度，建立健全财会监督机制和内部控制体系，为健全现代医院管理制度，促进高质量发展夯实工作基础。

【加强制度建设，规范装备管理】依据国家及行业针对医院医疗装备管理的法规、政策要求，结合医院实际情况完善修订并发布了包括《中日友好医院医疗装备管理办法》《中日友好医院医用耗材管理办法》《中日友好医院医疗器械临床使用管理办法》等11项围绕医院医疗设备与医用耗材的管理制度，明确了医疗装备的遴选、采购、使用管理与监管评价环节中职能部门与科室的职责要求与工作流程。并将系列制度要求及时完善到了日常装备管理工作中，组织宣贯与培训。对在主动担当作为，服务临床一线工作中了解到的临床对医疗装备管理问题与困惑，积极沟通解读政策制度与流程，有效地规范了临床医疗设备与医用耗材的管理行为，提高了管理效率与水平。

【聚焦前沿装备，助力高质量发展】为实现借助前沿医疗装备技术推动学科发展，促进医院高质量发展的目标，积极收集国际前沿的医疗装备信息，年度内组织31场前沿技术装备沙龙，从临床应用与装备技术层面对前沿技术装备进行研讨论证，拓宽视野，沙龙的参加者拓展到了院外和京外同行，提升了医院的影响力。利用国家财政支持，年度内引进了前列腺热消融、骨肿瘤消融，以及国际最先进的融合了4K、3D与荧光三合一功能的外科腔镜系统等国内及京内第一台前沿设备，并在设备入院的同时成立的相关设备的临床应用研究与培训中心。有效地促进了临床相关学科的发展。

【精益管理耗材，带量与智能管理】年内，针对在院耗材品规多的情况，开展了对在院耗材品牌的梳理，组织召开4次耗材委员会工作会议，完成结扎夹、引流袋、吸痰管等9大类在院耗材品规的梳理、价格谈判与论证，提高了医用耗材的规范化管理。借助信息技术拓展了医用耗材特别是高值耗材的智能化管理措施，通过拓展骨科耗材智慧仓、建立手术耗材智能屋以及实行临床耗材使用扫码记账与高值耗材条码无纸化记录，简化了临床耗材管理流程，促进了使用规范，提升了医用耗材精细化管理效率。进一步加强了对医院不可收费耗材价格管理，年度内开展了口罩、无纺布类、手套、手消液及消毒湿巾类耗材的院内带量工作，以量取价实现带量品规耗材成本超过50%以上的大幅度降低，年度院内带量再次实现了为医院节省超过千万的耗材成本支出的效果。

【积极推动医联体建设促进分级诊疗制度落实】年内，医院牵头成立朝阳区东部紧密型城市医疗集团，组建第一届理事会，审议并通过理事会章程。业务方面，全年开展疑难危重症双向转诊9443例，派遣责任主任10名和出诊专家33名，累计到社区出诊1220次、诊治患者7728人次、查房2386次，开展医联体远程会诊20564例，举办线上、线下专业技术培训35期，免费接收医联体医务人员进修66人次。

【发展远程医疗与互联网诊疗】完善国家远程医疗与互联网医学中心远程医疗系统平台建设，新增功能点位712个，更新APP版本共计12个，新增功能点位208个，启动互联网医院APP融合改造工作。国家远程医疗与互联网医学中心全年累计开展各类远程会诊23522例，承办全国住院医师规范化培训临床实践能力考核命题及考官线上培训、医疗护理及管理学术讲座、临床教学培训及科普讲座等各类远程教育培训119期次，支持院内各科室线上学术会议、培训讲座和直播等活动98场次。

【医院领导】党委书记：宋树立；院长：周军；副书记：周军；纪委书记：高学成；副院长：崔勇、曹彬。

（撰稿：刘　云　审核：王燕森）

中国医学科学院北京协和医院

【基本情况】职工中编制内人员4281人、编制外人员2206人，其中正高级职称440人、副高级职称519人、中级职称1835人、初级职称及以下及其他3693人。执业医师1871人，注册护士2245人。护理人员中具有大专及以上学历者占98.5%、本科及以上占83.8%，有专科护士587人。重症医学床位105张。

医院牵头东城区综合医联体，有成员单位6家；牵头专科医联体197家，有成员单位176家。医院是国家口腔医学中心口腔颌面外科专科联盟、国家神经疾病医学中心-脑胶质瘤MDT专科联盟的成员单位。

病案管理国家级医疗质量控制中心、重症医学专业国家级医疗质量控制中心、整形美容专业国家级医疗质量控制中心、病理专业国家级医疗质量控制中心、超声诊断专业国家级医疗质量控制中心、核医学专业国家级医疗质量控制中心、麻醉专业国家级医疗质量控制中心、急诊医学专业国家级医疗质量控制中心、放射影像专业国家级医疗质量控制中心、罕见病国家级医疗质量控制中心；北京市临床营养医疗质量控制与改进中心、北京市急诊质量控制和改进中心、北京市国际医疗服务质量控制与改进中心、北京市超声医疗质量控制和改进中心、北京市病理质量控制和改进中心、北京市病案质量控制与改进中心均依托在医院。医院是世界卫生组织国际分类家族中国合作中心。

【医疗工作】全年出院129680人次，床位周转61.78次，床位使用率90.31%，平均住院日5.31天。卫技人员与开放床位之比为2.22：1，执业医师与开放床位之比为0.89：1，病房护士与开放床位之比为0.7：1。住院手术73448人次。三级手术占35%、四级手术占41.05%，日间手术12602人次。初产剖宫产率45.51%，无孕产妇死亡，新生儿死亡3人、围产儿死亡17人。开展临床路径的科室8个、病种11个，入径率64.3%，完成率95.4%。全年临床用血总量异体红细胞27966.25单位、血浆35458单位、单采血小板5980.5治疗量，自体输血881人次，红细胞4212.24单位。预约挂号占门诊总人次的98.39%。本地医保门诊1833396人次、次均费用990.05元，北京医保出院34191人次、次均费用20136.86元；异地医保出院63985人次、次均费用24127.93元。

医院药占比23.1%。门诊抗菌药物处方比例2.52%，急诊抗菌药物处方比例29.10%，住院患者抗菌药物使用率34.85%，抗菌药物使用强度为37.9902 DDD。

对口支援与扶贫协作的单位有：西藏自治区人民医院，内蒙古自治区托克托县医院、乌兰察布市中医蒙医医院，北京市房山区第一医院和房山区韩村河镇社区卫生服务中心、房山区青龙湖镇、河北镇、窦店镇社区卫生服务中心。国家巡回医疗队：安徽阜阳、陕西省子洲县老君殿镇。健康快车：吉林通化站。"一带一路"眼科联盟：新疆喀什站。

【科研工作】年度纵向课题获批立项科研项目178项，其中国家级79项（国自然60项，科技部19项）、省市级45项（北京市科委42项、北京市卫生健康委1项、北京市知识产权局1项、教育部1项），共获资助经费17424.64万元，医院匹配经费3407.59万元。横向课题立项211项，经费9163.089911万元。年内结题211项，年内在研课题681项。获奖成果17项，其中省部级9项。获专利263项。

拥有国家妇产疾病临床医学研究中心、国家皮肤与免疫疾病临床医学研究中心、转化医学国家重大科技基础设施（北京协和）项目、国家卫生健康委内分泌重点实验室、风湿免疫病学教育部重点实验室、骨骼畸形遗传学研究北京市重点实验室、创新药物临床药代药效研究北京市重点实验室、核医学分子靶向诊疗北京市重点实验室、侵袭性真菌病机制研究与精准诊断北京市重点实验室、过敏性疾病精准诊疗研究北京市重点实验室、北京市示范性临床研究型病房、代谢与慢性病转化医学研究北京市国际科技合作基地、核医学精准诊疗技术创新北京市国际科技合作基地、罕见病研究北京市国际科技合作基地、北京市临床研究质促中心（协和）、中国医学科学院糖尿病研究中心、中国医学科学院分子病理研究中心、中国医学科学院骨科学研究中心、中国医学科学院罕见病研究中心、中国医学科学院临床免疫研究中心、中国医学科学院医学影像研究中心、中国医学科学院胰腺肿瘤研究重点实验室、中国医学科学院眼底病重点实验室、中国医学科学院肠道微生态临床疾病转化研究重点实验室、中国医学科学院脊柱畸形大数据研究与应用重点实验室（培育）、国家药监局"药物临床研究与评价"重点实验室、临床研究国家级质量评价和促进中心、北京市人间传染的病原微生物实验室生物安全培训基地、北京市技术转移机构。

【疑难重症与罕见病全国重点实验室启动】年内，北京协和医院联合中国医学科学院基础医学研究所和清华大学申报的疑难重症及罕见病全国重点实验室3月获批重组建设，9月27日正式启用。大兴院区是实验室的第一核心研究场所。中国科学院院士、北京协和医院名誉院长赵玉沛任实验室主任。

【推进罕见病诊疗研究体系发展】2月19日，中华医学会罕见病分会成立，北京协和医院院长张抒扬教授当选首届主任委员。3月19日，北京协和医院牵头的两项"十四五"国家重点研发计划"罕见病多模态诊疗平台建立及转化应用项目""遗传性重要脏器罕见病生命周期队列建立及遗传模式、致病机制及生物靶向治疗研究"，科技创新2030——"新一代人工智能"重大项目"疑难罕见病人工智能辅助诊断技术研究与临床应用"项目同日启动。4月10日，北京协和医院罕见病联合门诊开诊。4月17日，北京协和医院罕见病医学科成立。年内出版了《罕见病用药》《北京协和医院罕见病临床思维与多学科诊疗方案集

（2023年版）》。

【离岛医疗综合体北京协和医院澳门医学中心试营运】2月，北京协和医院与澳门特区政府社会文化司签署合作协议，在医疗卫生服务、医学教育、科学研究与成果转化、国际交流、大健康产业等方面开展长期合作。10月1日，《离岛医疗综合体北京协和医院澳门医学中心法律制度》《离岛医疗综合体北京协和医院澳门医学中心章程》正式生效。10月16日，《离岛医疗综合体北京协和医院澳门医学中心运营合作协议》正式签署，在法律框架下细化了运营管理要求。12月20日，离岛医疗综合体北京协和医院澳门医学中心投入试营运。截至年底，医院累计向澳门派驻24人。

【交流合作】4月，医院与贵州省政府签署协议，以医院10个国家级医疗质控中心为纽带，明确"1+6+X"架构的区域医学中心建设模式。9月，与芝加哥大学再签战略协议，推进与Mayo、日本东京大学等国际顶尖机构交流合作。12月，与福建省漳州市医院签署帮扶指导协议，成立"北京协和医院—漳州市医院海峡远程医疗中心"。医院与清华大学、北京航空航天大学、北京理工大学、中国科学院上海药物研究所、香港医管局等10家单位建立合作。创设"协和开放日"，全年举办8期，共接待全国17家单位400人来访，拓展院际管理交流。

【国家医学中心（雄安院区）建设】6月，《北京协和医院国家医学中心（雄安院区）建设项目可行性研究报告（代项目建议书）》通过国家卫生健康委规划司组织的专家论证，10月，通过国家卫生健康委党组审议，取得"一会一函"。北京协和医院协调落实人事编制、异地办医、市政配套、疏解保障等相关支持配套政策，为雄安院区建设做好全方位保障，完成体外诊断类、医药类、手术类和综合类等五个类别共50个研发项目调研、专家论证与立项审批。

【人才队伍建设】年内，完成临床医技科室干部和护理干部换届工作，520人组成新一届中层干部队伍。全年引进各类高端人才15人，新获杰青、科技创新领军、海外优青4个国家级人才荣誉。常态化招收科研博士后，扩大招收规模，累计招收18人进站。9月相继开展师资培训、教学比赛、学术会议"教学月"活动，举办医学教育创新发展论坛。持续推进临床医学博士后项目，"8+3"一贯式高层次复合型医学人才培养体系的探索与实践成果获国家级教学成果奖一等奖。

【医院领导】院长：张抒扬；党委书记：吴沛新；副书记：张抒扬、柴建军（2023年7月免，10月退休）；

纪委书记：柴建军（2023年7月免，10月退休）、杨敦干（2023年7月免副院长、任纪委书记）；副院长：韩丁、吴文铭（2023年12月兼任离岛医疗综合体北京协和医院澳门医学中心院长）、杜斌、彭斌、吴东（2023年9月20日任副院长并到西藏挂职）；总会计师：向炎珍（2023年7月免，10月退休）、李鑫（女，2023年9月起任）

（撰稿：傅谭婷　史真真　审核：陈明雁）

中国医学科学院阜外医院

【基本情况】职工中编制内人员1750人、合同制人员88人、派遣人员2020人，其中正高级职称160人、副高级职称255人、中级职称1306人、初级职称2137人。执业医师893人，注册护士1895人。护理人员中具有大专及以上学历者占98.7%、本科及以上占52.2%，有专科护士977人。重症医学床位245张。

年底医院有乙类医用设备1台。

医院牵头北京市心血管内科专科医联体（成员单位15家）、高血压专病医联体（成员单位7268家）、心力衰竭专病医联体（成员单位1176家）、心血管代谢专病医联体（成员单位600余家）、心肌病专病医联体（成员单位164家）；牵头肺动脉高压专科联盟（成员单位124家）、生活方式医学联盟（成员单位72家）、结构性心脏病专科联盟（成员单位17家）、先心病一体化专科联盟（成员单位27家）。

年内，医院加入北京大学人民医院综合医疗联合体。

国家心脏移植技术质量质控中心、国家结构性心脏病介入技术质量质控中心、国家心律失常介入技术质量质控中心、国家心血管系统疾病质量质控中心、国家外周血管介入技术医疗质量控制中心；北京市心脏大血管外科质量控制和改进中心、北京市医院后勤管理质量控制和改进中心均依托在医院。

年内国际首创"无放射线经皮介入技术"，经WHO推荐入选联合国全球可持续发展目标推广项目。

11月25日，根据复旦大学医院管理研究所发布"复旦版中国医院排行榜"，医院连续14年荣列中国最佳医院专科声誉排行榜（心血管病、心外科）、专科综合排行榜（心血管病、心外科）榜首。

【医疗工作】全年出院85842人次，平均床位周转65.52次，床位使用率99.06%，平均住院日5.47天。卫技人员与开放床位之比为2.37：1，住院手术75097例（含外科手术18874例、介入56223例），其中三级手术占18.7%、四级手术占69.34%，日间手术1940例。开展临床路径的科室39个、病种159个，入径率99.6%，完成率96.9%。全年临床用血总量33947单位，其中自体输血12989人次、23039单位。预约挂号占门诊总人次的97.73%。本地医保门诊430722人次、次均费用769元，医保出院16223人次、次均费用43584元；异地医保出院62700人次、次均费用55733元。

医院药占比12.28%。门诊抗菌药物处方比例0.56%，急诊抗菌药物处方比例6.03%，住院患者抗菌药物使用率32.22%，抗菌药物使用强度为41.3DDD。

对口支援北京市房山区良乡医院、延庆区康庄镇社区卫生服务中心、延庆区旧县镇社区卫生服务中心、延庆区南菜园社区卫生服务中心，西藏自治区人民医院，青海省心脑病专科医院，新疆建设兵团农一师医院、八师石河子人民医院、新疆石河子大学第一附属医院、新疆建设兵团总医院、新疆维吾尔自治区人民医院。

【科研工作】全年纵向课题获批立项科研项目175项，其中国家级38项（国家重点研发计划项目1项、重点研发计划课题5项、国自然32项）、省市级13项（北自然4项、北京市首都卫生发展科研专项9项）、高水平临床科研业务费项目111项、院校级13项（医科院创新工程1项、临床转化或滚动支持项目2项、协和青年9项、院基科费项目1项）。共获资助经费16302.07万元（含院校经费），医院匹配经费1000万元。横向课题立项123项，经费4983.80万元。年内结题2项，年底在研课题121项。获奖成果7项，其中北京市科学技术奖5项、中华医学科技奖2项。获专利251项。

设有心血管疾病国家重点实验室、国家心血管疾病临床医学研究中心、国家卫生健康委心血管疾病再生医学重点实验室、国家卫生健康委心血管药物临床研究重点实验室、心血管植入材料临床前研究评价北京市重点实验室、心血管疾病分子诊断北京市重点实验室、中国医学科学院冠心病风险预测与精准治疗研究重点实验室、中国医学科学院肺血管医学重点实验室、中国医学科学院心血管流行病学重点实验室、中国医学科学院心血管代谢疾病重点实验室、中国医学科学院多能干细胞与心脏再生重点实验室（培育）、中国医学科学院心血管创新器械重点实验室（培育）、中国医学科学院心血管影像重点实验室（培育）。

年内发表SCI论文563篇（IF≥10分61篇），产出代表性论著JAMA 2篇；专利年授权数246个，较去年增长241.67%；产学研深度融合，与华润医药、百洋医药等医药企业深化合作，年科技成果转化金额约1069.72万元。共3项成果获北京市科学技术奖（一等奖1项、二等奖2项）。连续9年名列"中国医院科技量值（STEM）"（心血管病学、心血管外科学）年度学科榜首。

【医疗工作与学科建设】医院年医疗工作量创历史新高，CMI指数、时间消耗指数等各项医疗质量核心指标均向世界一流水平看齐。不断探索临床诊疗新技术，年内开展单纯超声引导下完全可降解封堵器介入治疗、左心耳脉冲消融封堵系统等26项新技术、新项目，示范引领国内外心血管临床诊疗新实践。立足综合医院视角，系统强化学科战略布局，面向传统心血管学科，开展全方位学科评估；面向综合学科，开展专题调研17次，加大配套资源支持和学科特色优势培育力度，提升综合学科内涵建设水平。年内获批4项国家重点临床专科项目、2项市重点临床专科项目。连续14年斩获复旦版中国最佳医院专科声誉排行榜、专科综合排行榜（心血管病、心外科）榜首。

【信息化建设】7月31日，国家卫生健康委医院管理研究所公示2022年度电子病历系统功能应用水平分级评价新增高级别医疗机构结果，阜外医院获评电子病历系统功能应用水平八级，是全国唯一获得最高等级的医院，病历电子化程度达99%。智慧医疗，以数据驱动质量评价、决策支持、文书书写、检测辅助等关键业务数字化，为临床工作松绑减负。智慧服务，形成智能化、适老化两大服务亮点，"掌上阜外医院"APP适老化改造获评2022年度互联网应用适老化及无障碍优秀案例；连续4年获北京市医疗机构互联网便民惠民移动应用评审第一。智慧管理，以人、财、物资源统一管理为抓手，综合提升医院管理综合效能及内涵建设水平，打造全国公立医院高水平运营管理标杆。根据北京市互联网诊疗质量控制和改进中心印发《关于对中国医学科学院阜外医院互联网诊疗指控督导检查结果的反馈》，医院互联网诊疗质控水平获评IA级。

【国家医学中心建设】作为国内首个实质落地的国家医学中心项目，紧密围绕"研究型医院、智慧化医院、健康生活方式医学中心"三大目标，稳步推进基础设施建设，项目预计于2024年年底达到验收标准。服务国家需要，优化心血管国家重点实验室（全国重点实验室）顶层设计，组建跨学科交叉团队，首席科学家领衔科研团队，产出多项解决关键科学技术问题的最新理论。面向防治，一体推进疾病预警干预、诊疗规范、药械自主研发与评价、赋能基层等向深度发展，提升专业平台服务能力，用科学方法解决防治实际问题。

【国家区域医疗中心建设】推进国家区域医疗中心建设，推动优质医疗资源扩容下沉和区域均衡布局。发挥"国家队"引领作用，输出支持云南、河南和深圳三家国家区域医疗中心项目高质量建设。云南阜外，作为西南地区最大的先天性心脏病诊治中心，年心脏手术量超1.6万例，医疗规模与技术难度均位列全省第一。2022年度国考CMI值达1.8，位列全国其他专科组第10名，获评最优等级A级；立足云南积极服务"一带一路"倡议，输出中国原创技术、设备和器械，成体系地辐射南亚、东南亚，开展医疗外交与能力帮扶；华中阜外，立足河南人口大省实际，持续深化医教研协同发展，全力打造区域心血管医学新高地，2022年度国考CMI值为1.94，位列河南省三级公立医院第一，心脏大血管外科手术量跃升全国第四；深圳阜外，抢抓"双区"战略黄金发展机遇，目标打造"大湾区心血管疾病诊疗高地、心血管医学研究科技创新转化高地、心血管慢病防控及健康生活方式医学高地"，2023年心血管手术量增长30%以上。4月13日，国家卫生健康委员会"贯彻落实党的二十大精神"系列新闻发布会首场在京召开。中心副主任、医院副院长李志远出席发布会并回答记者提问，系统介绍了医院在"优质医疗资源扩容下沉和区域均衡布局"方面取得的工作成效。

【基层诊治水平提升】创新心血管技术协作模式，以整体性学科帮扶、团队建设为目标，厚植基层心血管人才队伍，共享诊疗技术，提升基层"获得感"。协作单位累计覆盖全国16个省、34个市（县）的282家医院（正在帮扶39家）。成立结构性心脏病专科联盟、先心病一体化专科联盟，累计新增医联体合作医院15家，提升市县级的专科诊疗水平，促进技术规范化开展。

【基层慢病防治网络建设】以四大国家级项目为抓手，做实做强覆盖全国的心血管慢病防治网络，支撑心血管发病、致死率拐点早日出现。"心血管病高危人群早期筛查与综合干预项目"，累计覆盖全国31个省和新疆生产建设兵团385个区县，完成525.0万人筛查和126.0万名高危对象干预管理，新纳入3000个基层机构的4.2万名医务人员；"国家基层高血压防治管理项目"，培训覆盖全国31个省42万医疗机构的220余万名医务人员，系统监测19个市1.8万名基层机构的438万名高血压患者；"中国居民心血管病及其危险因素监测项目"，危险因素监测范围覆盖全国31个省259个区县，调查30万人；"三高共管项目"，完成试点建设项目15个，近2万名患者入组，完成34471人次培训宣教，为建立"三位一体"全国慢病防控体系打下基础。11月15日，国家卫生健康委召开新闻发布会，介绍健康中国行动——心脑血管疾病防治行动和癌症防治行动实施方案（2023—2030年）。中心主任、医院院长胡盛寿院士出席该发布会。

【资讯平台】召开第二十届中国心脏大会（会议系列活动全平台PC端及移动端线上总观看量达1720.9万人次，线下参会共3952人）、第八届中国血管大会、第三届中国健康生活方式医学大会等大型学术盛典，发布《中国心血管健康与疾病报告2022》《2022年中国心血管病医疗质量报告》，搭建全球心血管病学术影响力评价平台（CAPE），依据CAPE统计及评选，

发布《2023年度全球及中国医院心血管病科技影响力报告》等，为心血管研究发展提供客观透明、权威可信的价值评估体系，全方位增强学术引领力、行业影响力，成为中国心血管领域国家级的最高专业资讯平台。

【健康教育】开展心血管疾病大众健康促进与科普教育，切实提高人民群众心血管健康素养，打造我国最大"四位一体"心血管继续教育平台，建立基于权威媒体发布的健康科普知识数据库，普及个体化心血管病风险评估，加速主动健康观念形成；倡导"大医生讲科普"理念，成规模成体系地组织专家参与健康宣教，为大众提供科学、靠谱且有温度的健康知识。"阜外说心脏"年直播量超过100余场，观看量、阅读量超2000万人；《中国循环杂志》现已连续2年在全部中文医学期刊中位居核心影响因子最高。

【医院领导】党委书记：郑哲；院长：胡盛寿；副书记：胡盛寿、李天庆；副院长：樊静、赵韡、李志远、杨伟宪、蔡军、潘湘斌。

（撰稿：郭立筠　审核：赵　越）

中国医学科学院肿瘤医院

【基本情况】职工中编制内人员1374人、聘用制人员5人、派遣人员1405人，其中正高级职称191人、副高级职称263人、中级职称852人、初级职称853人。执业医师810人，注册护士1113人。护理人员中具有大专及以上学历者占99.1%、本科及以上占70.3%，有专科护士108人。重症医学床位24张。

年底医院有甲类医用设备1台、乙类医用设备14台。全年医院总收入634398.06万元，其中医疗收入530145.73万元，财政拨款34519.47万元。

医院牵头市级肿瘤专科医联体：4家（北京市朝阳区三环肿瘤医院，北京市朝阳区桓兴肿瘤医院，北京市第二医院，北京市华信医院）、远程医疗协作网（成员单位248家）。

国家肿瘤性疾病医疗质量控制中心、北京市肿瘤治疗质量控制和改进中心依托在医院。

【医疗工作】全年出院97794人次，床位周转68.9次，床位使用率90.74%，平均住院日4.71天。卫技人员与开放床位之比为1.67∶1，执业医师与开放床位之比为0.53∶1，病房护士与开放床位之比为0.51∶

1。住院手术35973例，其中三级手术占12.60%、四级手术占77.06%，日间手术1236例。开展临床路径的科室15个、病种139个，入径率97.75%，完成率99.73%。全年临床用血总量15801单位。预约挂号占门诊总人次的95.55%。本地医保门诊345065人次，次均费用924.49元，本地医保出院21113人次，次均费用22616.75元，异地医保出院68557人次，次均费用30721.03元。

医院药占比37%。门诊抗菌药物处方比例0.17%，住院患者抗菌药物使用率25.74%，抗菌药物使用强度为27.84DDD。

【科研工作】全年纵向课题获批立项科研项目165项，其中国家级62项、省市级103项，共获资助经费15829.85万元，医院匹配经费928万元。横向课题立项60项，经费953万元。年内结题148项，年底在研课题379项。获奖成果4项。获专利103项。

医院有教育部国家重点学科5个：肿瘤学、细胞生物学、病理与病理生理学、麻醉学、影像诊断与核医学；北京市重点学科1个：流行病与卫生统计学。

国家级重点专科有10个：肿瘤科、胸外科、医学影像科、病理科、放射治疗科、结直肠外科、妇科、泌尿外科、综合科（急诊医学科）、重症加强治疗科（重症医学科）；市级重点专科有：医学影像科。

设有分子肿瘤学全国重点实验室、国家恶性肿瘤临床医学研究中心、癌发生及预防分子机理北京市重点实验室、抗肿瘤分子靶向药物临床研究北京市重点实验室。

【廊坊院区开诊试运行】中国医学科学院肿瘤医院廊坊院区于12月29日开诊试运行。廊坊院区是经国家卫生健康委批准设立的委属（管）公立医院非独立法人分院区，廊坊院区实行人、财、物一体化管理，医、护、技、管理等人员由中国医学科学院肿瘤医院派出，门诊、手术等诊疗服务与中国医学科学院肿瘤医院同质同源，实现医疗服务高水平同质化发展。廊坊院区启用后，将充分发挥自身医疗资源优势，与北京院区现有医疗资源形成深入融合，大幅拓展诊疗服务规模，不断提升一体化医疗服务能力，有效缓解肿瘤患者进京就医难题。

【举办第十届国家癌症中心学术年会】3月24日至26日，第十届国家癌症中心学术年会在山西省太原市召开。大会由国家癌症中心、山西省卫生健康委员会、北京肿瘤学会主办，中国医学科学院肿瘤医院、中国医学科学院肿瘤医院山西医院承办。主题为"推动高质量癌症防治 助力健康中国行动"。本届大会来自全国各地的专家学者3000余人参加。

【国家肿瘤区域医疗中心建设】经国家发展改革委、国家卫生健康委批复，中国医学科学院肿瘤医院先后获批4家国家区域医疗中心，即：中国医学科学院肿瘤医院辽宁医院、山西医院、河南医院、深圳医院。年内，派驻区域医疗中心项目医院专家170余人，到区域医疗中心医院工作、交流、学习等总计近400人次，开展新技术、新项目318项。

【完善全国癌症防治体系】协调国家卫生健康委编制《健康中国行动——癌症防治实施方案（2023—2030年）》。全面推进肿瘤登记和信息化建设工作，已基本实现肿瘤登记点县区全覆盖，覆盖区县2806个，占全国区县总数的98.6%。完成《中国肿瘤登记年报》2021版出版发行，发布《五大洲癌症发病（第12卷）》，中国肿瘤登记点收录数量创新纪录。稳步推进城市及淮河流域癌症早诊早治项目，城市癌症早诊早治项目已覆盖全国30个省，年内完成75.1万份问卷调查，评估出约38.7万例高风险者，完成筛查22.9万例，检出阳性病变约0.9万例。淮河流域癌症早诊早治项目完成12.6万份调查问卷，评估出约6.3万例高风险者，筛查4.7万例，检出癌症病例321例，其中254例为早期病例。推动健全国家—省—市—县四级肿瘤质控管理体系，与45个省级、251个地市级、202个区县级肿瘤相关质控中心建立工作联系机制。开展9个癌种第一批质控试点能力建设。持续推进全国抗肿瘤药物临床应用监测。1500余家医院上报药物和临床诊疗数据，227家医院实现自动对接。发布2022年国家抗肿瘤药物临床应用监测报告。

【国际交流】5月10日至12日，国家癌症中心&中国医学科学院肿瘤医院专家作为中国代表团成员参加国际癌症研究机构理事会，就建立区域培训中心以及研究合作等具体事宜进行了深入讨论；11月1日至4日，参加亚洲国家癌症中心联盟高级别主任会议和年度科学会议；中心与美中贸易全国委员会和米尔肯研究所就项目潜在短期、中期和长期合作目标展开讨论，旨在落实中美元首会晤精神，积极推进中美癌症防控领域合作；接待多国使团来院交流，其中包括3月22日接待法国驻华大使馆卫生、社会事务和劳动处参赞哲凯先生一行访问国家癌症中心，8月12日接待"一带一路"卫生官员代表团调研参观，团组就肿瘤医疗设备和临床管理等方面进行实地考察和深入交流。中心医院主办的JNCC期刊国际知名度和学术影响力持续攀升，目前已被Scopus，DOAJ，ESCI，Embase共4个国际学术期刊数据库收录。

【医院领导】院长：赫捷；党委书记：张勇；副院长：刘芝华、高树庚；纪委书记：丁玺鸣（11月起）；副院长：李宁、邢念增、吴晨（4月起）

（撰稿：关 乐 郭锐敏 审核：李 宁 杜 君）

中国医学科学院整形外科医院
中国医学科学院整形外科研究所

【基本情况】职工中编制内人员496人、合同制人员78人、派遣人员521人，其中正高级职称62人、副高级职称83人、中级职称296人、初级职称428人。执业医师353人，注册护士328人。护理人员中具有大专及以上学历者占99.7%、本科及以上占77.1%，有专科护士17人。

全年医院总收入117812.08万元，其中医疗收入101448.73万元。

医院牵头中国医学科学院整形外科医院医联体（成员单位10家）。

北京市医疗整形美容质量控制和改进中心依托在医院。

3月29日，中华护理学会成立首届整形护理专业委员会，中国医学科学院整形外科医院为主任委员单位。

【医疗工作】全年出院14200人次，床位周转30.61次，床位使用率55.82%，平均住院日6.49天。卫技人员与开放床位之比为1.67∶1，执业医师与开放床位之比为0.74∶1，病房护士与开放床位之比为0.41∶1。住院手术13551例，其中三级手术占54.4%、四级手术占17.04%，日间手术255例。开展临床路径的科室4个、病种9个，入径率100%，完成率99%。全年临床用血总量486单位，其中自体输血13人次、18单位。预约挂号占门诊总人次的100%。本地医保门诊5056人次、次均费用701.64元，医保出院358人次、次均费用33334.26元；异地医保出院2220人次、次均费用31533.63元。

医院药占比4.05%。门诊抗菌药物处方比例2.33%，急诊抗菌药物处方比例16.6%，住院患者抗菌药物使用率50.82%，抗菌药物使用强度为26.87DDD。

对口支援内蒙古莫力达瓦达斡尔族自治旗人民医院。

【科研工作】全年纵向课题获批立项26项，其中国家自然科学基金项目5项、省市级10项，其中北京市卫健委"首都卫生发展专项"6项，北京市自然科学基金3项，北京市"首都医学科技创新成果转化优促计划"项目1项、中国医学科学院创新工程"揭榜挂帅"项目牵头2项、参与2项，北京协和医学院中央高校基本科研业务费项目7项。共获资助经费1968.21万元，医院匹配经费1960.15万元。横向课题立项7项，经费252.077万元。年内结题18项，年底在研课题51项。获奖成果4（参与1项）项，其中中国产学研合作创新与促进奖—产学研合作创新奖（个人）1项，第五届衡力·中国整形美容协会科学技术奖一等奖1项（参与），二等奖1项，三等奖1项。获专利57项。获批临床试验项目16项，金额1246.04万元。

有国家级临床重点专科5个：颅颌面整形外科、整形外科（乳房整形外科）、整形外科（外耳整形再造）、整形外科（血管瘤与脉管畸形整形科）、皮肤科。研究中心1个：北京市卫健委研究型病房。

【成立临床样本与数据资源库】7月，医院临床样本与数据资源库（以下简称"样本库"）通过国家科技部人类遗传资源行政许可事项审批（国科人遗审字〔2023〕BC0057号），标志着样本库的正式成立，同时也是医院完善科研支撑平台建设的又一重要举措。样本库是以整形外科为特色覆盖全院各学科的院级平台式资源库，接受医院伦理委员会、学术委员会及科研处的监管，为全院临床与基础研究提供"一站式"样本保藏服务。12月15日，科研处牵头组建临床样本与数据管理委员会，并召开成立会暨全体委员首次会议。样本库运行半年以来接待临床及科研人员咨询建库20余项，覆盖全院10余个科室，涉及样本400余例，冻存管3000余管。

【西藏唇腭裂儿童救治】医院积极参与"同心·共铸中国心"大型公益项目，特别关注青海省果洛藏族自治州和西藏自治区昌都市的唇腭裂患儿。7月，院长蒋海越带队，与副院长王永前、血管瘤与脉管畸形整形科医生王维新组成专家团队，在昌都卡若区对小耳无耳畸形、唇腭裂等体表出生缺陷患者进行一周会诊，并对符合术前检查标准的患者安排进行手术。全年先后两次免费接受13名藏区唇腭裂患儿来院治疗。年内，选派1名专家作为国家卫生健康委"第九批组团式援藏"医疗人才队，前往西藏自治区人民医院，加强当地整形外科的学科建设与人才培养。

【与多地医院签署合作协议】8月1日与内蒙古莫力达瓦达斡尔族自治旗人民医院签订对口支援协议，并选派1名专家驻扎到医院，在学科建设、人才培养等方面提供科学指导，提高当地医疗卫生服务水平。12月18日，与新疆医科大学第一附属医院签署了医联体合作协议，旨在通过资源共享和技术支持，提升双方的医疗服务能力和水平。12月28日，与海南省第五人民医院签署了以"院包科"为模式的合作协议。通过医院的技术支持和管理经验，帮助海南省第五人民医院建立和完善整形外科科室，提高其整体医疗服务质量。合作不仅将优化医疗资源配置，更有助于实现优质医疗资源下沉，提升基层医疗机构的服务能力，最终惠及广大患者。

【举办第十二届北京国际整形美容外科会议暨第二届中国整形外科与再生医学发展大会】10月27日至29日，由中国医学科学院整形外科医院主办的第十二届北京国际整形美容外科会议暨第二届中国整形外科与再生医学发展大会在北京首钢会展中心举办。本次大会以"拥抱新机遇、启航新征程，共创中国整形外科时代新篇章"为主题，来自医疗卫生等相关领域的政府管理者、院士专家以及全国整形外科与再生医学领域的业界专家学者参会，共同为中国整形外科事业的高质量发展建言献策、把脉定向。本次大会为期三天，包含第十二届宋儒耀整形外科青年医师论坛、第五届整形外科学全国研究生学术论坛、第三届国家临床重点专科10+X发展论坛及16个专业分论坛，累计参会人数达两千余人次。

【院史馆开馆】10月28日，整形外科医院院史馆经过两个月的筹备正式揭幕。揭幕当天，受邀参加第十二届北京国际整形美容外科会议暨第二届中国整形外科与再生医学发展大会的嘉宾，作为首批参观者参观了院使馆。讲解员对展品进行了解说，参观者了解了整形医院的历史以及"公、严、勤、和"的医者情怀与担当。

【医院领导】党委书记：庄囡（11月起）、王宝玺（至11月）；院长：蒋海越；副书记：张平、蒋海越；副院长：尹宁北、赵延勇、王永前；总会计师：陈颖。

（撰稿：林 含 审核：蒋海越）

中国中医科学院西苑医院

【基本情况】职工中编制内人员890人、合同制人员890人、派遣人员19人，其中正高级职称204人、副高级职称226人、中级职称564人、初级职称522人。执业医师609人，注册护士564人。护理人员中具有大专及以上学历者占98.8%、本科及以上占81%，有专科护士120人。重症医学床位52张。

年底医院有乙类医用设备1台。全年医院总收入300487.82万元，其中医疗收入251669.30万元，财政拨款24569.33万元。

医院牵头海淀区中医专科医联体（有成员单位34家），国家中医药管理局京津冀脑病专科联盟（有成员单位3家）、生殖医学科专科联盟（有成员单位1家）、北京市中医管理局心血管专科联盟（有成员单位13家）、血液病专科联盟（有成员单位1家）。医院为海淀区肿瘤专科医联体、海淀区口腔专科医联体、京津冀中医医联体（衡水及廊坊2家）、北京市心血管专科联盟、北京市儿科专科联盟、北京市呼吸科专科联盟的成员单位。

北京地区神经血管介入诊疗技术质量控制中心、北京市中医护理质控中心依托在医院。

3月，西苑医院完成三级中医医院等级复审。获评"全国巾帼文明岗""国家中医药管理局创建模范机关模范单位"。

【医疗工作】全年出院29012人次，床位周转38.17次，床位使用率78.22%，平均住院日7.44天。卫技人员与开放床位之比为1.9∶1，执业医师与开放床位之比为0.8∶1，病房护士与开放床位之比为0.4∶1。住院手术6443例，其中三级手术占59.63%、四级手术占30.40%，日间手术813例。开展临床路径的科室23个、病种118个，入径率64%，完成率92%。全年临床用血总量7077单位，其中自体输血60人次123单位。预约挂号占门诊总人次的95.06%。本地医保门诊1797982人次、次均费用778.5元，医保出院28762人次、次均费用18021元；异地医保出院8883人次、次均费用19663元。

医院药占比58.66%。门诊抗菌药物处方比例

2.92%，急诊抗菌药物处方比例27.48%，住院患者抗菌药物使用率30.02%，抗菌药物使用强度为33.51DDD。

对口支援与扶贫协作的单位有：内蒙古库伦旗蒙医医院、化德县中蒙医院、呼和浩特市蒙中医院，山西省五寨县中医院，宁夏石嘴山市中医医院，福建省明溪县中医院，北京市昌平区中医院、昌平区流村卫生中心、昌平区阳坊卫生中心。

【科研工作】全年纵向课题获批立项科研项目137项，其中国家级16项、省市级37项、其他课题84项，共获资助经费14925.56万元，医院匹配经费1170.45万元。横向课题立项42项，经费2953.06万元。年内结题29项，年底在研课题539项。获奖成果12项。获专利45项。

医院国家级重点学科有：中医心病学、中医血液病学、中医老年医学、中医脾胃病学、中医儿科学、中医瘿病学、中药药理学、中药临床药理学；国家级重点专科有：心血管病科、老年病科、血液科、脾胃病科、肺病科、肿瘤科、脑病科、肾病科、肝病科、皮肤科、耳鼻喉科、重症医学科、预防保健（治未病）、护理学；国家级实验室有：中药临床疗效和安全性评价国家工程研究中心、科技部规范化中药药理实验室；国家级研究中心有：国家中医心血管病临床医学研究中心。国家中医药管理局重点研究室有：心血管病血瘀证与活血化瘀研究室、脾虚重点研究室、中药功效评价方法学重点研究室、病证结合防治血管衰老重点研究室；国家中医药管理局中医药科研三级实验室有：心血管分子生物学实验室、血液细胞实验室、中药化学实验室、中药药代动力学实验室、中药药理实验室。市级重点专科有：儿科、急诊科、临床药学、肛肠科、内分泌科。

6月，中医心病学、中医脑病学、中医老年病学、中医脾胃病学、中医男科学、中药药理学入选国家中医药管理局高水平中医药重点学科。

11月，医院心血管一科、肿瘤科、脾胃病科、脑病科、乳腺病科、肛肠科获批首批北京市中西医结合专科护士临床教学基地。

【组织实施中国中医科学院科技创新工程】落实国家中医药管理局部署的中国中医科学院研究实施科技创新工程，医院负责12个学科的组织实施工作。年内，12个学科所有课题均完成里程碑指标、多项约束性指标，取得成果共包括：发表/录用学术论文252篇，含SCI论文86篇，其中T1/T2论文90篇，影响因子5~10分的SCI论文46篇，影响因子10分以上的SCI论文3篇；出版学术专著16部；获批国家级课题33项，

省部级课题6项；立项指南、专家共识29项；申报发明专利14项，获批发明专利3项，获批实用新型专利8项；获批软件著作权11项；科研成果转化2项，转化金额共计150万元；获中国中西医结合学会科学技术奖一等奖2项、二等奖1项，获中华中医药学会科学技术奖二等奖1项。

【启动高水平中医医院临床研究能力和转化能力提升专项】医院成立高水平中医医院临床研究能力和转化能力提升专项办公室，完成编制《申报指南》等制度文件。按照"公平、公正、公开"的原则，经过专家组定性定量相结合进行会议评审，共立项206项，资助总金额3亿元，其中"名老中医经验传承研究"方向48项，"提升中医药临床循证证据级别研究"方向49项，"具有知识产权的医疗机构制剂和中药新药的研发与转化"方向53项，"中医药临床科研一体化平台建设"方向56项。

【研究型病房建设】年内，西苑医院研究型病房在苏州市中医院新增了48张床位用于开展临床研究，经审核新纳入10个临床专科，投入匹配经费300万元，设备费支出1463.62万元，科研纵向课题收入1654万元，新签订横向课题合同额6900.76万元。在信息系统建设方面，10月，远程监察系统完成招投标论证及合同签署工作；11月伦理审查、试验药物/器械管理、违禁用药查询、CTMS、Ⅰ期临床试验管理等系统、EDC系统、微信端医患信息服务平台等系统并轨运行。在临床研究资源和能力建设方面，开设了研究型门诊，进一步培育优势病种，同时开展了11项队列研究，建立了7504例患者的队列数据库，牵头成立了中医药专科的首个伦理审查联盟-国家中医心血管病临床医学研究中心伦理审查联盟。制定一系列人才培养以及鼓励研究者开展临床研究的激励措施和文件。获得新药临床试验许可申请（2023LP01600）。

【完成援柬抗疫任务】年内，在国家中医药管理局的统一部署和中国中医科学院的组织领导下，医院完成中医援柬埔寨抗疫医疗队任务，海外年门诊、义诊人次2.2万。助力建设中国—柬埔寨中医药中心、外交部澜湄中医药诊疗和文化推广中心，通过医、科、教、研多维度推广中医药文化与技术，有效提升柬埔寨公共卫生管理、专科特色建设、医护人才培养等水平。获评国家卫健委"援外工作表现突出集体"，入选年度中柬关系十大新闻，医疗队成员获柬埔寨王国骑士勋章。队长樊茂蓉获评全国援外医疗工作先进个人并参加中国援外医疗队派遣60周年纪念暨表彰大会。

【国家医学中心建设】4月11日，西苑医院派驻

工作组赴苏州开展国家医学中心"过渡期"建设工作，依托苏州市中医医院，以心血管科为重点，带动相关学科，开展临床医疗、科研教学及研究型病房建设工作，成立中国中医科学院西苑医院苏州市中医医院心血管病中心，成立研究型病房。医院积极组织申报工作，经过专家多轮培训、论证，已完成建设方案和可研报告撰写，力争获得首批中医类国家医学中心批复。

【国家区域医疗中心建设】7月17日，西苑医院在第五批国家区域医疗中心申报中成功获批2家医院，分别是西苑医院苏州医院和西苑医院济宁医院。西苑医院苏州医院占地84亩，总建筑面积20.66万平方米，床位1000张，总投资19.7亿元；西苑医院济宁医院新院区规划用地203亩，床位1300张，总投资32.3亿元；目前，西苑医院已派驻工作组赴济宁开展建设工作，以心血管科、脑病科、脾胃病科、老年病科、肾病科、肺病科等六大核心专科为引领，带动急诊科、重症医学科、骨伤科、外科等综合实力提升。

【重点专科建设】年内，医院新获批北京市中医药管理局"十四五"提升领超类重点专科1个、并超类2个、并超建设类项目2个。组织完成国家中医药管理局十四五中医优势专科遴选申报工作，遴选12个专科参与申报，其中儿科、康复科、急诊科、临床药学均为首次申报。拓展我院肿瘤科、肛肠科进入北京市中医药管理局"京衡"项目领跑序列，分别对接衡水市第一人民医院中医科及阜城县中医院肛肠科。心血管科、脾胃病科、血液科、脑病科牵头承担北京中医药管理局重大疑难疾病中西医临床协同攻关项目中的慢性缺血性心脏病、慢性萎缩性胃炎、重症免疫性血小板减少症、阿尔茨海默病4个项目，形成中西医结合诊疗专家共识，提高了重大疑难疾病中西医协作攻关能力。

【医院领导】党委书记：张允岭；院长：刘震（至9月）、李秋艳（10月起）；副院长：徐浩、宋坪（11月起）、徐凤芹（至9月）；总会计师：刘辉。

（撰稿：李 想 车 慧 审核：李秋艳）

中国中医科学院广安门医院

【基本情况】职工中编制内人员978人、合同制人员848人，其中正高级职称230人、副高级职称247人、中级职称600人、初级职称635人。执业医师668人、注册护士620人。护理人员中具有大专及以上学历者占99%、本科及以上占70.8%，有专科护士153人。重症医学床位29张。

年底医院有乙类医用设备1台。全年医院总收入409337.37万元，其中医疗收入360395.72万元。

医院肿瘤科牵头、内分泌科牵头、心血管科加入的医联体有32个，专科联盟有3个。北京市国家中医重点专科辐射工程（1+X+N）项目有：与北京市中医医院顺义医院、大兴区中西结合医院以及北京汇安中西医结合医院成立"1+X+N"肿瘤专科联盟，与北京市第一中西医结合医院、房山区中医医院、昌平区中医医院、密云区中医医院4家医院成立中医内分泌重点专科。京津冀中医药协同发展项目有：牵头京津冀中医药协同发展肿瘤重点专科联盟，包括河北省石家庄、邢台、邯郸、廊坊、沧州、秦皇岛、衡水、唐山、保定等9地市地区；牵头京津冀肝病专科。另有京廊中医药协同发展项目、京衡中医药协同发展项

目、中医医联体项目。

北京市临床研究质量促进中心、北京市中医临床路径质控中心、北京市血透质控中心依托在医院。

年内，医院通过三级中医医院等级复审，通过智慧服务三级评审，获全国五一劳动奖状。

【医疗工作】全年出院26783人次，床位周转42.5次，床位使用率95.0%，平均住院日8.3天。卫技人员与开放床位之比为2.44：1，执业医师与开放床位之比为0.95：1，病房护士与开放床位之比为0.63：1。住院手术8661例，其中三级手术占35.27%、四级手术占16.44%，日间手术1070例。开展临床路径的科室15个、病种88个，入径率20.9%，完成率84.05%。全年临床用血总量2404单位，其中自体输血77人次246单位。预约挂号占门诊总人次的100%。本地医保门诊1971342人次、次均费750元，医保出院17047人次、次均费用19893元。

医院药占比65.28%。门诊抗菌药物处方比例1.29%，急诊抗菌药物处方比例11.04%，住院患者抗菌药物使用率29.76%，抗菌药物使用强度为34.84DDD。

对口支援与扶贫协作的单位有：内蒙古自治区巴林右旗蒙医医院、林西县蒙中院，山西省五寨县中医院，河北省阜平县中医院，福建省三明市中西医结合医院。

【科研工作】全年纵向课题获批立项科研项240项，其中国家重点研发计划项目1项、课题2项，国家自然科学基金21项、省市级125项，共获资助经费20289.4万元，医院匹配经费2517.7万元。横向课题立项60项，经费3454.90万元。年内结题70项，年底在研课题668项。获科技成果奖35项，其中以第一完成单位获得各级学会和科学院级成果奖16项，"人才类奖项"6项，其他奖项3项，参与获得"项目类奖项"10项。获专利34项，其中发明专利14项，实用新型专利20项。取得医疗机构制剂备案号1项。

医院有国家中医药管理局高水平中医药重点学科7个：中医肿瘤病学、中医心病学、中医痹病学、中医肝胆病学、针灸学、中医药工程学（心病智能医学工程学）、中医内分泌学；国家中医药管理局三级实验室5个：肿瘤细胞生物学实验室、分子生物学实验室、糖尿病血管功能检测实验室、心血管病症结合关键技术实验室、临床免疫（艾滋病）实验室。医院有北京市中医心理研究所、首都中西医结合风湿免疫病研究所。

北京市临床研究质量促进中心、北京市中医临床路径质控中心、北京市血透质控中心依托在医院。

年内，入选首批"北京市中医药科技成果转化和知识产权保护试点建设单位"。

【加强战略合作】2月15日，医院与中信医疗健康产业集团有限公司签订战略合作协议。双方将围绕"四个中心、一个基地"创建，在医科教、成果转化、产业资源等领域深化合作；12月25日，医院与国投健康产业投资有限公司签订战略合作协议，启动中医药特色整合式医养结合模式研究课题。双方将围绕"中医药+养老"模式，在科学研究、产品研发、人才培养等方面开展深度合作。

【孙春兰到广安门医院调研】2月27日，国务院副总理孙春兰到中国中医科学院广安门医院调研中医药工作，了解中医药参与新冠疫情防治、中医重大疾病诊疗、特色技术推广、中药创新应用等情况，与医务人员深入交流，充分肯定医院坚持中医药传统与现代科技相结合，守正创新、深化改革，深入推进国家中医医学中心和区域医疗中心建设，为服务人民健康、推动中医药发展发挥了重要作用。

【重要外事接待】4月27日，世界卫生组织整合医疗服务司司长鲁迪·埃格斯一行到广安门医院交流访问。鲁迪·埃格斯一行先后走访了医院门诊、病房，参观了中医常用外治疗法、中药调剂及医院文化展示，详细了解了中医药特色优势的临床应用；10月19日，柬埔寨卫生部部长秦拉，率柬埔寨卫生部访华团到广安门医院参观访问。深入了解了中西医结合治疗内分泌疾病的特色优势，现场观摩了中医适宜技术在内分泌疾病治疗中的临床应用，实地调研了医院急诊急救建设情况和智慧医疗系统应用情况；11月21日，新加坡卫生部部长王乙康率新加坡卫生部访华团到广安门医院参观访问。王乙康部长一行参观了医院院史展，走访了针灸科门诊，实地了解了科室建设及中医药特色优势在临床中的实际应用。

【国家区域医疗中心建设】8月20日，国家区域医疗中心中国中医科学院广安门医院黑龙江医院项目启动仪式在哈尔滨市举行。这是继保定医院、济南医院获批后，第三个正式启动建设的国家区域医疗中心项目。

【中国–柬埔寨中医药中心揭牌】10月12日，中国–柬埔寨中医药中心揭牌仪式在柬埔寨首都金边考斯玛中柬友谊医院举行。柬埔寨卫生大臣秦拉、中国国家中医药管理局局长余艳红、中国驻柬埔寨大使王文天出席并分别致辞。广安门医院援柬埔寨中国中医医疗队全体队员参加揭牌仪式。按照国家中医药管理局部署，中国中医科学院委派，广安门医院援柬埔寨中国中医医疗队于7月4日抵达金边，8名医疗队员以考斯玛中柬友谊医院中医门诊为中心，开展为期一年的医疗援助工作，推动中国柬埔寨中医药中心建设。

【重点提案督办调研】11月15日，全国政协副主席咸辉率全国政协有关委员会调研组，围绕"推动中医药科技创新发展"重点提案在京开展督办调研，主持召开座谈会并讲话。调研组到广安门医院相关专科，详细了解中医药专科建设、临床诊疗、科研攻关等情况，并与一线医务、科研人员深入交流。

【医院领导】党委书记：王笑频；院长、党委副书记：刘震（9月起）；副院长：花宝金、杨睿、吕文良、李杰、严华国（9月起）；纪委书记：梁军；总会计师：李彦敏。

（撰稿：尹璐　审核：刘震）

中国中医科学院望京医院
中国中医科学院骨伤科研究所

【基本情况】职工中编制内人员642人、合同制人员752人、派遣人员3人，其中正高级职称106人、副高级职称170人、中级职称498人、初级职称506人。执业医师417人，注册护士503人。护理人员中具有大专及以上学历者占99.3%、本科及以上占70.2%，有专科护士107人。重症医学床位21张。

全年医院总收入151120万元，其中医疗收入127792万元，财政拨款13931万元。

与河北省邢台市结成中医骨科专科联盟，与河北省石家庄市元氏县中医院结成骨伤专科联盟。

北京市中医病理质控中心、北京地区人工关节置换技术质量控制中心均依托在医院。

【医疗工作】全年出院23763人次，床位周转29次，床位使用率90.4%，平均住院日11.2天。卫技人员与开放床位之比为1.44∶1，执业医师与开放床位之比为0.51∶1，病房护士与开放床位之比为0.44∶1。住院手术18418例，其中三级手术占41.6%、四级手术占24.4%，日间手术849人次。开展临床路径的科室26个、病种112个，入径率69.92%，完成率96.58%。全年临床用血总量2611单位，其中自体输血433人次532单位。预约挂号占门诊总人次的97.2%。本地医保门诊928880人次、次均费用595元，异地医保门诊115536人次、次均费用380元。本地医保出院15802人次、次均费用20700.59元；异地医保出院5229人次、次均费用21817.11元。

医院药占比37.6%。门诊抗菌药物处方比例6.52%，急诊抗菌药物处方比例35.19%，住院患者抗菌药物使用率44.45%，抗菌药物使用强度为32.21DDD。

对口支援山西省五寨县中医院，河北省香河县中西医结合医院、香河市中医院、衡水市第四人民医院、衡水市中医院，内蒙古呼和浩特市蒙医中医院。

【科研工作】全年纵向课题获批立项175项，包括主持国家重点研发计划"中医药现代化研究"重点专项1项，重点子课题1项，国家自然科学基金项目6项（其中联合基金项目1项，专项项目1项，面上项目1项，青年项目3项），北京市自然科学基金项目2项，北京市卫生健康委项目9项，北京市中医药管理局项目7项，中华中医药学会项目3项，中国中医科学院项目32项，国家卫生健康委医院管理研究所项目2项，望京医院课题112项。共获资助经费9441.41万元，自筹经费和医院匹配经费2465.497万元。横向课题立项27项，经费264.19万元。年内结题25项，年底在研课题334项。获奖成果6项，其中获中华中医药学会科学技术一等奖1项、二等奖1项、科普图书奖1项，华夏医学科技二等奖1项，中国民族医药学会学术著作三等奖1项，中国中医科学院科学技术三等奖1项。获专利40项，获计算机软件著作权11项。

有国家临床重点专科4个（骨伤科、肾病科、脾胃病科、康复科），全国区域中医（专科）诊疗中心2个（骨伤科、康复科），国家中医药管理局国家中医重点专科10个（含培育项目）（骨伤科、风湿病科、肾病科、脾胃病科、呼吸科、肿瘤科、康复科、临床药学、重症医学、急诊），北京市中医重点专科5个（骨伤科、肛肠科、针灸科、妇科、护理）。有中药药理（骨伤）实验室、生物力学实验室、中医正骨技术北京市重点实验室、功能性胃肠病中医诊治北京市重点实验室、筋伤治疗手法重点研究室、脑肠同调治则治法重点研究室、全国中医运动医学中心。

【互联网诊疗服务】5月6日，获批"望京医院互联网医院"，9月正式运行，开通心内科、内分泌科、皮肤科、骨科、外科等15个科室，支持复诊抄方、远程预约线下检查等功能，年内总诊疗269人次。

【举办望京医院传承45周年系列纪念活动】5月13日，举办中国中医科学院望京医院（中国中医科学院骨伤科研究所）传承45周年纪念大会暨望京骨伤学术论坛启动仪式。国家中医药管理局医政司、中国中医科学院、北京市中医药管理局、北京市朝阳区卫生健康委领导，以及医院历任领导、新老职工代表200多人参会。会议系统回顾了医院传承发展历史，并邀请十余名院内外中西医骨伤科专家就学科传承与骨伤科领域前沿热点问题进行了交流探讨。

【第二届中韩医学论坛筹备工作】9月2日，举办第二届中韩医学论坛筹备研讨会，与韩国东国大学医学中心就教育、医疗、科研等领域的交流与合作进行了研讨。9月3日，在中国国际服务贸易交易会中医药健康产业国际智库论坛上，望京医院与韩国东国大学医学中心（医疗院）签署了双方第二期国际交流合作协议，拟定于2024年5月在韩国举办第二届中韩医学论坛。

【**朱立国教授当选中国工程院院士**】11月22日，中国工程院发布2023年院士增选名单，中国中医科学院望京医院朱立国教授当选为中国工程院院士。

【**中医康复中心建设**】12月13日，获批国家中医药管理局"中医康复中心建设单位"。完成康复中心整体搬迁，增加床位82张，扩大了康复中心规模。康复一科成为北京市朝阳区康复医学质量控制和改进中心挂靠单位。

【**完成发热门诊改扩建工程**】为保障冬季呼吸道感染性疾病救治，改建后的发热门诊大楼于12月通过验收投入使用。获北京市中医药管理局批复，成立"望京医院感染中心"。

【**全国中医运动医学中心建设**】年内，完成"运动医学科增项"。购置了云纹图像诊断仪、多关节等速肌力测试系统等运动医学专用检测评估设备、诊断设备、治疗设备，中心基础设施及人员建制基本完备。中心运行以来不断拓展诊疗服务体系，积极开展学科建设、中医运动康复评估体系建设。开设了中医运动医学中心筋伤专病、小儿脊柱侧弯专病等4个门诊；开展小儿脊柱侧弯中医药运动防控工作；中医运动医学学科获批国家中医药管理局高水平交叉类重点学科；启动《中医运动医学发展史》专著和《中西运动医学》教材的编撰；承担了北京中医药大学中医运动医学教学任务。

【**国家中医（骨伤）区域医疗中心建设**】年内，派出常驻专家41名，接受进修人员13批共81人。引进望京医院6个协定处方，开展新业务新技术61项、非药物治疗项目90余项。依托5大骨科中心成立5个亚专科诊疗中心；建立了区域医疗中心远程会诊中心服务疑难患者；开展5期中国接骨学（CO学派）微创与外固定适宜技术培训班；建立了豫西南地区第一个运动康复治疗门诊；平移望京医院中医护理技术13项，开展了中医护理高质量发展岗位荣誉工程，创仲景护理品牌；建立了清宫正骨流派南阳工作站与首都名中医赵勇工作室，持续推动区域医疗中心（望京医院南阳医院）同质化发展。

【**医院领导**】党委书记：李浩；院长：高景华；副院长：俞东青、赵勇（至5月）、曹炜、谢琪（11月任）；副书记：高景华；纪委书记：薛侗枚。总会计师：全洪松。

（撰稿：姜韫霞　审核：张兆杰）

中国中医科学院眼科医院

【**基本情况**】职工中编制内人员194人、合同制人员436人、派遣人员25人，其中正高级职称39人、副高级职称71人、中级职称249人、初级职称213人。执业医师175人，注册护士245人。护理人员中具有大专及以上学历者占100%、本科及以上占89.3%，有专科护士50人。重症医学床位3张。

全年医院总收入65531.33万元，其中医疗收入52153.86万元。

医院牵头北京市眼科专科医联体（有成员单位9家）、京津冀中医眼科医联体（有成员单位15家）、全国中医眼科医联体（有成员单位15家）。

3月8日，成立低视力康复门诊。6月7日，成立老年病科。

6月，医院三级中医医院等级评审复评为三级甲等中医专科医院。

11月，获批中华护理学会护理科普教育基地和北京市中西医结合专科护士培训基地；中医综合护理门诊获批为北京市中医药管理局第二批中医护理门诊建设单位。

【**医疗工作**】全年出院17089人次，床位周转48.5次，床位使用率103.5%，平均住院日7.2天。卫技人员与开放床位之比为1.55∶1，执业医师与开放床位之比为0.54∶1，病房护士与开放床位之比为0.69∶1。住院手术15483例，其中三级手术占65.99%、四级手术占9.62%，日间手术5931例。开展临床路径的科室7个、病种13个，入径率67.11%，完成率93.61%。预约挂号占门诊总人次的51.67%。本地医保门诊342391人次、次均费用588.17元，医保出院10878人次、次均费用9880.67元；异地医保出院4988人次、次均费用17085.05元。

医院药占比34.64%。门诊抗菌药物处方比例1.9%，急诊抗菌药物处方比例15.3%，住院患者抗菌药物使用率9.0%，抗菌药物使用强度为7.5DDD。

对口支援与扶贫协作单位共62家，其中：西藏自治区1家、山西省3家、福建省1家、河北省13家、内蒙古自治区3家、湖北省2家、青海省1家、新疆维吾尔自治区1家、江西省1家、宁夏回族自治区1家、北京服务中心及中医药健康驿站共30家、四川省5家。

【科研工作】全年纵向课题获批立项科研项目6项，其中科技部重点研发计划"中医药现代化"重点专项"揭榜挂帅"项目1项，北京市自然科学基金面上项目2项，北京市中医药管理局项目3项（含重大疑难疾病中西医协同攻关项目1项），共获资助经费3951.5万元，医院匹配经费9.5万元。横向课题立项4项，经费135.38万元。年内结题5项，年底在研课题85项。获奖成果7项，获专利、软著8项，医疗机构制剂1项。

年内，医院"中医眼科学"获批成为国家中医药管理局高水平中医药重点学科建设项目，获中华中医药学会-中国中医科学院"中医医院学科（专科）学术影响力"第一名，12月11日，"眼体同调同治重点研究室"新增为国家中医药管理局重点研究室建设项目，建设周期3年。

【开展"双改善双提升"行动】4月起，践行"用技术和服务造福民众，用关心和培养成就员工"的核心价值观，满足新发展阶段人民群众多层次多样化医疗健康服务需求，提升综合服务能力和水平，医院党委在全院范围开展"双改善双提升"行动，提出14个方面63项改善服务举措，党支部与处室、科室双联动，深入群众解难题、办实事。

【中标科技部重点研发计划项目】6月8日，亢泽峰主任医师牵头"儿童青少年近视中西医综合防控关键技术及示范研究"申报并中标科技部重点研发计划"中医药现代化"重点专项"揭榜挂帅"项目，总研究经费3800万元，是中医药行业首个科技部重点研发计划"揭榜挂帅"项目。

【"两个中心"建设凸显成效】推进全国中医药老年眼病防治中心与全国中医药儿童青少年近视防治中心建设，配齐专职人员，承担国家卫健委老年眼健康研究项目，推动实施50余项老年眼病课题研究并发表论文50余篇，发布4部指南，组织2项共识编写。"老年眼病的证治与构建"获中华中医药学会科技进步二等奖，举办老年眼病学术会。发布第5部中医药近视防控指南与第3部专家共识，形成我国首个中医药近视防控标准体系。将眼保健操、耳穴压丸技术列入国家卫健委防控儿童青少年近视核心知识十条。举办第四届"百望山"论坛，发布我国首部近视防控工具书《中国近视防控蓝皮书》，启动第二批"近视综合防控协作网"及第三期近视防控"十个一"工程。获中国民族医药学会科学技术奖一等奖1项，中药组方"明视方"获发明专利授权。

【医院领导】党委书记：高云，院长：温艳东，副书记：温艳东、姚魁武，副院长：亢泽峰、李静、谢立科，纪委书记：焦拥政（12月起）、闫飞雪（至12月）。

（撰稿：朱晓晓　审核：温艳东）

北京大学第一医院

【基本情况】职工中编制内人员3507人、合同制人员638人、派遣人员1165人，其中正高级职称295人、副高级职称427人、中级职称1606人、初级职称1634人。执业医师1440人，注册护士2399人。护理人员中具有大专及以上学历者占98.58%、本科及以上占56.31%，有专科护士469人。重症医学床位89张。

年底医院有乙类医用设备6台。全年医院总收入691450.04万元，其中医疗收入554544.64万元。

医院牵头西城区综合医联体，成员单位包括护国寺中医医院、北京市第二医院、北京市肛肠医院、什刹海社区卫生服务中心、西长安街社区卫生服务中心、德胜社区卫生服务中心、北京安定医院、复兴医院、广外医院、展览路医院；牵头大兴区综合医联体，成员单位包括高米店社区卫生服务中心。医院牵头儿科联盟（共4家）、男科联盟（共43家医疗机构）、肾脏内科医联体（共21家）、感染疾病科医联体（共13家）、妇科医联体（共5家）、急诊科医联体（共1家）、全科医学科医联体（共2家）、呼吸内科医联体

（共9家）、神经内科医联体（共3家）、内分泌内科医联体（共8家）、心血管内科医联体（共1家）、血液内科医联体（共1家）。

国家冠心病介入专业质控中心、国家门诊专业质量控制中心，以及WHO妇儿保健研究培训合作中心均依托在医院。

【医疗工作】全年出院111556人次，床位周转61.81次，床位使用率91.86%，平均住院日5.40天。卫技人员与开放床位之比为1.68：1，执业医师与开放床位之比为0.64：1，病房护士与开放床位之比为0.82：1。住院手术46491例，其中三级手术占35.12%、四级手术占30.80%，日间手术8815例。初产剖宫产率38.92%，无孕产妇死亡，新生儿死亡11人、围产儿死亡26人。开展临床路径的科室27个、病种634个，入径率90.45%，完成率99.16%。全年临床用血总量65758单位，其中自体输血4736人次1615单位。预约挂号占门诊总人次的100%。本地医保门诊1780028人次、次均费用647元，医保出院45545人次、次均费用19727元；异地医保出院44301人次、次均费用27338元。

医院药占比21.51%。门诊抗菌药物处方比例5.27%，急诊抗菌药物处方比例27.29%，住院患者抗菌药物使用率42.42%，抗菌药物使用强度为41.55DDD。

对口支援与扶贫协作的单位有13家：援疆、援藏医院2家（新疆维吾尔自治区第三人民医院、西藏自治区人民医院）；对口帮扶县级医院3家（安徽省临泉县人民医院、河南省兰考县中心医院、山西省永和县人民医院）；北京市城乡对口支援单位8家（密云区医院、密云区妇幼保健院、高岭镇社区卫生服务中心、不老屯镇社区卫生服务中心、太师屯镇社区卫生服务中心、北庄镇社区卫生服务中心，大兴区妇幼保健院，海淀区羊坊店医院）。此外，参与国家卫生健康委指派国家医疗队巡回山西省永和县人民医院项目1项。

【科研工作】医院在国家高水平医院临床研究和成果转化能力试点项目的支持下，完善临床研究和成果转化平台建设，提升技术能力，开展高水平研究项目。医院系统开展"有组织"的科研工作，全面完善科研平台支持体系建设，推进实验中心改革，成立伦理办公室、医院药物临床试验机构、临床研究成果转移转化中心、科学技术协会、数智医学创新研究中心，全面提升对科研工作的支撑。全年纵向课题获批立项科研项目197项，其中国家级88项、省市级46项，共获资助经费27478.07万元，医院匹配经费1314.41万元。横向课题立项131项，经费9622.15万元。年内结题171项，年底在研课题353项。获奖成果25项，其中北京市科学技术奖二等奖3项。获专利103项。临床试验立项167项，合同金额16418.85万元，总经费5.34亿元。

医院肝胆胰外科杨尹默，皮肤性病科刘伟、王明悦，泌尿外科姚林牵头国家重点研发计划，肿瘤转化研究中心张宁、胃肠外科王鹏远获批国家自然科学基金专项项目。皮肤性病科李航获得国家"万人计划"科技领军人才称号，儿科金红芳获得长江学者特聘教授称号，肾脏内科崔昭获批国家自然科学基金国家杰出青年科学基金，肿瘤转化研究中心薛瑞栋获批国家自然科学基金优秀青年科学基金，胃肠外科陈善稳、皮肤性病科王晓雯获批北京市科技新星。

医院拥有国家皮肤与免疫疾病临床医学研究中心、国家卫生健康委肾脏疾病重点实验室、教育部慢性肾脏病防治重点实验室、国家药品监督管理局化妆品质量控制与评价重点实验室、北京市皮肤分子生物学重点实验室、北京市泌尿生殖系疾病（男）分子诊治重点实验室、北京市神经系统小血管病探索重点实验室、北京市儿科遗传性疾病分子诊断与研究重点实验室、北京市妊娠合并糖尿病母胎医学研究重点实验室。

【刘国中看望慰问一线护理工作者】5·12国际护士节前夕，中共中央政治局委员、国务院副总理刘国中来到医院，看望慰问一线护理工作者，并向全国广大护理工作者致以节日问候。刘国中指出，习近平总书记非常关心关爱广大护理工作者，强调要把加强护士队伍建设作为卫生健康事业发展重要的基础工作来抓。一年来，医院提供优质护理服务，创新护理服务模式，现有注册护士总数2000余人，护理服务能力持续提高。

【国家区域医疗中心建设】7月，北京大学第一医院太原医院成功获批第五批国家区域医疗中心建设项目，并于9月1日正式揭牌，成为医院继宁夏妇女儿童医院后获批的第二个国家区域医疗中心建设项目。医院从优势学科入手，与太原医院重点共建泌尿与肾脏病中心、皮肤病中心、心血管病中心和妇产生殖中心，实现管理平移、技术平移、文化平移。

【大兴院区建设】12月18日，医院大兴院区正式启用。大兴院区作为大兴区唯一一家三甲综合医院，积极打造一流水准的现代化医院，与中心院区、密云医院南北呼应。大兴院区是一项重要的民生工程，契合党中央关于医疗卫生事业发展的规划要求，符合北京市新城发展战略构想，有利于促进首都医疗事业的均衡发展，有效地缓解城南百姓的就医困难。大兴院区正式启用后，医院妇产生殖医学中心和儿童医学中心同时成立，手术室、综合病房等相继启用。同时，医院在北京市城乡对口支援工作的基础上，持续推进与密云区政府签订的深度融合协议，统筹共建密云区医院。深化与中央广播电视总台的合作，合作建设总台复兴路办公区门诊部。

【北大医院党委获北京大学先进党委称号】年内，北大医院党委获北京大学先进党委称号。医院党委落实党委委员联系支部制度、支部书记月度例会制度、党支部参与科室重大事项决策制度；加速推进大兴院区建设开办工作、推动国家区域医疗中心建设工作、拓展密云医院、茅台医院等国内合作项目；不断推出改善医疗服务新举措，加强管理部门的服务理念和服务意识，深入开展医药领域腐败问题集中整治工作；在医院党委的高位推动下，后勤部门坚持新发展理念和系统观念，以提升服务质量和保障效能为目标，在节能减排、厉行节俭、反对浪费等方面出真招、见实效，在医疗事业等方面实现增量的同时，达到能耗显著降低。

【以精细化管理推动高质量发展】医院明确2023年为"精细化管理年"，提出"调结构、促增量"的发展思路，持续改善医疗服务、统筹学科发展建设，通过腾挪行政办公空间、扩容医疗服务布局、打造学科专业化建设、成立门诊治疗中心、统筹推动建成日间手术诊区、开通部分夜间门诊、开展疑难危重患者的MDT诊疗开放互联网诊疗、提升信息化建设等措施，做到空间调配、人才培养、流程优化、数据信息等资源全面改善。医院总诊疗人次、出院人次等代表性服务量指标增长均超过20%。

【搭建学科建设平台】医院结合国家卫生健康事业发展需求、医院发展战略定位与自身优势，积极推进专科化建设，获批中西医协同"旗舰"医院试点单位；放射治疗科、重症医学科获批2022年国家临床重点专科建设项目，皮肤性病科、神经外科、骨科获批2023年国家临床重点专科建设项目，至此国家临床重点专科建设项目已获批29次，覆盖25个学科。

【应对儿科呼吸道疾病就诊高峰】第四季度，儿童支原体肺炎等呼吸道疾病率发病持续攀升。为做好儿童呼吸道疾病的医疗诊治工作，应对儿科门、急诊人流量持续高峰的情况，医院各相关部门启动应急响应：紧急扩容救治空间，提升危重症救治能力；加大质量检查力度，确保诊疗安全规范；检验科、医学影像科等平台科室增加人力，想方设法提高各环节的工作效率，缩短检验检查等候时间和报告出具时间；药剂科加强儿童药品物资的储备，保障药品供应；职能部门迅速组建志愿导诊服务团队，协助儿科门急诊工作；后勤保障部门加强生活保障和安保巡检，随时处理应急情况。

【医院领导】党委书记：姜辉；院长：杨尹默；副书记：杨尹默、杨柳、张静；纪委书记：程苏华；副院长：杨莉、王鹏远、李航、李建平、张凯；总会计师：李敬伟。

（撰稿：刘墨荀　审核：杨尹默）

北京大学人民医院

【基本情况】职工中编制内人员2612人、合同制人员1121人、派遣人员1412人，其中正高级职称369人、副高级职称464人、中级职称1636人、初级职称1980人。执业医师1372人，注册护士2460人。护理人员中具有大专及以上学历者占98.54%、本科及以上占59.63%，有专科护士430人。重症医学床位109张。

年底医院有乙类医用设备6台。全年医院总收入750246.7万元，其中医疗收入635962万元。

医院牵头北京大学人民医院妇科肿瘤专科联盟，成员单位134家；北京大学人民医院盆底疾病专科联盟，成员单位174家；北京大学创伤救治医学中心医联体，成员单位150家。牵头的专科医联体涉及12个专科：妇科（成员单位14家）、医学影像科（成员单位7家）、眼科（成员单位7家）、骨科（成员单位12家）、感染性疾病科（成员单位7家）、肿瘤科（成员单位4家）、重症医学科（成员单位3家）、儿科（成员单位7家）、心内科（成员单位6家）、内分泌科（成员单位6家）、口腔科（成员单位4家）、肾内科（成员单位6家）。

依托在医院的国家级及市级质控中心有：国家血液内科专业质控中心、国家胸外科专业质控中心、北京市医院感染管理质量控制和改进中心。

【医疗工作】全年出院153580人次，床位周转57.7次，床位使用率95.9%，平均住院日6.1天。卫技人员与开放床位之比为1.72：1，执业医师与开放床位之比为0.48：1，病房护士与开放床位之比为0.62：1。住院手术64408例，其中三级手术占42.8%、四级手术35.3%，日间手术8654例。初产剖宫产率42.78%，无孕产妇死亡，新生儿死亡4人，围产儿死亡25人。开展临床路径的科室40个、病种536个，入径率66.9%，完成率50.7%。全年临床用血总量53325单位，其中自体输血3100人次5600单位。预约挂号占门诊总人次的98%。本地医保门诊2276845人次、次均费用496.75元，医保出院56451人次、次均费用23525.09元；异地医保出院85937人次、次均费用27340.32元。

医院药占比31.24%。门诊抗菌药物处方比例7.50%，急诊抗菌药物处方比例31.39%，住院患者抗菌药物使用率43.28%，抗菌药物使用强度为38.8DDD。

对口支援与扶贫协作的单位有：江西省于都县人民医院，河北省怀安县人民医院、阜平县人民医院，昌平区医院、沙河社区卫生服务中心、回龙观社区卫生服务中心、东小口社区卫生服务中心、昌平区社区医院巡诊（流村社区卫生服务中心、延寿社区卫生服务中心、十三陵社区卫生服务中心、兴寿社区卫生服务中心），房山区妇幼保健院。

【科研工作】全年纵向课题获批立项科研项目261项：国家级118项（其中国自然项目73项，科技部项目45项），省市级59项；共获资助经费23035万元，医院匹配经费1565万元。横向课题立项306项，经费28213万元。年内结题533项，年底在研课题1681项。获奖成果18项，其中国家级2项（全国创新争先奖2项），获专利191项。

医院有国家血液系统疾病临床医学研究中心、国家创伤医学中心、创伤救治与神经再生教育部重点实验室、移动数字医院系统教育部工程研究中心、中国医学科学院血液恶性疾病诊治关键技术创新单元、中国医学科学院早期非小细胞肺癌智能诊疗创新单元、丙型肝炎和肝病免疫治疗北京市重点实验室、造血干细胞移植治疗血液病研究北京市重点实验室、风湿病机制及免疫诊断北京市重点实验室、视网膜脉络膜疾病诊治研究北京市重点实验室、骨与软组织肿瘤研究北京市重点实验室、肝硬化肝癌基础研究北京市重点实验室、急性心肌梗死早期预警和干预北京市重点实验室、结直肠癌诊疗研究北京市重点实验室、女性盆底疾病研究北京市重点实验室、睡眠医学北京市国际科技合作基地、免疫性疾病体外诊断北京市国际科技

合作基地、非酒精性脂肪性肝病诊断北京市国际科技合作基地、北京糖尿病领域临床医学研究中心、创伤救治与神经再生北京实验室。

国家级重点专科有：妇科、骨科、心内科、血液内科、内分泌科、重症医学、泌尿外科、骨肿瘤科、肝病与感染科、胸外科、专科护理、检验科、呼吸与危重症医学科、普通外科、心脏大血管外科、老年科、康复医学科、眼科、皮肤科、急诊科、肿瘤科、感染病科、风湿免疫科、神经外科、神经内科。

教育部重点学科：内科学（血液病学专业）、内科学（心血管病专业）、内科学（肾病科专业）、内科学（风湿免疫科）、外科学（骨科学专业）、外科学（泌尿外科专业）、妇产科学、儿科学、眼科学、皮肤与性病学、病理科。

【分院区建设】11月20日，北京大学人民医院雄安院区建设工程项目开工。此项目是在京部委所属医院疏解的首批项目。雄安院区坐落于容东片区西北部B地块，用地面积114.6亩，总建筑面积28.32万平方米，规划床位数1000张。立足冀中、辐射全国的现代化、高水平国家级医疗中心进驻雄安新区。

【国家区域医疗中心建设】7月，国家发展改革委办公厅、国家卫生健康委办公厅、国家中医药管理局综合司印发《第五批国家区域医疗中心项目名单》。北京大学人民医院石家庄医院获批建设第五批国家区域医疗中心。至此，北京大学人民医院作为输出医院，充分发挥引领辐射带动作用，先后有两家合作共建医院获批建设国家区域医疗中心（2022年10月，北京大学人民医院青岛医院获批建设第四批国家区域医疗中心）。

【黄晓军教授当选中国工程院院士】年内，黄晓军教授当选中国工程院院士。至此，北京大学人民医院拥有中国工程院院士4名，从2019年至2023年连续三届新增中国工程院院士。

【国际光明行活动】北京大学人民医院眼科专家团于2023年远赴乌兹别克斯坦、吉尔吉斯斯坦开展国际光明行活动，为千余名中亚人民免费实施白内障手术。精彩案例在10月18日举行的第三届"一带一路"国际合作高峰论坛民心相通专题论坛现场展示，获得高度评价，并作为第三届"一带一路"国际合作高峰论坛务实合作成果正式发布。

【日间手术中心建成】年内，日间手术中心建成，即将投入使用。日间手术中心以更优化的流程、更高的效率、更佳的可及性，减轻患者医疗负担，提高患者满意度，符合国际医学发展和医院管理趋势。

【信息化建设】年内，完成了数字化转型一期项

目建设，升级了包括HIS、EMR、检验、微信服务号、互联网医院等40多个核心系统/子系统，实现了门诊无纸化、自助候诊查询、自助退号、线上检查预约等一系列便民惠民服务，有效提升了患者满意度。核心系统升级改造为持续助力医院高质量发展、建设智慧医院奠定了坚实的技术基础。

【医院空间优化】6月30日，北京大学人民医院人民公园正式开园，人民公园位于西直门院区东门北侧（南侧公园在建），改造工程历时40余天完成，将原有封闭区域改建为1500平方米、可容纳300余人休憩的公园区域，将各个空间极致利用，并提前竣工投入使用。人民公园的启用在方便患者的同时使院风院貌得到改善，搭建了医院文化展示新平台，打造了人

民医院的亮点名片，成为医院的地标之一，是医院推进文化品牌建设的又一大成果。3月，北京大学人民医院租赁中仪大厦。5月，更名为医院行政综合办公楼，并全面启用，在为员工提供办公、会议、餐饮等服务的同时，筹建健康管理中心，不断扩容医疗空间，不断突破空间瓶颈，努力为患者提供更优质的医疗服务。西直门院区空间资源进一步优化，改善医疗空间，提升患者就医体验。

【医院领导】党委书记：王建六，院长：王俊，副书记：陈红松、高杰、邵晓凤，副院长：王天兵、洪楠、杨帆、赵翔宇、邓连府（总会计师）。

（撰稿：张瑞琨　审核：王　俊　王建六）

北京大学第三医院

【基本情况】职工中编制内人员3524人、合同制人员834人、派遣2956人，其中正高级职称411人、副高级职称579人、中级职称1806人、初级职称2191人。执业医师2114人，注册护士2875人。护理人员中具有大专及以上学历者占98.20%、本科及以上占54.22%，有专科护士348人。重症医学床位161张。

医院有甲类医用设备1台、乙类医用设备6台。全年医院总收入967487.83万元，其中医疗收入865858.79万元。

医院牵头成立的北京市海淀区中东部医联体，连续两年获得北京市医疗联合体综合评价第一名。现有综合医联体的成员单位34家。医院11个专科科室承担北京市专科医联体工作，年内累计与48家合作医院签订专科医联体协议。

跨区域专科医联体合作规模比上年有所增加，11月，眼科、泌尿外科两个跨区域专科医联体成立。骨科跨区域专科医联体合作医院121家、超声肌骨跨区域专科医联体合作医院76家、消化科跨区域专科医联体合作医院110家、心血管跨区域专科医联体合作医院36家，联通全国各级各类医疗机构。

依托医院的各级质控中心共19个，其中国家级质控中心3个：国家产科专业医疗质量控制中心、国家康复医学专业医疗质量控制中心、国家辅助生殖技术质量管理专家组组长单位；北京市级质控中心7个：北京市人类辅助生殖技术质量控制和改进中心，北京

市职业健康检查、职业健康监护质量控制和改进中心，北京市药学质量控制和改进中心，北京市临床麻醉质量控制和改进中心，北京市康复医疗质量控制和改进中心，北京市互联网诊疗质量控制和改进中心主任委员单位，北京市放射治疗质控中心；海淀区质控中心9个：海淀区临床麻醉质量控制和改进中心、海淀区药学质量控制和改进中心、海淀区病案质量控制和改进中心、海淀区超声医学质量控制和改进中心、海淀区护理质量控制和改进中心、海淀区医学影像质量控制和改进中心、海淀区体检质量控制和改进中心、海淀区医联体质量控制和改进中心、海淀区疼痛医疗质量控制和改进中心。

医院连续5年在全国三级公立医院绩效考核中获A++评级。2022年中国医院科技量值（STEM）排名全国第六。中国医院五年总科技量值（ASTEM）排名全国第七。复旦大学医院管理研究所2022年中国医院排行榜中，医院综合排名、专科声誉排名均位居第十二名，其中运动医学、疼痛学、罕见病首次纳入复旦排名榜。

【医疗工作】全年出院17.56万人次，手术10.51万例。平均住院日4.44天，床位周转75.20次，床位使用率91.59%。卫技人员与开放床位之比为2.50∶1，执业医师与开放床位之比为0.89∶1，病房护士与开放床位之比为0.50∶1。住院手术中，三级手术占46.44%、四级手术占33.07%；日间手术22407例。初产剖宫产

率44.76%，新生儿死亡16人、围产儿死亡50人，无孕产妇死亡。开展临床路径科室41个、病种626个，入径率99.51%，完成率97.76%。全年临床用血总量23326.50单位，其中自体输血6476人次14146.50单位。门诊预约挂号率96.0%。本地医保门诊2522049人次、次均费用629元，医保出院59189人次、次均费用23703元；异地医保出院64669人次、次均费用27626元。

医院药占比25.04%。门诊抗菌药物处方比例5.01%，急诊抗菌药物处方比例12.41%，住院患者抗菌药物使用率46.35%，抗菌药物使用强度为37.41DDD。全年门诊量479.89万人次，急诊服务量45.70万人次，门急诊量首次突破500万人次。

对口支援与扶贫协作的单位有14家：西藏自治区人民医院、新疆医科大学第四附属医院、新疆维吾尔自治区第三人民医院、新疆石河子大学医学院第一附属医院、山西省大宁县人民医院、北京大学第三医院崇礼院区（原河北省张家口市崇礼区人民医院）、北京市延庆区妇幼保健院、延庆儒林社区卫生服务中心、延庆镇社区卫生服务中心、昌平区妇幼保健院、西城区展览路医院、延庆镇社区卫生服务中心、延庆区张山营镇社区卫生服务中心、延庆区旧县镇社区卫生服务中心。

【科研工作】全年纵向课题获批立项科研项目282项，其中科技部来源项目18项、国家自然科学基金91项、其他国家级课题2项、北京市科委来源课题7项、北京市自然科学基金44项。共获资助经费19476.28万元，医院匹配经费4941.86万元。横向课题立项398项，经费29461.93万元。年底在研课题2079项，年内结题615项。获奖成果21项，其中北京市科学技术奖一等奖1项、北京市科学技术奖二等奖4项、中华医学科技奖三等奖1项、中华医学科技奖卫生管理奖1项、华夏医学科技奖一等奖1项、华夏医学科技奖青年奖1项、其他社会力量办奖及高校奖12项。以第一作者或通讯作者发表英文论文930篇，其中影响因子大于20分论文12篇，在JCR Q1区收录论文326篇。

全年授权专利541项，其中发明专利155项。完成成果转化29项，涉及62项知识产权，非股权转让金额5452万元，首次尝试转让技术秘密。院企联合研发中心20个，课题立项116项。年内新成立5家联合研发中心，签约金额6900万元。

国家级重点学科10个、国家中西医结合临床重点学科1个、北京市级重点学科2个、国家级临床重点专科27个，其中年内新增康复医学科、急诊科、神经外科、内分泌科、生殖医学科和血液内科6个国家级临床重点专科建设项目。在2023年北京市卫健委组织的国家临床重点专科中期评估和北京市临床重点专科结题验收中，心血管内科、肿瘤放疗科、感染性疾病科和检验科均以优异成绩顺利通过。

国家及省级科研支撑平台15个，即国家级科研平台3个、省部级科研平台12个。年内新获批全国重点实验室2个：女性生育力促进全国重点实验室、血管稳态与重构全国重点实验室。国家临床医学研究中心1个：国家妇产疾病临床医学研究中心。教育部重点实验室1个：辅助生殖教育部重点实验室。国家卫健委重点实验室1个：心血管分子生物学与调节肽重点实验室。教育部工程研究中心2个：骨与关节教育部工程研究中心、运动创伤治疗技术与器械教育部工程研究中心。北京市重点实验室8个。

【危重型新冠患者救治】2023年初，北医三院全力救治危重症患者，扩容呼吸重症、亚重症病房到31个，扩增危重症、亚重症救治床位823张。1月2日，北京市委主要领导来院调研新冠医疗救治工作，给予高度肯定。2月3日，医院最后一个呼吸亚重症病房关闭。历时50天，累计收治新冠重症患者1630人，新冠阳性患者4113人，线上接诊1.7万人次。

【中西医协同"旗舰"医院建设】2月15日，医院入选国家中西医协同"旗舰"医院试点单位。中医科、生殖医学科、神经内科、运动医学科、骨科、皮肤科6个科室申报的5个项目获批北京市重大疑难疾病中西医协同攻关项目。10月，中医科、生殖医学科、运动医学科3个科室获批北京市级中西医协同"旗舰"科室建设单位。11月，设立1000万元中西医协同"旗舰"医院建设专项经费，建立院级中西医协同试点工作例会机制，组建20个中西医协同诊疗团队，加强特殊病种诊疗方案建设及队列研究。聚焦妇产、生殖、骨运康、肿瘤4个亚专科，建设中西医结合病房，搭建中西医结合科研创新平台，推动中西医协同学科品牌建设。

【科技成果转化】3月24日，科技成果转化办公室独立建制。依托学院路临床医学协同创新联盟、院企联合研发平台和概念验证中心三大平台，建设"跨学科研发-验证熟化-孵化加速-投资放大"为一体的技术服务平台，助力科技成果转移转化。各研发平台共立项101个，产出知识产权20余项，有效弥合医学研究与产业发展之间的资源缺失、信息不对称等问题。年内骨科研究团队研发的Visual Treatment Solution可视化智能辅助系统，获国家药监局批准上市。骨科研究团队研发的TCBridge系统，获国家药监局批准上市，TCBridge系统成为国内首款获得注册审批的金属

3D打印定制式长段骨缺损修复体系统，填补业界空白。年内，医院作为6家单位中唯一的医疗机构，获批北京市科委、中关村科技园管委会支持建设的首批产业开发研究院项目。

【学科建设系列调研】4月至7月，启动全院临床医技科室高质量发展专题调研。深入全院44个临床医技科室、4个分院区、组织48场调研座谈，500余人参与，客观审视各学科建设水平，梳理医疗服务、人才培养、医教协同、科技创新、精细管理五个方面的建设举措，形成18个项目、34个具体任务的"医院发展提升关键任务清单"，扎实推进学科建设。12月，先后启动临床医技科室科主任360度评价与述职工作，将学科发展建设作为科室主任述职与领导能力测评的重要内容，邀请30余名院内外专家、62位科室主任及全体临床医技科室职工参加述职评议，精准把脉学科发展趋势。

【持续改善患者就医体验】6月1日，国际医疗部正式运行，门诊、病房同步投入使用；8月8日，医院海淀中东部医联体获得北京市医疗联合体综合评价第一名；9月13日，晚间特需门诊开诊；9月28日，互联网医院云诊室共享诊区正式启用，支持线上固定时段线上诊疗；10月，获批"北京市国际医疗服务试点医院"；12月1日起，预约挂号周期延长至7天，方便患者就医；12月28日，医院热线服务中心启动。医院建立了门诊"一站式"服务中心，覆盖"诊前、诊中、诊后"全流程智慧化服务体系。

【课程建设与教师队伍培养】7月24日，以"医心师道——新医科高素质临床教师培养体系的探索与实践"课题，获国家级教学成果一等奖。妇产科学课程获第二批国家级一流本科课程。肌骨系统课程获2023年北京高校优质本科课程。妇产科学"北京高校虚拟教研室"入选北京高校虚拟教研室建设试点。8名教师在北京高校第十三届青年教师教学基本功比赛（医科类）中获一、二等奖。3名教师获北京教育系统"育人榜样（先锋）"称号。

【交叉联合专项基金】11月21日，医院设立高校交叉联合专项基金，制定《北京大学第三医院"交叉联合项目"及"交叉联合专项基金"管理办法》，探索性地与高校开展学科交叉合作，有组织地搭建学科交叉平台。与北京大学化学院、北京科技大学材料学院成立2个交叉联合项目，论证科研课题10项，资助金额500万元。12月23日至24日，先后与北京航空航天大学、北京科技大学、北京化工大学3所高校签署战略合作协议，聚焦新材料的医学应用、精准医疗、医疗器械研发。结合院临床重点项目、队列建设

项目、创新转化基金，医院初步形成基础、临床、转化、交叉全链条的院内资助体系。

【医疗技术创新与准入】年内，完成多个国内首例技术研发，包括脊柱椎板机器人自主识切技术、微创冠状动脉搭桥+经心尖主动脉瓣置换+经导管二尖瓣缘对缘成形联合手术、延迟阻断近端下腔静脉癌栓取出术治疗肾肿瘤伴静脉瘤栓、近红外二区荧光技术切除部分肾脏囊性肾肿瘤、新模式卵子库及数字化定制角膜塑形术和巩膜镜验配等。此外，巩固健全医疗技术临床应用准入制度，从科学安全、规范有效、经济伦理等方面，推动创新性技术的规范化应用，开拓性探索医疗技术分级准入、动态监管、全流程管理机制。

【数智赋能智慧医院建设】医院利用大数据和人工智能等技术，构建覆盖临床辅助、输血预警、传染病监测、病历内涵质控等全场景智慧医疗应用，动态分析患者病情变化，主动提醒医生与监管部门，形成"双推预警模式"，有效提高医疗质量安全与服务效率。医院台均用血量下降23.26%，病历文书自动归档率达95%以上。同时，创新应用区块链与5G技术，建立数链融合"可信、可控、可溯"的多院区协同信息化平台，已覆盖分院区、基层医疗机构、协同业务机构等各类机构114家。

【分院区管理】医院系统梳理直属分院区人、财、物及运营情况，制定了分院区全面垂直管理方案。完成机场院区、北方院区人员垂直管理，并落实人员归属和绩效分配等相关事宜；完成分院区31个病房名称的统一规范和病房床位的垂直归属；完成各分院区所有出诊科室名称统一规范并同步更新北医三院APP、服务号等线上预约平台；加强异构系统的院区间业务协同与数据共享，完成药品、医嘱、电子病历、检查、检验等10余类数据共享。各院区对标高质量发展试点医院建设要求，坚持同质特色化发展，不断提升医疗服务水平。

【以数据为中心的医疗绩效考核管理体系】医院加强医疗质量数据管理，对照三级公立医院绩效考核指标体系，推动专项改进，全面构建以数据为中心的医疗绩效考核指标体系，推进医院绩效考核各项指标数值稳步攀升。认真梳理单病种环节及结局质量指标、DRG入组情况及CMI值指标，深入分析现存问题，并提出改进意见，单病种工作获批国家卫健委医院管理研究所"2023年医疗质量循证管理持续改进研究项目"。

【重大活动医疗保障】完成两会医疗保障，第三届"一带一路"国际合作高峰论坛、第十四届全国冬季运动会等多项重大活动医疗保障任务。国家体育总

局授予我院"中国国家队合作医院"称号。

【庆祝建院65周年】12月,北医三院举行2023年度总结表彰暨庆祝建院65周年大会。2024年是新中国成立75周年,是实施"十四五"规划的关键一年。北京大学第三医院将坚持"以患者为中心"的服务理念,提升医疗服务水平,持续发力建设高水平临床专科,提高疑难危重疾病诊治能力,推广多学科诊疗,关注罕见病,探索中西医结合治疗。推动科技创新,加快成果转化,推进医疗服务模式创新,推进智慧医院建设,提高精细化管理水平,开创医院高质量发展的新篇章。

【医院领导】党委书记:金昌晓;院长:付卫(3月起);党委副书记:刘东明、李树强、付卫、杨莉(兼纪委书记);副院长:沈宁、宋纯理、李蓉(3月起)、唐熠达(3月起)。

（撰稿：赵　峰　刘晓静　审核：金昌晓）

北京大学口腔医学院
北京大学口腔医院

【基本情况】职工中编制内人员918人、合同制人员836人、派遣人员1061人,其中正高级职称168人、副高级职称278人、中级职称1213人、初级职称1156人。执业医师874人,注册护士1018人。护理人员中具有大专及以上学历者占92.5%、本科及以上占51.8%,有专科护士108人。

全年医院总收入255457.51万元,其中医疗收入215921.11万元。

医院牵头北京市口腔专科医联体（有成员单位51家）、海淀区口腔专科医联体（有成员单位41家）、北京大学口腔医院–保定市第二医院口腔专科医联体;国家口腔医学中心口腔修复专科联盟（有成员单位69家）、国家口腔医学中心牙周病专科联盟（有成员单位56家）、国家口腔医学中心口腔种植专科联盟（有成员单位42家）,其中国家口腔医学中心牙周病、口腔种植专科联盟为年内新组建。医院为北京市海淀区中西部医联体、国家口腔医学中心牙体牙髓专科联盟、国家口腔医学中心口腔颌面外科专科联盟的成员单位。

国家口腔医学专业医疗质量管理和控制中心、WHO预防牙医学科研与培训合作中心均依托在医院。

【医疗工作】全年出院8755人次,床位周转50.60次,床位使用率84.30%,平均住院日6.10天。卫技人员与开放床位之比为1.52∶1,执业医师与开放床位之比为0.47∶1,病房护士与开放床位之比为0.55∶1。住院手术7986例,其中三级手术占57.95%、四级手术占15.95%,日间手术205例。口腔颌面外科病房开展临床路径15个病种,入径率27%,完成率93.2%。全年临床用血总量242.50单位,无自体输血。预约挂号占门诊总人次的88.97%。本地医保门诊528908人次、次均费用660.18元,医保出院1694人次、次均费用17764.44元;异地医保出院4590人次、次均费用25542.61元。

医院药占比1.65%。门诊抗菌药物处方比例2.80%,急诊抗菌药物处方比例10.67%,住院患者抗菌药物使用率65.79%,抗菌药物使用强度为29.41DDD。

【科研工作】全年牵头国家重点研发计划项目2项,纵向课题获批立项科研课题99项,其中国家级项目35项（国家自然科学基金22项,承担课题13项）,省市级31项,共获资助经费7775.30万元,医院匹配经费1641.60万元。横向课题立项22项,经费256.70万元。年内结题74项,年底在研课题224项。获成果奖3项,其中2022年度高等学校科学研究优秀成果奖（科学技术）一等奖1项,第五届（2023年）妇幼健康科学技术奖自然科学奖一等奖,2023年中国医院协会医院科技创新奖1项。授权专利134项。2月22日,邓旭亮、张学慧团队的"电活性口腔种植修复膜"项目获"全国颠覆性技术创新大赛"最高奖;4月16日,邓旭亮研究团队合作科研成果"揭示通过氧离子注入增加纤连蛋白结构域吸引力提高钛表面的细胞黏附力机制"等31项成果入选《中国2022年度重要医学进展》名单;11月4日,第五届全国妇幼健康科学技术奖在北京召开颁奖大会;郑树国团队项目"应用于低龄儿童龋早期防治的唾液多组学标志物研究"获自然科学奖一等奖。

国家级重点学科有:口腔医学（一级学科）、口腔基础医学（二级学科）、口腔临床医学（二级学科）。国家临床重点专科建设项目包括口腔类别全部8项：牙体牙髓病科、牙周病科、口腔颌面外科、口腔修复科、儿童口腔科、口腔黏膜病科、口腔正畸科、口腔种植科。拥有国家口腔医学中心、口腔生物材料和数字诊疗装备国家工程研究中心、口腔疾病国家临床医学研究中心、国家国际口腔医学联合研究中心、北大医疗器械质量监督检验中心。省部级重点实验室及研究中心有：口腔数字医学北京市重点实验室、国家药品监督管理局口腔材料重点实验室、国家卫生健康委口腔数字医学重点实验室、口腔数字医学北京市国际科技合作基地。

【医学教育】医学院作为全国仅有的两个口腔医学（一级学科）国家重点学科之一，是口腔医学博士、硕士学位培养点。年内，招收口腔医学五年制本科生40人、八年制本博连读生44人、博士研究生71人、硕士研究生81人。全年毕业生总数（含本科生、八年制博士、研究生）共计193人。12月底，在校生总数1019人。

学院高度重视人才培养和思政教育，建立并完善博学博远思政教育体系，探索思政育人与实践育人协同发展新路径。优化课程思政设计，将课程思政元素有机融入培养方案、教学大纲和专业教材。充分运用信息化、数字化技术，推动先进虚拟仿真设备研发和教学方法创新，开发线上、线下虚拟仿真课程，建成全国口腔领域首个虚拟仿真智慧实验室。通过增加本科生早期接触科研时间，在二级学科阶段延长科研时间、加强集中开题和院内学位论文预审、事后再次送审，全链条加强八年制二级学科科研培养，提高培养质量。全年共制定和修订教学管理文件5个。

年内，北大口腔医院教师担任全国高等学校五年制本科第九轮规划教材纸质主编、数字资源主编14人次，副主编17人次。获高等教育（研究生）国家级教学成果二等奖1项，获批国家级本科线下一流课程1门。上线国家级在线课程平台本科生课程8门、研究生课程5门，进入医学研究生在线示范课程候选名单3门。

【深化落实以种植价格为调整重点的医疗改革】按照国家及北京市发布的口腔种植价格专项治理工作要求，统筹制定落实方案，自主研发"单颗常规种植牙全流程费用监控系统"，全院政策解读培训4次，累计275人次，4月20日正式落实执行改革各项政策，全流程监控、全方位控制影响，监测预警、月度分析医疗数据，调整绩效系数，达到专项改革预期目标。同时，积极参与政府各项调研工作，为后续政策制定献计献策。

【编制《口腔门（急）诊病案首页项目及填写规范》】5月，医院牵头编制的《口腔门（急）诊病案首页项目及填写规范》由中华口腔医学会正式发布。本规范是在住院病案首页的基础上，结合口腔门（急）诊的专业特点所形成，包括首页项目设置和填写要求两大部分，适用于开展口腔诊疗工作的各级各类医疗机构。规范口腔专业门（急）诊病案首页项目设置，促进首页规范填写，推动各级各类医疗机构和行业的科学化、精细化及信息化管理，提高医疗质量，保障医疗安全是本规范制定的主要目标。

【改善就医感受，提升患者体验】为解决广大患者看病就医的"急难愁盼"问题，改善患者就医感受和服务体验，医院根据国家和北京市相关文件要求，年内制定《北京大学口腔医院改善就医感受提升患者体验2023—2025行动方案》，在全院范围内开启3年期专题活动。按照方案要求，医院全面梳理医疗服务流程，从提升患者诊前体验、门诊体验、急诊急救体验、住院体验、诊后体验等方面提出了239项具体工作内容，主要包括：完善预约诊疗制度、继续加强复诊预约、缩短术前等待时间、优化门诊流程、优化就诊环境、提升院前医疗急救服务能力、完善住院医疗服务制度、加强诊后管理与随访、丰富优质护理服务内涵等。

【全国口腔领域首个虚拟仿真智慧实验室平台】8月，全国口腔领域首个虚拟仿真智慧实验室平台在北大口腔医院建成并投入使用。该项目包含多项由医院自主研发的口腔虚拟仿真教学设备、系统和资源，已建成可进行多个口腔专科虚拟仿真教学和训练的现代化智慧实验室，并获批中国医院协会智慧模拟虚拟实验室建设应用试点项目，其建设情况和虚拟仿真课程体系被《世界高等教育数字化发展报告（2023）》记载和报道。

【国家口腔医学中心建设】12月，北京大学口腔医院与北京市密云区人民政府签订战略合作框架协议，按照国际科创中心"十四五"发展规划，共同建设集医疗、教学、科研等多功能于一体的国家口腔医学中心，在全国范围发挥辐射力和影响力。积极推进国家口腔医学中心第二批专科联盟组建工作，组织召开牙周病专科联盟和口腔种植专科联盟成立签约会议，明确专科联盟章程、组织架构和工作规划，实现覆盖30个省（自治区、直辖市）80家成员单位建设。成功开展国家口腔医学中心（北京大学口腔医院）适宜技术推广项目评审立项工作，首批适宜技术推广项目共计资助8个项目，覆盖技术接收单位30家，内容涵盖生理性支抗、数字化美学修复、颌面部肿瘤精准治疗以及复杂根管感染控制等技术。

【医院领导】党委书记：周永胜；院长：邓旭亮（6月起）、郭传瑸（至6月）；副书记：江泳、彭歆、

郭传瑸（至6月）；副院长：蔡志刚、江泳、胡文杰（6月起）、李铁军（至6月）。

（撰稿：郝冰娜　审核：邓旭亮）

北京大学肿瘤医院

【基本情况】职工中编制内人员1199人、合同制人员1507人、派遣人员341人，其中正高级职称180人、副高级职称281人、中级职称568人、初级职称155人。执业医师724人，注册护士964人。护理人员中具有大专及以上学历者占99.69%、本科及以上占73.24%，有专科护士234人。重症医学床位10张。

年底医院有乙类医用设备10台。医院总收入446979.66万元，其中医疗收入382768.19万元，财政拨款25086.29万元。

医院牵头北京市肿瘤专科医联体（成员单位45家）、心理社会肿瘤学专科联盟（成员单位36家）、远程医疗协作网（成员单位98家）。医院是阜外医院心血管内科专科医联体成员单位。

医院为北京市核医学质量控制和改进中心主任委员单位。

【医疗工作】全年出院106529人次，床位周转131.49次，床位使用率95.80%，平均住院日2.64天。卫技人员与开放床位之比为2.54∶1，执业医师与开放床位之比为0.78∶1，病房护士与开放床位之比为0.64∶1。住院手术16706例，其中三级手术占46.61%、四级手术占38.18%，日间手术1849例。开展临床路径的科室23个、病种118个，入径率76.91%，完成率99.51%。全年临床用血总量4526单位，其中自体输血75人次329.5单位。预约挂号占门诊总人次的99.99%。本地医保门诊413057人次、次均费用876.27元，医保出院31289人次、次均费用14139.77元；异地医保出院70531人次、次均费用21037.43元。

医院药占比38.08%。门诊抗菌药物处方比例2%，住院患者抗菌药物使用率12.17%，抗菌药物使用强度为23.72DDD。

对口支援与扶贫协作的单位有：内蒙古自治区包头市肿瘤医院、宁夏回族自治区中卫市人民医院、辽宁省沈阳市第五人民医院、河北北方学院附属第一医院、山西省长治市人民医院。

【科研工作】全年申报院外各级各类课题562项，

获资助133项，科研项目经费7724.45万元。国家自然科学基金获资助27项，其中重大项目子课题1项，重大研究计划项目2项，联合基金1项，面上项目14项，青年基金9项；获得科技部重点研发计划项目1项，课题6项，子课题8项，国家外国专家项目1项；合计获国家级课题资助43项，科研经费3721万元。其他各类课题获资助90项，科研经费合计4003.45万元。年内结题120项（含院内院外），2023年在研课题537项（含院内院外）。以第一完成单位获得北京市科技进步奖二等奖1项，华夏医学科技奖三等奖1项。以第三完成单位获得中华医学科技奖一等奖1项。3人获得个人奖。获得国家专利授权83项，其中国际专利1项，发明专利26项，实用新型专利56项。

医院肿瘤学为国家重点学科（2002年）；国家临床重点专科有：肿瘤学、病理学（2013年）；北京市卫生重点学科有：乳腺癌（1998年）、胃癌（1999年）；介入医学是北京市卫生扶植学科（1999年）；实体瘤超声诊断是首都医学发展科研基金重点学科（2001年）；另有恶性肿瘤发病机制及转化研究教育部重点实验室、恶性肿瘤转化研究北京市重点实验室、"上消化道肿瘤"北京市国际科技合作基地，以及1个抗肿瘤新药及新技术研发北京市工程研究中心（2021年），1个放射性药物国家药监局重点实验室（2021年），1个国家原子能机构核技术（放射性药物研发与临床应用）研发中心（2021年），1个科技部转化医学与临床研究国际联合研究中心（参与）。

【国家区域医疗中心建设】1月，北京大学肿瘤医院与内蒙古自治区人民政府正式签署国家区域医疗中心合作共建协议。2月14日，北京大学肿瘤医院内蒙古医院揭牌，北京大学常务副校长、医学部主任乔杰及内蒙古自治区主要领导共同为医院揭牌。

【参加国际学术会议】2月，季加孚教授等参加在日本札幌举行的第95届日本胃癌协会年会，作主题为晚期胃癌和食管胃连接处肿瘤诊治的口头报告。3月，吴楠教授参加在丹麦哥本哈根举行的欧洲肺癌大

会，受邀作主题为肺癌寡转移的口头报告。6月，淋巴肿瘤内科主任朱军等参加在瑞士卢加诺举办的第17届国际恶性淋巴瘤大会，受邀作关于中国和欧洲淋巴瘤研究最新进展及CAR-T细胞治疗在中国真实世界患者中的疗效研究的专题报告。李子禹教授、张小田教授参加在日本横滨举行的第15届国际胃癌大会，分别作主题为腹腔镜近端胃切除术后抗反流消化道重建和胃癌精准治疗的口头报告。党委副书记薛冬等参加在中国香港举办的北京大学–香港大学中医和中西医结合高峰论坛，作关于肿瘤常见症状的中西医结合管理的口头报告。核医学科主任杨志参加在美国芝加哥举办的美国核医学年会，作关于全人体PET/CT促进放射性药物临床转化的大会报告。生物信息中心主任吴健民参加了在美国纽约举办的国际癌症基因组联盟肿瘤基因组学加速研究项目研讨会。10月，流行病学研究室和德国慕尼黑工业大学微生物与免疫研究所在德国慕尼黑举办中德上消化道肿瘤联合重点实验室学术年会。

【获批"消化系肿瘤整合防治"全国重点实验室副主任单位】医院获批"消化系肿瘤整合防治"全国重点实验室副主任单位。4月，获正式批复建设通知，空军军医大学与北京大学肿瘤医院成功组建"消化系肿瘤整合防治"全国重点实验室。医院成为"消化系肿瘤整合防治"全国重点实验室副主任单位，季加孚教授任实验室副主任。

【国际交流访问】7月，俄罗斯联邦萨哈（雅库特）共和国米哈伊尔·叶菲莫维奇·尼古拉耶夫共和国第一医院–国家医学中心院长Stanislav Zhirkov、雅库特肿瘤医院药物治疗部主任Feodosiia Ivanova等来院访问。中国–欧盟精准医疗项目代表国际精准医疗联盟主席Ejner Moltzen等一行13人来院访问，宋玉琴教授等参与了交流。俄罗斯联邦卫生部N. N. Blokhin国家癌症医学研究中心化疗科主任Valeriy Breder博士、肿瘤学与放射学中心放射肿瘤医师Marina Chernykh博士，国家医学研究放射中心P. Hertsen莫斯科肿瘤研究所纵隔肿瘤与重症肌无力中心主任和胸外科医师Vitaly Barmin博士、内科医师Mariya Sedova博士来院访问。

【2023健康中国行与对口帮扶工作】9月，医院党委书记朱军带领专家团赴江西于都开展"2023健康中国行"项目，为提升基层医院医疗技术水平、推动县级医院卫生事业发展贡献力量。10月，医院党委书记朱军率医疗队赴山西省长治市，开展太行革命老区对口帮扶活动。

【承办CACA发布暨精读巡讲（北京站）活动】9月23日至24日，我国首部《中国肿瘤整合诊治指南（CACA）》在北京开展最后一站精读巡讲，中国工程院院士、中国抗癌协会理事长樊代明与权威肿瘤专家聚集北京，举办2023年CACA技术指南发布。精读巡讲由中国抗癌协会、中国工程院主办，中国抗癌协会安宁疗护专业委员会、中国抗癌协会腔镜与机器人分会、北京大学肿瘤医院、北京抗癌协会承办。

【研究成果展示】10月，在西班牙举办的2023年欧洲肿瘤内科学会年会上，张小田教授展示了首个使用PD-L1单抗达成无进展生存期和总生存期双终点阳性的GEMSTONE-303多中心Ⅲ期临床研究的结果；消化肿瘤内科副主任医师齐长松首次公布一款靶向GUCY2C（GCC）的实体肿瘤CAR-T细胞治疗产品IM96用于治疗晚期转移性结直肠癌的I期临床研究数据；宋玉琴教授参加了在美国圣迭戈举办的第17届国际恶性淋巴瘤大会，并汇报戈利昔替尼（Golidocitinib）治疗复发/难治性外周T细胞淋巴瘤的国际多中心I期临床研究结果。

【肿瘤防治】全年完成癌症筛查高危问卷评估47032例，其中城市癌症筛查项目11644例、农村癌症筛查项目35388例。完成肺癌、乳腺癌、结直肠癌、肝癌、上消化道癌临床筛查12276例，项目总体早诊率80.81%。全年纳入40～74岁户籍居民主被动随访共计200961例，随访到确诊癌症患者9108例。

【医院APP更名】"北肿云病历"APP正式更名为"北大肿瘤医院"。为了更好地服务患者，"北肿云病历"APP系统于12月7日更名升级成"北大肿瘤医院"。

【医院领导】党委书记：朱军；院长：李子禹；副书记：李子禹、隗铁夫、许秀菊、薛冬；副院长：马少华、吴楠、宋玉琴、张小田、隗铁夫。

（撰稿：姚　勇　审核：李子禹）

北京大学第六医院

【基本情况】职工中编制内人员340人、派遣合同制人员236人（含社会规培医师），其中正高级职称41人、副高级职称46人、中级职称243人、初级及未定职称246人。执业医师172人，注册护士196人。护理人员中具有大专及以上学历者占99.5%、本科及以上占86.5%，有专科护士25人。

全年医院总收入72480.40万元，其中医疗收入52542.39万元。

医院牵头京津冀精神康复专科联盟、京津冀心理救援专科联盟，海淀区精神专科医联体，成员单位近百家。是北京市精神专科医联体核心单位，加入了海淀区中东部综合医联体。

医院是WHO北京精神卫生研究和培训协作中心、中国疾病预防控制中心的精神卫生中心、临床研究国家级质量评价和促进中心（精神健康和疾病领域），年内获批国家精神医学专业质控中心。

医院连续14年获评中国医院"精神医学综合排行榜""专科声誉排行榜"精神医学专科第一名；第八次获得中国医院科技量值精神病学学科年度第一名，并获五年总科技量值精神病学学科第一名。

【医疗工作】全年出院4929人次，床位周转14.1次，床位使用率107.74%，平均住院日26.98天。卫技人员与开放床位之比为0.99∶1，执业医师与开放床位之比为0.46∶1，病房护士与开放床位之比为0.36∶1。开展临床路径的科室8个、病种5个，入径率73.43%，完成率100%。门诊459998人次，其中普通门诊306889人次，专家门诊111137人次，特需门诊41972人次，预约挂号占门诊总人次的98.4%。全年本地医保门诊245106人次、次均费用612.93元，异地医保就诊9028人次、次均费用758.31元；本地医保出院1304人次、次均费用36822.24元，异地医保出院2556人次、次均费用40125.97元。

医院药占比35.02%。住院患者抗菌药物使用率0.65%，抗菌药物使用强度为0.1238DDD。

对口支援的单位有：山东省威海市立三院、烟台心理康复医院、日照精神卫生中心、青岛市精神卫生中心、淄博市精神卫生中心、辽宁省丹东市第三医院，湖北省武汉市精神卫生中心、山西省大同市第六

人民医院，河南省驻马店第二人民医院，浙江省台州市第二人民医院，宁夏宁安医院、固原精神康复院，江西省九江市第五人民医院，江苏省无锡市精神卫生中心，安徽省合肥市第四人民医院，福建省厦门市仙岳医院等。扶贫协作的单位有：贵州省第二人民医院、青海省第三人民医院、云南省普洱市第二人民医院、新疆乌鲁木齐市第四人民医院等。

【科研工作】全年纵向课题获批立项科研项目39项，国家级19项，其中国家重点研发计划政府间国际合作重点专项1项、国家重点研发计划课题1项、国家自然科学基金14项、中国博士后科学基金1项，作为合作单位参与国家级项目3项，省市级13项，校级7项，共获资助经费2590.84万元，医院投入经费115万元。横向课题立项48项，经费2667.52万元。年内结题77项，年底在研课题152项。获奖成果2项，授权专利9项。

医院拥有国家精神心理疾病临床医学研究中心、国家精神疾病医学中心的双中心，精神病与精神卫生学国家重点学科，拥有国家卫生健康委精神卫生学重点实验室、痴呆诊治转化医学研究北京市重点实验室，入选首批临床研究国家级质量评价和促进中心（精神健康和疾病领域）。

【精神卫生服务】作为国家精神卫生项目办公室，承担中央补助地方严重精神障碍管理治疗项目（"686"项目）、全国精神卫生综合管理工作、国家严重精神障碍信息系统管理工作，覆盖全国100%的区县。"686"项目2004—2023年共投入经费274.05亿元。

积极打造医院品牌活动，发挥专业旗舰领军作用。以精神专科医院管理与发展培训班为基础，大力拓展培训内容，先后推出精神专科医院管理能力提升、科研能力提升、心理服务能力提升和护理服务能力提升等系列品牌活动，吸引全国2000余名精神专科医院前来参加培训，全方位提升精神专科医院的服务能力，"精神专科医院管理与发展培训班"以其培训内容丰富前瞻、师资力量雄厚高端、培训效果显著等优势获北京大学继续教育精品项目。依托国家精神疾病医学中心网络单位、全国精神专科医院联盟、北京市精神专科医联体和海淀区精神专科医联体等平台，

开展对口支援、技术帮扶、人才培养、专题培训等活动，特别是重点帮扶中西部地区，如开展援助甘肃省、山西省、江西省、河南省、新疆维吾尔自治区精神卫生工作和社区精神卫生医疗质量促进培训班，覆盖了省、市、县、街乡各级精神卫生防治工作者、精神卫生医疗机构相关人员822人，有力提升了中西部地区的精神卫生服务能力，充分发挥专业旗舰的领军作用，展示了医院的影响力，推动了全国精神专科医院的发展。

【医院领导】党委书记：陈斌斌；院长：陆林；副书记：刘靖；副院长：岳伟华、司天梅、孙洪强、张霞。

（撰稿：白　杨　审核：陆　林）

北京大学首钢医院

【基本情况】医院在职职工中编制内人员865人、合同制人员1046人、派遣人员88人，其中正高级职称56人、副高级职称181人、中级职称720人、初级职称472人。执业医师486人，注册护士752人。护理人员中具有大专及以上学历者占98.94%、本科及以上占34.35%，有专科护士103人。重症医学床位38张。

年底医院有乙类医用设备2台。全年医院总收入205667万元，其中医疗收入205514万元。

医院牵头北京大学首钢医院医联体（成员单位24家）。医院为北京市专科医联体（北京大学第三医院眼科、北京大学人民医院重症医学科、北京大学第一医院肾内科、北京协和医院内分泌科、首都医科大学附属北京地坛医院感染性疾病科、北京大学人民医院儿科）、北京积水潭医院国家骨科医学中心保膝联盟的成员单位。

5月，北京大学首钢医院互联网医院获北京市互联网诊疗质控中心I级评价。

【医疗工作】全年出院38306人次，床位周转42.45次，床位使用率88.79%，平均住院日7.67天。卫技人员与开放床位之比为1.63∶1，执业医师与开放床位之比为0.54∶1，病房护士与开放床位之比为0.84∶1。住院手术10773例，其中三级手术占30.22%、四级手术占53.08%，日间手术781例。初产剖宫产率33.75%，无孕产妇、新生儿死亡，围产儿死亡1人。开展临床路径的科室25个、病种162个，入径率57.73%，完成率75.61%。全年临床用血总量11565单位，其中自体输血211人次391单位。预约挂号占门诊总人次的41.9%。本地医保门诊737427人次、次均费用567.98元，医保出院26006人次、次均费用22685.02元；异地医保出院8913人次、次均费用28166.34元。

医院药占比32.24%。门诊抗菌药物处方比例16.56%，急诊抗菌药物处方比例25.41%，住院患者抗菌药物使用率47.4%，抗菌药物使用强度为45.43DDD。

对口支援与扶贫协作的单位有：内蒙古莫旗人民医院、宁城县中心医院，青海省玉树州称多县人民医院。

【科研工作】全年纵向课题获批立项科研项目19项，其中国家级5项、省市级12项、区级2项，共获资助经费1728.3万元。横向课题立项6项，经费65.43万元。年内结题34项，年底在研课题40项。获专利5项。

2月，北京大学首钢医院胃肠外科及胃肠肿瘤MDT代表医院推送的《结直肠癌患者全流程专业化服务模式构建与应用》获评"2022公立医院高质量发展典型案例"。

【人才发展】3月，北京大学首钢医院风湿免疫科马豆豆医生获北京大学第二十二届青年教师教学基本功一等奖，并获得最佳现场演示奖，血管医学科王瑶瑶医生获二等奖，风湿免疫科宁武医生获优秀指导老师奖。4月，北京大学首钢医院顾晋教授当选美国结直肠外科医师协会（ASCRS）荣誉委员，成为中国大陆第3位ASCRS荣誉委员，也是2023年中国大陆唯一入选的临床医学专家。5月，北京大学首钢医院顾晋教授获评"北京市有突出贡献的科学、技术、管理人才"。

【抗洪应急医疗保障】7月29日，北京特大暴雨致部分地区洪涝，7月31日至8月1日，麻峪村居民转移至首钢服贸会场馆，北京大学首钢医院派出重点科室的10名医护人员及120急救车组驻安置点开展应急医疗保障。

【服贸会医疗保障】9月2日至6日，北京大学首钢医院派出4名高年资医务人员与1个急救车组驻守服贸会医疗站，参与2023年服贸会医疗保障工作。其间累计保障观众及工作人员44.58万人次，接诊患者46人次（工作人员37人次、观众9人次）。

【新门急诊大楼启用】10月15日上午，北京大学首钢医院新门急诊大楼开诊仪式在新楼报告厅举行。市卫生健康委主任刘俊彩，北京大学党委常委、常务副校长、北京大学医学部主任乔杰院士，石景山区委书记常卫，首钢集团党委副书记胡雄光，以及首钢基金公司、首颐医疗公司、参建单位和兄弟医院的领导和嘉宾出席了新大楼启用仪式。

【消化道肿瘤MDT大赛】12月，由中国临床肿瘤学会（CSCO）和广东省抗癌协会联合主办的主题为"突破肠规　直击要High"的消化道肿瘤MDT论坛在上海开启全国总决赛。来自全国7家顶级医院的精英代表会聚一堂，进行结直肠肿瘤热点问题Cross Talk＋经典病例MDT尖峰对决。北京大学首钢医院结直肠肿瘤MDT团队再次摘得全国总冠军。

【获"敬佑生命·荣耀医者"活动奖项】12月，由环球时报社、生命时报社、中国中医药科技发展中心、中国初级卫生保健基金会、中国初级卫生保健基金会公共卫生专业委员会联合主办的第七届"敬佑生命·荣耀医者"公益活动盛典在人民日报社举行，北京大学首钢医院结直肠肿瘤诊疗多学科诊疗中心获金牌团队奖，苹果园社区卫生服务中心陈颖获基层好医生奖。

【援青工作】年内，为积极落实中组部《"组团式"帮扶国家乡村振兴重点帮扶县人民医院工作方案》和石景山区卫健委《关于做好第五批第二期对口支援医疗专家选派的通知》要求，北京大学首钢医院派出骨科医生裴征到青海省玉树州称多县人民医院开展为期一年的帮扶工作。

【医院领导】党委书记：向平超；院长：顾晋；纪委书记：彭丹丹；副院长：关振鹏；副院长：郝岱峰（9月起）；副院长、财务总监：李军（9月起）；副院长：雷福明（至9月）、王宏宇（至9月）。

（撰稿：回　克　审核：顾　晋）

北京大学国际医院

【基本情况】职工中合同制人员1950人、派遣人员8人，其中正高级职称64人、副高级职称122人、中级职称623人、初级职称766人。执业医师513人，注册护士843人。护理人员中具有大专及以上学历者占100%、本科及以上占72%，有专科护士97人。重症医学床位76张。

年底医院有乙类医用设备3台。全年医院总收入214412.60万元，其中医疗收入211068.6万元。

医院牵头昌平区中部医联体（成员单位16家）、海淀区东北部医联体（成员单位7家）。医院是昌平区胃肠专科医联体的成员单位。

【医疗工作】全年出院43377人次，床位周转40.02次，床位使用率86.33%，平均住院日6.65天。卫技人员与开放床位之比为1.295∶1，执业医师与开放床位之比为0.48∶1，病房护士与开放床位之比为0.43∶1。住院手术27627例，其中三级手术占28.76%、四级手术占33.25%，日间手术2831例。初产剖宫产率20.84%，无孕产妇死亡，新生儿死亡1人、围产儿死亡3人。开展临床路径的科室30个、病种148个，入径率28.7%，完成率86%。全年临床用血总量31835.5单位，其中自体输血840人次31835.5单位。预约挂号占门诊总人次的100%。本地医保门诊697715人次、次均费用448.22元，医保出院38370人次、次均费用27486元；异地医保出院13941人次、次均费用36477元。

医院药占比21.07%。门诊抗菌药物处方比例5.36%，急诊抗菌药物处方比例27.49%，住院患者抗菌药物使用率40.41%，抗菌药物使用强度为44.24DDD。

对口支援与扶贫协作的单位有：马池口社区卫生服务中心、南邵社区卫生服务中心、十三陵社区卫生服务中心、延寿社区卫生服务中心。

【科研工作】全年纵向课题获批立项科研项目2项，其中国家级0项、省市级2项，共获资助经费40万元。横向课题立项11项，经费215.18万元。年内结题44项，年底在研课题127项。获专利11项。

年内，发表SCI收录论文90篇，平均影响因子5.4，达到建院以来最高值，论文整体质量显著提升。其中以第一作者单位发表的单篇论文最高影响因子27.9；2项纵向课题获批立项，6项纵向课题入围或正在公示中；11项横向课题获批立项；于峰、赵元立两位教授受聘昌平区首届科技副总。

【学科建设】1月2日，医院正式获得北京大学医学部批复，新增科学型硕士研究生导师3名，新增硕士培养点分别是内科学（肾病）、内科学（内分泌与代谢病）、外科学（骨外）方向。

【协作共建】5月30日，医院牵头召开第一期医教研联盟协作推进会，7家成员单位的20余位院长和专家共同探讨资源共享、学科互助机制，会后组建专家团队前往北大医疗淄博医院开展义诊活动。

【合作交流】6月13日，医院与新华网客户端举行战略合作签约仪式，9月26日与人民日报健康客户端达成年度全面合作，成为全国首家与新华网客户端、人民日报健康客户端达成深度战略合作的医院，也是医院品牌发展历程中的一个重要里程碑。10月，医院先后与日本自治医科大学附属医院、日本国立国际医疗研究中心续签合作协议，继续在临床、科研、国际医疗等方面广泛开展技术合作及学术交流。

【资质审批】6月15日，获得北京市医保造血干细胞移植定点医疗机构资质。8月21日，获得北京市医疗保障"互联网+"医保服务资质，方便医保患者线上就诊。10月29日，正式获批"北京市国际医疗服务试点机构"。

【志愿服务】10月，经北京市卫生健康委评选，北京大学国际医院"医路有我"志愿服务队入围"首都最佳志愿服务组织"推荐名单，"陪你度过温柔岁月"肿瘤患者及家属艺术疗愈工作坊获批成为"2023年北京市医务社工多元培育服务项目"。

【公益帮扶——举办首届雷波县医务人员能力提升培训班】承接中央纪委国家监委、中国平安-北大医疗雷波县医疗机构专业技术人员能力提升工作，对雷波县8名医务人员进行了为期1个月的"一人一策"式培训。从医学技术到服务理念，全方位促进雷波县基层卫生事业高质量发展，助力健康中国建设。

【建立医联体特色学科联盟】年内，医院在医联体区域医疗中心内开创特色学科联盟，根据不同成员单位发展需求，给予相应专业科室学科联盟点对点帮扶工作。与成员单位建立区域医疗中心学科联盟，成功开展胃肠专科联盟、骨关节联盟、静脉曲张联盟、儿科联盟、慢病联盟、中医联盟等特色学科联盟合作。相较于以往单一式内科下沉进行科普、宣教讲座等，医院开启特色专病模式，利用专业技术下沉，进行点对点带教指导，为成员单位开设专病门诊，同时指导成员单位申报"首都卫生发展科研专项"，为成员单位提升专业技术服务能力作出实质努力，落实分级诊疗政策。2023年医联体以"促进优质资源扩容，建立区域医疗中心学科联盟"作为医联体建设典型案例参加2023年中国医院管理奖医联体管理实践案例评选，获得全国优秀奖。

2023年公布2022年北京市62家综合医联体核心医院排名，医院获得北京市排名第十，昌平区排名第一，海淀区排名第三的成绩。医院的"促进优质资源扩容，建立区域医疗中心学科联盟"医联体管理案例，获中国医院管理第七届"全国优秀奖"。

【开展先心病救助项目】自2022年全面启动贫困先心病儿童公益救治项目至今，医院心外科专家组已4次前往贵州、青海、四川等地，为逾千名儿童进行免费筛查，近百名患儿得到救治。年内，医院先后为29名来自青海玉树、四川广安等贫困地区的患儿进行先心病公益手术，其中包括1例复杂先心病法洛四联症。

【获批"全国商业健康保险合作试点基地"】中国非公医疗协会组织开展了首批"全国商业健康保险合作试点基地"的医疗机构遴选工作。经过来自全国各界评审专家严格的考察评估，北京大学国际医院正式入选首批全国试点合作基地，2023年社会办医发展大会上，协会为医院颁证授牌，北京大学国际医院成为全国商业保险合作试点医疗机构。

【医院领导】院长：梁军；党委书记：梁军；行政院长：潘展明；副院长：俞红霞、冯岚、周亚静；首席财务官：杨力今。

（撰稿：王　迎　审核：李金斌）

北京中医药大学东直门医院

【基本情况】职工中编制内人员1343人、合同制人员1335人、派遣人员295人，其中正高级职称205人、副高级职称260人、中级职称943人、初级职称690人。执业医师1155人，注册护士1183人。护理人员中具有大专及以上学历者占97.65%、本科及以上占64.06%，有专科护士392人。重症医学床位43张。

年底医院有乙类医用设备1台。全年医院总收入343278.86万元，其中医疗收入305907.63万元。

东城院区牵头东直门医院区域综合医联体，有成员单位6家；东直门医院紧密医联体，有成员单位2家；市级专科医联体，有成员单位2家；京津冀医联体，有成员单位3家；医院专科联盟，有成员单位2家；基层中医药学科团队专科医联体，有成员单位6家。牵头全国中西医结合呼吸与肿瘤介入治疗联盟，有成员单位3家；全国中西医结合甲状腺专科医联体联盟，有成员单位27家；北京中医药大学专科专病联盟，有成员单位10家。为首都医科大学宣武医院建立专科医联体的成员单位。

通州院区牵头东直门医院中医医联体，有成员单位30家。

北京市中医管理局检验与输血质控中心、北京市中医系统影像质控中心、WHO中医适宜技术培训基地均依托在医院。

【医疗工作】全年出院48775人次，床位周转28.94次，床位使用率78.15%，平均住院日10.1天。卫技人员与开放床位之比为1.25∶1，执业医师与开放床位之比为0.7∶1，病房护士与开放床位之比为0.45∶1。住院手术14717例，其中三级手术占40.03%、四级手术占47.17%，日间手术659例。开展临床路径的科室24个、病种78个，入径率91.5%，完成率98.44%。全年临床用血总量6661单位，其中自体输血663人次1197.5单位。预约挂号占门诊总人次的81.99%。本地医保门诊2351618人次、次均费用633.05元，医保出院33847人次、次均费用21435.29元；异地医保出院12890人次、次均费用23957.67元。

医院药占比40.92%。门诊抗菌药物处方比例3.02%，急诊抗菌药物处方比例38.24%，住院患者抗菌药物使用率39.67%，抗菌药物使用强度为39.90DDD。

东城院区对口支援与扶贫协作的单位有：山西五寨县，通过中国人口福利基金会为山西省五寨县捐款200万元，购买、帮助销售贫困地区农产品128万元；云南双柏县，投入帮扶资金100万元；新疆医科大学第七附属医院，9月，党院办张勇医师延期对口帮扶工作1年半，继续在新疆医科大学第七附属医院挂职副院长；甘肃省定西市中医院，7月，普外科赵金超，儿科李燕、林美娇、樊燕萍、何冰，肾病内分泌科王连洁、李哲、王格、童楠等医师，将接续完成为期1年的驻点对口帮扶工作。

通州院区对口支援与扶贫协作的单位有：内蒙古自治区赤峰市翁牛特旗中蒙医院、通辽市奈曼旗蒙医院，湖北省十堰市武当山旅游经济特区医院（太和医院武当山院区），山西省长治市上党区中医院，新疆洛浦县人民医院。

【科研工作】全年纵向课题获批立项科研项目178项，其中国家级22项、省部级23项、区级11项、其他项目5项，共获资助经费11028.50万元。横向课题立项47项，经费2179万元。年内结题3项，年底在研课题36项。获奖成果9项，其中国家级6项（新增第三届全国创新争先奖1人、中华中医药学会中青年创新人才1人、优秀管理人才1人；中华中医药学会科学技术奖二等奖2项，中国中西医结合学会科学技术奖二等奖1项，世界中医药学会联合会中医药国际贡献奖−著作奖2项、中国发明协会发明创新一等奖1项）。获专利46项。

2022年中国医院科技量值（STEM）榜发布，北京中医药大学东直门医院位列全国第72名，全国中医医院第三名。在2018—2022五年总科技量值（ASTEM）榜中，东直门医院位列全国第77名，中医院类全国第三名。

东城院区有国家中医药传承创新中心、教育部中医内科学重点实验室、北京市中医内科学重点实验室、北京市中医药科技成果转化和知识产权保护试点建设单位。中医脑病学、中西医结合临床（心血管病学）、中医内分泌病学、中西医结合临床、中医肾病学、中医血液病学、中医药信息学等7个学科获批"国家中医药管理局高水平中医药重点学科建设项目"。

通州院区国家级重点专科有：脑病科、肺病科、心血管科，市级重点专科：脑病科、内分泌科、骨伤科、脾胃病科（中医消化特色诊疗中心）。

【完成三级甲等中医医院复审】3月17日，北京中医药大学东直门医院顺利完成三级甲等中医医院复审。专家组成员严格按照考核评审标准，实地走访考察医院的多个科室部门，通过听取汇报、查阅台账、人员访谈和个案追踪等形式，对医院党建、管理、医疗、临床重点专科、药剂、护理、检验与输血、影像、病理、院感和文化等工作进行了多层次、立体化、全方位的检查和评审。

【穆晓红获"全国巾帼建功标兵"称号】3月，北京中医药大学东直门医院骨伤科四区主任穆晓红在工作中积极进取，敬业奉献，在公益的道路上10余年如一日的坚守，成绩突出，获全国妇联授予的"全国巾帼建功标兵"称号。

【国外记者团中医药体验活动——走进东直门医院】4月14日和4月18日上午，医院在国际部举办了两场国外记者团中医药体验活动，来自非洲、亚太、中东欧、加勒比等地区51个国家的58名中国国际新闻交流中心记者到北京中医药大学东直门医院参加交流活动。

【国家区域医疗中心建设】9月28日，北京中医药大学东直门医院洛阳医院伊滨院区举行全面开诊仪式。东直门医院将进一步按照国家区域医疗中心建设有关要求，充分发挥医疗国家队的综合优势，在专业技术、科研学术、学科建设、人才培养等方面继续深化务实合作，把东直门医院洛阳医院建成高水平的临床诊疗中心、高层次的人才培养基地和高水准的科研创新与转化平台。

【建院65周年学术活动】10月14日，北京中医药大学东直门医院建院65周年学术活动暨北京通州大运河中医药论坛在通州区召开。国家中医药管理局副局长秦怀金、北京市卫生健康委党委书记钟东波、北京市中医药管理局副局长李德娟、北京中医药大学校长徐安龙、北京市通州区人民政府副区长董明慧、洛阳市人民政府副市长王国辉、北京中医药大学东直门医院院长王显出席开幕式并致辞。会议由东直门医院常务副院长商洪才主持。

【通过国家胸痛中心认证】11月25日，根据国家放射与治疗临床医学研究中心、苏州工业园区东方华夏心血管健康研究院发布的《关于胸痛中心第三十五次执行委员会通过首次认证单位公告》，经过中国胸痛中心执行委员会专家初审、复审、投票，东直门医院（通州院区）胸痛中心顺利通过标准版中国胸痛中心认证。

【国家级创新创业赛获两金一银】11月25日至26日，全国中医药高等院校创新创业教育论坛暨"药祖桐君杯"第三届全国中医药高等院校大学生创新创业大赛总决赛在浙江桐庐闭幕。东直门医院的"仙授理伤堂-中医康复的国际传播者"和"元漾科技——脑梗智能检测急救枕"项目斩获金牌，"扶我一把，让我站起来"项目获得银牌。

【医院领导】党委书记：赵百孝（至4月）；院长、副书记：王显；副院长：商洪才（常务）、吴焕林、杨晓晖、张耀圣、龚燕冰、高淑瑞、赵炳会（至3月）；纪委书记：柳红芳；总会计师：夏鲁婧。

（撰稿：赵　玲　审核：赵国凤）

北京中医药大学东方医院

【基本情况】职工中编制内人员632人、合同制人员1055人，其中正高级职称107人、副高级职称233人、中级职称590人、初级职称757人。执业医师715人，注册护士640人。护理人员中具有大专及以上学历者占99.5%、本科及以上占78%，有专科护士124人。重症医学床位41张。

全年医院总收入182557万元，其中医疗收入171893万元。

医院牵头北京市心血管专科医联体（成员单位3家）、北京中医药大学消化病联盟和肠病联盟（成员单位8家）、京津冀脑病专科联盟（成员单位10家）、北京市专科医联体核心医院—妇科（成员单位7家）；牵头北京中医药大学肛肠专科联盟（成员单位96家）、北京市专科医联体核心医院—儿科（成员单位10家）。

医院加入的医联体有：北京呼吸与危重症医学专科医联体、国家中西医结合医学中心中日友好医院中西医结合医联体、北京市肾病专科医联体（北大医院）、北京协和医院妇科内分泌和生殖中心-北京中医药大学东方医院生殖中心业务型医联体、北京友谊医院放射医联体、北医三院超声医联体、首都儿科研究所附属儿童医院儿科专科医疗联合体、北京大学第一医院感染科医联体、北京市康复专科医联体（博爱医院）、全国中医眼科医联体副理事长单位、河北省衡水市安平县中医医院医联体和河北省廊坊市香河县中医医院医联体。

医院加入的专科联盟有：全国心衰联盟、宣武医院神经内科联盟、首都医科大学附属北京天坛医院神经介入联盟、首都医科大学附属北京天坛医院神经系统疾病专科联盟、天津市中医内分泌专科联盟、全国眼科联盟、中华中医药学会协同创新共同体、北京中医药大学乳腺病专科联盟、全国便秘专科联盟、国家中医药管理局华北区域中医专科诊疗中心脾胃病专科联盟。

北京市中医病案质控中心、北京市中医管理局医学检验与输血质控中心、北京中医管理局中医技术质控中心依托在医院。

【医疗工作】全年出院21141人次，床位周转24.41次，床位使用率70.09%，平均住院日9.65天。卫技人员与开放床位之比为1.86：1，执业医师与开放床位之比为0.82：1，病房护士与开放床位之比为0.75：1。住院手术5312例，其中三级手术占62.4%、四级手术占9.55%，日间手术1203例。开展临床路径的科室20个、病种57个，入径率82.66%，完成率86.32%。全年临床用血总量9226单位，其中自体输血60人次176单位。预约挂号占门诊总人次的68.77%。本地医保门诊1272029人次、次均费用670元，医保出院14558人次、次均费用20746元；异地医保出院4033人次、次均费用21459元。

获批北京市"十四五"重点专科5项。新增新技术、新项目49项，医保纯新项目实现零突破，以此为基础增设专病门诊11个，专病门诊人次数同比增长35.66%，年内各类备案、单批、特需、新增项目服务7万余人次。完成三级医院等级评审复审工作及北京市医保飞行检查工作，荣获国家卫生健康委全国医疗服务价格和成本监测工作先进单位称号。获批国家中医药管理局中医康复中心建设单位。获批国家中医药管理局中医脑健康与认知障碍防治试点单位。经北京市中医管理局批准，建设"北京市中西医结合护理研究所"。

医院药占比50.39%。门诊抗菌药物处方比例6.3%，急诊抗菌药物处方比例34.1%，住院患者抗菌药物使用率41.1%，抗菌药物使用强度为49.81DDD。

对口支援与扶贫协作的单位有：西藏尼玛县藏医院，宁夏医科大学附属回医中医医院，内蒙古呼和浩特市蒙医中医医院、赤峰巴林右旗蒙医医院、北京中医药大学房山医院、房山区蒲洼乡社区卫生服务中心、房山区十渡镇社区卫生服务中心、房山区长沟镇社区卫生服务中心、丰台区右安门社区卫生服务中心、丰台区二七南社区卫生服务中心、丰台区青塔街道（原卢沟桥）社区卫生服务中心等。

【科研工作】全年纵向课题获批立项科研项目18项，其中国家级9项、省市级9项，共获资助经费422万元，医院匹配经费26万元。横向课题立项17项，经费348.8万元。年内结题10项，年底在研课题96项。获奖成果6项。获专利9项。

医院获批中医脑病学、中西医结合临床（消化病）两个国家中医药管理局重点学科建设项目；获批国家中医药传承创新中心培育项目，完成1.5亿元科研专项建设经费的预算编制，目前正在推进院内制剂研发、新药研发等项目；高水平能力建设项目资助新药研发12项，经费合计1040万元。

2月7日，北京中医药大学东方医院与山东汉方制药有限公司签订技术转让（技术秘密）合同，成功转让脾胃肝胆科李军祥主任"芪地通便方"，合同金额2500万元。

医院有国家中医传承创新中心（培育单位）、中医药科研实验室（三级，细胞分子生物技术）。

【教学工作】医院牵头完成华佗班培养方案制订及临床课教学任务，推进北中医-新加坡南洋理工双学位项目。专业型硕士研究生规培结业考试通过率100%，获北京市教育系统育人榜样-管理育人先锋、服务育人先锋2人。

【医院荣誉】1月18日，医院医疗安全管理办公室获2022年度"北京市卫生健康系统接诉即办工作突出贡献单位"；2月13日，获国家卫生健康委、中央政法委、最高人民法院、最高人民检察院等11部门联合颁发的"2020—2021年度全国平安医院建设表现突出集体"荣誉称号；2月18日，医院的《东方精神做引领，医防融合创新篇》获2022年公立医院高质量高发展典型优秀案例；4月，荣获2022年度北京市卫生健康宣传表现突出奖，医院运营的今日头条号"北京中医药大学东方医院"入选第三届全国中医药健康文化知识大赛优秀网络账号。

【国家区域医疗中心建设】年内，医院全面推动国家区域医疗中心建设工作。东方医院秦皇岛医院以脑病、肿瘤、呼吸、消化、外科、风湿病等重点专科为基础，建立医教研协同发展机制，品牌效应凸显。以技术突破、多学科交叉整合创新为抓手，首次引进国外最新上市、国内急需的药品和医疗器械，治疗复杂疾病，东方医院秦皇岛医院绩效排名提升79名，达历史最高水平。7月，医院获批国家区域医疗中心建设项目（枣庄市中医院），9月，举行签约揭牌仪式。医院派出医护人员赴枣庄开展门诊坐诊、手术指导等多样化交流指导工作，重点打造眼科、肿瘤、肾病专科，高质量推进国家区域医疗中心建设工作，东方医院枣庄医院综合诊疗能力大幅度提升。

【人才建设】扎实推进"人才强院"战略，4人入选中华中医药学会雏鹰计划中医临床青年人才项目；10人入选北京中医药大学"岐黄英才计划"；获批第二届"丰泽计划"人才专项奖1项；启动东方医院青年学者专家联盟工作。

【推动中医药海外传播】年内，医院外派海外中心工作人员共计4人。医院继续建设与发展北京中医药大学圣彼得堡中医中心，扩展诊疗项目1项。首次与圣彼得堡儿科医科大学合作编纂双语版《针灸学》等四部教材，预计2024年完成出版工作。通过中医药国际化，帮助"一带一路"沿线国家提升传统医学在整个国家中的地位，进一步扩大中医药的国际影响力。

【医院领导】党委书记：韩振蕴；党委副书记、院长：商洪才；党委副书记：白俊杰；党委副书记、纪委书记：郭蓉娟；副院长：赵海滨、王乐、吴疆、郭翔宇、马建岭；总会计师：程晓莉。

（撰稿：高　聪　审核：曹建春）

北京中医药大学第三附属医院

【基本情况】职工中编制内人员493人、合同制人员540人、派遣人员99人，其中正高级职称62人、副高级职称113人、中级职称193人、初级职称629人。执业医师427人，注册护士352人。护理人员中具有大专及以上学历者占99.4%、本科及以上占64%，有专科护士50人。重症医学床位6张。

年底医院有乙类医用设备1台。全年医院总收入122905.61万元，其中医疗收入112422.27万元。

医院牵头京津冀中医药协同发展专科联盟（骨伤专科联盟），成员单位2个。牵头北京市专科医联体（脑病科），成员单位1个，北京市专科医联体（骨科），成员单位1个。医院加入的医联体及专科联盟有：朝阳区紧密型城市医疗集团（原朝阳区东部医联体）。

【医疗工作】全年出院17510人次，床位周转34.54次，床位使用率88.29%，平均住院日9.34天。卫技人员与开放床位之比为1.76∶1，执业医师与开放床位之比为0.84∶1，病房护士与开放床位之比为0.49∶1。住院手术6536例，其中三级手术占35.94%、四级手术占21.34%，日间手术41例。开展临床路径的科室20个、病种43个，入径率23.48%，完成率95.91%。全年临床用血总量2091单位，其中自体输血113人次219单位。预约挂号占门诊总人次的78.82%。本地医保门诊749767人次、次均费用703元，医保出院9832人次、次均费用21423元；异地医保出院5856人次、次均费用23337元。

医院药占比47.5%。门诊抗菌药物处方比例4.94%，急诊抗菌药物处方比例44.71%，住院患者抗菌药物使用率40.25%，抗菌药物使用强度为37.49DDD。

对口支援与扶贫协作的单位有：内蒙古扎赉特旗蒙医综合医院、西藏申扎县藏医院、北京市密云区中医医院、怀柔区雁栖医院、怀柔区怀柔镇社区卫生服务中心、怀柔区渤海镇卫生院、昌平区北七家社区卫生服务中心。

【科研工作】全年纵向课题获批立项科研项目75项，其中国家级5项、省市级18项，共获资助经费766.36万元，医院匹配经费371.46万元。横向课题立项13项，经费343.29万元。年内结题21项，年底在研课题109项。获奖成果10项。获专利8项。

国家中医药管理局重点学科4个：中医全科学、中医骨科学、中医神志病学、中医乳腺病学；教育部工程研究中心1个：中医骨伤治疗与运动康复智能化教育部工程研究中心；北京市中医局交叉研究平台1个：北京中医药未来医学共性技术研发平台（心血管）示范基地。

【互联网医院通过审核】2月9日，医院通过互联网医院资质现场评审。专家组成员就互联网医院各模块进行现场核验，认定符合互联网医院设置的标准，同意北京中医药大学第三附属医院通过互联网医院审核并开通24个诊疗科室。

【三级中医医院等级评审】4月13日至14日，按照国家中医药管理局要求和北京市中医管理局工作部署安排，医院接受三级中医医院等级评审工作。评审专家组通过听取汇报、查阅资料、现场检查、访谈座谈等多种方式，对医院进行全方位的评审。经过评审，医院的医疗质量与安全、重点专科和临床科室建设等各方面工作得到了专家组的肯定，专家组同时对检查中发现的问题和存在的不足提出了整改建议。

【"中西医协同旗舰医院"建设】5月25日，密云院区召开"中西医协同旗舰医院"建设迁址新建项目研讨会。顺义区中医医院党委副书记王继东、房山区中医医院副院长杨景柳一行受邀莅临，密云院区院长刘子旺、密云院区副院长曹学珍、密云区卫生健康委基建专班、基建科工作人员出席调研论证。会上，结合密云院区新址设计初稿，参会专家对交通动线、出入口位置、建筑主街宽度、停车场面积、功能区摆放、医院外观设计等方面提出建议，对医院新址的功能布局设计进行了深入探讨，力求将医院建筑功能布局更加合理化、规范化，为患者就医及工作人员工作提供最大便利。

【医院国家中医应急医疗队开展应急演练】7月6日，医院国家中医应急医疗队在北京生存岛实践基地开展应急演练活动。院长王成祥、副院长白鹏、医务处副处长王丹、护理部副主任张大华以及医院临床科室主任参与本次演练。本次应急演练主要内容包括地震体验、缓降逃生、灭火演习及烟道逃生、枯井逃生、固定搬运、止血包扎、心肺复苏等。

【"全面健身日"大型义诊活动】8月8日，医院与国家奥林匹克体育中心联合开展"全面健身日"大型义诊活动。国家体育总局群体司、宣传司、奥体中心、运动医学研究所，北京体育大学以及中国关心下一代工作委员会，北京中医药大学第三附属医院相关领导出席本次活动。本次义诊活动参与人数多、涵盖各个年龄层，从大、中、小学生到机关企事业单位健身人群及附近街道社区居民，从高血压、高脂血症、糖尿病、失眠、颈椎病、腰腿痛等常见疾病到新冠后遗症、肺栓塞、静脉血栓、耵聍栓塞等疾病，累计服务百余人次。

【成立北京中医药未来医学共性技术研发平台（心血管）示范基地】9月28日，北京中医药未来医学共性技术研发平台（心血管）示范基地揭牌仪式在北京中医药大学第三附属医院举行。北京市中医药管理局局长屠志涛、北京中医药大学副校长刘铜华、北京市中医管理局科教处处长赵玉海、北京中医药大学科技处处长丁霞、北京中医药大学第三附属医院院长王成祥、纪委书记王国华、副院长闫英、党院办主任马琨、心血管科主任陈步星及相关部门领导出席。北京中医药未来医学共性技术研发平台（心血管）示范基地经北京市中医药管理局批准同意成立，旨在充分发挥各方在临床研究、科技创新、中西协同等方面的优势，以系统思维、开放融合为指导，推动"先中后西、中主西随、中西互补"的未来医学发展。

【医院领导】党委书记：林建平（至3月），院长：王成祥，副书记：王国华、闫英、徐佳，副院长：徐峰、刘子旺、闫英、白鹏、徐佳，总会计师：罗永发。

（撰稿：安濛苨　审核：牛　艳）

首都医科大学宣武医院
北京市老年病医疗研究中心
中国国际神经科学研究所

【基本情况】职工中编制内人员2309人（含北京市老年医疗研究中心81人）、合同制人员273人、派遣人员1368人，其中正高级职称325人、副高级职称412人、中级职称1054人、初级职称1652人。执业医师1025人，注册护士1514人。护理人员中具有大专及以上学历者占99.87%、本科及以上占78.93%，有专科护士401人。共有重症医学床位121张，除重症医学科外，神经内科、神经外科、功能神经外科、普通外科、呼吸科、心脏科、急诊科均设有重症监护床位。

年底医院有乙类医用设备18台。全年医院总收入554117.99万元，其中医疗收入425554.10万元。

医院牵头区域医联体，共有成员单位15家，宣武中医院、展览路医院于年内加入宣武医院区域医联体。宣武医院专科医联体牵头科室共计7个、合作单位共计66家，分别是神经内科专科医联体（合作单位36家）、影像放射科专科医联体（合作单位14家）、康复科专科医联体（合作单位7家）、口腔科专科医联体（合作单位5家）、重症医学科专科医联体（合作单位2家）、心内科专科医联体（合作单位1家）、妇科专科医联体（合作单位1家）。重症医学科专科医联体、康复医学科专科医联体分别新增合作单位1家和4家。医院儿科为北京友谊医院儿科专科医联体成员单位。

年内，医院连任国家脑损伤评价质控中心挂靠单位、北京市脑卒中质控中心主任委员单位，新获批北京市神经外科专业质控中心主任委员单位。国家脑损伤评价质控中心落实国家质控中心管理规定，成立专家委员会以及脑死亡评价质控工作组、颅脑损伤评价质控工作组，扩大质控工作范围，建立颅脑损伤评价。落实国家"织网行动"，新增6个省级质控中心、901家质控哨点医院。优化质控指标规范体系，修订脑死亡判定质控指标，制订颅脑损伤评价质控指标。

【医疗工作】全年出院87987人次，床位周转53.55次，床位使用率92.59%，平均住院日6.77天。卫技人员与开放床位之比为1.83：1，执业医师与开放床位之比为0.62：1，病房护士与开放床位之比为0.61：1。住院手术40763例，其中三级手术占49.57%、四级手术占39.25%，日间手术4131例。初产剖宫产率44.61%，孕产妇死亡0人、新生儿死亡0人、围产儿死亡8人。开展临床路径的科室24个、病种235个，入径率84.81%，完成率98.98%。全年临床用血总量11263单位，其中自体输血1523人次3182单位。预约挂号占门诊总人次的98.63%。本地医保门诊1697346人次、次均费用572.97元，医保出院45140人次、次均费用23484.89元；异地医保出院34788人次、次均费用41762.20元。

医院药占比19.48%。门诊抗菌药物处方比例6.00%，急诊抗菌药物处方比例25.83%，住院患者抗菌药物使用率36.11%，抗菌药物使用强度为38.14DDD。

医院与内蒙古宁城县中心医院，河北省容城县医院，山西省长治医学院附属和济医院，北京市门头沟区医院、门头沟妇幼保健院开展对口支援帮扶工作，着重提升受援单位神经系统疑难罕见病诊治能力、医务人员科研教学能力。

【科研工作】全年纵向课题获批立项科研项目168项，其中国家级47项（国家自然科学基金项目32项、科技部重大专项15项）、省市级121项，共获资助经费11361.55万元，医院匹配经费512.14万元。横向课题立项81项，经费3575.80万元。年内结题105项，年底在研课题379项。赵国光等人完成的《基于国产手术机器人的神经外科微创治疗体系及临床转化系列研究》获中华医学科学技术奖一等奖。新获授权专利180项，其中国内专利173项（发明专利63项，实用新型专利110项），国际发明授权7项。缺血适应相关技术等11项专利实现转化。

医院是国家神经疾病医学中心、国家老年疾病临床医学研究中心的承载地。拥有互联网医疗诊治技术国家工程实验室、神经变性病教育部重点实验室、脑血管病转化医学北京市重点实验室、脑功能疾病调控治疗北京市重点实验室、帕金森病研究北京市重点实验室、磁共振成像脑信息学北京市重点实验室、老年认知障碍北京市重点实验室、低氧适应转化医学北京市重点实验室等8个实验室。神经病学、神经外科学

为国家级重点学科。2023年，神经外科、急诊科获批国家临床重点专科建设项目，病理科获批北京市临床重点专科建设项目。中国国际神经科学研究所、北京功能神经外科研究所、北京市老年保健及疾病防治中心、北京市神经药物工程技术研究中心等多所研究机构坐落于院内。

【雄安宣武医院开诊】雄安宣武医院一期工程8月28日完成竣工验收，9月28日正式交付雄安新区，二期项目主体结构封顶。10月16日，医院正式开诊。年内共计开放23个临床科室门诊、6个医技科室和体检中心，累计门诊量8860人次，检验2914人次，各项诊疗工作平稳运行。建立雄安宣武医院领导班子，成立党委、纪委，派出5名同志担任院级领导、总会计师；成立党政综合办、人力资源处、医务部等12个职能部门，派驻管理团队及临床医技团队。全年完成395名雄安宣武医院职工的招聘、录用工作。建立雄安宣武医院管理制度体系，制定章程等365项规章制度。获批科技部雄安新区科技创新专项项目3项，合计科研经费共1000.00万元。

【国家医学中心建设】宣武医院房山院区暨国家医学中心项目建设，已纳入北京市政府投资项目储备库。完成编制床位申请1200张。加强国家医学中心内涵建设，发布《中国神经系统疾病报告2022》。构建中国认知障碍疾病防控的综合评价指标体系，客观反映国内31个省（直辖市、自治区）人群认知障碍疾病防控的综合能力。与清华大学神经调控国家工程研究中心共建"神经调控临床诊疗与研究中心"。推进科技创新2030-"脑科学与类脑研究"重大项目。构建神经疑难罕见病诊治新体系，形成"门诊-病房-实验室三位一体"的诊疗新模式，深入研究神经疑难罕见疾病的遗传特征，推动早期精准诊断和个体化治疗。开展首例使用iNSC-DAP（诱导神经干细胞分化的多巴胺能前体细胞）自体细胞移植治疗帕金森病的神经外科手术、全球首例植入式硬膜外电极脑机接口辅助治疗颈髓损伤引起的四肢瘫痪的手术。发布国家中心专科联盟管理办法，建立脑胶质瘤MDT联盟、DiRocco儿童神经外科联盟、神经介入创新与转化联盟等6个联盟。

国家老年疾病临床医学研究中心新增蒙东、赣东北2个分中心；新增"神经疑难及遗传代谢疾病诊疗联盟""中国多囊卵巢综合征与生殖衰老防控联盟"2个专科联盟，新增52家联盟成员单位；开展衰老机制研究，探索多物种多器官新型衰老生物标志物，构建中国女性复合衰老时钟，发表衰老生物标志物全景综述，揭示人体干细胞衰老的新机制。获批北京市卫生

健康委"失能失智老年人服务项目",在全市范围内开展老年人失能评估18.50万人次,为失能老年人开展健康服务5.20万人次,失能服务率96.70%。

【国家区域医疗中心建设】医院新获第五批国家区域医疗中心建设项目——宣武医院济南医院、宣武医院内蒙古医院。宣武医院济南医院依托单位为济南市中心医院,10月23日正式挂牌,建筑面积20.68万平方米,规划设置床位1065张,临床医疗楼主体结构封顶,科创教学楼基本完成内装。宣武医院内蒙古医院依托单位为赤峰市医院,建筑面积17.76万平方米,规划设置床位1000张,包括急诊急救业务用房、新建5G综合楼、改建病房楼等。

年内,宣武医院河北医院门诊量、入院量同比均增加,手术量增加13.58%,平均住院日下降0.75天;开展新技术13项。神经内科被评为国家临床重点专科建设单位,神经外科被评为国家临床重点专科项目创建单位,为河北省脑损伤哨点医院组长单位和唯一的委员单位。获批国家级课题4项,省部级课题4项,临床试验项目数达到12项。建立宣武医院河北医院运营指标体系,定期进行评价和管控。

【优化医疗服务】年内,改造医院信息系统,实现与114预约挂号平台直连,共享号池;实现检验检查报告和医疗影像上传至市级平台;完成医保移动支付扩面,实现医保挂号移动支付、医保门诊移动支付、医保电子凭证、医保银行卡管理等功能。上线支付宝、微信端"宣武医院"小程序,方便患者预约就诊。丰富"掌上宣武医院"APP、微信、支付宝小程序、自助机等功能,实现大型检查自助预约和改约,并可线上查询影像学检查结果。建立慢性病和常见病复诊患者线上、线下全流程一体化服务体系。全年医院互联网诊疗在线医生420余人,订单量38282单,电子处方22285张,药品配送10449单。

【运营管理】贯彻落实市委市政府"过紧日子"的预算管控工作部署,设置医院预算管理委员会,成立绩效与运营管理办公室,健全医院全面预算管理制度,协调医疗业务与经济运行的关系,确保资金运行的安全稳定。制订院科两级运营测算数据体系,完成12个科室"一科一策"专题分析,推动运营管理信息决策系统上线,进行月度、季度、年度运营情况的科室沟通与传达。持续开展经济管理年、财会监督和内部控制规范等专项活动,逐步建立内部控制、财会监督、内部审计、中介审计、纪检监察"五位联动"的监督体系。建立岗位职责、财务管理、运营管理、职工薪酬发放、财务授权审批管理等20多项核心制度规范,规范医院经济活动的运行。落实医疗服务价格调控政策,做好物价管理和服务工作。

【医院领导】党委书记:岳小林(至12月)、管仲军(12月起);院长:赵国光;纪委书记:唐毅;党委副书记:赵国光、孟亚丰;副院长:郝峻巍、卢洁、李嘉;工会主席:张维。

(撰稿:鲍月红 审核:赵国光)

首都医科大学附属北京友谊医院

【基本情况】医院在职职工中编制内人员3480人、派遣人员1645人,其中正高级职称357人、副高级职称471人、中级职称980人、初级职称3317人。执业医师1609人,注册护士2411人。护理人员中具有大专及以上学历者占98.6%、本科及以上占70%,有专科护士2210人。重症医学床位170张。

年底医院有乙类医用设备3台。全年医院总收入704389万元,其中医疗收入501363万元。

医院牵头的综合医联体有成员医院24家。专科医联体共涉及10个专业,包括儿科医联体成员医院8家、妇科医联体成员医院9家、心血管内科医联体成员医院7家、呼吸内科医联体成员医院5家、感染科医联体成员医院8家、重症医学科医联体成员医院6家、肿瘤科医联体成员医院7家、影像医学科医联体成员医院25家,肾内科医联体13家、口腔科医联体8家。此外,医院加入康复专科医联体3家。

北京市重症医学医疗质量控制和改进中心、北京市消化内镜医疗质量控制和改进中心、北京市减重与代谢外科质量控制和改进中心、北京市医学影像质量控制和改进中心以及北京市普通外科质量控制和改进中心均依托在医院。

【医疗工作】全年出院110291人次,床位周转49.51次,床位使用率91.07%,平均住院日6.71天。卫技人员与开放床位之比为2.06:1,注册执业医师与开放床位之比为0.71：1，病房护士与开放床位之比为0.68：1。住院手术42932例，其中三级手术占59.66%、四级手术占25.59%，日间手术5899例。初产剖宫产率46.50%，无孕产妇死亡，新生儿死亡4人、围产儿死亡12人。开展临床路径的科室36个、病种470个，入径率70.9%，完成率99.6%。全年用红细胞19556单位、血浆21013单位、血小板4610单位，自体输血776人次1999单位。预约挂号占门诊总人次的98.7%。本地医保门诊3100394人次、次均费用454元，医保出院87978人次、次均费用18914元；异地医保出院29200人次、次均费用26206元。

医院药占比25%。门诊抗菌药物处方比例6%，急诊抗菌药物处方比例24.82%，住院患者抗菌药物使用率34.96%，抗菌药物使用强度为40.2DDD。

对口支援与扶贫协作的单位有：拉萨市人民医院、青海玉树州人民医院、新疆和田县人民医院。

【科研工作】全年纵向课题获批立项科研项目200项，其中国家级52项、省市级28项，共获资助经费9073.4万元，医院匹配经费1784.77万元。横向课题立项22项，经费420.38万元。年内结题30项，年底在研课题90项。获北京市科学技术奖二等奖2项。获专利101项。

坚持科技兴院，在2022年度中国医院/中国医学院校科技量值（STEM）排名中位于全国第38名，共有26个学科进入全国排名前100名，15个学科进入前50名。五年综合排名（ASTEM）医院位于全国第41名，比上年提升7名。实施人才兴院战略，全力促进各类人才成长。1人当选为中国工程院院士，1人当选为北京学者，1人当选万人计划领军人才和北京市战略科技人才，1人入选北京市有突出贡献人才，2人入选市医管中心登峰人才计划。

医院为消化健康全国重点实验室、国家消化系统疾病临床医学研究中心的依托单位以及中西医协同"旗舰"医院试点单位，获评"全国教科文卫体系统示范性劳模和职工创新工作室"一个。消化内科、临床护理、地方病（热带医学）、普通外科、重症医学科、检验科、病理科、老年医学、感染性疾病科、急诊医学科等临床医学专业获批国家临床重点专科项目。医院拥有北京市重点实验室4个：消化疾病癌前病变实验室、热带病防治研究实验室、肝硬化转化医学实验室、移植耐受与器官保护实验室；研究所5个：北京临床医学研究所、北京热带医学研究所、北京市中西医结合研究所、北京市临床药学研究所和北京市卫生健康委泌尿外科研究所。

【落实非首都功能疏解】作为落实非首都功能疏解任务的重要实践，医院逐步形成"三区一部"新发展格局。通州院区开诊5年来，坚持"同质化"管理，服务副中心，辐射京津冀。医院突出综合优势和急危重症救治，医疗服务总量逐年递增，门急诊总量超过458.9万人次，出院患者12.9万人次，完成手术量4.5万余例，其中外埠户籍患者比例达42%，显著提升了通州区及周边地区的医疗服务水平。通州院区二期于12月22日全面开诊，为附近百姓及副中心行政办公人员提供优质医疗保障。

【优化医疗资源布局】医院获得"国家区域医疗中心建设"输出医院资格，与内蒙古自治区政府及内蒙古自治区人民医院共同筹建国家区域医疗中心建设项目，促进优质医疗资源扩容下沉。开展京津冀技术合作，定期派员前往三河燕郊福合第一医院开展技术帮扶。继续深化"区办市管"模式，选派专家前往北京友谊医院平谷医院开展查房、会诊、疑难病例讨论、手术示范等业务帮扶工作。

【完善急诊诊疗体系】9月12日，北京友谊医院西城院区急诊外科病房开诊运行，开放床位24张，以收治急腹症患者为主，多发伤、复合伤患者的综合救治为辅，与急诊外科诊区形成一体化管理，充分依托医院在消化系统疾病诊治方面的临床优势和综合实力，联合急诊内科进行术前多学科综合评估，形成完整的诊疗体系，畅通急腹症绿色通道。

【深化门诊综合治理】优化多渠道预约挂号方式，建立门诊就诊线上线下6种预约挂号渠道，实现放号时间和放号周期"两个一致"；规范门诊号源管理、增加特色门诊号源投放，积极应对儿科门急诊高峰，确保患儿救治及时；整合多窗口功能，开通门诊通柜服务，缩短患者等候时间；在全市率先上线"电子伴诊"服务，为患者就诊全流程提供引导，提升就诊效率和体验感；实现北京医保患者手机端在线医保实时结算；组建多院区MDT门诊，联合多科室为复杂病情的患者提供一站式门诊诊疗服务，高效解决患者的多种疾病困扰；有序推进电子票据上线，通过短信链接等多渠道提供电子票据下载，方便患者打印发票报销，门急诊纯电子票据使用率达到70.23%。

【持续提升互联网诊疗能力】不断优化挂号、缴费流程，完善互联网诊疗等线上便民系统；成立线上线下互联网诊疗客服中心，实现五城区的医保患者送药到家；根据科室特色，个性化推进互联网视频及图文门诊。年内，互联网接诊量达3万余人次，比上年增长217.91%。医院互联网诊疗评级为IB级。

【医疗保障重点任务】圆满完成全国两会、北京市两会、"一带一路"国际合作高峰论坛活动、中关村论坛等重大会议与活动保障任务以及牵头筹建忠诚定点医院、支援门头沟医疗队汛期救治工作等政府委派任务。

【全国首个数据合规出境案例】北京市互联网信息办公室通报数据出境安全评估申报受理工作取得重要突破。医院普外分中心和阿姆斯特丹大学医学中心普通外科作为全球牵头中心发起的国际多中心临床研究项目成为全国首个数据合规出境案例，标志着国家数据出境安全评估制度在北京率先落地，为强化医疗健康数据出境安全管理、促进国际医疗研究合作提供了实践指引。

【深化临床药学服务】临床药师会诊实现由"药"向"人"的服务转向，开展以患者为中心的药物临床试验。医院药物临床试验机构成为北京市首批参与DCT试点工作的9家单位之一，获北京市科委"北京国际临床研发平台CRO平台"三等奖，补贴经费100万元；新承接药物临床试验项目134项、医疗器械临床试验20项，在全国GCP机构药物临床试验量值排行榜（CCHRPP）中排第58名，为北京地区第七名、市属医院第一名。其中研究型病房承接项目19项，合同金额达3600余万元，首次开展银屑病的早期临床评价及脑梗死治疗药物的I期评价工作，均为人体试验。完善北京市临床药学研究所学科平台建设，加强集采药品管理，平稳推动国家集采药品实施。

【儿童肝移植技术创新与推广】医院肝移植中心朱志军教授团队申报"儿童肝脏移植的技术创新与推广应用"项目获北京市科学技术进步奖二等奖。项目率先在国内规模开展儿童遗传代谢性肝病肝移植临床研究，扭转儿童代谢性肝病难以治疗和依赖天价药物的困境；国际首创多米诺交叉辅助肝移植新术式，被誉为"重塑规则的术式"；国内率先规模开展劈离式肝移植、活体肝移植和血型不相容肝移植研究，技术创新扩大器官利用、微创技术减少供者损伤，有效缓解供肝短缺；国际率先完成多种遗传代谢性肝病肝作为多米诺供肝的应用，率先开展多种腹腔镜微创活体供肝获取技术。

【成立王振常院士精准与智慧影像实验室】12月，"王振常院士精准与智慧影像实验室"正式成立。实验室依托医学影像中心建设，着力解决数据获取、感知与解析等医学影像全链路的瓶颈问题，基于影像多模式探测技术、多维度感知方法、多要素信息关联理论，深度挖掘"影像和健康"大科学问题，实现医学信息感知与解析的精准化与智慧化，助力我国影像信息感知与解析技术及高端精密仪器研究的高质量发展。

【医院领导】党委书记：辛有清；院长：张澍田；副书记：张澍田、农定国；纪委书记：李艳红；副院长：李昕、王振常、吴静、张忠涛、邓明卓、尤红、李鹏；总会计师：黄龙梅。

（撰稿：沈　颖　审核：张澍田）

首都医科大学附属北京朝阳医院

【基本情况】医院在职职工中编制内人员3400人、派遣人员1663人，其中正高级职称347人、副高级职称540人、中级职称1631人、初级职称2259人。执业医师1695人，注册护士2164人。护理人员中具有大专及以上学历者占94.5%、本科及以上占66.2%，有专科护士289人。重症医学床位147张。

年底医院有乙类医用设备3台。全年医院总收入589342.99万元，其中医疗收入468240.64万元（总收入中，财政拨款95221.63万元、事业收入477060.08万元、其他收入17061.28万元）。

医院牵头的医联体有：朝阳区中部紧密型城市医联体集团，成员单位14家；朝阳医院超声医学专科医联体，成员单位13家；朝阳医院消化内科专科医联体，成员单位12家；朝阳医院生殖健康专科医联体，成员单位5家；北京市口腔科专科医联体，成员单位19家；北京市肾内科专科医联体，成员单位4家；北京市重症医学科专科医联体，有成员单位4家。医院加入的医联体及专科联盟有：首都儿科研究所附属儿童医院紧密型儿科医联体。

北京市医学检验质量控制和改进中心、北京市职业病诊断质量控制和改进中心、北京市门诊医疗质量控制和改进中心、北京市呼吸内科质量控制和改进中心均依托在医院。

【医疗工作】全年出院103654人次，床位周转47.92次，床位使用率89.28%，平均住院日6.30天。卫技人员与开放床位之比为2.02：1，执业医师与开放床位之比为0.74∶1，病房护士与开放床位之比为0.4∶1。住院手术47283例，其中三级手术占44.40%、四级手术占29.29%，日间手术14565例。初产剖宫产率44.51%，无孕产妇、新生儿死亡，围产儿死亡2人。开展临床路径的科室31个、病种341个，入径率79.89%，完成率92.20%。全年临床用血总量28561.5单位，其中自体输血569人次2316单位。预约挂号占门诊总人次的98.09%。本地医保门诊2893738人次、次均费用486.92元，医保出院65902人次、次均费用18223.66元；异地医保出院28497人次、次均费用25095.2元。

医院药占比28.04%。门诊抗菌药物处方比例8.83%，急诊抗菌药物处方比例33.18%，住院患者抗菌药物使用率34.85%，抗菌药物使用强度为39.80DDD。

对口支援与扶贫协作的单位有：内蒙古自治区第四医院、苏尼特右旗人民医院、莫力达瓦达斡尔族自治旗人民医院、山西省长治医学院附属和平医院、江西省瑞金市人民医院、河北张家口市第一医院。"组团式"援藏支援拉萨市人民医院，援疆支援和田地区传染病专科医院、和田地区人民医院。

【科研工作】全年纵向课题获批立项科研项目110项，其中国家级28项（国家自然科学基金26项，科技部重点研发计划2项）、省市级27项、局级55项，共获资助经费6451万元，医院匹配经费358万元。横向课题立项17项，经费250万元。年内结题96项，年底在研课题323项。获奖成果10项，其中北京市科学技术一等奖1项，麒麟科学技术奖-科技创新奖1项。获发明专利35项、实用新型专利171项。

心脏大血管外科获批"国家级临床重点专科建设项目"，消化内科获批"北京市临床重点专科建设项目"。截至年底，医院共拥有1个教育部国家重点学科，9个国家卫生健康委临床重点专科，11个北京市临床重点专科项目，1个朝阳区临床重点专科项目。成立北京朝阳医院-生化工程国家重点实验室药物递送及创新治疗联合研究中心。医院有市级重点实验室3个：北京市呼吸和肺循环疾病重点实验室、高血压病研究北京市重点实验室、心肺脑复苏北京市重点实验室；北京市工程中心1个：北京市呼吸与危重症诊治工程技术研究中心。

【朝阳医院常营院区开诊】5月29日，北京朝阳医院常营院区开诊。开诊当天开放门诊科室35个，专业病区4个，病床121张。开诊当天举办"融智慧、举创新、朝未来迈向高质量发展新征程"院士高端论坛，并举办大型义诊。截至2023年底，常营院区共开放41个门诊科室、17个病区、开放床位627张，日均门急诊量约4000人次，日开放手术术间最高达到16间，床位使用率最高达到93%，日手术量最高达到65台。常营院区的开诊为推进优质医疗资源扩容，打造区域均衡布局，深化一院三区总体布局、管理模式、组织架构等方面提供了全新模式与实践探索。

【优化就诊流程】年内，成立门诊综合服务中心，形成整合门诊咨询、患者服务、检查预约、医保咨询等功能的门诊患者综合服务平台。优化住院流程，实现出、入院费用缴费和结算自助办理。以接诉即办为抓手提升医疗服务质量，梳理分析群众反映的高频难点问题，完善工作流程，做到未诉先办。对主动治理任务实施清单式管理、项目化推进、闭环式追踪。在常营院区试点推广门急诊服务流程信息化、智能化，全方位提升患者体验。

【信息化建设】年内，推进三院区数据融合工作，以信息化手段支撑医疗、医技、管理、患者服务等业务全面开展，实现三院区各系统一体化管理。完成石景山院区HIS等关键系统的替换工作。完善常营院区信息化建设工作，建设医院首个私有云平台，取得数据中心基础设施等级认证国标B级证书。实现常营院区HIS、电子病历、LIS、影像平台、护理系统、PIVAS系统、集中预约系统、内镜检查系统、院内导航、心电图采集与报告系统等的正式上线运营。构建"两地三中心"数据机房架构，进一步提升信息系统容灾能力，达到国标5级标准。通过电子病历应用水平分级评价五级评审。

【教学工作】"医学影像诊断学"获2023年北京高等学校优质本科课程、校级"优质本科课程"特等奖；医院荣获首届北京市外科住院医师腔镜技能竞赛团体冠军；教育教学课题首次获批北京市医院管理中心2024年度"培育计划"管理项目；修订和完善博士招生"申请-考核"制度，新招收统招硕士生101人，统招博士生61人，授予博士学位86人，授予硕士学位144人；开展分层次师资培训，获批市级住培师资培训项目2项，新增博士生导师5人、硕士生导师35人，新增硕士生培养点1个（儿科学）；加强组织教育教学研究的指导工作，获批首都医科大学教育教学改革课题33项，本科生科研创新项目37项；校级教材建设项目2项，住院医师质量提高项目4项。

【落实防控工作及处置突发特殊事件】落实新冠感染"乙类乙管"工作。严格落实防护举措，做好医院感染及传染病监测和防控工作。有力处置突发及特殊事件，全年共处置突发事件和特殊事件5起，包括：本部儿科病房新生儿沙门氏菌肠炎病例的处置和流调；常营院区医院首例猴痘病例的处置；石景山院区3例霍乱病例的处置；常营院区两起聚集性食物中毒的处置。

【多措并举提升医疗质量】修订医疗相关18项核心制度。围绕门诊工作指标、服务指标和费用结构指标三方面重构门诊质量管理体系，落实三院区门诊质量安全。及时启动《儿科秋冬季呼吸道感染高峰保障方案》，应对秋冬季儿科支原体感染和流感病毒感染高发季。严格落实医院医疗质量提升行动计划工作方案（2023年—2025年），强化关键环节和行为管理，提高过程质量，严格规范日常诊疗行为。全年非计划重返手术室率与择期手术并发症发生率明显下降。设立疑难危重病例诊治奖及技术创新奖，引导医务人员加强对疑难危重患者的抢救意识、诊治能力和技术创新。

【医院领导】党委书记、理事长：纪智礼（12月起）、张金保（至12月）；院长、党委副书记：徐建立；党委副书记：陈勇；纪委书记：梁志波（2月起）、梁金凤（至2月）；副院长：童朝晖、刘力戈、王明刚、梅雪（10月起）、杨旗（10月任）、高黎（至2月）、郭树彬（至7月）；总会计师：杜敬毅；工会主席：孙倩美。

（撰稿：赵宇晴 白莎琳 审核：纪智礼）

首都医科大学附属北京同仁医院

【基本情况】职工中编制内人员3247人、合同制人员683人、派遣人员58人，其中正高级职称298人、副高级职称420人、中级职称1841人、初级职称1429人。执业医师1318人、注册护士1606人。护理人员中具有大专及以上学历者占99.13%、本科及以上占75.93%，有专科护士389人。重症医学床位47张。

年底医院有乙类医用设备11台。全年医院总收入520445.01万元，其中医疗收入418967.45万元。

医院牵头北京市眼科专科医联体（成员单位31家）、北京市口腔科专科医联体（成员单位10家），与北京经济技术开发区荣华卫生服务中心建立紧密型医联体。年内，开展建设全国耳鼻咽喉头颈外科联盟工作（成员单位468家），完成全国眼科联盟续签约工作（原有成员单位145家、新加盟成员单位68家）。医院作为合作单位参加北京市属医院康复医联体、首都医科大学宣武医院全国老年肾脏病联盟。

国家耳鼻咽喉科专业质控中心、WHO防盲合作中心、WHO防聋合作中心均依托在医院。

【医疗工作】全年出院151701人次，床位周转89.15次，床位使用率93.79%，平均住院日3.84天。卫技人员与开放床位之比为1.96∶1，执业医师与开放床位之比为0.78∶1，病房护士与开放床位之比为0.61∶1。住院手术100527例，其中三级手术占31.96%、四级手术占56.83%，日间手术59864例。初产剖宫产率52.08%，无孕产妇、新生儿、围产儿死亡。开展临床路径的科室48个、病种185个，入径率98.4%，完成率89.6%。全年临床用血总量16284.4单位，其中自体输血152人次945单位。预约挂号占门诊总人次的95.56%。本地医保门诊1676660人次、次均费用507元，医保出院56736人次、次均费用13343.54元；异地医保出院68060人次、次均费用12981.72元。

医院药占比21.61%。门诊抗菌药物处方比例4.37%，急诊抗菌药物处方比例27.23%，住院患者抗菌药物使用率22.47%，抗菌药物使用强度为30.38DDD。

政府指令性技术合作单位：张家口市第四医院、内蒙古医科大学附属医院。北京市城乡医院对口支援单位有：北京市大兴区礼贤镇中心卫生院、北京市大兴区采育镇中心卫生院、北京市大兴区榆垡镇中心卫生院、北京市大兴区旧宫镇社区卫生服务中心、北京市大兴区亦庄镇社区卫生服务中心（北京市大兴区亦庄医院）及北京市大兴区瀛海镇社区卫生服务中心（北京市大兴区瀛海医院）。

【科研工作】全年纵向课题获批立项科研项目125项，其中国家级39项、省市级40项，共获资助经费7520.91万元。横向课题立项18项，经费963.5411万元。年内结题219项，年底在研课题409项。获奖成果12项。获专利131项。

医院有国家卫生健康委重点专科4个（耳鼻咽喉头颈外科、眼科、变态反应科、老年医学科），国家中医药管理局重点专科2个（中医耳鼻喉科、中医眼科），市卫生健康委重点专科1个（儿童听力专科），市中医药管理局重点专科1个（针灸科）；教育部重点学科2个（耳鼻咽喉科学重点学科、眼科学国家重点学科），国家中医药管理局重点学科1个（中医眼科学重点学科），市中医药管理局重点学科1个（北京市中西医结合眼科重点学科）；教育部实验室1个（耳鼻咽喉头颈科学教育部重点实验室），市级重点实验室6个（北京市眼科学与视觉科学重点实验室、鼻病研究北京市重点实验室、糖尿病防治研究北京市重点实验室、头颈部分子病理诊断北京市重点实验室、眼内肿瘤诊治研究北京市重点实验室、过敏性疾病北京实验室）；教育部研究中心2个（眼疾诊疗技术与设备教育部工程研究中心、过敏性疾病诊疗技术与器械教育部工程研究中心），科技部研究中心1个（国家眼科诊断与治疗设备工程技术研究中心），国家发改委研究中心1个（过敏性疾病创新药物国家工程研究中心），市级研究中心2个（北京市眼科诊疗设备工程技术研究中心、北京市耳鼻咽喉头颈科学生物工程研究中心）。

【援瓦努阿图医疗队工作】9月3日，医院组建的第二批援瓦努阿图中国医疗队出发，开展为期一年的援瓦工作。第二批援瓦医疗队共9名队员，涵盖心血管内科、呼吸内科、口腔、针灸科、麻醉科、普通外科、泌尿外科、手术室等专业。12月，医院又派出7名专家赴瓦努阿图执行短期医疗援助任务，进行疑难杂症诊疗、分享管理经验、交流学术知识。

【获评首都民族团结进步奖先进集体】12月5日，北京同仁医院、北京同仁医院援助青海医疗团队分别获评第九届首都民族团结进步奖先进集体称号。

【开展耳鼻咽喉科国家级质量控制中心筹建工作】10月26日，医院受国家卫生健康委的委托，开展耳鼻咽喉科国家级质量控制中心筹建工作。中心将完善我国耳鼻咽喉科相关医疗健康服务质量安全管理体系和管理机制；为耳鼻咽喉科健康服务质量控制的多个环节提供技术、规范支撑，协助卫生行政部门和医疗机构提升医疗质量安全管理精细化、科学化、规范化程度；促进我国耳鼻咽喉科优质医疗资源扩容和区域均衡布局；缓解健康服务效率不足的问题，带动和提升耳鼻咽喉科重大疾病诊疗能力。

【互联网诊疗服务】11月27日，医院获批互联网医院。上线医院自有挂号小程序，开启线上线下融合的医疗服务新模式，实现预约挂号退号、查询检验检查结果、门诊病历查询等服务。小程序已有注册用户245.61万人，累计挂号122.86万人次，月均候补患者6.14万人次；推进医疗服务无纸化工作，向患者精准推送检查检验信息，实现住院病案无纸化归档和移动病案复印功能。患者可通过微信端申请复印病案并邮寄到家，有效减少患者往返医院次数；通过互联互通"四级甲等"评审，提升数据资源集成和共享能力，加强信息数据标准化与互联互通规范化建设。

【获批过敏性疾病创新药物国家工程研究中心】12月1日，由医院牵头组建的"过敏性疾病创新药物国家工程研究中心"获国家发展改革委批准建设。中心面向"健康中国"战略需求，将开展过敏性疾病创新药物研发关键技术攻关，建成临床前与临床评价体系，探索过敏性疾病治疗领域产学研用结合新模式，培养创新型研发人才，促进研发服务开放共享，推动过敏性疾病创新药物加快进入临床应用，带动相关产业提质升级，提升我国过敏性疾病治疗水平。

【医院领导】党委书记：金春明；院长：张罗；专职副书记：谷水；副书记：刘雁；副院长：黄志刚、吴建新、魏文斌、王古岩、金子兵；总会计师：萧潇。

（撰稿：郑　洁　审核：张　罗）

首都医科大学附属北京天坛医院

【基本情况】职工中编制内人员2087人、派遣人员1950人，其中正高级职称310人，副高级职称459人，中级职称779人，初级职称1775人。执业医师1172人，注册护士1836人。护理人员中具有大专及以上学历者占99.83%、本科及以上占70.04%，有专科护士328人。重症医学床位142张。

年底医院有乙类医用设备4台。全年医院总收入577053.50万元，其中医疗收入495687.34万元、财政拨款56278.48万元、科教收入13881.45万元、其他收入11206.23万元。

年内，医院牵头的神经内科专科医联体成员单位新增3家，共35家；神经外科专科医联体新增1家，共4家；心血管内科专科医联体新增1家，共5家；呼吸内科专科医联体新增3家，共6家；重症医学科专科医联体新增4家，共7家；医学影像科放射专科医联体新增3家，共7家；精神心理疾病专科医联体新增2家，共6家。

国家神经系统疾病医疗质量控制中心依托在医院。

【医疗工作】全年出院91359人次，床位周转51.41次，床位使用率98.39%，平均住院日7.01天。卫技人员与开放床位之比为1.97∶1，执业医师与开放床位之比为0.66∶1，病房注册护士与开放床位之比为1.04∶1。住院手术40988例，其中三级手术占37.43%，四级手术占48.80%，日间手术240例。初产剖宫产率52.79%，无孕产妇、新生儿死亡，围产儿死亡7人。开展临床路径的科室病区64个，病种298个，入径率65.79%，完成率95.69%。全年临床用血总量13750单位，其中自体输血1265人次5280.31单位。预约挂号占门诊总人次的95.97%。本地医保门诊1291253人次、次均费用515元，医保出院30605人次、次均费用22351元；异地医保出院46604人次、次均费用41109元。

医院药占比21.64%。门诊抗菌药物处方比例5.54%，急诊抗菌药物处方比例24.26%，住院患者抗菌药物使用率37.55%，抗菌药物使用强度为36.68DDD。

对口支援的单位有：张家口市第一医院（京津冀对口支援），内蒙古自治区太仆寺旗人民医院（乡村振兴计划国家卫生健康委三级医院帮扶县医院）。

【科研工作】全年纵向课题获批立项科研项目117项，其中国家自然基金31项，科技部国家重大专项项目1项、课题4项，省部级课题立项57项，共获资助经费12492.44万元，医院匹配经费821万元。横向课题立项67项，经费9291.13万元。纵向课题年内完成结题验收67项，年底在研纵向课题242项。获奖成果10项，其中北京市科学技术进步奖一等奖1项，高校优秀成果奖一等奖1项，华夏医学科技奖三等奖1项，首医科技奖一等奖1项、二等奖2项、三等奖3项、青年奖1项；获专利81项。

医院有国家级临床医学及研究平台3个：国家神经系统疾病临床医学研究中心、国家神经系统疾病医疗质量控制中心、国家神经疾病医学中心；省部级工程技术中心/重点实验室9个：北京市免疫试剂临床工程技术研究中心、医疗信息化技术教育部工程研究中心、北京市神经系统3D打印临床医学转化工程技术研究中心、神经疾病数字诊疗北京市工程研究中心、北京市神经介入工程技术研究中心、脑血管病转化医学北京市重点实验室、脑功能重建新技术北京市重点实验室、体外诊断试剂质量控制重点实验室、脑肿瘤分子显像研究与转化北京市国际科技合作基地。

医院有教育部国家重点学科（3个）：神经外科学、神经病学、影像医学与核医学（培育）；国家临床重点专科（7个）：神经外科、神经内科、重症医学科、心内科、医学影像、临床护理和神经肿瘤科。

【推进医院高质量发展】6月2日至4日，北京天坛医院2023年高质量发展战略研讨交流会举行，围绕2022年医院工作要点完成情况、2023年工作要点落实计划，以及推进医院高质量发展，开展学科创新、构建学科发展新格局，忠实践行医院"五大功能""六大使命"等中心工作、重点工作进行深入研讨交流。

【医院科技量值稳中求进】7月6日，中国医学科学院发布2022年度中国医院/中国医学院校科技量值（STEM）和2018—2022年总科技量值（ASTEM），北京天坛医院在2022年度综合科技量值排行榜中排名第27，在北京市属医院中排名首位；神经外科学和神经病学在2022年度学科科技量值排行榜中连续七年蝉联全国第一，在2018—2022年总科技量值排行榜中，双双名列榜首。2022年医院全国排名为第27名，等级为A+，北京市第3名，市属医院第1名。15个学科分别进入学科科技量值排行榜前100名，其中6个学科进入学科科技量值排行榜前50名。

【获援外工作先进集体】9月15日，中国第29批援几内亚医疗队回国。中国援外医疗队派遣60周年纪念暨表彰大会12月29日在京举行，以北京天坛医院医务人员为主组建的第29批援几内亚医疗队获得"全国援外医疗工作先进集体"荣誉称号。

【承担"双中心"建设任务】年内，医院持续推动国家区域医疗中心建设，作为优质医疗资源均衡布局、同质化发展的重要有效途径深入推动。承担两个已获批项目（河南医院和安徽医院），天坛医院与输入医院（安徽弋矶山医院、郑大一附院）协商一致，制定过渡期建设方案，为项目建成后高质量运营做好技术储备、人才储备和学科基础储备。按照过渡期建设方案的部署，各项工作正在稳步推进。

【科技成果】刘亚欧教授牵头的项目"脑和脊髓影像学标志物体系构建及在神经免疫疾病的应用推广"获得北京市科学技术奖一等奖。曹勇教授牵头的项目"大脑原发占位性病变精准外科治疗体系的创建及推广"获得高校优秀成果奖（科学技术进步奖）一等奖。

【人才队伍】年内，神经外科中心江涛当选为中国工程院院士。新增2名北京学者：神经病学中心赵性泉、神经外科学中心曹勇，占北京医学界1/3；新增2名享受政府特殊津贴专家：神经外科学中心贾旺、神经重症医学科刘丽萍；新增1名国家卫生健康突出贡献专家：神经病学中心赵性泉；新增6名"登峰人才"：血管神经病学科李子孝、神经外科学中心何江弘、神经外科学中心张伟、神经外科学中心张凯、介入神经病学科高峰、血管神经病学科冀瑞俊。

【推动国家临床重点专科建设和评估】完成2022年和2023年国家临床重点专科申报工作，神经外科和心内科获批2022年国家临床重点专科，骨科获批2023年国家临床重点专科。完成省域级重点专科神经肿瘤科中期评估；接受并完成国家卫生健康委对2019—2022年国家临床重点专科审计；完成2020—2021年北京市临床重点专科（重症医学科、呼吸科）项目进展汇报，完成2020年北京市临床重点专科呼吸科项目验收；组织2023年北京市临床重点专科申报；完成丰台区重点专科儿科和骨科的项目验收；督导各临床重点专科项目进展，组织阶段性评估汇报，并持续推动相关经费执行。推进北京市医疗质控中心申报；组织2023年丰台区医疗质控中心主委单位改选，获批神经内科、重症医学、急诊、全科医学、检验、病理、输血、药学等8个区级医疗质控中心主委单位。启动学科专科建设专项行动计划，完成学科专科与院内科室对应表，开展专科情况基础调研工作及专科情况评估。

【建设一站式门诊服务中心】优化窗口布局、健全服务内容，开放24小时自助服务区，基本覆盖门诊就诊前和就诊后各诊疗环节；通过增加门诊号源投放量、增设门诊或专病、调整门诊班次等方式，不断扩展门诊接诊能力；以"暖心行动"为契机，加强主动治理，简化异地医保患者医保关联和取号缴费、计划生育患者开立疾病诊断证明、无发票退费等流程；上线智能预问诊系统，引导门诊患者利用候诊等待时间，自助填写疾病主诉和既往史等信息，儿科推出"先化验、再诊疗"；通过设定月度目标等方式，多措并举缩短超声、CT、核磁、无痛胃肠镜等检查预约时间，胃肠镜预约时间明显缩短；开通异地门诊慢特病实时结算，实现大病保障和医疗救助在院端"一站式结算"；完成医保移动支付京通、支付宝2.0、自有小程序改造并上线使用。

【医院领导】党委书记：岳小林（12月起）；院长：王拥军；副书记：王拥军、贾旺（7月起）；常务副院长：王伊龙（7月起）；纪委书记：任静（2月起）；副院长：巢仰云、李凯（12月起）；总会计师：刘菊梅。

（撰稿：安帅芸　王　猛　朱丽丽　审核：王拥军）

首都医科大学附属北京安贞医院

【基本情况】职工中编制内人员1997人、合同制人员782人、派遣人员1489人，其中正高级职称412人、副高级职称590人、中级职称1892人、初级职称1129人。执业医师1490人，注册护士1911人。护理人员中具有大专及以上学历者占98.48%、本科及以上占72.27%，有专科护士416人。重症医学床位106张。

年底医院有乙类医用设备2台。全年医院总收入1011168万元，其中财政拨款收入207758万元，事业收入786313万元，其他收入17097万元。事业收入中，医疗收入776391万元。

医院牵头的医联体有37家，其中北京市级专科医联体单位19家，朝阳区紧密型城市医疗集团单位18家。医院加入的医联体有：老年医院康复医联体、小汤山医院康复医联体。

北京市心血管内科质量控制与改进中心、北京市体外生命支持质量控制和改进中心依托在医院。

【医疗工作】全年出院115791人次，床位周转66.08次，床位使用率96.4%，平均住院日5.92天。卫技人员与开放床位之比为2.17：1，执业医师与开放床位之比为0.85：1，病房护士与开放床位之比为0.55：1。住院手术74598例，四级手术占26.49%，日间手术5119例。初产剖宫产率49.74%，无孕产妇、新生儿死亡，围产儿死亡5人。开展临床路径的科室37个、病种60个，入径率69%，完成率89%。全年临床用血总量41406.5单位，其中自体输血15127人次，28245单位。预约挂号占门诊总人次的98.5%。本地医保门诊1589933人次、次均费用662元，医保出院31640人次、次均费用35555元；异地医保出院84129人次、次均费用54357元。

医院药占比15.27%。门诊抗菌药物处方比例5.7%，急诊抗菌药物处方比例26.42%，住院患者抗菌药物使用率27.87%，抗菌药物使用强度为34.24DDD。

对口支援北京潞河医院、顺义妇幼保健院、怀柔区九渡河镇卫生院、怀柔区杨宋镇社区卫生服务中心、怀柔区桥梓镇卫生院、怀柔区长哨营卫生院、怀柔区宝山镇卫生院、张家口市第一医院、大厂回族自治县人民医院。

年内，北京安贞医院顺利开展各项支援帮扶任务。第三十批援几内亚医疗队24名队员赴几内亚首都科纳克里执行援非医疗任务；第二十三批博士服务团成员赴青海省人民医院挂职1人；第十一批援疆专业技术干部人才赴和田地区妇幼保健院1人；"人才京郊行"援助任务赴昌平区医院1人；第十批"组团式"援藏医疗队员赴拉萨市人民医院挂职1人；派驻房山区长流水村第一书记1人；派出医疗队参与房山区抗洪救灾及灾后重建6人。

【科研工作】全年纵向课题获批立项科研项目82项，其中国家级21项，省部级45项；局级15项；其他1项，共获资助经费5532.39万元，医院匹配经费205万元。横向课题立项37项，经费1244.51万元。年内结题49项，年底在研课题358项。获奖成果5项。年内北京安贞医院发表科技论文813篇；专利申请251项，授权136项，其中发明27项，创历史新高；成果转化11项，转化金额830万元；新增备案医疗器械临床试验专业2个；新增备案研究者11人；获得华夏医学科技奖一等奖、2022年度首都医科大学科学技术进步一等奖及二等奖、科学技术科技自然科学二等奖、第二十六届茅以升科学技术奖-北京青年科技奖各1项。冠心病专病数据库建设累计达8万例，单中心数据规模达全国第一；深入布局4个医企联合实验室建设，开展多中心随机对照试验3项，发布我国心血管认知领域首个《心血管疾病与认知障碍中国专家共识》。

心血管内科为国家重点学科，胸心血管外科为北京市重点学科，心血管内科、心脏大血管外科、老年病科为国家临床重点专科。国家临床医学研究中心：心血管疾病；教育部重点实验室：心血管重塑相关疾病、心血管疾病生物医学工程；北京市重点实验室：胎儿心脏病母胎医学研究、上气道功能障碍相关心血管疾病研究、冠心病精准治疗；教育部工程技术研究中心：心血管诊疗技术与器械；北京市工程技术研究中心：大血管外科植入式人工材料、心脑血管医疗技术与器械；北京市工程研究中心：心血管智慧诊疗；科技部国际科技合作基地：心血管疾病研究；北京市国际科技合作基地：心血管临床医疗、医学大数据分析示范、胎儿心脏病母胎医学研究、睡眠呼吸暂停相关心血管病防治、主动脉疾病诊疗；科技部创新人才培育示范基地；国家卫生健康委干细胞临床研究备案机构。

【深化学科改革】年内，持续深化学科改革，保持重点学科稳中有进的同时，加大综内、综外支持力度，促进多学科协作。2023年，心血管内科、心脏大血管外科、重症医学科获批2022年度国家临床重点专科建设项目；麻醉中心获批"北京市临床重点专科建设项目"，成为国家卫生健康委疼痛试点医院；高血压科获批北京市中西医协同"旗舰"科室建设项目；整合资源，组建神经疾病中心，神经介入手术和四级手术量均显著增长；积极推进产前诊断机构申报，完成产前诊断人员考试资质储备；着力推进心源性休克、重症冠心病救治等重点项目临床能力提升，为持续推进医学创新核心攻关计划打好基础。

【加强临床医疗质量控制体系建设】推进医疗质量纵深管理，以发挥四大系统质量委员会作用，完善医疗质量管理制度，加强医护人员三基培训考核，落实疑难危重及死亡病例讨论，促进开展多学科协作及新技术、新项目为抓手，精准施策，不断规范流程提升能力，完善心血管危重复杂病例救治团队，推进心脏外科手术室精益管理，启动导管室可视化质控系统，心内介入治疗实现"万例无死亡"。医疗效率主要指标增长明显，全年门急诊量237.89万人次，同比增长20.90%；出院患者11.57万人次，同比增长51.7%；平均住院日5.92天，较2022年减少0.61天；住院手术例数74598例，同比增长34.5%，其中心外手术例数20098例，同比增长40.8%；心内四类主要介入手术合计50075台，同比增长68.2%，其中冠脉介入28014例，同比增长44.06%。医疗质量指标稳步提升，全年心内择期PCI治疗死亡率0.02%、并发症发生率0.1%，电生理治疗死亡率0.03%、并发症发生率0.11%，远低于国内文献报道数据；心外死亡及自动出院比例0.70%，全院患者死亡率呈下降趋势，同比下降明显；冠脉外科手术乳内动脉使用率提升至93%，退行性二尖瓣病变成形比例高达90%，后叶病变成形比例达100%，促进病人获益最大化；持续开展院感检测及专项治理，保持灵敏嗅觉，加强培训督导，全院感染发病率1.00%，多重耐药菌发现率0.38%，为近5年最低值。

【加强科研平台建设，多措并举提升科研内驱力】继续布局建设医企联合实验室，推动合作项目与课题进展。着力开展科创中心建设，与第三方科技服务机构建立合作关系。创建北京市冠心病监测系统平台，成立首个"心磁图装备技术与临床应用培训基地"；完善冠心病专病库建设，目前单中心数据规模位列全国第一；成立院级随访中心，制订随访SOP流程；推动生物样本库标准化、规范化及信息化建设，助力医院科研创新转化。

【加强人才队伍建设，培养成果显著】创新人才引进机制，全职与柔性引进相结合，吸纳血液科、脑血管病科等学科带头人及骨干11人，并引进多个专科知名专家兼职。同时，制定并实施《高级专家延长退休年龄及返聘工作管理办法》，留任高级专家12人。医院整合人才项目申报，组织"院内统一答辩"，推选17人申报人才基金项目。在人才培养上，推动多层次发展，新增国家卫生健康委突出贡献专家、国务院政府特殊津贴专家等多类高层次人才，并依托奖项推动团队建设。年内获聘教授、副教授及讲师人数稳步增长，临床护理教学闭环管理建立，护理骨干培养计划启动。同时，注重中青年人才成长，制订行政能力提升项目，组织座谈扩宽成长路径。住培管理质量持续提升，教学活动丰富，教育教学水平提高，为医院长远发展奠定了坚实的人才基础。

【医疗资源扩容与国内外合作深化】年内积极促进优质医疗资源扩容，发挥品牌效应，推动国内外合作取得显著进展。国家区域医疗中心项目在安徽、四川、吉林三地稳步推进，均取得实质性成果，扩大了国家心血管疾病临床医学研究中心的网络覆盖，签约合作医院增至79家。同时，医院积极参与医疗对口支援任务，助力京津冀协同医疗发展，并成功举办国际交流论坛，加强国际合作。在心血管领域，医院持续发挥技术引领作用，推动优质医疗资源惠及全国。通州院区建设项目在各级政府支持下基本完工，初步形成了"两院区一体化"发展格局，通过高效组织管理和精准施工，确保了建设项目的顺利推进。

【深化医疗服务内涵，优化患者就医体验】年内致力于深化医疗服务内涵建设，提高优质高效服务水平。通过推进互联网医院建设，实现线上线下融合服务，创新心内日间手术模式，并调整专家门诊时间，有效应对冬季呼吸道疾病高发期，提升医疗效率。同时，医院加强服务内涵，实施多项改善医疗服务专项行动，包括优化入院准备中心、门急诊流线及住院结算流程，开展门诊体验调查、出院随访、医保移动支付及异地支付结算，强化责任制护理及患者管理。此外，医院还承担了多项重要医疗活动保障任务，整合志愿者资源，提供多样化服务，累计服务时长超七千小时。为进一步优化患者就医体验，医院推出了一系列便民措施，如APP与小程序预约挂号、日间手术、出入院结算叫号系统、异地医保实时结算等，并增设互联网结算、饭卡一站式服务及线上投诉反馈，特别是在冬季呼吸道疾病高发期，通过增加出诊医师和放号量、改造夜间儿科急诊区域等措施，显著提升了医疗服务质量和患者满意度。

【推进经济运营闭环管理，降低医院经营风险】完成医院药品耗材采购使用管理专项整治工作，规范临床指南、路径，合理使用药耗。对优势学科进行资源调整，指导科室在DRG支付方式下，进行科室管理转型，加大对平台科室的支持力度，实现提质增效，2023年DRG入组率99.71%，结余2.77亿元。加强内部管控，医院经济合同签订前内审578项，提出审计建议167条；基建维修工程项目平均审减比例3.37%，基建工程结算平均审减比例11.86%。2023年办结医疗纠纷案件77件，办结案件零赔偿案件占比34%，赔偿金额与案均赔偿额均呈下降趋势。促进合理合规收费，开展新增医疗服务价格项目，持续价格监督和主动询价议价，降低医院及患者支出成本，提高医疗收入。医院偿债能力提高、经营风险显著降低，截至年末资产负债率降至55.08%，全年医疗盈余3.67亿元，用以弥补以前年度亏损。

【加强文化建设，凝聚发展共识】助力医院文化建设，以"核力奋进 翼翼生辉"为题，开展建院39周年院庆系列活动，推进建院40周年院庆系列活动，制订工作方案，策划院庆宣传片及品牌片制作及通州院区文化长廊建设，征集院庆标识设计方案，筹备院庆学术论坛，推进《北京安贞医院建院40周年院史》《安贞心血管临床医学》丛书编写。开展公益活动，推进健康科普及健康促进工作，组织42次社会义诊。落实人文医院建设方案，打造安贞温度医疗。弘扬职业精神，树立先进典型，营造积极向上的医院氛围。创新传播手段，通过主流舆论、自媒体及公益科普直播等，探索建立短视频生产体系，讲好安贞故事，打造安贞品牌。

【医院领导】党委书记：纪智礼（至12月）；党委副书记、院长：张宏家；党委副书记、纪委书记：袁飞；常务副院长：周玉杰；副院长：高岩、孔晴宇（至2月）、侯晓彤；总会计师：王成；工会主席：江宏才。

（撰稿：丁红雨　审核：陈晶晶）

首都医科大学附属北京佑安医院
北京市性病艾滋病临床诊疗中心
北京市性病防治所

【基本情况】职工中编制内人员1121人、合同制人员475人，其中正高级职称164人、副高级职称225人、中级职称537人、初级职称590人。执业医师496人，注册护士692人。护理人员中具有大专及以上学历者占99.4%、本科及以上占73.23%，有专科护士181人。重症医学床位28张，其中ICU 22张、CCU 4张、RICU 2张。

年底医院有CT机5台、核磁机2台。全年医院总收入190486.49万元，其中财政拨款35904.47万元、医疗收入145044.72万元。

医院牵头佑安肝病感染病专科医疗联盟（成员单位284家）、北京佑安医院感染性疾病科专科医联体（成员单位9家），包括：丰台区中医医院、丰台区右安门社区卫生服务中心、丰台区新村社区卫生服务中心、丰台区中西医结合医院、东城区第一人民医院、西城区广外医院、北京中医医院延庆医院、房山区良乡医院、北京市利康医院。医院为北京同仁医院眼科医联体、北京朝阳医院呼吸内科医联体、北京儿童医院儿科医联体、北京回龙观医院精神科医联体、北京世纪坛医院肿瘤科专科医联体、国家传染病医学中心（北京）感染性疾病专科联盟的成员单位。

【医疗工作】全年出院28841人次，床位周转36.68次，床位使用率84.6%，平均住院日8.37天。卫技人员与开放床位之比为1.64：1，执业医师与开放床位之比为0.621：1，病房护士与开放床位之比为0.4：1。住院手术7214例，其中四级手术占10.59%，微创手术占比36.22%，日间手术占比11.06%。初产剖宫产率48%，无孕产妇和新生儿死亡、围产儿死亡2人。有66条临床路径，相关科室22个，共计符合入径标准17557例，实际入径3839例，入径率21.87%。全年临床用血总量37607.5单位（其中自体输血人数16人次，912单位），其中红细胞7349.5单位，血浆29008单位，血小板1250单位。预约挂号占门诊总人次的99.4%。本地医保门诊493410人次、次均费用932元，本地医保出院14257人次、次均费用18325.78元；异地医保出院12759人次、次均费用26645.17元。

医院门诊药占比47.55%，门诊抗菌药物处方比例4.82%，急诊抗菌药物处方比例29.90%，住院患者抗菌药物使用率39.36%，抗菌药物使用强度为49.40 DDD。

对口支援四川省凉山州美姑县人民医院、河北省保定人民医院。

【科研工作】全年获批立项局级以上科研项目38项，其中国家重点研发计划项目1项、课题3项、国家自然科学基金项目6项（含国家杰出青年科学基金项目1项）、省部级14项、局级项目14项，共获资助经费3106.89万元，医院匹配经费320万元。年底在研局级以上课题109项，年内结题局级以上课题46项。获奖成果6项，其中中国妇幼健康科技奖自然科学奖二等奖1项（第一完成单位），中华中医药学会科学技术奖三等奖1项（第三完成单位），首都医科大学科技奖3项，科研管理奖1项。获批授权专利45项。

拥有国家临床重点专科建设项目2个：感染病科和中医肝病科，均已建设完毕，通过验收。国家中医药管理局重点专科2个：传染病科和肝病科；国家中医药管理局重点学科1个：中医传染病学。北京市临床重点专科（卓越项目）1个：感染性疾病科。北京市重点学科1个：市中医局中西医结合传染病；北京市医院管理中心重点医学专业9个：艾滋病、肝脏移植、传染病影像学、感染消化内科、自身免疫性肝病、中西医结合肝病、肝病（肝衰竭）、肝脏外科、疑难重症肝病。

建有国家中医药管理局网络三级重点实验室2个：免疫实验室（传染）、分子生物学（传染）实验室；北京市重点实验室4个：乙型肝炎与肝癌转化医学研究北京市重点实验室、艾滋病研究北京市重点实验室、传染病及相关疾病生物标志物北京市重点实验室、肝衰竭与人工肝治疗研究北京市重点实验室；北京市工程中心1个：北京市肝炎与肝癌精准医疗及转化工程技术研究中心。

获批国家中医药局高水平中医药重点学科建设

项目—中医疫病学、首都医科大学基础临床联合实验室—病毒性肝炎相关肝病研究联合实验室。以专利转让或实施许可方式完成科技成果转化6项，以技术服务/共同开发形式完成成果转化9项，科技成果转化总金额220.36万元。获北京市医药卫生科技促进中心"优促计划优秀组织机构"。

【完成高难度肝移植手术】2月28日，1例重度肺动脉高压患者肝移植术后康复出院。肺动脉高压是肝移植的绝对禁忌证之一，已被明确写入2021年中国肺动脉高压诊断及治疗指南。北京佑安医院肝脏移植中心、手麻团队和重症医学科团队打破医学禁区，为该患者进行了肝移植手术并获得成功，挽救了患者生命。北京佑安医院2023年完成肝移植手术154例，连续4年位居北京市首位，其中肝癌肝移植患者数量位居全国前列。肝癌切除术完成402例。

【互联网医院患者超一万人次】2月，成立远程医疗与互联网医学中心负责互联网医院的建设与运营，截至2023年底，互联网线上诊疗服务患者超过一万人次，诊疗量增幅在医管中心所属医院中名列前茅。目前加入佑安远程医疗协作网的医疗机构已达260余家，成为首都优质医疗资源下沉，服务百姓健康的重要举措。

【护理部获全国巾帼文明岗称号】3月1日，在全国妇联举行的"三八"国际妇女节纪念暨表彰大会上，北京佑安医院护理部获全国巾帼文明岗称号。北京佑安医院护理部作为感染、传染病防治工作的主力军，张莉莉主任带领640名护理工作者，在应对突发公共卫生事件，维护首都疫情稳定，保障群众身体健康等方面发挥着重要作用。

【推进优质医疗资源融合及医疗技术合作】4月13日，医院和内蒙古呼和浩特市第二医院进行合作交流，为国家临床重点专科建设项目（中医肝病科）分中心、佑安医院（呼和浩特）肝胆疾病中心揭牌。4月22日，医院南阳肝胆疾病中心成立，共同打造国内乃至国际领先水平的区域肝胆疾病医疗中心。7月27日，"首都医科大学附属北京佑安医院（保定）肝胆疾病中心"揭牌仪式在保定市人民医院举行。11月27日，由河北省乙肝临床治愈基地授权的首都医科大学附属北京佑安医院（保定）肝胆疾病中心"乙肝临床治愈门诊"项目在保定市人民医院正式启动。截至2023年底，佑安肝病感染病专科医疗联盟成员单位284家，较2022年增加12家，与17家联盟单位续约，2023年佑安医院开展技术合作3项。

【新院区选址】6月6日，靳伟副市长带领市卫生健康委、市发展改革委、市规划自然资源委、市交通委等部门就北京佑安医院新院区选址等工作对团河地块和青云店地块进行了现场调研。综合考虑比选，明确在团河地块建设北京佑安医院新院区，同时承担市公共卫生临床中心重要职能，并将选址周边凤河西侧相关地块用于平战结合发展用地。

【杨震国医大师传承工作站落户北京佑安医院】6月14日，"薪火相传育桃李，国医精髓传佳徒"，杨震国医大师传承工作站揭牌拜师暨学术会议在北京佑安医院召开。杨震国医大师传承工作站落户北京佑安医院，搭建务实、创新、多元的学术传承平台，促进医院中医药传承创新，培养高水平中医人才。

【"首都医科大学肝癌临床诊疗及研究中心"正式揭牌】6月17日，2023佑安肝癌学术论坛在京召开，与会期间"首都医科大学肝癌临床诊疗及研究中心"正式揭牌。本次论坛的主题是"协同推动高质量发展，引领成果转化新篇章"。

【口腔科新诊区投入使用】7月10日，北京佑安医院五官中心口腔科新诊区落成并投入使用。新诊区位于医院西北角E楼一层，患者就诊更便捷，诊区环境更舒适，诊疗区域划分更科学。

【李兵辉教授获评全国"杰青"】8月，国家自然科学基金集中接收申请项目评审结果出炉，首都医科大学附属北京佑安医院李兵辉教授获得国家自然科学基金杰出青年基金项目资助。2023年国家杰出青年科学基金项目共有415项，其中医学科学部项目大约50项，北京佑安医院是首都医科大学获批国家"杰青"医学科学部项目唯一的医疗单位。

【陈新月教授团队研究成果入选首都卫生发展科研专项2012—2022年十大成果】9月2日，2023年中国国际服务贸易交易会公共卫生高峰论坛公布了首都卫生发展科研专项2012—2022年十大成果。医院陈新月教授团队"慢性乙型肝炎个体化抗病毒治疗策略与临床应用综合研究"名列其中。陈新月教授于2012年、2016年、2020年连续3次牵头首发重点专项，10年来对慢性乙型肝炎个体化的抗病毒治疗策略进行了较系统、深入的研究，在追求乙肝临床治愈方面取得了可喜的成绩。

【当选中国医院协会传染病医院分会第五届委员会主任委员单位】10月14日，医院作为中国医院协会传染病医院分会第四届委员会主任委员单位，组织召开了第五届换届选举大会。来自全国31个省、市、自治区，77家委员单位的126名委员出席会议。大会严格按照《中国医院协会分支机构管理办法》进行，医院党委副书记、院长马迎民当选主任委员。

【获批北京市级中西医协同"旗舰"科室建设项

目】10月，医院中西医结合中心获批北京市级中西医协同"旗舰"科室建设项目——"中西医协同肝病与感染性疾病"。医院"中医疫病学"学科成功入选2023年国家中医药管理局"高水平中医药重点学科建设项目"。

【获"首都民族团结进步先进集体"称号】12月，在第九届首都民族团结进步表彰大会上，北京佑安医院获"首都民族团结进步先进集体"称号。自2018年至今，北京佑安医院积极参与四川大凉山防艾攻坚工作，先后派驻7位传染病专家不远千里奔赴四川凉山州美姑县承担对口支援任务，累计开展义诊会诊1916人次、举办培训班22次、培训专业技术人才6002人。

【人才建设】2023年，北京佑安医院围绕"引、育、用、留"全链条、全环节人才强院目标，开展精细化人才工作，助力医院整体高质量和可持续发展。1人获评政府特殊津贴专家、4人入选2023年度（第八批）青苗人才培养计划。建立了第二批医院人才库，组织中青年人才申报人才项目。科技新星人才项目1批次，获批交叉学科1人；公共卫生高层次人才1批次，获批学科带头人1人，学科骨干1人；"登峰"人才项目1批次，获批1人。

【医院领导】党委书记：郑东翔；党委副书记、院长：马迎民；党委副书记、纪委书记：王建敏（5月起）；党委委员、副院长：向海平、孙桂珍、蔡超、胡中杰；副院长：张永宏；党委委员、总会计师：张春妮。

（撰稿：闻 卓 审核：马迎民）

北京市结核病胸部肿瘤研究所 首都医科大学附属北京胸科医院

【基本情况】职工中编制内人员897人、合同制人员5人、派遣人员209人，其中正高级职称119人、副高级职称108人、中级职称430人、初级职称280人。执业医师244人，注册护士441人。护理人员中具有大专及以上学历者占99.55%、本科及以上占79.55%，有专科护士81人。重症医学床位27张。

年底医院有乙类医用设备3台。全年医院总收入125578.81万元，其中医疗收入95571.40万元、财政拨款25363.91万元。

牵头北京胸科医院结核病专科联盟，有成员单位115家。牵头北京胸科医院京津冀肺癌专病医联体，有成员单位27家。

WHO结核病研究和培训合作中心依托在医院。

【医疗工作】全年出院27224人次，床位周转43.77次，床位使用率90.44%，平均住院日7.57天。卫技人员与开放床位之比为1.32∶1，执业医师与床位之比为0.41∶1，病房护士与床位之比为0.57∶1。住院手术3937例，其中三级手术占19.66%、四级手术占72.80%。开展临床路径的科室14个、病种12个，入径率57.78%，完成率94.22%。全年临床用血4792单位，其中自体输血3人次，4.45单位。预约挂号占门诊总人次的83.86%。本地医保门诊177162人次、次均费用

303元，医保出院21544人次、次均费用22561元；异地医保出院14945人次、次均费用24021元。

医院药占比39%。门诊抗菌药物处方比例16.5%、急诊抗菌药物处方比例41.3%、住院患者抗菌药物使用率39%，抗菌药物使用强度为49.12DDD。

对口支援与扶贫协作的单位有：河北省张家口市肺科医院、承德市第三医院，内蒙古察哈尔右翼中旗人民医院，北京市密云区结防所，四川省凉山彝族自治州越西县人民医院、凉山彝族自治州美姑县人民医院，新疆和田地区传染病专科医院，西藏拉萨市人民医院。

5月10日，结核三科副主任医师王敬同志作为北京市第十一批援疆医疗队成员，赴新疆和田地区传染病专科医院，开展技术援助工作。8月2日，肿瘤二科副主任医师刘赞同志作为北京市第九批"组团式"援助拉萨市人民医院医疗队成员，前往西藏开展技术援助工作。8月6日，病理科副主任医师穆晶同志作为北京市第十批援藏医疗队员，完成援助任务。8月28日，结核一科副主任医师杜亚东、骨科主治医师严广璇作为医院派出的第三批支援专家，前往四川省凉山州开展为期一年的支援工作。

【科研工作】全年纵向课题获批立项科研项目58

项，其中国家级3项（国家自然基金面上1项、青年2项）、省市级19项，共获资助经费3019万元，医院匹配经费56万元。横向课题立项14项，经费844万元。年内结题69项，年底在研课题175项。获奖成果4项，其中省部级1项（北京市科学技术进步奖二等奖1项）、中华医学会科技进步三等奖1项。获专利61项，推动开展科技成果转化项目5项，达成合同金额达5560万元。

医院有北京市临床重点专科感染性疾病科建设项目、北京市临床研究质量促进中心、第三批北京市研究型病房示范建设单位、耐药结核病研究北京市重点实验室、结核病临床研究北京市国际科技合作基地。

12月28日，首都医科大学附属北京胸科医院科学技术协会正式成立。

在2023年公布的中国医院科技量值（STEM）排名中，结核病学科获得第1名，传染病学科名列第6名，胸外学科名列第41名，呼吸学科名列第40位；复旦版中国医院排行榜，结核病名列专科排行榜第1名。申报国家自然科学基金、北京市自然科学基金等各级项目共471项。制定《学术团体入会管理制度》《论文发表管理规定》《科研项目级别认定办法》以及《国家自然科学基金项目匹配经费的管理办法》等。推进院内大型科研仪器设备共享平台建设与培训，完成负压动物室顺利转型P+实验室，并成功攻克转基因小鼠批量繁殖难关，对引进的转基因种鼠进行批量繁殖，为医院所结核、肿瘤学科发展提供助力。通过调研与座谈相结合的形式，探索院所特色PI制实施方案，创新科研管理体制。

【人才建设】征集干部培训需求，制订《2023年干部培训教育工作方案》，与党校、兄弟单位搭建培训交流平台，持续提高干部队伍综合素质与能力。根据《年轻干部人才培养工作方案》，组织科室助理参加系列干部培训教育，开展科室助理"绩效管理提升专题培训"，组织科室助理培训座谈会，为优秀年轻干部的成长提质增效。

开展院外人才引进和院内人才遴选，制订重点人才团队建设方案，加强医院高层次人才队伍建设。形成《重点人才团队培养方案》和《中青年人才培养工程实施办法》，与现有人才培养和引进实施办法衔接，加大青年人才的培养力度，为医院储备后续人才。

完成第三批"胸科容闳计划"人才选拔，组织院内外专家完成选拔答辩评审，确定20名人才入选；邀请第二批容闳归国人才进行经验分享；举办"胸科容闳计划"圆桌会，重点就全球出访形势分析、海外出访地推介、国家安全意识形态等进行交流答疑，创新培训形式；组织全院英语演讲比赛，营造良好英语学习氛围。

【完善学科建设，孵育新学科】全面强化现有学科建设，全力孵育新学科，以学科建设带动临床亚专科能力的提升。1月9日，首都医科大学附属北京胸科医院消化内科门诊正式开诊。10月10日，首都医科大学附属北京胸科医院精神心理科正式开科，是我国胸部疾病专科医院中率先建立起来的相对独立的精神心理科。11月7日，首都医科大学附属北京胸科医院感染性疾病科正式开科。

【强化学科建设，规范临床路径管理】进行DRG分析，对重点病组进行分析点评，发布分析报告，完善肺大手术、内科胸腔镜、关节手术等诊疗流程和路径。通过院内上半年医疗数据对肿瘤内科新晋主诊医师进行临床数据及亚专业开展情况考核测算。

【"平急结合"提升急危重症救治能力】年内，完成检验科、临床免疫室的腾挪工作。建立感染性疾病科，与急诊等科室形成互补和联动，填补医院非结核急诊的空白。共收治患者71人，其中3人转至其他科室收治；感染科门诊、发热门诊累计接诊1806人次。

【开展医疗服务品质提升工程】多措并举进一步缩短检验检查等待时间。加强临床科室与影像科室的协调沟通；对影像科室工作容量进行评估，合理分配诊间预约号源池，根据实际工作情况给予绩效政策的支持与倾斜。成立抗菌药物临床合理应用专项行动领导小组，多部门协同督导特殊药物使用。建立《2023年抗菌药物临床合理应用专项行动方案》，对信息数据进行梳理分析，以院感信息简报的形式对问题科室进行集中督导通报。

【全面提升护理质量，保障护理安全】开展"护理质量年"系列活动，制订工作方案，设计6大赛道、14项重点任务。完成护士礼仪培训和风采展示，提升护士素质，改善形象。以护理基础理论+技能挑战赛的形式对全员操作技能进行评价。以危急重症工作坊培训的形式，提升全院应急处置能力，保证患者安全；完善295项护理规章制度及工作流程，推行护理标准化管理，保证护理管理的持续性和适应性。

【提升服务效能，降本增效，提高医院经济增加值】实施绩效视角下的全面预算管理工作，开展以绩效为核心的"三级五维"全面预算管理，改善医院收支结构，提升医院运行效益，提高经济增加值。全面上线"科主任驾驶舱"，强化运营指导，实现闭环改善，组建运营助理团队，为科室进行个性化诊断。开展"DIG-DRG"创意挑战赛，制订三级管理方案，建立DRG—MDT专家会诊机制，持续进行DRG数据分析反馈，助推医院管理提质增效。

【与多家医院建立医疗合作关系，推动优质医疗资源下沉扩容】5月10日，首都医科大学附属北京胸科医院与张家口市第二医院、张家口市肺科医院正式签署战略合作框架协议。12月18日，首都医科大学附属北京胸科医院与南宁市第四人民医院签约设立肺病诊疗与研究协同创新中心（南宁），发挥北京胸科医院优势学科的带动作用，在医疗服务、人才培养、科研教学方面带动南宁第四人民医院高质量发展。

【探索建立医疗资源统筹调控机制】完成"全院一张床"管理方案的设计工作，依据床位数据的回顾性分析结果确定重点科室，设置27张"共享床位"。明确绩效分配规则、护理流程及要点、病案归属与相关数据上报、押金缴费等工作在全员一张床下的运转机制。正式于11月1日在共享床位开始收治患者。

【推进临床样本与数据资源库改建项目】年内，完成临床样本与数据资源库改建项目的土建和通风工程，完成结核专病数据库系统搭建，完成电子病历报告表（eCRF）和电子数据采集表格（EDC）系统建设。与企业合作开展肺癌类器官样本资源库建设共享项目，已制备保藏95例肺癌类器官标本；建立医院样本库出入库流程和共享机制，已立项8项科研项目、5项临床试验和6个队列项目，目前共入库和出库标本数量分别为13325份和3105份。

【加速科技创新转化平台、学术交流平台建设】开展社会化聘用技术经理人工作，与产业资源建立多项战略合作，完善医药健康产业生态体系，提升科技成果转化平台运营能力，完善转化平台功能；目前已开展转化项目5项，4项落地北京并已签署协议，合同金额达660万元。

【探索实施项目PI（主要研究者）负责制】探索并持续优化PI制管理办法与实施方案。形成《首都医科大学附属北京胸科医院优势学科创新团队制度（PI制）建设管理办法》，明确实施方式及可行性，对PI标准、考核机制、遴选流程与资助支持等予以明确。

推进科研平台建设。完成2个仪器共享平台试点设置，完善科研平台激励办法，依据制度对平台人员给予5.6万元的绩效激励。

【举办大型学术活动，提升医院品牌影响力】举办"让肺部更健康，胸科在行动"世界防治结核病日新闻发布会，同时，完成世界卫生组织结核病研究和培训合作中心与北京胸科医院第七次续约，并启动全国结核病临床诊疗技能竞赛活动。

【开展医院信息化建设顶层设计工作】制订医院信息化建设的总体规划和实施方案，医疗综合楼信息化建设方案完成修订版，提交市卫生健康委。完成HIS服务器、机房设备、机房精密空调的更新。完成了医保移动支付、114挂号直连、电子胶片等工作。

【互联网医院建设】医院互联网医院平台注册用户数达11万余人次，在线复诊近21000人次，平台每日预约挂号日均500人次，日活跃1000人次。2023年上半年平均每月在线就诊近1500余人次，下半年平均每月在线就诊近1800余人次，服务量占比超7.5%。增加互联网在线诊疗科目，通过线上线下一体化的流程不断简化就诊，着力提高患者就诊效率。

【提高审计工作质量，保障各工程项目合规快速推进】持续推进完善清单编制、招标价计算等各项工作，完成年度危房改建项目建设任务。完成研究型病房、生物样本库等院内环境改善项目。在审计工作方面，重新修订《危房改建项目监督方案》。对概算、资格预审文件、招标文件、暂估等涉及危改项目合同等进行前置审核，开展第三方服务专项审计，将危房改建项目实践经验总结归纳形成审计工作案例，投稿中国医院内审协会。

【医院领导】党委书记：潘军华；院长：李晓北；副书记：庞宇；副院长：李亮、杜晔、孙树学（2023年2月28日任）、聂晓敏（2023年7月13日任）、杜建（2023年8月14日任）。

（撰稿：孟纪蕊　审核：李晓北）

首都医科大学附属北京地坛医院
北京市病毒传染病防治研究中心

【基本情况】院本部职工中编制内人员997人、派遣人员417人，其中正高级职称134人、副高级职称188人、中级职称422人、初级职称211人；顺义院区职工中编制内人员288人、合同制人员10人，其中正高级职称2人、副高级职称21人、中级职称132人、初级职称108人。院本部执业医师472人、注册护士604人；顺义院区执业医师67人、注册护士110人。院本部护理人员中具有大专及以上学历者占99.50%、本科及以上占71.24%，有专科护士67人；顺义院区护理人员中具有大专及以上学历者占96%、本科及以上占58%，有专科护士19人。医院重症医学床位40张。

年底医院有乙类医用设备1台。全年医院总收入177010.04万元，医疗收入110976.99万元，其中本部总收入158222.56万元，医疗收入99227.19万元；顺义院区总收入18787.49万元，医疗收入11749.79万元。

医院牵头国家传染病医学中心（北京）感染性疾病专科联盟（简称"国传中心专科联盟"），2023年在原地坛感染联盟基础上变更名称，成员单位84家；牵头华北中医肝病联盟，成员单位24家；牵头感染性疾病市级专科医联体，成员单位18家。医院加入的医联体有：老年医院康复医联体、小汤山医院康复医联体。

国家感染性疾病医疗质量控制中心、北京市感染性疾病质量控制和改进中心、世界卫生组织艾滋病治疗与关怀综合管理合作中心均依托在医院。

【医疗工作】全年出院24074人次，床位周转29.2次，床位使用率72.6%，平均住院日9天。其中，本部出院23376人次，床位周转32.2次，床位使用率74.9%，平均住院日8.9天；顺义院区出院698人次，床位周转13.4次，床位使用率39.5%，平均住院日11.2天。医院卫技人员与开放床位之比为1.85∶1，执业医师与开放床位之比为0.62∶1，病房护士与开放床位之比为0.55∶1。其中，本部卫技人员与开放床位之比为1.63∶1，执业医师与开放床位之比为0.57∶1，病房护士与开放床位之比为0.54∶1；顺义院区卫技人员与开放床位之比为7.23∶1，执业医师与开放床位之比为2.1∶1，病房护士与开放床位之比为0.86∶1。全年住院手术7914例，其中三级手术占17.1%、四级手术占13.7%，日间手术273例。其中，本部住院手术7874例，其中三级手术占16.8%、四级手术占13.8%，日间手术273例；顺义院区住院手术40例，其中三级手术占92.5%、四级手术占0%，日间手术0例。全年初产剖宫产率45.9%，孕产妇死亡0人、新生儿死亡0人、围产儿死亡1人。开展临床路径的科室15个、病种52个，入径率80.65%，完成率95.66%。全年临床用血总量9034单位，其中自体输血107人次343.17单位。预约挂号占门诊总人次的85.3%，其中本部预约挂号占门诊总人次的99.0%；顺义院区预约挂号占门诊总人次的35.3%。医院本地医保门诊462578人次、次均费用891.47元，医保出院12171人次、次均费用18419.51元；异地医保出院46531人次、次均费用5639.33元。

医院药占比38.19%。其中，本部药占比37.44%；顺义院区药占比38.86%。医院门诊抗菌药物处方比例4.89%，急诊抗菌药物处方比例28.10%，住院患者抗菌药物使用率33%，抗菌药物使用强度为59.86DDD。其中，本部门诊抗菌药物处方比例4.03%，急诊抗菌药物处方比例29.09%，住院患者抗菌药物使用率40.80%，抗菌药物使用强度为60.3DDD；顺义院区门诊抗菌药物处方比例8.45%，急诊抗菌药物处方比例21.38%，住院患者抗菌药物使用率40.24%，抗菌药物使用强度为46.56DDD。

对口支援新疆维吾尔自治区和田地区人民医院、四川省凉山彝族自治州越西县第一人民医院、河北省张家口市传染病医院、内蒙古伊金霍洛旗人民医院、山西省长治市第三人民医院。

【科研工作】全年纵向课题获批立项科研项目60项，其中国家级8项（含重点研发计划3项、国家自然基金5项），省市级52项，共获资助经费4268.2万元，医院匹配经费754万元。横向课题立项11项，经费1234.53万元。年内结题50项，年底在研课题177项。获奖成果2项，获专利33项。

有国家临床重点专科（感染病科、检验科、重症医学科、神经外科），国家中医药管理局重点专科（中医肝病、中医传染病）及重点学科（中西医结合传染病），北京市中医药管理局重点学科（中西医结合传染病、中西医结合肝病疑难危重）；北京市临床重点专科（肝病、皮肤性病），北京市重大疫情防治重点专科项目（中医科、重症医学科）；国家中医药管理局三级实验室（感染免疫）、传染病溯源预警与智能决策全国重点实验室、新发突发传染病研究北京市重点实验室；是北京市感染性疾病研究中心，北京市示范性研究型病房建设单位。

【医院门急诊、住院业务诊疗服务全面恢复】随着医院应急改造提升工程整体完工，3月20日病房楼北楼病房正式启用。同时，随着手术室改造完工，普外科、神经外科、骨科、泌尿外科、妇产科等外科系统门诊也已开放，医院门急诊、住院业务诊疗服务全面恢复。改造提升后的北楼住院病房在功能布局上，将心内科普通病房与CCU病房调整到同一区域，神经中心也将神经内科、神经外科、神经重症病房及神经康复等四部分业务功能调整到同一区域，通过功能布局上的调整，实现心脏系统、神经系统疾病更加全面、快速、优质的诊疗服务，进一步促进医院胸痛中心、卒中中心建设，打通与时间赛跑的"生命通道"。

【获批传染病溯源预警与智能决策全国重点实验室】4月，地坛医院与中国疾病预防控制中心、南开大学联合申报并获批"传染病溯源预警与智能决策全国重点实验室"，该实验室将围绕国家疫情防控重大需求，瞄准前沿和变革，从关键科学问题和技术难点入手，建立立足中国、惠及全球、世界先进的智慧交融型传染病防控技术体系，发展核心理论、突破关键技术和提供适宜产品。地坛医院作为该实验室副主任委员单位，协助中国CDC举办了全国重点实验室启动会，医院6个PI团队参加了全国重点实验室学术报告会、2023年青年学术交流会，促进了地坛医院与全国顶尖流行病学、人工智能、数学等专业团队展开科研合作。

【推进国传中心专科联盟建设】地坛感染性疾病专科联盟在原工作基础上，变更为国家传染病医学中心（北京）感染性疾病专科联盟（简称"国传中心专科联盟"），同步变更联盟章程和联盟合作协议，打造国家级平台。6月9日，医院组织召开了联盟2023年度常务理事会暨国传中心专科联盟成立大会，共计29个省、市、自治区的84家医疗机构加入国传中心专科联盟，并签订协议。

【获批第五批国家区域医疗中心建设项目】7月，首都医科大学附属北京地坛医院徐州医院获批第五批国家区域医疗中心建设项目，这是江苏省人民政府、徐州市人民政府与首都医科大学附属北京地坛医院合作，依托徐州市传染病医院共建的国家区域医疗中心。北京地坛医院作为国家传染病医学中心主体单位，通过管理、技术和品牌"三个平移"，保障首都医科大学附属北京地坛医院徐州医院的"一体化管理"，推进"医、教、研"三位一体协同发展，实现重点专科和优势学科的同质提升，满足人民群众就近享有高水平优质医疗服务需求。

【学科专科建设取得新进展】医院神经外科获批2023年国家临床重点专科建设项目，至此医院已获批4个国家临床重点专科。中西医结合肝病获批中西医协同"旗舰"科室建设项目。8月16日，胸外科开科，医院学科体系进一步完善。加强手术室、腔镜中心、介入平台等平台科室建设，改造后的手术室面积从248.34平方米扩大到447.79平方米，中心手术室配备了高标准手术间9个，按净化级别设有5间百级手术间、4间万级手术室，手术间专业化区分更加精细；将原肿瘤介入科导管室、心脑血管导管室进行资源整合，实现各类介入手术平台统一安排。推进学科亚组建设，完成肝病三个亚专科（失代偿期肝硬化、慢性乙肝个性化治疗、酒精肝）的建设。

【医院领导】党委书记：陈航（至10月）、潘峰（10月起）；院长：金荣华；副书记：贾王彦（至2月）、田昕（4月起）；副院长：陈效友、蒋荣猛、杨志云、王凌航（4月起）。

（撰稿：陈　琳　审核：金荣华）

首都医科大学附属北京儿童医院

【基本情况】职工中编制内人员2384人、编制外人员545人、派遣人员416人，其中正高级职称256人、副高级职称361人、中级职称862人、初级职称1790人。执业医师1006人，注册护士1384人。护理人员中具有大专及以上学历者占99.12%、本科及以上占64.72%，有专科护士304人。重症医学床位编制床81张，开放床104张。

年底医院有乙类医用设备1台。全年医院总收入409769.54万元，其中医疗收入325441.48万元、财政拨款60737.55万元。

医院牵头的医联体及专科联盟有：北京儿童医院儿科专科医联体，成员单位8个；北京儿童医院紧密型儿科医联体，成员单位10个；北京儿童医院远程会诊远程医疗协作网，成员单位56个。牵头的跨区域专科联盟：福棠儿童医学发展研究中心，成员单位68个。

依托在医院的国家级及市级质控中心有：国家儿科及小儿外科专业医疗质量控制中心、北京市儿科专业质量控制和改进中心。

1月8日，国家卫生健康委公布2022年度全国三级公立医院绩效考核结果，北京儿童医院再次位列儿童医院组第一名。

【医疗工作】全年出院69735人次，床位周转58.7次，床位使用率96.7%，平均住院日5.8天。卫技人员与开放床位之比为2.19：1，执业医师与开放床位之比为0.73：1，病房护士与开放床位之比为1.02：1。

住院手术24079例，其中三级手术占50%、四级手术占16%，日间手术9650例。开展临床路径的科室30个、病种321个，入径率50.93%，完成率94.57%。全年临床用血总量38189单位。其中自体输血429人次，990.5单位。预约挂号占门诊总人次的100%。本地医保门诊1737854人次、次均费用526.16元，医保出院17966人次、次均费用13264.87元；异地医保出院37810人次、次均费用20238.18元。

医院药占比28%。门诊抗菌药物处方比例29.52%，急诊抗菌药物处方比例27.12%，住院患者抗菌药物使用率42.28%，抗菌药物使用强度为29.08DDD。

对口支援内蒙古赤峰市林西县医院。

【科研工作】全年纵向课题获批立项148项，其中国家级28项，包括国家自然科学基金委项目23项，省市级34项，共获资助经费6570.2万元，医院匹配经费4346.65万元。横向课题立项49项，经费1709.03万元。年内结题80余项，年底在研课题531项。获奖成果14项，"中国儿童身体成分发育标准研制、健康风险评估及应用推广"获得北京市科学技术进步奖二等奖；"我国儿童常见恶性肿瘤综合诊疗新技术的建立及推广应用"项目获得中华医学科技奖三等奖。获批专利62项。连续8年获中国医院科技量值（儿科学）第一名。

有国家级重点学科1个（儿科学）、国家临床重点专科9个（儿童重症、小儿呼吸、中西医结合儿科、小儿外科、临床护理、儿童血液病、儿童肿瘤、耳鼻咽喉头颈外科、神经外科）、国家级研究平台12个（国家儿童医学中心、国家儿童肿瘤监测中心、国家儿童呼吸系统疾病临床医学研究中心、教育部儿科重大疾病研究重点实验室、科技部儿童重大疾病国际科技合作基地、科技部儿童健康发展国际联合研究中心、科技部创新人才培养示范基地、国家疑难病症诊治能力提升工程项目储备库、国家市场监督管理总局药物临床试验机构、儿童白血病的国际化新药临床评价研究技术平台、儿童示范性新药临床评价技术平台、国家中西医协同"旗舰"医院试点单位）；北京市重点学科4个（急救专业、普外专业、小儿白血病专业、中医小儿脾胃病专业）、北京市级平台2个（北京市儿童外科矫形器具工程技术研究中心、儿童重大疾病北京市国际科技合作基地）、北京市重点实验室5个（儿童耳鼻咽喉头颈外科、儿童血液病与肿瘤分子分型、儿童呼吸道感染性疾病研究、儿童慢性肾脏病与血液净化、出生缺陷遗传学研究）。

【钱素云教授获评为全国三八红旗手标兵】3月1日，全国妇联在京举行"三八"国际妇女节纪念暨表彰大会。北京儿童医院党委委员、重症医学科和内科教研室名誉主任钱素云教授被授予全国三八红旗手标兵称号，并作为受表彰的先进典型代表在会上发言。

【入选中西医协同"旗舰"医院试点单位】3月17日，国家发展改革委、国家卫生健康委、国家中医药管理局三部门联合发布中西医协同"旗舰"医院试点单位名单，共有12家单位纳入试点单位，北京儿童医院作为唯一一家儿童专科医院入选。

【自走式立体停车设施建成启用】为缓解院区周边拥堵问题，改善群众就医体验，4月6日，北京儿童医院自走式立体停车设施项目开工建设。项目建筑用地总面积5370平方米，地上建筑5层，局部6层，可提供停车位685个。12月20日，项目一期建成试运行，启用停车位500个。

【儿童肿瘤监测工作】截至2023年底，国家儿童肿瘤监测中心在全国31个省份设立的儿童肿瘤监测点增加至1089家，较去年增加291家。4月22日，在国家卫生健康委医政司指导下，由国家儿童肿瘤监测中心主办，湖北省卫生健康委员会、华中科技大学同济医学院附属武汉儿童医院和福棠儿童医学发展研究中心协办的第二届国家卫生健康委儿童血液病、恶性肿瘤专家委员会暨国家儿童肿瘤监测报告会暨儿科抗肿瘤药物临床应用与管理大会在武汉召开。会上发布《国家儿童肿瘤监测年报（2022）》。

【北京儿童医院增新址】经市卫生健康委、市医管中心批准，北京儿童医院在顺义区顺康路1号增加执业地址，床位规模为200张，医院总床位数量不变。5月29日，北京儿童医院新址启动暨北京儿童医院顺义妇儿医院建设儿童友好型医院研讨会在顺义举行。血液一科、血液二科、肿瘤内科完成搬迁工作，医护、医技、药学等团队对接到位，西城院区-顺义院区班车常态化运行。病房环境舒适，设施齐全，所有患儿均可由家长陪护，设有图书角、活动区和室外儿童乐园，为血液肿瘤患儿提供"乐园式"诊疗空间。

【成立我国首个儿童眼组织库】6月1日，北京儿童医院成立我国首个儿童眼组织库。作为国内第一家开展角膜移植的儿童医院，自2017年以来，医院已开展200余例儿童角膜移植手术。

【通过电子病历系统应用水平六级】7月31日，国家卫生健康委医院管理研究所发布《关于公示2022年度电子病历系统功能应用水平分级评价新增高级别医疗机构结果的通知》，北京儿童医院通过电子病历六级评审。截至2023年，全国通过六级以上评审的医院共有40余家，其中北京有5家医院。

【应对呼吸道疾病就诊高峰】2023年，儿童呼吸道疾病感染与季节性诊疗高峰压力重合，多重呼吸道病原体叠加交错流行，自9月起，北京儿童医院门急诊日均超万人次，内科发热咳嗽日均门诊量5100余人次。医院统筹安排人力、物力及空间资源，增设发热咳嗽门诊内舱诊室12间，开通互联网诊疗"云诊室"50余间，通过"E药房"快递药品到家，提高诊疗效率。建立动态监测预警机制、潮汐排班模式，组建肺炎序贯治疗门诊，加强培训规范精准施治。同时，调动托管医院、区域医疗中心、紧密型医联体等单位协力支援，保障患儿就医需求，诊疗工作平稳有序。

【制定推广儿童支原体肺炎诊疗方案】受国家卫生健康委、北京市中医药管理局委托，医院牵头撰写发布《儿童肺炎支原体肺炎诊疗指南（2023年版）》《儿童肺炎支原体肺炎中西医结合诊疗方案（2023版）》，指导和规范各级医疗机构儿科疾病的诊治。医院专家在国家卫生健康委新闻发布会、主流媒体指导推广诊疗方案，宣传科普知识，回应社会关切，履行国家儿童医学中心使命。

【中国儿童健康扶贫计划在六省区开展工作】年内，中国儿童健康扶贫计划共开展活动9次。北京儿童医院组织专家60余人次，联合全国儿童医院和相关医疗机构共同前往陕西、内蒙古、湖南、四川、青海、新疆等六省区，义诊筛查儿童58000余名，完成复杂疑难手术近60例次，培训基层医务人员及师资力量近千人次，为当地近8万名儿童、家长、教师开展关于儿童心理健康、视力听力保护、意外伤害预防等健康宣教活动。

【医院领导】党委书记：张国君；院长：倪鑫；副书记：倪鑫、张海鸥；副院长：葛文彤、李巍、赵成松；总会计师：邓亚芳；工会主席：王爱华。

（撰稿：代　芳　审核：倪　鑫）

首都医科大学附属北京口腔医院

【基本情况】医院在职职工中编制内人员666人、派遣人员687人，其中正高级职称97人、副高级职称143人、中级职称305人、初级职称690人。执业医师567人，注册护士456人。护理人员中具有大专及以上学历者占91.96%、本科及以上占45.22%，有专科护士99人。

全年医院总收入125537.7万元，其中医疗收入72149.23万元。

医院牵头北京口腔医院口腔专科医联体（55家成员单位）。医院是北京医院医联体的成员单位。本年度新增7家医联体成员单位，并与房山区5家机构续签医联体协议。

北京市口腔医疗质量控制和改进中心依托在医院。

【医疗工作】全年出院3913人次，床位周转56.15次，床位使用率87.15%，平均住院日5.62天。住院手术3000人次，其中三级手术占30.45%、四级手术占18.96%，日间手术353例。开展临床路径的科室2个、病种3个，入径率27%，完成率97%。全年临床用血总量342单位。预约挂号占门诊总人次的100%。本地医保门诊818597人次、次均费用773.23元。本地医保出院1053人次、次均费用10355.65元；异地医保出院760人次、次均费用13995.36元。

医院药占比1.91%。门诊抗菌药物处方比例6.14%，急诊抗菌药物处方比例20.44%，住院患者抗菌药物使用率51.15%，抗菌药物使用强度为34.53 DDD。

对口支援与扶贫协作的单位有：北京市顺义区妇幼保健院、顺义区医院、顺义区天竺卫生院、房山区妇幼保健院、房山区良乡医院、房山区中医医院、大兴区西红门医院、大兴区人民医院、大兴区妇幼保健院、大兴兴业口腔医院、怀柔区牙防所、通州区妇幼保健院、通州区新华医院，新疆生产建设兵团十四师昆玉市人民医院，海南省人民医院。

【科研工作】全年纵向课题获批立项科研项目67项，其中国家自然科学基金项目9项，包括青年科学基金项目5项、面上项目4项，共获资助经费341万元。省市级12项，共获资助经费487.85万元。医院匹配经费1845.96万元。横向课题立项6项，经费114.66万元。年内结题77项，年底在研课题243项。获专利35项。

医院有国家干细胞临床研究机构；国家临床重点专科4个：口腔颌面外科专业、牙体牙髓专业、口腔修复专业、口腔正畸专业；北京市重点学科2个：口腔基础医学、口腔临床医学；北京市高精尖学科：口腔医学；全牙再生与口腔组织功能重建北京市重点实验室。口腔组织功能重建北京市国际科技合作基地。

【房山拱辰部建设】 为推动北京口腔医院"一院两址多点"发展战略，促进优质口腔医疗资源进一步均衡、可及，医院于房山区良宝路7号院1号楼拱辰街道社区卫生服务中心内增建"房山拱辰部"，该部共有诊室22间，诊疗椅位25台，已于12月28日接受北京医学会增加执业地点现场验收。

【发布《牙周病患者正畸治疗指南》】 5月19日，由院长白玉兴牵头制定的《牙周病患者正畸治疗指南》（T/CHSA 061—2003）由中华口腔医学会发布，并于6月1日起实施。目前牙周病正畸治疗的常规治疗前检查、风险因素评估，以及适应证、治疗中的原则和基本规范、正畸治疗后保持的方法等尚无国家及行业的标准规范。该指南的实施为广大正畸医生开展牙周病患者的正畸治疗提供了借鉴和参考。

【医院领导】 党委书记：丁枭伟；党委副书记、院长：白玉兴；党委副书记、纪委书记：吴缦莉（至4月）、陈伟（4月起）；副院长：吴家锋（至4月）、任轶、范志朋、杨凯；总会计师：郭文博；工会主席：黄欣。

（撰稿：刘默滢　审核：白玉兴）

首都医科大学附属北京安定医院

【基本情况】 医院在职职工中编制内人员941人、派遣人员149人，其中正高级职称56人、副高级职称104人、中级职称442人、初级职称318人。执业医师280人，注册护士392人。护理人员中具有大专及以上学历者占95.41%、本科及以上占53.32%，有专科护士15人。

全年医院总收入144991.50万元，其中医疗收入106648.97万元（总收入中，财政拨款收入26087.31万元、事业收入113388.62万元、其他收入5515.57万元）。

医院牵头北京安定医院京津冀区域医联体（成员单位2家），北京安定医院市级精神专科医联体（成员单位14家），北京安定医院精神心理医疗联合体（成员单位21家），北京安定医院-朝阳区精神卫生紧密型专科医疗联合体（成员单位2家），北京安定医院区域医联体（成员单位5家）。

医院为西城区区域医联体-北京大学第一医院综合医联体的成员单位。

北京市精神心理质控中心依托在医院。

【医疗工作】 全年出院13642人次，床位周转15.31次，床位使用率112.71%，平均住院日27.13天。卫技人员与开放床位之比为0.83：1，执业医师与开放床位之比为0.32：1，病房护士与开放床位之比为0.44：1。开展临床路径的科室18个、病种24个，入径率96.83%，完成率56.67%。预约挂号占门诊总人次的96.22%。本地医保门诊515725人次、次均费用619.08元，医保出院11588人次、次均费用37574.55元；异地医保出院3841人次、次均费用47810.37元。

医院药占比34.29%。门诊抗菌药物处方比例0%，急诊抗菌药物处方比例0%，住院患者抗菌药物使用率3.86%，抗菌药物使用强度为1.62DDD。

对口支援青海省玉树州第三人民医院、北京市城乡医院（6家成员单位）；新疆乌鲁木齐市第四人民医院。与内蒙古自治区精神卫生中心合作开展京蒙协作重点专科建设。

【科研工作】 全年纵向课题获批立项科研项目50项，其中国家级（国家自然科学基金项目）2项、省市级25项，共获资助经费2750万元，医院匹配经费1684.8万元。新增药物临床试验项目26项，经费4169.22万元。横向课题立项2项，经费58.64万元。年内结题48项，年底在研课题170余项。获奖成果2项，其中国家级1项（华夏医学科技奖三等奖1项）。获专利10项。获知识产权31项。中文统计源期刊论文86篇，第一作者第一单位SCI论文127篇。

有国家级重点学科1个：国家中医药管理局重点学科中医神志病学；国家级重点专科4个：国家中医药管理局重点专科神志病学、国家临床重点专科建设项目精神病学、国家临床重点专科建设项目急诊科、国家临床重点专科建设项目神经内科；北京市重点学科3个：精神病与精神卫生学、应用心理学、中西医结合精神疾病；国家精神疾病医学中心1个，国家精神心理疾病临床医学研究中心1个，精神疾病诊断与治疗北京市重点实验室1个。

【北京安定医院芜湖医院获批第五批国家区域医疗中心并举行揭牌仪式】 7月8日，北京安定医院芜湖医院获批第五批国家区域医疗中心。国家发展改革委办公厅、国家卫生健康委办公厅、国家中医药局综合司关于印发《第五批国家区域医疗中心项目名单》的通知，公布第五批国家区域医疗中心项目名单，"首都医科大学附属北京安定医院芜湖医院"位列其中。

10月17日，北京安定医院芜湖医院（国家精神卫生区域医疗中心）举行揭牌仪式。芜湖市委书记宁波，北京安定医院党委副书记、院长王刚，党委副书记、工会主席孟庆玲，安徽省卫生健康委党组书记、主任刘同柱，安徽省发展改革委党组成员、副主任章新洲，芜湖市政府副市长朱之娥，北京安定医院芜湖医院、芜湖市第四人民医院党委书记沈械华出席会议，共同为国家精神卫生区域医疗中心揭牌。芜湖市卫生健康委党委书记、主任秦正华主持仪式。

北京安定医院芜湖医院正式启动后，北京安定医院首批派驻15名工作人员，包括抑郁症、儿童精神科、老年精神科、精神分裂症、临床心理、精神科护理等优势专业医疗骨干，此外包括科学研究、信息化建设、行政管理等专业人员，在芜湖开展1~2年不等的连续工作，协助北京安定医院芜湖医院进行全方位提升。

【首批入选北京市医学创新和成果转化试点】 "基于群体智能决策技术的抑郁症个体化精准用药辅助决策系统项目"作为北京安定医院重点成果转化项目，首批入选北京市医学创新和成果转化试点，其开发的产品"血药浓度数据处理软件"已于2023年12月22日获批北京Ⅱ类医疗器械证，实现了在北京本地全流程实施转化的初步成功。

【落实北京市教工委"高校心理援助"合作项目】 为北京市58所高校各搭配1名精神科医师及1名心理治疗师，积极将数字化产品等科技转化成果运用到高校心理援助中，促进解决高校学生在学习生活中遇到的心理问题及心理危机。

【与密云区人民政府正式签约】 6月27日，北京安定医院发挥资源优势，从临床、科研成果转化等领域，携手密云区精防院共同发展。托管以来，协助密云精防院持续提升医疗服务能力水平，积极引进新技术、新设备，加强医护人员培训和学术交流，为患者提供更加专业、全面的医疗服务。2023年1月至11月总诊疗人次同比增46.09%，出院人数同比增72.07%。

【医院领导】 党委书记：许峻峰，院长：王刚，副书记：孟庆玲，纪委书记：靳雪玮，副院长：张骏、张庆娥、王京。

（撰稿：韦 婉　审核：咸春艳）

首都医科大学附属北京妇产医院 北京妇幼保健院

【基本情况】 职工中编制内人员1311人、合同制人员12人（博士后）、派遣人员425人，其中正高级职称157人、副高级职称198人、中级职称563人、初级职称774人。执业医师540人，注册护士694人。护理人员中具有大专及以上学历者占99.42%、本科及以上占76.22%，有专科护士167人。重症医学床位50张。

年底医院有乙类医用设备2台。全年医院总收入169407.95万元，其中医疗收入132649.16万元，财政拨款32174.52万元。

牵头北京妇产医院妇科医联体，有成员单位7家；牵头京津冀妇女与儿童保健专科联盟，有成员单位3家。医院为朝阳区（首都儿科研究所）儿童医联体成员单位，中国三级妇产科医院/妇幼保健院联盟成员单位。

北京市产科质量控制中心依托在医院。

【医疗工作】 全年出院43116人次，床位周转85.74次，床位使用率97.54%，平均住院日4.13天。卫技人员与开放床位之比为2.43：1，执业医师与开放床位之比为0.75：1，病房护士与开放床位之比为1.19：1。住院手术26725例，其中三级手术占50.32%、四级手术占19.03%，日间手术3483例。初产剖宫产率73.43%，无孕产妇死亡，新生儿死亡5人、围产儿死亡36人。开展临床路径的科室9个、病种8个，入径率12.68%，完成率61.54%。全年临床用血总量

3643.5单位，其中自体输血140人次473单位。预约挂号占门诊总人次的95.76%。本地医保门诊711362人次、次均费用591.59元；异地医保门诊81305人次、次均费用636.22元；公疗、超转门诊1328人次、次均费用526.96元；本地医保出院29378人次、次均费用9519.82元；异地医保出院6652人次、次均费用14068.4元；公疗、超转出院96人次、次均费用11035.38元。

医院药占比19.28%。门诊抗菌药物处方比例5.62%，急诊抗菌药物处方比例14.27%，住院患者抗菌药物使用率44.97%，抗菌药物使用强度为34.12DDD。

对口支援北京市怀柔区妇幼保健院、怀柔医院、密云区妇幼保健院，内蒙古呼和浩特市妇幼保健院，西藏拉萨市人民医院，新疆和田地区妇幼保健院，青海玉树州人民医院，河北省容城县妇幼保健院，山西省长治市妇幼保健院，四川凉山州美姑县妇计中心。

【科研工作】全年纵向课题获批立项科研项目43项，其中国家级5项，包括重点研发计划子课题1项、国家自然基金4项，省市级9项，共获资助经费1997万元，医院匹配经费1195万元。横向课题立项14项，经费42.6万元。年内结题26项，年底在研课题140项。获奖成果2项，其中北京医学科技奖卫生管理奖1项、全国妇幼健康科学技术奖科技成果奖1项。获批专利32项，其中发明专利12项、实用新型专利18项、外观设计专利2项。

医院有国家级重点专科2个：国家卫生健康委妇科国家临床重点专科、产科国家临床重点专科。

【科技成果转化】成立医院科创中心，确定医院第三方资产评估公司，为科技成果转化提供服务。完善医院科研成果转化制度，搭建科技成果转化多学科管理团队，规范转化流程，为医院科技成果转化保驾护航。多渠道推介科研成果转化，成功推进医院2项科技成果转化顺利落地，转化金额25万元，实现医院科技成果转化零的突破。获批首都医科大学基础临床联合-遗传环境与生殖健康实验室，成为重大科技创新成果的"孵化器"。

【医学教育】承担首都医科大学妇产科及相关学科博士、硕士研究生培养，博士后流动分站工作；妇产科学系，国家级及北京市妇产科住院医师规范化培训工作及继续医学教育，助产专业培养等多层次教学任务。现有教授23人、副教授26人、博士研究生导师22人、硕士研究生导师49人。年内录取研究生47人，其中硕士生31人、博士生16人。首次引进国际产科急诊强化（ICOE）课程。此外，承担协和护理学院、北京中医药大学、首都医科大学护理学院、北京大学护理学院、儿童医院护校、北京卫生职业学院6个院校护理学授课任务。

【优化科室设置】年内，对围产医学部组织结构进行调整，撤销原产一科、产二科、产三科和产四科（母胎医学科）设置，调整后的围产医学部为一级临床科室，由门诊、病房和产房组成。调整新生儿科为一级临床科室。成立针灸科。

【信息化建设】年内，利用信息化手段简化各项审批流程，新增中层干部请假流程、信息数据统计、应急医用耗材采购流程、返聘人员申请流程、请假流程、收发文件、质控反馈单、信息数据需求单等11套电子业务流程并优化新功能60余项。完成医保移动支付、医保全量上传、医保电子码全流程、医保诊断贯标等10项工作。门急诊及互联网诊疗电子票据正式上线，与纸质票据具有相同的法律效用，可作报销使用。

【妇幼保健】年内，对"十四五"时期妇女儿童发展规划实施中期评估，所有妇女儿童健康指标全部达标。12月11日，国家卫生健康委妇幼司公布2022年全国妇幼保健机构绩效考核结果，北京妇幼保健院总得分为942.44分，在293家三级妇幼保健机构中排名第一。成功通过国家级消除艾滋病、梅毒和乙肝母婴传播认证。制定全国首部《宫颈癌筛查质量控制技术规范》地方标准。

【启用第四代达芬奇手术机器人】12月6日，医院首次启用第四代达芬奇手术机器人，截至12月31日已开展机器人手术辅助操作四级妇科手术8例。

【医院领导】党委书记：赵娟（5月起）；院长：阴赪宏；副书记：阴赪宏、刘静；副院长：吴青青、李笠、苗劲蔚。

（撰稿：刘雪娇　审核：阴赪宏）

首都医科大学附属北京中医医院

【基本情况】职工中编制内人员1122人、合同制人员456人、派遣人员164人，其中正高级职称154人、副高级职称241人、中级职称679人、初级职称462人。执业医师607人，注册护士547人。护理人员中具有大专及以上学历者占99.22%、本科及以上占78.82%，有专科护士123人。重症医学床位20张。

全年医院总收入243842.92万元，其中医疗收入194676.16万元，财政拨款收入34774.65万元。

医院牵头首都医科大学附属北京肺病专科联盟（有成员单位23家）；首都医科大学附属北京中医医院与首都儿科研究所附属儿童医院中医儿科医联体；北京市鼓楼中医医院和首都医科大学附属北京中医医院医疗联合体。

北京市中医心血管介入质量控制与改进中心、北京市中医药剂质控中心、北京市中医急诊及ICU质控中心依托在医院。

【医疗工作】全年出院26117人次，床位周转42.84次，床位使用率98.57%，平均住院日8.38天。卫技人员与开放床位之比为2.34∶1，执业医师与开放床位之比为0.99∶1，病房护士与开放床位之比为0.51∶1。住院手术5450例，其中三级手术占66.97%、四级手术占11.41%，日间手术872例。开展临床路径的科室26个、病种183个，入径率100%，完成率99.61%。全年临床用血总量2396单位，其中自体输血122人次341单位。预约挂号占门诊总人次的96.61%。本地医保门诊1697236人次、次均费用619.61元，医保出院18717人次、次均费用17075.36元；异地医保出院7341人次、次均费用17901.74元。

医院药占比58.84%。门诊抗菌药物处方比例1.60%，急诊抗菌药物处方比例21.56%，住院患者抗菌药物使用率18.80%，抗菌药物使用强度为26.03DDD。

对口支援北京市昌平区天通苑中医医院，顺义区牛栏山社区卫生服务中心、旺泉社区卫生服务中心、马坡卫生院、板桥卫生院、北小营卫生院、小店卫生院，延庆区大榆树镇社区卫生服务中心、四海镇社区卫生服务中心、香水园社区卫生服务中心、千家店镇社区卫生服务中心，内蒙古奈曼旗蒙医院。

【科研工作】全年纵向课题获批立项科研项目70项，其中国家级18项，省市级18项，共获资助经费6957.47万元，医院匹配经费752.85万元。横向课题立项12项，经费304.4916万元。年内结题58项，年底在研课题226项。获奖成果17项，获专利25项。其中，刘宝利教授团队牵头的"膜性肾病中医诊疗规律系统化研究"获得"国家重点研发计划中医药现代化重点专项"立项，获批科研经费3000万元。

有国家中医药管理局高水平中医药重点学科1个：中医急诊学；国家中医药管理局重点专科11个：心血管科、脾胃病科、肾病科、外科、妇科、皮肤科、肿瘤科、针灸科、急诊科、临床药学、护理学；市级重点专科16个：针灸科、皮肤科、心血管科、肿瘤科、脾胃病科、急危重症科、呼吸科、外科、肾病科、儿科、妇科、肛肠科、风湿科、眼科、耳鼻喉科、老年病科；感染危重病医学科获批北京市卫生健康委重大疫情防治重点专科。

有国家中医药管理局细胞病理实验室（三级）、国家中医药管理局疮疡生肌理论及应用重点研究室、国家中医药管理局脾胃病调肝理脾重点研究室、国家中医临床研究基地建设单位、国家中医药传承创新中心建设单位、中国中医药循证医学中心基本中医药循证能力建设单位、"科创中国"中医药产学研协作创新基地、国家中医药管理局中药炮制技术传承基地、银屑病中医临床基础研究北京市重点实验室、中医感染性疾病基础研究北京市重点实验室、针灸神经调控北京市重点实验室、北京市国际科技合作基地。

【教育教学】根据教育部办公厅、国家中医药管理局综合司印发《关于公布国家中医临床教学培训示范中心认定结果的通知》，首都医科大学附属北京中医医院入选"国家中医临床教学培训示范中心"，将在中医学类本科生临床实践教学、研究生培养、住院医师规范化培训及临床带教师资培训等方面发挥示范辐射作用，提升我国中医临床实践教学基地教育培训水平，加快培养中医学人才。

【学术成果】刘清泉教授团队研究成果"金花清感颗粒治疗新冠病毒感染"入选2022年度中医药十大学术进展。该项研究是中药治疗新冠肺炎首次在国外按照国际循证医学随机、双盲、安慰剂对照金标准获得的临床评价。

【践行公益性】落实国家中医药管理局2023年国家中医医疗队巡回医疗工作，选派医疗队至青海省海西蒙古族藏族自治州德令哈市中医院及当地基层医疗卫生机构进行为期1个月的中医巡诊工作，促进优质中医药资源下沉，提升边远地区中医药服务能力。

【国之名医】由《人民日报》健康客户端主办的年度性医生学术活动——第六届国之名医系列榜单发布。首都医科大学附属北京中医医院国医大师、妇科专家柴嵩岩入选"国之名医·特别致敬"榜单，岐黄学者、消化中心主任张声生入选"国之名医·卓越建树"榜单。

【揭榜挂帅】由刘清泉教授牵头的"中医药创新团队及人才支持计划项目"多学科交叉创新团队"中医药治疗新冠肺炎临床疗效评价和机理研究"通过国家中医药创新团队"揭榜挂帅"项目里程碑考核实地评估。

【新院区建设】完成对原堡头项目已开展工作的审计评估工作，涉及9个合同需签订合同解除协议，已进行初步谈判。新院区项目取得《关于首都医科大学附属北京中医医院项目"多规合一"协同平台初审意见的函》。

【国家区域医疗中心建设】年内，派出专家入驻国家区域医疗中心建设项目医院——首都医科大学附属北京中医医院内蒙古医院，推动"一体化管理，同质化发展"持续纵深迈进，进一步推进国家区域医疗中心建设。打造高层次的中医人才培养基地、高标准的科研创新和转化平台、高水平现代化中医医院管理高地，成为服务巴彦淖尔、面向西部的国家中医区域医疗中心，为"健康中国"的国家战略建设贡献力量。

【中医药传承工作】获批北京中医药薪火传承"3+3"工程1个：刘殿池名医传承工作站；在北京中医药薪火传承"新3+3"工程建设工作中，新获评甲类成熟类三名工作室2个：张志礼、关幼波"三名"传承工作室；乙类培育类三名工作室3个：黄丽娟、张炳厚、吕培文"三名"传承工作室；乙类培育类名医门人传承工作站1个：王鸿士门人（王国玮）传承工作站；乙类培育类名医传人传承工作站3个：柴嵩岩传人（滕秀香）传承工作站、张志礼传人（王萍）传承工作站、温振英传人（李敏）传承工作站；示范

案例3个：燕京赵氏皮科流派名医代传、柴嵩岩中医妇科学术思想及技术经验知识体系、基于王玉章教授经验在慢性创面可视化临床疗效的传承创新研究。

【成果转化】9月，获授"北京市中医药科技成果转化知识产权保护试点建设单位"。12月，与首都医科大学、北京市中医药研究所联合举办"中医药传承·北京论坛-知识产权保护与成果转化分论坛暨首都医科大学附属北京中医医院第二届中医药科技成果转化推介会"，推动北京市医疗机构科技创新和中医药科技成果转化。医院成果转化与产业支撑迎来突破，中医药成果转化产品代表"陈彤云"系列化妆品第四代投入生产，消化科主任医师张声生"预防和治疗腹泻型肠易激综合征的药物组合物及其制备方法和应用"专利成功签约。

【互联网医院建设】经过三年余的发展，首都医科大学附属北京中医医院互联网医院的医疗服务、政策体系日益完善，患者认可程度明显提升，服务量显著增长。在2023年北京市互联网诊疗质量控制和改进中心开展的互联网诊疗服务与质量安全督导评价考核中获评等级为最高级Ⅰ A级。

【国际交流合作】年内，承办4期商务部援外培训班，包括2期"发展中国家传统医学保健技术培训班""'一带一路'国家传统医学发展研修班"线上班和2期"发展中国家传统中医治疗研修班""传统医学发展研修班"线下班，共培训来自尼泊尔、突尼斯、尼日利亚、墨西哥、波黑、乌兹别克斯坦等19个国家的135名外籍学员学习中医中药技术。与墨西哥国家公务员社会保障和福利局（ISSSTE）下属全国医疗中心建立合作关系。9月，为加强在传统医学和针灸项目培训计划方面的合作，医院与ISSSTE签订《关于针灸及相关领域合作协议》。以此为工作基础，申报国家中医药管理局中医药国际合作专项（基地类项目），成为"人才培养和教育培训类"针灸及传统医药国际合作基地（北京中医医院与墨西哥）。

【医院领导】党委书记：董杰昌（至12月）；党委书记：刘中勋（12月任）；党委副书记、院长：刘清泉；党委专职副书记：温淑兰；党委副书记、纪委书记：程军；副院长：王大仟、刘东国（至2月）、杨国旺、李彬（4月任）；总会计师：吴光清；工会主席：徐春军；北京市中医药研究所副所长：李萍。

（撰稿：高梦然　审核：陈嘉兴）

首都医科大学附属北京世纪坛医院

【基本情况】职工中编制内人员1864人、合同制人员606人、派遣人员308人，其中正高级职称141人、副高级职称270人、中级职称842人、初级职称1338人。执业医师806人，注册护士1142人。护理人员中具有大专及以上学历者占98%、本科及以上占75.04%，有专科护士408人。重症医学床位99张。

年底医院有乙类医用设备4台。全年医院总收入289353.98万元，其中医疗收入228761.44万元，财政拨款48280.30万元。

医院牵头北京市肿瘤专科医联体，有成员单位2家；北京世纪坛医院医疗联合体，有成员单位15家。牵头中华世纪减重联盟，成员单位1家。医院为海淀区肿瘤专科医联体、中国医学科学院北京协和医院医疗联合体（神经内科）、北京积水潭医院国家骨科医学中心5G+骨科机器人联盟的成员单位。

医院作为第二批北京市医联体核心医院，经过市卫生健康委调研征求意向，与北京小汤山医院、首都医科大学附属北京佑安医院建立合作关系，签署医联体合作协议。

医院市级临床重点专科呼吸内科和检验科建设项目分别以103.2分和89.6分（满分105分）顺利通过北京市临床重点专科项目验收。建设期间学科医疗服务能力提升，呼吸内科CMI由2019年1.39提升到1.66，DRG组数由117提高到138。

【医疗工作】全年出院53399人次，床位周转49.29次，床位使用率92.68%，平均住院日6.92天。卫技人员与开放床位之比为2.11∶1，执业医师与开放床位之比为0.75∶1，病房护士与开放床位之比为0.7∶1。住院手术25610例，其中三级手术占40.08%、四级手术占30.50%，日间手术1775例。初产剖宫产率35.42%，无孕产妇死亡，新生儿死亡2人、围产儿死亡1人。开展临床路径的科室43个、病种350个，入径率61.77%，完成率94.52%。全年临床用血总量红细胞11192单位、血浆10876单位、血小板1255单位，其中自体输血1137人次2420单位。预约挂号占门诊总人次的93.95%。本地医保门诊1088924人次、次均费用517.13元，医保出院22710人次、次均费用21707.95元；异地医保出院23173人次、次均费用24769.04元。

医院药占比29.65%。门诊抗菌药物处方比例8.58%，急诊抗菌药物处方比例45.89%，住院患者抗菌药物使用率35.99%，抗菌药物使用强度为43.68DDD。

对口支援河北省张北县医院，内蒙古通辽市奈曼旗人民医院，北京市昌平区南口医院、大兴区长子营镇中心卫生院、大兴区青云店镇中心卫生院、大兴区西红门镇金星社区卫生服务中心。

【科研工作】全年纵向课题获批立项科研项目57项，其中国家级13项（包括国家自然科学基金12项、科技部项目1项）、省部级24项、校局级及其他课题20项，共获资助经费2479万元，医院匹配经费1070万元。横向课题立项13项，经费463万元。年内结题94项，年底在研课题161项。获奖成果18项，包括高等学校科学研究优秀成果奖（科学技术）科学技术进步奖二等奖1项、河南省科学技术进步奖二等奖1项，其他奖励16项。获专利91项。

医院有国家市场监管重点实验室（肿瘤特医食品）、肿瘤治疗性疫苗北京市重点实验室、尿液细胞分子诊断北京市重点实验室、临床合理用药生物特征谱学评价北京市重点实验室。

9月1日，"中国北方花粉过敏性疾病的"五位一体"精准防控体系的建立和推广"荣获北京医学会颁发的2022年北京医学科技奖一等奖。

【医学中心建设】1月31日，淋巴管疾病临床诊疗与研究中心举行揭牌仪式，开创了国内首个专业化从事淋巴管疾病诊断与治疗系统工作的先河，具有重大的临床研究和推广价值，有望成为医学发展的重要突破点。9月26日，急危重症医学中心成立，着力建设多学科基础交叉平台，突出高水平医疗技术，提高急危重症患者救治效率和成功率，培养各层级重症医学人才，布局急诊医学、重症医学一体化大综合及临床研究。

【互联网诊疗服务】4月15日，通过国家医疗信息互联互通标准化成熟度五级乙等测评。互联网医院已实现线上开具处方、检验、检查、线上缴费、药品邮寄、在线预约或修改检查时间等功能。世纪云服务APP全年新增注册23.42万人，互联网诊疗总订单

9979单。

【多渠道预约就诊】4月24日，实现114预约挂号平台与医院信息系统直连且共享号池，实现统一号源管理，与自有挂号渠道统一放号量、统一放号周期、统一放号时间、统一科室设置、统一支持当日号，剩余号源同步变动，有效提高了号源使用率。新增"微信小程序"预约就诊途径—北京世纪坛医院世纪云服务，同时发布门诊多渠道预约方式指引，拓展多渠道预约挂号方式，同步提供世纪云服务APP、114微信公众号、010-114电话、院内预约电话（患者服务热线）010-63312580、自助机、医生诊间、出院复诊、社区转诊等9种预约途径。

【急诊ICU团支部获评全国五四红旗团支部】4月，急诊ICU团支部获评全国五四红旗团支部，是北京市卫生系统唯一获得此项殊荣的团支部，受到共青团中央表彰。急诊ICU团支部立足岗位，投身实践，团结带领团员青年奋勇争先，全力挽救生命，热衷实践，广泛开展志愿活动20余次，致力提升群众急救基础。

【获评提升患者门诊体验优秀案例】8月23日，以"基于OGSMT的门诊流程优化"为题，参加健康界主办的第八季改善医疗服务行动全国医院擂台赛，获得华北赛区提升患者门诊体验优秀案例奖。利用信息化手段，开展多渠道预约挂号，实现院内自有程序与北京市统一预约平台直连，手机端线上北京医保费用实时分解，优化取号环节，实现免排队，秒支付，门诊就诊"一码""一证"通行。减少就医节点，优化就医环节，减少排队次数，缩短患者在院等候时间，改善患者就医体验，提高患者满意度。

【获"2022年度北京地区卫生健康系统互联网便民惠民移动应用优秀奖"】9月3日，全面上线医保移动支付功能；10月，实现支付宝直接付及亲情付；12月，开通自有程序世纪云APP接入移动支付。推动门诊、住院就医结算流程再造，为患者提供全流程门诊和住院线上就诊服务。医院移动应用荣获"2022年度北京地区卫生健康系统互联网便民惠民移动应用优秀奖"，

北京市总成绩排名第八。

【援外医疗队凯旋】9月13日，医院派出的援瓦努阿图医疗队圆满完成为期一年的医疗任务，胜利回京。医疗队全体9名队员分别荣获瓦努阿图"国家勋章""2023首届临床医学奖表彰传播大会"第一届临床医学奖-杰出贡献团队奖。

【急诊急救综合楼智慧病房项目通过验收】10月19日，急诊急救综合楼智慧病房项目完成终验，智慧病房管理系统与医院11个医疗系统对接，实现了医嘱执行、护理任务提醒、患者重要信息预警等工作的全面信息化管理，有效提高护理工作效率，促进护理质量提升。

【完成"十四五"规划中期评估】全面系统梳理"十四五"规划经验、短板和风险，明确了"十四五"后半程以高原学科为支撑，发展肿瘤和急救学科，提升品牌影响力，同时制订学科发展战略，整合优势学科，引进学科带头人，拓展基层服务，打造便民品牌。

【人才建设】制定了《首都医科大学附属北京世纪坛医院"十四五"期间人才培养实施方案（修订）》，构建了分层分类、系统化、多维度的人才遴选及考核体系。年内，呼吸与危重症医学科薛新颖、潘磊教授团队荣获2022年度教育部高等学校科学研究优秀成果科学技术进步奖二等奖，薛新颖同时入选北京市医院管理中心"登峰"计划；肿瘤营养与代谢中心石汉平教授再获"2022年全球营养学领域最活跃5位学者"、中国食品科学技术学会"科技创新奖-突出贡献奖"，入选首都健康卫士候选人；由《人民日报》健康客户端主办的第六届国之名医盛典上，王学艳荣登"国之名医·卓越建树"榜单。

【医院领导】党委书记：李天佐（至4月）、陈航（4月起）；院长：周建新（4月起）；副书记：周建新（4月起）；副院长：闫勇（至7月）、尹金淑（至2月）、胡路（7月起）；工会主席：李凯（至12月）。

（撰稿：张海英　审核：戴　缤）

首都医科大学附属北京积水潭医院
北京市创伤骨科研究所

【基本情况】职工中编制内人员3107人、合同制派遣人员854人，其中正高级职称183人、副高级职称398人、中级职称978人、初级职称1092人。执业医师1064人，注册护士1743人。护理人员中具有大专及以

上学历者占98%、本科及以上占46%，有专科护士500人。重症医学床位75张。

年底医院有乙类医用设备1台。

医院牵头的医联体及专科联盟有：北京积水潭医院国家骨科医学中心保膝联盟（成员单位28家）、北京积水潭医院国家骨科医学中心5G+机器人联盟（成员单位29家）、北京积水潭医院国家骨科医学中心骨科加速康复外科（ERAS）联盟（成员单位34家）、北京积水潭医院国家骨科医学中心骨科临床研究伦理审查联盟（成员单位9家）、昌平区区域医疗联合体（成员单位10家）。医院加入的医联体有：北京市口腔专科医联体、北京大学人民医院肾内科专科医联体、首都儿科研究所附属儿童医院儿科医联体、北京大学第六医院精神卫生专科医联体、市属医院康复医联体（北京小汤山医院、北京老年医院）。

北京市骨科专业质量控制和改进中心依托在医院。

【**医疗工作**】全年出院93046人次，床位周转50.96次，床位使用率95.69%，平均住院日6.84天。卫技人员与开放床位之比为1.80∶1，执业医师与开放床位之比为0.58∶1，病房护士与开放床位之比为0.91∶1。住院手术58951例，其中三级手术占48.09%、四级手术占29.05%，日间手术1514例。初产剖宫产率19.50%，无孕产妇、新生儿死亡，围产儿死亡11人。开展临床路径的科室30个、病种328个，入径率88.17%，完成率99.43%。全年临床用血总量34496单位，其中自体输血2401人次6733单位。预约挂号占门诊总人次的100%。本地医保门诊1873244人次、次均费用468.68元，医保出院40449人次、次均费用18298.75元；异地医保出院38849人次、次均费用33596.07元。

医院药占比20.54%。门诊抗菌药物处方比例5.85%，急诊抗菌药物处方比例29.93%，住院患者抗菌药物使用率59.78%，抗菌药物使用强度为50.63DDD。

对口支援与帮扶协作的单位有：河北省张家口市第二医院，山西省长治市第二人民医院，内蒙古医科大学第二附属医院，西藏拉萨市人民医院，青海省玉树州人民医院，北京市密云区溪翁庄镇社区卫生服务中心、密云区石城镇社区卫生服务中心、密云区冯家峪镇社区卫生服务中心、延庆区永宁镇社区卫生服务中心。创伤骨科主治医师郭祁参加北京市2023年"组团式"援青医疗队执行为期1年的援青任务。脊柱外科主治医师于杰作为北京市第十一批第一期对口支援新疆医疗队员赴和田地区人民医院执行为期1年的援

疆任务。小儿骨科主治医师王望作为北京市第十批第二期援藏医疗队员赴拉萨市人民医院执行为期1年的援藏任务。麻醉科张文超博士参加第二十三批博士服务团赴重庆市人民医院挂职麻醉科主任。

【**科研工作**】全年纵向课题获批立项科研项目89项，其中国家级12项，包括国家重点研发计划项目1项、课题2项，国家自然科学基金9项；省部级33项，共获资助经费1340.6万元。横向课题立项11项，经费714万元。年内，结题22项，年底在研课题217项。获奖成果3项，包括姜春岩团队项目"肩关节外科疾病诊疗创新技术的建立与推广应用"荣获北京市科学技术进步奖二等奖；吴新宝团队项目"环骨盆损伤诊疗新体系的创建与推广应用"荣获中华医学科技奖一等奖；甄健存团队项目"建立团体标准体系，推进药事管理与药学服务规范化建设"荣获中国医院协会医院科技创新奖1项。获专利194项。

完成成果转化项目10项，转化合同总金额19550万元，其中落地北京7项，转化金额19380万元。吴新宝团队研发的骨盆骨折复位手术导航定位系统获国家药品监督管理局批准正式上市。

完善科研平台建设，新龙泽院区中心实验室、生物样本库和3D打印联合实验室正式投入使用；临床试验平台首次人体试验国际领先的完全新靶点新冠抗病毒药；成为《中华损伤与修复杂志（电子版）》承办单位。初步构建学科评估指标，推进医院学科评估与建设。9月，医院3D打印技术和产品参加2023年中国（北京）国际服务贸易交易会健康卫生服务专题展。作为北京市医疗健康数据流通试点单位，医院完成数据流通试点工作。

国家级临床重点专科有：骨科、手外科、烧伤科、运动医学科、急诊医学科、重症医学科。

【**国家临床重点专科建设**】3月29日，急诊医学科获批"2022年国家临床重点专科建设项目"。9月27日，重症医学科获批"2023年国家临床重点专科建设项目"。以上专科是医院首次在非传统优势学科上获批的国家级临床重点专科建设项目，均为院内自主建设项目，项目经费各500万元。

【**国家区域医疗中心建设**】7月8日，国家发展和改革委员会、国家卫生健康委员会、国家中医药管理局联合印发《第五批国家区域医疗中心项目名单》，其中，北京积水潭医院聊城医院、北京积水潭医院郑州医院获批国家区域医疗中心建设项目。医院分别向3个项目医院，即贵州医院、聊城医院、郑州医院累计派驻专家48人、7人和4人，派驻执行院长和副院长7名，稳步推进项目医院建设。

【全面提升医疗质量行动】7月12日，医院制定《北京积水潭医院全面提升医疗质量行动计划》，开展一系列提升医疗质量相关行动，包括：全院范围内宣贯及总体部署相关工作；每周由医疗主管院长主持召开以医疗质量为核心的医疗例会；加强院科两级医疗质量管理，医疗质量管理委员会对死亡病例进行讨论；以病历质量作为抓手，每月针对死亡病例、并发症病例、纠纷病例、二次手术病例等进入科室进行病历质量分析及病例讨论，从病历反推医疗质量、诊疗流程；不断完善医疗质量月报，全面展示分析质控数据，每月反馈科室，督导整改；高度重视医疗质量安全工作要点台账，责任到人，定期销账。

12月5日，根据《北京市卫生健康委员会关于公布北京市普通外科等六个质量控制和改进中心评估结果的通知》（京卫医〔2023〕109号）文件精神，北京积水潭医院为北京市骨科专业质量控制和改进中心主任委员单位。根据全面提升医疗质量行动重点要求，积极推进北京市骨科专业质量控制和改进中心及昌平区质控中心〔昌平区骨科质控中心、急诊质控中心、心血管介入质控中心、感染（传染）质控中心、重症医学质控中心、口腔质控中心、医学检验质控中心、病案质控中心〕建设。

【高层次人才队伍建设】年内，引进消化内科学科带头人1人，考察调入骨内科、心理行为医学科、消化内科、医学期刊中心等业务骨干6人，博士后出站6人、入站3人，目前在站10人。新增高层次公共卫生技术人才建设项目第三批培养对象入选学科骨干2人，市医管中心第五批"登峰"2人。入选北京市战略科技人才4人，北京市科技新星计划1人，第十批北京市优秀青年人才1人。

【医疗保障与应急救援】年内，接收成批伤员45批，收治伤员420人，其中重大事件伤员25批，收治伤员320人。14名专家作为国家级及北京市专家，参与10起卫生应急外派救援工作。

【改善医疗服务】医院成为国际医疗服务试点医疗机构。增加跨专业诊间预约，完善预约服务。加强互联网医院平台建设，增加互联网出诊科室及多个专业的互联网护理咨询门诊。优化检查流程，增加工作时长，缩短大型检查的预约周期。实现影像检查、采血检查三院区互通。打造个体化精准诊疗模式，开设睡眠中心MDT门诊、肥胖专病门诊、老年医学科/全科医学第二门诊、呼吸与危重症医学科手术前综合评估专病门诊、医学营养减重门诊等。成立骨质疏松科，34位专家轮流出诊。

【教学工作】医院成为首都医科大学附属医院和第七临床医学院。认定30名首医博导、109名首医硕导。获批2项首医临床诊疗与研究中心培育项目。首都医科大学骨科学系更名为骨科学院。筹备成立首都医科大学烧伤与创面修复学系。新认定2名北医博导、8名北医硕导。招收博士研究生28人、硕士研究生24人。毕业博士研究生6人、硕士研究生14人。开设各专业进修班187个，累计接收进修学员862人。承担住院医师规范化培训任务，招收住培医师68人。

【重点工程建设】年内，回龙观二期扩建工程取得建设工程规划许可证和建筑工程施工许可证，幕墙整体亮相，工程整体完成85%。获"中国钢结构金奖"及北京市"结构长城杯"。全年完成固定资产投资4.5亿元。

【医院领导】党委书记：李玉梅；院长：蒋协远；副书记：吴缦莉（4月起）；副书记、纪委书记：吴国安；副院长：赵兴山（至7月）、吴新宝、刘亚军、于洋、姜春岩（10月起）。

（撰稿：高　放　审核：蒋协远）

首都儿科研究所
首都儿科研究所附属儿童医院

【基本情况】职工中编制内人员1190人、编外（合同制人员）1人，派遣人员753人，其中正高级职称101人、副高级职称204人、中级职称683人、初级职称780人。执业医师572人，注册护士689人。护理人员中具有大专及以上学历者占98%、本科及以上占49%，有专科护士220人。重症医学床位76张。

年底医院固定资产净值40941.59万元，其中医疗设备净值13750.57万元。有乙类医用设备4台。全年医院总收入235142.82万元，其中医疗收入185172.67万元，财政拨款46183.82万元。

医院牵头的医联体有朝阳区儿童医联体（成员单位11家）、首都儿科研究所附属儿童医院儿科专科医联体（成员单位14家）、紧密型儿科医联体（成员单位8家）。医院为中医儿科医联体、北京安定医院精神心理医疗服务联合体的成员单位。

WHO儿童卫生合作中心依托在医院。

3月3日，国家卫生健康委员会下发《国家卫生健康委妇幼司关于确定第三批国家新生儿保健特色专科建设单位的通知》，我所成功获批第三批"国家新生儿保健特色专科建设单位"。

3月，马立霜新生儿外科知名专家团队获全国巾帼建功先进集体称号。

9月4日，我所获批为首批北京市中医药科技成果转化和知识产权保护试点建设单位。

【医疗工作】全年出院41199人次，床位周转72.71次，床位使用率119.86%，平均住院日5.25天。卫技人员与开放床位之比为3.49∶1，执业医师与开放床位之比为1.30∶1，病房护士与开放床位之比为0.72∶1。住院手术11972例，其中三级手术占32.30%、四级手术占13.65%，日间手术2805例。新生儿死亡9人、围产儿死亡5人。开展临床路径的科室20个、病种344个，入径率96.50%、完成率100%。全年自体输血135人次，326.43单位。预约挂号占门诊总人次的98.11%。北京医保门诊1603286次、次均费用374.65元，异地医保门诊57077人次、次均费用387.08元；北京医保出院13510人次、次均费用11469.7元，异地医保出院19507人次、次均费用16361.6元。

医院药占比31.87%，其中门诊38.36%，住院18.74%。门诊抗菌药物处方比例16.74%，急诊抗菌药物处方比例37.66%，住院患者抗菌药物使用率33.34%，抗菌药物使用强度为20.6DDD。

对口支援与扶贫协作的单位有：内蒙古卓资县人民医院、儿童医院，西藏拉萨市人民医院，新疆昆玉市第十四师医院。

【科研工作】全年纵向课题获批立项科研项目53项，其中国家级7项（科技部重点专项1项，国家自然科学基金面上项目4项、青年项目1项，其他国家级项目1项）、省市级23项（北京自然科学基金13项，首都卫生发展专项10项），共获资助经费4056.41万元，医院匹配经费521.64万元。横向课题立项35项，经费161.21万元。年内结题33项，年底在研课题138项。获奖成果4项。2023年度第一作者或者通讯作者第一单位为本单位的SCI论文165篇，中文统计源期刊论文数

191篇。研究所新增授权专利99项，其中发明专利12项，实用新型专利87项。新增软件著作权1项。医院新增授权专利27项，其中发明专利10项，实用新型专利17项。

儿科重症专业、儿科呼吸专业为国家临床重点专科建设项目，是国家药物临床试验机构、国家住院医师规范化培训基地、国家专科医师规范化培训制度试点专科培训基地、北京市示范性研究型病房、国家儿童健康与疾病临床医学研究中心协同创新核心单位，有儿童发育营养组学北京市重点实验室、儿童病毒病原学北京市重点实验室、国家呼吸系统疾病临床医学研究中心分中心。

【儿童心律失常介入治疗领域新台阶】2月6日，心血管内科为一名8岁患儿成功实施心腔内超声指导下乳头肌起源室性心律失常的射频消融，这是我所首例心腔内超声指导下射频消融，标志着我所在儿童心律失常介入治疗领域迈上了一个新台阶。

【开展罕见病多学科诊疗活动】2月28日，第16个国际罕见病日之际罕见病多学科诊疗中心先后开展罕见病论坛、MDT讨论、专家义诊咨询等系列宣传活动。年内，罕见病多学科诊疗中心组织罕见病病例多学科诊疗4次。25名专家成为北京市罕见病诊疗和保障专家库成员。

【《7岁以下儿童生长标准》实施】3月1日，生长发育研究室研究员李辉主持起草的新版《7岁以下儿童生长标准》开始实施，该标准更符合当今我国儿童自身的生长发育特征。

【落户通州、健康先行】5月8日至12日，医院与通州区教委就"落户通州、健康先行"项目进一步加深合作、优化流程、丰富内涵，积极探索建立整合型儿童健康管理服务体系。所院派出近450人次的学科专家、医务人员，利用5天时间完成了近2500名儿童青少年的线下免费健康体检。

【组织召开儿童健康服务专题媒体沟通会】6月1日，所（院）办公室协同儿童保健中心组织安排"学思想、护健康，推动首都卫生健康高质量发展"系列之儿童健康服务专题媒体沟通会，系统介绍北京市儿童健康工作成效以及医疗机构的特色亮点工作并接受新闻媒体的提问，所领导张建所长作题为"秉持初心、创新发展，持续优化儿童健康服务"的经验介绍。

【药品耗材采购使用管理专项整治工作部署会】6月14日下午，所院召开干部警示教育大会暨药品耗材采购使用管理专项整治工作部署会，会议由院长张建主持，所院领导班子成员、中层干部、党支部书记和

纪检委员、重点科室核心组人员以及采购岗工作人员约200人参加会议。

【首都儿科研究所65周年学术活动】6月30日至7月2日，举办首都儿科研究所成立65周年学术活动暨儿童健康高质量发展研讨会。研讨会设主会场1个，分会场13个，学术报告139个。线下参会约1400人，4个会场采用线上直播，约2.5万人参会。国家卫生健康委妇幼司司长宋莉、北京市卫生健康委员会党委书记、副主任钟东波，以及首都儿科研究所领导班子成员、离退休老专家代表、职工代表等共300余人参加大会。会议由首儿所党委专职副书记赵红主持。会上，首都儿科研究所所长张建授予林良明、刘玉琳、朱宗涵、赵锦铭、吴光驰"终身成就奖"，授予戴耀华、钱渊"突出贡献奖"，授予李辉"首届科技创新奖"。开幕式后，学术论坛正式开始，主题为"砥砺奋进新时代，首儿筑梦向未来"。中国工程院院士、哈尔滨医科大学党委书记张学等专家作了主题报告。分会场邀请资深专家学者带来专题讲座，对所在领域的热点难点问题进行深入探讨。

【国家级儿童保健中心建设】2023年下半年，开展儿童注意力训练及注意力测评，共训练1210人次，测评417人次，促进前沿技术在儿童保健领域的应用；完成儿童保健中心体检门诊建设工作，发展有首儿特色的儿童保健服务；与通州区教委、学校、卫生部门共同撰写通州区儿童健康状况报告，为11所学校分别提供健康管理报告；创新儿童健康管理的新机制和新模式，"养育照护小组活动"于2023年被国家卫生健康委"助力乡村振兴 基层儿童早期发展项目"纳入适宜技术范围并进行全国推广。

【完成科研楼GCP研究型病房建设】11月20日，医院完成科研楼GCP研究型病房全部施工内容并顺利通过四方验收工作。GCP研究型病房建设，是根据市卫生健康委下发的《北京市卫生健康委员会关于组织开展研究型病房示范建设项目申报工作的通知》要求，结合GCP办公室功能使用需求，开展的研究型病房改造项目。

【通州分院建设项目】年内，获得市发展和改革委的《北京市发展和改革委员会关于批准首都儿科研究所附属儿童医院通州院区项目建议书（代可行性研究报告）的函》。土护降工程已顺利进行至预留界面；完成红线范围内10 kV电力线杆的拆改及现场临时用电施工并验收工作；完成施工临时用水施工。

【组织编写《婴幼儿就医指导分册》】年内，受人民卫生出版社委托，我所承担《十万个健康为什么——婴幼儿就医指导分册》的编写工作。明确主编、副主编，成立编委会；组织确定分册大纲和内容撰写要求，召开多次编委会会议，组织部署编写工作，并按计划完成《婴幼儿就医指导分册》初稿。

【成立急诊科，提升急危重症救治能力】为适应医院管理模式的转变和急诊医学的发展，成立急诊科。将急诊科与重症医学科分开运行，医院给予更多的人力和物力支持与保障，加强急诊管理，快速提升急危重症的救治能力，促进急诊科的高质量发展，满足社会需求。

【营造安全舒适便捷就医环境】年内，医院通过布局调整，增加诊位、扩大候诊区、增加候诊椅，有效缓解诊区空间狭小、患者拥挤的情况，降低院感、消防安全风险。多部门合作，不断完善"首都儿科研究所附属儿童医院微信公众号"功能；取消实体卡，减少窗口排队。北京医保患者通过"京通"预约挂号费用实时分解；异地医保患者在就诊过程中，可以使用自助机缴费和打印检验结果等功能。使患者就诊更加高效便捷。推荐检查集中预约，改善群众就医体验和医院运行效率。2023年，进一步优化医生工作站、自助机和手机端大型设备改约流程，实现了自动和个性化预约，以及智能化改约功能。6—7月，推进了超声、超声心动图和冠脉超声"一站式检查预约服务"。检查集中预约服务5400余人次/月，总体预约比例为85%。门诊超声检查预约时长6.6天，缩短9天；门诊CT预约时长3.5小时，缩短5小时；门诊核磁预约时长6.4天，缩短4天。

【重大活动服务保障工作】年内，医院完成服务中央外交任务，接洽并牵头完成菲律宾领导团队访华期间的核酸应急检测工作，全年协助完成外交部核酸检测任务5845人次；协助科技处完成所庆65周年系列筹备工作，组织服贸会活动申报及参会工作。

【研究制订并印发所院高质量发展实施方案】年内，所（院）办公室牵头组织党委办公室、医务处、门诊部、科技处等相关部门，按照市医院管理中心高质量发展专题汇报会议精神，结合医院"十四五"规划以及所院实际，研究制订并印发《首都儿科研究所附属儿童医院高质量发展实施方案》，为未来5~10年所院高质量发展明确了方向，并提出了具体方案。

【所院史图书编撰工作】医院于2021年启动所院史项目，旨在通过一书（所院史图书）、一片（纪录片）、一馆（所院史馆）、一册（宣传册）的形式，全面展示所院的历史文化。截至2023年1月，所（院）史馆建设专项办公室收集了大量素材，已形成20万字的文字材料。5月6日，召开所院史工作方案论证会，形成了《所院史图书大纲》。在此基础上，所（院）史馆建设专项办公室按照《所院史图书大纲》，对文字材料进行多次讨论完善，初步完成所院史图书初稿。

【院所领导】党委书记：张金保（12月起）、刘中勋（至12月）；院长：张建；副书记：赵红；纪委书记：吕少丽（2月起）；副院长：谷庆隆、邰隽、袁静、孟黎辉（4月起）；总会计师：高志强；工会主席：石琳。

（撰稿：马慧娟　审核：尹德卢）

北京老年医院

【基本情况】职工中编制内人员659人、合同制人员62人、派遣人员443人，其中正高级职称53人、副高级职称128人、中级职称366人、初级职称539人。执业医师261人，注册护士482人。护理人员中具有大专及以上学历者占99%、本科及以上占64%，有专科护士175人。重症医学床位15张。

年底医院有乙类医用设备1台。全年医院总收入92528万元，其中医疗收入70760万元，财政拨款收入19584万元，科教收入164万元，其他收入2020万元。

医院牵头海淀区老年康复专科医联体（成员单位17家）、市属医院康复医联体（成员单位13家）。医院为北京市专科医联体感染疾病专科、北京市专科医联体医学影像专科的成员单位。

7月6日，北京老年医院护理学科位列2022年度中国医院科技量值（STEM）排行榜护理学专业第38名，比2021年度中国医院科技量值（STEM）排名上升12位。

【医疗工作】全年出院14001人次，床位周转20.19次，床位使用率88.63%，平均住院日16.4天。卫技人员与开放床位之比为1.27∶1，执业医师与开放床位之比为0.4∶1，病房护士与开放床位之比为0.45∶1。住院手术2586例，其中三级手术占58.56%、四级手术占21.73%，日间手术544例。全年临床用血总量1562.5单位，其中自体输血10人次40.5单位。预约挂号占门诊总人次的97.69%。本地医保门诊267542人次、次均费用486.45元，医保出院10551人次、次均费用32021.09元；异地医保出院2115人次、次均费用29408.55元。

医院药占比26.07%。门诊抗菌药物处方比例6.86%，急诊抗菌药物处方比例34.43%，住院患者抗菌药物使用率41.10%，抗菌药物使用强度为38.67DDD。

对口支援温泉社区卫生服务中心、苏家坨社区卫生服务中心、西北旺社区卫生服务中心、上庄社区卫生服务中心。

【科研工作】全年纵向课题获批立项科研项目7项，其中国家级项目1项、省市级2项，共获资助经费770万元，医院匹配经费84万元。横向课题立项5项，经费64.72万元。年内结题审查39项，年底在研课题35项。获专利5项。

9月1日，医院顺利通过中华护理学会老年专科护士临床教学基地复核；11月，首个与高新技术企业合作的产学研一体化项目成功立项并进入研发阶段；12月，与汇麟生物科技（北京）有限公司和圣释（北京）生物工程有限公司两家企业成立联建实验室；年内共完成医疗器械临床试验机构以及10个医疗器械临床试验专业组，19位主要研究者网上备案；12月立项首个三类医疗器械临床试验项目。基础科研团队年内开展7个研究课题，成功构建了2个新的小鼠品系；获批首都医科大学护理学专业实践教学基地；累计获批各级各类科研项目9项，发表SCI文章11篇。

【老年心血管中心揭牌】2月23日，北京安贞医院北京老年医院老年心血管中心揭牌，正式成立北京安贞医院及北京老年医院老年心血管中心，打造北京市首个高水平心脏康复服务平台。3月至12月，共收治678名心脏康复患者，其中由安贞医院转诊患者343人，平均住院日7~10天，受到老年患者一致好评。

【获批"互联网医院"资质】4月25日，北京老年医院获批"互联网医院"资质，已开通"内科专区""外科专区"等13个专区，接诊科室达到22个。医院将进一步完善和创新互联网医院的各项服务功能，推动老年人的健康与互联网深度融合，根据患者的需求陆续上线互联网门诊科室。

【获评海淀区"优秀护理工作者"】5月9日，北京市海淀区医学会召开"海淀区5·12国际护士节纪念表彰大会"，对在护理工作中做出突出贡献的先进集体和个人进行表彰。北京老年医院心血管综合病区护士长金晓蕾、普外科护士长李培、体检中心护士长郭建春、呼吸内科一病区护士长牛建瑞、手术室护士长赵清芝、胸外神经外科护士长赵欣、护理部科员胡晓玉、中医科主管护师李娜、老年示范病房护师杨鹏、内分泌科护师王颖获得"优秀护理工作者"荣誉称号，急诊急救部护理团队获得"优秀护理集体"荣誉称号。

【当选中国社区卫生协会社区老年健康专业委员会主任委员】 5月18日，医院院长禹震当选中国社区卫生协会社区老年健康专业委员会主任委员。中国社区卫生协会社区老年健康专业委员会将通过开展健康老龄化领域的学术交流，进一步扩大老年健康医学领域的国内国际合作，努力推广健康老龄化领域的新知识、新理念、新方法、新成果，促进基于社区的老年人健康管理、康复治疗服务等相关医疗产业的发展，全力打造高质量老年健康服务体系。

【获北京市卫生健康委"医务社工突出贡献集体奖"】 医院积极响应北京市卫生健康委对医务社工的各项工作安排，申报完成医务社工体系建设项目和医务社工多元培育项目，探索出顺应医院发展实情、切合老年患者需要的北京老年医院医务社工服务模式。5月26日，医院社会工作部荣获2022年度北京市卫生健康委"医务社工突出贡献集体奖"。同时，《新征程 新起点 我是医务社工》短视频获北京市卫生健康委"我是医务社工"短视频征集活动三等奖，《返老还童——记一个别样六一节》摄影作品获"春雨榜"优秀奖，多篇学术论文获相关学会优秀论文奖。

【荣膺北京市级中西医协同"旗舰"科室建设单位】 10月9日，医院康复医学科获评北京市级中西医协同"旗舰"科室建设单位。医院将传统中医疗法与现代康复技术相结合，采用中医中治、物理治疗、运动疗法等绿色康复治疗方法，在注重治疗的同时关注预防、营养、心理等问题，建立了中西医结合的跨学科康复诊疗模式，为患者提供全方位、连续性、整合型优质康复服务。

【成立抗衰老医学研究与转化中心】 12月，医院成立抗衰老医学研究与转化中心。中心立足抗衰老前沿需求，以多学科交叉为基础，专注于衰老和抗衰老机制、营养、衰弱、睡眠等领域，集成老年医学、中医药学、康复医学、临床营养、细胞生物学、医疗美容学等学科，依托医疗器械临床试验机构、医企联建实验室以及研究型病房等平台，开展基础研究、检测检验、特色专病诊疗、临床研究以及成果转化和应用推广，致力于将中心打造成具有国内影响力的集临床、科研、转化于一体的"集成"平台。

【提升老年急危重症及疑难杂症疾病的处理能力】

年内，通过与朝阳医院、安贞医院合作，全面提升医院急性期医疗服务能力。2023年急诊服务量78088人次，较2022年增加14.74%，各项绿色通道指标较上一年度均有明显提升。"老年心血管中心"成立后，心血管介入检查和治疗人次数显著增长，较2022年增加91.21%。优化神经血管介入诊疗流程，提高介入工作质量和效率，神经血管介入检查和治疗较2022年增长65.9%。

【"大中医""大康复"平台建设】 年内，引进中医科学科骨干1名，开设"中医专病门诊"7个，大中医适宜技术广泛开展，中医中治服务住院患者占比达76.08%，并申报通过中西医协同"旗舰"科室1个、北京市医管局人文科室1个；将康复理念贯穿于老年医学各个专业的诊疗过程，并充分利用平台条件，发展疼痛康复、老年康复、心脏康复、骨科康复、呼吸康复等亚专科业务。年会诊量从2021年的269例增加到2022年的623例，进而攀升至2023年的1379例，相较于平台建设之前，实现了超过五倍的增长。

【开展对口支援与帮扶】 根据医院自身专科特色，以满足周边群众健康需求为立足点和出发点，有针对性地开展对口支援工作，眼科、放射科、中医科、康复科、口腔科、内分泌科分别参与温泉、上庄及西北旺社区卫生服务中心的基层出诊工作；医院精神心理科专家吕继辉主任指导帮扶上庄社区卫生服务中心设立"记忆门诊"，对辖区居民进行痴呆风险筛查、评估、康复指导等工作。"记忆门诊"的开设提高了社区卫生服务中心医护人员对认知障碍类疾病的诊疗和研究水平，帮助社区卫生服务中心成功申报国家卫生健康委继教中心的记忆防治中心。

【创新发展老年健康与医养结合服务指导中心工作】 编制发布《老年医院建设基本要求》全国团体标准，制定"医养结合机构医疗区养老区床位转换标准"国家行业标准，编制"医疗机构安宁疗护服务规范"地方标准。成功申报1项国家公立医院改革与高质量发展示范项目"海淀区数智化整合型全链式老年健康与医养结合服务模式创新示范工程"，完善海淀区老年健康和老年医学学科医养结合服务体系，进一步建立完善"1+17+N+X"的北京市老年健康与医养结合服务体系，使体系内的"N"达到30家左右，"X"达到200家左右；进一步完善北京市医养结合协同服务平台，本年度新接入医养结合机构100家以上。

【深化药耗专项整治及医药领域腐败问题集中整治】 在药耗专项整治中自查问题20项，医管中心督查问题15项，医管中心提出工作建议4条，全部完成整改，并制定8项相关制度；集中整治查摆的涉及药品耗材整治、医务人员行风两个方面八个问题，全部完成整改；以耗材SPD系统上线为抓手，不断提升耗材管理信息化水平，完善采购执行、入库核验、库存管理、合规领用等全流程精细化管理。

【医院领导】党委书记：陈兴德；院长：禹震；副书记：王蕾（4月起）、张翠香（至2月）；副院长：刘小鹏、杨爱民、倪如旸、郑京晶（4月起）。

（撰稿：党飘萍　审核：禹　震）

北京回龙观医院
北京心理危机研究与干预中心

【基本情况】职工中编制内人员1031人、合同制人员93人，其中正高级职称37人、副高级职称95人、中级职称470人、初级职称412人。执业医师189人，注册护士569人。护理人员中具有大专及以上学历者占97%、本科及以上占59%。有专科护士61人。

全年医院总收入103837.81万元，其中医疗收入69512.66万元，财政拨款28334.41万元。

牵头北京市（精神）专科医联体（成员单位3个：昌平区医院、北京怀柔安佳医院、北京胸科医院）、昌平区精神专科医联体（成员单位3个：昌平区中西医结合医院、昌平区精神卫生保健院、北京民康医院）、京津冀精神康复专科联盟（核心成员单位5个：北京回龙观医院、北京安定医院、北京大学第六医院、天津市安定医院、河北省精神卫生中心）、京津冀心理援助专科联盟（核心成员单位5个：北京回龙观医院、北京安定医院、北京大学第六医院、天津市安定医院、河北省精神卫生中心）。

世界卫生组织自杀预防研究和培训协作中心设在医院。

截至年底，医院普通精神科、精神康复、睡眠医学科、老年科通过北京大学专科基地评审。

【医疗工作】全年出院10622人次，床位周转7.76次，床位使用率102.83%，平均住院日46.95天。卫技人员与开放床位之比为0.67：1，执业医师与开放床位之比为0.15：1，病房护士与开放床位之比为0.42：1。开展临床路径的科室11个（均为精神科）、病种8个，入径率98.37%，完成率79.02%。预约挂号占门诊总人次的96.40%。本地医保门诊161611人次、次均费用569.21元，医保出院7985人次、次均费用59025.05元；异地医保出院1482人次、次均费用31994.64元。医院药占比15.35%。其中门诊药占比12.99%，住院药占比2.36%。门诊抗菌药物处方比例0%，急诊抗菌药物处方比例0%，住院患者抗菌药物使用率4.28%，抗菌药物使用强度为1.58DDD。

对口支援北京市五里坨医院、昌平区中西医结合医院、昌平区医院、昌平区精神卫生保健院、通州区精神病院、朝阳三院、北京民康医院。

【科研工作】全年纵向课题获批立项科研项目8项，其中，国家级2项（国家自然基金），共获资助经费213万元。医院匹配经费25.5万元。横向课题立项6项，经费428.74万元。年内结题23项，年底在研课题82项。获奖成果3项（北京医学科技奖二等奖1项第一单位、中国妇幼健康研究会妇幼健康科学技术奖二等奖1项第五单位、妇幼健康科学技术奖三等奖第六单位）。获实用新型专利9项。

医院设有市卫生健康委示范性研究型病房。

推进研究性病房建设，搭建了7个专病队列、5个国内领先的实验平台和2项大型临床研究项目，建成涵盖基础研究、应用基础研究、新技术开发、成果转化和推广的全流程管理体系。创新药临床试验，参与全球精神科领域中的首个"靶向药"研究，填补中国重大传染病治疗与预防用药空白。入选首都医学科技创新成果转化优促计划"晋级项目"和"培育项目"。

SCI论文93篇，中文核心期刊73篇，高质量论文Q1、Q2分区占比86%，专利获批增长350%。《精神分裂症脑功能异常及干预技术的研究及应用推广》获北京医学科技奖二等奖；《精神心理测查评估技术的开发与推广研究》获得北京市第三届医学信息科技创新应用优秀案例奖。

年内，撰写7项专家共识，发布2项中华护理学会团体标准，构建住院精神疾病患者外走风险评估量表，作为全国中华护理学会精神专科唯一具有老年专科基地的医院，顺利通过基地复审，完成各类护理教学及带教569人次。

【强化特色学科】6月，成立全国精神卫生领域第一家正念静观医学中心、全国第一家正念技术特色住院病房，是静观专委会设立的全国第一家教学实践基地；10月，中西医结合科获评北京市级中西医协同"旗舰"科室，原创"改良中医情绪疗法"纳入全国医疗服务项目技术规范推广应用；年内，成瘾医学中心完成升级改造，融合了沉浸式声光治疗、虚拟现实（VR）等多种前沿的戒瘾诊疗模式，打造了可供儿童青少年患者开展运动治疗、团体拓展的露天广场，成立的儿童封闭病房和全院共享的特需医疗病房，能够为患者提供多元化、一站式全生命周期的住院治疗康复服务；儿童青少年病房全面执行床位预约制，床位使用率99.4%。

【增设外科门诊】精神疾病患者受症状支配会发生突发性伤人、自伤、自杀等危害自身或他人生命健康安全的行为，容易造成外伤。部分精神疾病患者同时患有躯体疾病，也有外科诊疗需要。由于精神疾病患者住院治疗周期较长，难免上述情况的发生。且当前尚不具备外科诊疗资质，当住院患者需要外科处置时，只能安排其前往其他综合医院就诊。由于脱离了精神科专业保护环境，增加了转诊、就诊过程中的风险。6月9日，医院通过北京市卫生健康委审核，开设外科门诊，实现院内外科诊疗，提升了我院急危重症精神疾病患者合并躯体疾病的救治能力。

【提升医疗服务】不断优化服务效率、服务质量，加大人员调配力度，周末出诊医师数量同比增长133%，门诊号源同比增长70%。设立儿童青少年情绪障碍门诊，增开心理康复治疗门诊、焦虑门诊、女性-内分泌多学科MDT门诊、互联网护理咨询服务门诊；规范认知行为治疗门诊，恢复晚间门诊、门诊MECT治疗，其中，MECT治疗工作量较2019年增长41.23%，比上年增长54.84%。通过设立心理治理专区，打造温馨舒适的治疗环境，扩大优质资源供给，心理治疗咨询总人数同比增长24.8%；创新检查技术，成立住院检查中心近红外脑功能成像室，增加节假日脑电图、血药浓度、肿瘤标志物等18项检查项目以及应用串联色谱液相质谱和流式细胞新技术，检验中心工作量同比增长7.6%；影像中心工作量同比增长

45.7%。年内总门诊量较2019年同比增长22.1%，比上年增长34.6%，特需门诊比上年增长132.03%，周末门诊量较2019年增长83.2%，比上年增长37.6%；新收病人数较2019年增长28.7%，比上年增长74.2%。

【强化人才工作】对内落实研究团队负责人和学科带头人选拔引进管理办法，遴选首位学科带头人。对外释放优惠条件延揽高层次人才，引进博士后3人，招聘硕士及以上人员74人，占过去近10年总量的65.49%。获批市卫生健康委高层次公共卫生技术人才4人，市财政局高端会计人才1人，市卫生健康委经济管理领军人才1人，市医管中心创新梦工场1人。

【持续开展"院长面对面"座谈会】院领导班子成员定期带队到一线，截至年底，进科室61次，听取职工意见建议267件，已落实或给予明确答复261件，解决率97.75%。

【重点工程建设】医院科研教学康复楼工程顺利完成主体结构封顶。该项目为北京市重点工程之一，集科研、教学、成果转化、康复治疗、心理援助热线等功能于一体。年内，该项目已顺利完成北京市安全样板工地验收与结构长城杯首次验收。

【加强对外交流合作】积极开展国内合作。年内，医院牵头成立北京市（精神）专科医联体和昌平区精神专科医联体；配合推动京冀张医疗合作，定期派出专家赴张家口市沙岭子医院支援建设和发展；推动落实与龙泽园社区卫生服务中心等7家机构建立医联体，加强社区卫生服务能力建设。大力恢复国际交流。6月，医院获得新一期WHO国内唯一一家心理危机预防研究与培训合作中心授权；11月，WHO合作中心副主任赴瑞士日内瓦总部进行工作汇报、开展研讨交流；年内复开中法培训班品牌合作项目，并先后与美国BROAD研究所、牛津正念研究中心、美国西密歇根大学医学院等国外研究机构开展学术研讨。

【医院领导】党委书记：杨甫德；院长：田宝朋；副书记、纪委书记：王晓安（3月起）、吕少丽（至3月）；副院长：谭云龙、李晓虹；总会计师：郑函；工会主席：王绍礼。

（撰稿：周　聃　审核：田宝朋）

北京小汤山医院

【基本情况】职工中编制内人员474人、合同制人员235人、派遣人员16人，其中正高级职称22人、副高级职称60人、中级职称213人、初级职称264人。执业医师143人，注册护士165人。护理人员中具有大专及以上学历者占99%、本科及以上占52%，有专科护士29人。

全年医院总收入45633.60万元，其中医疗收入21556.05万元。

医院牵头北京市属医院康复医联体（有成员单位14家）、昌平区康复专科医联体（有成员单位35家）。医院为北京地坛医院感染性疾病专科医联体、北京博爱医院康复专科医联体、北京友谊医院心血管内科医疗联合体、北京天坛医院专科医联体、北京儿童医院紧密型儿科医联体、北京安贞医院重症医学科专科医联体、北京大学第三医院康复科专科医联体、宣武医院康复科专科医联体、北京世纪坛医院肿瘤科专科医联体的成员单位。

10月10日，医院正式挂牌成为北京中医药大学教学医院，45名医务人员通过北京中医药大学临床带教师资考核，其中，11名同志获得理论授课资质。

【医疗工作】全年出院2691人次，床位周转10次，床位使用率67.81%，平均住院日24.37天。卫技人员与开放床位之比为1.78：1，执业医师与开放床位之比为0.51：1，病房护士与开放床位之比为0.46：1。住院手术6例。开展临床路径的科室3个、病种20个，入径率60%，完成率40%。全年临床用血总量9单位。预约挂号占门诊总人次的23.62%。本地医保门诊86497人次、次均费用328元，医保出院2410人次、次均费用14532元；异地医保出院961人次、次均费用20964元。

医院药占比18.35%。门诊抗菌药物处方比例11.79%，急诊抗菌药物处方比33.95%，住院患者抗菌药物使用率30.82%，抗菌药物使用强度为20.46DDD。

对口支援北京市昌平区南口医院、昌平区小汤山社区卫生服务中心、昌平区百善社区卫生服务中心。

【科研工作】全年纵向课题获批立项科研项目7项，省市级7项，共获资助经费20万元，医院匹配经费42万元。横向课题立项4项，经费40万元。年内结题4项，年底在研课题7项。获奖成果1项。获专利19项，其中发明专利1项。

康复科是北京市医院管理中心、北京市中医重点专科，针灸科是北京市"十四五"中医药重点专科，医院有北京高原适应研究康复中心科研实验室，是医疗器械临床试验机构。

【推进内部控制规范工作】5月23日，医院召开内部控制启动会，全面推进内部控制规范工作。通过梳理科室风险点、明确关键岗位职责、重塑工作流程，编制完成《北京小汤山医院内部控制手册》，完善医院制度管理体系，提升医院风险防范能力。

【融合创新，促进医教研协同发展】9月，医院首次承接医疗器械临床试验，签署1个医疗器械临床试验合同和2个科技合同。新立项7个纵向课题，其中，获得市医管中心"青苗"人才立项2个，"培育计划"立项4个，局级项目立项数创历史最高纪录。武亮主任《脊髓损伤康复平台及远程康复指导体系的建立》荣获中国康复医学会科学技术奖一等奖。医院"医教研"协同发展局面初步形成。

【提升医疗服务能力】年内，医院增设7个诊疗科目，其中一级科目儿童保健科；二级科目儿童康复专业、消化内科专业、神经内科专业、心血管内科专业、肾病学专业、老年病专业。全年申请通过新技术34项，引入AI人工诊断辅助系统，在昌平区率先牵头开展冠脉钙化积分检查。医院"接诉即办"成绩全年满分，荣获"北京市卫生健康系统接诉即办突出贡献单位"称号。医院全年门诊和住院实现"双增长"，医院主要运行指标呈现了历史新高，门诊及住院人次增长均超过70%，服务质量稳中有升。在昌平区率先与数坤科技公司探索医疗影像AI辅助诊断领域的合作，实施"数字人体"心肺智慧健康管理服务项目，引入了冠状动脉CT图像辅助系统，用人工智能算法对人体肺结节和冠脉钙化积分提供风险评估。

【新建"五大诊疗中心"】年内，与多家市属医院开展紧密型医联体建设，合作共建清华长庚医院小汤山器官移植术后康复中心、天坛小汤山肿瘤综合治疗中心、北京儿童医院小汤山诊疗中心、北京中医医院小汤山诊疗中心、北京积水潭医院小汤山康复中心，巩固了"两院一科，独立运营、合作共赢"模式探索，完善医院学科体系建设。医院"优势协同发展，建设新型康复医疗模式"案例荣获"中国医院管理奖学科主题全国优秀奖"。

【以医耗专项整治为抓手，提升医院规范管理质效】年内，医院从机制、制度、体系及流程等方面推进医药领域腐败问题和药品耗材专项整治。持续开展"清风汤医"等多种形式警示教育和系列专题培训；组织"树立廉洁先进典型，发挥良医模范作用"评选活动。推动人事绩效体系改革，与北京中医药大学管理学院合作开展"基于人力资源战略规划的全员绩效考评方案研究"课题研究，明确岗位职责、统筹医院人力资源总体规划。完善内控机制，形成内控风险评估报告，全面梳理医院预算、收支等7大业务模块，编制内部控制手册。盘查盘活固定资产，组织各处室完成资产清查及资产盘点工作，盘清各科室固定资产，提升闲置资产使用率。加强信息化建设支撑医疗服务持续改进，完成京通支付宝、京通微信小程序及医院互联网诊疗平台上线，完成医保移动支付上线。上线云影像系统实现北京市医学影像数据跨院共享。全面推行医疗收费电子票据系统上线，运行SPD供应链模式，依托信息化建设全年完善改进HIS系统服务820项。

【人才建设】选拔8名医师作为刘清泉、张声生等5名岐黄学者的继承人；选拔7名优秀中青年骨干作为武亮教授专业技术继承人；派出69人前往北京儿童医院、北京清华长庚医院等综合实力较强的医院进修学习，加强进修人员督导考核。通过对外合作方式，利用外部资源提升我院中医诊疗技术、科研能力和学术

思维，计划通过为期3年的继承学习工作为我院培养中医药高层次人才。7月启动了武亮教授专业技术继承工作。通过充分利用院内人才资源，计划通过2年的继承学习，为康复学科培养后备人才队伍，搭建技术传承平台和科学合理的人才梯队。

【基本建设】医院结合"十四五"发展规划，统筹谋划医院整体布局，编制完成了《北京小汤山医院院区总体规划编制工作方案》。改造B区骨科病房及治疗大厅、中医馆、血液净化中心、儿童康复中心、水疗馆、C区等区域共计5600余平方米，其中新增医疗空间3700余平方米。8月，医院启用新地址——北京市昌平区小汤山镇银街北路390号院。

【文化建设】为弘扬小汤山精神和小汤山文化，推广"小汤山 大健康"文化品牌，医院深挖自身独特历史文化与发展历程，通过推出健康文化、中华优秀传统文化、援建文化、抗疫精神等特色主题，组建特色讲解队，被中共昌平区委宣传部命名为"昌平区爱国主义教育基地"。以建院65周年为契机，通过新媒体平台、各类学术论坛、文化专题讲座以及系列健康主题日活动等，全面推广医院文化品牌。7月7日，北京小汤山医院健康生活方式体验示范基地被批准正式入选北京市2022年度市级新时代文明实践基地。12月，医院荣获昌平区"2023年度优秀科普基地"称号。

【医院领导】党委书记：张金霞；党委副书记、院长：姜悦（4月起）；党委副书记、纪委书记：朱江华；副院长：王莉（4月起）、康晓平（4月起）；总会计师：张永勤（7月起）。

（撰稿：王洪斌 韩文成 审核：姜 悦）

北京清华长庚医院

【基本情况】职工中编制内人员810人、合同制人员1799人、派遣人员19人，其中正高级职称80人、副高级职称122人、中级职称575人、初级职称1832人。执业医师595人，注册护士1148人。护理人员中具有大专及以上学历者占99.91%、本科及以上占55.57%，有专科护士344人。重症医学床位61张。

年底医院有乙类医用设备3台。全年医院总收入305382.97万元，其中医疗收入225101.15万元，财政拨款67130.28万元。

医院牵头昌平区东部医联体，有成员单位9家；昌平区肝胆专科医联体，有成员单位10家。医院加入的医联体有：首都儿科研究所附属儿童医院紧密型儿科医联体、北京大学第三医院康复医联体、北京小汤山医院康复医联体、北京老年医院康复医联体。

北京市人体器官获取与移植质量控制和改进中心依托在医院。

【医疗工作】全年出院48274人次，床位周转48.91次，床位使用率94%，平均住院日7.03天。卫技人员

与开放床位之比为2.18：1，执业医师与开放床位之比为0.74：1，病房护士与开放床位之比为1.14：1。住院手术20420例，其中三级手术占40.89%、四级手术占23.78%，日间手术4753例。初产剖宫产率26.6%，无孕产妇和新生儿死亡，围产儿死亡2人。开展临床路径的科室42个、病种305个，入径率82.5%，完成率95.2%。全年临床用血总量28772单位，其中自体输血334人次542.94单位。预约挂号占门诊总人次的91.9%。本地医保门诊1114380人次、次均费用482.16元，医保出院21664人次、次均费用17308.27元；异地医保出院19608人次、次均费用31027.58元。

医院药占比26.99%。门诊抗菌药物处方比例8.93%，急诊抗菌药物处方比例44.12%，住院患者抗菌药物使用率38.16%，抗菌药物使用强度为37.76DDD。

对口支援与扶贫协作的单位有：内蒙古乌审旗人民医院，西藏拉萨市人民医院，新疆生产建设兵团第十四师昆玉市人民医院，青海玉树州人民医院，北京市房山区河北镇社区卫生服务中心、房山区窦店镇社区卫生服务中心、房山区青龙湖镇社区卫生服务中心。

【科研工作】全年纵向课题获批立项科研项目67项，其中国家级16项（国家重点研发计划5项、国家自然科学基金11项）、省市级51项，共获资助经费9989.89万元。横向课题立项32项，经费695.8万元。年内结题61项，年底在研课题331项。获奖成果6项〔获教育部2022年度高等学校科学研究优秀成果奖（科学技术）一等奖2项；获2022年北京市科技进步奖二等奖1项〕。获专利62项，海外发明专利1项。

医院有数智肝胆病学教育部重点实验室，康复医学科获批2023年度国家临床重点专科建设项目。

【获批教育部重点实验室】3月，获批数智肝胆病学教育部重点实验室，系清华临床医学学科首个省部级重点实验室。数智肝胆病学教育部重点实验室由医院院长董家鸿院士担任主任，联合清华大学肝胆病学与数智科技两大领域的院士及专家学者，聚焦中国和世界肝胆病防治的重大理论和关键技术问题，通过临床问题驱动型和多学科交叉融合式的组织化科研，以数据科学赋能重大肝胆疾病防治。

【专病中心建设】3月，首批共23个专病中心正式成立，围绕中心发展方向，以两年为建设周期制订专病中心任务书，明确阶段性工作目标；6月，医院APP正式开通专病中心预约挂号服务，截至年底，专病中心已累计出诊1752诊次，看诊39863人次。通过推动专病中心建设，推进"单病种、多学科"诊疗模式。

【启动建设"大病不出县"国家标准化诊疗中心】医院作为"大病不出县"国家级医学中心专项精准帮扶工程项目依托单位，6月29日，启动国家标准化肝胆肿瘤诊疗中心建设项目，首批共有9家市、县级医院入选帮扶工程；12月26日，揭牌成立国家规范化心血管病诊疗中心、国家标准化妇产科诊疗中心、国家标准化泌尿外科诊疗中心。医院将联合中国初级卫生保健基金会中西部振兴与发展办公室、中国国际投资促进会智慧健康投资促进工作委员会，通过品牌下沉、资金帮扶、培训教育、人才培养和临床支持等措施，在全国多家县（市、区）级医疗机构建设国家规范化肝胆肿瘤、心血管、妇产、泌尿等疾病诊疗中心。

【获两项教育部科技进步奖】6月，教育部公布2022年度科技进步奖获奖名单，由清华大学作为第一完成单位、医院肝胆胰外科董家鸿教授团队的"精准肝胆外科理念与技术体系的构建及推广应用"与耳鼻咽喉头颈外科叶京英教授团队的"睡眠呼吸暂停诊治关键技术的创立与临床应用"两项目获教育部2022年度高等学校科学研究优秀成果奖（科学技术）科技进步一等奖。

【国际医疗服务】8月3日，医院国际医疗部正式运行，国际医疗部门诊、病房同步投入使用；11月，获评"北京市国际医疗服务试点机构"，全市仅12家公立医院入选。医院国际医疗部立足京北地区国际医疗患者群体的健康需求，以多学科联合诊疗（MDT）为特色，辅以个案管理师的全流程管理，提供一站式整合医疗服务。已与22家国际、国内知名商业保险公司建立直付合作关系，形成了一套完善的商业保险直付流程，可为商业保险患者提供门诊、住院商业保险直接结算服务。

【卓越学者型医师项目】8月19日，首届卓越学者型医师项目新生5人入学，11月该批学生正式进入北京清华长庚医院开始临床课程的学习。卓越学者型医师项目是教育部于2022年9月批准清华大学设立的临床医学博士专业学位（Doctor of Medicine，M.D.）项目，医院作为清华大学临床教学主体医院之一，承担着主要的课程建设和人才培养任务，项目借鉴国内外医学教育改革经验，由清华大学临床医学院院长、北京清华长庚医院院长董家鸿院士领衔设计，形成以器官系统整合式教学模式为基础的特色培养方案与整合式课程体系。清华长庚师资队伍参与其中达5000余人次，扎实建设课程，培养具有高度人文情怀的医师-科学家人才。

【参加2023年服贸会】9月2日至6日，2023年中国国际服务贸易交易会在京召开，20家境内外知名公立医疗卫生机构集中展示了健康卫生科技创新成果和发展成效。医院作为参展机构之一，联合清华大学精准医学研究院，携8项医工结合研发成果在首钢园3号馆参加展出。展示了磁共振影像增强智能超材料、脑机接口主动康复系统、脑智能化临床睡眠障碍诊疗平台、临床光声综合影像工作站、智能康复装备、助眠仪等产品，开展了7场贴近百姓生活的健康科普讲座。

【国家临床重点专科建设项目】9月27日，康复医学科获批国家临床重点专科建设项目，系医院首个获批的国家级重点专科。科室通过医工交叉合作研究，开展康复机器人、脑机接口、神经调控、脑多模态融合分析、软组织生物力学、可穿戴设备、数字疗法、再生医学等领域的创新研究。获得中国康复医学会科技进步一等奖和二等奖各1项；获批国家级和北京市康复住院医师和康复治疗师规范化培训基地及中华医学会物理医学与康复学分会神经康复规范化培训基地。

【拓展紧密型医联体】年内，由医院作为牵头单位的昌平区东部医联体成员单位增至9家。12月28日，

医院与昌平区南口医院进行紧密型医联体签约授牌，医院紧密型医联体成员单位增至2家（昌平区南口医院和天通苑北社区卫生服务中心）。其中，天通苑北社区卫生服务中心紧密型医联体于1月取得医保资质；3—6月，天通苑北社区卫生服务中心与东小口中心逐步完成5个社区卫生服务站交接工作，各站点基本医疗工作运行平稳；6月，天通苑北社区卫生服务中心开放中心综合病房，为昌平区第一家提供住院服务的社区卫生服务中心；8月取得放射诊疗许可证，可正式开展放射业务；11月开放儿科诊疗服务，正式开放儿科及成人输液服务，共同应对秋冬季呼吸道疾病高峰；同月正式开展中药饮片服务，拓展中医服务内容。医联体逐渐形成二三级医院、基层医疗机构齐全的三级医疗服务体系。

【医院领导】党委书记：周月红；院长：董家鸿；总执行长：周碧琴；党委副书记：董家鸿、王克霞；纪委书记：王克霞；副院长：陈旭岩、魏来、张萍；总会计师：林琼菁。

（撰稿：张　燕　审核：王克霞　韩冬野）

北京市隆福医院

【基本情况】职工中编制内人员588人、合同制人员210人、派遣人员28人，其中正高级职称15人、副高级职称58人、中级职称292人、初级职称413人。执业医师252人，注册护士353人。护理人员中具有大专及以上学历者占94.6%、本科及以上占42.8%，有专科护士183人。重症医学床位12张。

年底医院固定资产净值4541.02万元，其中医疗设备净值2585.03万元，有乙类医用设备2台。全年医院总收入73145.39万元，其中医疗收入64889.62万元。医院占地面积4097.73平方米、建筑面积18813.84平方米，租用面积1162平方米。

医院牵头的医联体有1个，有3家单位参与；中国糖尿病足联盟，全国43家成员单位。医院加入的医联体及专科联盟有：北京协和医院医联体、北京医院医联体。

【医疗工作】全年出院15735人次，床位周转31.27次，床位使用率90.46%，平均住院日10.57天。卫技人员与开放床位之比为1.84∶1，执业医师与开放床位

之比为0.69∶1，病房护士与开放床位之比为0.56∶1。住院手术3834例，其中三级手术占56.8%、四级手术占39.7%，日间手术266例。开展临床路径的科室15个、病种30个，入径率50.01%，完成率79.25%。全年临床用血总量2692单位，其中自体输血47人次14757mL单位。预约挂号占门诊总人次的87.8%。本地医保门诊435110人次、次均费用485.85元，医保出院10092人次、次均费用23384.59元；异地医保出院5641人次、次均费用24834.36元。

医院药占比28.61%。门诊抗菌药物处方比例8.76%，急诊抗菌药物处方比例0.79%，住院患者抗菌药物使用率29.00%，抗菌药物使用强度为26.17DDD。

对口支援与扶贫协作的单位有：内蒙古呼和浩特市和林格尔县蒙医中医医院及西藏拉萨市当雄县医院。

【科研工作】全年获批立项科研项目7项，其中省市级7项，共获资助经费25.62万元，医院匹配经费10万元。年底在研课题8项，年内结题1项。获专利2项。

【北京市老年护理中心完成验收】医院的老年护理中心完成了基础建设并投入使用，病房完成了适老化改造、无障碍基础设施安装，购买了全胸震荡排痰机、电动移位机及整套沐浴设备；房间内设新风系统；中心入口处设有电子门禁系统。提高了老年患者及家庭的生活品质和生命质量。

【北京市首批10家老年护理中心建设项目】医院完成以老年患者需求为导向的新型专科优质护理模式临床实践项目。

【老年医疗中心建设】医院着力于中西医结合老年健康管理、急症诊疗、慢病管理、医学康复、中长期照护、安宁疗护"六位一体"的连续性医疗服务模式。创建"1+4+5"模式中西医结合。将"老年急慢病诊疗、区域老年健康和医养结合指导、加速康复和中西医结合特色护理、长期照护与安宁疗护"作为四个核心业务板块全力发展，以建设老年危急重症、骨科脊柱与足踝疾病、甲状腺、肾上腺、乳腺疾病诊疗中心这5个临床诊疗中心为抓手，创新中西医结合老年医学模式、服务模式、产业模式，全力打造"老危微养"医院品牌特色，探索老年全生命周期连续医疗服务模式。

【开展延时门诊、周末门诊】医院开展周末门诊、延时门诊，错峰解决就医不便，方便大家就诊，保障门诊需求，按需调整配套服务。

【促进临床科室新项目开展】建立Braf基因检测及样本库。

【医院领导】党委书记：姜国栋；院长：彭堃；党委副书记：李冰冰；纪委书记：冯涛；副院长：马玥蓉（7月任）、张杨（3月任）、赵世初（9月任）、王元利（7月调离）。

（撰稿：孙 莹 审稿：刘晨阳）

北京市和平里医院

【基本情况】职工中编制内人员717人、合同制人员79人、派遣人员65人，正高级职称31人、副高级职称82人、中级职称270人、初级职称385人。执业医师285人，注册护士325人。护理人员中具有大专及以上学历者占93%、本科及以上占53%，有专科护士110人。重症医学床位13张。

年底医院固定资产净值940.69万元，其中医疗设备净值为894.57万元。全年医院总收入75748.08万元，其中医疗收入65638.38万元。医院占地面积21076.15平方米、建筑面积26921.01平方米。

医院牵头的医联体及专科联盟有：北京市和平里医院与北京中研集团东城中医医院医联体；京津冀儿童外治疗法联盟（航空总医院等40家京津冀地区的医院）；北京市和平里医院与河北省定兴县医院医疗联合体。

医院加入的医联体及专科联盟有：北京中医药大学东直门医院紧密型医联体；北京协和医院医疗联合体；中日友好医院与北京市和平里医院医疗联合体；北京口腔医院与北京市和平里医院医疗联合体；北京妇产医院与北京市和平里医院医疗联合体；北京市精神病专科医联体；解放军总医院眼科专科医联体；京津冀皮肤科中西医融合发展联盟；中国中医科学院眼科医院京津冀中医眼科医联体；北京航天总医院泌尿外科专科医联体；东城区眼耳鼻喉专科医联体；中日友好医院介入超声专科医联体；国家重点专科中日友好医院肛肠专科医联体；首都医科大学附属北京友谊医院医学影像科医疗联合体；中日友好医院肾脏病医联体；首都医科大学附属北京天坛医院神经内科专科医联体；首都医科大学附属北京地坛医院感染性疾病专科医疗联合体。

【医疗工作】全年出院12714人次，床位周转31.24次，床位使用率91.13%，平均住院日10.29天。卫技人员与开放床位之比为1.8∶1，执业医师与床位之比为0.70∶1，病房护士与床位之比为0.45∶1。住院手术3850例，其中三级手术占45.77%、四级手术占36.05%，日间手术621例。开展临床路径的科室15个、病种61个，入径率97.66%，完成率85.01%。全年临床用血总量996单位，其中自体输血134人次247.5单位。预约挂号占门诊总人次的83%。本地医保门诊446596人次、次均费用545.08元，医保出院10283人次、次均费用27765.58元；异地医保出院81人次、次均费用36401.56元。

医院药占比37.7%。门诊抗菌药物处方比例8.75%，急诊抗菌药物处方比例19.52%，住院患者抗菌药物使用率42.07%，抗菌药物使用强度为39.28DDD。

对口支援与扶贫协作的单位有：平谷区黄松峪乡卫生院、平谷区熊儿寨乡卫生院、内蒙古化德县中蒙医院、呼和浩特市第三医院。医院先后派出心内科、中医科、针灸和推拿等专家47人次到河北省定兴县医院开展技术帮扶，诊疗人数共计达1353人，指导手术22例，进行远程会诊25例，查房41次，疑难病例讨论8次，进行业务指导培训讲座1次，指导开展新技术1项。

与呼和浩特市第三医院签订医联体合作协议。通过精准帮扶、上下联动、专家坐诊、人员进修等方式，共同促进提升区域内康复医疗水平，为康复患者提供全程化、无缝隙的医疗服务和健康管理服务。医院普外科、骨科、中医科、康复科、神内科、老年病专业的专家轮流在呼和浩特市第三医院出诊，共派出42人次。

选派1名神经内科医师到内蒙古化德县中蒙医院进行为期一年的医疗援蒙任务。期间完成查房工作2000余人次，开展病案讨论30例，疑难病例会诊30余人次，抢救危重病人50余人次。协助建立了院内重点专科脑病病康复科，规范急性脑血管病患者恢复期二级预防及康复治疗。开展溶栓新技术，并成功开展脑梗死静脉溶栓10余例。

【科研工作】全年获批立项科研项目10项，其中国家级2项、省市级2项，共获资助经费171.02万元，医院匹配经费6万元。年底在研课题63项，年内结题49项。获专利2项。

市级重点专科有：北京市国家中医重点专科辐射工程首都区域专科——急诊科、脑病科；北京市国家中医重点专科辐射工程首都区域特色专科——儿科、正骨推拿科；北京"十四五"中医药重点专科-赶超类——儿科。

【推进8个特色专科中心建设】医院通过北京市中医药管理局三级甲等中西医结合医院复审检查，同时获批"北京市中西医结合旗舰医院"，以北京市中西医结合新医学学科建设示范基地为依托，筹建"北京市中西医结合疼痛、创面修复研究所"，推进"东城区医学疼痛中心、肾绞痛中心、外治疗法中心、中西医结合康复中心、精神心理及睡眠中心、中西医结合卒中中心、房颤（介入）中心及腔镜中心"8个中西医结合特色专科中心建设。2023年各临床科室先后开展新技术疗法20余项。

【深化优质护理服务，提升患者就医体验】中医护理门诊年内开展18项中医适宜技术，接诊72008人次。继续推进"一证一品"安宁疗护专科护理示范病房建设。消化科病区以"中医医护一体化"及"中医人文关怀"服务模式，实现"病与证""施治与施护""中医药与中医护理"的结合，同时将"人文护理""叙事医学""安宁疗护""一证一品"理念融入具体实际工作中跨文化护理，渗透临床工作。深入推进互联网+延续护理服务。目前已开展PICC导管维护、输液港维护等共计16个服务项目，该项目今年2月启动以来，服务患者429人次。

【坚持"科教兴院"战略，打造人才培养高地】2023年医院通过北京中医药大学教学医院评审。全年接收各类实习生60余人，同时完成对北京中医药大学2022年"丹心计划"学员的基地初步考核工作。医院46人参加北京中医药大学临床教师教学资格考核全部通过。

继续加强师承及人才培养工作。立项北京中医药薪火传承"新3+3"工程首批示范案例项目——"中和"思想指导的孙光荣培训体系建设及北京中医药"薪火传承3+3工程"温建民基层老中医传承工作室。医院有10人分别参加第五批全国中医临床优秀人才研修项目、全国第七批名老中医药专家及北京市第六批名老中医药专家继承工作等项目。医院组建34人的"博医对"，以提升医院中西医科研质量，为医院中西医结合可持续发展奠定基础。2023年医院开设博士门诊，共计治疗1060人次。

先后申报并获批国家级、市级及区级继续医学教育项目共计81项。累计微博发布科普文章300余篇，微信平台推送健康科普文章50余篇。

【推进治未病工作】治未病科3月开诊以来，提供中医体质辨识、健康指导、中医干预（传统中药汤药、代茶饮、中医特色诊疗）等项目。

全年共服务3481人次。通过为患者开具健康养生的饮食调理、运动建议、音乐调理、起居建议等健康保健处方，给予偏颇质人群健康干预指导。

开展健康教育指导项目。2023年共开展健康讲座及义诊18次，利用健康教育讲座等活动宣传中医治未病的理念及体质辨识的意义，加深辖区居民对中医治未病技术的了解。

【加强信息化建设，推进智慧医院建设】医院的"'信用+医疗'创新就医服务模式"获中国信通院授予的全国智慧医疗创新大赛三等奖。

完成社区检验平台建设。使和平里社区卫生服务中心与医院lis互通，达到医学检验结果互认、仪器与技术人员共享，整合并推进医疗资源共享，有效提高基层检验水平和服务质量，减少重复检验。

【医院领导】党委书记：杨瑜；院长：吴春军；副书记：侯波；副院长：姚计文（8月调离）、王元利（8月任）、马玥蓉（8月调离）、王效曒（8月任）。

（撰稿：阚慧娟　审核：鄂立平）

北京市鼓楼中医医院

【基本情况】职工中编制内人员332人、合同制人员12人、派遣人员63人，正高级职称13人、副高级职称46人、中级职称119人、初级职称191人。执业医师178人，注册护士118人。护理人员中具有大专及以上学历者占61.9%、本科及以上占33.9%，有专科护士11人。重症医学床位4张。

年底医院固定资产净值10428.77万元，其中医疗设备净值为3138.87万元。全年医院总收入44692.62万元，其中医疗收入39792.83万元。医院占地面积8092.50平方米、建筑面积22108.50平方米，租用面积201平方米。

医院牵头的医联体及专科联盟有：北京市鼓楼中医医院与东城区社区卫生管理服务中心医联体、北京市鼓楼中医医院与平谷区大华山社区卫生服务中心医联体、北京市鼓楼中医医院与平谷区镇罗营社区卫生服务中心医联体、北京市鼓楼中医医院与河北省廊坊市安次区医院医联体、北京市鼓楼中医医院与湖北十堰市郧阳中医院医联体、北京市鼓楼中医医院与康馨园养老院医联体、北京市鼓楼中医医院与芙蓉养老院医联体、北京市鼓楼中医医院医养结合联盟（13家）、北京市鼓楼中医医院治未病联盟（3家）、北京市鼓楼中医医院康复联盟（3家）。

医院加入的医联体及专科联盟有：国家中西医结合医学中心中日友好医院中西医结合医联体、首都医科大学附属北京中医医院与北京市鼓楼中医医院医联体、北京中医药大学东直门医院与北京市鼓楼中医医院医联体、北京口腔医院与北京市鼓楼中医医院医联体、北京医院与北京市鼓楼中医医院医联体、首都医科大学附属北京同仁医院耳鼻喉专科医联体、北京医院老年科专科医联体、北京医院神经内科专科医联体、北京医院康复科专科医联体、北京医院疼痛科专科医联体、中日友好医院肾内科专科医联体（年内新增）、中日友好医院内分泌科专科医联体（年内新增）、中日友好医院口腔科专科医联体（年内新增）、首都医科大学附属北京同仁医院眼科专科医联体（年内新增）、中国中医科学院眼科医院眼科专科医联体（年内新增）、首都医科大学宣武医院神经内科专科医联体。

【医疗工作】全年出院5912人次，床位周转19.85次，床位使用率82.34%，平均住院日14.93天。卫技人员与开放床位之比为1.15∶1，执业医师与床位之比为0.57∶1，病房护士与床位之比为0.37∶1。住院手术99例，其中三级手术占26.26%、日间手术6例。开展临床路径的科室11个、病种18个，入径率99.62%，完成率94.43%。全年临床用血总量31单位。预约挂号占门诊总人次的95.58%。本地医保门诊398734人次、次均费用575元，医保出院5062人次、次均费用25246元；异地医保出院439人次、次均费用20660元。公疗医疗出院28人次，次均费用40544元，离休统筹人员出院44人次，次均费用35504元。

医院药占比58.37%。门诊抗菌药物处方比例3.69%，急诊抗菌药物处方比例31.23%，住院患者抗菌药物使用率36.38%，抗菌药物使用强度为33.58DDD。

对口支援与扶贫协作的单位有：平谷区大华山社区卫生服务中心、平谷区镇罗营社区卫生服务中心、湖北省十堰市郧阳区中医院、河北省衡水市中医医院、河北省廊坊市安次区医院。

【科研工作】全年获批立项科研项目29项，其中省市级5项，共获资助经费5.5万元，医院匹配经费29.01万元。年底在研课题37项，年内结题19项。获奖成果1项。获专利1项。

国家级、市级重点学科、专科有：国家级重大疾病治疗重点专科建设专科——骨伤科；北京市中医重点专科有骨伤科、皮肤科、肿瘤科、针灸特色诊疗中心、妇科和男科。

【开启中医药文化传承品牌跨地域输出新篇章】医院在京廊合作京津冀一体化项目"京城名医馆廊坊分馆"的基础上，作为北京市中医药管理局京衡中医药发展名片工程的"京城名医馆衡水分馆"正式开馆。

【首开教学工作国际化先河】医院承接北京中医

药大学国际学院来自乌兹别克斯坦、安哥拉、俄罗斯等国家和地区的25名留学生的实习带教工作。

【院内制剂获得批号】 院内制剂"银花清肺颗粒"在北京市药品监督管理局成功备案，已免费投放26万余服，被媒体集中报道。

【领导名单】 党委书记：黄晨；院长：耿嘉玮（至11月）；副书记：郝芳；副院长：杨康（5月任）、周海报；纪委书记：韩颖（11月任）。

（撰稿：李 怀 审核：黄 晨）

首都医科大学附属复兴医院

【基本情况】 职工中编制内人员1314人、合同制人员1人、派遣人员228人，其中正高级职称59人、副高级职称143人、中级职称474人、初级职称766人。执业医师430人，注册护士758人。护理人员中具有大专及以上学历者占95.15%、本科及以上占70.29%，有专科护士102人。重症医学床位40张。

全年医院总收入111576.22万元，其中医疗收入82727.87万元。（财政拨款26023.04万元、事业收入83165.52万元、其他收入1366.44万元。）医院占地面积24713.04平方米、建筑面积89319.53平方米，租用面积4383.58平方米。

医院牵头的医联体及专科联盟有：首都医科大学附属复兴医院医联体（28家）。医院加入的医联体及专科联盟有：北京协和医院妇产科专科医联体、首都医科大学附属友谊医院口腔科专科医联体、北京大学第一医院肾内科专科医联体、北京协和医院内分泌科专科医联体、首都医科大学宣武医院神经内科专科医联体、北京协和医院神经内科专科医联体、中国医学科学院阜外医院心血管内科专科医联体、首都医科大学附属北京同仁医院眼科专科医联体、首都医科大学附属北京天坛医院重症医学科专科医联体、首都医科大学附属北京安贞医院重症医学科专科医联体、北京协和医院重症医学科专科医联体。

【医疗工作】 全年出院25827人次，床位周转36.41次，床位使用率77.08%，平均住院日7.91天。卫技人员与开放床位之比为1.94：1，执业医师与开放床位之比为0.60：1，病房护士与开放床位之比为0.56：1。住院手术10337例，其中三级手术占82.49%、四级手术占3.78%，日间手术1115例。初产剖宫产率33.46%，无孕产妇和新生儿死亡，围产儿死亡2人。开展临床路径的科室24个、病种114个，入径率79.03%，完成率96.57%。全年临床用血总量2177单位，其中自体输血9人次21.5单位。预约挂号占门诊总人次的100%。

本地医保门诊406273人次、次均费用732.49元，医保出院13953人次、次均费用12319.96元；异地医保出院7378人次、次均费用14827.27元。

医院药占比34.38%。门诊抗菌药物处方比例12.17%，急诊抗菌药物处方比例36.11%，住院患者抗菌药物使用率44.88%，抗菌药物使用强度为39.40DDD。

对口支援与扶贫协作的单位有：青海省玉树州囊谦县人民医院、内蒙古自治区赤峰市喀喇沁旗医院、内蒙古自治区呼伦贝尔市鄂伦春族人民医院、山西省长治市武乡县人民医院、北京市门头沟区斋堂医院。

【科研工作】 全年纵向课题获批立项科研项目21项，其中省市级2项，共获资助经费18万元，医院匹配经费4.2万元。横向课题立项1项。年内结题13项，年底在研课题51项。获专利10项。

【外周血造血干细胞采集】 血液内科成功完成23例43人次外周血造血干细胞采集，标志着医院血液病的治疗开始进入细胞治疗阶段。

【区域放射影像中心、检验中心建设】 业务范围辐射11家区属医院、15家社区卫生服务中心，2023年接收区属10家医疗机构检验标本5928例、病理标本4090例，辅助完成放射影像检查报告57例，力争打造"西城模式"的区域医学辅助检查检验中心亮点工程，实现区域影像检查的同质化、检验结果互认。

【国家药物/医疗器械临床试验机构备案】 顺利通过国家医疗器械临床试验机构备案后检查，血液内科成为第一批次申报临床专业。

【建立首医"儿童-复兴"儿科诊疗模式】 为应对冬季呼吸道疾病就诊高峰，医院腾病区调资源，建立首医"儿童-复兴"儿科诊疗模式，开展诊治一体化管理，同质化服务保障患儿就诊安全成为全国典范。

【院区综合性能提升方案设计】 与北京本原建筑环境设计有限公司合作，使用"SHAPE后评价体系"

对既有院区进行全面评价，形成既有院区综合性能提升方案。

【教育教学认定评估工作】作为首都医科大学附属教学医院，代表学校接受教育部中医学专业认证并获得高度评价，顺利通过首医校内本科教育教学审核评估及北京市卫健委住院医师规范化培训基地再认定，因研究生100%就业而获得首医颁发的"2023年研究生就业工作先进集体"称号。

【爱婴医院复核和母婴友好医院评审】医院顺利通过爱婴医院复核和母婴友好医院市级评审。

【康复中心专业细化】康复中心利用康复、理疗和高压氧这一综合特色诊疗模式建立了神经康复、肌骨疼痛康复、重症康复、心肺康复、老年康复等多个亚专业。康复理疗下设物理治疗（PT）、作业治疗（OT）、言语吞咽认知治疗（ST）、物理因子治疗、康复工程和高压氧治疗。

【医院领导】党委书记：王大军（9月任）；院长：刘云军；副书记：刘云军（10月任）、王恺（10月任）；纪委书记：王恺；工会主席：韩凌；副院长：周庚堂、张键。

（撰稿：崔 颖 审核：刘云军）

北京中医药大学附属护国寺中医医院

【基本情况】职工中编制内人员455人、合同制人员10人、派遣人员73人，其中正高级职称33人、副高级职称68人、中级职称166人、初级职称271人。执业医师216人，注册护士185人。护理人员中具有大专及以上学历者98%、本科及以上占67%，有专科护士27人。

年底医院固定资产净值4812.25万元，其中医疗设备净值为4288.87万元，年底医院有乙类医用设备2台。全年医院总收入52491.44万元，其中医疗收入39384.09万元。医院占地面积4671.7平方米、建筑面积22644平方米，租用面积1084平方米。

医院牵头的医联体及专科联盟有针灸专科医联体（5家区属医疗机构、15家西城区社区卫生服务中心、2家民营医疗机构）、紧密型医联体（什刹海社区卫生服务中心）。医院加入的医联体及专科联盟有：北京口腔医院口腔科专科医联体、北京大学第三医院神经科专科医联体、北京大学第三医院妇科专科医联体、北京大学第三医院骨科专科医联体、北京大学人民医院骨科专科医联体、北京大学人民医院医学影像科专科医联体、中国中医科学院眼科医院眼科专科医联体、北京友谊医院妇科专科医联体、中国中医科学院广安门医院中医专科医联体、宣武医院神经内科专科医联体、首都医科大学附属复兴医院放射科专科医联体、首都医科大学附属复兴医院检验科专科医联体、北京中医医院妇科专科医联体、北京中医医院神经内科专科医联体、宣武中医医院脾胃病专科医联体。

【医疗工作】全年出院3866人次，床位周转10.59次，床位使用率81.87%，平均住院日29.03天。卫技人员与开放床位之比为1.39：1，执业医师与开放床位之比为0.6：1，病房护士与开放床位之比为0.34：1。住院手术49例。开展临床路径的科室8个、病种32个，入径率58.2%，完成率61.3%。全年临床用血总量82单位。预约挂号占门诊总人次的99.7%。本地医保门诊408227人次、次均591.71元，医保出院3286人次、次均费用29963.7元；异地医保出院319人次、次均费用27441.13元。

医院药占比51.3%。门诊抗菌药物处方比例2.2%，急诊抗菌药物处方比例16.3%，住院患者抗菌药物使用率29.6%，抗菌药物使用强度为16.8DDD。

对口支援与扶贫协作的单位有：新疆和田地区人民医院、内蒙古鄂伦春自治旗人民医院、内蒙古清水河县中蒙医院、内蒙古莫力达瓦达斡尔族自治旗人民医院、北京市门头沟区潭柘寺卫生院、北京市门头沟区雁翅中心卫生院、山西省长治市武乡县中医院。

【科研工作】全年纵向课题获批立项科研项目9项，共获资助经费34万元，医院匹配经费18万元。年内结题6项，年底在研课题36项。获专利1项。

国家级重点专科一个：针灸科；北京市级重点专科五个：中医针灸、中医骨伤、中医老年病、中医肿瘤、中风专病；西城区重点专科：针灸科、骨伤科、中医内科。

【开展市级继续教育学习班】依托重点专科、西城区中医攻克疑难杂症研究中心课题项目、医联体、非物质文化遗产项目，医院举办市级继教学习班2个

"宫廷正骨适宜技术学习班"和"针药联合治疗脾胃病的思路与方法"。

【基层老中医传承工作室验收并获立项资助】2月21日,北京中医药薪火传承"3+3"工程基层老中医王丽平、刘刚、韩世明传承工作室通过建设验收。10月9日经北京市中医药管理局对2023年北京中医药薪火传承"3+3"工程基层老中医传承工作室申报项目进行评审,护国寺中医医院张银霞基层老中医传承工作室获立项资助,建设周期3年。11月14日,经北京市中医药管理局对北京中医药薪火传承"新3+3"工程申报项目进行评审,由周炜作为项目负责人的"王居易经络医学理论及经络诊察法的临床应用系列培训"获示范案例类立项资助,建设周期3年,资助经费15万元。

【获"双首"健康行动标杆性人物"先进集体"称号】5月6日,在呼和浩特市由北京市中医药管理局、内蒙古自治区卫生健康委员会、呼和浩特市人民政府共同举办的"双首"健康行动中期成果展示暨京蒙"医疗倍增计划"签约现场会上,护国寺中医医院获得"双首"健康行动标杆性人物"先进集体"称号,针灸科黄琰主任荣获"先进人物"称号。

【承办中国非物质文化遗产馆组办的西城区中轴线中医文化宣传活动】11月29日,西城区卫生健康委员会在中国非物质文化遗产馆组办西城区中轴线中医文化宣传活动,北京中医药大学附属护国寺中医医院作为承办单位之一。医院副院长刘美华、宫廷正骨代表性传承人刘钢主任、科教科科长郭珺及区级继承指导老师代表和相关继承人参加了此次活动。

【医院领导】党委书记:王建华(4月退休)、周京武(10月任);院长:王慧英;副书记:周京武(至10月);副院长:么丽春、刘美华、焦建平(9月退休)。

(撰稿:杨玉昕　审核:王慧英)

北京市宣武中医医院

【基本情况】职工中编制内人员376人、派遣人员40人,专业技术人员中:正高级职称17人、副高级职称45人、中级职称93人、初级职称231人。执业医师145人,注册护士153人。护理人员具有大专以上学历者占比99.3%,本科以上占比66.45%;有专科护士23人。

年底医院固定资产净值1886.30万元,其中医疗设备净值为1444.15万元,乙类医用设备1台。全年医院总收入34380.67万元,其中医疗收入26677.23万元。医院占地面积7557.84平方米、建筑面积16120平方米。

医院牵头的医联体及专科联盟有:京津冀中医药协同发展"名片"工程北京市宣武中医医院和河北省衡水市枣强县中医医院紧密型医联体,包含2家医院;北京市宣武中医医院和内蒙古包头市九原区蒙医中医医院医联体,包含2家医院;北京市宣武中医医院紧密型医联体,包含1家医院和3家社区卫生服务中心;北京市宣武中医医院社区特色专病科室合作,包含1家医院和1家社区卫生服务中心;北京市西城区脾胃病专科医疗联合体,包含3家医院和5家社区卫生服务中心;北京市宣武中医医院与陶然亭新兴里社区卫生服务站医联体,包含1家医院和1家社区卫生服务中心。

医院加入的医联体及专科联盟有:友谊医院心血管内科医联体、友谊医院医学影像科医疗联合体、友谊医院医疗联合体、宣武医院医疗联合体、宣武医院神经内科医联体、宣武医院放射科医联体、北京市西城区针灸专科医疗联合体、人民医院眼科专科医联体、广安门医院医疗联合体、首都医科大学附属复兴医院医联体、国家中西医结合医学中心中日友好医院中西医结合医联体、北京中医药大学东方医院心血管专科医联体。

【医疗工作】全年出院3008人次,床位周转15.67次,床位使用率86.33%,平均住院日19.44天。卫技人员与开放床位之比为2.01:1,执业医师与床位之比为0.75:1,病房护士与床位之比为0.46:1。住院手术247例,其中三级手术占58.7%、四级手术占1.21%,日间手术137例。开展临床路径的科室8个、病种30个,入径率33.28%,完成率29.85%。全年临床用血总量97单位。预约挂号占门诊总人次的98.5%。本地医保门诊249631人次、次均费用556.7元,医保出院2463人次、次均费用29071.53元;异地医保出院226人次、次均费用30165.28元。

医院药占比46.23%。门诊抗菌药物处方比例

6.24%，急诊抗菌药物处方比例47.71%，住院患者抗菌药物使用率46.44%，抗菌药物使用强度为55.13DDD。

对口支援与扶贫协作的单位有：西城区天桥社区卫生服务中心、房山区佛子庄乡社区卫生服务中心、房山区霞云岭社区卫生服务中心、昌平区南口社区卫生服务中心。

【科研工作】全年获批立项科研项目8项，其中省市级2项，共获资助经费9万元，医院匹配经费9万元。年底在研课题11项。

工作室/站情况。北京市薪火"3+3"名老中医工作室1个：魏执真名老中医工作室；北京市薪火"3+3"基层老中医传承工作室4个：秦学贤基层老中医传承工作室、刘冬立基层老中医传承工作室、邓贵成基层老中医传承工作室、戚海龙基层老中医传承工作室；北京市薪火"3+3"名家研究室1个：孔伯华名家研究室；北京市薪火"3+3"名老中医工作室分站2个：晁恩祥名老中医工作站分站、魏执真名老中医工作站分站；西城区名老中医传承工作室3个：杨光名老中医传承工作室、屈毓敏名老中医传承工作室、侯雁名老中医传承工作室。

【北京市宣武中医医院枣强分院区挂牌】12月28日，河北省衡水市枣强县中医医院，正式挂牌北京市宣武中医医院枣强分院区。

【信息化建设】7月门诊慢特病异地直接结算系统上线；11月完成网络安全等级保护三级建设项目；11月完成北京市直连扩面四项工作，包括检验检查报告上传、医学影像上传、114直连、医保移动支付；12月完成民生卡"多卡合一"软硬件系统改造。

【医院领导】党委书记：李晓晖；院长：郑义；副书记、纪委书记：赵钦；副院长：李淑兰、沈文、李宏燕。

（撰稿：刘元媛　审核：赵　钦）

北京市回民医院

【基本情况】职工中编制内人员401人、合同制人员19人、派遣人员55人，其中正高级职称13人、副高级职称41人、中级职称144人、初级职称215人。执业医师141人，注册护士186人。护理人员中具有大专及以上学历者占97.3%、本科及以上占43.5%，有专科护士26人。重症医学床位7张。

年底医院固定资产净值8712.68万元，其中医疗设备净值为6974.87万元，有乙类医用设备3台。全年医院总收入45238.51万元，其中医疗收入24211.58万元。医院占地面积10836.52平方米（其中：南区9333.24平方米、北区1503.28平方米），建筑面积26244.43平方米（其中：南区22097.76平方米、北区4146.67平方米），租用面积122.40平方米（北区）。

医院牵头的医联体及专科联盟有医联体协议书、北京市回民医院-牛街社区卫生服务中心医联体协议书、北京市回民医院-广内社区卫生服务中心医联体协议书；北京市回民医院眼科专科医联体（成员6个）。医院加入的医联体及专科联盟有：北京市专科医联体合作协议书（康复医学科，与宣武医院）、首都医科大学附属北京友谊医院儿科医疗联合体合作协议、北医三院康复专科医联体、北京市西城区针灸专科医疗联合体、北京市专科医联体合作协议书（眼科）、北京市专科医联体合作协议书（口腔科）、北京市专科医联体合作协议书（康复科，与北京博爱医院）。

【医疗工作】全年出院3999人次，床位周转15365次，床位使用率66.49%，平均住院日15.19天。卫技人员与开放床位之比为1.53：1，执业医师与床位之比为0.51：1，病房护士与床位之比为0.33：1。住院手术439例，其中三级手术占67.2%、四级手术占0.91%，日间手术238例。开展临床路径的科室9个、病种31个，入径率94.85%，完成率98.48%。全年临床用血总量369单位。预约挂号占门诊总人次的99.81%。本地医保门诊208045人次、次均费用482.86元，医保出院3187人次、次均费用28831.63元；异地医保出院349人次、次均费用24507.67元。

医院药占比39.41%。门诊抗菌药物处方比例7.1%，急诊抗菌药物处方比例19.0%，住院患者抗菌药物使用率45.39%，抗菌药物使用强度为48.17DDD。

对口支援与扶贫协作的单位有：北京市通州区牛堡屯社区卫生服务中心、内蒙古自治区赤峰市喀喇沁旗医院，援疆（第十一批援疆干部到新疆维吾尔自治区和田地区人民医院进行对口支援）。

【科研工作】全年纵向课题获批立项科研项目3

项，共获资助经费9万元。横向课题立项3项，经费20万元。年内结题1项，年底在研课题2项。

【聚焦中西医结合发展】医院将原胃镜室及回医药诊疗中心纳入民族医学科统一管理，4月20日民族医学科培育了三个专病门诊，即：肾病、糖尿病、脾胃病门诊。民族医学科开展中医技术27项，肾病专病接诊235人次，糖尿病专病接诊413人次，脾胃病专病接诊532人次。

【医院举办首届膏方节】按照"一人一方"的原则开具个性化滋补膏方。医院也根据季节制作了12种协定膏方。2023年膏方使用6447服。

【提升治未病服务能力】医院北院区全面改造为治未病中心，建筑面积达到4000平方米，年内下社区及学校为居民和师生讲解中医适宜技术4场，受益人群达4000人；对肥胖、代谢异常等病前状态人群，采用心理疏导、针刺、艾灸等综合疗法治疗1026人次。同时，发放夏季防蚊和防疫香囊122个，向亚健康人群发放149份四时润肺利咽代茶饮。全年治未病门诊接诊3858人次，体检18438人次。

【守正创新传承发展，促进中医药研究创新】北京市回医药研究所出版了《北京地区回族老中医医案医话选》《回回药方新校勘》两本著作，依据《赵炳南临床经验集》研制的治疗皮肤疾病的洗面药方应用人群360人次，白癜风酊剂应用80人次，制作回医药枕200个，热敷包100个，目前马尔哈米贴敷已应用于青海红十字医院、青海省康复医院、西宁市回族医院、门源县中医院、青海省康乐医院、青海仁济医院、循化民族医院等医疗机构，应用5000人次左右，因医保报销问题，医院目前暂未应用于临床。6月民族医药文化馆开馆，收藏品500余件，书籍1000册。

成立国家卫生健康委人才交流中心北京市回民医院医疗护理员培训基地。与中国中医科学院广安门医院护理部联手，依托中华护理学会"安宁疗护临床教学基地"项目，合作共建中西医结合安宁疗护临床教学基地。

【多措并举延伸中医药服务】医院2023年采购了27台中医设备，共计1462080.00元。5月开设了中医综合治疗室，涵盖耳穴压豆、中药膏摩、针灸、温针灸、拔罐、水罐、走罐、刮痧、按摩、便秘推拿等内容，平均日门诊量达46人次。年内共查房140次，出诊24日，咨询39人次；开设中药饮片代煎及免费快递服务方便群众，全年共代煎饮片143871服，快递服务3639人次。医院大厅免费提供治疗消化不良饮品1420 L，呼吸道传染病防治饮品1440 L，润肺饮品80 L，防暑中药预防饮1210 L。

【医院领导】党委书记：衡薇；院长：王雪松；副书记：王雪松、赵岳；副院长：孙存（9月任）、柴英娟（9月任）、张娜（12月调离）。

（撰稿：李 玥　审核：王雪松）

北京市肛肠医院
北京市二龙路医院

【基本情况】职工中编制内人员341人、合同制人员6人、派遣人员75人，其中正高级职称12人、副高级职称29人、中级职称125人、初级职称213人。执业医师131人，注册护士172人。护理人员中具有大专及以上学历者占98%、本科及以上占59%，有专科护士42人。重症医学床位8张。

年底医院固定资产净值4955.24万元，其中医疗设备净值为3468.36万元，年底医院有乙类医用设备2台。全年医院总收入53518.58万元，其中医疗收入37424.09万元。医院占地面积7400平方米、建筑面积26800平方米，租用面积3104平方米。

医院牵头的医联体有北京市肛肠医院肛肠专科医联体，成员单位20家。医院加入的医联体有：北医三院骨科专科医联体、阜外医院心内科专科医联体、安贞医院心内科专科医联体、协和医院肿瘤内科专科医联体、协和医院呼吸与危重症医学科专科医联体、协和医院眼科专科医联体、同仁医院眼科专科医联体、北京友谊医院医学影像科专科医联体、北京大学人民医院妇科专科医联体、北京大学人民医院医学影像科专科医联体。

【医疗工作】全年出院17209人次，床位周转44.35次，床位使用率80.94%，平均住院日6.96天。卫技人员与开放床位之比为1.02∶1，执业医师与开放床位之比为0.35∶1，病房护士与开放床位之比为0.44∶1。住院手术13950例，其中三级手术占28.85%、四级手术占2.35%，日间手术1698例。开展临床路径的科室9个、病种5个，入径率82.71%，完成率76.75%。全年临床用血总量130单位。预约挂号占门诊总人次的100%。本地医保门诊284730人次、次均费用362元、医保出院15893人次、次均费用14134；异地医保出院3415人次、次均费用16063元；公费医疗出院338人次、次均费用14598元。

医院药占比38.54%。门诊抗菌药物处方比例1.58%，急诊抗菌药物处方比例19.91%，住院患者抗菌药物使用率44.71%，抗菌药物使用强度为21.27DDD。

对口支援与扶贫协作的单位有：内蒙古鄂伦春自治旗中蒙医院、江西省于都县中医医院。

【科研工作】全年纵向课题获批立项科研项目3项，共获资助经费9万元。横向课题立项4项，经费74.1万元。年内结题3项，年底在研课题9项。获专利2项。

市级重点学科、专科有：北京市重点专科（肛肠科）、北京市重点专科（脾胃病科）。

【医院等级复审】5月18、19日，由北京中医协会秘书长带队18名评审专家对医院进行三级中西医结合医院等级评审。北京市中医药管理局局长屠志涛，医政处处长王欣，西城区委卫生健康工委书记、卫生健康委主任陈新，副主任顾利等领导出席评审工作汇报会和反馈会。经过前期充分准备，医院顺利通过三级中西医结合医院等级复审。

【医院安全生产工作】4月25日，西城区副区长宋玫带队到肛肠医院进行安全生产检查。区卫生健康委、西城消防支队相关部门一行10人陪同检查，医院主要领导、主管领导及相关科室负责人迎接检查。4月29日，西城区委副书记袁海鹏带队到北京市肛肠医院进行安全生产检查。西城消防支队相关部门一行陪同检查，医院主要领导、带班领导及相关科室负责人参加检查。4月30日，市纪委监委第一督查检查室副主任苑海静带队到肛肠医院进行安全生产检查。区纪委监委、区卫生健康委相关部门一行陪同检查，医院带班领导及相关科室负责人参加检查。

【分级诊疗建设】6月25日至26日，北京市肛肠医院参加由北京市政协、北京市卫生健康委组织的"京蒙协作、政协助力"项目推进会，北京市肛肠医院与内蒙古自治区中医医院建立对口协作关系。

【受邀参加国际论坛】11月8日至10日，医院受邀参加英国圣马克医院第21届结直肠和肠道疾病前沿国际论坛，医院积极组织医务人员参会。来自医院不同岗位、不同专业的医疗人员克服时差，会聚在线上进行学习交流，同时医院荣誉、牛烁两名医师正在英国圣马克医院进行临床观摩，有幸现场参与本次盛会。

【专科建设工作情况】完成国家中医药管理局优势专科申报：6月21日中西医结合肛肠科和急诊肛肠科入围北京市推荐优势专科。完成重大疑难疾病中西医协同攻关项目的申报工作：大肠息肉和盆底功能障碍性疾病两个病种项目。完成中西医协同"旗舰"科室的申报：9月11日中西医结合肛肠科、急诊肛肠科及脾胃病科进入中西医协同"旗舰"科室建设项目北京市拟推荐单位名单，参加国家级评审；10月9日中西医结合肛肠科获批市级中西医协同"旗舰"科室。

【医院领导】党委书记：张秀；院长：何金哲（3月任）；副书记：何金哲、邵晖（3月任）；副院长：安少雄、安宇

（撰稿：李翠 审核：邵晖）

北京市垂杨柳医院
北京微创医院

【基本情况】职工中编制内人员776人、合同制人员654人、无派遣人员，其中正高级职称50人、副高级职称113人、中级职称462人、初级职称585人。执业医师450人，注册护士656人。护理人员中具有大专及以上学历者占98%、本科及以上占62%，有专科护士68人。重症医学床位52张。

年底医院固定资产净值41490万元，其中医疗设备净值为34964.92万元；全年医院总收入148202.2万元，其中医疗收入134707.25万元。医院占地面积38317.81平方米、建筑面积109103平方米。

医院牵头的医联体及专科联盟有：朝阳区南部紧密型城市医疗集团，共有19家成员单位；北京市垂杨柳医院呼吸专科医联体，共有15家成员单位。

年内，医院新加入21家专科医联体。加入的医联体及专科联盟有：协和医院内分泌科、妇科肿瘤、眼科医联体及天坛医院呼吸、精神科等总计26家专科医联体。

【医疗工作】全年出院34677人次，床位周转次数38.20次，床位使用率91.43%，平均住院日7.17天。卫技人员与开放床位比为1.39∶1，执业医师与床位比0.52∶1，病房护士与开放床位之比为0.37∶1。住院手术10738例次，其中三级手术占44.57%、四级手术占14.59%，日间手术43例。初产剖宫产率47.07%，围产儿死亡1人，无孕产妇及新生儿死亡。开展临床路径的科室31个、病种297个，入径率77.2%，完成率84.15%。全年临床用血总量9289单位，其中自体输血274人次497单位。预约挂号占门诊总人次的83%。本地医保门诊959726人次、次均费用502元，医保出院25337人次、次均费用17616元；异地医保出院6931人次、次均费用20067元。

医院药占比29.71%。门诊抗菌药物处方比例13.28%，急诊抗菌药物处方比例45.04%，住院患者抗菌药物使用率46.77%，抗菌药物使用强度为34.66DDD。

对口支援与扶贫协作的单位有：新疆墨玉县人民医院、内蒙古赤峰市巴林左旗人民医院、内蒙古乌兰察布市卓资县人民医院、内蒙古鄂托克前旗人民医院、内蒙古察右后旗蒙医医院、怀柔区怀北镇卫生院、北京市怀柔区龙山街道社区卫生服务北京市中心、北京市怀柔区泉河街道社区卫生服务中心。派出4名医疗卫生技术人员分别至新疆和田地区墨玉县人民医院、内蒙古鄂托克前旗人民医院、内蒙古乌兰察布市卓资县人民医院、内蒙古自治区赤峰市巴林左旗人民医院开展对口支援工作。

【科研工作】全年纵向课题获批立项科研项目6项，其中国家级2项（科技部"十四五"课题1项，科技部国家重点研发计划1项）、省市级3项，共获资助经费39.3万元，医院匹配经费6.9万元。横向课题立项14项，经费24.72万元。年内结题2项，年底在研课题6项。获奖成果1项。获专利11项。

共有北京市重点专科培育项目5项，普通外科、检验科、呼吸内科、感染性疾病科、急诊医学科。

【50周年院庆】9月24日，医院在报告厅召开庆祝建院50周年院庆暨第五届医院文化建设大会。下午，在朝阳区卫生健康委的支持和指导下，由北京医院协会城市医院委员会主办，朝阳区医学会协办，北京市垂杨柳医院承办的"聚力·优化·提升·增效：高质量时代下医院管理与发展研讨会"在北京市垂杨柳医院报告厅召开。会议邀请专家、学者、医院管理者一起探讨和分享医院管理与发展、机制与政策等方面的经验及思考，共同致力于北京市医疗卫生健康事业的高质量发展。

【通过安宁疗护示范基地认证】北京市垂杨柳医院安宁疗护科通过北京市安宁疗护示范基地认证。医院自2021年6月正式成立了安宁疗护科，同时设置安宁疗护门诊和安宁疗护病房，组织专业的医护团队，为患者提供医疗服务。联合临床心理科、营养科、康复医学科、疼痛门诊、药剂科等开展多学科（MDT）联合诊疗，定期对在院患者进行综合评估，量身定制个性化诊疗及照护方案。科室除配备常规设备外，还配有配膳室、沐浴室和多功能室，特别为终末期患者及其家属设置了谈心室（评估室）、关怀室（告别室），在"走好人生最后一段路"上做好应尽的义务。

【疼痛综合管理试点医院】4月，北京市垂杨柳医院被国家卫生健康委认定为疼痛综合管理试点医院。医院先后制定了《疼痛综合管理方案》《疼痛综合管理试点工作推进方案》，落实门诊疼痛评估，提升无痛占比，对重点数据实施监测，推进疼痛综合管理，提升疼痛相关医疗质量与安全。

【医院领导】党委书记：张新庆；院长：张新庆；副书记：赵伟；纪委书记：邢超（12月任）；副院长：赵伟、李贵华、张娜、崔宏力（10月任）、程少为（10月任）。

（撰稿：高 雪 审核：李贵华）

北京市第一中西医结合医院

【基本情况】职工中编制内人数636人，在编人数504人，合同制409人。有卫生技术人员819人，其中正高级职称29人、副高级职称59人、中级职称321人、初级职称410人。执业医师341人，注册护士358人。护理人员中具有大专及以上学历者占比99%、本科及以上占比69.8%，专科护士22人。编制床位405张，开放床位402张，其中重症医学床位8张。

年底医院固定资产净值21110.5万元，其中医疗设备总值3791.14万元，有乙类医用设备3台。年内新购置医用设备总值672.88万元。全年医院总收入71527.02万元，其中医疗总收入61651.20万元。医院为朝阳区卫生健康委直属三级甲等中西医结合医院，分本部（CBD）院区、东坝院区、大屯院区。医院占地面积27415平方米，建筑面积27153平方米，租用面积2374平方米。

医院是朝阳区南部紧密型城市医疗集团中的中医医联体牵头医院，成员单位20家。医院是中日友好医院紧密型城市医疗集团成员。加入北医三院骨科等11个专科医联体。本院多点执业医师38人，外院在医院多点执业医师35人。

【医疗工作】全年出院9362人次，床位周转16.48次，床位使用率62.96%，平均住院日9.43天。卫技人员与开放床位比2.04∶1，执业医师与床位比0.85∶1，病房护士与床位比0.33∶1。住院手术1883例，其中三级手术20.34%、四级手术21.46%。14个临床专业科室开展30个病种的临床路径，入径率19.65%、完成率97.05%。全年临床用血总量608单位，其中自体输血20人次33单位。预约挂号50.61万人次，占门诊总人次95.85%。全年医保出院7494人次、总费用13808.53万元、次均费用18426.11元。本地医保门诊473614人次、总费用29154.96万元、次均费用616元；医保出院6336人次、总费用12116.44万元、次均费用19123.17元。异地医保出院1158人次、总费用1692.09万元、次均费用14612.15元。7月31日开通门诊慢特病异地直接结算业务。12月30日开通医保移动支付功能。

门诊药占比42.8%，住院药占比21.61%。门诊患者抗菌药物使用率3.24%，门诊抗菌药物处方比例12.45%，急诊抗菌药物处方比例24.54%，住院患者抗菌药物使用率51.58%，抗菌药物使用强度52.2DDD。

对口支援与扶贫。医院派出3名人员至内蒙古自治区乌兰察布市察右后旗医院、新疆维吾尔自治区墨玉县妇幼保健院和墨玉县人民医院开展对口支援工作。接收25名内蒙古自治区进修医师来院学习。

【科研工作】全年获批立项科研项目2项。其中省市级2项，获资助23万元。年底在研课题数11项，结题2项。

医院有3个市级重点专科，分别为心内科、骨伤科、内分泌科。新增23个中医特色专病门诊，包括心悸门诊、胃脘痛门诊、瘙痒门诊、颈肩痛门诊等。10个专病门诊获批北京市中医专症门诊实训基地，分别为失眠、便秘、颈肩痛、瘙痒、眩晕、肥胖、乏力（疲劳）、心悸、咳嗽、胃脘痛门诊。心内科获批北京市中西医协同"旗舰"科室建设单位。开展3项新技术：聚多卡醇内痔日间硬化治疗、三焦点和区域折射型人工晶体矫正白内障术后老视的应用、青光眼引流管手术治疗青光眼。心内科获批北京市中西医协同"旗舰"科室建设单位；骨科、内分泌科、呼吸科、脑病科、老年病科获批朝阳区重点专科。

医院承担长春中医药大学的教学任务，提供教师114人。派出进修5人。

【改革与管理】医院东坝院区成立针灸脑病科、血管介入科；大屯院区成立老年病科。医院制定"11353+N"［以"中西医结合服务人民健康"为一个中心，以"党建引领中西医结合高质量发展"为一条主线，强化巩固3个市级重点专科（心内科、骨伤科、内分泌科），发展5个院级中心（针灸中心、消化内镜中心、老年病诊疗中心、治未病中心、急诊急救中心），打造3支品牌团队（介入治疗团队、头晕团队、眼科团队），形成N个中医特色专病专科］业务发展战略，通过三级甲等医院等级评审。引进人才2人。医院获评首都中医药榜样科室。

【信息化建设】医院投入信息化建设经费155.16万元。完成114预约挂号直连、医保移动支付、检验检查报告上传、医疗影像报告上传；上线前置处方审核系统；完成重点人员系统和食源性疾病上报系统与医院信息系统关联；上线超融合系统。开通互联网诊疗，通过"互联网+"医保服务资格验收。

【基础建设】医院基础建设总投入157.78万元，完成公共区域墙面粉刷1536平方米，铺设墙塑2014平方米；病区更换病房门、污物间门等126樘；改善安全设施；配合东坝乡政府道路规划，完成PCR实验室平移、南侧新建大门铺路建围挡、停用原有水井临时接入东坝乡政府生活用水水井工作。规范停车场管理，

拆除彩钢板房屋543.54平方米。

【医院领导】党委书记：张雪华（9月任）；党委副书记、院长：侯小兵（9月任）；党委副书记、副院长：常艺（10月任）；纪委书记：乌兰（12月任）；副院长：郭日东、陈焜（12月任）。

（撰稿：贺 蕾 审核：侯小兵）

北京市朝阳区妇幼保健院

【基本情况】有职工558人，包括编制内174人、合同制380人、返聘4人。有卫生技术人员440人，包括正高级职称13人、副高级职称43人、中级职称194人、初级师98人、初级士92人。执业医师177人，注册护士206人。护理人员中具有大专及以上学历者占50%、本科及以上占44.66%，专科护士11人。编制床位489张，开放177张，其中儿科重症NICU床位6张。

年底医疗设备净值6207.79万元，其中乙类医用设备4台。新购置医用设备66.79万元。医院总收入21183.19万元，其中医疗总收入15709.66万元。医院占地面积27557.8平方米、建筑面积49377.7平方米、租用面积782.96平方米（潘家园社区卫生服务中心）。

医院牵头儿童保健医联体，成员单位为安贞、平房、太阳宫3家社区卫生服务中心。医院加入的专科医联体有首都儿研所牵头的紧密型儿科医联体、区第三医院牵头的朝阳区临床精神心理保健专科医疗联合体。有16名外院医师在医院多点执业，16名医院医师开展多点执业。

【医疗工作】全年出院4085人次，床位周转28.44次，床位使用率32.77%，平均住院日4.21天。卫技人员与开放床位比1∶0.38，执业医师与床位比1∶1.58，病房护士与床位比1∶2.33。住院手术2193例，其中三级手术占22.59%、四级手术占3.14%，日间手术110例。剖宫率35.75%，无孕产妇和新生儿死亡，围产儿死亡率0.36%。区级危重新生儿救治中心接收救治外院转入患儿86例；儿童早期综合发展中心接收上转病人2240例、下转病人15例；乳腺科接收下转病人2279例。妇科、产科、乳腺科、儿科实施临床路径9种，入径率14.23%，完成率89.86%。全年用血量240单位，其中自体输血4人次、血量5单位。门诊297331人次，其中预约挂号24083人次，占门诊总人次81%。

区妇幼保健院医保就诊总人次175595人次，总费用10845.9万元。其中，本地医保患者门诊170448人次，总费用8031万元、次均费用471.18元；本地医保患者出院3797人次，门诊特病患者住院结算567人次，总费用2598万元、次均费用5952.41元。异地医保患者门诊1344人次，总费用86万元，次均费用639.19元；异地医保患者出院268人次，总费用183万元、次均费用6834.09元。公费医疗患者门诊502人次，总费用26万元、次均费用517元；公费医疗患者出院13人次，总费用7.90万元、例均费用6075元。年内，完成门诊慢特病异地结算、医保疾病诊断编码贯标、医疗机构全量信息上传及医保移动支付工作。

医院药占比21.12%，门诊药占比25%，住院药占比19%。门诊抗菌药物处方比例8.08%，急诊抗菌药物处方比例3.15%，门诊患者抗菌药物使用率11.53%，急诊患者抗菌药物使用率14.37%，住院患者抗菌药物使用率48%。抗菌药物使用强度67.51DDD。

对口支援。医院选派2名医师分赴内蒙古自治区科左后旗妇幼保健院、新疆维吾尔自治区和田地区墨玉县妇幼保健院支援7个月至1年。接收新疆墨玉县妇幼保健院8名医护人员来医院进修学习1个月。接收来自内蒙古自治区巴彦淖尔市、乌兰察布市卫生健康系统的医务人员15人来院跟岗培训1个月。

【科研工作】医院申报市级课题"北京市中医药管理局新'3+3'工程王玉英'三名'传承工作室（培育类）"，获9万元资金支持，负责单位为北京中医药大学。项目结题2项。

【改革与管理】2月1日，区妇幼保健院开设互联网诊疗。3月21日，北院区增设产二科。10月10日，完成儿童保健部、计划生育技术服务部、孕产保健部、妇女保健部四大部科室组建工作。10月27日，增

设特需医疗科。10月30日，北院区增设妇二科。11月20日，被市卫生健康委确认为三级乙等妇幼保健院。11月，与首都儿科研究所合作，于区妇幼保健院北院区十层开设小儿呼吸科病区，定名为首都儿科研究所呼吸内科第二病区。医院申报朝阳区中医妇科重点专科，在潘家园社区卫生服务中心华威北里社区站及松榆东里社区站成立"基层中医传承工作室"。新增"韩松雪创新工作室""周凤英创新工作室"2个创新工作室。引进人才2人；录取研究生数17人，其中硕士研究生16人、博士研究生人数1人。

【社区卫生】潘家园社区卫生服务中心门诊107111人次；家庭医生服务签约12807人，其中重点人群家庭医生服务签约8580人。高血压管理3057人，糖尿病管理2045人；老年人免费体检1706人。管理0～6岁计划免疫儿童2910人，预防接种33760剂次，其中一类疫苗接种21488人次、二类疫苗接种12272人次；完成辖区流感疫苗接种9544剂次，其中老年人免费流感疫苗接种3490人次、学生免费流感疫苗接种3365人次；完成新冠疫苗接种356人次。0～6岁儿

童保健18433人次，新生儿访视1599人次，高危儿管理838人次；孕产妇保健4984人次，孕产妇建册652人，孕产妇产后入户访视1488人次，重点高危孕产妇管理服务978人次。辖区传染病报告373例，传染病访视5440人次；结核病追访17人，艾滋病追访424人次；管理重性精神疾病患者581人。承担快递人员新冠病毒哨点监测工作。

【护理工作】医院有护士218人。医护比1：1.1，床护比1：0.4。新生儿NICU床位18张。护理单元16个。申报成为河北正定师范专科学校教学基地。

【信息化及基础建设】信息化建设总投入387万元，完成互联网诊疗平台接入；信息技术支持北院区逐步开诊和直连扩容专项任务开展工作；支持北院区医疗和医辅逐步开诊，完成一院两址专项硬软网跨平台多系统集成项目。投资45万元完成南院区氧气系统改造项目。

【医院领导】党委书记：杨顺利；副书记、院长：于亚滨；副院长：孙志华、陈小劲、尚煜

（撰稿：王欣彤　审核：于亚滨）

北京市海淀医院

【基本情况】职工中编制内人员1084人、合同制人员646人、派遣人员40人，其中正高级职称82人、副高级职称167人、中级职称696人、初级职称629人。执业医师552人，注册护士744人。护理人员中具有大专及以上学历者占97.85%、本科及以上占59.27%，有专科护士110人。重症医学床位47张。

全年医院总收入226583.27万元，其中医疗收入205528.60万元。医院占地面积4.03万平方米、建筑面积11.3万平方米。

医院牵头的海淀区中西部医联体，成员单位共20家。医院加入的医联体及专科联盟有：北京大学第三医院骨科、妇科、神经科、心血管科、眼科、呼吸科、重症医学科（新增）、康复医学科（新增）专科医联体，宣武医院神经内科专科医联体，国家呼吸临床研究中心–中日友好医院呼吸科专科医联体，中国中医科学院眼科医院京津冀中医眼科医联体，海淀区口腔专科医联体，北京大学肿瘤医院心理社会肿瘤学专科联盟，协和医院感染内科专科医联体，宣武医院神经外科专科医联体。

【医疗工作】全年出院36588人次，床位周转42.45次，床位使用率89.57%，平均住院日7.73天。卫技人员与开放床位之比为1.66：1，执业医师与开放床位之比为0.62：1，病房护士与开放床位之比为0.48：1。住院手术13245例，其中三级手术占43.65%、四级手术占23.34%，日间手术4324例。初产剖宫产率26.96%，围产儿死亡2人，无孕产妇及新生儿死亡。开展临床路径的科室25个、病种80个，入径率77.08%，完成率99.07%。全年临床用血总量5927.5单位，其中自体输血229人次538.5单位。预约挂号占门诊总人次的81%。本地医保门诊1510481人次，次均费用527.10元；本地医保出院32497人次，次均费用24251.70元；异地医保出院8233人次，次均费用30266.90元。

医院药占比38.60%。门诊抗菌药物处方比例14%，急诊抗菌药物处方比例32.38%，住院患者抗菌药物使用率50.62%，抗菌药物使用强度为39.17DDD。

对口支援与扶贫协作的单位有：内蒙古科右前旗人民医院、北京市延庆区张山营镇社区卫生服务中

心、北京市延庆区井庄镇社区卫生服务中心、北京市延庆区八达岭镇社区卫生服务中心。

【科研工作】全年纵向课题获批立项科研项目26项，其中省市级1项，共获资助经费40万元；区级6项，共获资助经费22万元，医院匹配经费18万元；院级19项，资助经费161万元。横向课题立项19项，经费143.82万元。年内结题62项，年底在研课题31项。获专利8项。

【北京市首批安宁疗护中心建设】安宁疗护病房于2月成为北京市首批安宁疗护中心。现已发展成为集临床、科研、教学和生命教育为一体的安宁疗护示范中心。组建海淀区安宁疗护联盟，承担北京市"分区包片"多区安宁疗护专业培训任务；多平台联合，形式灵活多样开展人才队伍建设。成立"海医安宁"志愿者平台和"海医安宁"个案小组。通过多种形式、不同途径，积极推广安宁理念。荣获"中国健康公益星"十大公益医院/科室称号。

【疼痛综合试点医院建设】医院通过上级卫生行政部门初审验收，成为国家首批疼痛综合试点医院。制定《北京市海淀医院疼痛综合管理试点工作方案》。年内，医院共开展无痛纤支镜188例，占比达48.45%；开展无痛胃肠镜8856例，占比达59.45%；开展无痛分娩617例，占比达92.50%。

【开展眼底图像人工智能辅助诊断技术】通过眼底图像人工智能辅助诊断技术，搭建辐射周边社区的协作网络，以海淀医院眼科为中心，社区卫生服务中心为筛查点，社区患者眼底筛查图像经人工智能系统分析、眼科医师核准后出具辅助诊断报告并回传社区卫生中心，提升了管理长期随访患者的能力。年内，该技术应用筛查9639人次。

【教学医院建设】完成2020级北医预防医学专业临床教学任务，教育科、教师代表袁帅同志作为集体和个人荣获北京高校第13届青教赛、北京大学医学部青教赛三等奖、最受学生欢迎奖及优秀组织奖等多个奖项。

【临床研究工作】3月通过国家药监局药物临床试验资质检查。开展器械临床试验21项，药物临床试验2项，申报研究型病房建设。临床场景应用基地建设取得成效。

【开通异地门诊慢特病直接结算业务】8月1日起，开通异地门诊慢特病直接结算业务，方便在京就医的异地患者，减轻其全额结算再手工报销的经济负担。

【财务一体化服务平台建设】医院业财一体化服务平台项目自2018年纳入医院信息化建设规划范围，遵循整体规划、分步实施的项目建设思路，历经4年的构建和不断完善，业务涵盖：预算管理、网上报销、绩效发放、劳务发放、合同管理、项目管理、薪酬管理、票据管理、银医互联、综合收费、基础平台、报表分析等10多个业务模块，实现了业务流、资金流和信息流一体化管理，业财协同、信息共享和数据无缝对接，大大提高了财务工作的效率和便捷性。医院财务工作在区域医院管理中的标杆作用日益显著，先后接待了市属、区属及外省市10余家兄弟单位来院参观交流。该项目具有提升管理、优化流程、完善制度、加强内控、业财融合、提升服务六大创新，对于加强财务精细化管理、业务财务深度融合及信息互联互通、数据共享等均具有推广应用价值。荣获北京市管理会计"信息化管理"典型案例奖。

【"组团式"帮扶科右前旗卫生健康工作】坚持医院公益性，选派5名同志"组团式"帮扶内蒙古科右前旗人民医院，落实创建卒中中心、胸痛中心、创伤中心并初见成效，帮扶医院新业务新技术开展7项，团队荣获科右前旗卫生健康工作先进集体。

【医院科室发展】医院始终坚持公益性，出色完成定点救治任务。坚持党建引领，拉手周边社区、驻区单位、企业、学校等，探索党组织服务地区发展新途径，提升公益医疗服务活动的品质。全力打造适老就医环境，推行老年疾病综合评估理念，实行多学科诊疗模式。肾脏内科建立全国最早的血液净化通路监测系统、通路随访呼叫中心、血管通路日间病房，构建了一套完整的血液净化通路一体化管理体系；心血管内科通过中国胸痛中心、中国心衰中心、高血压达标中心及心脏康复中心认证；护理学科连续6年蝉联中国医院科技量值医院护理学科类全国百强。

【医院领导】党委书记：赵成芳（12月任）；院长：张福春；副书记：徐长甫、冯雪莲（10月任）、刘梦清（8月退休）；副院长：黄慧贤、戴轶、周瑞、马潞林、丁士刚、董建平、许猛子、武海萍（10月任）、吴庭东（9月退休）。

（撰稿：孙丹丹　审核：张福春）

北京中西医结合医院

【基本情况】职工中编制内人员461人、合同制人员373人、派遣人员15人，其中正高级职称29人、副高级职称67人、中级职称261人、初级职称375人。执业医师262人，注册护士368人。护理人员中具有大专及以上学历者占97.8%、本科及以上占57.6%，有专科护士72人。重症医学床位17张。

年底医院固定资产净值13866.67万元，其中医疗设备净值为10415.26万元，年底医院有乙类医用设备2台。全年医院总收入60884.14万元，其中医疗收入49039.63万元。医院占地面积16044.093平方米、建筑面积51056平方米。

医院牵头的医联体及专科联盟有：海淀区中西医结合专科医联体、京津冀中医综合医联体（衡水中西医结合医院）、京津冀脑病专科联盟（邱县中医院和涞源县中医院）。医院加入的医联体及专科联盟有：北京市肿瘤专科医联体、北京市眼科专科医联体、北京市心血管内科专科医联体、北京市神经内科专科医联体、北京中西医结合医院康复专科联盟、北京中西医结合医院心血管疾病专科联盟。

北京市中医管理局医学美容质量控制中心依托在医院。

【医疗工作】全年出院8120人次，床位周转20.21次，床位使用率75.76%，平均住院日13.65天。卫技人员与开放床位之比为1.86∶1，执业医师与开放床位之比为0.7∶1，病房护士与开放床位之比为0.42∶1。住院手术884例，其中三级手术占48.42%、四级手术占2.83%，日间手术7例。初产剖宫产率32.22%，无孕产妇、新生儿以及围产儿死亡。开展临床路径的科室9个、病种61个，入径率97.6%，完成率88.5%。全年临床用血总量483单位。预约挂号占门诊总人次的93.58%。本地医保门诊332239人次、次均费用618元，医保出院5223人次、次均费用23579元；异地医保出院1294人次、次均费用24703元。

医院药占比42.06%。门诊抗菌药物处方比例14.87%，急诊抗菌药物处方比例39.98%，住院患者抗菌药物使用率42.47%，抗菌药物使用强度为39.74DDD。

对口支援与扶贫协作的单位有：内蒙古自治区兴安盟科右中旗中医院、内蒙古自治区兴安盟科右前旗中医蒙医医院、内蒙古自治区赤峰市敖汉旗中医蒙医医院、新疆维吾尔自治区和田市维吾尔医医院、北京市密云区西田各庄镇社区卫生服务中心、北京市密云区大城子镇社区卫生服务中心、北京市密云区东邵渠镇社区卫生服务中心。

【科研工作】全年纵向课题获批立项科研项目6项，其中省市级3项，共获资助经费40.88万元，医院匹配经费29万元。横向课题立项6项，经费26.80万元。年内结题6项，年底在研课题8项。获奖成果1项，其中国家级1项。获专利58项。

国家级、市级重点学科、专科、实验室有："十二五"国家重点专科肾内科，国家中医优势专科肾内科，"十二五"北京市重点专科脑病科，"十四五"北京市重点专科针灸科、"十四五"北京市重点专科妇科、北京市中西医协同旗舰科室肾内科、北京市中医管理局中药药理（心血管）三级实验室。

【新绩效方案试行】自2月起，北京中西医结合医院逐步试点新绩效方案，至12月全院81.36%的科室试运行新绩效方案，针对试行中的问题，积极推进方案的优化调整。

【新版电子病历信息系统上线】5月13日，北京中西医结合医院新版电子病历信息系统正式上线，信息化服务能力全面提速，作为区属医院率先通过了电子病历应用水平4级认证。

【高分通过三级中西医结合医院等级复审】6月1日，北京中西医结合医院接受三级中西医结合医院等级复审，评审专家组组长、北京中医协会执行秘书长朱桂荣一行16位专家，通过听取汇报、查阅资料、现场检查、访谈座谈等方式，对医院进行全方位评审。北京中西医结合医院以全市区属中西医结合医院最高分通过了三甲复审。

【中医药服务能力提升】10～12月，北京中西医结合医院成立了中医基层指导科，相继承办了海淀区经方、中药调剂大赛、中医疫病方案及骨干培训，医联体急诊急救知识技能竞赛等。

【医院领导】党委书记：王青松；院长：徐春凤；副书记：韩永鹏（5月任）；副院长：牛光良、吴振安、张宏波。

（撰稿：潘　腾　审核：徐春凤）

北京市海淀区妇幼保健院

【基本情况】职工中编制内人员479人、合同制人员303人、派遣人员10人，其中正高级职称36人、副高级职称78人、中级职称238人、初级职称332人。执业医师297人，注册护士299人。护理人员中具有大专及以上学历者占91%、本科及以上占48%，有专科护士24人。重症医学床位4张。

年底医院固定资产净值6701.15万元，其中专用医疗设备净值为4634.57万元，年底医院有乙类医用设备1台。全年医院总收入54468.25万元，其中医疗收入35186.55万元，财政拨款17391.72万元。医院占地面积茶棚院区5566平方米、东南院区3768.21平方米，建筑面积茶棚院区15385.27平方米、东南院区10747平方米，租用面积30289平方米。

医院加入的医联体及专科联盟有：海淀医院医联体、北京大学人民医院专科医联体、首都医科大学附属北京儿童医院紧密型儿科医联体。

【医疗工作】全年出院10511人次，床位周转47.29次，床位使用率56.48%，平均住院日4.35天。卫技人员与开放床位之比为3.05：1，执业医师与开放床位之比为1.35：1，病房护士与开放床位之比为0.42：1。住院手术6322例，其中三级手术占16.36%、四级手术占0.92%。初产剖宫产率31.56%，孕产妇死亡1人、新生儿死亡12人、围产儿死亡6人。开展临床路径的科室7个、病种9个，入径率96%、完成率95%。全年临床用血总量169单位，其中自体输血28人次47.5单位。预约挂号占门诊总人次的99.5%。本地医保门诊215844人次、次均费用403.75元，医保出院8399人次、次均费用2508.183元；异地医保出院3767人次、次均费用4387.856元。医院药占比18.09%。门诊抗菌药物处方比例4.9%，急诊抗菌药物处方比例2.1%，住院患者抗菌药物使用率29.8%，抗菌药物使用强度为23.1 DDD。

对口支援与扶贫协作的单位有：内蒙古自治区兴安盟科右前旗妇幼保健院、内蒙古自治区兴安盟科右中旗蒙医院、内蒙古自治区兴安盟科右中旗妇幼保健院、内蒙古自治区赤峰市敖汉旗妇幼保健院、四川省凉山州美姑县妇计中心、北京市延庆区妇幼保健院、北京市首都儿科研究所附属儿童医院。

【科研工作】全年纵向课题获批立项科研项目4项，其中省市级1项，共获资助经费80.65万元，医院匹配经费30.93万元。横向课题立项3项，经费16.4万元。年内结题18项，年底在研课题40项。

国家级、市级重点学科、专科、实验室有：国家级特色专科——"首批国家婚前保健特色专科建设单位""首批国家孕前保健特色专科建设单位"；北京市重点专科——儿童眼保健、儿童口腔保健、乳腺病防治科；国家级重点实验室——国家区域艾滋病筛查中心实验室。

【成功晋级为三级甲等妇幼保健院】根据专家组评审意见，并经研究报市卫生健康委，批准海淀区妇幼保健院为三级甲等妇幼保健院，有效期为5年。1月28日，北京医学会下发了《北京医学会关于北京市海淀区妇幼保健院评审结论的通知》，这标志着海淀区妇幼保健院正式晋级三级甲等妇幼保健院行列。

【成功获批青少年心理试点区】3月27日，在海淀区妇幼保健院与区卫健委的积极努力与协助下，海淀区正式获批国家卫生健康委员会——联合国儿童基金会青少年健康发展项目首批试点地区，中国人民大学附属中学分校、北京大学附属中学、北京市第二十中学、北京市第十九中学成为国家试点学校。借助国家卫生健康委员会——联合国儿童基金会青少年心理健康发展项目，海淀区妇幼保健院在国家卫生健康委员会和中国疾病预防控制中心妇幼保健中心的指导下，共同提升海淀区青少年儿童心理健康水平。在国家卫生健康委、中国疾病预防控制中心妇幼保健中心、国家心理健康和精神卫生防治中心和共青团中央维护青少年权益部的共同协作下，建立长效合作机制。

【荣获两项国家级特色专科建设单位殊荣】医院积极开展婚姻登记-婚检-孕前优生检查一站式服务，提供生育全过程的医疗保健服务。6月，国家卫健委下发《国家卫生健康委妇幼司关于确定首批国家婚前保健特色专科和孕前保健特色专科建设单位的通知》，海淀区妇幼保健院同时入选首批国家婚前、孕前保健两个特色专科建设单位，其中孕前保健特色专科为北京市唯一上榜单位。

【首次完成两项国家级继续医学教育项目】海淀区妇幼保健院成功举办了两项国家级继续医学教育项目。口腔保健科的《低龄儿童口腔健康管理》于11月5日线下举办，来自50家单位的150余名人员参会；麻醉手术科的《第八届产科麻醉与镇痛学术论坛》于12月10日采用线下举办、线上同步直播方式举办，吸引了来自全国各地2000余名人员参会。

【成功获批全国首批婴幼儿养育照护示范指导中心】1月，成立院内养育照护专家委员会，6月，荣获全国首批婴幼儿养育照护示范指导中心，7月，成为首都师范大学学前教育学院学前教育专业硕士培养基地。4月，选取海淀区万柳地区开设的0～3岁儿童普惠制托育服务机构建立婴幼儿养护示范指导中心。12月21日，北京市卫生健康委主任刘俊彩关注百姓民生工程，到海淀区托育机构现场调研普惠性托育服务开展情况，给予了较高评价。12月底，该托育机构已经有30名婴幼儿得到了全面的发育评估和养护指导。

【平稳运行基建项目】茶棚院区周转搬迁项目：2月18日，海淀区妇幼保健院启动老院区向茶棚院区周转搬迁工作；2月19日完成搬迁；2月20日，茶棚院区正式投运。旧址改造项目：2月，完成总包监理招投标，5月，开始进行老楼拆除工作，6月18日，完成拆除，8月4日，取得施工许可证，9月14日，开始进行基坑支护工作，12月24日，461根护坡桩全部完成。北部医疗中心建设项目：3月17日项目管理单位、勘察设计单位、监理单位和总包单位进行项目工程结构分部工程验收；8月8日该工程被北京市工程建设质量管理协会评为2023～2024年度结构长城杯金奖工程；12月6日地下三层人防工程完成结构验收。

【成功创建北京市优质生育咨询门诊】6月，北京市开展优质生育咨询门诊评估工作，海淀区妇幼保健院以此次优质生育咨询门诊为抓手，不断创新服务方式和内容，切实将高危生育风险关口前移，为提供全面、连续、规范的孕产保健服务创造条件。8月，顺利通过区级评审，11月，顺利通过市级评审，成为北京市8家优质生育咨询门诊之一。

【成功获批北京市首批现代产房】按照《北京市现代产房建设评估标准（试行）》，围绕产房设施设备、人员配备、人文关怀、质控指标四个维度，保健院开展自查自评。6月，保健院完成自评申报。7月，区级现场评估对保健院现代产房开展工作给予肯定。11月29日，北京市卫生健康委公布评审结果，海淀区妇幼保健院被成功获批为现代产房，成为北京市首批

46家现代产房建设单位之一。

【成功申报公立医院改革与高质量发展示范项目】按照《关于报送国家公立医院改革与高质量发展示范项目首批启动子项目任务书》通知要求，海淀区妇幼保健院共计申报高质量发展专项资金2200万元用于妇科、儿科医联体建设。7月7日，海淀区卫生健康委员会通知要求，保健院正式启动公立医院改革与高质量发展示范项目评审工作，为保障项目顺利开展，经院党委会和院长办公会审议，批准为该项目建设匹配保健院自有资金200万元。12月4日，海淀区妇幼保健院正式通过项目评审答辩。在北京市卫健委的支持下，保健院与首都医科大学附属儿童医院建设成为第五批紧密医联体，与北京大学人民医院建设成为第六批紧密医联体。

【圆满完成援外医疗队工作】根据上级部署结合受援地需求，海淀妇幼公开报名选派11名临床专业医护人员分别派往内蒙古自治区兴安盟科右前旗妇幼保健院、内蒙古自治区兴安盟科右中旗妇幼保健院、内蒙古自治区兴安盟科右中旗蒙医院、内蒙古自治区赤峰市敖汉旗妇幼保健院、四川省凉山州美姑县妇计中心及延庆区妇幼保健院开展帮扶工作。主要涉及超声、产前筛查、口腔、妇产科、检验、儿早、护理等专业，帮扶时间为3个月至1年不等，通过门诊、疑难讨论、专题讲座、教学查房、新技术开展等方式增强了当地的诊疗水平。自10月起，首都儿科研究所儿童医院儿童呼吸道疾病病例激增，日门诊量突破3000，北京市卫健委迅速行动，组织全市医院支援。"海妇天团"11月接到区卫健委通知后，立即响应号召，紧急从检验科、药剂科、早教、体检科等多个科室抽调人员共8人，迅速组成支援团队赶赴首都儿科研究所附属儿童医院，为其提供及时、专业的支持，12月底圆满完成支援任务。

【新增多项新业务及多批次特色门诊服务】医院先后增设：耳鼻喉门诊、新生儿专业门诊、中医肛肠门诊、耳鼻喉门诊、生长发育门诊开诊、特殊健康状态儿童预防接种医学评估门诊、生育咨询门诊、中医儿科门诊、中医不孕不育门诊；成立整形美容科、皮肤性病科。保健院不断推动机构内涵建设：新增新生儿心包穿刺技术、胎儿腹腔穿刺技术、完全叶酸功能检测、新生儿红细胞寿命测定呼气试验；启用呼吸机执行危重症患者转运任务；重启妊娠期高血糖示范餐日间门诊，优化示范餐流程，增加血糖自检及胰岛素使用技能培训；增设正念冥想特色服务、音乐治愈服务；增设多科室夜间、周末门诊；实现孕期多学科胎儿围产期联合管理。增强了危重孕产妇管理能力和新

生儿的救治能力。

【医院领导】党委书记：刘雷（1月任）；院长：彭振耀；副书记：林京军（5月免）、吴悠（6月任）；

副院长：池里群、刘晓红、王雷、胡守舵（5月任）。

（撰稿：陈俊玲　审核：池里群）

北京丰台医院

【基本情况】职工中编制内人员853人、合同制人员301人、派遣人员5人，其中正高级职称58人、副高级职称162人、中级职称443人、初级职称418人。执业医师417人，注册护士518人。护理人员中具有大专及以上学历者占48%、本科及以上占49%，有专科护士25人。重症医学床位59张。

年底医院固定资产净值11039.13万元，其中医疗设备净值为3204.56万元。全年医院总收入109967.16万元，其中医疗收入72293.73万元。医院（南院区）占地面积22600平方米、建筑面积49000平方米，医院（北院区）占地面积32376.56平方米、建筑面积113619.9平方米。

医院牵头的医联体包括：丰台社区卫生服务中心、新村社区卫生服务中心、宛平社区卫生服务中心、卢沟桥社区卫生服务中心、卢沟桥国医社区、花乡社区卫生服务中心、三环英和医院共7家。医院加入的医联体及专科联盟有：首都医科大学附属北京天坛医院神经外科专业、神经内科专业、急诊医学科专业、心血管内科专业、精神病专业、医学影像专业、重症医学专业；首都医科大学附属北京友谊医院肿瘤专业、内科专业、感染科专业；首都医科大学附属北京口腔医院口腔专业；首都医科大学附属宣武医院妇产专业；首都医科大学附属北京安贞医院心血管内科专业；北京大学第一医院呼吸内科专业；北京大学第三医院眼科专业；北京博爱医院康复医学专业。

【医疗工作】全年出院17875人次，床位周转29.02次，床位使用率64.48%，平均住院日8.16天。卫技人员与开放床位之比为1.7∶1，执业医师与床位之比为0.66∶1，病房护士与床位之比为0.34∶1。住院手术4137例，其中三级手术占42.33%、四级手术占41.94%，日间手术200例。剖宫产率56.35%，无孕产妇、新生儿以及围产儿死亡。开展临床路径的科室14个、病种226个，入径率97.83%，完成率93.83%。全

年临床用血总量1689单位，其中自体输血296人次523单位。预约挂号占门诊总人次的93.33%。本地医保门诊601482人次、次均费用462.39元，医保出院17263人次、次均费用18207.27元；异地医保出院3722人次、次均费用26544.06元。

医院药占比32.71%。门诊抗菌药物处方比例13.96%，急诊抗菌药物处方比例41.75%，住院患者抗菌药物使用率53.7%，抗菌药物使用强度为60.67DDD。

对口支援与扶贫协作的单位有：内蒙古扎赉特旗人民医院、房山史家营社区卫生服务中心、房山霞云岭社区卫生服务中心、房山佛子庄社区卫生服务中心、房山十渡社区卫生服务中心。

【科研工作】全年获批立项科研项目20项，共获资助经费6万元，医院匹配经费18万元。年底在研课题46项，年内结题2项。

【改建工程顺利竣工】2018年12月27日拆迁，2019年4月25日动工，2023年10月25日完成消防、建设竣工验收。

【新院区开诊】两个月的时间，新设备进入、安装、调试，家具的装配，信息系统的软硬件搭建，所有工作交叉有序进行。终于在2023年12月23日如期开诊。

【推进科研教学工作】年内医院共承接首都医科大学燕京医学院3个班的教学工作，急救班16个人均顺利毕业，目前在院生产实习共44人。

【推进人才体系建设】共计招聘58人入职，其中，医生21人，护士31人，技师2人，行政人员4人，人才引进的2人已担任科主任职务。

【医院领导】党委书记：宋雄英；院长：卢守华；副书记：李民；副院长：马延山（12月退休）、韩秀娟、杨秀泉。

（撰稿：杜媛媛　审核：卢守华）

北京市丰台中西医结合医院

【基本情况】职工中编制内人员335人、合同制人员465人，其中正高级职称35人、副高级职称79人、中级职称281人、初级职称325人。执业医师284人，注册护士347人。护理人员中具有大专及以上学历者占97.7%、本科及以上占69.7%，有专科护士46人。重症医学床位18张。

年底医院固定资产净值10841.78万元，其中医疗设备净值为4559.83万元，全年医院总收入60076.90万元，其中医疗收入52644.3万元。医院占地面积43139.28平方米、建筑面积44724.29平方米，租用面积21428.68平方米。

医院牵头成立北京市丰台中西医结合医院医联体。成员单位：北京市丰台区北宫镇社区卫生服务中心、北京市丰台区王佐镇社区卫生服务中心、北京市丰台区青塔街道社区卫生服务中心、北京市丰台区宛平社区卫生服务中心、北京市丰台区朱家坟社区卫生服务中心、北京市丰台区丰台社区卫生服务中心、北京市丰台区长城医院、北京康助护理院，共8个。医院加入的医联体及专科联盟有：北京朝阳医院呼吸与危重症医学科专科医联体、首都医科大学附属北京天坛医院神经内科专科医联体、首都医科大学附属佑安医院感染性疾病科专科医联体、北京大学第三医院口腔科专科医联体、首都医科大学附属北京口腔医院专科医联体、北京大学第一医院内分泌科专科医联体、中日友好医院肾内科专科医联体、北京大学人民医院妇科专科医联体、首都医科大学附属北京中医医院心血管科专科医联体。

【医疗工作】全年出院9766人次，床位周转24.42次，床位使用率81.31%，平均住院日11.88天。卫技人员与开放床位之比为1.8∶1，执业医师与开放床位之比为0.71∶1，病房护士与开放床位之比为0.45∶1。住院手术1888例，其中三级手术占56.67%、四级手术占8.95%，日间手术268例。初产剖宫产率50%，无孕产妇、新生儿以及围产儿死亡。开展临床路径的科室11个、病种135个，入径率63.39%，完成率94.51%。全年临床用血总量2186单位，其中自体输血46人次11226ml。预约挂号占门诊总人次的95.21%。本地医保门诊342169人次、次均费用629元，医保出院9497人次、次均费用21789元；异地医保出院1026人次、次均费用17515元。

医院药占比44.24%。门诊抗菌药物处方比例7.78%，急诊抗菌药物处方比例20.60%，住院患者抗菌药物使用率48.30%，抗菌药物使用强度为44.52DDD。

对口支援与扶贫协作的单位有：北京市丰台区北宫镇社区卫生服务中心、北京市丰台区王佐镇社区卫生服务中心、北京市房山区青龙湖社区卫生服务中心、北京市房山区南窖乡社区卫生服务中心、北京市房山区窦店社区卫生服务中心、北京市房山区长沟社区卫生服务中心、内蒙古扎赉特旗中医院、内蒙古赤峰市林西县新城子镇中心卫生院。

【科研工作】全年纵向课题获批立项科研项目6项，其中省市级3项，共获资助经费22.1万元，医院匹配经费11万元。横向课题立项5项，经费11.8万元。年内结题6项，年底在研课题9项。获奖成果1项。获专利4项。

北京市重点专科有4个，包括呼吸科、心内科、急诊科、老年科。

【顺利通过三甲复审】年度迎接10年来首次北京市中医医疗机构三甲复评。医院组建"中医医院复评工作领导小组"，成立复评工作专班，制定《复评工作方案》，按时间节点圆满完成各项筹备任务，最终顺利通过评审。

【科教人才进阶】年度成立《丰台中西医结合医院科学技术协会》，成功申报北京市科普基地、北京市公共服务展教示范项目、北京市科普专项等项目。其中，北京市公共服务展教示范项目和丰台区科普益民惠农项目获立项；年度一人参加创造学会创新工程分会组织的全国创新工程大赛，获得全国第30名的成绩；年度新增沈宁、胡凯文两个名医传承工作室，全院各级各类名医传承工作室达到9个，各级各类继承人增加到28人。

【工程提速】医院二期工程经市政府常务会议审议于12月1日取得立项批复；同期，工程的交评、能评、稳评也均已取得批复，水评和环评报告已完成初稿编制。12月30日，由市发改委组织开展了对项目的概算评审工作。

【文化赋能】年度，医院主办的"北京丰台宛平中医药文化节暨永定黄书院启动仪式"成功举行。医院主导的，与首都医科大学中医药学院、中国插花艺术博物馆、北宫镇政府、王佐镇政府联合的"中医药文化战略合作协议"正式签署；联合央广网成功打造中华名医号板块，医院20名专家入驻；开设官方视频号，制作医疗科普短视频107辑，选树培育31名科普达人。

【医院领导】党委书记：王振涛；党委副书记、院长：麻永怀；党委副书记、纪委书记：蒋红岩；党委委员、副院长：吴业清、许鑫、刘秀茹。

（撰稿：董洪坦　审核：麻永怀）

北京市丰台区妇幼保健计划生育服务中心

【基本情况】职工中编制内人员186人、合同制人员219人、派遣人员44人，正高级职称22人、副高级职称43人、中级职称101人、初级职称169人。执业医师141人，注册护士126人。护理人员中具有大专及以上学历者占96.83%、本科及以上占53.17%，有专科护士8人。年底医院固定资产净值9144.21万元，其中医疗设备净值为1714.51万元。全年医院总收入22315.40万元，其中医疗收入16258.38万元。医院占地面积7786.4平方米、建筑面积25808.16平方米。

医院牵头的医联体及专科联盟有：妇幼保健专科医联体（9家辖区内社区卫生服务中心参与）。医院加入的医联体及专科联盟有：区级医联体（北京丰台医院）、专科医联体（妇产科，北京大学人民医院）、专科医联体（口腔科，北京口腔医院）、专科医联体（心血管内科、呼吸内科、重症医学科、医学影像，北京天坛医院）、紧密型医联体（新生儿科，解放军第五医学中心）、紧密型医联体（新生儿，北京大学第一医院）。

【历史沿革】医院成立于1978年8月，位于丰台区丰台镇西安街1号，隶属于北京市丰台区卫生健康委员会（原北京市丰台区卫生局），医院级别为一级专科。当时编制人员204人，编制床位60张，占地面积3973.28平方米、建筑面积6357.25平方米。2013年8月医院迁址至丰台区右安门外开阳里三区一号，2017年2月北京市丰台区妇幼保健院将北京市丰台区妇幼保健院、北京市丰台区计划生育生殖健康技术服务中心、北京市丰台区计划生育避孕药具管理站进行合并，成立"北京市丰台区妇幼保健计划生育服务中心"加挂"北京市丰台区妇幼保健院"，隶属于北京市丰台区卫生计划生育委员会（现北京市丰台区卫生健康委员会），公益二类事业单位。2022年2月评定为二级甲等妇幼保健院，2023年1月核定为三级妇幼保健科院。

【医疗工作】全年出院2116人次，床位周转22.04次，床位使用率20%，平均住院日3.35天。卫技人员与开放床位之比为3.36：1，执业医师与床位之比为1.45：1，病房护士与床位之比为0.49：1。住院手术989例，其中三级手术占41.86%、四级手术占0.4%，日间手术73例。剖宫产率32.81%，无孕产妇、新生儿以及围产儿死亡。开展临床路径的科室3个、病种20个，入径率82.96%，完成率99.13%。全年临床用血总量52单位。预约挂号占门诊总人次的91.22%。本地医保门诊72800人次、次均费用439元，医保出院439人次、次均费用4045.90元；异地医保出院53人次、次均费用4273.99元。

医院药占比25.53%。门诊抗菌药物处方比例11.90%，急诊抗菌药物处方比例41.07%，住院患者抗菌药物使用率38.03%，抗菌药物使用强度为17.77DDD。

对口支援与扶贫协作的单位有：内蒙古自治区林西县新林镇中心卫生院、内蒙古自治区林西县妇幼保健院。

【科研工作】全年获批立项科研项目6项，其中省市级1项，共获资助经费10.8万元，医院匹配经费5.34万元。年底在研课题8项，年内结题6项。获专利1项。

【妇幼健康】2023年全区孕产妇建册人数14150人（常住人口）、分娩孕产妇数10532人（常住人口）。2023年丰台区助产机构产妇数共计7719人，活产数共计7785人，初产剖宫产率48.29%，未发生孕产妇死亡。全区户籍活产5930例，比上年减少171例；新生儿死亡人数4人，死亡率0.67‰（户籍人口）；婴儿死亡数5人，死亡率0.84‰（户籍人口）；5岁以下儿童死亡数7人，死亡率1.18‰（户籍人口）。围产期出生缺陷发生率（助产机构）30.14‰，主要病种为先天性心脏病（83例）、外耳其他畸形（35例）、多指趾（18例）。

【核定三级妇幼保健院】1月19日，北京市卫生健康委经研究并组织专家审核，依据《卫生部办公厅关于加强医疗机构类别和医院妇幼保健院级别审批管理的通知》和医疗机构基本标准，同意核定北京市丰台区妇幼保健院为三级妇幼保健院。（依据文件：京卫医〔2023〕13号）

【创卫攻坚】10月26日，国家创卫验收检查组来院围绕健康教育与健康促进、疾病防控与医疗卫生服务两大方面进行最后验收工作，北京市丰台区妇幼保健资料准备充分，各项检测指标符合要求，顺利完成了国家级验收。

【新院区建设】北京市丰台区妇幼保健院标准化建设已列入北京市对丰台区政府的考核项目，对原有规划妇幼用地进行实地考察，经论证原选址用地不适用于新院区4.6万平方米标准化的建设需求，并向北京市丰台区卫生健康委员会请示重新对妇幼保健院标准化建设规划用地进行选址。

【医院领导】党委书记：彭飞；院长：王倩6月退休；副书记：王倩；副院长：谢彧洋、张永明、唐艳。

（撰稿：李晓光　审核：谢彧洋）

北京市门头沟区妇幼保健计划生育服务中心
北京市门头沟区妇幼保健院

【基本情况】职工中编制内人员60人、合同制人员227人、返聘人员15人，其中正高级职称11人、副高级职称12人、中级职称68人、初级职称118人。执业医师82人，注册护士92人。护理人员中具有大专及以上学历者占90.7%、本科及以上占39.1%，有专科护士9人。重症医学床位5张。

医院固定资产净值2311.39万元，其中医疗设备净值为1983万元。全年医院总收入13145.95万元，其中医疗收入10663.02万元。医院占地面积12332.33平方米、建筑面积28012.6平方米。

医院加入的医联体有：北京世纪坛医院医联体、首都医科大学宣武医院医联体、首都医科大学附属北京中医医院医联体。

【历史沿革】医院成立于1998年9月，位于北京市门头沟区新桥南大街5号，隶属于北京市门头沟区卫生健康委员会，医院级别为二级甲等。当时编制人员50人，编制床位30张，占地面积3600平方米、建筑面积2513平方米。于2016年3月迁址至北京市门头沟区石龙北路10号，占地面积12332.33平方米、建筑面积28012.6平方米。2016年12月经北京市门头沟区机构编制委员会批准（门编委字〔2016〕29号关于调整整合区妇幼保健计划生育服务资源等有关事项的批复），更名为北京市门头沟区妇幼保健计划生育服务中心，保留北京市门头沟区妇幼保健院牌子，医院级别二级甲等，编制人员77人，编制床位95张，2022年9月，经北京市卫生健康委批复，同意核定门头沟区妇幼保健院为三级妇幼保健院；2022年10月，经北京市门头沟区卫生健康委批复，同意变更为三级妇幼保健院。

【医疗工作】全年出院2575人次，床位周转51.5次，床位使用率53.9%，平均住院日3.82天。卫技人员与开放床位之比为3.8∶1，执业医师与床位之比为1.2∶1，病房护士与床位之比为2.5∶1。住院手术1066例，其中三级手术占32.5%、四级手术占2.1%。剖宫产率39.7%，无孕产妇、新生儿以及围产儿死亡。开展临床路径的科室2个、病种29个，临床路径入径率100%，临床路径完成率91.67%。全年临床用血总量49单位，其中自体输血1人次338毫升。预约挂号占门诊总人次的94.9%。本地医保门诊126885人次、次均费用336.5元，医保出院1700人次、次均费用6765.53元；异地医保出院536人次、次均费用5241.68元。

医院药占比24.4%。门诊抗菌药物处方比例11.92%，急诊抗菌药物处方比例30.62%，住院患者抗菌药物使用率38.98%，抗菌药物使用强度为

52.55DDD。

对口支援与扶贫协作的单位有：内蒙古自治区呼和浩特市武川县妇幼保健计划生育服务中心（武川县妇幼保健院）、西藏拉萨市堆龙德庆区医院。

【创建儿科病房】年内，创建儿科病房和新生儿监护室，NICU5张床位，接诊新生儿期各种常见病、多发病，对新生儿家庭喂养和护理进行指导。

【不孕不育诊疗中心专家工作室落户】5月26日，不孕不育诊疗中心王蔼明专家工作室正式挂牌落户。

【教学医院挂牌】5月12日，与首钢工学院和首钢技师学院举行教学医院挂牌仪式，院校合作实现优势互补、资源共享，加快卫生人才培养。

【开设中医小儿妇科门诊】7月5日，中医小儿妇科门诊开诊，采用中西药结合诊治女童生殖系统疾病，帮助女童健康科学成长。

【开设注意力专家门诊】7月21日，心理科针对儿童问题和需求，开设注意力专家门诊，提供心理咨询、行为治疗、注意力训练综合干预诊疗服务。

【开设语言康复专科门诊】8月28日，为做好门头沟区儿童语言发育迟缓和语言障碍的康复工作，开设语言康复专科门诊。

【加入小儿眼病专科联盟】9月8日，成为首批附属同济大学第十人民医院小儿眼病专科联盟成员单位。

【开设儿科夜间急诊】10月7日，结合儿童呼吸道疾病高发情况，开设24小时儿科急诊诊疗服务，满足患儿夜间就医需求，解决患儿夜间看病难问题。

【首次三级绩效考核排名】10月13日，升级为三级妇幼保健院后首次列入三级机构参加妇幼系统市级绩效考核，在北京妇幼保健院、通州区妇幼保健院、顺义区妇幼保健院等六家三级机构中位列第四名。

【开设内科营养咨询门诊】11月，开设内科营养咨询门诊，涵盖内科常见病、多发病的诊疗，睡眠障碍和胃肠功能紊乱的诊断，从临床、营养、情绪等方面给予综合干预指导。

【医院领导】院长：杨鹏；副院长：张红梅、赵保云、谢林波；财务总监：吕欣儿。

（撰稿：刘云希　审核：杨　鹏）

北京市房山区良乡医院

【基本情况】职工中编制内人员847人、合同制人员1098人，其中正高级职称74人、副高级职称170人、中级职称800人、初级职称558人。执业医师647人、注册护士749人。护理人员中具有大专及以上学历者占99.7%、本科及以上占69.3%，有专科护士142人。重症医学床位46张。

年底医院有乙类医用设备9台。全年医院总收入166990.4万元，其中医疗收入153242.7万元、财政拨款12375.7万元、事业收入153513.69万元、其他收入1101.01万元。

医院牵头的医联体有：房山区东部医联体，共有16家成员单位。医院加入的医联体及专科联盟有：北京儿童医院紧密型儿科医联体、北京天坛医院专科医联体、北京安贞医院专科医联体、北京大学人民医院专科医联体、北京博爱医院专科医联体、北京协和医院专科医联体、北京大学肿瘤医院专科医联体、北京友谊医院专科医联体、北京大学第一医院专科医联体、北京大学第三医院专科医联体、北京佑安医院专科医联体、北京安定医院专科医联体、中日友好医院专科医联体、北京宣武医院专科医联体、中国人民解放军总医院专科医联体。

【医疗工作】全年出院39905人次，床位周转47.94次，床位使用率87%，平均住院日6.69天。卫技人员与开放床位之比为1.93：1，执业医师与床位之比为0.75：1，病房护士与开放床位之比为0.52：1（开放床位按860张计算）。住院手术11968例，其中三级手术占47.54%、四级手术占10.67%，48小时日间手术3040例。初产剖宫产率36.84%，无孕产妇和新生儿死亡，围产儿死亡2人。开展临床路径的科室24个、病种126个，入径率83%，完成率97.7%。全年临床用血总量4618.5单位，其中自体输血341人次394单位。预约挂号占门诊总人次的84.59%。

医院药占比32.51%。门诊抗菌药物处方比例16.30%，急诊抗菌药物处方比例38.60%，住院患者抗菌药物使用率46.70%，抗菌药物使用强度为39.3DDD。

对口支援与扶贫协作的单位有：内蒙古自治区兴安盟突泉县人民医院、内蒙古自治区兴安盟突泉县中医医院、内蒙古自治区乌兰察布市化德县人民医院、新疆维吾尔自治区和田地区墨玉县妇幼保健院。

【科研工作】全年纵向课题获批立项科研项目4项，其中省市级（2023年首发全科专项项目）1项，共获资助经费3万元，医院匹配经费0.9万元。年内结题5项，年底在研课题49项。获专利6项。

【互联网诊疗服务】11月，正式启动互联网医院建设。

【新外科综合楼启用】5月28日，外科系统整体从外科病房楼搬迁至新外科综合楼，外科综合楼全面投入使用。

【医院领导】党委书记：许钧平（5月退休）、张斌（11月任）；院长：郭艳红；纪委书记：燕海英（12月调离）、李玉祥（12月任）；副院长：张文敏、王子军、郑颖（8月调离）、郝怀宇（11月任）、龚子顺（11月任）；工会主席：陈宁；总会计师：张小华；副书记：荆建军；副院长（挂职）：葛智成（自2022年7月任职，2023年7月返回，原单位北京友谊医院）

（撰稿：王　莉　审核：郭艳红）

北京中医药大学房山医院

【基本情况】职工中编制内人员429人、合同制人员929人、派遣人员2人，其中正高级职称47人、副高级职称87人、中级职称273人、初级职称482人。执业医师485人，注册护士518人。护理人员中具有大专及以上学历者占88%、本科及以上占69%，有专科护士108人。重症医学床位6张。

年底医院有乙类医用设备2台。全年医院总收入116255.42万元（财政拨款32914.57万元、事业收入82771.99万元、其他收入568.86万元），其中医疗收入82404.73万元。

医院牵头的医联体：琉璃河紧密型医疗联合体（琉璃河中心卫生院）、房山区中医医联体（10家）。牵头的专科联盟：北中医中西医胰腺炎联盟（17家）。医院加入的医联体及专科联盟有：国家临床重点专科中日医院肛肠专科医联体、全国耳鼻咽喉头颈外科联盟、北京市眼科专科医联体、首都医科大学附属口腔医院医疗联合体、京津冀皮肤科中西医融合发展联盟。2023年按照北京市卫生健康委《关于加快推进市级专科医联体建设工作的通知》要求，新加入专科医联体9个，分别为：心血管内科（2个）、呼吸内科、神经内科、妇科、眼科、口腔科、肾脏内科、医学影像科。

【医疗工作】全年出院16376人次，床位周转24.35次，床位使用率65.07%，平均住院日9.74天。卫技人员与开放床位之比为1.62：1，执业医师与开放床位之比为0.63：1，病房护士与开放床位之比为0.73：1。住院手术1605例，其中三级手术占41.41%、四级手术占11.9%。初产剖宫产率40.8%，新生儿死亡1人。开展临床路径的科室17个、病种77个，入径率85.05%，完成率80.83%。全年临床用血总量1273单位。预约挂号占门诊总人次的90.96%。本地医保门诊1283015人次、次均费用265元，医保出院8919人次、次均费用13773元；异地医保出院1039人次、次均费用14053元。

医院药占比51.47%。门诊抗菌药物处方比例5.48%，急诊抗菌药物处方比例18.02%，住院患者抗菌药物使用率41.88%，抗菌药物使用强度为39.81 DDD。

对口支援与扶贫协作的单位有：新疆和田墨玉县妇幼保健院、内蒙古化德县人民医院。

【科研工作】全年纵向课题获批立项科研项目48项，其中国家级（国家自然科学基金项目）2项；省市级3项，其中北京市中医药科技发展资金项目2项，北京市自然科学基金资助项目1项；北京中医药大学新教师启动基金项目立项20项，北京中医药大学房山医院院级项目立项23项，共获资助经费104万元，医院匹配经费42万元。年内结题21项，年底在研课题96项。获专利1项。

【重点专科建设】有1个国家级重点专科协作组成员脾胃病科；7个市级重点专科，分别是市级重点专科（十二五）脑病科，市级重点专科（十二五）、北京市国家重点专科辐射工程首都区域专科肺病科（肺病科、肺病4科），北京市国家重点专科辐射工程首都区域专科内分泌科（内分泌科一病区、内分泌科二病区），北京市国家重点专科辐射工程首都区域专科脾胃病科，北京市国家重点专科辐射工程首都特色专科结石病科，北京市首批"十四五"中医药重点专科（赶超类）肾病科，北京市首批"十四五"中医药重点专科（赶超类）心血管病科；2个市级重点专病，分别是糖尿病、结石病。

【第四届第八次职工代表大会顺利召开】2月9日，北京中医药大学房山医院第四届第八次职工代表大会在医院西二楼会议室召开。医院领导班子、中层干部、职工代表百余人参加会议，会议由工会主席杨景柳主持。会上，院长孙鲁英作了题为"勠力同心，踔厉奋发全力推进医院高质量发展新格局"的工作报告。从党建引领驱动高质量发展、业务发展勇攀高峰创佳绩两大部分，系统总结了医院2022年的工作成就，提出了"突出特色　创新技术　精益管理　优质服务"的工作方针及"十大任务"。

【中医住院医师规范化培训基地评估】2月24日，北京市中医管理局组织中医住培基地评估专家组对北京中医药大学房山医院进行中医住院医师规范化培训基地评估检查。中医住培基地评估工作汇报会在行政楼三楼会议室召开，北京中医协会蔡海燕、市卫生健康委人才交流中心规培科科长谢姿、中日友好医院教育处处长李颖、中日友好医院外科主任夏仲元、望京医院医务处处长张清、西苑医院教育处教授张艳玲、西苑医院急诊科副主任肖宁、北京中医药大学第三附属医院教育处副处长贾晓蕾、韩村河镇卫生服务中心副院长石友、医院教学主管院长张红、科教科全体成员、各住培带教科室主任、教学秘书出席会议。

【新院区建设项目正式开工】3月31日，北京中医药大学房山医院新院区建设项目开工奠基仪式举行。

【完成三级中医医院等级复审】根据国家中医药管理局、北京市中医管理局统一部署，北京中医协会秘书长朱桂荣带队16名国家级评审专家于4月18日至19日对北京中医药大学房山医院进行三级中医医院等级复审现场评审。4月18日，北京中医药大学房山医院在西二楼会议室召开三级中医医院复审工作汇报会。三级中医医院评审专家组、北京市中医管理局医政处处长王欣、北京中医药大学副校长闫振凡、北京中医药大学医管处处长周春宇、北京市房山区政府副区长靳璐、北京市房山区卫生健康委主任王耕、北京中医药大学房山医院党政领导、职能部门和重点专科负责人等出席会议。评审专家组组长朱桂荣主持会议。

【突发事件应急演练暨防汛应急演练】6月21日，房山区卫生健康委2023年突发事件应急演练暨防汛应急演练在北京中医药大学房山医院开展。参演单位有房山区卫生健康委员会、北京中医药大学房山医院、房山区疾病预防控制中心。

【北京市中医药科技发展资金项目获立项】8月29日，北京市中医管理局发布了2023年度北京市中医药科技发展资金项目立项课题通知，经个人申报、单位推荐、形式审查、专家评审等程序，共立项137个项目。北京中医药大学房山医院共有2个项目获得立项，张红主任医师获一般项目立项，急诊科康利高阁主治医师获青年项目立项。

【召开年度教学工作会暨表彰会】9月6日，北京中医药大学房山医院举办了2022—2023年度教学工作会。北京中医药大学教务处处长闫永红、医院党委书记郭书文、院长孙鲁英、院领导班子成员以及各教研室（组）教学主任、教学秘书、临床教师、教学管理人员、规培学员等共百余人参加了此次会议。会议由科教科副科长白晓旭主持。

【四级电子病历分级评价】9月27日，由北京市卫生健康大数据与政策研究中心带队的三个评审专家组共计6名专家，对北京中医药大学房山医院电子病历应用水平进行了评审和指导，16个基本项全部达标，符合电子病历四级通过标准。

【郭书文、张红基层老中医传承工作室立项】10月9日，北京市中医药管理局公布2023年北京中医药薪火传承"3+3"工程基层老中医传承工作室立项名单。郭书文基层老中医传承工作室与张红基层老中医传承工作室正式立项。将开展为期3年的工作室建设工作。

【北京永定河文化带房山中医药文化节】11月10日，在房山区文化活动中心梦想剧场举办主题为"传承永定燕周文化　续龙乡岐黄新章"的2023年北京永定河文化带房山中医药文化节，本届文化节由北京中医药大学房山医院承办。北京市卫生健康委党委委员、北京市中医管理局局长、一级巡视员屠志涛，区政府副区长靳璐，区委卫生健康工委书记、区卫生健康委主任王耕，北京中医药大学宣传部副部长曾宇平，北京中西医结合协会秘书长刘刚，北京中医药大学房山医院党委书记郭书文、院长孙鲁英，文化节各协办单位、各镇政府、街道办事处及卫生健康系统内各单位的领导出席开幕式。文化节由区卫生健康委副主任王璐主持。

【医院领导】党委书记：郭书文；院长：孙鲁英；副书记：孙鲁英、张士萍（8月退休）、栗桂松；纪委书记：程志舫（10月任）；副院长：张红、杨景柳、毛廷森、傅春江、张新荣。

（撰稿：吕英华　审核：傅春江）

首都医科大学附属北京潞河医院

【基本情况】职工中编制内人员1503人、合同制人员1593人，其中正高级职称115人、副高级职称249人、中级职称760人、初级职称1574人。执业医师957人，注册护士1256人。护理人员中具有大专及以上学历者占98%，本科及以上51%，有专科护士194人。重症医学床位52张。

年底医院固定资产净值97066.02万元，其中医疗设备净值为11945.39万元，年底医院有乙类医用设备3台。潞河医院本部总收入296017.44万元，其中医疗收入269471.59万元。医院占地面积40820平方米、建筑面积149563平方米。

医联体：MMC1+X一个区域中心带领X个基层社区中心组成MMC（1+X）模式。已覆盖21家社区卫生服务中心，内分泌带领MMC1+X的7家社区进入北京市特色专病建设项目。内分泌科被评为北京市社区卫生机构2型糖尿病专病特色科室、骨质疏松专病特色科室培育基地。影像医联体已对接18家社区卫生服务中心，目前已与天津市武清区人民医院、河北省大厂县人民医院、河北省大厂县中医院、河北省三河市医院、河北省三河市中医医院、河北省三河燕郊福合第一医院等多家医疗机构签订医联体协议，实现"北三县"地区全覆盖。

【医疗工作】全年出院67391人次，床位周转51.26次，床位使用率85.99%，平均住院日6.14天。卫技人员与开放床位之比为2.01∶1，执业医师与床位之比为0.74∶1，病房护士与床位之比为0.97∶1。住院手术48000例，其中三级手术占47.94%，四级手术占24.54%，剖宫产率56.1%，围产儿死亡4人，无孕产妇和新生儿死亡。开展临床路径的科室21个，病种45个，入径率99.2%，完成率98.3%。全年临床用血总量16869单位，自体输血509人次、共1508.55单位。预约挂号占门诊总人次的75.58%。本地医保门诊1880333人次，次均费用438.95元，医保出院44965人次，次均费用18097.87元；异地医保出院14005人次，次均费用23043.71元。

医院药占比28.93%，门诊抗菌药物处方比例14.42%，急诊抗菌药物处方比例40.03%，住院患者抗菌药物使用率43.45%，抗菌药物使用强度为36.98DDD。

【科研工作】总在研课题282项，总在研经费2169.47万元，获资助经费1081.7万元，医院匹配经费337.008万元，其中国家级课题10项、省部级课题12项、校局级课题30项、区级课题43项、院级课题33项、其他课题18项、IIT（研究者发起的临床研究）项目71项、合作课题65项。年底在研课题223项，年内结题31项。作为第一完成单位，获批首都医科大学科学技术奖自然科学奖三等奖1项。医院获授权专利153件，其中发明专利4件、实用新型专利149件。实施专利权转让79件，专利权许可8件。

内分泌科、全科医学科获批北京市临床重点培育专科，护理、急诊、超声、影像、病理、麻醉获通州区质控中心主任委员单位。内分泌科获批第一个博士研究生培养点及博士后流动站学科。

【感染性疾病科获"全国巾帼文明岗"荣誉称号】3月7号，全国妇联发布《关于表彰全国三八红旗手标兵、全国三八红旗手、全国三八红旗集体和全国巾帼文明岗、全国巾帼建功标兵、全国巾帼建功先进集体的决定》。潞河医院感染性疾病科榜上有名，获"全国巾帼文明岗"荣誉称号。

【环北京远程康复科室联盟正式启动】3月7日，环北京远程康复科室联盟在潞河医院正式启动。该联盟由潞河医院康复医学科和勃林格殷格翰（成都）康复医疗中心共同发起，联合北京数家三甲医院康复医学科及社区医院，在神经康复领域通过整合临床和平台资源，建立战略合作关系。

【互联网诊疗服务正式上线】6月1日，首都医科大学附属北京潞河医院"互联网诊疗服务"正式上线，患者足不出户便能实现线上复诊、在线咨询等医疗服务。

【签约Med-Inn医学驿站北京城市副中心总部项目】6月9日，由首都医科大学主办的"2023年第四届首科医谷医学创新与转化论坛"举办，本期论坛以"医学创新与转化"为主题，活动中，院长吴英锋代表医院与首科医谷联合签署了共建"Med-Inn（医学驿站）北京城市副中心总部"项目协议。

【成功实施首例机器人辅助全膝关节置换术】12

月26日，首都医科大学附属北京潞河医院骨中心关节外科团队在主任刘亮的带领下，成功为一名75岁男性患者实施了机器人辅助的全膝关节置换术。

【开设心脏中心结构性心脏病门诊以及中医呼吸道康复门诊】年内，首都医科大学附属北京潞河医院心内科结构性心脏病门诊正式开诊。医院中医中心开设"中医呼吸道康复门诊"。

【潞河医院成为"中国额颞叶痴呆及相关疾病联盟单位"】12月16日，首都医科大学附属北京潞河医院受邀参加了由国家老年疾病临床医学研究中心—宣武医院主办的中国额颞叶痴呆及相关疾病联盟成立大会，并成为"中国额颞叶痴呆及相关疾病联盟单位"。

【医院领导】党委书记：全俊亚；院长：吴英锋；副书记：吴英锋；副院长：耿晓坤（9月任）、陈学明、王喜红、赵京红。

（撰稿：赵　娜　审核：李志敏）

北京市通州区妇幼保健计划生育服务中心
北京市通州区妇幼保健院

【基本情况】职工中编制内人员604人、派遣人员245人，其中正高级职称33人、副高级职称63人、中级职称299人、初级职称398人。执业医师307人，注册护士343人。护理人员中具有大专及以上学历者占98.23%、本科及以上占61.65%，有专科护士18人。重症医学床位10张。

年底医院有乙类医用设备3台。全年医院总收入60941万元，其中医疗收入48961万元。

医院牵头的医联体及专科联盟有：通州区儿童专科医联体，有永顺社区卫生服务中心等15（家）单位签约。医院加入的医联体及专科联盟有：与潞河医院签订医联体建设协议、签订"首都儿科研究所附属儿童医院儿科专科医疗联合体"合作协议、与北京友谊医院签订儿科医疗联合体合作协议、建立通廊深度合作跨区域妇产科联盟。5月26日，北京市通州区卫生健康委、河北省廊坊市大厂回族自治县、北京市通州区妇幼保健院在大厂县行政服务中心正式签订《托管大厂县妇幼保健计划生育服务中心合作协议》；9月19日，北京通州·河北廊坊北三县项目推介洽谈会上，北京市通州区妇幼保健院与三河市卫生健康局签署《战略合作协议》；10月30日，北京市通州区妇幼保健院与山西省长治市上党区妇幼保健计划生育服务中心签署《对口协作协议》；11月16日，通州区妇幼保健院与大厂回族自治县卫生健康局签署了《危重症新生儿救治转诊合作战略协议》。北京市城乡对口支援：4月，签订北京朝阳医院对口支援通州区妇幼保健院协议书。

【医疗工作】全年出院16268人次，床位周转80.94次，床位使用率85.22%，平均住院日3.77天。卫技人员与开放床位之比为3.74∶1，执业医师与开放床位之比为1.53∶1，病房护士与开放床位之比为0.61∶1。住院手术9895例，其中三级手术占28.8%、四级手术占2.2%，日间手术412例。初产剖宫产率45.96%，无孕产妇和新生儿死亡、围产儿死亡16人。开展临床路径的科室9个、病种43个，入径率72.99%，完成率93.72%。全年临床用血总量213单位，其中自体输血1人次1.5单位。预约挂号占门诊总人次的99%。本地医保门诊61.1万人次、次均费用345元，医保出院13487人次、次均费用6352元；异地医保出院1388人次、次均费用7930.23元。

医院药占比25.8%。门诊抗菌药物处方比例12.96%，急诊抗菌药物处方比例45.77%，住院患者抗菌药物使用率52.57%，抗菌药物使用强度为39.62DDD。

对口支援与扶贫协作的单位有：内蒙古通辽市奈曼旗妇幼保健计划生育服务中心、内蒙古赤峰市翁牛特旗妇幼保健院。

【科研工作】全年纵向课题获批立项科研项目12项，其中省市级1项，共获资助经费62万元，医院匹配经费31万元。横向课题立项7项，经费15.646万元。年内结题20项，年底在研课题31项。获专利2项。

【信息化建设】年内，进行了医保移动扩维、检验检查共享、114挂号五统一直连工作，以"京通"小程序作为医保便民服务移动端主要入口，为参保人员提供预约挂号、医保移动支付、业务办理、信息查询等便民服务。儿科就诊高峰期上线候诊查号小程序，精准提示患者候诊情况，减少患者非必要等候时间，提升患者满意度。儿科上线智能输液叫号系统，解决患者输液高峰人员密集问题，减少护士非必要工作量，智能提示准确输液时间。

北京市顺义区医院

【基本情况】职工中编制内人员1482人、合同制人员779人、派遣人员96人，其中正高级职称108人、副高级职称228人、中级职称727人、初级职称941人。执业医师757人，注册护士776人。护理人员中具有大专及以上学历者占98.39%、本科及以上占70.28%。重症医学床位93张。专科护士共计81人涉及15个专科类别。

年底乙类医用设备9台，固定资产折旧后净值79567.6万元，医疗设备净值11065.76万元。全年医院总收入187486.73万元，其中医疗收入157459.38万元。医院总建筑面积11万平方米，其中业务用房面积73649平方米。

牵头专科联盟：顺义区医院紧密型医联体关节炎学术委员会、泌尿科医联体、疼痛科医联体、高血压专科联盟。加入的医联体及专科联盟：中日友好医院城乡帮扶对口单位，中国医学科学院阜外医院心内科专科医联体，北京大学第一医院呼吸科、妇科、血液科专科医联体，首都医科大学宣武医院神经内科、影像科专科医联体，中国医学科学院北京协和医院神经内科专科医联体，北京大学第三医院眼科、骨科专科医联体，北京大学肿瘤医院肿瘤科专科医联体，火箭军总医院肛肠科专科医联体，首都医科大学附属北京友谊医院影像科专科医联体，中日友好医院肾内科专科医联体。

【医疗工作】全年出院43247人次，床位周转40.95次，床位使用率80.89%，平均住院日7.26天。住院手术15102例，其中三级手术占47.30%、四级手术占24.17%，日间手术3562例。初产剖宫产率52.97%，无孕产妇以及新生儿死亡、围产儿死亡1人。开展临床路径的科室28个、病种151个，入径率81.6%，完成率93.7%。全年临床用血总量11535单位，其中自体输血467人次1208.5单位。预约挂号占门诊总人次的100%。

医院药占比25.91%。门诊抗菌药物处方比例13.75%，急诊抗菌药物处方比例36.61%，住院患者抗菌药物使用率52.94%，抗菌药物使用强度47.7DDD。

【医院领导】党总支书记：张万龙；院长：杨丽；副书记：杨丽；副院长：马海会、韩娜、王秋锐。

（撰稿：许雪莲 审核：刘昆莲）

对口支援与扶贫协作单位：西藏自治区拉萨市尼木县人民医院、河南省南阳市西峡县人民医院、宁夏盐池县人民医院、内蒙古自治区通辽市科左中旗人民医院、内蒙古自治区通辽市科左中旗中医医院、内蒙古自治区通辽市科左中旗蒙医医院、内蒙古自治区通辽市科左中旗保康镇卫生院、内蒙古自治区赤峰市巴林左旗人民医院、内蒙古自治区赤峰市巴林左旗中医蒙医医院。7月31日，顺义区医院选派郑永财、王英、窦冠军等11名专家分别前往内蒙古科左中旗、巴林左旗开展2023年对口帮扶支援工作。

【科研工作】全年纵向课题获批立项科研项目3项，共获资助经费13万元。横向课题立项18项，经费225.82万元。年内结题1项，年底在研课题5项。获专利5项。

【教育教学】完成1550学时的医护理论授课任务，完成"3+2"规培236学时纵向课讲授，理论考试通过率100%，技能考试通过率100%，47名"3+2"学生全部获得本科学历，8人获得学士学位，5人获得优秀毕业生称号；共完成218名学员的练兵培训工作；全年组织完成市级继教项目1项，区级项目18项，院级项目10项，累计刷卡上传学分21000人次，全院1978名卫技人员继教学分达标率100%。

【医疗质量】医院严格落实首诊责任制、三级医师查房、疑难病例讨论、危重患者抢救、会诊、术前讨论、死亡病例讨论、交接班等制度；成立质控小组组织临床科室质控检查及组织顺义区医院会诊三十余次；完成医疗质量管理简报12期。

【护理工作】护理十项质控达标率100%，上报不良事件39例，整改率100%，优质护理服务覆盖率100%，推行护理品牌32个，新举措28个，护理新项目22个，PICC门诊导管维护3713人次，PICC和中线导管置管324人次；造口专科护士完成换药472人次。培养专科护士3人，完成血透专科护士健康宣教8次、专科护士社区义诊2次。

【公共卫生工作】全院医院感染发病率为0.60%

（低于北京市三级医院感染报告率0.84%），无医院感染暴发事件，开展手卫生宣传周系列活动，组织开展"手卫生理论知识及操作竞赛"，理论操作竞赛42人获奖；全年网报传染病6957例，其中新冠报告5249例，无迟、漏报，及时率100%；全年完成上感、肺炎、重症肺炎病原学监测339例，获得2023年度北京市呼吸道多病原监测优秀单位荣誉；戒烟门诊服务30人次，首次登记14人次，药物干预2人次，咨询随访21人次，健康教育讲座、义诊咨询60次，开展活动28场；儿童口腔公共卫生项目，学龄前儿童免费口腔检查及氟化泡沫防龋共3756名，学龄儿童免费口腔检查及窝沟封闭防龋共5204名，完成窝沟封闭1097人次。

【信息化建设】重症监护管理信息系统、血液透析管理信息系统、病案质量控制系统、院前急救信息系统二期建设等项目进入实际运行阶段；即将上线门诊信息系统、病案归档管理系统、合理用药系统等项目；完成自主设计开发小程序30余个、临时性数据统计工作140余个；完成互联网医院平台的搭建、支付宝小程序上线、完善微信公众号的服务功能，推进云胶片项目上线、医保电子二维码在院内全场景应用系统改造，完成与市级平台的对接，实现医保线上挂号、缴费、检验检查结果共享及影像查询；完成互联网医院信息化建设、继续推进人力资源管理系统、医疗设备精细化管理平台、防统方系统、三基三严考试系统、生物样本管理系统等信息化建设项目。

【基础建设】编写《区域医疗中心工程规划研究方案》，5月15日获规自委顺义区分局"多规合一"初审意见书；启动《顺义区域医疗中心工程项目建议书》编写，核实建筑现状、整理土地信息、收集科室数据并汇编文件，已报送区发改委审核；开展医院住院一部9层装修改造项目、原疾控中心楼装修改造项目、放射科放射用房改造、介入中心血管造影机机房改造、实验室样本库改造、本部与南院区通道项目、北院区拆除项目等工程；完成南院区污水站建设工作；南院区地下暖气管道、给排水全新更换；完成肾病二层透析屋、供应室、整形美容科、耳石症室等科室的装修改造项目，全年维修防水面积约1500平方米；日常零散维修事项总计约17923余件。

【财务工作】全年医疗收入157459万元，根据2022年DRG清算原则，核减2023年DRG结余收入5500万元，有效医疗收入92636万元，业务支出182645万元。全年业务收支结余189万元。

【医院医疗器械临床试验机构备案成功】2月1日，医院医疗器械临床试验机构经过前期筹建正式通过国家药品监督管理局资质审核并备案成功，成为顺义区首家医疗器械临床试验机构。本次备案共有6个专业，分别为心血管内科专业、肾病学专业、骨科专业、泌尿外科专业、心电诊断专业、介入放射学专业，医院在原有开展药物临床试验资质基础上同时具备了开展医疗器械临床试验资质。

【医院设立科研发展专项基金】7月3日，医院设立科研发展专项基金。本次评审会评审委员由外请专家组成，最终按照专家意见根据分值排序拟重点项目4项、一般项目9项、青年项目23项，共计36项课题予以立项资助。

【医院领导】党委书记：陈雪清；党委副书记：吴秀杰；院长：赵跃华；副院长：房宇、杨琦、申海波、朱正炎；纪检组书记：马红梅。

（撰稿：蒋伯芳　审核：巩　鹏）

北京中医医院顺义医院

【基本情况】职工中编制内人员569人、合同制人员688人、派遣人员296人（非医技岗位人员72人、物业公司224人），其中正高级职称46人、副高级职称94人、中级职称306人、初级职称655人。执业医师406人，注册护士478人。护理人员中具有大专及以上学历者占99.17%、本科及以上占81.54%，有专科护士55人。重症医学床位20张。

年底医院固定资产净值29803.69万元，其中医疗设备净值为18534.15万元。全年医院总收入121480.25万元，其中医疗收入93101.56万元（财政拨款26731.63万元、事业收入94446.17万元、其他收入302.45万元）。医院占地面积59471.68平方米、建筑面积139600平方米。

医院牵头的医联体有北京中医医院顺义区中医医联体，规模12家。医院加入的专科联盟有：北京市专科医联体。医院牵头的专科联盟有：与新疆维吾尔自治区和田地区洛浦县维吾尔医医院（京疆康复疾病专科联盟协议）成员单位1家、与河北省衡水市中医医院（京衡中医药协同发展名片工程康复专科联盟）成员单位1家、与河北廊坊市大城县医院（健康京畿·环京中医药协同发展三环五融——中西医示范专科项目）成员单位1家。

【医疗工作】全年出院18919人次，床位周转36.36次，床位使用率90.54%，平均住院日9.15天。卫技人员与开放床位之比为2:1，执业医师与开放床位之比为0.75:1，病房护士与开放床位之比为0.53:1。住院手术3420例，其中三级手术占24.12%、四级手术占25.50%，日间手术447例。初产剖宫产率50.43%，无孕产妇、新生儿及围产儿死亡。开展临床路径的科室22个、病种125个，入径率90.68%，完成率95.86%。全年临床用血总量557.5单位，其中自体输血57人次215.11单位。预约挂号占门诊总人次的80.45%。本地医保门诊800282人次、次均费用558元，医保出院9049人次、次均费用13709元；异地医保出院1819人次、次均费用13321元。

医院药占比46.92%。门诊抗菌药物处方比例21.75%，急诊抗菌药物处方比例19.11%，住院患者抗菌药物使用率42.44%，抗菌药物使用强度为38.8DDD。

对口支援与扶贫协作的单位有：新疆洛浦县维吾尔医医院、河北省衡水市中医医院、河北省廊坊市大城县医院。西藏自治区拉萨市尼木县人民医院、内蒙古自治区赤峰市巴林左旗蒙医中医医院、内蒙古自治区赤峰市科左中旗中医医院。

【科研工作】全年纵向课题获批立项科研项目10项，其中国家级1项、省市级9项，共获资助经费111万元，医院匹配经费6万元。横向课题立项1项，经费9万元。年内结题32项，年底在研课题68项。获奖成果2项，其中北京市科学技术成果奖1项，中华中医药学会科学技术成果奖1项。获实用新型专利授权16项。

北京市中医管理局"十四五"重点专科赶超类：肿瘤科、肾病科。北京市中医管理局1+X+N项目首都区域专科：肿瘤科、针灸科、脾胃病科；首都区域特色专科：康复科。北京市中医管理局两专科一中心项目：急诊科、康复科、中医护理门诊、推拿科。

【顺义区征兵高招体检】年内，全区征兵参检人数703名，总合格288人，合格率40.96%；物理检查合格377人，合格率54.71%。顺义区高考体检报名学生3170人。

【信息化建设】1月4日，医院上线云胶片服务，多渠道查询影像报告。2月9日，医院上线人工智能大数据下的单病种上报系统。

【北京中医药大学教学医院正式揭牌】4月23日，北京中医药大学教学医院揭牌仪式在北京中医医院顺义医院门诊大厅举行。

【成立中医经典病房】8月8日，中医经典病房正式挂牌。

【获批北京市博士后创新实践基地】11月21日，北京中医医院顺义医院获批北京市博士后创新实践基地，也是顺义区卫健委系统第一家获批的单位。

【医院领导】党委书记：魏青；执行院长：杨国旺（8月调离），牛晓晖（8月任）；副书记：王继东；副院长：刘文广、张勇、邱新萍（12月任）。

（撰稿：单春香　审核：梁　妍）

北京市顺义区妇幼保健院 北京儿童医院顺义妇儿医院

【基本情况】职工中编制内人员593人、合同制人员873人、派遣人员330人，其中正高级职称55人、副高级职称113人、中级职称348人、初级职称534人。执业医师453人，注册护士485人。护理人员中具有大专及以上学历者占98.44%、本科及以上占70.92%，有专科护士53人。重症医学床位10张。

年底医院固定资产净值13553.94万元，其中医疗设备净值为3716.99万元，年底有乙类医用设备3台。全年医院总收入85917.97万元，其中医疗收入58485.67万元。医院占地面积46156平方米、建筑面积121019平方米，租用面积2298.82平方米。

顺义妇幼医联体医院牵头，合作单位有17家。

北京专科医联体医院加入的有7个：北京安贞医院心血管专科、协和医院妇科专科、北京大学人民医院骨科专科、北京同仁医院眼科专科、北京地坛医院感染性疾病科专科、北京天坛医院重症医学科专科、北京博爱医院康复科专科。

【医疗工作】全年出院23407人次，床位周转78.02次，床位使用率95.73%，平均住院日4.33天。卫技人员与开放床位之比为3.79∶1，执业医师与开放床位之比为1.50∶1，病房护士与开放床位之比为0.78∶1。住院手术13106例，其中三级手术占29.35%、四级手术占8.75%，日间手术4387例。初产剖宫产率41.14%，无孕产妇死亡、新生儿死亡5人、围产儿死亡16人。开展临床路径的科室10个、病种67个，入径率98.89%，完成率97.62%。全年临床用血总量1744单位，其中自体输血4人次13单位。预约挂号占门诊总人次83.94%。本地医保门诊977271人次、次均费用405元，医保出院11025人次、次均费用7510元；异地医保出院3368人次、次均费用9881元。

医院药占比31.29%。门诊抗菌药物处方比例19.65%，急诊抗菌药物处方比例30.22%，住院患者抗菌药物使用率47.36%，抗菌药物使用强度为33.79%DDD。

对口支援与扶贫协作的单位有3家：内蒙古巴林左旗妇幼保健中心、内蒙古巴林左旗人民医院、内蒙古科左中旗人民医院。

【科研工作】全年纵向课题获批立项科研项目6项，其中省市级1项，共获资助经费10.00万元，医院匹配经费35.00万元。横向课题立项11项，经费44.20万元。年内结题6项，年底在研课题36项。获专利14项。

国家级、市级传承工作室有：杨燕中医妇幼名医传承工作室、程玲中医妇幼名医传承工作室、闫慧敏全国名老中医药专家传承工作室。

【顺义区妇幼保健院感染疾病科项目正式动工】1月31日，顺义区妇幼保健院感染疾病科项目正式动工，该项目位于仁和镇顺康路1号医院内东南角，总建筑面积2030平方米，总投资为2573.49万元。

【营养门诊正式开诊】2月2日，顺义区妇幼保健院营养门诊正式开诊，建立覆盖辖区卫生服务机构（医联体）-社区-家庭妇儿人群营养保健的服务体系。3月，临床营养科成功获批国家临床营养科建设试点单位，试点方向为全生命周期营养管理模式。

【成立"甲状腺微创介入建设中心"】医院超声诊疗中心目前通过了国家卫生健康委能力建设和继续教育中心甲状腺微创介入建设中心的遴选，可以参与中心的各项工作，现成立"北京儿童医院顺义妇儿医院甲状腺微创介入建设中心"。

【美容外科、美容中医科顺利通过验收】5月9日，顺利通过了顺义区卫生健康委及北京市医疗整形美容质控中心专家组的现场评估验收，准予成立美容外科、美容中医科。

【组建急诊科，成立重症医学科】6月3日，组建急诊科，设立急诊手术室、急诊病房，形成院前、院内急救联动，快速精准救治；6月成立重症医学科，满足重大手术、四级手术的开展需求，形成"院前急救-急诊科院内急救-急危重症监护救治"三位一体现代急救医疗模式。

【组建心理科病房】9月4日，心理科病房正式对外开放，开启精神科学科建设门诊服务和住院服务序贯式服务模式。

【开设特需科】9月18日，特需科在顺义区妇幼保健仁和楼7层正式开科，是顺义区首家家庭化一体化产房。

【开设儿科二病区和儿科特需病房】10月25日，顺义区妇幼保健院开设儿科二病区，调派国家医学区域中心的医护人员，支援病区建设和运行。

【顺利通过医疗器械临床试验机构备案】11月17日，顺义区妇幼保健院顺利通过医疗器械临床试验机构（GCP）备案，成为一家具备开展医疗器械临床试验资格的医疗机构。医院申报的六个专业组，包括小儿呼吸、皮肤病、急诊医学、护理学、计划生育、妇科全部顺利通过首次现场监督检查。

【医院领导】总院长：倪鑫；院长：刘原虎；副院长：米鑫、涂途、贾晨光、勇强；书记：李毅；副书记：郑雷文；纪检书记：李长青（9月任）

（撰稿：张建红　审核：刘原虎　刘　芳）

北京市大兴区人民医院

【基本情况】职工中编制内人员1596人、合同制人员724人、派遣人员40人，其中正高级职称90人、副高级职称262人、中级职称771人、初级职称935人。执业医师788人，注册护士1015人。护理人员中具有大专及以上学历者占99.6%、本科及以上占70.9%，有专科护士62人。重症医学床位93张。

年底医院固定资产净值49408万元，其中医疗设备净值为14758万元。全年医院总收入223400万元，其中医疗收入192300万元。医院占地面积6.68万平方米、建筑面积11.83万平方米，租用面积9520平方米。

医院牵头的医联体是大兴区人民医院医联体，成员单位10家；医院牵头的专科联盟是大兴区人民医院专科联盟，成员单位12家。医院加入的医联体及专科联盟有：北京大学第一医院儿科医联体、北京大学第一医院感染性疾病科医联体、北京大学第一医院呼吸科医联体、首都医科大学附属北京口腔医院口腔医学医联体、首都医科大学附属北京天坛医院呼吸内科医联体、首都医科大学附属北京同仁医院口腔科医联体、北京友谊医院消化学科医联体、北京肿瘤医院肿瘤专科医联体、北京大学第三医院消化专科医联体、首都医科大学宣武医院医联体。

【医疗工作】全年出院60797人次，床位周转55.43次，床位使用率93.90%，平均住院日6.20天。卫技人员与开放床位之比为1.86∶1，执业医师与床位之比为0.71∶1，病房护士与床位之比为0.92∶1。住院手术19646例，其中三级手术占33.85%、四级手术占13.01%，日间手术4247例。剖宫产率49.10%，无孕产妇和新生儿死亡、围产儿死亡11人。开展临床路径的科室23个、病种180个，入径率74.82%，完成率90.32%。全年临床用血总量13372单位，其中自体输血320人次1125.30单位。预约挂号占门诊总人次的92.45%。本地医保门诊1410320人次、次均费用443元，医保出院46844人次、次均费用14561元；异地医保出院9610人次、次均费用16892元。

医院药占比25.06%。门诊抗菌药物处方比例12.77%，急诊抗菌药物处方比例34.41%，住院患者抗菌药物使用率45.41%，抗菌药物使用强度为34.96DDD。

对口支援与扶贫协作的单位有：新疆和田县人民医院、新疆昆玉医院、内蒙古正镶白旗医院、内蒙古正镶白旗蒙医院、宁夏固原市原州区人民医院、湖北十堰市茅箭区医院。

【科研工作】全年获批立项科研项目46项，其中省市级3项，共获资助经费5万元，医院匹配经费1万元。获批首都医科大学教育教学改革研究课题8项，经费2.25万元。院级课题立项35项，经费35万元。年底在研课题88项，年内结题59项。

【专科联盟建设】推进"基层首诊、双向转诊、急慢分治"的分级诊疗格局。4月26日，医院与10家基层单位签订协议并授牌重点开展专科联盟试点，成立专科联盟办公室，上线APP。半年试点接受联盟单位注册医师申请356人，实习进修59人，接收上转门急诊患者1479人，住院患者582人，下转基层卫生院门诊患者491人，住院患者181人，专科联盟义诊活动22场。

【学科中心建设】4月11日医疗美容科和美容外科联合成立"医疗美容中心"，6月1日成立消化中心，10月30日成立呼吸中心，10月31日成立代谢疾病共管中心。

【开展新技术】立项儿童支气管镜检查、单髁置换治疗膝关节骨性关节炎、经内镜硬化治疗、经颈静脉肝内门体分流术（TIPS）微创治疗门静脉高压症、球囊封堵逆行静脉闭塞术或超声内镜引导弹簧圈联合组织黏合剂栓塞治疗胃静脉曲张等新技术共29项。

【开展ECMO诊疗】年初组建体外膜氧合（ECMO）技术质量控制小组，筹备开展ECMO，4月ECMO作为新技术在ICU开展，10月ECMO技术作为国家限制级技术备案成功。医院分别在10月及12月对2例急性心肌梗死患者开展了VA-ECMO技术，均成功撤除，其中1例患者为ECPR患者，在ECMO辅助下行PCI治疗，经过在重症医学科10余天的治疗顺利转入普通病房并出院回家。

【医院领导】党委书记：李雅琴；院长：曹树军；纪委书记：郭勇；副院长张彬、袁景林、赵留庄、韩金红、黄东明、董国顺。

（撰稿：张 帆 审核：黄东明 吴利纳）

北京市大兴区中医医院

【基本情况】职工中编制内人员516人、合同制人员309人，其中正高级职称36人、副高级职称88人、中级职称329人、初级职称295人。执业医师302人，注册护士312人。护理人员中具有大专及以上学历者占40.8%、本科及以上占58.8%，有专科护士43人。重症医学床位16张。

年底医院固定资产净值13628.33万元，其中医疗设备净值为5293.12万元。全年医院总收入96642.75万元，其中医疗收入83984.83万元。医院占地面积14247平方米、建筑面积34302平方米，租用面积4236.78平方米。

医院牵头的医联体及专科联盟有广安门医院南区为核心单位，牵头9家基层医疗卫生机构。医院加入的医联体及专科联盟有：北京大学第三医院肾病科医联体、北京大学第三医院妇科医联体、北京口腔医院医联体、京津冀中医药医联体。

【医疗工作】全年出院11641人次，床位周转28.1次，床位使用率83.12%，平均住院日11.03天。卫技人员与开放床位之比为1.69∶1，执业医师与床位之比为0.68∶1，病房护士与床位之比为0.67∶1。住院手术2707例，其中三级手术占22.83%、四级手术占15.70%，日间手术111例。开展临床路径的科室18个、病种72个，入径率81.26%，完成率90.34%。全年临床用血总量323单位，其中自体输血46人次93单位。预约挂号占门诊总人次的80.89%。本地医保门诊657813人次、次均费用636.68元，医保出院人次10418、次均费用17611.94元；异地医保出院1926人次、次均费用20142.52元。

医院药占比57.88%。门诊抗菌药物处方比例2%，急诊抗菌药物处方比例36.97%，住院患者抗菌药物使用率36.95%，抗菌药物使用强度为36.5DDD。

对口支援与扶贫协作的单位有：北京市大兴区魏善庄镇中心卫生院、北京市大兴区青云店镇中心卫生院、北京市大兴区庞各庄镇中心卫生院、北京市大兴区清源街道社区卫生服务中心、北京市大兴区天宫院街道社区卫生服务中心。

【科研工作】全年获批立项科研项目25项，医院投入经费151.5万元。年底在研课题43项，年内结题18项。获批省部级项目1项（首都卫生发展科研专项），获批厅局级项目2项（北京市中医药科技发展资金项目）。1项北京市中医管理局基金课题顺利结题并获得成果验收。2023年共发表学术论文73篇，其中SCI论文13篇，核心期刊论文29篇。

【师承工作室】尉淑卿"薪火传承3+3工程"基层名老中医工作室，郭玉峰大兴区名医工作室，孙书臣大兴区名医工作室，朱建贵大兴区中医专家学术经验继承工作室，饶向荣大兴区中医专家学术经验继承工作室，郭玉峰大兴区中医专家学术经验继承工作室，张红大兴区中医专家学术经验继承工作室，吴雪梅北京市第六批师承工作室。

【医院领导】院长：刘震；党委书记：吴雪梅；副书记：王如然、朱文增、蓝海涛、谢冰昕、董妍

（撰稿：颜芃慧子　审核：吴雪梅）

北京市大兴区中西医结合医院

【基本情况】职工中编制内人员404人、合同制人员159人、派遣人员308人，正高级职称33人、副高级职称63人、中级职称313人、初级职称354人。执业医师274人，注册护士313人。护理人员中具有大专及以上学历者占95.5%、本科及以上占52.3%，有专科护士24人。重症医学床位26张。

年底医院固定资产净值17131.79万元，其中医疗设备净值为6019.53万元。全年医院总收入72299.23万元，其中医疗收入57480.01万元。医院占地面积22576平方米、建筑面积39927平方米，租用面积1323平

方米。

医院牵头的医联体有：综合医联体，成员单位有7家；康复专科医联体，成员单位有18家；京津冀医联体，成员单位有2家。医院加入的医联体及专科联盟有：北京大学第一医院（内分泌、肾内）、北京大学人民医院（肾内科）、北京协和医院（内分泌科）、中国中医科学院眼科医院（眼科）、北京大学第三医院（骨科、口腔科）、中国医学科学院阜外医院（心血管内科）、北京中医院专科联盟（普外科、急诊科、脾胃病科、皮肤科）、东方医院（儿科）、中日友好医院中西医结合专科医联体（专业：呼吸、肿瘤、皮肤、肛肠、骨伤、针灸、妇科、心脏、糖尿病）、八大处整形外科医院颅面外伤整形修复联盟（神经外科）。

【医疗工作】全年出院12981人次，床位周转27.98次，床位使用率77.92%，平均住院日10.04天。卫技人员与开放床位之比为1.59∶1，执业医师与床位之比为0.59∶1，病房护士与床位之比为0.67∶1。住院手术3757例，其中三级手术占46.5%、四级手术占24.81%，日间手术234例。剖宫产率37.41%，无孕产妇新生儿以及围产儿死亡。开展临床路径的科室19个、病种111个，入径率81.14%、完成率98.14%。全年临床用血总量711单位，其中自体输血76人次151.7单位。预约挂号占门诊总人次的89.05%。本地医保门诊284903人次、次均费用790.86元，医保出院9464人次、次均费用20623.68元；异地医保出院2917人次、次均费用24714.87元。

医院药占比34.54%。门诊抗菌药物处方比例10%，急诊抗菌药物处方比例18.47%，住院患者抗菌药物使用率37.91%，抗菌药物使用强度为23.36DDD。

【科研工作】全年获批立项科研项目5项，其中省市级5项，共获资助经费36.5万元、医院匹配经费18万元。年底在研课题17项，年内结题56项。获专利2项。市级重点专科1个：骨伤科。

【中医药服务】9月，医院正式获得三级甲等中西医结合医院批复。骨伤科获批为北京市中医管理局"十四五"重点专科，继续深化首都区域重点专科肿瘤科和首都区域特色专科康复科学科特色，脑病科、康复科申报北京市中医管理局"十四五"第二批重点专科。成立五官科、感染性疾病科、疼痛科病房，促进专科发展。增设精神科门诊、早癌门诊、颈肩腰腿痛门诊、记忆障碍门诊、双心门诊、房颤门诊、肥胖代谢门诊等11个专病门诊，发挥专业特色，精准医疗。积极拓展专家资源，新增11名知名专家，获批北京中医药"薪火传承3+3工程"基层老中医（贾玉森）

传承工作室，成立张莹工作室。2023年门诊中医非药物诊疗人次占比14.55%，门诊中医非药物治疗人次占比33.02%。

【中西医结合康复】实行多学科协作机制，结合专科优势，完善中西医结合康复诊疗方案。加强专科和康复深入融合，以HDU病房为抓手，以神经康复、重症康复为重点，早期介入治疗技术，形成肌骨康复医体结合模式、急救诊疗康复一体化模式、吞咽障碍康复护理一体化模式。依托康复质控中心，开展吞咽障碍康复培训、老年冠心病中西医结合康复治疗学习班、脑卒中中西医论坛、肿瘤中西医结合康复治疗学习班、康复护理技能培训等培训8次，康复竞赛1次，达到标准化、同质化、规范化。开展1次全区康复工作督导，指导区内30余家医疗机构，有效提升区域康复医疗服务质量，提高康复专业人员诊疗水平和业务技能。2023年完成康复治疗18.5万人次。

【推进京衡中医药协同发展"名片"工程】7月28日，北京市大兴区中西医结合医院——武邑县中医医院医联体启动仪式在武邑县中医医院召开。

【老年指导中心建设】在区卫生健康委指导下，搭建全区统筹的老年健康和医养结合服务平台。协助区卫生健康委对新创建7家和复评11家医疗机构进行老年友善机构区级验收。组织编写老年健康宣教手册2册，举办全区老年病和老年康复能力相关业务培训5次，召开区级失能失智项目培训会和区级安宁疗护工作推进会暨业务培训会。对65岁以上患者开展老年综合征评估工作，通过评估早发现早干预，年内评估2089人次，干预率100%。落实医、护、技、药一体查房病例讨论，重点围绕认知功能、营养、衰弱、跌倒，提升诊疗效率。建立老年人就医绿色通道，组建专家巡诊医疗队，开展健康宣教、义诊、体检、养生指导等服务。

【院感管理】共报告院感病例217例，医院感染率为1.63%，一类切口手术感染4例，感染率为0.21%。医院感染、手术切口感染、环境监测都处于较低水平。分层次、分人群、分岗位完成感控法律法规、知识和技能培训23次。

【平安医院建设】开展重要节日、重大活动期间安全隐患的大排查大整治，建立隐患台账及整改日期，将隐患彻底消除。全年节前安全检查部署会5次，应急演练及现场处置43次。完成重点部位加装烟感、自动喷淋、火灾报警器，加装蓄水池，更换消防门等消防改造，均已全部整改。全院职工进行"一警六员"实操培训，微型消防站消防演练培训56余次，消防安全知识及逃生技能培训51次，从人、技、物全面提升消防安全。

【医院领导】党委书记：潘德民；院长：王海英；副书记：王海英；副院长：宋炜、赵娅南、方哲（4月18日调入）、师闯（10月24日调入）、董国顺（5月8日调出）、赵静（8月10日调出）。

（撰稿：张 欣 审核：方 哲）

北京市大兴区妇幼保健院

【基本情况】职工中编制内人员173人、合同制人员304人，其中正高级职称16人、副高级职称30人、中级职称191人、初级职称178人。执业医师152人，注册护士179人。护理人员中具有大专及以上学历者占98.88%、本科及以上占67.60%，有专科护士9人。重症医学床位10张。

年底医院固定资产净值5437.99万元，其中医疗设备净值为2937.96万元。有甲类医用设备1台、乙类医用设备1台。全年医院总收入26838.18万元，其中医疗收入21618.18万元。医院占地面积4351.64平方米、建筑面积8616.37平方米，租用面积5854.4平方米。

医院加入的医联体及专科联盟有：首都医科大学附属北京口腔医院专科医联体、大兴区人民医院医联体、首都儿科研究所附属儿童医院医联体、北京中医药大学东方医院专科医联体、首都医科大学附属北京安贞医院专科医联体、北京博爱医院专科医联体、大兴区心康医院区域医疗联合体、中国医学科学院北京协和医院医联体。

【历史沿革】医院成立于1994年12月，位于北京市大兴区黄村镇兴丰大街三段56号，隶属于大兴区卫生健康委员会，1999年1月核定为二级甲等，2023年1月核定为三级。当时编制人员173人，编制床位147张，占地面积4351.64平方米、建筑面积8616.37平方米。1月19日，由北京市卫生健康委评审通过，区妇幼保健院正式核定为三级妇幼保健院。

【医疗工作】全年出院5695人次，床位周转3.23次，床位使用率34.5%，平均住院日3.19天。卫技人员与开放床位之比为2.74：1，执业医师与床位之比为0.95：1，病房护士与床位之比为0.43：1。住院手术2329例，其中三级手术占27.95%、四级手术占0.09%，日间手术22例。剖宫产率40.64%，无孕产妇死亡，新生儿死亡1人、围产儿死亡5人。开展临床路径的科室3个、病种14个，入径率100%、完成率96.63%。全年临床用血总量291单位。预约挂号217313人次，占门诊总427721人次的50.81%。本地医保门诊312720人次、次均费用355.05元，医保出院1468人次、次均费用4069.93元；异地医保出院172人次、次均费用5250.64元。

医院药占比33.54%。门诊抗菌药物处方比例24.75%，急诊抗菌药物处方比例34.04%，住院患者抗菌药物使用率40.45%，抗菌药物使用强度为33.63DDD。

对口支援与扶贫协作的单位有：内蒙古正镶白旗妇幼保健计划生育服务中心、内蒙古察右前旗妇幼保健计划生育服务中心。

【妇幼保健院标准化建设稳步推进】1月19日，由北京市卫生健康委评审通过，区妇幼保健院正式核定为三级妇幼保健院；6月21日，区卫生健康委批复同意区妇幼保健院增加编制床位至300张。申请财政资金支持，租赁一处办公用房，增加建筑面积3352.6平方米，拓展业务用房使用空间。按照妇幼保健机构基本设备配备品目，新购置医疗设备6项，基本设备配备达到177项。

【与采育卫生院建立技术合作医院】为更好地发挥区域儿科、儿童康复医疗资源辐射引领作用，加强社区卫生机构能力建设，通过整合区域卫生资源，2月6日，开通医院与采育卫生院的技术合作。

【获批中医药服务示范单位】医院确定了中医妇幼的发展战略，纳入医院十四五规划，全面开展中医药服务，优化中医临床科室的诊室布局和服务流程，努力为妇女儿童提供"一站式"的中西医结合医疗保健服务。加强中医人才储备，2月16日，召开了刘新敏、刘慧丽中医妇幼名医传承工作室启动会暨拜师仪式，传授经验，促进医院中医妇科、中医儿科的发展。3月20日，获批北京市妇幼保健机构中医药服务示范单位。

【积极参与区级质控体系建设】11月，区卫生健康委组织区内届满医疗质量控制和改进中心进行换届选举，医院共12人申报了8个专业，最终医院7人入选超声医学、病案管理、口腔医学、药事管理、临床用血、医学检验、护理管理、康复医学共8个专业医疗质量控制和改进中心专家。

【获批北京市现代化产房建设单位】6月，完成现代化产房机构申报和自评，后续通过区级审核和市级评估，11月29日顺利获批北京市现代化产房建设单位。

【医院领导】党委书记：王静（4月任）；院长、副书记：孙翰林（4月任）；副院长：陈合、张永亮、刚君（4月任）

（撰稿：王建军 审核：陈 合）

北京市昌平区医院

【基本情况】职工中编制内人员968人、合同制人员714人，其中正高级职称76人、副高级职称171人、中级职称400人、初级职称747人。执业医师462人、注册护士661人。护理人员中具有大专及以上学历者占95.76%、本科及以上占61.87%，有专科护士139人。重症医学床位26张。

年底医院固定资产净值42381.92万元，其中医疗设备净值为15893.55万元，有乙类医用设备1台。全年医院总收入123516.18万元，其中医疗收入102324.76万元。医院占地面积53962.06平方米、建筑面积130541.36平方米。

医院牵头北京市昌平区北部医联体，含成员单位22家。年内新加入市级专科医联体6个，分别为呼吸科与北大第一医院、神经内科与宣武医院、重症医学科与朝阳医院、康复医学科与北京博爱医院、精神科与北京回龙观医院、儿科与首都儿研所。

【医疗工作】全年出院25914人次，床位周转31.02次，床位使用率74.5%，平均住院日8.71天。卫技人员与开放床位之比为1.64：1，执业医师与开放床位之比为0.56：1，病房护士与开放床位之比为0.45：1。住院手术7548例，其中三级手术占51.18%、四级手术占15.69%，日间手术1713例。初产剖宫产率53.6%，无孕产妇和新生儿死亡，围产儿死亡5人。开展临床路径的科室17个、病种69个，入径率82.07%，完成率97.61%。全年临床用血总量3333.5单位，其中自体输血129人次258.38单位。预约挂号占门诊总人次的50.53%。本地医保门诊1127939人次、次均费用365.5元，医保出院20062人次、次均费用16906.7元；异地医保门诊52168人次，次均费用354.6元，异地医保出院3336人次、次均费用16829.7元。

医院药占比31.71%。门诊抗菌药物处方比例19.04%，急诊抗菌药物处方比例54.66%，住院患者抗菌药物使用率52.03%，抗菌药物使用强度为44.73DDD。

年内向内蒙赤峰市阿鲁科尔沁旗共派出支援9名医务人员，分别是妇产科、麻醉科各1人，支援13个月，病案室、骨科、院感办、心内科各1人，支援7个月，放射科1人，支援4个月，神经内科1人，支援10个月，肿瘤科1人，支援3个月；诊疗患者门急诊1026人次、住院患者100余人次、开展住院手术141台、会诊389人次、培训医务人员421人次、接收京外受援单位进修人员5人次。派出骨科副主任医师马俊到新疆昆玉市医院支援，年内诊疗患者门急诊346人次、培训医务人员5人次、义诊巡诊564人次。

【科研工作】年内医院匹配科研经费30万元。横向课题立项7项，经费20万元。年内结题9项（均为院级课题），年底在研课题7项（均为横向课题）。

【召开北部医联体高质量发展研讨会】3月24日，召开昌平区北部医联体高质量发展研讨会，小汤山医院、昌平区中医医院、妇幼保健院、城北社区卫生服务中心等昌平北部医联体20家成员单位共同参与研讨。

【获批国家呼吸医学中心呼吸专科医联体间质性肺疾病规范诊疗中心建设达标单位】5月26日，医院呼吸与危重症医学科获评国家呼吸医学中心呼吸专科医联体间质性肺疾病规范诊疗中心建设达标单位。

【获评北京同心共铸公益基金会"同心公益组织奖"】昌平区医院连续派出多学科医疗专家参与"同心·共铸中国心"公益活动。在中央统战部、国家卫健委指导，中国西藏文化保护与发展协会、北京同心共铸公益基金会联合主办的"2023同心·共铸中国心表彰交流座谈会"上，昌平区医院获评北京同心共铸公益基金会"同心公益组织奖"，昌平区医院院长袁成获评"同心公益践行奖"。

【紧急支援防汛救灾】"7·29"特大暴雨造成昌平区流村镇部分地区受灾严重，昌平区医院接到救援任务后紧急派驻医疗人员空降灾区配合医疗救援与灾民撤离。8月15日上午医院安排多学科专家重返流村镇开展义诊。

【全力开展暴雪灾害救援】"12·14"地铁昌平线事件发生后，医院统筹资源安排院前急救车组抵达现场实施救治，同时开通绿色通道，腾空新门急诊综合楼十二层病区用于收治患者。截至2024年1月18日，累计接诊156人次、其中孕产妇1人、外籍患者1人、骨折24人、收住院6人，手术2人。

【医院领导】党委书记：杨杰（7月任）；院长：袁成；副书记：袁成、刘海彬（5月任）；纪委书记：毛新；副院长：聂增尧、李向欣、高启旺（12月任）。

（撰稿：刘霁杭　审核：高启旺）

北京市昌平区中医医院

【基本情况】职工中编制内人员654人、合同制人员371人，其中正高级职称65人、副高级职称114人、中级职称297人、初级职称373人。执业医师353人，注册护士382人。护理人员中具有大专及以上学历者占83.51%、本科及以上占48.69%，有专科护士27人。重症医学床位7张。

医院固定资产净值17178.17万元，其中医疗设备净值6121.68万元，有乙类医用设备3台。全年总收入77102.97万元，其中医疗收入56896.59万元。财政拨款18744.32万元、事业收入56981.44万元、其他收入591.54万元。医院占地面积17112.55平方米、建筑面积28858.06平方米，租用面积2000平方米。

医院牵头的医联体及专科联盟有：昌平区中医医联体（成员单位23家）。医院加入的医联体及专科联盟有：昌平北部医联体。年内新增加：北京市口腔科专科医联体、北京市专科医联体-肾病。

【医疗工作】全年出院9278人次，床位周转21.98次，床位使用率57.36%，平均住院日8.24天。卫技人员与开放床位之比为2.19∶1，执业医师与开放床位之比为0.84∶1，病房护士与开放床位之比为0.48∶1。住院手术2161例，其中三级手术占31.61%、四级手术占19.85%，日间手术45例。初产剖宫产率36.36%，无孕产妇、新生儿以及围产儿死亡。开展临床路径的科室16个、病种38个，入径率87.7%，完成率92.0%。全年临床用血总量638.5单位，其中自体输血7人次14单位。预约挂号占门诊总人次的98.34%。本地医保门诊552271人次、次均费用524.97元，医保出院8738人次、次均费用13567.39元；异地医保出院864人次、次均费用13114.77元。

医院药占比42.03%。门诊抗菌药物处方比例9%，急诊抗菌药物处方比例28%，住院患者抗菌药物使用率34%，抗菌药物使用强度为44 DDD。

对口支援与扶贫协作的单位有：北京市昌平区阳坊社区卫生服务中心、北京市昌平区沙河社区卫生服务中心、北京市昌平区兴寿社区卫生服务中心、北京市昌平区马池口社区卫生服务中心、北京市昌平区沙河高教园社区卫生服务中心、内蒙古自治区锡林郭勒盟太仆寺旗中蒙医院、内蒙古自治区锡林郭勒盟太仆寺旗人民医院、河北省廊坊市香河县人民医院。

【科研工作】全年横向课题立项2项，经费14万元。年内结题1项。获专利1项。

市级重点专科有：北京市中医重点专科辐射工程心血管病科、内分泌科，北京市首都区域特色重点专科妇科。

【完成三级医院复评】按照国家中医药管理局要求和北京市中医管理局工作部署，4月26日，昌平区中医医院顺利通过三级医院复评工作。

【史大卓基层老中医传承工作室揭牌】5月27日，北京中医药薪火传承"3+3"建设项目史大卓基层老中医传承工作室、史大卓领军人才团队昌平区中医院中医药健康文化基地揭牌仪式在华佗楼一楼学术报告厅举行。医院10位医护药技人员拜师史大卓教授，将通过跟诊学习，将中医技术带到基层，服务好基层群众。

【昌平区中医医联体成立】6月29日，召开昌平区中医医联体成立大会。医院作为牵头单位，携手区内公立中医医疗机构及23家社区卫生服务中心，成立昌平区中医医联体。

【协作共建中西医协同示范专科】11月7日，医院被北京市中医管理局授予"中西医协同示范专科"，并与河北省香河县人民医院完成对接，就今后工作开展达成初步意向。

【昌平区中医医院首届长城岐黄论坛举办】11月9日，"北京昌平居庸关长城中医药文化节——昌平区中医医院首届长城岐黄论坛"成功开展,助力昌平中医药文化节,弘扬中医药传统文化的独特魅力,展示在推动中医药事业高质量发展中的"昌平中医"力量,将中医药传承事业高质量发展落到实处。

【八位专家入选市医药卫生科技创新成果转化专家库】11月17日,医院临床、护理、药学等专业八位专家申报并成功入选第二批北京市医药卫生科技创新成果转化专家库。

【医院领导】党委书记:刘保坚;院长:刘晓宇;副书记:刘晓宇、王志鹏;副院长:王志鹏、田小飞、周胜堂、胡光;总会计师:郭祥

(撰稿:刘 宇 审核:王志鹏)

北京市昌平区中西医结合医院

【基本情况】职工中编制内人员788人、合同制人员704人、外聘及返聘人员6人、派遣人员41人,其中正高级职称43人、副高级职称149人、中级职称401人、初级职称665人。执业医师465人,注册护士692人。护理人员中具有大专及以上学历者占91%、本科及以上占47%,有专科护士47人。重症医学床位15张。

全年医院总收入124211.17万元,其中医疗收入92376.98万元。

医院牵头的医联体及专科联盟有昌平区中医骨伤联盟,涵盖13家医疗卫生机构。医院加入的医联体及专科联盟有:与北大第一医院感染科建立了专科医联体;与北大人民医院重症医学科建立了专科医联体、与人民医院口腔科建立了专科医联体;加入首都医科大学附属北京胸科医院结核病专科联盟;加入国家皮肤与免疫疾病临床医学研究中心银屑病规范化诊疗中心"专病医联体",与北京大学第一医院皮肤科共同研究临床诊疗技术(年内新增加);参与昌平区东部医联体、昌平区南部医联体。

【医疗工作】全年出院12033人次,床位周转综合院区20.07次;精神院区1.49次,床位使用率综合院区62.34%;精神院区86.61%,平均住院日综合院区11.51天;精神院区320.7天。卫技人员与开放床位之比为0.68:1,执业医师与开放床位之比为0.25:1,病房护士与开放床位之比为0.27:1。住院手术3430例,其中三级手术占20.3%、四级手术占32.1%,日间手术65例。初产剖宫产率39.50%,无孕产妇和新生儿死亡、围产儿死亡3人。开展临床路径的科室30个、病种60个,入径率总院83.2%、分院30.9%,完成率总院97.85%、分院94.10%。全年临床用血总量400单位,其中自体输血8人次32单位。预约挂号占门诊总人次的100%。本地医保门诊532034人次、次均费用523.57元,医保出院12800人次、次均费用33377.72元;异地医保出院2206人次、次均费用17981.14元。

医院药占比35.25%。门诊抗菌药物处方比例7.58%,急诊抗菌药物处方比例29.93%,住院患者抗菌药物使用率52.25%,抗菌药物使用强度为14.16DDD。

对口支援与扶贫协作的单位有:北七家社区服务中心,霍营社区服务中心,龙泽园社区服务中心,史各庄社区服务中心,东小口社区服务中心,回龙观社区服务中心。

【科研工作】全年纵向课题获批立项科研项目1项,其中省市级1项,共获资助经费3万元,医院匹配经费3万元。横向课题立项4项,经费6.9万元。年底在研课题1项。

医院有十二五国家重点专科骨伤诊疗中心,北京市重点专科脑病科、儿科、精神合并躯体一科。

【完成海鹮落安置点医疗保障工作】8月3日,医院接到紧急通知,迅速组建海鹮落安置点医疗组,为因暴雨受灾转移的630余名群众提供基本医疗服务,本次医疗组由48名医护组成,涵盖医院内外妇儿骨等科室。截至8月27日清晨海鹮落安置点居民全部撤出为止,医疗组接诊居民共126人次,治疗18人次,开药41人次,代开药6人次,转院2人次,"向前一步行动"入户巡诊36户,排查孕妇1人,心理筛查158人,心理咨询访视26人。

【加入京津冀项目京衡京廊名片工程建设】分别与河北衡水武强县中医院及河北廊坊文安县中医院对接,并建立医联体,帮助建设重点专科骨伤科和名医工作站。并到访两家医院实地考察调研,保障医联体

及帮扶工作的具体落实。

【通过介入放射学验收并成功开展心血管介入手术治疗】 4月，顺利通过介入放射学验收工作。并于11月23日，成功开展首例心血管造影检查与介入治疗手术，标志着医院进入心血管疾病诊疗新时代。

【申办中国中西医结合学会烧伤专业委员会烧伤疮疡临床基地】 10月19日，中国中西医结合学会烧伤专业委员会烧伤疮疡临床基地授牌仪式暨创面修复技术研讨会在昌平区中西医结合医院举行。加强与昌平区各社区医院之间的双向联系，建立社区医疗联盟、组织医疗培训、开展社区义诊，提高区域慢性创面预防及治疗的水平，以更加优质、高效的服务惠及患者。

【名老中医工作室先后落地医院】 8月16日，"王庆甫名中医专家工作站"在骨三科揭牌；8月29日"徐荣谦名老中医工作室"在儿科揭牌；罗素兰名医传承工作站在针灸科挂牌。各专业科室以工作室传承建设为契机，抓住优势资源，通过专家的学术指导，提高中西医结合的专业化诊疗水平，优化医务人员的人员结构。

【优势专科申报稳步推进】 儿科、骨伤科、神志病专科成功申报并入围北京地区推荐的国家中西医协

同"旗舰"科室建设项目。同时骨伤科、神志病科已通过北京市中医优势专科初评，正在进行国家级中医优势专科最终评选审核。

【建立与清华附小昌平校区医教融合童心工作坊】 充分发挥公立医院的公益性，大力推进心理健康评估及教育咨询等工作，以童心工作坊为支点，充分利用医院心理健康专家团队的优势资源，为小学生心理健康保驾护航。

【高胆固醇血症综合诊治示范中心落户医院】 11月7日，国家十四五重点研发项目《高胆固醇血症筛查与干预新靶点研究》课题启动会在医院召开，标志着高胆固醇血症综合诊治示范中心落户医院。

【实现医联体内医疗资源共享】 分别与北七家社区卫生服务中心、回龙观社区卫生服务中心、龙泽园社区服务中心、史各庄社区卫生服务中心等4家签署医学检测合作协议，送检项目主要包括检验科的凝血类、自免类，病理科宫颈细胞学检测等，截至年底共计送检498件。

【医院领导】 党委书记：赵国栋；党委副书记、院长：王玉霞；党委委员、工会主席：廖艳晨；副院长：余跃、赵雪峰、杨屾。

（撰稿：杨　莹　审核：廖艳晨）

北京市平谷区医院

【基本情况】 职工中编制内人员1066人、合同制人员454人、其中正高级职称83人、副高级职称131人、中级职称816人、初级职称376人。执业医师482人，注册护士688人。护理人员中具有大专及以上学历者占99.6%、本科及以上占75%，有专科护士79人。重症医学床位33张。

年底医院固定资产净值43560.14万元，其中医疗设备净值为8600.28万元。全年医院总收入120943.05万元，其中医疗收入107647.42万元。医院占地面积72387平方米、建筑面积109905平方米。

医院牵头的医联体及专科联盟有：北京友谊医院平谷医院医联体，12家医疗机构参与。医院加入的医联体及专科联盟有：宣武医院神经内科专科紧密型医联体，北京友谊医院儿科、医学影像科、重症医学科、肾内科、感染疾病科、口腔科专科紧密型医联体，北京大学第一医院感染疾病科专科紧密型医联体。

【医疗工作】 全年出院33692人次，床位周转38.48次，床位使用率84.6%，平均住院日7.98天。卫技人员与开放床位之比为1.6∶1，执业医师与开放床位之比为0.56∶1，病房护士与开放床位之比为0.48∶1。住院手术8196例，其中三级手术占47.52%、四级手术占20.47%，日间手术1787例。剖宫产率47.44%，无孕产妇和新生儿死亡、围产儿死亡5人。开展临床路径的科室20个、病种235个，入径率99.7%，完成率90.9%。全年临床用血总量5829单位，其中自体输血211人次、980.5单位。预约挂号占门诊总人次的98.86%。本地医保门诊1285051人次、次均费用409.16元，医保出院31990人次、次均费用13065.46元；异地医保出院1559人次、次均费用15902.25元。

医院药占比24.21%。门诊抗菌药物处方比例15.82%，急诊抗菌药物处方比例28.86%，住院患者抗菌药物使用率46.28%，抗菌药物使用强度为

38.87DDD。

对口支援与扶贫协作的单位有：宁夏红寺堡区人民医院、内蒙古商都县医院。

【科研工作】全年纵向课题获批立项科研项目1项，共获资助经费7万元。横向课题立项8项，经费69.18万元。年内结题1项，年底在研课题8项。获奖成果1项，北京市科学技术进步奖二等奖。获实用新型专利一项。

【借力"区办市管"托管模式加速发展】充分发挥"区办市管""两院一科"委托管理模式优势，依托北京友谊医院的品牌优势和人才学科资源，持续深化友谊医院医疗业务专家来院帮扶工作。邀请北京友谊医院及其他市级医院专家91人共计302人次来医院开展帮扶工作，其中知名专家17人，高级职称61人，

中级职称10人。高级职称以上人员占比达86%，涉及20余个专业。

【举办大型手术直播周活动】11月27日至30日，医院成功举办首次大型手术直播周活动。此次活动通过互联网直播的形式，超过13万人次在线观看此次手术直播。此次活动涵盖了普外科、骨科中心、心胸外科、神经外科、泌尿外科、耳鼻喉科、口腔科、眼科等多科学科，充分体现了两院一科，协同发展的理念。

【医院领导】党委书记：张保华；执行院长：王慧英；副书记：王慧英；纪委书记：王金丽；副院长：肖荆、狄长安、王建云、周自广、张永潮、王保起。

（撰稿：徐小婧 审核：徐富芹）

北京中医医院平谷医院

【基本情况】职工中编制内人员457人、合同制人员421人、派遣人员35人，其中正高级职称36人、副高级职称73人、中级职称429人、初级职称248人。执业医师276人，注册护士361人。护理人员中具有大专及以上学历者占97.5%，本科及以上占73.3%，有专科护士43人。重症医学床位8张。

年底医院固定资产净值16685.72万元，其中医疗设备净值为2349.79万元，年底医院有乙类医用设备5台。全年医院总收入52148万元，其中医疗收入45573万元。医院占地面积40885.11平方米、建筑面积47453.02平方米。

医院牵头的医联体及专科联盟有北京市平谷区中医医院医联体，成员单位数量8家。医院加入的医联体及专科联盟有中国人民解放军总医院第一医院内分泌科专科医联体，首都医科大学宣武医院神经内科、医学影像科专科医联体，北京协和医院口腔科、呼吸内科、心血管内科专科医联体，首都医科大学附属北京同仁医院眼科专科医联体，北京大学第一医院肾脏内科专科医联体，首都医科大学附属北京口腔医院口腔医学专科医联体，北京大学第三医院康复医学科、骨科专科医联体，首都医科大学附属北京地坛医院感染性疾病科专科医联体，北京博爱医院康复科专科医联体。

【医疗工作】全年出院11379人次，床位周转26.96

次，床位使用率77.77%，平均住院日10.49天。卫技人员与开放床位之比为1.55：1，执业医师与开放床位之比为0.60：1，病房护士与开放床位之比为0.42：1。住院手术2489例，其中三级手术占25.35%、四级手术占20.29%。开展临床路径的科室17个、病种75个，入径率79.23%，完成率94.34%。全年临床用血总量568单位，其中自体输血61人次145单位。预约挂号占门诊总人次的91.03%。本地医保门诊370570人次、次均费用498元，医保出院5483人次、次均费用12474元；异地医保出院521人次、次均费用13215元。

医院药占比44.03%。门诊抗菌药物处方比例4.03%，急诊抗菌药物处方比例25.18%，住院患者抗菌药物使用率43.31%，抗菌药物使用强度为14.74DDD。

对口支援与扶贫协作的单位有：内蒙古自治区乌兰察布市商都县中医医院、河北省保定市望都县中医医院、河北省三河市中医医院、内蒙古自治区赤峰市松山中医蒙医医院。

【科研工作】全年纵向课题获批立项科研项目5项，医院匹配经费5万元。横向课题立项4项，经费13.94万元。年内结题4项，年底在研课题29项。获专利4项。

【完成医院等级复审工作】成立工作专班，党委书记、院长担任复审工作专班的组长，其他院级领导

任副组长，每周定期召开三甲复审工作专题会，对照国家标准进行自查，并对自查发现的问题立即逐项进行整改、部署。5月31日，顺利通过三级中医医院等级复审。

【"国医大师李文瑞名老中医工作室北京中医医院平谷医院分站"揭牌】9月22日，召开北京医院对口支援总结暨北京医院"名医传承工作室"分站——李文瑞传承工作室揭牌仪式。会上，对北京医院对口支援北京市平谷区中医医院工作总结进行汇报，随后两院就下一步对口支援工作进行了商讨。最后，北京市平谷区中医医院隆重举行"国医大师李文瑞名老中医工作室北京中医医院平谷医院分站"揭牌仪式。该项目作为北京市中医药"薪火传承3+3工程"项目，分站由内分泌科承接，2021年6月得到北京市中医管理局的通过审批。

【安宁疗护中心建设】医院积极申请"安宁疗护中心转型建设"并获得市级批准及专项经费支持。医院对病区进行装修改造、培养专业人才、积极宣传安宁疗护文化理念以及筹建安宁疗护团队，于10月25日接受市级评审验收并顺利通过。

【指导社区老年医疗服务】医院作为区级老年健康和医养结合服务指导中心，充分发挥在老年健康和医养结合服务中的枢纽、平台作用，以及业务资源优势，针对辖区内基层医疗机构开展业务培训共计4次，联合区级专家深入基层3次，指导社区服务中心老年健康增值规范化建设工作，并与7家养老机构签订医养结合远程协同服务机构推荐表。促使老年健康服务流程和工作机制得到优化、服务质量得到提升，老年人多样化、多层次的健康服务需求基本得到满足。

【发挥中医特色优势，促进中医技术发展】北京市平谷区中医医院开展中医适宜技术67项，不断提升整体中医药服务能力。10月，北京市平谷区中医医院见国繁、徐寅平两名主任医师获基层老中医传承工作室。北京市平谷区中医医院将通过基层老中医传承工作室建设，充分发挥老中医药专家的示范带动作用，加快老中医药专家学术经验的传承，带动基层中医药人才队伍建设，进一步提高学术水平，为基层群众提供高水平的中医药服务。11月9日，北京市平谷区中医医院于增瑞主任医师获批北京市中医药薪火传承"新3+3"工程首批培育类"三名"传承工作室，以整理、凝练、传承学术思想和临床经验为主要任务，通过挖掘名医经验、师承带教、学习讨论等方式，不断壮大中医药人才队伍，突出中医不孕不育疾病治疗思想的传承、创新，为培养中医药人才及提升中医药服务能力做出贡献。

【医院领导】党委书记：见国繁；院长：周自广；党委副书记：周自广、王保起；纪委书记：李光青；副院长：张向红、李晓翠、姚远。

（撰稿：赵 扬 审核：见国繁）

北京怀柔医院

【基本情况】职工中编制内人员1020人、合同制人员367人、额度管理92人，其中正高级职称92人、副高级职称174人、中级职称491人、初级职称609人（初级其中未定职238人）。执业医师507人（其中未定职55人），注册护士603人（其中未定职122人）。护理人员中具有大专及以上学历者占97%、本科及以上占56.5%，有专科护士244人。重症医学床位29张。

年底医院固定资产净值30142.94万元，其中医疗设备净值为22998.77万元，年底有乙类医用设备8台。全年医院总收入109774万元，其中医疗收入90193.10万元。医院占地面积99334平方米、建筑面积185043平方米。

医院牵头的医联体及专科联盟有：区域内紧密型医联体（成员单位5家），综合医联体（成员单位16家）。医院加入的医联体及专科联盟有：紧密型儿科医联体、感染科医联体、康复医联体。

【医疗工作】全年出院23699人次，床位周转33.62次，床位使用率83.36%，平均住院日8.32天。卫技人员与开放床位之比为1.99：1，执业医师与开放床位之比为0.78：1，病房护士与开放床位之比为0.4：1。住院手术13189例，其中三级手术占42.74%、四级手术占20.39%，日间手术553例。初产剖宫产率51.25%，无孕产妇和新生儿死亡、围产儿死亡2人。开展临床路径的科室20个、病种119个，入径率58.99%，完成率98.65%。全年临床用血总量4755单位，其中自体输血122人次358单位。预约挂号占门（急）诊总人次的

69.93%。本地医保门诊982182人次、次均费用373.59元，医保出院18359人次、次均费用14435.77元；异地医保出院1972人次、次均费用14006.56元。

医院药占比23.25%。门诊抗菌药物处方比例15.72%，急诊抗菌药物处方比例27.98%，住院患者抗菌药物使用率55.82%，抗菌药物使用强度为41.04DDD。

对口支援与扶贫协作的单位有：新疆和田地区墨玉县人民医院、内蒙古四子王旗人民医院、青海省杂多县人民医院、山西省长治市平顺县人民医院、河南省卢氏县人民医院、河北丰宁满族自治县医院、宁夏泾源县人民医院。

【科研工作】全年纵向课题获批立项科研项目6项，其中区级2项、院级4项，共获资助经费0.5万元、医院匹配经费8.5万元。横向课题立项4项，经费18万元。年内结题12项，年底在研课题9项。获专利1项。

国家级、市级重点专科等有：医学影像科是2021年度北京市重大疫情防治重点专科培育项目；感染性疾病科及医学检验科是2022年度北京市重大疫情防治重点专科培育项目。

【新门急诊大楼正式投入使用】7月16日，医院二期门（急）诊正式开诊，医疗综合楼新扩建总面积9.9万平方米，全院总建筑规模18.5万平方米。二期门（急）诊楼位于原门诊楼东侧，由地下3层至地上7层，共计10层，包含门急诊、住院、医技、科研、教学、后勤保障、行政管理、职工餐厅及地下车库。二期住院床位339张，床位总数由651张增加至990张，开放门诊科室28个，增加了门诊二次报到系统，日均门急诊量4000—5000人次。二期影像科新增大型检查设备3台，西门子SOMATOM Force双源CT、GE Revolution CT ES 128排CT和西门子Vida 3.0T磁共振三台新型高端大型设备的正式投入使用。在原有信息系统支撑下，新增血液透析系统、门诊发药机及住院包药机系统、采血系统、信息发布系统等。

【加强学科建设】影像科、感染科、检验科作为"北京市重大疫情防治重点培育专科"，积极推进学科进步，先后以举办业务培训、送出进修及开展新项目等方式促进业务水平提高。持续推进呼吸、急诊、神内、骨科、变态反应五个区级大学科建设，相关专业三甲医院专家对学科开展线上、线下工作指导。其中变态反应学科聘请国际、国内知名专家对怀柔地区过敏性疾病流行病学调查项目进行顶层设计，采用整群、分层、横断面研究的方法有序开展全区常住人口过敏性疾病免费抽样筛查，获取流调样本3300余份，为怀柔区过敏性疾病防护及治疗提供了可靠依据。

【提升信息化服务水平】分步完成HIS、PACS和LIS等系统升级改造，优化临床使用功能；加强信息安全管理，定期进行信息系统及网络安全检查，提高监测预警和应急处置能力；完成医院二期工程信息机房和网络安全建设及相关硬件设备的安装调试，为二期工程开业提供保障；完成门诊二次报到、病房呼叫等各系统上线使用；完成检验、影像等报告单上传北京市平台和预约挂号服务直连等工作。

【推进分级诊疗和对口支援】巩固医联体建设成果，新增加北房、雁栖、怀北3个紧密医联体合作单位，医院内分泌科、呼吸科获批"北京市社区专病特色科室培育基地"并挂牌；帮扶区内社区分别建立老年护理中心、安宁疗护病房及消化、疼痛、呼吸等特色科室；与四个社区卫生服务中心和四家养老机构签约，共同建设"怀柔区养老机构医养结合示范基地"和北京怀柔医院老年医学科专科医联体；多途径投放预约号源，建立转诊"绿色直通车"，定期组织专家团队下基层开展巡诊及查房会诊248人次，区内远程会诊6545人次，接收社区上转患者3368人次，下转患者772人次，绿色通道接诊2432人次；接收社区医务人员进修41人次，组织区级业务培训16次，3415名医务人员参加。同时，选派7名医生分别支援新疆和内蒙古，接收对口支援单位及乡医进修27人次。

【医院领导】党委书记：彭玉霞；院长、副书记：汪阳；副院长：彭玉霞、王国伟、贾凯、范一帆、李松、吕久来、宋舸、田勇。

（撰稿：李璇子　审核：王海峰）

北京市怀柔区中医医院

【基本情况】职工中编制内人员514人、合同制人员427人，其中正高级职称56人、副高级职称94人、中级职称287人、初级职称365人。执业医师314人，注册护士344人。护理人员中具有大专及以上学历者占99.1%、本科及以上占68.3%，有专科护士46人。重症医学床位10张。

全年医院总收入76530.89万元，其中医疗收入59426.08万元。

医院牵头的医联体及专科联盟有核心单位与16家社区建立中医医联体，与九渡河社区卫生服务中心建立紧密型医联体。医院加入的医联体及专科联盟有：医院呼吸科与中日友好医院呼吸科、肾内科与中日友好医院肾内科、妇科与北大人民医院妇科、医学影像科与友谊医院医学影像科建立专科医联体。

【医疗工作】全年出院12256人次，床位周转30.61次，床位使用率90.48%，平均住院日10.74天。卫技人员与开放床位之比为2.02∶1，执业医师与开放床位之比为1.57∶1，病房护士与开放床位之比为0.45∶1。住院手术1791例，其中三级手术占37.47%、四级手术占27.47%，日间手术1例。开展临床路径的科室12个，病种43个，入径率88.5%，完成率89.55%。全年临床用血总量736单位，其中自体输血10人次14.8单位。预约挂号占门诊总人次的85.10%。本地医保门诊57863人次、次均费用505.31元，医保出院10267人次、次均

费用19103.78元；异地医保出院921人次、次均费用16729.09元。

医院药占比43.06%。门诊抗菌药物处方比例6.19%，急诊抗菌药物处方比例23.18%，住院患者抗菌药物使用率48.99%，抗菌药物使用强度为37.10DDD。

对口支援与扶贫协作的单位有：内蒙古自治区乌兰察布市四子王旗蒙中医院、内蒙古自治区通辽市库伦旗中医医院、新疆墨玉县妇幼保健院、河北省丰宁县中医院。

【科研工作】全年纵向课题获批立项科研项目2项，其中省市级1项，医院匹配经费6万元。横向课题立项4项，经费14.5万元。年底在研课题14项。获专利1项。

医院有国家级重点专科心血管科，市级重点专科5个：心血管科、骨伤科、脑病科、康复科、内分泌科。

【医院领导】党委书记：刘宝珍；院长：徐佳；副书记：周东海；副院长：马友合、孙龙、韩芳

（撰稿：刘庆超　审核：徐　佳）

北京市延庆区医院
北京大学第三医院延庆医院

【基本情况】职工中编制内人员780人、合同制人员464人、派遣人员410人，其中正高级职称63人、副高级职称118人、中级职称418人、初级职称548人。执业医师384人，注册护士565人。护理人员中具有大专及以上学历者占30.8%、本科及以上占68.7%，有专科护士85人。重症医学床位10张。

年底医院固定资产净值83129.64万元，其中医疗设备净值18413.56万元。全年医院总收入98568万元，其中医疗收入84199万元。医院占地面积61379平方米、建筑面积82862平方米。

医院牵头的医联体及专科联盟有：北京市延庆区医院医联体，其成员10家，分别为9家社区卫生服务中心、1家二级医疗机构。医院加入的医联体及专科联盟有：首都医科大学宣武医院医疗联合体——神经内科；中日医院呼吸专科医联体——呼吸内科；国家皮肤与免疫疾病临床医学研究中心　银屑病规范化诊

疗中心"专病医联体"；北医三院专科医联体——口腔科、感染性疾病科、肾内科；北大口腔专科医联体——口腔科；北京大学第一医院专科医联体——肾内科；同仁医院专科医联体——眼科；安贞医院专科医联体——重症医学科；阜外医院专科医联体——心内科。

【医疗工作】全年出院22032人次，床位周转35.03次，床位使用率85.46%，平均住院日8.81天。卫技人员与开放床位之比为1.66∶1，执业医师与床位之比为0.58∶1，病房护士与床位之比为0.65∶1。住院手术6546例，其中三级手术占53.62%、四级手术占9.26%，日间手术489例。剖宫产率43.9%，无孕产妇、新生儿以及围产儿死亡。开展临床路径的科室18个、病种55个，入径率91.01%，完成率95.25%。全年临床用血总量3151.5单位，其中自体输血158人次355.42单位。预约挂号占门诊总人次的93.2%。本地医保门诊896933

人次、次均费用411元，医保出院21315人次、次均费用15697.18元；异地医保出院1799人次、次均费用16101.35元。

门诊抗菌药物处方比例11.35%，急诊抗菌药物处方比例26.08%，住院患者抗菌药物使用率57.53%，抗菌药物使用强度为50.69 DDD。

对口支援与扶贫协作的单位有：内蒙古兴和县医院、内蒙古兴和蒙中医院、宁夏彭阳县人民医院。

【科研工作】全年获批立项科研项目14项，其中首都医科大学教育教学改革课题10项、区金桥工程种子资金资助项目4项，共获资助经费8万元。年底在研课题31项，年内结题18项。获奖成果1项，为延庆区2023年中医药科学技术奖三等奖。获专利6项。

【加强学科建设】新聘北医三院6名专家作为骨科、普外科、妇科、麻醉科、超声科、肾内科业务主任，实现两院科室同质化管理，专业技术与北医三院技术无缝对接。新开展卵圆孔未闭手术、超声引导下穿刺活检及介入治疗、经腹腔镜卵巢恶性肿瘤细胞减灭术等新技术40余项。消化科ERCP（经内镜逆行胰胆管造影）手术同比增长103.5%；眼科手术同比增长68%；外周介入手术同比增长50.9%；耳鼻喉科手术同比增长48.8%；无痛诊疗、分娩镇痛同比增长40.9%，神经外科手术同比增长36.3%；妇科手术同比增长20.7%；心内科介入手术同比增长18.2%；心胸外科手术同比增长10.7%，泌尿外科手术同比增长4.5%；各内科床位使用率99%以上，基本具备了"大病不出区"的诊疗能力。

【实现"急诊一站式"服务】推动后冬奥遗产应用，将冬奥保障中心转化为区级急危重症救治中心，实现"急诊一站式"服务，将预检分诊、挂号、收费、检验、放射、药房集中设置，安排急诊眼科、耳鼻喉科、口腔科、皮肤科集中急诊一层出诊。全年共抢救患者1134人次，有效处置突发事件581起，抢救成功率97.2%。面对内科患者剧增，医院统筹协调，部分内科搬至冬奥中心。成立急诊住院病房，扩容心内科、呼吸科、中西医结合科等内科床位76张。借助"急诊一站式"服务优势，稳步推进胸痛、卒中中心建设。

【提升服务能力】开展"假如我是患者"大讨论，解决服务中的"痛点、难点"问题87条，在全卫生健康系统进行推广。开放门诊号源，增加周末、节假日专家门诊、专科门诊，开通节假日手术，设立便民简易门诊，开通夜间门诊，装修改造内科门诊，内科诊室增加8间，候诊区可容纳人数增加2倍；贯彻"一日门诊"理念，通过增设检查室、延长工作时间、无假日服务等措施，缩短检查等候时间；开设医美中心、特需门诊、妇产科高端病房满足不同层次人群就医需求；开通异地医保实时结算、医保移动支付全面上线、检验检查结果网上查询，更换门诊医生工作站，优化门诊叫号系统，减少排队等候时间。成立急诊住院病房，扩容心内科、呼吸科、中西医结合科等内科床位76张，全年出院患者总数首次超过2万人次。开通互联网医院、"互联网"+护理服务，上门服务297单，获许全国医院擂台赛华北赛区"优秀案例"；完成19家养老机构巡诊，为800余名老人提供诊疗、送药等服务。

【应对呼吸道感染性疾病诊疗高峰】改造药剂科用房为儿科诊室和输液室，儿科诊室由5间增至8间。在区卫生健康委支持下，启用西病房楼三楼东侧，增配输液椅88张。床位由24张增至30张。转变工作模式，医务人员实行弹性排班制。开放24小时儿科日间夜间门急诊。开展儿科"诊前检查检验服务"，提高工作效率。优化工作流程，将手足口、腮腺炎等儿童传染性疾病分流至感染性疾病科。开展中西医协同诊疗，有效应对流感。开设中医儿科门诊，发挥中医药优势，为患儿提供个性化治疗方案。开展中西医结合多学科诊疗工作，打造新形势下综合医院中医示范病区。

【医保移动支付】11月4日医保移动支付全面上线。实现了北京普通医保患者通过支付宝、微信"京通"小程序即可完成门诊处方、检验检查，个人支付部分线上支付，并通过"京通"小程序、114预约挂号平台等渠道在线上查阅检验检查结果。

【胸痛中心、卒中中心建设】医院胸痛中心、卒中中心建设被列为延庆区政府折子工程。借助"急诊一站式"服务优势，医院稳步推进胸痛、卒中中心建设。胸痛中心成功开展绕行急诊PCI手术，获批"冠心病精准诊断及治疗技术"区级职工创新工作室，在北京市69家医院中排名第28名，目前正在积极推进全国胸痛中心审批。卒中中心设立溶栓小组，将溶栓治疗提前到急诊完成，独立完成急诊脑梗死早期取栓手术16例，在北京市89家医院排名第12名。

【医院领导】党委书记：李金亮；院长：吕扬；副书记：王莉；纪检书记：康林；副院长：李金亮、卢苇、刘华、石建成、万爱民；执行副院长：张喆、曾辉。

（撰稿：祝巾玉　审核：李金亮）

北京华信医院
清华大学第一附属医院

【基本情况】职工中编制内人员722人、合同制人员929人，其中正高级职称33人、副高级职称129人、中级职称499人、初级职称763人。执业医师467人，注册护士766人。护理人员中具有大专及以上学历者占98.6%、本科及以上占49%，有专科护士74人。重症医学床位78张。

年底医院有乙类医用设备2台。全年医院总收入148003.67万元，其中财政拨款11488.16万元，事业收入129858.37万元（含医疗收入129435.17万元）。

医院牵头新生儿专科医联体（成员单位1家），与张家口市东桥区人民医院建立医联体合作（成员单位1家）。医院是肿瘤专科医联体的成员单位。

医院眼科"光明中心"通过国家眼部疾病临床医学研究中心质量认证，并授予"示范中心"称号。

【医疗工作】全年出院28579人次，床位周转34.49次，床位使用率76.12%，平均住院日8.07天。卫技人员与开放床位之比为1.72∶1，执业医师与开放床位之比为0.67∶1，病房护士与开放床位之比为0.67∶1。住院手术6778例，其中三级手术占45.93%、四级手术占20.42%，日间手术1413例。初产剖宫产率47.09%，无孕产妇死亡，新生儿死亡3人，围产儿死亡3人。开展临床路径的科室2个、病种3个，入径率58%、完成率99%。全年临床用血总量3883单位，其中自体输血205人次1515.8单位。预约挂号占门诊总人次的93.95%。本地医保门诊702496人次、次均费用632.5元；医保出院25985人次、次均费用22996.2元；异地医保出院6543人次、次均费用32224.5元。

医院药占比27.13%。门诊抗菌药物处方比例10.9%，急诊抗菌药物处方比例36.8%，住院患者抗菌药物使用率37.24%，抗菌药物使用强度为36DDD。

对口支援单位有内蒙古科左后旗人民医院，北京市通州区西集镇西集社区卫生服务中心、平谷区东高村镇社区卫生服务中心。

扶贫协作的单位有19家：云南省大理州巍山县妇幼保健院、祥云县妇幼保健院、南涧县妇幼保健院、大理市妇幼保健院、宾川县妇幼保健院、楚雄州禄丰市人民医院、昆明市东川区人民医院，贵州省六盘水市水城区人民医院、水城区妇幼保健院，内蒙古鄂尔多斯市东胜区人民医院、兴安盟乌兰浩特市人民医院、兴安职业技术学院、呼伦贝尔职业技术学院，青海省玉树藏族自治州人民医院，宁夏回族自治区固原市隆德县人民医院、泾源县人民医院，河北省张家口市桥东区人民医院、张北县人民医院、张北县中医院。

【科研工作】全年纵向课题获批立项科研项目12项，其中国家级1项、省市级2项，共获资助经费140万元，医院匹配经费100万元。横向课题立项12项，经费10.9815万元。年内结题14项，年底在研课题37项。获专利7项。

由吴清玉教授主编，多位医师参编的《吴清玉心脏外科学》，由清华大学出版社于12月正式出版，同时，吴清玉教授连续九年入选爱思唯尔中国高被引学者榜单；李小梅教授牵头撰写中国首部《中国儿童心血管植入性电子器械专家共识》，国内外首次针对婴儿心室预激性心肌病开展临床研究并在Circulation子刊发表。医院主办的《中国研究型医院杂志》学术期刊共出版7期，期刊影响力指数（CI）学科排序从Q3进入Q2分区。

【创新医疗技术】年内，为15岁先天性主动脉瓣重度狭窄合并瓣环严重发育不良少女开展高难度Ross-Konno手术（左室流出道扩大+自体肺动脉瓣替换主动脉瓣手术），该手术被认为是心脏外科领域"金字塔"级别的手术；与清华大学专家团队合作成功救治感染新冠罕见病患者；利用ECMO挽救心脏骤停40分钟患者；救治27周诞生的超早产双胞胎姐弟；多科室联合抢救5楼坠落伤危重症患者；为体重280斤、子宫大如怀孕4个月的子宫腺肌症患者实施腹腔镜手术；成功开展75项新技术：包括清华系统首例经桡动脉左心室心内膜心肌活检术，北京第2例、院内首例可充电式脊髓电刺激器（SCS）植入术，甲状腺癌术中喉返神经功能监测术，电磁导航支气管镜肺结节定位术，4K腹腔镜子宫内膜癌分期手术+吲哚菁绿（ICG）联合亚甲蓝双染色示踪前哨淋巴结切除术等。

【转运中心工作】承担转会诊任务，为妇幼健康保驾护航。作为朝阳区危重孕产妇转运救治中心，接收196例危重孕产妇转诊。发挥北京市危重新生儿救治中心作用，接收转运高危新生儿506例。

【提高医疗服务质量】持续开展"我为群众办实事"活动，先后开设周末专家门诊、夜间门诊、专病门诊、伤口造口门诊、浮针门诊、24小时自助药房等，推动护士上门服务、无痛诊疗、门诊一站式服务等特色服务持续开展，优化服务流程为民办实事。

【医院建设】实现"双回路供电"，为临床安全用电和医疗安全提供保障，是医院高质量发展的里程碑工程。优化空间建设布局，中医门诊诊区、预防保健科、影像检查区域、疑难病会诊中心、心脏中心导管室等完成升级改造。持续推进二期建设工程项目，新内科病房楼即将投入使用，启动医教研综合楼的建设，信息逐步迈向智慧化，医院软硬件建设都得到很大改善。

【国际交流与合作】年内，医院团队随清华医学代表团访问新加坡保健集团和新加坡国立大学医院，在临床医疗、科学研究、人才培养和医院管理等方面展开深入交流合作；心脏中心团队赴美国参加美国胸外科学会年会、赴阿塞拜疆参加国际大会"巴库心脏日"、赴韩国参加亚洲心血管与胸外科学会年会，进行报告和壁报交流，展示"中国之声"；美国西达赛奈医学中心（Cedars-Sinai Medical Center）心外科专家、新加坡竹脚妇幼医院（KK Women's and Children's Hospital）专家来院进行访问交流。

【公益慈善】医院连续十五年参加中央统战部指导的"同心·共铸中国心"公益项目，再次获"同心公益组织奖"，院长张明奎获"同心公益人物奖"荣誉表彰。2023年是医院在云南南涧开展儿童先天性心脏病免费筛查救治工作十年，形成创新模式"大理模式"，已推广至全国，有8万余名患者受益。5月，多家主流媒体围绕"救治先心病患儿，助力乡村振兴，服务健康中国"在医院深度采访并集中报道。年内，先后9次在内蒙古、贵州、云南、青海、甘肃等地区开展先心病筛查，累计确诊156名，安排来院治疗83名，并在当地设立专家工作站。持续开展医疗帮扶，充分发挥"传帮带"作用，完成对内蒙古呼和浩特市3批共计232名基层医务人员的跟岗培训。

【医院领导】党委书记：徐明星（6月起）；院长：张明奎；副书记：张明奎、冯遥；副院长：徐明星、张东亚、刘芳、胡畅；纪委书记：冯遥；总会计师：熊静。

（撰稿：刘晨曦　文镇宋　审核：徐明星）

清华大学玉泉医院
清华大学中西医结合医院

【基本情况】职工中编制内人员401人、合同制人员427人，其中正高级职称17人、副高级职称85人、中级职称278人、初级职称488人。执业医师235人，注册护士395人。护理人员中具有大专及以上学历者占99.75%、本科及以上占43.04%，有专科护士28人。重症医学床位12张。

年底医院有乙类医用设备4台。全年医院总收入78694万元，其中医疗收入69921万元。

医院牵头石景山区治未病专科联盟。医院为京衡医联体、京廊医联体的成员单位。

【医疗工作】全年出院15102人次，床位周转30.89次，床位使用率84.38%，平均住院日9.98天。卫技人员与开放床位之比为1.48∶1，执业医师与开放床位之比为0.48∶1，病房护士与开放床位之比为0.43∶1。

住院手术7110例，其中三级手术占48.76%、四级手术占27.67%。初产剖宫产率22.1%，无孕产妇和新生儿死亡，围产儿死亡1人。开展临床路径的科室22个、病种79个，入径率87%，完成率87%。全年临床用血总量1178单位，其中自体输血160人次165.72单位。预约挂号占门诊总人次的90.73%。本地医保门诊229843人次、次均费用470元，医保出院5991人次、次均费用23130.64元；异地医保出院9322人次、次均费用40552.57元。

医院药占比19.32%。门诊抗菌药物处方比例9.4%，急诊抗菌药物处方比例39.14%，住院患者抗菌药物使用率52.76%，抗菌药物使用强度为35.65DDD。

对口支援北京市密云区河南寨镇社区卫生服务中心、密云区巨各庄镇社区卫生服务中心、密云区十里堡镇社区卫生服务中心、石景山区广宁社区卫生服务中心、河北省饶阳县中医医院、河北省衡水市第七人民医院、深州市中西医结合医院、河北省廊坊市人民医院、河北省固安县中医院、青海省玉树称多县人民医院。

【科研工作】全年纵向课题获批立项科研项目4项，其中省市级4项，共获资助经费43.8万元，医院匹配经费43.8万元。横向课题立项3项，经费39万元。年内结题2项，年底在研课题2项。张玉琪教授与清华材料学院团队项目获第48届日内瓦国际发明展"特别嘉许金奖"。创建北京市中医医工结合医学中心，成立清华大学医工交叉学者工作室。

国家级重点学科有：国家中医药管理局高水平中医药重点学科建设项目（中西医结合临床学科）；市级重点学科包括：北京市中西医协同"旗舰"科室建设项目（神经外科、内分泌科、妇产科）；北京市"十四五"中医药重点专科（脑肿瘤科）。

举办第四届清华大学中西医结合创新论坛，全年各类学术活动118项，其中国家级继续教育项目8项、市级31项。

【中西医结合能力建设】完善中西医结合临床诊疗方案、创新"多师共管"诊疗模式、打造一体化治未病服务体系，形成"中医领先思维、西医领先技术"协同融合的管理规范、质量体系和服务模式。中西医结合"多师共管"诊疗模式获评首都中医药"为民办实事"示范案例，内分泌科获评首都中医药"榜样科室"；借力清华医工结合转化势能，有效发挥中医药在"防治保康"一体化中的显著优势，牵头成立区域治未病专科联盟，辐射对口协同的京津冀医疗机构；牵头建立北京市中西医结合急危重症救治康复诊疗中心，构建全周期、一体化、多学科的诊疗服务模式；神经-精神系统和中医整合等课程组初具规模，助力清华学子"认识与感悟中医药"；牵手北京中医药大学开展教学协作，临床教学模块落地玉泉；建设肖承悰国医大师传承工作室及王永炎院士、吕仁和国医大师等名老中医"3+3"工作室分站，冯兴中、唐启盛首都名中医工作室挂牌，冯兴中教授当选北京中西医结合学会会长。

【人才队伍建设】年内，1人入选市科协"青年人才托举工程"；1人入选"第二批全国西医学习中医优秀人才研修项目"；1人获北京高校青年教师教学基本功比赛一等奖；2人分获"北京市卫生健康系统职业技能竞赛-中药调剂（决赛）"一等奖、优秀奖；2人获评首都中医药"杏林健康卫士"称号；7人获北京市中医护理荣誉工程人物称号，2人获北京市中医护理榜样称号。目前院内教授4人，副教授4人。

【医院管理】开展手术、介入、腔镜、麻醉医师分级授权专项工作。按月编印《医疗质量月报》。加强医疗新技术准入管理，完成非限制类新技术准入9项，完成新技术评估11项。接受并通过减重与代谢外科质控现场评估。注重病案质量建设，初步建立管床医师自查、科室质控员检查、病案与统计办公室抽查、医疗质量控制办公室抽查的四级质控体系；优化门诊服务，建立卒中中心门诊服务体系，新设脑血管病（中风）、新生儿等联合门诊，近视防控/视疲劳推拿、儿童行为发育、脑肿瘤、小儿呼吸/哮喘等专科门诊。通过优化空间布局、简化服务流程、应用信息化手段等，切实提高就医效率、提升就医体验，落实对老年和行动不便等特殊患者的关心关爱；加强护理队伍建设，完成第一批、启动第二批中医护理骨干培养。加强标准化建设，建立危重患者质量评价标准，修订中医护理门诊质量评价标准，积极开展中西医结合特色护理，加强中西医结合护理质量控制，实现达标提效；推动医院文化建设，制定《环境形象建设方案》《环境形象建设实施细则》，结合空间布局完成环境形象特色展示区建设，完成指示标识系统规范化建设和科室宣传展示区建设，营造出整洁、规范、美观、大方的环境形象氛围。

【信息化建设】三医联动协同高效，医保改革政策持续落地生效，医院整体运营效益明显提升，医保质量指标核定系数1.054。信息化建设迈向更高阶段，电子病历系统跃升至省评4级。

【第五届"北京·西山中医药文化季"】作为主要承办单位成功举办第五届"北京·西山中医药文化季"，开展"中医药文化'五个一'季季行"活动百余场，覆盖理念传播和健康促进，推动中医药文化走深走实。

【医院领导】党委书记：李伟（6月任）；院长：张玉琪；副书记：张玉琪、王斐；副院长：李伟、冯兴中；总会计师：袁继英（4月任）

（撰稿：郭建雄　审核：李　伟）

中国康复研究中心
北京博爱医院

【基本情况】职工中编制内人员969人、合同制人员770人，其中正高级职称38人、副高级职称94人、中级职称354人、初级职称899人。执业医师350人，注册护士581人。护理人员中具有大专及以上学历者占99.7%、本科及以上占69.2%，有专科护士67人。重症医学床位14张。

全年医院总收入116319.36万元，其中医疗收入98801.28万元。

医院牵头组建北京市康复专科医联体，现有成员单位30家。医院加入的医联体有：首都医科大学附属北京友谊医院口腔科医疗联合体、北京大学第一医院肾内科医联体、北京大学人民医院肾内科医联体。

【医疗工作】全年出院11777人次，床位周转12.2次，床位使用率95.31%，平均住院日27.41天。卫技人员与开放床位之比为1.27：1，执业医师与开放床位之比为0.34：1，病房护士与开放床位之比为0.38：1。住院手术2301例，其中三级手术占30%、四级手术占23.3%，日间手术320例。开展临床路径的科室22个、病种146个，入径率20.49%，完成率90.01%。全年临床用血总量2058单位，其中自体输血51人次222.5单位。预约挂号占门诊总人次的95.8%。本地医保门诊388819人次、次均费用762.49元，医保出院6692人次、次均费用36746.61元；异地医保出院2998人次、次均费用58003.4元。

医院药占比37.12%。门诊抗菌药物处方比例7.65%，急诊抗菌药物处方比例37.19%，住院患者抗菌药物使用率49.49%，抗菌药物使用强度为29.51DDD。

对口支援内蒙古察哈尔右翼后旗中心医院、北京市西城区广外医院、通州区中西医结合医院。

【科研工作】全年纵向课题获批立项科研项目113项，其中国家级7项，包括科技部国家重点研发计划项目1项，课题3项，国家自然科学基金项目3项；省市级8项，均为中国残联课题，共获资助经费3173.45万元。横向课题立项37项，经费463.1万元。年内结题113项，年底在研课题268项。获奖成果1项。获专利9项。

设有神经损伤与康复北京市重点实验室。

【成立国际医疗部】年内，成立国际医疗部。通过对国内外国际医疗形势、建设国际医疗的必要性、可行性、建设及管理模式进行多方位调研，形成调研报告。组织专家现场论证，制订建设方案，完成选址、特需门诊数量及物价备案，协助相关科室进行搬迁及区域改造。在医院35周年学术月活动开幕式上，国际医疗部举行了开业揭牌仪式。

【推进医联体建设】根据北京市卫生健康委相关文件精神，实地调研17家北京市康复专科医联体成员单位，开展成员单位资格审核及准入工作。定期开展远程培训，优先安排成员单位学员进修，充分满足成员单位康复人才培养需求。根据成员单位业务需要，派驻专家出诊、查房、指导康复评定会，开展双向转诊及线上线下会诊，支持成员单位康复专科发展。该项工作由北京市卫生健康委员会推荐作为康复市级专科医联体代表写进北京市政府2023年度重要民生办实事任务完成情况台账。

【推进对口支援工作】医院与通州区中西医结合医院和西城区广外医院签订协议书，赴受援医院参加工作座谈会，开展线上线下培训。根据受援单位需求，选派高年资专业技术人员开展对口支援工作。

【举办中华护理学会康复护理专科护士培训班】作为27、28届中华护理学会康复护理专业委员会主任委员单位，2020年—2023年举办四届中华护理学会康复护理专科护士培训班，累计为全国培养康复护理专科护士1100余名。北京博爱医院是中华护理学会康复护理专科护士临床实践教学基地，学员累计509名，其中2023年来院实践学员为139名。修订中华护理学会康复护理专科护士培训大纲，制定基地考核检查标准，促进专科教学的同质化标准化。

【举办国家级脑卒中康复护理培训班】6月19日至21日，举办第五届全国脑卒中康复护理新进展培训班，来自全国22个省市、自治区、直辖市以及澳门特别行政区的55家医疗机构近120名学员参加。以康复医学的现时代价值、脑卒中康复护理评估、临床实践、并发症预防、康复治疗与康复护理的衔接与融合提高、良肢位设置等多学科康复知识及技术等为主题，结合最新前沿观点、指南和临床病例，针对难点及疑点问题，传道受业解惑，拓展联结新理念、新技术的平台，加强脑卒中康复共性话题的联动与探索，促进脑卒中专科康复护理人才的培养。

【举办中华护理学会全国康复护理学术交流会议】8月18日至20日，医院举办主题为"创新·发展·开放·融合"2023年中华护理学会全国康复护理学术交流会议，紧扣护理事业发展面临的新形势、新要求、新使命，邀请国内知名医疗、护理专家分享科技创新、健康科普推广、临床质量管理与技术规范、人文服务、人才培养等康复护理学科领域最新进展及热点问题。

【医院领导】党委书记：吴世彩；副书记：廖利民。

（撰稿：孙文娟　审核：陈　迪）

首都医科大学附属北京康复医院 北京工人疗养院

【基本情况】职工中编制内人员600人、合同制人员508人、派遣人员83人，其中正高级职称41人、副高级职称95人、中级职称371人、初级职称616人。执业医师313人，注册护士488人。护理人员中具有大专及以上学历者占99.19%、本科及以上占64.11%，有专科护士100人。重症医学床位10张。

年底医院有乙类医用设备6台。全年医院总收入112986.93万元，其中医疗收入105946.85万元。

医院牵头中国康复医疗机构联盟。医院加入的医联体有：中国医学科学院阜外医院心血管内科医联体、首都医科大学宣武医院神经内科医联体、北京大学第三医院骨科医联体、北京大学第一医院肾脏内科医联体、北京大学肿瘤医院肿瘤专科医联体、首都医科大学宣武医院医学影像医联体、北京大学首钢医院医联体、朝阳医院西院区医联体、石景山医院医联体。医院加入的专科联盟有：中国帕金森病联盟、中国帕金森病影像联盟、国家神经系统疾病临床研究中心神经系统疾病专科联盟、国家老年疾病临床研究中心中国AD临床前期联盟、国家老年疾病临床研究中心全国老年神经疾病照护联盟、阿尔茨海默病外周标志物检测和早期干预联盟、中国意识障碍医生联盟、糖尿病运动康复联盟、全国耳鼻咽喉头颈外科联盟、北京大学第三医院骨科专科联盟、解放军总医院骨科专科联盟、中国医药教育协会腹部肿瘤专业委员会胃肠肿瘤联盟。

【医疗工作】全年出院患者13756人次，病床周转次数16次，病床使用率93.65%，平均住院日21.13天。卫技人员与开放床位之比为1.28：1，执业医师与床位之比为0.36：1，病房护士与床位之比为0.42：1。住院手术2205例次，其中三级手术占35.1%、四级手术占47.98%，日间手术91例。开展临床路径的科室9个，病种15个，入径率100%，完成率100%。全年临床用血总量3757单位，其中自体输血48人次56单位。预约挂号占门诊总人次的15.5%。本地城镇职工患者门诊167846人次，次均费用563元；其他门诊1102人次，次均费用17083元；异地医保出院人次3247，次均费用48489.38元。

医院药占比28.14%。门诊抗菌药物处方比例4.91%，急诊抗菌药物处方比例42.08%，住院患者抗菌药物使用率45.20%，抗菌药物使用强度为39.86DDD。

医院对口支援石景山区五里坨社区卫生服务中心、京煤集团总医院门矿医院、内蒙古呼伦贝尔市莫旗人民医院、密云区康复医院。

【科研工作】全年纵向课题获批立项科研项目31项，其中国家级3项（国家自然基金2项，科技部国家重点研发计划课题1项），共获资助经费335.5万元，医院匹配经费48万元。横向课题立项2项，经费13万元。年内结题107项，年底在研课题98项。获奖成果6项，获专利5项。

获批中国康复医学会第一批康复科研培训基地、中华医学会物理医学与康复学分会第一批康复评定规培基地、盆底康复规培基地、作业治疗规培基地。

以医院为依托的"首都医科大学科技园康复医学转化研究所"获得授牌并正式启动运行，同时获得首都医科大学"技术经理人"资格。

牵头制定"认知衰弱康复中国专家共识2023""无创神经调控技术辅助阿尔茨海默病治疗的中国专家共识"2项和"康复医院建设标准""医疗机构高警示药品风险管理规范"2项行业标准。

【医院管理】首次启动医院内部控制体系建设，提出单位在管理方面存在的12类24项管理问题，对近90项管理制度给出了完善建议，绘制120项业务流程图及风险控制矩阵，凝结3项建设成果，形成了内部治理相互促进、相互监督的业务组织形式和管理体系。

按照市卫生健康委《关于推进北京市预约挂号服务、医保移动支付及检验检查共享直连扩面工作方案》的工作要求，完成114预约挂号平台直连、医保移动支付扩面、检验检查报告上传、医疗影像上传等工作任务。

【学术交流与培训】年内举办脑卒中、帕金森病、心脏康复、骨科保膝、老年重症等主题学术交流与培训45场，其中国家级14场，市级31场。5月5日至6月29日，中国康复医学会第六期心肺康复护理专科护士培训班在北京康复医院成功举办。来自全国5个省市自治区的8名学员在医院心肺康复护理专科培训基地完成为期2个月的临床实践，顺利通过考核，圆满结业。

【参加第二届大国工匠创新交流大会暨大国工匠论坛】7月28日至30日，第二届大国工匠创新交流大会暨大国工匠论坛在北京展览馆举行，大会主题是"匠心筑梦 技能报国"。全国先进工作者、国家级创新工作室领军人、北京康复医院骨科—康复中心主任杨华清教授《新型骨外固定矫形器》《微创截骨手术器械》《马蹄内翻足三维矫形器》等多项骨矫形专利技术成果参展。北京日报、北京时间、中工网、劳动午报、新京报等媒体进行了报道。

【康复新技术推广月】10月29日，2023年康复新技术推广月系列活动圆满结束。活动以"深耕专业筑基石，创新理念促发展"为主题，邀请业内知名康复医学及康复治疗技术专家，研讨交流先进康复理念、创新技术与诊疗经验，开展康复技术理论和操作培训。陆续开展了贴扎技术临床应用培训班、盆底康复适宜技术培训班、下背痛康复新技术和新进展学习班、水中治疗在脑卒中康复中应用培训班、脊髓损伤精准物理治疗培训班、作业治疗实践模式培训班。活动共邀请26名业内专家为500余名康复治疗技术从业人员授课。

【职工职业技能大赛康复护理师技能竞赛】11月5日至23日，医院举办2023年北京市职工职业技能大赛康复护理师技能竞赛。大赛聚焦"提高康复治疗技术，服务康复患者"主题，来自首都医科大学附属北京康复医院、北京协和医院、北京大学人民医院、中日友好医院、北京同仁医院、解放军总医院、北京友谊医院、北京小汤山医院、和睦家医院、展览路医院、羊坊店医院等医疗机构的135名选手参赛。组委会邀请了中国康复研究中心、北京医院、中日友好医院、首都医科大学宣武医院、中国中医科学院望京医院等医疗机构的资深康复治疗专家对选手的操作技术、操作流程等内容进行综合评估。北京康复医院参赛选手获得第一名。

【公益服务】启动与中国初级卫生保健基金会合作的现代康复共同体建设、中国红十字会总会事业发展中心偏瘫康复基地建设、内蒙古自治区国际蒙医院"医疗倍增计划"项目，探索京廊跨区域现代康复共同体建设。完成陕西铜川、江西于都等地的学科帮扶工作。

【获奖情况】获北京市科学技术进步奖一等奖；中国康复医学会科学技术奖一等奖2项、二等奖1项；2022年北京市职工职业技能大赛特殊贡献单位；中国康复医学会"第六期心肺康复专科护士培训优秀基地"称号；2023年首都卫生健康系统"好新闻 杏林杯 春雨榜"暨第23届"杏林杯"视频单项最佳组织奖和最佳创意奖。

【医院领导】党委书记：舒岩；院长：盖海山（4月起）、席家宁（4月止）；纪委书记：盖海山（4月止）、焦杨（8月起）；副院长：马颖、刘铁军、公维军、张平（8月起）、曲朝霞（北京市残联挂职干部）。

（撰稿：金海鸥 石 娟 审核：盖海山）

国家电网公司北京电力医院

【基本情况】职工中编制内人员522人、合同制人员96人、派遣人员811人，其中正高级职称106人、副高级职称162人、中级职477人、初级职称538人。执业医师543人，注册护士610人。护理人员中具有大专及以上学历者98%、本科及以上占59%，有专科护士98人。重症医学床位22张。

全年医院总收入155354.89万元，其中医疗收入132856.56万元。

医院牵头的医联体成员单位包括：丰台区王佐镇社区卫生服务中心、丰台区新村街道社区卫生服务中心、丰台区青塔社区卫生服务中心、丰台区宛平社区卫生服务中心、北京新华卓越康复医院、北京新起点中西医结合医院、内蒙古自治区商都县人民医院、河北省易县人民医院、北京方向社区卫生服务站、卢沟桥国医社区卫生服务中心、北京红十字和平骨科医院、北京丰台三路居中西医结合医院、北京西京中医医院。

医院加入的医联体是北京大学人民医院医联体。

【医疗工作】全年出院33926人次，床位周转36.2次，床位使用率82.9%，平均住院日8.4天。卫技人员与开放床位之比为1.27∶1，执业医师与开放床位之比为0.49∶1，病房护士与开放床位之比为0.34∶1。住院手术6382例，其中三级手术占44.3%、四级手术占20.5%，日间手术612例。初产剖宫产率39.6%，无孕产妇、新生儿、围产儿死亡。开展临床路径的科室18个、病种147个，入径率80%，完成率84%。全年临床用血总量4414单位，其中自体输血309人次721单位。预约挂号占门诊总人次100%。本地医保门诊817513人次、次均费用585.26元，医保出院24469人次、次均费用16267.03元；异地医保出院6730人次、次均费用23938.38元。

医院药占比37.31%。门诊抗菌药物处方比例13.18%，急诊抗菌药物处方比例32.11%，住院患者抗菌药物使用率41.92%，抗菌药物使用强度为51DDD。

对口支援与扶贫协作的单位有：内蒙古武川县医院。

【科研工作】全年纵向课题获批立项科研项目17项，其中省市级2项，共获资助经费194.5万元，医院匹配经费20万元。年内结题13项，年底在研课题62项。获奖成果11项。获专利2项。

【互联网诊疗服务】医院微信小程序"北京电力医院互联网医院"开放医保移动支付直连，北京医保患者可在小程序上进行处方缴费，打造线上线下融合的医保便民支付体系，实现互联网医院和院内门诊缴费的医保实时结算。互联网医院实现手机号快捷登录、药品配送、生成科室和医师主页、患者报到后短信提醒等功能，集成电子病历、体检报告、检查检验等，进一步提升了患者就医体验。年内，医院微信小

程序新增注册用户19240人，线上复诊530人次，线上咨询20739人次，年内线上业务合计21269人次。

【成功申办北京市口腔质控中心规范化培训基地】1月17日，北京电力医院口腔科成功申办北京市口腔质控中心规范化培训基地。北京市口腔质控中心7位专家莅临北京电力医院口腔科，现场审核培训基地（含口腔放射、口腔护理、感控、口腔急救）建设情况。经审核，医院口腔科通过评审，成为北京市5家（首都医科大学附属北京友谊医院、北京大学口腔医院、中日友好医院、北京电力医院、北京口腔医院）4个专业全部通过的口腔质控中心规范化培训基地之一。

【社区服务中心建设】3月3日，万泉寺中医特色示范社区站正式开诊，联合医务处开展院内专家社区义诊宣传活动，为居民求医问诊。6月，医院下设的太平桥中里社区站、万泉寺社区站两个独立法人站，通过通用技术集团实体小通诊所评审，正式挂牌"通用技术集团实体小通诊所"。10月25日，经过认真筹备和全面沟通，医院完成太平桥社区服务站的修缮，重新开诊。

【获全国首批"三级医院健康管理学科共创共建单位"】3月25日，第七届中国慢病健康管理与大健康产业峰会召开。北京电力医院副院长、国康北京公司副总经理闫焱参会。大会以"聚焦重大慢性病健康管理，促进健康产业高质量发展"为主题。开幕式上，北京电力医院作为全国首批34家单位之一，获"三级医院健康管理学科共创共建单位"授牌。

【成为首批全国防控重大慢病创新融合试点项目单位】7月18日，举办2023健康中国发展大会，全国防控重大慢病创新融合试点项目分会场在北京国际会议中心召开，大会宣布北京电力医院成为首批全国防控重大慢病创新融合试点项目单位并授牌。闫焱荣获该试点项目"开拓者"称号并受聘担任试点项目专家委员会专家。大会为医院体检科颁发最美贡献者证书。北京电力医院党委书记林方才作为嘉宾与全国各大医院院领导共同探讨公立医院健康管理中心的学科发展问题。

【成为山东省省外第一家省直医疗保险定点医疗机构】8月2日，经山东省医保局审核评估、结果公示，确定北京电力医院为山东省省外第一家省直医疗保险定点医疗机构。提高山东省省直参保人员在京就医医保报销待遇，享受与山东省均等的医保报销比例，无须备案。

【医保电子凭证全流程应用现场检查验收】8月22日，北京市医保局、丰台区医保局对北京电力医院医

保电子凭证全流程应用工作进行现场检查验收，医院成为北京市第一家全面验收合格的医疗机构。实现了门诊窗口建档挂号、自助机建档挂号、预约取号、医技检验检查实名验证和预约登记、药房取药、发票打印、自助胶片打印、自助报告单打印、住院登记、住院每日清单打印、自助机费用查询和病历复印等全流程、全节点医保电子凭证应用。

【入选2023中华医学科技论文TOP100】8月，北京电力医院论文《模拟高载荷及失重暴露对新西兰大白兔椎间盘影像学与基质金属蛋白酶及其抑制剂表达的相关研究》入选2023中华医学科技论文TOP100并评为第八届全国科协优秀科技论文，同时作为22篇候选论文之一推荐给中国科协。该论文由陈渲宇牵头完成，刊登于《中华航空航天医学杂志》2022年33卷1期。

【举办首届"北京电力医院老年医学论坛"】11月17日，医院举办首届"北京电力医院老年医学论坛"。本次论坛邀请到了解放军总医院原副院长、国家老年疾病临床医学研究中心名誉主任、中国老年医学学会会长范利教授，国家卫生健康委员会卫生发展研究中心健康保障研究部副主任郝晓宁，北京医院原党委书记、院长，国家老年医学中心主任王建业等老年医学专家，做了关于《老年人慢病健康管理核心要素》《医养结合与健康服务》《对老年医学发展的思考》《心血管健康八要素》等主题报告分享。

【张宗明教授享受国务院政府特殊津贴】12月23日，经党中央、国务院批准，人力资源和社会保障部公布了2023年享受国务院政府特殊津贴人员名单，通用技术集团国中康健北京电力医院普外科主任张宗明教授成功入选。

【医院领导】党委书记：林方才；院长：姬军生；副院长、纪委书记、工会主席：钱勇、朵皓英、孙琰、徐燕杰、闫焱、范磊。

（撰稿：彭紫薇 审核：孙 琰）

应急总医院

【基本情况】职工中编制内人员522人、合同制人员563人，其中正高级职称67人、副高级职称145人、中级职称269人、初级职称428人。执业医师346人，注册护士405人。护理人员中具有大专及以上学历者占93%、本科及以上占43%，有专科护士78人。重症医学床位23张。

全年医院总收入138295.93万元，其中医疗收入114651.76万元，财政拨款收入19638.96万元、非同级财政拨款收入837.43万元、其他收入2456.73万元、科教收入711.05万元。

医院牵头应急总医院医联体。医院加入的医联体为朝阳区北部医联体。

【医疗工作】全年出院20634人次，床位周转43.96次，床位使用率86.37%，平均住院日7.11天。卫技人员与开放床位之比为1.7：1，执业医师与开放床位之比为0.69：1，病房护士与开放床位之比为0.42：1。住院手术17659例，其中三级手术占25.18%、四级手术占47.65%。初产剖宫产率58.33%，无孕产妇、新生儿、围产儿死亡。全年临床用血总量3113单位，其中自体输血242人次，单位红细胞2053.5单位，血浆1059.5单位，自体血730.94单位。预约挂号占门诊总人次的68.94%。本地医保门诊603832人次、次均费用720元，医保出院13185人次、次均费用22789元；异地医保出院7526人次、次均费用38978元。

医院药占比29.41%。门诊抗菌药物处方比例9.75%，急诊抗菌药物处方比例43.46%，住院患者抗菌药物使用率58.52%，抗菌药物使用强度为54.32DDD。

对口帮扶内蒙古正蓝旗人民医院、山西省广灵县人民医院、阳高县人民医院。

建立完善系统干部职工和消防救援队伍医疗服务大通道，实行"一站式"就诊服务，全年累计为系统干部职工提供医疗服务2.15万人次，核酸检测2万余人次，开展巡诊义诊、科普培训1.09万人次。

【科研工作】全年纵向课题获批立项科研项目4项，其中国家级2项、省市级2项，共获资助经费556.2万元。横向课题立项5项，经费65.6万元。年内结题9项，年底在研课题67项。

加强科研投入和合作交流，全年获批国家级重点项目2项、省部级项目2项，获批经费556.2万元，发表医疗论文31篇，其中SCI论文6篇，科技核心期刊论文23篇；获批实用新型专利4个。

医院建有国家应急医学研究中心、国家尘肺病诊疗中心、医学救援关键技术装备应急管理部重点实验室。

【医疗业务实现新突破】一是开展提升医疗质量专项行动和"改善就医感受提升患者体验"专项行动，研究制定任务措施，各项医疗业务实现质升量增。二是依托信息化手段，优化就诊服务流程，推出智慧叫号服务，上线新版小程序，实现门诊、入院、出院等线上办理，提升患者就医体验。三是制订实施绩效考核方案，严格与医疗质量、成本控制、服务质量、患者满意度等指标挂钩，增强干部职工干事创业的积极性。四是对照GBI医保质量评价体系各项指标，建立合规管理机制，充分发挥DRG付费、带量采购联动和A类医保政策优势，医疗服务病种从357种增加到419种。

【学科建设取得新进展】一是与北京120合作不断深化，"5G+急救急诊"应用不断拓展。增设1个院前急救工作站（总车组达到9个），平均每月出车900人次。急诊科每月接诊急危重症患者400人次，全年急诊科接诊院前急救车送达的急危重症患者4800余人次。呼吸重症中心气管镜手术量5745台次，同比增长46.6%；心脑血管中心手术量1746台次，同比增长49.5%；诊疗患者8.71万人次，收入1.93亿元，同比分别增长6%和21%。国医中心诊疗患者9万人次，收入7942.5万元，同比分别增长52.8%和55.8%。二是投资近5000万元为临床科室配备了一批先进装备，增设疼痛科并通过现场验收，完成10项临床新技术新项目准入。三是经市卫生健康委批准成立互联网医院；经市人力社保局批准成为工伤康复定点医院。四是获批组建国家应急医学救援队，成立全国应急医学救援联盟。五是融媒体中心聚焦名医名科、医疗服务、临床一线等开展系列宣传推广，全年在各大主流媒体平台发稿1527条，总播放量及阅读量达5.36亿次。

【基础设施建设取得新成效】一是完成了住院2号楼、发热门诊楼改造建设并投入使用；完成了科教楼及辅楼改造，用于行政后勤和药学研究、药物配制等辅助用房。二是完成了北院区研发教培基地改造并揭牌正式运行；完成了原食堂大楼改造，检验科、病理科已搬入使用，正进行核磁设备搬迁。三是二期工程涉及的门诊3号楼、住院3号楼改造正在施工建设中；完成了门诊楼改造项目报批报建、招投标等工作。四是完成了1.97亿元安全生产救援专项资金建设项目评审工作，正积极协调北京市应急管理局办理资金转移支付相关手续，重点建设现代移动医院、核医学科、复合手术室等。五是推动信息化建设，基本建成集成平台、数据中心和36个信息化系统（"1+1+36"）并陆续投入运行。

【发展转型迈上新台阶】一是深化与解放军总医院合作，大力推动全国重点实验室创建工作。与天津大学联合共建的应急管理部重点实验室已进入创建序列。二是获批组建了国家应急医学救援队，坚持平战结合，作为国家安全生产救援队之一，创建了国家抢险救援体系中的应急医疗保障机制。年内，组织医疗队赴土耳其开展特大地震国际救援，执行长沙交通事故、宁夏银川燃气爆炸、山西吕梁煤矿重大火灾、北京崔各庄火灾事故等多起灾害事故医疗救援任务，参加"应急使命·2023"实战化演习和"一带一路"国家应急救援联合演练，被应急管理部荣记集体三等功一项、个人三等功一项、个人嘉奖三项。三是组织开展应急医学救援培训，一方面与中国红十字会总会、北京市消防救援总队、国家地震紧急救援训练基地等单位开展联培联训，提升队伍救援能力；另一方面为应急管理系统和社会救援队伍开展应急医学培训，累计培训3000余人次。四是举办首届国际应急医学救援论坛暨应急医学救援装备技术博览会，与俄罗斯紧急情况部尼基福罗夫全俄急救和放射医学中心签署合作备忘录，选派专家赴俄参加联合国INSARAG队伍复测活动，推进应急医学领域合作创新。

【医院领导】党委书记：唐琮沅；院长、党委副书记：吴迪（12月任）；纪委书记：曹杰；总会计师：许太谊；副院长：孙劲文。

（撰稿：缪国斌　审核：吴　迪）

航空总医院

【基本情况】职工中编制内人员681人、合同制人员403人、派遣人员841人，其中正高级职称100人、副高级职称270人、中级职称552人、初级职称732人。执业医师659人，注册护士751人。护理人员中具有大专及以上学历者占98.4%、本科及以上占52.8%，有专科护士130人。重症医学床位26张。

年底医院有乙类医用设备1台。全年医院总收入189188.08万元，其中医疗收入179011.23万元。

医院牵头的医联体成员单位有安徽省泗县人民医院、河北省曲阳县第二中心医院、河北省高碑店妇幼保健院、内蒙古东乌珠穆沁旗人民医院、湖南省常德市第一中医医院、河北省涞水县人民医院、黑龙江省宁安市人民医院7家。医院为朝阳区东部紧密型城市医疗集团医联体成员单位；医院加入的专科联盟有神经内科-宣武医院专科联盟和泌尿外科-北医三院专科联盟。

【医疗工作】全年出院36806人次，床位周转44.18次，床位使用率95.5%，平均住院日7.88天。卫技人员与开放床位之比为1.92：1，执业医师与开放床位之比为0.79：1，病房护士与开放床位之比为0.47：1。住院手术14384例，其中三级手术占59.9%、四级手术占19.15%，日间手术1437例。初产剖宫产率33.33%，无孕产妇、新生儿死亡，围产儿死亡3人。开展临床路径的科室29个、病种187个，入径率87.83%，完成率99.65%。全年临床用血总量6081单位，其中自体输血299人次806.42单位。预约挂号占门诊总人次的90.5%。本地医保门诊906154人次、次均费用513元，医保出院18034人次、次均费用15167元；异地医保出院13323人次、次均费用31255元。

医院药占比28.79%。门诊抗菌药物处方比例11.22%，急诊抗菌药物处方比例38.8%，住院患者抗菌药物使用率43.05%，抗菌药物使用强度为51.68DDD。

对口支援与扶贫协作的单位有：内蒙古敖汉旗人民医院、北京市顺义区李遂卫生院、北京市顺义区沙岭卫生院、北京市顺义区高丽营卫生院、北京市顺义区俸伯卫生院、安徽省泗县人民医院、贵州省安顺市普定县人民医院。

年初，成立神经外科分院，下设10个亚专业。年内，通过高血压达标中心再认证并授牌；先后通过医疗机构许可证年度校验、助产、计划生育许可证验收、朝阳区妇幼绩效考核，迎接包括门诊、急诊、感染、心身医学、肾病和绿色通道等十余个质控中心验收检查，其中朝阳区出生医学证明督导对医院给予了满分评价。

12月28日，航空总医院消化病中心主任张建国团队成功开展首例经自然腔道胆囊内光声联合成像诊断早期胆囊癌及癌前病变的工作，为胆囊病变的早期精准诊断提供了新方法。

完成2022年度全国医疗质量数据抽样调查填报，星级总体评分8.5分，在北京市37家综合医院中排名第5位；医院获批为第二批"北京市安宁疗护示范基地"；国家级"非遗"代表性传承人罗素兰获首都中医药"上工示范人物"称号；医院党委书记、院长王建当选中国医院6S管理联盟第二届理事长。

【科研工作】纵向课题获批立项科研项目1项，其中国家自然科学基金1项，获资助经费30万元。横向课题立项4项，经费75万元。年内结题2项，年底在研课题11项。获专利5项。

【教学工作】9月，获批为国家卫生健康委能建中心首批县域癌痛全程管理培训基地。11月，通过首都医科大学燕京医学院实践教学基地评审，成为卫生检验与检疫学、护理学和公共事业管理三个专业的实践教学基地。中标市卫生健康委住培质量提升探索项目1项。举办国家级继教项目4项、市级继教项目18项、区级继教项目59项、院内自管21项。全年招收进修医生38人，其中对口支援及医联体单位11人。

【四大中心建设】12月，《加快航空医学"四中心"建设可行性研究报告》通过集团内外专家评审。航空医疗保障中心为中国航空工业干部职工开通就医绿色通道，每月平均提供诊疗服务1100人次、住院服务20人次。医院为驻集团公司各兄弟单位医务室配置了健康小屋，实现智能化、系统化、集成化一站式监测人体血压、血糖、血脂、心率等健康指标。试飞员体检鉴定中心完成29位试飞员及空中机械师体检鉴定、健康评估以及12名试飞员、3名宇航员的选拔等工作；5月，组织中国航空工业集团首期航医专项培训班，19名航医经过系统培训结业。航空医学工程中心目前有4个航空科学基金资助的航空医学工程项目在研。联合航空工业试飞中心申报1项航空工业重点科技专项，并负责子课题《构建方舱飞机应用场景及制度、方案和流程》；参与中国医科大学申报1项国家重点研发计划，并负责子课题《构建航空医学救援现场救治，空中转运和空—地联合救治的制度、方案和流程》。职业病防治中心以中医特色作为切入点，围绕9大类52种航空工业职业病防治，开展寒热辨证为纲外治法辨治膝骨关节炎的临床研究、补肾清热育阴法治疗原发性干燥综合征的随机对照等研究。

【院感疾控工作】建立植入物手术目录；定期开展院感疾控督导检查，及时向风险科室预警，全年共预警14次，处置疑似医院感染聚集病例事件3起；超额完成年度传染病上报任务；组织完成三级公立医院公共卫生履职评估工作；获得北京市优秀健康教育处方、健康教育视频大赛、感控二十年突出贡献等奖项。

【社会责任】航空总医院医疗博士团走进集团定点帮扶地区贵州省普定县，开展医疗帮扶，并与普定县人民医院建立跨区域医联体长效合作机制。派出多学科医疗专家参与指导由中国西藏文化保护与发展协会、北京同心共铸公益基金会发起的"同心·共铸中国心"西藏昌都行大型医疗公益活动，航空总医院获"同心公益组织奖"，党委书记、院长王建，心血管内科一病区主任任风学获"同心公益人物奖"。9月6日，航空总医院与内蒙古自治区锡林郭勒盟东乌珠穆沁旗人民医院组建跨区域医联体。

【信息化建设】年内，完成《北京市医保电子凭证全流程应用》《医保移动支付、114预约挂号直连、检验检查报告上传》《疾病诊断编码贯标》等市政项目改造并通过现场验收；落实《北京地区电子病历系统应用水平分级评价》现场评审工作；推进"医技检查/预约平台""手术麻醉及重症监护"2个系统建设，完善医院信息短板，促进向智慧医院发展迈进。

【医院领导】党委书记、代院长：王建；党委副书记、纪委书记：王利飞；副院长：沈吉云、周庆明、江龙来。

（撰稿：柳 莉　审核：余小晓）

航天中心医院

【基本情况】职工中编制内人员910人、合同制人员1393人、派遣人员250人，其中正高级职称171人、副高级职称332人、中级职称749人、初级职称1184人。执业医师838人，注册护士1221人。护理人员中具有大专及以上学历者占98.70%、本科及以上占54%，有专科护士371人。重症医学床位117张。

全年医院总收入341424.05万元，其中医疗收入321404.37万元。

医院是一所学科完备、功能完善、医教研协调发展的大型三级综合医院。医院是北京大学航天临床医学院、北京理工大学教学医院、国家药物（器械）临床试验机构、国家高级卒中中心、国家消化系统疾病临床医学研究中心航天中心医院分中心、国家卫生健康委能力建设与继续教育中心神经介入中心建设单位、国家卫生健康委外周血管介入医师进修培训基地，是北京市基本医疗保险A类定点医疗机构、北京市急救中心西区分中心、北京市住院医师规范化培训基地、北京市专科护士培训基地、北京市工伤定点医疗机构、北京市海淀区区域医疗中心、海淀区西南部医联体理事长单位。医院承担着三级医院医疗、教学、科研、预防工作，同时承担着国家部委、航天及国防军工系统、中央企业的医疗保障任务。

医院牵头海淀区西南部医联体、通用健康影像医学联盟、通用健康急诊医学联盟、通用健康护理联盟、航天急危重症医生联盟、航天医科护理联盟、航天医科神经医学联盟、航天医科影像医学联盟、航天医科心脏医学联盟、航天超声联盟、航天医科泌尿外科学联盟、航天医科骨科联盟、航天医科老年医学联盟、航天医科中医药学联盟、航天医科神经外科学联盟、航天医科健康管理联盟、航天医科肾脏病学联盟、航天医科消化病学及消化内镜联盟；是海淀区肿瘤专科医联体、北京市心血管内科专科医联体（新增）、宣武医院神经内科专科联盟、解放军总医院眼科专科联盟、北京同仁医院眼科专科联盟、中日友好医院呼吸与危重症医学专科联盟、中日友好医院疼痛科专科联盟的成员单位。

医院在2022年度三级公立医院绩效考核中总成绩为861.2分，考核等级为A级，26项国家检测指标中11项指标获得满分，位列全国无年报综合组第6名，排名较上年度提升6名。

10月28日，经北京市医疗保险事务管理中心审批，国家谈判药品"双通道"工作落地，医院成为北京市首批"双通道"试点医院。

11月6日，经北京市海淀区卫生健康委员会审批，医院获批为海淀区医疗整形美容质量控制和改进中心主任委员单位。

11月17日，医院顺利通过北京市医保飞行检查，经海淀区医疗保障局批准，获海淀区医保管理综合优秀奖。

【医疗工作】全年出院57103人次，床位周转55.46次，床位使用率113.8%，平均住院日7.42天。卫技人员与开放床位之比为2.53∶1，执业医师与开放床位之比为0.8∶1，病房护士与开放床位之比为1.16∶1。住院手术12665例，其中三级手术占58.40%、四级手术占24.60%，日间手术1811例。初产剖宫产率45.78%，无孕产妇、新生儿、围产儿死亡。开展临床路径的科室25个、病种182个，入径率96.64%，完成率94.70%。全年临床用血总量39563单位，其中自体输血356人次1045单位。预约挂号占门诊总人次的82.33%。本地医保门诊1120027人次、次均费用641.43元，医保出院32449人次、次均费用21490元；异地医保门诊61506人次、次均费用632.28元，异地医保出院18688人次、次均费用37033元。

医院药占比31.19%。门诊抗菌药物处方比例8.27%，急诊抗菌药物处方比例46.15%，住院患者抗菌药物使用率48.17%，抗菌药物使用强度为37.7DDD。

对口支援与扶贫协作的单位有：云南省富源县中医医院、内蒙古科右前旗人民医院、科右中旗人民医院、察右前旗人民医院、河北省易县人民医院、承德市第六医院、沈阳航天医院、陕西省宁强县天津院、甘肃省舟曲县妇幼保健院、北京市密云区古北水镇社区卫生服务中心、新城子社区卫生服务中心、穆家峪社区卫生服务中心和酒泉某部队医院。

8月9日，医院顺利通过"电子病历系统功能应用水平五级"评审，成为通用技术集团首家获此殊荣的医院。

9月9日，顺利通过北京市母婴友好医院评审。

11月1日，医院护理"卫肠圈"QC小组在第48届国际质量管理小组会议（ICQCC）上获评由中国质量协会颁发的国际质量管理最高荣誉——金奖。

【教学工作】通过2023年住院医师规范化培训专业基地再认定评估。新增北京大学医学部专科医师规范化培训基地3个。

医院代表北京大学医学部接受并通过教育部临床医学专业认证工作委员会专家组认证考察。首次接收并完成2021级医学影像技术专业教学任务。北京大学医学部住院医师规范化培训第二阶段考核通过率100%。

获批国家级继续教育项目21项，北京市继续教育项目53项。作为主编单位完成国家级医药高等院校创新教材《诊断学》编写工作。教学研究获批市卫生健康委重点课题1项、北京大学本科教学改革项目4项、北京大学医学部本科教学改革项目3项。

9月16日，医院成功入选国家卫生健康委第三批"基层西学中能力建设工程带教基地"。

【科研工作】全年纵向课题获批立项科研项目28项，其中国家级5项（国家自然科学基金项目3项、国家重点实验室开放课题1项、国家卫生健康委医院管理研究所医院药学高质量发展研究项目1项）、省市级

6项（北京市科学技术协会青年人才托举1项及科普项目1项、陕西省重点实验室开放课题1项、中国医学科学院中国健康长寿创新大赛项目1项、白求恩公益基金会项目1项、吴阶平医学基金会项目1项），其他17项（北京市海淀区卫生健康发展科研培育计划5项、北京市海淀区科学技术协会金桥项目1项、首都医学科技创新成果转化优促计划"潜力项目"1项、航天医疗健康科技集团公司科研项目10项），共获资助经费274.28万元，医院匹配经费402.48万元。横向课题立项29项，经费2387.96万元。医院课题立项24项，自筹经费151.896万元。年内结题54项，年底在研课题170项。获奖成果2项，其中通用技术集团2023年度科技进步奖二等奖1项、优秀奖1项。获专利34项、软件著作权12项。

参与"十四五"民用航天技术预先研究项目、空间站科学与应用项目、国家自然科学基金数学天元基金等国家级重大项目申报。医工结合项目获批"首都医学科技创新成果转化优促计划"潜力项目1项、培育项目2项。获批中国医学科学院"2023年第四届中国健康长寿创新大赛"二等奖1项。举办通用技术航天医学创新发展论坛、空间技术和平利用国际研讨会分论坛。

7月18日，经过中华医学会健康管理学分会、中国疾控中心慢病中心和中国健康促进基金会联合组成的"全国防控重大慢病创新融合试点项目"委员会的严格筛选，医院成为全国防控重大慢病创新融合试点项目单位。

9月27日，市卫生健康委公布2023年北京市临床重点专科项目的评审结果，医院病理科与麻醉科获批为北京市临床重点专科培育项目。

医院承接海淀区国家公立医院改革与高质量发展示范项目，负责"基于区域医联体的'医工结合'创新转化联合体建设"和"区域药学服务中心建设"2个项目内容。

【积极推进医保服务创新】1月1日，成为海淀区首家紧密型医联体总额预付统筹管理试点；9月10日，启动永定路社区服务中心与101教育集团合作的"智慧药柜"项目，探索院外药房新模式；10月28日，成为北京市第一批医保"国谈"药品"双通道"试点机构；11月29日，实现门诊就医全流程线上医保支付。

【扩大服务规模，创新服务模式】三级医院办社区模式实现新推进。1月9日，永定路社区卫生服务中心新设复兴路83号社区卫生服务站开诊；第二门诊部持续创新服务模式，增设服务项目；5月31日，医院

成立紫竹院社区卫生服务中心，承接辖区13万人口公共卫生服务工作，设置口腔门诊、中医门诊等特色专科；苏家坨院区建设加速推进，初步形成新院区学科规划方案；服务模式不断创新，进一步增加特色门诊、MDT多学科门诊，完成特需门诊资质准入备案。专家门诊量同比增长35.98%。实现门诊资源动态管理和合理调配。

【国家消化系统疾病临床医学研究中心航天中心医院分中心成立】7月12日，医院举行国家消化系统疾病临床医学研究中心航天中心医院分中心、国家消化系统疾病临床医学研究中心航天中心医院早癌筛查基地签约挂牌仪式。

【获批通用技术集团多家全国医学中心、集团专科联盟依托单位】9月9日，医院在"通用健康学科体系建设宣贯会暨首批全国医学中心、集团专科联盟授牌仪式"上获批成为通用健康神经疾病、心血管病全国医学中心，获批牵头成立通用健康影像医学联盟、急诊医学联盟、护理联盟。

【承办国有企业办公立医院高质量发展论坛】11月11日，医院承办国有企业办公立医院高质量发展论坛。此次论坛在通用时代中心召开，由中国通用技术集团医疗健康养老业务管理委员会主办，通用技术航天医科、航天中心医院承办。中国质量协会会长贾福兴、中华医学会副会长王健等领导、嘉宾受邀出席，集团总会计师、党组成员、医管委主任马可辉等领导出席论坛，航天医科党委书记、总经理杜继臣主持论坛。论坛在线上线下同步举办，共有73家医疗机构700余人参会。杜继臣作题为"中央企业办公立医院高质量发

展思考与实践"的主题报告，分析了央企医疗集团在新时代的特点与优势，展望了央企医疗集团高质量发展的未来。航天中心医院党委书记李继来作题为"集团化医疗协同促进二级医院高质量发展——奋力开启沈阳航天医院高质量发展新征程"的主题报告，对航天中心医院及沈阳分院未来工作进行了展望。

【护理学科内涵及影响力稳步提升】年内，1人获"首都杰出护理工作者"称号；18人当选中华护理学会专业委员会委员；58人当选北京护理学会专业委员会委员及青年委员，其中3人当选副主任委员。护理管理成果获国际质量管理小组会议国际金奖1项；集团第三届QC发表赛二等奖2项、三等奖1项；中国质量协会QC小组成果医疗专场发表赛奖励2项等多项荣誉奖励。

【可持续发展结构不断优化】门诊服务收入占比、外科收入占比持续提高，耗占比持续降低。在2022年医保清算中，医院质量核定系数为1.0489，居全市领先水平。"调结构"的发展目标得到有效落实。

【持续加强医疗+健康双轮驱动】成为全国防控重大慢病创新融合试点项目单位、三级医院健康管理学科共创共建单位、北京市体育总局"国民健康体质"试点单位。体检服务量位居北京市公立医院第一名，健康管理服务收入突破3亿元。深入推进"前店后厂"健康服务模式，新开设星网集团医务室。

【医院领导】院长：杜继臣（8月调出）；党委书记：李继来；副院长：郭君、李甲辰、丁明超；纪委书记、党委副书记：张仁成；总会计师：魏彦彪。

（撰稿：张若瑜　审核：李继来）

中国航天科工集团七三一医院

【基本情况】职工中编制内人员408人、合同制人员306人、派遣人员37人，劳务外包人员372人，其中正高级职称54人、副高级职称147人、中级职称329人、初级职称478人。执业医师347人，注册护士494人。护理人员中具有大专及以上学历者占97.77%、本科及以上占68.83%，有专科护士128人。重症医学床位54张。

年底医院有乙类医用设备2台。全年医院总收入109858.53万元，其中医疗收入98606.36万元。

医院牵头的医联体及专科联盟有心血管疾病专科联盟及呼吸疾病专科联盟，成员单位分别为15家和9家。医院加入的医联体及专科联盟有：北京大学第一医院（肾脏内科）、中国医学科学院北京协和医院（重症医学科）、首都医科大学附属北京胸科医院（结核病专科）、北京市肿瘤专科医疗联合体（北京肿瘤医院）、北京大学第一医院（呼吸内科）。

【医疗工作】全年出院24080人次，床位周转36.13次，床位使用率101.50%，平均住院日7.99天。卫技

人员与开放床位之比为1.49：1、执业医师与开放床位之比为0.59：1、病房护士与开放床位之比为0.54：1。住院手术5214例，其中三级手术占57.41%、四级手术占15%，日间手术696例。初产剖宫产率43.38%，无孕产妇新生儿、围产儿死亡。开展临床路径的科室20个、病种47个，入径率78.85%，完成率88.90%。全年临床用血总量10200.5单位，其中自体输血32人次64单位。预约挂号占门诊总人次的90.73%。本地医保门诊587714人次、次均费用483元，医保出院21313人次、次均费用19292元；异地医保出院4098人次、次均费用28746元。

医院药占比28.8%。门诊抗菌药物处方比例13.22%，急诊抗菌药物处方比例37.89%，住院患者抗菌药物使用率49.76%，抗菌药物使用强度为33.45DDD。

对口支援与扶贫协作的单位有：北京市大兴区黄村医院、大兴区孙村卫生服务中心、大兴区西红门医院、房山区蒲洼乡社区卫生服务中心、房山区韩村河镇社区卫生服务中心，内蒙古自治区武川县医院。

【科研工作】全年纵向课题获批立项科研项目12项，其中省市级1项，共获资助经费25.8万元，医院匹配经费34.8万元。横向课题立项8项，经费38.3万元。年内结题4项，年底在研课题20项。获奖成果1项。获专利89项。

【北京中医药大学教学医院挂牌及建设】3月22日，医院举行"北京中医药大学教学医院"挂牌仪式。医院成为北京中医药大学教学医院以来，在教学、科研、硕士生导师申请等方面开展了全面合作，签署了"依托北京中医药大学申请国家自然科学基金"合作协议，开拓了高质量课题的申请渠道；通过入选"临床特色模块"，新增20位教师师资，并有多项教具专利成功授权，增强了师资力量和师资队伍的创新能力；首次申请北京中医药大学教育教学课题，3项课题成功立项，包括1项重点课题和2项一般课题。杨姝雅书记指导的《临床医学专业生产实习带教教师资格准入式标准的探究性研究》获得首届医学教育论坛

会议论文三等奖，实现了教育教学课题和论文获奖"零"突破。医院"医教研"协同发展局面初步形成。

【卢沟桥第二社区卫生服务中心项目取得批复】4月21日，航天七三一医院卢沟桥第二社区卫生服务中心项目获得航天医疗健康科技集团有限公司立项批复和丰台区政府批准，"一院多址全网络"战略布局实现从"规划图"落地为"施工图"，医疗服务半径进一步拓展。该项目建设地点为北京市丰台区张仪村路225号院1号楼，建筑面积3000平米。除承担辖区基本医疗及基本公共服务外，开设有中医、口腔、数字化影像检查和检验等项目，将为卢沟桥街道及周边居民提供优质的医疗资源，并落实分级诊疗制度，实现基层首诊和双向转诊。

【获增设编制床位批复】8月29日，市卫生健康委正式批复，同意航天七三一医院增加编制床位270张，床位数量由730张增加至1000张，为医院快速发展奠定基础。

【获批北京市互联网医院牌照】10月10日，医院通过北京市互联网医院现场评审，专家对医院互联网医院建设可行性分析、制度、流程、平台建设、信息化基础等内容进行了详细审核并准予通过，于10月17日正式取得北京市互联网医院牌照。互联网医院建设将积极推进"线上+线下"一体化，提升患者就医体验，提供便捷就医模式，持续提升医疗服务能力。

【科研教学楼项目取得批复】12月26日，航天医疗健康科技集团有限公司同意《关于科研楼与教学楼建设项目可行性研究报告的请示》。项目建设内容包括新建科研楼与教学楼工程以及配套设施，工程建设规模5592.3平方米，满足医院科研和教学活动需要，为支撑医院医、教、研协同发展提供硬件基础，为医务人员创造更加优越的科研、培训、教学工作环境。

【医院领导】院长：彭望书；党委书记：杨姝雅；党委副书记、纪委书记：李墨琴；副院长：赵素焕；总会计师：张春晖；副院长：尹键、方小勇。

（撰稿：李　硕　审核：杨姝雅）

民航总医院

【基本情况】职工中编制内人员739人、合同制人员791人，其中正高级职称36人、副高级职称130人、

中级职称576人、初级职称691人。执业医师536人，注册护士648人。护理人员中具有大专及以上学历者

占98.76%、本科及以上占56.63%，有专科护士143人。重症医学床位8张。

全年医院总收入171833.09万元，其中医疗收入162976.34万元。

医院牵头的医联体成员单位有大黄庄医院，清河县中医院，年轮骨科医院，中国传媒大学校医院。医院为朝阳区紧密型城市医联体和北大医院医联体的成员单位。

【医疗工作】全年出院29969人次，床位周转34.17次，床位使用率72.28%，平均住院日7.78天。卫技人员与开放床位之比为1.59∶1，执业医师与开放床位之比为0.61∶1，病房护士与开放床位之比为0.42∶1。住院手术9627例，其中三级手术占31.44%、四级手术占26.37%，日间手术218例。初产剖宫产率33.11%，无孕产妇、新生儿死亡，围产儿死亡1人。开展临床路径的科室15个、病种85个，入径率85.88%，完成率99.46%。全年临床用血总量3773单位，其中自体输血169人次420单位。预约挂号占门诊总人次的62.28%。本地医保门诊1197402人次、次均费用576.63元，医保出院26390人次、次均费用20852.53元；异地医保出院5675人次、次均费用24450.28元。

医院药占比29.95%。门诊抗菌药物处方比例10.57%，急诊抗菌药物处方比例23.22%，住院患者抗菌药物使用率44.96%，抗菌药物使用强度为57.78DDD。

对口支援与扶贫协作的单位有：内蒙古鄂托克旗人民医院、新疆于田县及策勒县、北京密云区太师屯镇社区服务中心。

【科研工作】全年横向课题立项10项，获批经费103万元。截至年底在研课题74项。获奖成果1项，获专利4项：骨科王庆平、尹倩等完成的"一种冰袋固定装置"获国家实用新型专利；泌尿外科曾玉兰、张海红等完成的"一种用于阴茎伤口换药的自粘敷料带"获国家实用新型专利；航空医学研究所李清艳、徐唯哲等完成的"昼夜节律体液标志物组合及其UPLC-MS/MS检测方法"获国家发明专利；口腔科李宁完成的"牙科操作用辅助装置"获国家实用新型专利。

建有中国民用航空局民用航空医学研究重点实验室、民航科技创新应用技术开发型科研院所。

【应对突发公共卫生事件，完善医疗救治体系】1月8日，新冠肺炎病毒感染实施"乙类乙管"，医院优化调整防控措施，本着"保健康、防重症"原则，先后完成急诊二病区、红码病区、呼吸三病区组建及诊疗任务，做好常态化疫情防控、聚集性疫情处置，实现了疫情防控平稳转段。

入冬之后，呼吸道疾病高发，急诊科、感染疾病科、儿科、呼吸内科、耳鼻咽喉头颈外科等科室患者数量持续高位。医院制订应对方案，增开门诊单元，延长门诊开放时间及相关窗口服务时间，增加快速检测途径，满足百姓就医需求。

组建RICU病区及呼吸与危重症医学专业团队，开展ECMO、血液滤过技术、IABP、床旁超声、有创血流动力学监测、无创心排血量监测、有创通气和无创通气、呼吸介入治疗等技术。医院接收朝阳区突发事件院前急救转运救援车人次占总数近20%，执行突发事件处置任务占朝阳区总数27%。

【新生儿病房建成并投入使用】6月底，新生儿病房建成并投入使用，初设4张新生儿病床。截至年底出院患儿54人次，平均住院天数5.53天。

【互联网诊疗服务】7月19日，开通互联网诊疗服务，共6个科室、13名医生出诊，对复诊病人线上问诊、开药，实现线上线下的就医衔接。

【组织召开第六届医师节庆祝大会】8月19日，医院举办第六届医师节庆祝大会。中国民用航空局局长宋志勇、副局长胡振江出席活动，对全体医师致以节日的祝福并对中心（医院）工作作出重要指示。

【推进医疗帮扶工作】赴新疆于田、策勒两县开展学术讲座及会诊、捐赠医疗药品、培训当地医务人员、加强医疗帮扶资金和物资投入，改善医疗条件和公卫应急管理水平。9月5日，医院院长彭定琼带领来自心内科、呼吸内科、神经内科、内分泌科等临床科室的专家团队共10人，先后到策勒县恰哈乡兰贵村、达玛沟乡古勒特日干村和于田县斯也克乡拜什托格拉克村开展下乡义诊、送医送药活动，完成义诊1000余人次。与内蒙古鄂托克旗人民医院建立对口帮扶，36名医疗骨干赴当地开展医疗支援，接诊患者376人次，手术27台，参与会诊50余次，开展专项讲座、讲课9次。与密云区太师屯镇社区卫生服务中心开展城乡医生服务合作，推动当地医疗卫生机构提档升级，帮扶成效真正惠及周边人民群众。

【新设特需门诊】11月13日，医院新设特需门诊正式运行，特需门诊设有7个科室、14名专家出诊，截至12月31日，共接诊761人次，累计医事服务费249500元。

【试行主诊医师负责制】医院试行主诊医师负责制。发布《主诊医师负责制管理办法》。截至年底，共有6个科室8个病区实行主诊医师负责制。同时引入相匹配的绩效考核体系，制定合适的考核指标及方法，激励医护人员工作积极性，提高医疗质量和工作效率。

【航空人员体检鉴定及航卫保障】年内，通过三级体检鉴定机构评审。完善体检鉴定流程，严格执行相关规范，加强质量控制。建立空勤人员检查绿色通道，当日完成DR、CT及核磁检查，提升空勤人员体检体验。全年空勤人员体检鉴定30929人次（同比增长22.55%），召开特许疑难病例讨论会35次，首次特许和疑难病例鉴定934例，再次特许鉴定1092例。探索体检鉴定新技术，首次开展电生理测试、Verti-Chair眩晕症诊疗及眼震检查新技术开发研究，自主研制开发航空人员色觉职业能力测评系统。飞行员泌尿系结石软镜取石诊疗方案取得显著成效。

【航空人员心理健康】年内，完成心理健康测评20592人次。协助民航局举办"阳光心态、安全飞行"心理健康主题系列活动，全国43家飞行院校近7000名飞行学生参加，配发《飞行学生心理健康促进手册》《阳光心态健康飞行工作日历》手册1万余册，配发心理减压、情绪管理、亲密关系、飞行疲劳等24个主题科普视频。开展飞行学生专题调研4次及主题心理工作坊10场，完成心理健康匿名问卷调查6084份及《飞行学生心理健康管理调研报告》。完成飞行员技能全生命周期管理（PLM）测评体系，并在初始招飞选拔、航校训练、初始改装、等级晋升等阶段推广应用。完成现役飞行员机长胜任特征访谈100余人，创建完成运输航空机长心理胜任特征模型，开发飞行员职业关键阶段"多模态人因安全培训体系"，为航空公司在安全管理、人因评估与训练等方面提供完整的解决方案。

【构建民航公共卫生体系】协助民航局制定民航疫情防控规则制度，如第十版《运输航空公司、运输机场疫情防控技术指南》《预防新冠病毒感染民航从业人员佩戴口罩指引》《民航应对第二波新冠病毒感染疫情和可能出现的新冠病毒致病力增强变异株的处置预案》《民航新冠病毒感染监测预警工作方案》，完成《民航疫情防控法治评估报告》。在保证可防可控前提下，及时优化调整机组健康管理抗原检测和佩戴口罩措施。举办第五届以"民航应对突发公共卫生事件防控技术"为主题的民航公共卫生论坛。

【加强重点实验室建设，提升航卫安全监管能力】航空医学研究实验室完成6项能力验证/测量审核，结果均为满意，开展微生物实验室间比对。完成有害生物防制C级机构资质复评审，消毒效果评价资质扩项，12架次飞机座舱空气质量检测144个样本，11架次水质检测132个样本，航空饮用水水质管理微生物专项监测水样约400个。建设航空人员健康管理生物实验室。针对国际航线机组成员昼夜节律紊乱易引起疲劳的问题，采用蛋白质组学等方法对失眠人员开展睡眠认知、运动调整、心理关怀项目，为机组人员昼夜节律紊乱健康管理积累经验。开展机组疲劳实时监测和预警技术研究。提出疲劳实时监测设备研制和预警系统、疲劳生物数学模型、疲劳评价算法和适岗能力预警模型等内容。参与超长执勤期飞行机组疲劳风险评估工作。

【加强对外交流】派员赴美国参加第93届美国航空航天医学年会，赴加拿大参加ICAO医学规定研究组线上会议及现场会议，赴阿联酋参加第20届亚洲泌尿外科年会及第69届国际航空航天医学大会，赴德国参加中欧色觉鉴定研讨会，赴泰国参加第16届ICAO亚太地区预防和管理民用航空公共卫生事件项目会议及ICAO亚太地区第3次体检医师复训研讨会，在国际会议上发出中国声音。

【医院领导】院长：彭定琼；纪委书记、副书记：钱耿文（临时主持党委工作）；副院长：万刚、季汉华（4月退）、徐先发、郝金燕。

（撰稿：高 璐 审核：王 妍）

北京京煤集团总医院

【基本情况】职工中编制内人员480人、合同制人员208人、派遣人员714人，其中正高级职称23人、副高级职称103人、中级职称544人、初级职称538人。执业医师437人，注册护士651人。护理人员中具有大专及以上学历者占96.78%、本科及以上占55.37%，有专科护士103人。重症医学床位50张。

年底医院固定资产净值31254万元，其中医疗设备净值9826万元。全年医院总收入190699万元，其中医疗收入188042万元。

北京京煤集团总医院紧密型医联体有1家三级医

院、7家一级医院、2个社区卫生服务中心、7个社区卫生服务站。医院为北京医院急诊科专科医联体、天坛医院神经内科专科医联体、宣武医院神经内科专科医联体、北京儿童医院医联体、北京肿瘤医院、北大医院肾科、呼吸内科医联体、协和医院重症医联体、阜外医院心血管内科专科医联体、人民医院内分泌科、妇产科、眼科医联体的成员单位。

【医疗工作】全年出院33568人次，床位周转36.34次，床位使用率80.23%，平均住院日8.12天。卫技人员与开放床位之比为1.3∶1，执业医师与开放床位之比为0.4∶1，病房护士与开放床位之比为0.4∶1。住院手术7814例，其中三级手术占44.09%、四级手术占19.9%，日间手术1781例。剖宫产率39.6%，初产剖宫产率25.54%，无孕产妇死亡，新生儿死亡1人，围产儿死亡1人。开展临床路径的科室17个、病种105个，入径率78.48%，完成率98.67%。全年临床用血2584.5单位，其中自体输血72人次211.1单位。预约挂号占门诊总人次的91.03%。本地医保门诊739402人次，次均费用556.28元；本地医保出院16822人次，次均费用17491.23元；异地出院2867人次，次均费用18908.93元。

医院药占比37.86%。门诊抗菌药物处方比例10.34%，急诊抗菌药物处方比例28.62%，住院患者抗菌药物使用率40.09%，抗菌药物使用强度为37.62 DDD。

对口支援门头沟区王平医院、大台医院、木城涧医院，内蒙古扎赉诺尔区人民医院。

年内，完成胸痛中心再认证，检验科顺利通过ISO15189的监督评审。推进与北京中医药大学合作，提升医院临床科研水平。

【科研工作】2023年度科研项目立项经费总金额110.64万元。全年获批立项科研项目55项，其中院级科研基金项目14项，院级科研自主项目41项。参与大型三甲医院合作项目3项；参与药物/器械临床试验项目3项。年底在研项目60项，年内结题40项。申报2024年度门头沟区科普项目1项。获华润健康技术创新奖1项，科研创新优秀论文奖1项。获批实用新型专利1项。

【新技术新业务开展情况】年内开展新技术新业务共计46项，其中医疗护理类33项，检验类12项，管理类1项。如骨科机器人手术、周围神经松解显微减压术治疗糖尿病性周围神经病、泌尿外科显微镜下精索静脉高位结扎术、腹腔镜下双侧肾上腺肿瘤一期切除术、妇产科单孔腹腔镜手术、腹腔镜下输卵管癌全面分期手术、高清4K荧光腹腔镜下子宫内膜癌前哨淋巴结切除术、麻醉科危重患者床旁胃空肠管置入无痛技术、呼吸与危重症医学科硬质支气管镜下呼吸介入治疗手术等。

【护理工作】加强护士队伍建设，培养中华及北京护理学会专科护士10人。年内共有28名护理骨干加入北京护理学会第十二届专业委员会相关专业组织。在原开设PICC护理门诊基础上增设"医护联合门诊"，共计服务205人次，深入推进"互联网+"护理服务，增加服务项目至30项，上门服务300余人次。

【信息化建设】完成互联互通四级甲等测评、电子病历四级复审；加强数据集成平台的分析应用，上线BI分析系统；完成医保移动支付、电子胶片、检查报告上传等功能上线；完成总分院一体化检验系统上线；静脉配置中心更新PIVAS智能管理平台。

【医院领导】党委书记、院长：毛经民；副书记：刘洁；副院长：秦鼎、孙秀芳、刘国宾、卫卫晋。

（撰稿：张　娇　审核：崔庆勇）

北京市健宫医院

【基本情况】职工中合同制人员697人、派遣人员202人，其中正高级职称15人、副高级职称82人、中级职称274人、初级职称405人。执业医师286人，注册护士387人。护理人员中具有大专及以上学历者占91.6%、本科及以上占40.4%，有专科护士54人。重症医学床位27张。

年底医院有乙类医用设备1台。全年医院总收入90664.18万元，其中医疗收入89861.97万元。

医院牵头的医联体有成员单位1家，为北京中能建医院（二级中西医结合医院）。医院为北京大学第一医院急诊专科医联体、北京大学第一医院泌尿外科专科医联体、首都医科大学附属复兴医院医联体的成员单位，与椿树社区、牛街社区、大栅栏社区、广内社区、陶然亭社区、万柳社区、白纸坊卫生服务中心签订医联体协议。

【医疗工作】全年出院15928人次，床位周转38.94次，床位使用率81.5%，平均住院日7.69天。卫技人员与开放床位之比为1.88：1，执业医师与开放床位之比为0.68：1，病房护士与开放床位之比为0.94：1。住院手术5003例，其中三级手术占49.69%、四级手术占33.3%，日间手术898例。初产剖宫产率36.84%，无孕产妇、新生儿、围产儿死亡。开展临床路径的科室13个、病种119个，入径率49.98%，完成率98.10%。全年临床用血总量2510单位，其中自体输血99人次290单位。预约挂号占门诊总人次的96.30%。本地医保门诊562320人次、次均费用518.89元，医保出院14167人次、次均费用26696.53元；异地医保出院2740人次、次均费用34183.23元。

医院药占比27.50%。门诊抗菌药物处方比例11.4%，急诊抗菌药物处方比例44.6%，住院患者抗菌药物使用率34.2%，抗菌药物使用强度为44.84DDD。

对口支援北京中能建医院、武警北京市总队执勤第四支队。

【科研工作】年底在研课题2项。

【拓展机器人新业务】3月26日，在引进达芬奇手术机器人的基础上，医院增添骨科机器人设备，骨伤科加入积水潭医院国家骨科医学中心，组建"5G+骨科机器人联盟"。年内，开展达芬奇手术272台、骨科机器人手术245台，医院在智能医疗领域深入研究，以学科建设为抓手，带动医疗服务、学科发展、人才队伍、教学科研和文化建设等方面高质量发展。

【获批北京中医药大学教学医院】10月26日，医院正式成为北京中医药大学教学医院，截至12月底，已接收见习带教2批次，共计80余人次。开展以教学为龙头，带动医疗与科研的一体化综合性合作，实现双方共同成长、共同发展的目标。

【成立70周年大会】12月20日，成功举办北京市健宫医院70周年院庆活动并开展宫廷医学学术年会、学科研讨会、中医传承发展论坛等活动，来自北京市中医管理局、西城区卫生健康委、华润健康、北京中医学会等各级单位与兄弟医院约150人参加本次院庆活动。

【特色学科建设】2023年为医院学科建设特色年。心血管病科获批北京市中医药管理局的重点学科，科室根据自身优势，发挥中医特色诊疗，服务于基层，推广中医专科技术，使科室业务发展、人才培养、科研教育和管理水平更上新台阶；脑病科开展记忆门诊，7月，加入宣武医院AD临床前期联盟，通过共享数据采集规范和标准化培训，为制订AD诊疗最佳方案提供依据。地区分中心带动区域内规范数据采集、阿尔茨海默病早诊早治及区域性合作；普外科国家外科基础技能提升项目省级培训基地合作医院已授牌，旨在通过区域培训基地覆盖周边医疗机构的模式，以点带面，通过线上线下相结合、理论实操相结合的培训形式，实现医疗资源下沉，为广大医护人员及青年临床外科医师提供标准化、规范化的基础外科技能培训。

【医联体建设】年内，与北京大学第一医院、首都医科大学附属复兴医院、广东省第二人民医院建立医联体，其中急诊科与北大第一医院签订急诊专科医联体，是北大第一医院建立的第一个"非公"医联体；与广内社区、陶然亭社区卫生服务中心等7家社区服务中心签订医联体协议。

【信息化建设】年内，医院对标集团数字化转型能力与水平评价体系，进行了短板部分整改建设。完善患者服务体系，建设电子病历共享文档数据集，建设新版BI指标体系，完成全院SPD系统上线，完成全院HIS和电子病历信息系统更换上线。推进区域一体化管理试点工作，推进总院—分院组织重塑，使两院信息化建设逐渐融合，已经实现两院LIS系统数据贯通和报告互认共享。智慧管理和智慧服务应用水平评级均达到I级。

【医院领导】党委书记、院长：马永军；副院长：冯燕、何春来、刘丹、陈斌。

（撰稿：张晓兰　审核：何春来）

北京燕化医院

【基本情况】职工中合同制人员1660人，其中正高级职称56人、副高级职称117人、中级职称517人、初级职称642人。执业医师432人，注册护士616人。护理人员中具有大专及以上学历者占94.6%、本科及以上占50.5%，有专科护士59人。重症医学床位29张。

年底医院有乙类医用设备1台。全年医院总收入

120476.7万元，其中医疗收入120060.7万元。

牵头燕山地区社区卫生服务中心与东风社区卫生服务中心医联体。

【医疗工作】全年出院21019人次，床位周转28.68次，床位使用率75.49%，平均住院日9.71天。卫技人员与开放床位之比为1.6∶1，执业医师与开放床位之比为0.5∶1，病房护士与开放床位之比为0.47∶1。住院手术3512例，其中三级手术占51.59%、四级手术占14.15%，日间手术299例。初产剖宫产率51.76%，无孕产妇、新生儿和围产儿死亡。开展临床路径的科室19个、病种125个，入径率58.74%、完成率98.48%。全年临床用血总量4026.5单位，其中自体输血44人次202单位。预约挂号占门诊总人次的100%。本地医保门诊621834人次、次均费用607.48元，医保出院15587人次、次均费用19198.05元；异地医保出院2269人次、次均费用24723.73元。

医院药占比37.4%，门诊抗菌药物处方比例9.16%，急诊抗菌药物处方比例24.62%，住院患者抗菌药物使用率49.36%，抗菌药物使用强度为55.53DDD。

对口支援与扶贫协作的单位有：房山区琉璃河镇社区卫生服务中心。

【科研工作】院内科研课题结题7项，终止1项，年底在研课题11项。

7月15日，由燕化医院心血管内科承办的第三届京西南心脏介入与康复论坛暨第二十二届阜外模式心脏康复系列培训班在房山区铂斯雅致酒店举办，会议以冠状动脉精准介入治疗和心脏康复为主题，北京阜外医院、北京大学人民医院、北京安贞医院等医疗机构的10余名专家及来自各医院的20余名医学同人参加了会议。

10月27日，由北京乳腺病防治学会、北京癌症防治学会、北京房山区医学会主办，北京燕化医院肿瘤科承办的北京西南地区第五届肿瘤治疗论坛在学术报告厅召开。会议以学术讲座、多学科MDT讨论为载体，旨在提高北京西南地区肿瘤综合诊疗水平，为基层医生更好地掌握肿瘤的规范治疗与了解最前沿的肿瘤治疗进展提供平台，北京乳腺病防治学会、北京肿瘤医院、北京大兴区人民医院、北京房山区第一医院等医疗机构的10余名专家教授及来自各医院的40余名医学同人参加了会议。

【获"新国展方舱医院先进集体"荣誉】1月8日，获北京市卫生健康委颁发的"新国展方舱医院先进集体"荣誉，医院39名参与新冠疫情支援的医疗队队员在这次工作中圆满完成任务，被分别授予荣誉证书及荣誉勋章。

【开展新业务新技术】年内，开展多项新业务。2月20日，肾内科开设腹膜透析门诊；8月15日，燕化医院星城院区新开设中医科病房，床位9张，为患者提供更加全面、个性化的中医诊疗服务；12月1日，为满足呼吸道疾病高发期儿童的个性化就诊需求，中医科开设中医儿科门诊。

普外科开展7项新技术：1.腹腔镜保脾胰体尾切除术；2.腹腔镜子宫肌瘤+直肠癌联合切除术；3.射频联合泡沫硬化剂无切口治疗下肢静脉曲张术；4.腘动脉假性动脉瘤彩超引导下凝血酶栓塞治疗术；5.锁骨下动脉球扩覆膜支架后再次狭窄Rotarex吸栓+药涂球囊球扩治疗术；6.先兆破裂性降主动脉假性动脉瘤腔内隔绝术；7.经股/腘动脉联合治疗髂/股动脉长段动脉硬化闭塞症。

心血管内科开展6项新技术：1.心脏再同步起搏/复律除颤器植入技术；2.右心导管检查：经导管房间隔缺损封堵术、经导管卵圆孔封堵术；3.OCT造影融合技术指导的精准PCI介入技术；4.经远端桡动脉穿刺逆向开通闭塞桡动脉技术；5.冠状动脉造影微循环阻力指数检查；6.经导管冠状动脉瘘封堵术。

【开展首例Shockwave冲击波球囊治疗手术】9月，医院心血管内科介入团队成功开展首例Shockwave冲击波球囊治疗手术，为冠脉狭窄伴严重钙化患者打通了生命隧道，实现了该技术在心血管领域应用的升级突破，标志着北京燕化医院心脏介入团队在冠脉重度钙化病变介入治疗领域步入新阶段。

【对口帮扶工作】9月和11月，医院组织心血管内科、神经内科、内分泌科、普外科、骨科、中医科、超声科等多科室30余名专家至韩村河镇孤山口村和东周各庄村开展对口帮扶义诊活动，共为300余名居民提供慢性病诊治、合理用药指导、健康知识科普等服务，为居民免费测血压、血糖150余人次，心电图筛查120余人次，超声筛查125人次。

年内，开启对琉璃河镇社区卫生服务中心的精准支援服务。与该中心建立了远程诊疗系统，患者的CT图像通过远程传输至燕化医院，医院专家做出诊断并出具CT报告单，基层就医群众在社区卫生服务中心即可享受到三级医院专家的影像诊断服务。

【儿童支原体肺炎诊疗工作】10月至12月，支原体感染就诊患儿激增，加之正值流感高发季节，儿科门诊患儿量大幅增加。医院通过增派医护人员支援、增加号源、延长儿科门诊时间、加强公众健康宣教等方式，全力满足患儿就诊需求，缓解就诊高峰，缩短候诊时间，平均等待时间不超过1小时。

【肿瘤技术辐射京外省市】肿瘤科利用肿瘤科基

因免疫治疗技术优势与南京医科大学第四附属医院、徐州市肿瘤医院、海南博鳌恒大国际医院等三家京外医院建立学科医联体关系。

【白内障光明行公益项目】与房山区红十字会合作，派出眼科医护专家团队至区内十渡镇、阎村镇、窦店镇、城关地区等乡镇进行白内障免费筛查，共筛查42个村庄、620人次，完成手术63例，术后效果良好。同时，医院提供免费专车接送白内障手术及复查患者，助力患者便捷、高效就医。

【互联网诊疗服务工作】医院互联网平台提供健康管理平台技术支持及可穿戴设备、签约家庭医生健康管理服务，线上、线下结合开展慢病管理新模式，帮助会员养成主动健康良好习惯，发挥互联网+健康管理特色远程医疗服务作用，年内签约健康会员1300余人。

9月参加中国健康促进与教育协会主办的第二届大国工匠创新交流会活动，申报"互联网+"分会3个应用场景并完成案例路演工作，其中，"互联网+健康管理服务"被评为优秀案例。

【医院领导】党委书记：赵明军；院长：赵克建；副书记：杨金龙；副院长：李鹤、齐林、邵学财、李小明、薄滨。

（撰稿：王 巍 杨 娜 审核：杜晨涛）

北京市红十字会急诊抢救中心
北京市红十字会创伤医院

【基本情况】职工中编制内人员80人、合同制人员1169人，其中正高级职称11人、副高级职称56人、中级职称236人、初级职称522人。执业医师219人，注册护士383人。护理人员中具有大专及以上学历者占100%、本科及以上占29%，有专科护士14人。重症医学床位22张。

年底医院有乙类医用设备5台。全年医院总收入52562万元，其中医疗收入51481万元。

【医疗工作】医院全年出院9905人次，床位周转27.61次，床位使用率92.26%，平均住院日11.42天。卫技人员与开放床位之比为2.5：1，执业医师与开放床位之比为0.79：1，病房护士与开放床位之比为1.08：1。住院手术6446例，其中三级手术占46.4%、四级手术占13.98%。全年临床用血总量6744单位，其中自体输血841人次1081.7单位。预约挂号占门诊总人次的1.72%。本地医保门诊65959人次、次均费用397.5元，医保出院4134人次、次均费用41510.87元；异地医保出院1372人次、次均费用46783.76元。

医院药占比16.6%。急诊抗菌药物处方比例10%，住院患者抗菌药物使用率58%，抗菌药物使用强度为39DDD。

【科研工作】医院全年纵向课题获批立项科研项目1项，其中国家级项目数量1项、共获资助经费50万元。年底在研课题1项。

【医学教育】医院制订人才阶梯培养计划，选派业务骨干2批共3人外出进修学习。介入血管外科1人参加北京大学第一医院专科化培训进修。

医院承担沧州医学高等专科学校、泰山护理职业学院、山东医学高等专科学校、天津医学高等专科学校、邢台医学高等专科学校部分实习医学生的教学及带教任务。招收实习生101人，包括临床医学、护理、药学、医学影像、医学检验、康复治疗共6个专业。

举办对外培训，共计15921人次参加。其中公开课22次，5122人参加；AHA培训2次，18人参加；4学时应急救护取证班223次，7192人参加；8学时救护技能取证班29次，2004人参加；16学时救护技能取证班47次，1585人参加。

【航空医疗救援工作】年内航空医疗救援团队完成国内、外多地急危重症患者紧急航空医疗救援任务103次，救援范围覆盖国内21个省、4个直辖市、5个自治区及香港特别行政区，国际救援范围覆盖亚洲、欧洲、美洲、非洲、大洋洲。航空医疗救援团队结合当地医疗条件及特殊环境，在确保医疗安全及飞行安全前提下制订合理的转运方案，高质量完成重症患者航空转运任务。

【医院领导】党委书记：刘秀华；院长：李立兵；副书记：钟娜；副院长：霍明立、马圣奎、王美玲、程艳芳。

（撰稿：张德志 审核：霍明立）

北京京城皮肤医院

【基本情况】职工中编制内人员449人、合同制人员336人，其中正高级职称5人、副高级职称10人、中级职称28人、初级职称21人。执业医师62人，注册护士64人。护理人员中具有大专及以上学历者占73%、本科及以上占12.5%，有专科护士39人。

全年医院总收入32666万元，其中医疗收入32666万元。

【医疗工作】全年出院1436人次，床位周转16.91次，床位使用率49.34%，平均住院日12.23天。卫技人员与开放床位之比为1.26：1，执业医师与开放床位之比为0.62：1，病房护士与开放床位之比为0.64：1。住院手术307例。开展临床路径的科室1个、病种5个，入径率100%，完成率96%。预约挂号占门诊总人次的35%。本地医保门诊12.5万人次、次均费用1584元，医保出院909人次、次均费用17184元；异地医保出院670人次、次均费用14881元。

医院药占比37.78%。

【院庆期间开展专家公益义诊】5月17日，医院成立17周年院庆，举办专家进社区公益义诊活动，为患者提供面对面、零距离的义诊服务。

【建立魏雅川全国名老中医京城皮肤临床基地】6月14日，医院与魏雅川全国名老中医药专家传承工作室合作，建立魏雅川全国名老中医京城皮肤临床基地，打造名老中医基层经验推广点和青年中医基层成长学习点，促进中医药技术传承创新和人才发展，共同探索各种常见皮肤病的中西医结合诊疗。

【皮肤免疫系统疾病诊疗论坛】6月18日，皮肤免疫系统疾病诊疗论坛在京城皮肤医院举行。北京平谷区医院皮肤科主任王哲、京城皮肤医院齐卿卓、北京友谊医院皮肤科主任医师徐薇博士、北京电力医院皮肤科教研室主任冯仁洋参会。探讨以生物制剂为代表的创新疗法对银屑病等皮肤免疫系统疾病的治疗。

【举办第三届浅放防治瘢痕研讨会】6月30日，第三届浅放防治瘢痕研讨会在京城皮肤医院举行。研讨会由原积水潭医院烧伤科主任、第二炮兵总医院创面修复中心首席专家孙永华教授主持，对浅层X射线在防治瘢痕增生、瘢痕疙瘩、创面修复中的作用展开研讨。

【特应性皮炎专病门诊启动】7月12日，京城特应性皮炎专病门诊启动会暨AD达标门诊建设项目学术讨论会举行。王家璧教授对AD达标门诊建设项目做了介绍，北京儿童医院申春平教授和北京医院鲍迎秋教授就儿童特应性皮炎治疗和管理进行了交流发言。京城特应性皮炎专病门诊和达标门诊建设项目，将以患者为中心，实现诊疗过程一体化，推动AD学科建设，带动皮肤科发展。

【赴河北涿州开展医疗救援活动】8月8日，医院成立京城赈灾医疗援助队。援助队支援人员总计7名，携带药品物资来到涿州市第三中学居民安置区。队员们为居民解答常见皮肤问题，提供诊疗方案，指导灾后居民如何科学就医。

【召开京城斑痘敏专病门诊启动会】10月22日，京城皮肤医院集团举办"京城斑痘敏专病门诊启动会/京城生物新品发布会暨科技部中医药现代化重点专项皮肤健康示范实验室启动仪式"，集合专家力量和各方优势经验，引进先进技术设备，寻找斑痘敏领域更高效、更科学的治疗理念和解决方案，提升整体诊疗水平。启动会上，举行了皮肤健康示范实验室的启动仪式，科技部中医药现代化重点专项首席科学家、北京中医药大学王林元教授出席启动仪式。

【互联网诊疗服务】启动互联网诊疗服务平台的搭建，利用互联网技术构建线上医院服务平台，实现线上与线下医疗资源的深度融合，打造覆盖医院、医生、患者、医药、医保的新型医疗服务模式。

【医院领导】党委书记：王永；总经理：杨国金；院长：吴勇；常务副院长：潘红梅。

（撰稿：孙立新　审核：刘新梅）

北京马应龙长青肛肠医院

【基本情况】职工中合同制人员290人，正高级职称9人、副高级职称17人、中级职称65人、初级职称108人；执业（助理）医师89人，中医类别执业（助理）医师39人、中药师7人，注册护士104人。护理人员中具有大专及以上学历者占49.5%、本科及以上21.7%，有专科护士1人。

年底医院固定资产净值493.82万元，其中医疗设备净值为372.88万元，全年医院总收入10845.79万元，其中医疗收入10709.23万元。医院占地面积4500平方米、建筑面积13786平方米。

【医疗工作】全年门诊51313人次，出院2743人次，床位周转12.46次，床位使用率54.08%，平均住院15.79天。住院手术2253例。其中三级手术6.4%。本地医保门诊40554人次、次均费用809元，医保出院2055人次、次均费用17138元；异地医保出院624人次、次均费用16506元。

医院药占比19.44%，其中门诊药占比19.7%、住院药占比19.13%。

有北京中医药"薪火传承3+3工程"韩宝基层老中医传承工作室、首都国医名师韩宝教授工作室（张家口）、全国名老中医药专家韩宝工作室（赤峰市）。

临床中医特色技术项目34项，诊疗人次数181470。其中针灸16247人次、推拿按摩15484人次、药敷药浴51828人次、理疗拔罐62247人次等。中药饮片销售额（颗粒）1140.67万元。

【科研工作】年内，获国家级发明专利1项。5月27日，首都国医名师、北京马应龙长青肛肠医院韩宝院长参加由中国中医药研究促进会主办的"中国中医药科技大会暨创新中医药高质量发展大会"，韩院长的发明专利"一次性直肠脱垂注射窥器"获得中国中医药研究促进会技术发明奖一等奖。

国家中医药管理局肛肠临床重点专科设在医院。

【医院管理】严抓医疗标准化管理和医疗核心制度的落实，结合《三级中医肛肠医院评审标准实施细则》及《国家卫生健康委办公厅关于开展全面提升医疗质量行动（2023—2025年）的通知》要求，全面梳理和完善医疗质量与安全的管理制度、工作流程，狠抓医疗质量管理核心制度的落实，确保医疗安全。

【专科培训】7月22日至25日，北京马应龙长青肛肠医院主办"2023年度肛肠疾病中西医结合诊疗及护理培训班"，来自全国肛肠专业领域的专家和基层临床医生共计150余人参加了此次培训班。

【医院领导】党支部书记：王志杰；院长：韩宝；总经理：鲁静。

（撰稿：张晓利 审核：鲁 静）

北京国丹白癜风医院

【基本情况】职工中合同制人员103人，其中正高级职称1人、副高级职称8人、中级职称11人、初级职称83人。执业医师24人，注册护士74人。护理人员中具有大专及以上学历者占68%，本科及以上占32%。

年底医院有乙类医用设备1台。全年医院总收入3912.60万元，其中医疗收入3912.60万元。

【医疗工作】全年出院902人次，床位周转9.02次，床位使用率20.19%，平均住院日8天。卫技人员与开放床位之比为1：1，执业医师与开放床位之比为0.24：1，病房护士与开放床位之比为0.60：1。开展临床路径的科室1个、病种1个，入径率99%，完成率90%。预约挂号占门诊总人次的98.73%。

医院药占比11.80%。门诊抗菌药物处方比例0.11%，住院患者抗菌药物使用率4.61%，抗菌药物使用强度为11.9DDD。

【参与社会公益，科普白癜风防治】3月26日至9月16日，中国儿童少年基金会白癜风"告白行动"公益行项目先后走进河北邯郸、内蒙古赤峰、山东淄博、山东聊城、河北秦皇岛、河北承德、河南许昌等地开展白癜风公益活动，呼吁公众关注白癜风疾病，关爱白癜风儿童青少年群体。医院组织皮肤科医生林华、李瑞斌，中医科医生冯素莲等现场为公众科普白癜风防治知识，为公众现场发放科普宣传资料等。年内，共参加白癜风公益志愿服务10余场次，发放科普资料1000余份。

【通过三级医院校验评估】4月8日，市卫生健康委组织各专业评审专家组到医院开展三级医院校验评估，医院各迎检项目获得专家组认可，顺利通过2020～2022年校验期的校验评估工作。

【国际交流】9月4日，多民族玻利维亚国前外交部部长费尔南多·瓦纳库尼·马马尼一行到访医院，在医院党支部书记、院长高毓梅陪同下，参观了医院专家诊室、现代化医学检验室、中医科、中药房、白癜风特色治疗区等，并看望慰问住院白癜风患者，对医院专科管理模式、中医药特色、白癜风治疗成果表达赞赏。双方还就深化医学合作进行交流探讨。

【开展全面提升医疗质量行动计划】年内，以"安全在心中，质量在手中"为主题，在全院开展全面提升医疗质量行动计划，进一步健全医院医疗质量与安全管理委员会，下设医疗技术质量临床应用管理部、临床路径及病案管理部、药械管理部、感染控制管理部、安全保卫后勤管理部、护理质量管理部六部

及19个质控小组，各部和质控小组责任到人。年内组织"三基三严"培训考核11次，卫生法律法规培训考核12次，开展质量督导检查48次，落实整改10项。

【白癜风专科建设】年内，继续把白癜风疾病诊疗作为重点。开展"诊前、诊中、诊后"三位一体全周期医疗服务模式，进一步完善白癜风诊疗流程，包括初诊评估、治疗方案制定、治疗过程监控、效果评估等环节，确保诊疗过程规范性和准确性。建立白癜风患者随访制度，定期对患者进行随访和复查。及时了解患者病情变化和治疗效果，提供持续、有效的治疗建议和支持。

【健康促进医院建设】年内，结合世界无烟日、全民健身日、全民健康生活方式行动日等面向医院职工、住院病人和家属，以及社区群众进行健康宣教。进一步拓宽宣教载体，通过医院宣传栏、门诊电子屏、病区墙贴、黑板报健康专区，医院官网、双微平台及召开健康知识讲座等开展多形式健康宣教。每周开展"周末大扫除"活动，抓好传染病防控、病媒生物（蚊蝇）防制、灭蟑灭鼠、医疗垃圾分类管理、控烟工作等，构建绿色健康医院环境。年内，共组织健康知识讲座2堂，设置宣传教育栏15面，黑板报12期。

【医院领导】党支部书记、院长：高毓梅；副院长：蔡奕。

（撰稿：郑晓燕　审核：高毓梅）

北京首大眼耳鼻喉医院

【基本情况】职工中合同制人员290人、派遣人员6人，其中正高级职称7人、副高级职称13人、中级职称22人、初级职称29人。执业医师71人，注册护士63人。护理人员中具有大专及以上学历者占78%、本科及以上占8%，有专科护士1人。

年底医院有乙类医用设备1台。全年医院总收入17516万元，其中医疗收入17466万元。

【医疗工作】全年出院5044人次，床位周转2.85次，床位使用率36.22%，平均住院日4.1天。卫技人员与开放床位之比为1.02：1，执业医师与开放床位之比为0.48：1，病房护士与开放床位之比为0.18：1。住院手术4608例，其中三级手术占39.5%、四级手术占5.4%，日间手术1103例。开展临床路径的科室2个、病种6个，入径率70%，完成率85%。预约挂号占门诊

总人次的66%。本地医保门诊43133人次、次均费用912元，医保出院1730人次、次均费用10204元；异地医保出院139人次、次均费用18928元。

医院药占比14.17%。门诊抗菌药物处方比例9.98%，住院患者抗菌药物使用率29.6%，抗菌药物使用强度为37.4DDD。

【学术活动】8月26日至27日，医院协办第二届京陕中西医结合甲状腺疾病高峰论坛暨甲状腺疾病中西医结合诊疗新进展培训班；11月25日，医院协助举办学术年会暨甲状腺疾病中西医结合诊疗高级培训班。两次会议就甲状腺疾病的诊疗新进展和研究前沿开展深入的学术交流。

【社会公益】3月3日爱耳日，医院联合北京市丰台区残疾人联合会共同开展以"科学爱耳护耳，实现

主动健康"为主题的公益系列活动；3月12日，医院与丰台区东大街东里养老驿站共同开展爱耳月健康公益活动；6月6日爱眼日，成功举办"重视儿童眼保健，守护孩子好视界"的健康公益系列活动；7月18日，中医科杨玉成主任在华苇景苑社区中心开展《夏季中医高效养生》健康科普讲座及义诊；7月20日，中医科孟青主任在文化传播社区针对附近居民开展义诊活动。

【医院领导】院长：路虹。

（撰稿：陈小青 审核：路 虹）

北京爱育华妇儿医院

【基本情况】职工中合同制人员397人、派遣人员3人，其中正高级职称15人、副高级职称27人、中级职称107人、初级职称167人。执业医师123人，注册护士137人。护理人员中具有大专及以上学历者占97.52%、本科及以上占50.41%，有专科护士3人。重症医学床位2张。

全年医院总收入32314.11万元，其中医疗收入31141.78万元。

医院加入北大第一医院紧密型儿科医联体。

【医疗工作】全年出院5088人次，床位周转29.89次，床位使用率51%，平均住院日6天。卫技人员与开放床位之比为1.82：1，执业医师与开放床位之比为0.64：1，病房护士与开放床位之比为0.35：1。住院手术2887例，其中三级手术占43%、四级手术占28%。初产剖宫产率44.22%，无孕产妇、新生儿、围产儿死亡。开展临床路径的科室14个、病种14个，入径率81.6%，完成率98.8%。全年临床用血总量333.85单位，其中自体输血35人次32.85单位。预约挂号占门诊总人次的40.47%。本地医保门诊159432人次、次均费用549.70元，医保出院2357人次、次均费用17899.24元；异地医保出院1766人次、次均费用33128.27元。

医院药占比24.89%。门诊抗菌药物处方比例17.85%，急诊抗菌药物处方比例26.40%，住院患者抗菌药物使用率38.51%，抗菌药物使用强度为41.45DDD。

【获批生育力保护与保存临床分中心】7月，全国女性卵巢保护与抗衰促进工程生育力保护与保存临床分中心举行授牌仪式。爱育华妇儿医院成为首批24家全国女性卵巢保护抗衰促进工程生育力保护临床分中心之一。建立保护中心后，可规范地保护女性卵巢功能与生育能力，让全国各地的患者都能享受到卵巢组织冻存与移植这项国际前沿的医疗服务。

【北京市首家"医保服务站"启动】8月29日，在医院举行"医保服务站"揭牌仪式，这标志着我市首家"医保服务站"启用。北京经开区医保服务站北京爱育华妇儿医院站是经开区社会保险保障中心落实医保服务十六项便民措施的具体行动。北京经开区社会保险保障中心在全市范围内率先将"医保服务站"延伸至医院，打造"医保+医疗"经办服务网络。

【成为北大第一医院紧密型儿科医联体合作医院】9月27日，北京大学第一医院与爱育华医院举行了紧密型儿科医联体合作医院的挂牌仪式，爱育华医院成为北京市第六批紧密型儿科医联体合作医院。此次合作共建，将进一步推动经开区儿科医疗服务能力，提升儿童看病就医便利性，改善区内儿科知名专家号挂号难等问题，通过优质的儿科医疗服务，助力经开区及亦庄新城的建设发展。

【完成2023—2024年度经开区中小学体检工作】10月27日至12月20日，医院作为经开区中小学体检工作的主要承接机构，先后走进人大附中经开学校、人大附中新城学校、实验小学、实验中学、中芯学校等5所学校，为在校16000多名学生完成2023～2024年度大体检。所涉项目包括内科、外科、眼科、耳鼻喉科、口腔科、体格基础检查、血红蛋白等10余项内容。在完成体检后两月内，按照教委及北京市体检质控中心提出的要求，对相关学校进行了校级体检报告分析，并给出专业的健康促进意见。

【医院领导】董事长：李亚非；院长：李亚非；党支部书记：刘永宾；总经理：赵明军；执行院长：韩瑞红；副院长：刘永宾、李梅田（1月任）。

（撰稿：杨一美 审核：赵明军）

北京京都儿童医院

【基本情况】职工中合同制人员767人，其中正高级职称24人、副高级职称44人、中级职称184人、初级职称317人。执业医师193人，注册护士272人。护理人员中具有大专及以上学历者占100%、本科及以上占54%，有专科护士36人。重症医学床位15张。

年底医院有乙类医用设备2台。全年医院总收入60688.88万元，其中医疗收入60134.17万元。

医院牵头的医联体成员单位有昌平区沙河社区卫生服务中心、昌平区阳坊社区卫生服务中心、昌平区沙河高教园区社区卫生服务中心。医院为北京积水潭医联体、昌平区呼吸系统疾病联盟的成员单位。

【医疗工作】全年出院10364人次，床位周转36.85次，床位使用率69.93%，平均住院日6.94天。卫技人员与开放床位之比为1.9∶1，执业医师与开放床位之比为0.65∶1，病房护士与开放床位之比为0.6∶1。住院手术1443例，其中三级手术占26%、四级手术占15%。开展临床路径的科室6个、病种13个，入径率97.9%，完成率88.6%。全年临床用血总量11961单位，其中自体输血134人次185单位。预约挂号占门诊总人次的50.96%。本地医保门诊433840人次、次均费用501.68元，医保出院4915人次、次均费用11871.78元；异地医保出院3541人次、次均费用43951.67元。

医院药占比30.70%。门诊抗菌药物处方比例27.74%，急诊抗菌药物处方比例42.93%，住院患者抗菌药物使用率75.80%，抗菌药物使用强度为80.66DDD。

对口支援与扶贫协作的单位有：昌平区沙河社区卫生服务中心、昌平区阳坊社区卫生服务中心、昌平区沙河高教园区社区卫生服务中心。

【科研工作】全年横向课题立项1项，经费1万元。年内结题1项。

组织首发专项、北自然联合基金项目申报。申报"首都卫生发展科研专项"1项；申报"北自然海淀原始创新联合基金-前沿项目"基金、"北自然昌平创新联合基金-前沿项目"各1项。

2023年医院发表中文科技期刊共计22篇，其中核心期刊4篇；发表SCI论文4篇，最高影响因子3.5；全国性学术会议论文投稿共计75篇，其中大会发言5篇（1篇同时获得征文二等奖），壁报展示18篇；国际级会议投稿并获得壁报展示1篇；北京市级会议投稿2篇并获得大会发言。在中华病例说公众号发布病例报道39篇，其中6篇被收录到《中国临床案例成果数据库》。参与著作编写人次6人，其中副主编3人，参编3人。

2023年度举行北京市级继教项目2项、区级继教项目13项（40个课程），完成院级继教项目30个课程，举办良医论坛4次。全员继教达标率100%。

【互联网诊疗服务】2月，升级满意度调查功能，提升问卷回收率；6月，新增了分诊、候诊、输液、取药的消息推送功能；10月，升级报告查询（PDF版）功能，报告更易解读；12月，新增电子发票，用户可在线申请发票；新增了在线取号、扫码签到，引导用户便捷就医。北京京都儿童医院小程序全年新增注册13.92万，互联网咨询/诊疗3562单。

【医校携手共筑健康校园】3月6日，院长孙媛受邀担任育新学校卫生健康副校长。为全面提升校园卫生健康意识、牢固树立健康第一教育理念、切实保障儿童青少年身心健康和生命安全，北京京都儿童医院院长孙媛任职首都师范大学附属回龙观育新学校卫生健康副校长，医校携手共筑健康校园。此次医校合力将全面贯彻医院、学校、社会三位一体的卫生健康工作机制、积极推进健康校园的快速建设，这项举措为学校开展健康教育工作提供了专业支撑、为学校提升应对公共卫生事件的水平提供了医疗支持，全方位保障儿童青少年身心健康。

【获丁香园奖励】7月21日，医院获丁香园"2022年度最佳品牌传播医疗机构优秀非公医疗机构50强""2022年度最佳品牌传播医疗机构年度飞跃之星（非公医疗机构）10强"，同时被聘请为2023年度医疗品牌管理联盟第三届理事单位。

【医疗帮扶工作】7月，昌平非公协会会长孙媛带领专家团队走进内蒙古太仆寺旗、阿鲁科尔沁旗开展对口帮扶工作。10月，医院心胸外科专家团队奔赴青海省班玛县，开展为期三天的儿童先天性心脏病筛查活动。11月，医院心胸外科专家团队奔赴贵州赫章县，参加由缘爱基金组织的主题为"心动万家"儿童先天性心脏病筛查活动。同月，与昌平区医院儿科党支部联合开展"党建引领聚合力　支部共建促发展"主题义诊活动。

【通过北京市"爱婴医院"复评】8月1日，北京京都儿童医院通过北京市"爱婴医院"复评。北京市昌平区组织相关专家，分别从宣传、培训、母乳喂养、国际双十条执行情况，哺乳室、配奶室等硬件设施、奶粉采购环节等对北京京都儿童医院爱婴工作进行现场检查验收，并对医护人员技能进行现场考核，对于北京京都儿童医院爱婴医院的工作给予高度评价。

【获昌平区心肺复苏技能竞赛决赛优胜奖】10月21日，医院在第一届"北京市昌平区儿科质控中心新生儿复苏大赛"总决赛中获"团队优胜奖"。医院新生儿科医生医师、护士组成复苏小组代表医院参赛，经过反复推敲细节，精益求精的准备和练习，在比赛中表现优异，最终荣获"团队优胜奖"。此次竞赛，不仅展示了大家专业的基础知识，熟练的操作技能，也强化了医护人员的应急救治水平和相互协调配合的能力，医院将不断提高医疗工作质量，为昌平区新生儿安全保驾护航。

【举办儿童遗传性疾病及造血干细胞移植高峰论坛】10月14日至15日，由中国医院协会、北京京都儿童医院联合举办的第六届儿童遗传性疾病及造血干细胞移植高峰论坛在北京召开。会议采取线下+线上相结合的形式，首都医科大学附属北京儿童医院王天有教授，国务院特殊贡献专家、北京京都儿童医院首席专家吴敏媛教授，北京京都儿童医院院长、血液科主任孙媛教授担任大会主席。与会专家通过分析国内外儿童造血干细胞移植前后相关管理、免疫缺陷相关病、遗传相关实体瘤、先天遗传代谢病等最新诊治进展，分享最前沿的医学知识、探讨学术课题，从不同角度阐述儿童遗传性疾病的发病及造血干细胞移植治疗情况，线上直播观看量50余万人。

【举办儿童口腔舒适化治疗研讨会】10月15至17日，由中国医院协会、北京京都儿童医院联合举办的2023儿童口腔舒适化治疗研讨会在北京召开。北京协和医院无痛牙科治疗中心万阔教授、北京京都儿童医院院长孙媛教授、北京京都儿童医院口腔科主任刘方教授担任本次大会主席，会上12名讲者分别围绕儿童口腔舒适化专题、儿童牙病相关防治、儿童口腔不良习惯及相关疾病的病因分析及矫治策略、儿童口腔舒适护理等方面作主题演讲。为促进儿童口腔舒适化治疗技术在行业内的推广及应用，使理论与实践有机结合，进一步巩固学习效果，大会特别开展实操培训，培训包含笑气的应用、STA局部麻醉、橡皮障的应用、儿童口腔舒适护理及橡皮障打孔技巧。

【雏菊之家儿童安宁病房投入使用】11月2日，首家雏菊之家举行开科仪式，儿童安宁病房投入使用。国务院特殊贡献专家、京都儿童医院首席专家吴敏媛、院长孙媛以及雏菊之家儿童安宁病房创始人周翾、爱心人士余洪莉等共同出席了开科仪式。雏菊之家将为需要的家庭，尤其是生命末期的患儿与其家属提供全方位支持的儿童舒缓治疗。

【获批昌平区区域消毒供应中心】11月19日，经非公协会专家评审，北京京都儿童医院消毒供应室再次获批为"昌平区区域消毒供应中心"，可承接区域内各医疗机构消毒灭菌工作三年。有效期间内北京京都儿童医院可为全区医疗机构提供医疗器械消毒供应服务。一直以来医院消毒供应室严格按照《医院消毒供应中心管理规范》《医院消毒供应中心清洗消毒及灭菌技术操作规范》《医院消毒供应中心清洗消毒及灭菌效果监测规范》等相关标准执行，已为周边多家医院提供合格的医疗器械消毒供应服务，得到服务单位的认可和好评。

【受灾地区捐款活动】12月21日，京都儿童医院党支部发起甘肃积石山地震受灾地区捐款活动。在甘肃积石山地震后，京都儿童医院党支部靠前指挥，积极动员支部党员同志、医院职工为灾区捐献爱心。共计303人参与爱心捐款，募捐款加支部党费共计捐献3万元，为地震灾区及时送上爱心。

【医院领导】党支部书记、院长：孙媛；副院长：李博。

（撰稿：曲　喆　审核：李　博）

北京王府中西医结合医院

【基本情况】职工中合同制人员978人，其中正高级职称35人、副高级职称67人、中级职称301人、初级职称450人。执业医师284人，注册护士410人。护理人员中具有大专及以上学历者占60.49%、本科及以上占39.27%，有专科护士21人。重症医学床位44张。

年底医院有乙类医用设备7台。全年医院总收入71552万元，其中医疗收入69299万元。

医院加入的医联体及专科联盟有：昌平区域东部医疗联合体/清华长庚医院医疗联合体、昌平区中医专科医联体。医院是北京健康文化促进会会员单位，发起成立中西医结合社区健康管理专业委员会，搭建社区健康管理平台。吸纳单位会员6家，个人会员210人。

开展院外医联体，建立与协和医院远程会诊，强化院内科与科之间的协作，突破发展急诊的局限思维，努力打造大急诊模式。加大急诊科与科室之间的黏合度，努力打造MDT诊疗服务模式，组织院内多学科会诊27次，邀请院外专家会诊9次；远程会诊8次，提供了高效、便捷、优质的诊疗服务。

年内，顺利通过三级医院等级复审。配合复审工作，对医疗工作规范和制度进行查漏补缺，弥补缺陷，进一步做好精细化管理，将三甲标准与医疗绩效管理细则融合，实现三甲规范常态化检查。

【医疗工作】全年出院12936人次，床位周转22.94次，床位使用率84.77%，平均住院日12.2天。卫技人员与开放床位之比为1.4∶1，执业医师与开放床位之比为0.51∶1，病房护士与开放床位之比为0.45∶1。住院手术2758例，其中三级手术占28.03%、四级手术占39.09%。初产剖宫产率46.67%，无孕产妇、新生儿死亡，围产儿死亡1人。开展临床路径的科室13个、病种33个，入径率34.3%、完成率83.9%。全年临床用血总量4790单位，其中自体输血95人次364单位。预约挂号占门诊总人次的85%。本地医保门诊367184人次、次均费用670.34元，医保出院6691人次、次均费用30513.1元；异地医保出院2769人次、次均费用26139.56元。

医院药占比41.71%。门诊抗菌药物处方比例8.26%，急诊抗菌药物处方比例19.57%，住院患者抗菌药物使用率57.25%，抗菌药物使用强度为56.3DDD。

【科研与教育】承接艾地罗重点监测项目（四期临床）和个性化DC疫苗实体肿瘤新生抗原的筛选与体外验证研究项目，与北京中医药大学合作，承接了国家重点研发课题项目（脑卒中全链条中西医结合诊疗方案持续评价与优化研究—疏血通注射液治疗急性缺血性卒中静脉溶栓患者的有效性和安全性）。申报北京市中医药科技发展课题一项。

新增全国中药特色技术传承人才1名，北京市第六批优秀名中医传承人1名，北京市第三批中药骨干人才2名，北京市中药膏方制备资格证1名，安贞实验室进修药物基因检测1人。

共接收3所医学高等院校的78名实习医生和5所护校的84名实习护士，完成实习带教任务。

年内发表论文36篇，药师参与副主编论著1部，护理人员2023年《中西医结合临床案例库·护理子库示范案例》录用10篇，获第三届京津冀个案报告大赛二等奖、三等奖各1项。

【科室建设】年内，增设萎缩性胃炎门诊、便秘门诊、脾胃病浊毒证骨质疏松专病门诊等13个专科专病门诊，儿科、针灸科、妇科、口腔科等开设夜门诊，为患者提供精细化、专业化的诊疗服务，实现专病收治，精准治疗。

【医疗质量】完善质量检查标准，加大病历质控力度，将原有的院科两级质控细化为四级质控；进一步完善制度建设，保障医疗安全；进一步完善医疗质控考核实施细则，联合多部门协同控制，规范诊疗行为，维护医疗安全；系统整合了绿色通道管理模式，对卒中、胸痛、创伤、孕产妇急救通道工作流程进行了梳理，保障绿色通道稳定运行；规范产科管理，确保母婴安全。

【医政管理】强化医政管理，定期依法执业自查，加强医师执业管理，促进科室建设发展，及时完成诊疗科目增项。完成互联网医院备案，年度校验等，神经介入技术正在备案中。提升专科能力水平，完成北京市第二批重点专科（内分泌、脑病科）申报，并通过了减重与代谢外科专科现场评估。

【医疗服务】建立科学预约诊疗制度、完善远程医疗制度、推动结果互认制度等举措，推广多学科中医诊疗服务提高老年中医护理服务质量，优化门急诊服务，简化就医、退费流程，及时解决患者意见和建议，改善就医体验。

【中医药发展】组织召开中医药发展座谈会，开展中医成果转化答辩会，成功举办医师节中医知识竞赛、中医文化展、中医进社区等系列活动，进一步营造医院中医药文化氛围；同时拟定中医药骨干人才培养计划与完善院内外师承计划，深度挖掘培育青年骨干人才；新增院内"协定处方"益气生血膏、川贝润肺方等共计9个品种，开展中药水丸、川贝雪梨膏等制备，方便患者服用和携带；研发了口腔溃疡散、茶饮、膏方等3种以上健康干预技术产品，为广大群众提供健康状态信息采集与辨识评估、咨询、干预、服务效果追踪等中医健康管理全程服务；开展了中医健康宣教，探索现场咨询、健康讲座等多种形式健康教育活动，通过医院公众号微信平台等多种形式探索新媒体传播中医健康文化；开展中医护理特色技术，获批中医护理门诊。

【信息化建设】完成多项信息化升级和建设项目：电子病历系统、HIS升级、小程序预约挂号平台、互联网医院、新LIS系统搭建、医疗大数据平台等，为医院各项工作提供了有力保障。

【社区服务】在天通苑成立首家以开展中医诊疗服务为主社区健康驿站，为社区居民提供中医诊疗、中医理疗、慢病调理、健康管理、中医养生、康复保健等服务，打造百姓家门口的"中医服务点"；在周边社区举办义诊、健康讲座共32次，共计30余个科室，100余名医务人员及工作人员为近3万人次的居民提供健康服务。

【宣传推广】维护、更新媒体账号14个，发布文章近1700篇，不同平台视频发布139次，累计播放量1111573次。王府医院视频号科普直播37次，在线观看人数20000余人次，点赞50000余次。开展科普课堂视频宣传，共发布19期视频，10余名专家参加，为百姓做好疾病普及、预防保健等知识宣传。

参加2023中国国际服贸会中医药展、第28届澳门国际贸易投资展览会、2023北京昌平居庸关长城中医药文化节，向中外来宾展示了王府医院的中医药特色文化，优质道地药材中药标本、特色养生膏滋、手工丸剂等。圆满举办了"第六届中医药膏方文化节"，推出"一人一方"的个体化膏方定制。

获"2022年度最佳品牌传播医疗机构优秀非公医疗机构50强"及"2022年度最佳品牌传播医疗机构年度飞跃之星（非公医疗机构）10强"两项大奖。凭借短视频作品《我是医务社工》，获"我是医务社工"短视频展播三等奖，是获奖单位当中唯一一家民营医院；获2023年北京卫生健康系统第32届"杏林杯"视频推选活动公益类优秀奖。

【医院领导】党委书记：王广发；院长：王广发；副院长：王晨、姜合作、王晓波、李乐工。

（撰稿：张骞　审核：彭珊）

北京北亚骨科医院

【基本情况】职工中合同制人员488人，其中正高级职称23人、副高级职称50人、中级职称135人、初级职称207人。执业医师157人，注册护士174人。护理人员中具有大专及以上学历者占97%、本科及以上占39%，有专科护士17人。重症医学床位8张。

年底医院有乙类医用设备3台。全年医院总收入46848.49万元，其中医疗收入46709.43万元。

【医疗工作】全年出院7417人次，床位周转23.93次，床位使用率83.25%，平均住院日12.50天。卫技人员与开放床位之比为1.26∶1，执业医师与开放床位之比为0.51∶1，病房护士与开放床位之比为0.38∶1。住院手术2209例，其中三级手术占47.89%、四级手术占24.94%。开展临床路径的科室18个、病种458个，入径率53.56%，完成率94.96%。全年临床用血总量843单位，其中自体输血70人次107单位。预约挂号占门诊总人次的90.46%。本地医保城镇职工门诊146502人次、次均费用657元；本地医保城乡居民门诊14840人次、次均费用517元；医保城镇职工出院3733人次、次均费用25069元；医保城乡居民出院930人次、次均费用28797元；异地医保出院1304人次、次均费用57563元。

医院药占比35.17%。门诊抗菌药物处方比例3.63%，急诊抗菌药物处方比例14.05%，住院患者抗菌药物使用率48.43%，抗菌药物使用强度为42.6DDD。

【医院领导】党支部书记：陈贞；院长：肖正权；副书记、副院长：孙桂凤。

（撰稿：赵巍　审核：孙桂凤）

医学科研与教育工作

中国医学科学院 北京协和医学院

【基本情况】院校有教职工15767人（在编人员11822人），两院院士26人、国家杰青45人、万人计划领军人才27人，研究生指导教师为2282人（正高级1358人、副高级911人），博士生导师1032名（同时可招硕士生）、硕士生导师1231名；专任教师1763人（正高级1116人、副高级525人）。院校注重学科建设，现拥有国家"双一流"建设学科5个，在教育部第五轮学科评估中有7个A类学科；具有一级国家重点学科2个，二级重点学科8个，国家重点（培育）学科1个，一级省、部级重点学科4个，二级省、部级重点学科3个；北京市高精尖学科1个；博士学位授权一级学科点8个，硕士学位授权一级学科点3个，硕士学位授权二级学科点（不含一级学科覆盖点）2个；专业学位授权点7个；博士后科研流动站6个。

院校专注科研发展，完成全国重点实验室重组，数量达到11个（牵头8个、参与3个），居全国医学院校之首，院校内现有国家级科研基地平台31个，省部级科研基地平台66个；受国家卫生健康委的委托承担102个委重点实验室的日常管理；同时，整合全国优势研究力量，合作建设研究院、创新单元等院外研发机构106个。开放型医学科技创新体系中各类科研基地平台已达368个，对标美国国立卫生研究院（NIH），覆盖研究领域由原来的约40%提高至85%以上。2023年，图书馆藏书中，实体图书300.52万册，数字资源中，电子图书379.58万册，电子期刊301.28万册，学位论文1899.71万册等。

【开展承启文化系列工作】完成院校总部九号院全面修缮与办公用房调配搬迁。修复协和百年管风琴，举办"复鸣""致敬医学家""鸣恩""心澜"系列管风琴音乐会。推进院校史研究编修工作。毕业典礼、开学典礼形成定制。

【构建开放型国家医学科技创新体系】统筹医药领域全国重点实验室体系布局。获批11家全国重点实验室（牵头8家、参与3家），积极谋划协和医学实验室建设。升级实施创新工程。完善"5+2+2"战略架构，升级临床与转化医学研究专项管理范式，组织实施前沿与交叉研究专项。实施重要科技成果评价及奖励机制，激发科研人员干事创业热情。建设国家医学高端智库。发布《2022年度中国医学院校/中国医院科技量值（STEM）暨五年总科技量值（ASTEM）》，完善医学科技评价体系。发布《中国21世纪重要医学成就》和《中国2022年度重要医学进展》，引领医学科技创新。组织《由心讲堂》学术活动。中办信息直报6期，为国家卫生健康事业发展提供决策参考。召开第三届中国医学发展大会及基础医学、药学、群医学等12个学科发展大会，领衔国家医学体系建设与发展。持续产出科技成果。年度发表SCI论文3828篇，其中IF>10的607篇。获得2022年度北京市科学技术奖8项。当选北京学者1位。

【推进新医科建设及学科建设】推进医学八年

制与"4+4"医学专业试点班培养模式改革，首届"4+4"医学专业试点班毕业，全部就职国家级医疗机构。与北航、北理工、中国科大战略合作，创办"协和医班"，培养医工医理医文交叉融合型人才。创新宣传形式，扩展招生渠道。推进设立药学博士专业学位（Pharm.D.）和公共卫生博士专业学位（Dr.PH.）。对口支援贵州医科大学工作。落实与兰州大学战略合作协议。与中国医科大学签署合作协议。接受教育部护理学专业认证。获批护理学博士后科研流动站。获批中医药重点建设学科。推进高水平公共卫生学院建设。

【**拓展院校体系疆域**】拓展核心基地建设资源。整形医院9万平方米扩建工程竣工并投入使用，医院向综合医院全面转型。加快推进天津基地建设，协和医学院天津医院一期投入使用，其他建设项目（协和医学院天津医院二期、天津医学健康研究院、协和医学院天津校区一期）全部开工。启动苏州基地二期建设。系统谋划院校雄安重大项目布局。积极推进海南医学健康研究院建设。推动大兴生物医药产业基地异地建设项目。与北京市东城区人民政府、江西省卫健委友好合作。推动北区建设工程概算内竣工。推进国

家动物模型技术创新中心和心血管、肿瘤、神经医学领域研究院建设。国家生物医学文献信息中心项目获国家发展改革委立项。

搭建国际交流平台。接待美国驻华大使伯恩斯来访，促进中美人文交流。召开第九届柳叶刀-中国医学科学院医学与健康大会、"构建强韧的公共卫生和健康照护体系"国际研讨会。依照国家意志，巩固拓展对美医学科技教育合作，与芝加哥大学、约翰霍普金斯大学签署协议。推进与美国医学科学院（NAM）合作，实施全球健康长寿项目。继续做好牛津研究所（COI）建设。

【**干部人才工作**】坚持"聚才、育才、选才、养才、用才、成才"培养体系，打造良好生态。正式实行所院领导干部任期制、院校机关干部聘期制。调整干部94人次。打造"协和青年学者""协和海外青年学者"优秀博士后拔尖青年人才队伍。继续优化准聘长聘教职聘任，新聘任47人。全球人才招募25人。

【**院校领导**】院校长：王辰；党委书记：姚建红；副校长：李青、张抒扬、王健伟；副书记：张勤；纪委书记：王峥。

（撰稿：孙莉娜　审核：栗云静）

中国中医科学院
中国中医药国际合作中心

【**基本情况**】职工6978人，其中在编人员3919人。专业技术人员3670人，其中正高职称718人、副高职称908人、中级职称484人、初级职称647人。

【**改革与管理**】开展主题教育，全面落实《中医药振兴发展重大工程实施方案》和"十四五"规划为抓手，对接国家任务深入谋划，统筹推进重点学科、重大平台和重大项目建设，强化干部人才队伍建设，打造医疗服务高地，强化以高质量党建引领高质量发展，以"绩效年""落实年""人才年"推动做大做强走深走实。

深化人事制度改革。优化选才育才机制，开展优秀青年人才特聘岗位公开选聘工作，完成14家单位23名院（所）长特聘助理选聘，平均年龄39岁，年龄最小34岁。深化职称制度改革，建立多维度职称评价指标体系，首次推行成果代表作，将学科布局与职称评

审相结合，89人通过正高级评审、44人聘任二级岗。研究制定优秀编外人员纳编指导意见和聘用制干部管理原则，试点高层次人才年薪制，首次采用竞争上岗方式选拔院属医院领导班子成员，探索改革干部职工年度考核方式，建立业务科室主任接续制度，修订高级专家延迟退休管理办法等，激发干事创业活力。

【**科研工作**】深入实施科技创新工程。设立高起点新刊培育、生物安全三级实验室管理体系建设、学部智库平台建设等专项，完善创新平台体系；联合高校和科研院所的一流团队布局多学科交叉课题，启动"中国中医药联合研究生院"科教专项，推动中医药科学研究高质量发展；设立卓越青年科技人才培养专项，首批8人获得立项支持，最高支持额度为800万元/人；面向临床重大应急性需求，设立儿童退热贴研发、儿童支原体肺炎新药研发等重点项目，落实面向人民健

康重大需求的科研任务。

35个学科入选国家中医药管理局高水平中医药重点学科建设项目。原有重点学科21个入选，并新增中医脑病学、中药资源生态学等14个重点学科，总计入选35个学科，占入选学科总数11%，为全国入选最多的单位。

实施高水平中医医院临床研究和成果转化能力提升项目。加强顶层设计形成以"中医科学院—院属医院"为主体、各研究所（中心）参与的组织体系。发布多项管理办法，初步建立制度体系。围绕"名老中医药专家学术经验、中医药临床循证研究、中药制剂的研发与新药转化"等布局，支持临床研究500余项，构建了资助体系。

全面启动全国重点实验室建设。牵头建设道地药材品质保障与资源持续利用全国重点实验室，制定系列管理制度，完善管理组织架构。组织遴选出数十名实验室PI、青年PI，初步组建了一支多层次、高水平团队。面向全国择优立项涵盖18个省份、50所高校科研院所的开放课题，助力打造国内引领、国际一流的中药资源领域科技创新高地。西苑医院作为共建单位，与广州中医药大学等单位共同推进中医证候全国重点实验室建设。

加快中国中医药循证医学中心建设。围绕50个优势病种、100项适宜技术、100个中药品种，构建符合中医药特点的循证评价指标体系为病种—技术—品种的评价和遴选提供循证评价标准和规范的评价流程。国际传统医学临床试验注册平台获批成为国际一级临床试验注册平台，主办国际传统医学临床试验注册平台工作推进会和第一次专家委员会。推进中医药健康产业研究所建设。探索中央与地方机构协同管理和"五位一体"运行，3项已落地实施。完成203亩预留土地的概念性设计方案。与中国农业大学合作共建的国家林草局"林下兽用中草药植物资源高效加工利用工程技术研究中心"，国家粮食和储备局"国家粮食产业（药用功能资源开发）技术创新中心"获批。制定并完善高层次人才引进等相关办法，16人获得江西省各类科技人才称号。科技支撑平台持续发展。推进国家中医心血管病临床医学研究中心、国家中医药传承创新中心、中药临床疗效和安全性评价中心、中药炮制技术传承基地建设。中药资源检测实验室通过CNAS认证，获批行业内首个国家文物局重点科研基地——中医药文物研究科研基地，成立中医药行业首个专科领域伦理审查联盟，获批2个国家中医药管理局重点研究室。启动全国中药材生态种植示范基地建设，建成60多种中药材的林下生态种植范田200亩，

1人获评国家现代农业产业技术体系优秀首席科学家，2人获评农业农村部岗位科学家。加强中医药智能科学与工程技术研究中心、中药监管科学研究中心建设工作。大型科研仪器设备开放共享持续推进，服务企业312家，医学实验中心、中药研究所在年度大型科研仪器开放共享评价考核中获良好，医学实验中心连续三年列行业第一。

科技成果稳步增加。获批立项国家重点研发计划9项，占年度国家立项总数1/3；中标国家自然科学基金106项，中标率17%，其中博士后、院优秀青年人才和新入职人员专项资助者占全院中标数的56%。作为牵头单位的58项成果获得科技奖励，包括北京市科学技术奖一等奖、二等奖各1项；社会力量设立科学技术奖一等奖13项、二等奖16项、三等奖5项，学术著作奖一等奖9项、二等奖5项、三等奖6项，政策研究及卫生管理奖2项。入选"科创中国"中医药领域典型案例—先导技术2项。3家附属医院入选首批"北京市中医药科技成果转化和知识产权保护试点建设单位"，10项成果（牵头的4项）入选新时代中医药标志性科技成果，占总发布成果数66.7%，充分彰显重大标志性科技成果的引领、示范作用。发表学术论文3091篇（SCI论文1186篇），其中化湿败毒方研究成果被《美国科学院院报》收录，是该刊十五年后再次发表中药复方研究成果。出版专著163部，获专利证书349项。7种期刊入选T1级中医药中文科技期刊目录、占63.7%。2种英文新刊《中医药科学》《中医规范与标准》获得刊号并出版发行。联合中华中医药学会发布《2022年度中医医院学科（专科）学术影响力评价研究报告》，扩大了学术影响力。

标准化研究提质加速。加强与ISO合作，科学院牵头的国际标准《中医药—甘草》《中医药—甘草种子种苗》进入投票阶段。《中药饮片处方临床文档规范》国际标准获ISO/TC249嘉奖。加强ISO合作，组织召开2023年度ISO/TC249 JWG1 2次全体大会，推动中国专家牵头发布中医药信息国际标准24项。发布《中医临床名词术语》包括内科、外科、皮肤科等9个学科国家标准。配合国家中医药管理局完成180项中医药团体标准评估工作，搭建中医药标准与指南信息服务平台。制定中药质量标准编写通则，指导企业及标准化研究机构制定101种饮片和59种中成药质量标准。

重大科研项目成效显著。完成全国中药资源普查成果汇总，明确我国中药资源种类18817种，发布3个新属和196个新物种，形成1个总报告、7个专题报告和《中药资源的信息描述规范》国家标准（草案），持续推进普查成果的整理和转化应用。中药道地机制

研究再获新突破，归纳出"环境因子—激素信号—转录因子—活性成分"这一调控网络及其对应的研究方法，为揭示逆境效应及道地药材形成机制提供理论依据。编制《针灸科技创新联盟》倡议书，构建现代针灸学框架体系。建立了国内首个药用植物病原菌库，涉及200多种病害囊括2000余株病原菌，首次实现了库内病原菌到田间症状的溯源。

中药传承工作进展。《中华医藏》养生卷编撰完成，召开首批成果发布仪式以及34个类目工作推进会。编纂出版中医古籍书目权威检索工具——《新编中国中医古籍总目》，制订发布《古代经典名方目录（第二批）》，出版《中医理论传承丛书》，修订《中医病证诊疗理论研究集成》25册、《中医学理论体系框架结构丛书》，完成"国家中医药古籍和传统知识数字图书馆"（I期）建设，《天回医简》获全国古籍出版社百佳图书一等奖。启动中医药探源溯流研究。举办阿育吠陀梵文医典和敦煌本藏医历算文献讲习班29讲，推动民族医学发展传承。

【医疗工作】加强医疗服务高地建设。推进西苑医院、广安门医院国家医学中心申报。西苑医院的苏州医院和济宁医院、广安门医院黑龙江医院获批第五批中医类国家区域医疗中心，全院累计获批7个中心，占全国中医类中心总数的26%。西苑医院山西医院现代康复中心正式运营，广安门医院的保定医院在河北省第三季度公立医院中医医院绩效考核中位列第一，望京医院的南阳医院建立豫西南地区第一个运动康复治疗门诊。望京医院入选局中医康复中心建设单位，全国运动医学中心启动3个二级科室建设。眼科医院推进"两个中心"建设，获国家重点研发计划"揭榜挂帅"项目立项，形成首个中医药近视防控标准体系，发布首部《中国近视防控蓝皮书》。西苑医院获批国家中医临床教学培训示范中心。推进名医堂工程试点建设，落实与平谷区战略协议中名医堂建设任务。广安门医院、眼科医院雄安院区纳入第二批非首都功能疏解名单。医疗管理持续加强。附属四家医疗机构在全国三级公立中医医院绩效考核中争先进位，西苑医院、眼科医院分列综合医院第四、专科医院第二。充分发挥医疗质量管理委员会作用，推进各医疗机构医疗质量持续改进。积极开展双提升，双改善行动，梳理提出惠民举措478条。西苑医院、广安门医院入选国家疼痛综合管理试点医院，完成38个国家中医优势专科和22个北京市中医重点专科遴选和申报，实现专科全覆盖。

医疗服务效率持续提升。全年门急诊总量867.34万人次、增长27.63%，出院人数10.83万人、增长33.99%，平均住院日9.31天、下降0.87天。门诊中药饮片处方占42.9%，中药饮片收入占61.01%，中医非药物疗法使用率32.24%，同比均有提升。科学统筹、有力有序完成疫情防控重症救治，形成中西医诊疗方案和管理经验汇编。

【医学教育】加强研究生教学培养。扩展研究生教学空间，170名学生入住平谷人才公寓，启动平谷校区规划建设。统筹京苏沪三地教学资源，完成屠呦呦班小学期教学。增选聘任40名高层次人才为兼职博士生导师。立项国家级教材3部，出版自编教材2部，提交出版社11部，系列教材建设初见成效。硕士、博士招生分别增至370、320，增幅分别为8.8%、25.5%。中医学"5+4"、中药学"4+5"九年本博贯通屠呦呦班各招收30名。

抓好继续教育。举办国家级和院级继续教育项目87项，承办人力资源和社会保障部、国家中医药管理局主办的专家创新大讲堂等高层次人才研修培训3期，累计培训36万人。录制院士、国医大师、名老中医药专家传承工作室精品视频课程73期。推进"国家中医药人才培训中心建设项目"，编制中医药传承与创新系列丛书30册，建成20多个学科206名培训专家师资库。

【人才培养】实施中国中医科学院人才强院计划。召开新时代首次人才工作会议，印发促进科技人才优先发展的若干举措，提出25项重点任务和政策措施。1人增选为中国工程院院士，1人获国家自然科学基金杰出青年项目支持，1人入选国家级人才特殊支持计划，3人获全国创新争先奖状，聘任42人为学部委员，7人入选青年岐黄学者支持项目，5人入选"国家卫生健康突出贡献中青年专家"。调整首席研究员的职责定位，聘任36人为首席研究员。中药抗新冠肺炎药物筛选及评价研究团队获"全国巾帼建功先进集体"。优秀青年科技人才培养专项取得进展，达银指标10人、铜指标35人，出库62人，获得本专项支持的3人入选"北京市科技新星计划"。强化博士后人才培养。强化博士后人才培养，9人中标中国博士后科学基金项目、8人中标国家自然科学基金青年项目。

【交流与合作】组派的首支援柬埔寨中医医疗队凯旋，获评国家卫生健康委员会"2022年卫生援外工作表现突出集体"，医疗队成员获柬埔寨王国骑士勋章，1人获国家卫生健康委员会"全国援外医疗工作先进个人"。组派第二支中医医疗队赴柬埔寨执行任务，服务当地群众1万余人次，推进中国—柬埔寨中医药中心建设。加快推进科技部中奥"一带一路"联合实验室建设，完成外交部"本草惠澜湄"项目澜湄药用资源数据库搭建。

主办、承办国际性会议31次，组织参加2023年中国国际服务贸易交易会。推进对外交流合作项目，签署国际合作协议12项；中标16项国际合作项目，获批"欧洲地平线"项目1项，实现了该类项目零的突破。主办、承办国内学术会议近186次，首届"中医药前沿交叉技术"博士后交流活动，线上直播浏览超200万人次，举办岐黄学者论坛10期，在线直播浏览79.3万人次。

【WHO合作中心工作】中国中医科学院3个WHO传统医学合作中心提交年度报告。向国家中医药局国际合作司提供《"新型冠状病毒"涉外的舆情》76期，翻译国外传统医药资料文献65篇。

【大学建设】中国中医科学院大学校园东区所有单体建筑全部主体结构封顶，东区内装工程及西区土建工程已进入招标流程；完成《大学校园文化景观与内装方案深化设计》等方案编制；启动大学《章程》《战略（事业）规划》等编制；完成《智慧校园规划设计导则》等，推动大学内涵建设。推进中国中医药联合研究生院建设（2022年教育部发文支持中国中医科学院为主联合多家中医药高等学校建设中国中医药联合研究生院，以合作共建设方式开展研究生联合培养和前沿学术研究）组织共建院校论证《章程》及研究生培养、学位授予等相关规定，推进理事会、学术委员会等组建，遴选合作导师106位，年度招收博士生105名。

【中医药文化建设】充分利用网站、微信、院报、宣传栏等打造多维度宣传平台，联合中央电视台策划制作大型中医药节目《中国中医药大会》，弘扬中医药文化。举办新闻写作与摄影、科普讲解、舆情应对等培训班，举办2023年科普讲解大赛、微视频大赛，提高全院临床、科研人员科普讲解水平，提升中医药科学传播能力。

【脱贫攻坚】定点帮扶山西省五寨县。组织第6批驻点专家接替轮换，捐资1330万元、占局系统捐赠的77%，五寨县中医院业务收入首超2000万元，心血管科、骨伤科首次入选"十四五"省级中医优势专科，中标省级课题实现历史性突破。对口支援福建省明溪县。组织四家医院分别结对福建省明溪县中医院有关专科，开展大型义诊与讲座，广安门医院在国务院领导调研座谈会上作对口支援福建省三明市中西医结合医院专题汇报。党建帮扶。四家附属医院党委分别对口五寨县胡会乡、三岔镇，明溪县沙溪乡、夏阳乡开展联建帮扶，工会系统完成消费帮扶385.18万元。中药资源中心持续开展中药材质量追溯技术服务，指导新品种新品系区域生产试验基地、良种繁育基地建设。西苑医院、广安门医院完成定制药园的中药材饮片采购任务。健康帮扶。组建国家中医医疗队赴甘肃甘南、新疆喀什、四川凉山开展巡回医疗，四家医院全面完成对口支援县级中医院任务，西苑医院在全国年度工作会上做经验交流。

【院领导】党委常委、党委副书记、院长：黄璐琦（国家中医药管理局副局长、党组成员、直属机构党委书记）；党委书记、副院长：查德忠；党委常委、党委副书记：杨龙会；党委常委、副院长：唐旭东（至6月）；党委常委、纪委书记：于林勇；党委常委、副院长：李鲲、杨洪军；党委常委、副院长、研究生院院长：唐志书（7月起）。

（撰稿：李爱军　审核：查德忠）

北京市眼科研究所

【基本情况】职工75人，包括高级职称30人、中级职称29人、初级职称16人。其中科研人员73人，包括高级职称30人、中级职称27人、初级职称16人。年底固定资产净值1389.35万元。

【科研工作】年内获批国家自然科学基金5项（面上项目3项，青年基金2项），资助经费207万元；获国家重点研发计划1项，经费4500万。获批省部级课题4项，共计99.72万元。其中北京市自然科学基金1项，资助经费20万元；获批首都卫生发展科研专项3项，项目总经费79.72万元。

年底在研课题数量35项，其中国家自然科学基金25项、省部级课题10项。

北京市眼科研究所获批教育部眼科学国家重点学科、临床重点专科、国家眼科诊断与治疗设备工程技术研究中心、眼科诊疗设备与材料教育部工程研究中心和眼科学与视觉科学北京市重点实验室。

年内发表科技论文94篇，其中SCI收录论文61篇、Q1区文章22篇。

科研转化。本年度北京市眼科研究所作为专利权人授权专利37项，其中发明专利12项、实用新型专利24项、外观专利1项。完成11项科技成果转化，转化金额1600余万元。

【医疗工作】年内，眼科研究所共16名医师参加医院医疗工作，其中，专家门诊10人、普通门诊5人。有8位医师开展了针对外眼病、白内障、青光眼和眼底病的激光或手术治疗。有4位医师参加了眼底立体像阅片工作。3位医师在眼科研究所党支部与中信集团党支部联合党日活动中进行了义诊。

【医学教育】承担首都医科大学第四临床医学院的教学工作。研究生导师共17名，其中博士生导师6名、硕士生导师11名。本年度录取研究生21名，其中硕士10名、博士研究生11名。

【交流与合作】2023年，参加国际国内会议交流共18人次，其中国际会议6人次、国内会议12人次。12月22日在北京主办"传承与创新发展论坛2023暨张晓楼教授诞辰110周年研讨会"邀请专家及眼研所专家共24人出席研讨会。

【WHO合作中心工作】2023年完成的主要工作项目包括：在中国开展有效白内障手术覆盖率（eCSC）和有效屈光不正覆盖率（eREC）的调查。WHO牵头，由北京同仁医院、防盲合作中心等机构的全球眼健康领域专家，共同完成的以有效白内障手术覆盖率（eCSC）和有效屈光不正覆盖率（eREC）作为理想指标，监测全球范围内眼健康服务的使用和质量，并监测全民健康覆盖的进展的研究。全国防盲技术指导组、WHO防盲合作中心在国家"十四五眼健康规划中"提出eCSC和eREC的指标，并在中国开展探索白内障手术覆盖范围的前景，深入分析影响白内障手术覆盖率的因素。这些工作对国家卫生政策与WHO的全球视力健康行动计划执行和可持续发展目标实现至关重要。

【高度近视研究联盟】金子兵教授发起了全球最大的高度近视研究联盟及公开数据集（eyecharm.cn），目前已有超过全国280多家知名眼科及综合医院加盟。以数据集和数据平台为基础，开始陆续发表新的方法学及诊断分级标准。联盟持续招募更多加盟医院，并开放数据平台用于研究。

【感光细胞替代治疗致盲性眼病】不可逆视网膜致盲性疾病大多数是由于感光细胞的逐渐死亡引起的，但目前并没有有效恢复的治疗手段。金子兵教授课题组是国内外首批开展自体干细胞来源的感光细胞移植的实验室之一。主要研究方向是获得病人自体来源干细胞，并通过3D视网膜类器官培养获得适合移植的感光细胞及其前体细胞，探索通过单细胞悬液移植方式提高细胞的长期存活率和整合率，并提高疾病动物模型的视功能。该项课题获得了国家自然科学基金的重大项目资助，是未来3年内的工作重点。

【开发面向眼科人工智能的多模态、多任务视觉模型】项目开发了一种新的眼科人工智能基础模型，采用通用眼科图像基础模型方法（VisionFM）。通过多模态学习，VisionFM能够利用眼底、OCT、眼底荧光血管造影（FFA）、裂隙灯等图像诊断多种眼科疾病。此模型还可以生成眼科数据图，为补充罕见病例图像，为医学教学提供新视角。在公共卫生眼科学方面，王宁利团队使用跨学科的方法评估了高质量的眼科干预手段的成本效益，完成中国首个全人群数字化眼病联合筛查卫生经济学研究，AI筛查综合致盲眼病的卫生经济学数据，参与眼健康指标的制定，为国家相关规划政策提供数据支持，文章发表于柳叶刀子刊（Lancet Glob Health，IF: 34.3）。

【国家级一流本科课程】王宁利教授支持的首都医科大学眼科学课程获得教育部颁发的"国家级线下一流本科课程"奖励。

【遗传性视网膜变性新靶点及药物开发】研发一类酪氨酸激酶家族配体Gas6蛋白纳米缓释体系及其改良短肽药物，单独应用可显著促进视网膜色素上皮细胞吞噬功能、改善病变微环境；联合特定基因治疗可以提高治疗效果，保护视网膜功能细胞，延缓视力损害。已授权美国发明专利一项、中国发明专利两项，于2023年1月荣获国家卫健委首届全国卫生健康行业青年创新大赛金奖。

【研究所领导】所长：金子兵（至8月）、侯胜平（8月起）；副所长：接英、梁庆丰。

（撰稿：梁庆丰　审核：侯胜平）

北京市耳鼻咽喉科研究所

【基本情况】职工57人，其中高级职称18人、中级职称26人、初级职称8人。科研人员33人，技术人员20人，编辑人员3人，行政管理人员1人。

年底固定资产净值1067.84万元。

【国家平台助力学科发展】中国医学科学院7月发布2022年度中国医院/中国医学院校科技量值（STEM），耳鼻咽喉科学科排名全国科技影响力第一，医院专科影响力排名第二。

10月获批成立"耳鼻咽喉学科国家医疗质量控制中心"（批准单位：国家卫生健康委员会）；12月获批成立"过敏性疾病创新药物国家工程研究中心"（批准单位：国家发展和改革委员会）。

【高素质人才梯队建设】4人入选爱思唯尔（Elsevier）全球TOP 2%顶尖科学家榜单；1人担任亚太过敏科学哮喘和临床免疫联合会（APAAACI）第一副主席；1人担任《亚太过敏科学杂志》主编；1人获第十届"国家卫生健康突出贡献中青年专家"称号；1人入选北京市高层次公共卫生技术人才建设项目学科骨干；1人获批成立"过敏性疾病和慢性鼻病流行病学创新工作室"和"北京市科协青年人才托举工程"人才项目；1人入选北京市医管中心科研培育计划；2人入选首都医科大学优秀青年培养计划；4人入选北京同仁医院青年人才培养计划；2人晋升博士研究生导师、1人晋升硕士研究生导师。多人担任国内外重要学术组织及高水平学术期刊职务。

【科研工作】全年中标课题29项，项目总计经费3746万元。包括国家级科研项目4项（包括国家重点研发计划项目1项、国家自然科学基金3项），省部级以上8项，项目总数及经费数均较上一年度基本持平。

年度发表论文73篇，包括中文核心期刊34篇，英文36篇，平均影响因子6.639，大于10影响因子8篇。

拥有省部级重点实验室2个，其中教育部重点实验室1个、北京市重点实验室1个。获批成立过敏性疾病创新药物国家工程研究中心（批准单位：国家发展和改革委员会）和北京市妇幼保健专科联合平台"儿童听力专科"联合平台指导单位。

获批国家发明专利2项，实用新型专利3项。"便携转动式手术电凝笔"取得医疗器械注册证；"吸入

式花粉采集仪和气管插管打孔器"完成样机生产和功能验证。

【医学教育】研究生人数增长至262人（其中在读217人、毕业45人），在读本科生29人。研究生课程106学时。

耳鼻咽喉科教研室获评北京同仁医院先进教研室一等奖；获评其他各项教育教学奖项如下：北京市优秀研究生指导教师团队1个，市级优秀指导教师1人，首都医科大学校级优秀指导教师2人，北京同仁医院院级优秀导师1人，院级优秀教师2人；校级优秀教材（自然）一等奖1部，院级优秀教材一等奖1部，院级优秀教材三等奖5部等。

【交流与合作】6月1日，国际权威学术期刊《过敏科学》（Allergy）继2021年和2022年后第三次推出中国专刊在全球范围内正式出版发行，此次以整期正刊的形式集中展示了中国学者在过敏科学、鼻科学、呼吸病学、皮肤病学以及新冠疾病等领域的最新研究进展。张罗教授担任本次专刊主编。

在保持与瑞士哮喘研究所、比利时根特大学上气道实验室持续稳定合作的基础上，继续拓展国际合作新领域新伙伴，与澳大利亚昆士兰大学开展鼻部炎症先天免疫和获得性免疫调控机制研究及单抗等创新治疗对免疫改变的作用与机制研究，并选派博士生进行交流访学、联合培养；参加国际学术会议交流，通过微信平台累计发布免疫学顶级杂志导读信息近2600条，助同道及时获得相关领域最新研究进展。

【WHO合作中心工作】世界卫生组织防聋合作中心于2008年12月成立，中心在北京同仁医院揭牌。世界卫生组织防聋工作组旨在全球层面寻求不同地域国家中防聋工作开展较好的机构成为其合作中心，中心是国内第一个被授权成为防聋合作中心的机构，工作范畴是协助WHO制订新的防聋策略，在地区推广WHO的防聋策略和新技术。

国家卫健委第三届全国防聋治聋技术指导组换届会及工作会议决定，韩德民院士继续担任新一届指导组组长，由王硕担任指导组办公室主任。

参加WHO防聋合作中心会议及世界听力日论坛，首次荣获世卫组织小额经费资助。

主办第二十四次全国爱耳日系列活动——义诊咨询、媒体宣传、青少年听力保护讲座、社区科普和义诊等活动，倡导"科学爱耳护耳，实现主动健康"。

【学术期刊】出版专业学术杂志《中国耳鼻咽喉头颈外科》12期，《国际耳鼻咽喉头颈外科》6期。

【研究所领导】所长：王成硕；党支部书记：亓贝尔；副所长：王向东。

（撰稿：李晓樱 审核：王成硕）

北京市儿科研究所

【基本情况】职工135人，包括研究系列75人、卫生技术系列及其他56人、卫生管理系列2人、经济管理系列1人、医学期刊编辑1人。高级职称71人，中级职称23人，初级职称及其他41人，全部人员中64%具有研究生以上（含）学历。

单位占地/建筑面积2266（平方米），年末固定资产总值15085.5万元。本年度新购设备总值1217.7万元。

【科研工作】全年新获批各类科研项目52项，包括3项国家自然科学基金面上项目，5项科技部重点研发项目，11项北京市自然科学基金项目以及省部级及其他课题33项，当年新获批项目经费2000余万元，全部在研共计123项。以第一作者/通讯作者共发表论文128篇，其中SCI论文93篇，占发表文章总数的73%，其中8篇论文影响因子（Impact Factor，IF）>10，发表于*Nature Communications*的单篇最高影响因子（IF）16.6。参编*Diagnosis, treatment and prevention of severe acute respiratory syndrome coronavirus 2 infection in children: experts' consensus statement updated for the Omicron variant*《儿童新型冠状病毒感染诊断、治疗和预防专家共识（第五版）》《病毒性脑（膜）炎病原体诊断技术应用》3篇专家共识发表。呼吸疾病研究室联合其他单位共同牵头制定《儿童及青少年耐药结核病的化学治疗》《中国防痨协会团体标准（T/CHATA 031—2023）》于6月12日实施。由所长倪鑫教授、副所长李巍教授牵头，出生缺陷遗传学研究室等参与的《遗传性出生缺陷的病因学研究与综合防控实践》获全国妇幼健康科学技术奖三等奖；呼吸疾病研究室参与的《结核病关键诊断技术的创新性建立及应用》获北京市科学技术奖二等奖，《结核病关键诊断技术的建立及推广应用》获中华医学科技奖三等奖，《结核病创新诊疗技术的建立及推广应用》获华夏医学科技奖三等奖；由皮肤疾病研究室学术团队参与的《中国儿童革兰阳性球菌分子流行病学及耐药监测与

精准治疗》获中国医院协会科技创新研发创新奖；由感染与病毒研究室牵头的《儿童肠道病毒感染性疾病病原学及入侵宿主细胞分子机制研究》《儿童重大及新发呼吸道病毒感染的病原谱系、免疫特征及致病机制研究》及营养与发育研究室等参与的《生命早期肠道菌群发育及其影响因素（抗生素、叶酸）与肥胖关系的研究》分别获得首都医科大学自然科学奖。副所长李巍教授获中国出生缺陷干预救助基金会科学技术奖杰出贡献奖，各学科学术带头人及青年学术骨干分别获批北京市科技新星计划交叉合作课题，北京市卫生健康委员会高层次公共卫生技术人才（领军人才及学科骨干）建设项目资助；一位青年学者获北京市科学技术协会青年人才托举工程项目资助，两位入选北京市医院管理中心"青苗"人才计划；五位获得首都医科大学优秀青年人才项目资助。

两项发明专利《一种亚硝基脲类化合物的抗菌及联合抗菌活性》（专利号：ZL202210132500.5）、《检测朗格罕细胞组织细胞增生症的突变》（专利号：ZL202111035353.1）获批。耳鼻咽喉头颈外科研究团队自主研发专利技术《一种用于检测*TERT*基因断裂的探针组、试剂盒及其应用》、感染与病毒研究团队《腺病毒质控品制备服务》《中国呼吸道合胞病毒融合蛋白基因序列抗原表位变异分析》、皮肤疾病研究团队《抗病毒药物靶点筛选体系的开发》、血液疾病研究团队《检测朗格罕细胞组织细胞增生症的融合基因和突变》5项科研成果成功实现转化，当年转化金额120万元。

重点加快与临床紧密结合的病原高通量分析、流式细胞分析、电生理、单细胞组学及营养与代谢物质谱分析等多个儿童健康与儿科疾病研究平台建设，全方位支撑儿童耳鼻咽喉头颈外科、儿童呼吸道感染性疾病研究、出生缺陷遗传学研究、儿童血液病与肿瘤分子分型、儿童慢性肾脏病与血液净化五个北京市重点实验室及与国家儿童医学中心、首都医科大学附属

北京儿童医院联合建设的国家呼吸系统疾病临床医学研究中心、儿科重大疾病研究两个国家级和教育部重点实验室及市级其他研究平台建设推广、扩大专业研究工作，提供全方位专家服务与实验室大型仪器设备全维度定期梳理，通过首都科技条件平台网站提供开放共享预约服务。

【医疗工作】强化大型仪器设备使用效率和维保管理，全年完成临床检测服务约38.49万例次，较去年同比增长近41.5%，年收入近1亿元。临床和样本资源数据库完成人类遗传资源上报及ISO9001管理认证工作，调研了国家人类遗传资源中心、北京重大疾病临床数据和样本资源库、首都医科大学附属天坛医院临床医学研究中心等7家单位和机构存储设备自动化工作，样本存储规范化和信息化等管理，初步建立起两个儿童代表性肿瘤的随访数据库。制定《临床数据和样本资源库样本出库须知》《样本保藏收费规则》等，告知申请方样本使用原则和存在的可能风险，核实病例诊断，升级改造最新服务器和样本管理系统，精简优化出入库流程，实现办公软件（OA）无纸化留痕办公。

【医学教育】有博士研究生导师16人、硕士研究生导师（含兼博士生导师）33人。年度新招收研究生30名，其中硕士研究生18名、博士研究生12名，在读研究生共计80名。新引进人才和招收科研技术人员7名，其中科研助理5人。对副高级职称以上人员施行同行评估方案、PI管理暂行办法等评价机制，成立四个独立PI研究团队。本年有两位青年学者赴英国剑桥大学进行为期一年和奥地利维也纳医科大学三个月短期的访问交流。医学期刊中心完成*Pediatric Investigation*杂志和《医学参考报儿科学专刊》报纸年度的组稿、审稿、编辑、出版和发行工作。*Pediatric Investigation*杂志年度出版四期，累计收稿263篇，获得第一个影响因子（IF）2.2，论文下载量和被引频次较去年提高；《医学参考报儿科学专刊》年度出版六期，共收稿100余篇。

【交流与合作】与首都医科大学、国家儿童医学中心、首都医科大学附属北京儿童医院联合培养硕、博士研究生20名，共同发表论文38篇，合作开展科研项目8项。与德国马普所心肺研究中心、中国科学院微生物研究所、军事科学院军事医学研究院、中国科学技术大学、北京师范大学、中日友好医院、复旦大学儿科医院、四川大学华西二院、昆明市儿童医院、长沙市中心医院、天津市儿童医院、保定市儿童医院、河南省儿童医院、首都医科大学附属北京胸科医院、首都医科大学附属北京友谊医院、首都医科大学附属北京同仁医院等单位开展多领域合作，联合发表论文33篇，合作申报获批国自然面上项目1项。

5月11~14日举办了2023年度"基因数据分析师"培训班（第九期）暨第三届"产前与植入前遗传学诊断"华夏医学论坛；7月29~30日，举办及承办了"2023华夏儿科血液肿瘤高峰论坛暨儿科血液肿瘤高研班"；8月5日举办了"华佗工程公益行—儿童常见病多学科诊疗及管理宣讲会"；12月9~10日举办了第五届"儿科临床病毒论坛"暨第八届"儿童EB病毒感染相关疾病及实验室诊断学习班"等多场次国家级学术会议，总参会人数超过3800人次。选派感染与病毒研究室青年学者赴剑桥大学与Brian Ferguson实验室合作，进行病毒感染后巨噬细胞抗原贮存小室的鉴定及功能研究；呼吸疾病研究室学者赴奥地利维也纳医科大学进修学习，对病原菌以及与纤毛/鞭毛发生开展相关合作研究。本年度先后151人次参加国内外学术会议，46人次作大会报告或壁报交流。

【研究所领导】所长：倪鑫；副所长：李巍、郝婵娟。

（撰稿：赵琼姝 张琪
审核：倪鑫 李巍 郝婵娟）

北京热带医学研究所

【基本情况】职工29人，其中科研人员28人，包括正高级职称5人、副高级职称10人、中级职称12人、初级职称1人。

实验室仪器设备固定资产2039万元，2023年新增实验室设备建设资金237万元。超过100万元的仪器设备全所共有2台，各大型仪器设备有专人负责，全部对外开放并完成科研仪器与设施信息数据在首都科技条件平台信息系统填报。单位占地/建筑面积1500平方米。

研究所下设3个研究室、一个检验中心以及一个临床部：麻风病研究室、寄生虫病研究室、微生物研究室、临检中心和临床部。

【科研工作】在四个主要研究方向开展科学研究并取得一定的研究成果。新增国自然面上项目一项、省部级科技计划项目3项，共获科研经费357万元；署名研究所论文中2篇被SCI检索，合计影响因子9.413；发表中文核心期刊论文4篇。

获国家发明专利授权1项：检测黄热病毒双基因引物探针组、试剂盒及应用。

晋升主任医师1名。

【医疗工作】2023年门诊患者4129人，较2022年增加44.62%。入院患者164人，较2022年增加28.12%。根据医院统计，各项指标基本符合医院总体要求。病案质控合格率在96%以上，病案推进的签名率也基本达到100%，无不良病例情况。完成北京儿童医院、中日友好医院、河北道培医院、苏州医学院儿童医院、海南301医院等会诊。

2023年麻风门诊筛查疑似患者8名，确诊新发麻风患者2例，治疗麻风反应4例，神经炎3例，完成疑似患者的筛查和麻风病症状监测报告卡的填写工作。

【医学教育】硕士研究生导师3名；博士研究生导师1名。在读博士1名；硕士研究生2名。

11月2日举办第十六届"北京市麻风病防治及诊断技术培训班"，200余名皮肤科、神经科临床医生、各区疾控人员及相关工作人员参加了麻风病诊断技术专项培训，完成学习且考试合格。

【交流与合作】研究所与美国贝勒医学院续签三年科研合作协议。与美国霍普金斯大学公共卫生学院、英国华威大学医学院、国家疾病预防控制中心、中国医学科学院皮肤病研究所等多家机构保持良好的合作关系。

麻风节期间在中央人民广播电台和北京人民广播电台讲述"时代楷模"李桓英教授用毕生精力奉献麻风病防治事业的事迹，并宣传麻风病防治健康科普知识。

应中央电视台和北京电视台节目组邀请，完成电视台登革热及食源性寄生虫防控知识的录播。

受外交部和商务部邀请，完成多次我国外派人员出国前热带病和寄生虫病诊治培训工作。

中国共产党优秀党员、世界著名麻风病防治专家、北京友谊医院医生、北京热带医学研究所研究员李桓英，于2022年11月25日在北京逝世，享年101岁。于2023年10月26日安葬在北京万安公墓。

【研究所领导】所长：辛有清；党支部书记、副所长：杨国威。

（撰稿：温　艳　审核：杨国威）

北京市呼吸疾病研究所

【基本情况】职工中有事业编制48人，包括正高级职称18人，副高级职称13人，中级职称9人，初级职称8人；博士36人，硕士9人，学士及其他3人；其中科研人员47人，专职科研18人。博士生导师10人，硕士生导师25人。

8月，新成立研究所（北京朝阳医院）呼吸与危重症医学中心，中心涵盖呼吸与危重症医学科、感染与临床微生物科、胸外科，其中呼吸与危重症医学科（包括朝阳医院本部、常营东院区及石景山西院区，简称"呼吸科"）设立9个医学部。研究所目前设有呼吸与危重症医学中心、医学研究中心及呼吸所办公室3个部门。

6月，常营东院区开放使用，新建设科研实验平台使用面积3200平方米（包括公共实验平台6个、PI实验室平台5个，面积约2600平方米；生物样本库平台1个，面积约为600平方米）；新开放呼吸与危重症医学科门诊，编制普通床位86张、RICU床位18张。年底研究所总床位数451张，总占地面积3934.76平方米，其中实验室使用面积2453平方米，办公使用面积501平方米，公共区域面积980.76平方米。年底固定资产净值1505.75万元，年内新购置医疗及科研设备总值736万元。

【改革与管理】年内继续开展单位内部控制管理工作，完善呼吸所预算编制项目管理各项制度，包括《北京市呼吸疾病研究所预算编制项目管理办法》《北京市呼吸疾病研究所科研仪器开放共享管理办法》《北京市呼吸疾病研究所内控管理制度》等。

设立项目，遴选资助。9月，基于行业定额—改革与发展项目（自主选题）获批的400万元经费，制定并发布2024年申报指南，组织开展项目申报。设立

"院所融合发展项目",支持经费80万,旨在整合院所优势资源,孵育重大科研项目,促进科技成果转移转化,推动学科高质量发展。来自呼吸所和朝阳医院5个科室5个项目参与申报,最终遴选出4项进行资助。设立"呼吸所创新与人才梯队建设专项",致力于加快高层次人才与中青年骨干人才培养,提升团队竞争力,促进专业学组协同发展。主要面向呼吸所属科室与部门,下设PI专项、领航人才、启航人才及青年培育四类项目,支持经费320万元,来自呼吸所各科室的25个项目参与申报,最终获资助21项。

首次组织首发项目申报且多项获批。经市卫健委批准,首次独立组织开展2024年首都卫生行业发展专项申报工作,经过院内遴选、申报审核及上报等工作,顺利完成2项重点专项、7项自主创新以及2项青年人才项目申报。最终成功获批2项重点专项、2项自主创新以及1项青年人才项目,获资助金额达282.4万元。

全流程项目管理。年内重点实施市财政预算编制项目"事前、事中、事后"全流程管理策略,辅助科研项目管理系统信息化管理手段,落实市卫健委关于市财政预算编制项目绩效考核的相关工作要求,推动实现以考评促的项目执行与科研产出的"双目标"管理。

【科研工作】全年获批纵向科研项目20项,总经费4197.4万元,其中国家级项目7项(科技部国家重点研发计划2项,国家自然科学基金重大项目1项、面上2项、青年2项),经费3706.4万元;省部级项目4项(首都临床诊疗技术研究及示范应用1项,北京市自然科学基金面上2项、青年1项),经费350万元;局级项目9项(北京市医管局项目5项、首都医科大学项目4项),经费223万元。年底在研课题48项(国家级16项、省部级5项、局级27项),全年结题17项。获批2024年市财政预算项目3项,经费共计1074.12万元;获批2023年追加预算项目1项,经费500万元,累计总经费1574.118万元。近5年获批市财政经费共5040.90万,2023年创历史新高。

全年以第一作者或通讯作者发表科研论文共174篇。其中,中文核心论文34篇、英文SCI论文140篇,影响因子分值总计760.99分,影响因子10分以上的论文13篇;按照JCR分区,SCI论文中Q1区44篇、Q2区48篇。近两年发表数量上升明显,Q1区和IF>10分SCI数量翻倍增长,多篇文章被引入国内外权威指南。

全年获批发明专利3项,实用新型专利34项,软件著作权4项,共计41项。牵头撰写专家共识1部,主编报告1部,参编共识或指南6部,参编教材1部。获

首都医科大学科学技术奖自然科学奖三等奖2项。

全年获得各项高层次人才共12人,包括入选北京市有突出贡献的科学技术、管理人才1人,北京市战略科技人才1人,高层次公共卫生技术人才建设项目-学科带头人1人、学科骨干1人,北京市朝阳区"凤凰计划"领军人才1人、优秀青年人才计划1人,首都医科大学优秀青年人才计划2人,北京市医管中心"青苗计划"4人。

拥有北京市呼吸与肺循环疾病重点实验室、北京市呼吸与危重症医学工程技术研究中心和北京市间质性肺疾病临床诊疗与研究国际科技合作基地。拥有国家重点学科(教育部)——首都医科大学内科学(呼吸系病)国家重点学科(2007);北京市重点学科(市中医管理局)——中西医结合呼吸病重点学科(2014);北京市重点学科(市教委)——首都医科大学 内科学(呼吸)(2002);国家临床重点专科建设项目(卫生部)——呼吸内科(2012);北京市临床重点专科——呼吸内科(2018);北京市重大疫情防治重点专科建设项目——流行病学(2022)。

【医疗工作】临床科室全年门诊量392639人次,出院10880人次。呼吸科门诊量192020人次,出院6397人次,床位使用率98.32%,平均住院日10.53天;呼吸科(西院区)门诊量43269人次,出院2177人次,床位使用率98.48%,平均住院日10.47天;胸外科门诊量41785人次,出院1985人次,床位使用率94.77%,平均住院日6.37天;感染与临床微生物科门诊量9770人次,出院806人次,床位使用率85.19%,平均住院日10.13天。

医疗支援。对口支援与扶贫协作的单位有:西藏拉萨市人民医院、青海省人民医院、河北张家口市第一医院。承担与北京朝阳急诊抢救中心的业务支持及双向转诊工作,呼吸与危重症医学科先后派尉艳霞医生和陈阳育医生担任该中心责任主任,坚持每日查房与带教,共计转诊危重症疑难患者200余例次;承担与朝阳区六里屯社区卫生服务中心的业务支持及双向转诊工作,呼吸与危重症医学科逯勇医生担任该中心责任主任,坚持每周两次到社区出专家门诊、查房带教。呼吸与危重症医学科副主任医师杨苏乔作为第十批"组团式"援藏干部完成为期一年的援助拉萨市人民医院医疗帮扶工作。选派呼吸与危重症医学科青年技术骨干崔娜医生支援西藏拉萨市人民医院呼吸与危重症医学科,执行援助拉萨市人民医院呼吸与危重症医学科学科发展的短期、中期、长期的发展规划。崔瑷医生外派支援张家口市第一医院,挂职张家口市第一医院副院长,执行援助该院呼吸与危重症医学科学

科发展。

医疗保障。呼吸与危重症医学科选派2名医护人员参与主题教育中央督导组医疗保障工作，完成保障任务；为保障朝阳医院临床诊疗工作正常进行，派遣多名医务人员支援发热门诊、急诊内科、心脏中心等科室开展诊疗工作。

【医学教育】承担医学院校教育情况。呼吸与危重症医学科是教育部呼吸系病国家重点学科，承担首都医科大学七种不同类别、不同层次的教学任务，包括：大专护理班；5年本科生教学；7年本科生教学；硕士研究生、博士研究生、博士后的培养，留学生教学大课、5+3学制实习和见习课程及进修专科医生的教学工作；承担首都医科大学临床医学本科和首都医科大学国际学院临床医学本科的教学工作；承担首都医科大学本科临床流行病学和研究生临床研究方法学的教学任务；继续承担北京市医院管理中心"北京市属医院应急急重症救治力量培训班"教学任务。

研究生培养。本年度录取研究生37人，其中硕士研究生21人、博士研究生16人。48名研究生获学位，其中获得硕士学位29人、博士学位19人。在读研究生173人，其中硕士研究生90人、博士研究生83人。

专科医师培训。新增呼吸与危重症医学科（PCCM）专科单项规范化培训（单修）59人，其中气管镜9人、肺功能4人、RICU 46人。

继续医学教育及培训。组织继续教育项目学习班10余项，包括慢性阻塞性肺疾病集束化管理应用推广学习班、慢性阻塞性肺疾病全程管理新进展、第23届呼吸支持技术与第17届呼吸治疗高级研究班课程，朝阳呼吸ECMO培训中心系列课程、肺血栓栓塞症规范化诊治推广学习班、动脉高压进展学习班、朝阳RICU系列培训课程、急性肺栓塞早期识别及护理、戒烟技能培训等，累计培训5000余人次。

【交流与合作】主办或承办国内学术会议10余次，包括首都医科大学胸外科学2023学术年会暨胸外科微创新技术新进展研讨会、肺动脉高压诊疗实践交流沙龙、2023第二届北京朝阳医院肺血管疾病临床-基础-转化高峰论坛、朝阳医院研究生论文撰写规范系列讲座、"数据赋能-转化应用"医疗大数据创新论坛、"医疗大数据在呼吸病领域的应用-从平台到真实世界研究"专题讲座、2024年国家自然科学基金申报培训会、数智戒烟高峰论坛等，累计参会5000余人次。参加国内学术交流40余人次，包括大会发言、培训讲座等。

【信息化建设】推进呼吸专病医疗大数据综合平台应用，健全全流程数据质控体系。该平台整合了北京朝阳医院3大院区近11年的呼吸专病门诊及住院电子病历信息，共计400余万例呼吸系统疾病病例，并建立了国内一流的电子病历数据应用的数据质控体系，为研究者提供了高质量数据用于开展真实世界研究。年初完成呼吸专病医疗大数据综合应用平台终期验收并不断优化完善，长期进行数据治理，每年两次定期进行数据更新并完成质控报告，完善数据申请和使用制度。持续开展平台的推广应用工作，6月举办了"数据赋能-转化应用"医疗大数据创新论坛。为促进临床医生利用数据开展研究，面向呼吸科各专业组开展了针对性需求对接工作，年内新开通使用者账号16个，数据申请量达138次。近两年已支撑23篇临床研究论文的分析和撰写，获批大数据技术相关的软件著作权10项。

完善临床研究方法学平台建设。平台目前可提供方案设计、撰写、数据分析、文章撰写及质控等全链条技术支持。作为北京市临床研究质促中心之一，年内完成首发项目申报方法学前置评审34项、北京市医管局培育计划项目任务书方法学审核15项。本年度对已研发的临床研究方法学平台进行优化升级，自主研发临床研究设计智能辅助系统，并出版配套的专著与视频课程；持续开展多形式、多层次的方法学培训与专题讲座，主办临床研究方法学培训4场，培训人数2000余人次。开设临床研究方法学咨询门诊，针对临床医务人员、研究生在开展研究时遇到的"疑难杂症"，给临床科研"顽疾"看病开方，全年累计提供各类临床研究方案设计、数据统计分析以及外投文章修改等咨询与指导152人次，服务科室涵盖呼吸科、生殖中心、医学研究中心、骨科、药事部等27个科室，累计服务时长100小时；完成医院和呼吸所多个临床科室研究生开题、中期汇报以及毕业答辩论文的方法学与数据统计分析的咨询、指导及评审工作。梁立荣作为北京市科委专家库统计学方法专家，参与20余项市科委的研究项目的方法学评审及结题验收工作。上述工作为院所乃至全市临床科研项目的申报和实施提供了重要的方法学技术支撑。

项目精细化管理系统。年内继续应用自主研发的预算项目精细化管理系统，实现了预算项目申报与评审、研究进度、经费支出及成果产出等的全链条动态管理，并完善规范预算项目申报与管理流程。确保年度立项的预算项目科研产出与经费支出进度均达到北京市卫健委和北京市财政绩效评估的要求，为促进呼吸所各专业组高质量协同发展提供强有力的技术支撑。

【科普宣传】多措并举科普宣传。世界肺动脉高压日、世界无烟日、世界慢阻肺日等疾病日多次举办患者健康宣教活动，包括门诊大厅义诊、科普讲座、张贴宣传海报、发布科普视频或文章等，广泛宣传了相关疾病的防治及规范化治疗的重要性，取得良好效果。多名医师接受央视频/央视网、北京电视台、北青报、光明网等多家权威媒体采访10余次，宣传健康理念，受众上千人，扩大了院所和科室的影响力。

公益控烟。11月，联合北京市卫健委、北京市爱国卫生运动委员会办公室主办、北京市疾控中心举办《"你戒烟、我支持"2023年北京市民科学戒烟公益活动》（北京市民科学戒烟公益活动已连续举办6年），由我院戒烟门诊为有戒烟意愿的吸烟者提供专业戒烟服务，共提供戒烟门诊服务100人次、线上戒烟服务500余人次。年内继续优化线上综合戒烟服务平台，累计已服务近5万名吸烟者，成为区域戒烟服务平台的标杆。

【荣誉获奖】3月，通过北京市卫生健康委员会遴选，获批北京市呼吸内科质量控制和改进中心主任委员单位，童朝晖任质控中心主任；3月，中华全国妇女联合会授予呼吸与危重症医学科"全国巾帼文明岗"称号；9月，呼吸与危重症医学科副护士长王淑芹荣获北京市卫生健康委员会组织的首都卫生健康系统"强国复兴有我"主题宣讲比赛二等奖，并加入了首都卫生系统巡回宣讲团的行列。

【研究所领导】法人：纪智礼（12月任）、张金保（12月免）；所长：童朝晖。

（撰稿：景　行　张　迪　梁立荣　审核：童朝晖）

北京市神经外科研究所

【基本情况】职工122人，其中科研人员102人，包括正高级职称19人、副高级职称39人、中级职称30人、初级职称及以下14人。

年底固定资产净值9799.66万元。

【科研工作】年内获批课题38项，其中国家级课题21项、省部级课题13项、局级课题4项，获批经费总计4210.2万元。在研课题125项，其中国家级课题56项，省部级课题18项，局级课题24项，所级课题27项。结题59项，国家级16项，部市级4项、局级10项、横向1项、所级课题28项。所内有3个北京市重点实验室：脑肿瘤研究北京市重点实验室、中枢神经系统损伤研究北京市重点实验室、神经电刺激研究与治疗北京市重点实验室。

全年授权专利42项，其中发明专利21项、实用新型专利21项。全年发表科技论文78篇，其中SCI收录47篇。年内完成3项科技成果转化，分别为：数字化智能脑外科手术平台转化协议，针对缺血性脑卒中适应证的等离子体吸入治疗仪合作协议，一种基于基因编辑改造1型单纯疱疹病毒（HSV-1）治疗恶性脑胶质瘤的方法技术秘密转让合同。

【医疗工作】神经电生理研究室完成各类检查13216人次，其中病房及门诊脑电图325例、肌电图4416例、术中监测5275例。胶质瘤治疗中心完成手术999例，神经外科肿瘤五病区完成神经内镜手术53例。功能神外团队全年开展脑深部电刺激（DBS）植入术465例。神经病理室发出病理诊断报告12822例，冰冻快速诊断报告3363例，免疫组织化学染色128226片，完成会诊725例。超微病理室完成临床透射电镜检查928例，科研透射电镜标本164例，扫描电镜标本52例，制作光镜半薄切片2184张，制作电镜超薄切片1092张。

【医学教育】有博士生导师20人、硕士生导师17人。承担首都医科大学研究生培养，招收研究生49人，其中博士生23人、硕士生23人，同等学力博士3人。毕业研究生30人，其中博士生13人、硕士生17人。在读研究生150人，其中统招研究生121人（博士生56人，硕士生65人），同等学力研究生29人。在站博士后5人。北京神经外科学院录取一年制学员10人，短期专题班学员43人，在读学员共32人，一年制毕业3人。

【交流与合作】国际交流与合作。10月31日损伤修复研究室邀请法国国家健康研究中心巴黎Paul Brousse医院终身高级研究员董雨春教授来所参观并进行学术交流，董教授为大家作了题为《人类临床前实验模型：携带功能性人类细胞免疫的HLA转基因小鼠及其应用》的主题报告。

细胞生物研究室张亚卓教授于11月19~22日赴新加坡参加国际神经内镜联盟举办的第十届世界神经内镜大会，在大会上作了内镜经鼻海绵窦肿瘤手术技术的主题发言，并主持了两场会议，展示了神外所作为国内神经内镜开创和引领单位在国际上的学术地位。

国内交流与合作。2月24~27日，神经流行病学室在四川成都举办农村癫痫项目专家研讨会，参会专家共10人，分别来自吉林、南京、四川、北京，旨在总结及报告国家农村癫痫防治项目工作情况及成效，凝练和回顾国家农村癫痫防治项目意义和重大影响。

6月2日，神经流行病学室举办关于中国疾病预防控制信息系统癫痫平台相关视频培训，各省癫痫防治管理项目700余人在线参加了培训会。

分子神经病理研究室柴睿超同志2022年7月3日至2023年7月3日前往香港科技大学王吉光教授实验室进行交流学习，特别是在基础研究实验室建设及脑胶质瘤临床研究方面与王教授展开了深入交流，很好地展示了神外所在神经肿瘤转化研究方面的优势，为未来双方开展长期科研合作奠定了良好的基础。

分子神经病理研究室赵征同志于2022年12月2日至2023年11月24日赴香港科技大学王吉光教授团队就江涛院士与其合作的国家重点研发计划"基于单细胞时空演化模型的胶质瘤多模态数据整合与药物预测平台构建"（项目编号：2019YFE0109400）的相关项目内容交流学习。

【基础研究】分子病理研究室江涛获批第五批北京市属医学科研院所公益发展改革试点项目、获教育部高等学校科学研究优秀成果奖一等奖、获首都卫生发展科研专项十大成果（第1名）。胡慧敏获批两项国家自然科学基金项目及国家蛋白质科学基础设施（北京）北大分中心开放课题。赵征获批北京市医管中心"青苗"计划专项及北京市卫生健康委员会科研项目。

细胞生物研究室主要围绕复杂颅底肿瘤分子分类指导临床个性化诊疗的研究和内镜神经外科技术的研发、转化与应用推广两个方面研究。颅底脊索瘤的分子分型方面取得突破性进展，该研究为临床预后和靶向选择提供理论基础，也为临床判断预后、寻找潜在靶向药物提供了依据。在内镜神经外科手术器械研发中，基于等离子体物理学和细胞生物学的理论基础，首次阐明了等离子体抑制垂体瘤的作用和机制，以此为基础开发了神经外科多功能等离子体手术系统，实现了集等离子射频、射流治疗功能为一身的能量平台，将肿瘤切割、止血、消融和治疗残留等多种功能融为一体。

功能神经外科研究室进行多项国家自然科学基金委研究工作，包括：脑深部电刺激通过调控苍白球内环路治疗亨廷顿舞蹈症临床症状的电生理机制研究。帕金森病步态障碍的皮层——丘脑底核功能连接特征

及脑深部电刺激调控机制研究。帕金森病执行功能障碍的额叶——丘脑底核通路低频振荡特征及丘脑底核电刺激调控研究。

神经重建室开展神经纤维瘤等研究如下：神经纤维瘤病的基因治疗及免疫治疗研究、建立神经纤维瘤病相关脑膜瘤永生化细胞系一株。开展其他神经肿瘤治疗相关研究中，通过对比侵袭性和非侵袭性垂体腺瘤蛋白质表达差异，发现溶质载体家族2基因（SLC2A1）在侵袭性垂体腺瘤中显著上调，可调节上皮间质转化（EMT），是侵袭性垂体腺瘤的潜在诊断标志物。

脑肿瘤研究中心本年度进行四项重点工作：脑胶质瘤溶瘤病毒基础研究，完善溶瘤病毒治疗恶性胶质瘤理论。胶质瘤来源的间充质干细胞在脑胶质瘤免疫微环境中的作用机制，探索脑胶质瘤发病机制，驱动脑胶质瘤进展的基因，以及脑胶质瘤治疗的有效靶点。研究小分子化学药物对溶瘤病毒疗效作用，开发溶瘤病毒增效剂。探索医用生物材料联合溶瘤病毒治疗恶性脑胶质瘤，构建可用于溶瘤病毒治疗的新型纳米材料，增强溶瘤病毒疗效。

损伤修复研究室积极开展中枢及周围神经损伤及修复机制的基础及临床转化研究，围绕中枢及周围神经损伤后的病理变化和临床表现，积极进行修复方法的探索及神经保护药物开发和临床转化研究。同时，本科室担负着研究所质谱平台神经系统疾病蛋白组学和代谢组学的研究工作，主要开展了脑胶质瘤、垂体瘤的蛋白组学和代谢组学检测，建立了新的技术方法。

颅脑创伤室关注神经外科从基础到临床的现代技术研发、转化与推广应用，致力于发现继发性脑脊髓损伤关键调节机制，寻找治疗突破口；通过蛋白质组学实验平台为临床上脑创伤的早期诊断、预警和个体化治疗等提供数据支持；开展颅脑创伤相关生物标志物及治疗性生物材料应用研究，加大为政府和公众服务的力度。

神经药物室建立了具有较高技术含量的缺血性和创伤性脑损伤研究平台，可以开展相关领域的急性和慢性实验，重点开展了局灶性脑缺血继发性损伤的炎性机制研究以及局灶性脑缺血后迟发性疼痛以及情绪障碍的相关机制研究。

病理生理室的研究工作主要集中在神经系统疾病的病理生理过程，以及诊疗手段的开发和相关机制研究。主要包括气体放电等离子体在脑血管疾病和神经系统肿瘤治疗中的应用、机制研究及转化；神经退行性疾病的早期诊断、鉴别及分子机制研究；脑胶质瘤早期诊断和治疗的分子标志物及作用机制；脑胶质瘤的新抗原免疫治疗研究，以及长链非编码RNA在脑胶

质瘤发生发展中的功能和作用机制研究。

神经流行病学室承担国家级及省部级在研课题3项，包括国家重点研发计划项目：政府间国际科技创新合作重点专项"基于网络咨询的手机APP自我健康管理模式预防痴呆的实施性研究"；宁夏卫健委资助的院所共建项目"宁夏重大脑疾病流行病学调查"；国家自然科学基金"联合糖基谱与炎症因子预测脑动脉狭窄人群血管性认知障碍的发生风险"。组织并积极参与"中国脑血管病临床管理指南2022""基层心血管病综合管理实践指南"和"中国卒中患者血压管理共识"编写及定稿讨论。

多模态神经脑功能影像研究室通过与北京天坛医院、三博脑科医院等单位密切合作，完成了神经系统疾病患者3.0 T磁共振扫描361人次，完成了小动物7.0 T磁共振扫描1570次。

中心实验平台修订了共享平台的各项规章制度，规范了仪器使用操作流程，完成了50余台设备维护、保养等工作。完成131台仪器设备信息的录入，对接首都科技条件服务平台系统。

动物实验平台的工作中，北京市神经外科研究所实验动物福利伦理委员会2023年度共审评通过40项实验动物伦理申请，已完成28项的评审工作，还有12项尚在评审过程中。2023年度委员会共收到伦理预评审申请248项，已完成248项的评审批复工作。目前本平台在研的项目课题数量共121项。全年日均存活实验动物数量保持在2000只左右，全年共使用实验动物6467只。

神经介入研究室、神经影像研究室及小儿神经外科研究室三个基础研究科室正在建设中。

【编辑工作】"中华神经外科杂志"2023年度在中华医学会系列杂志审读的百余种杂志中荣获期刊进步奖、法定计量单位单项奖、表格单项奖、参考文献单项奖；同时有2篇文章荣获中华医学会年度百篇中华医学优秀论文奖。杂志全年出版12期，发行36000册。本刊被"中国科学引文数据库"（CSCD）、"中国科技论文与引文数据库"（CSTPCD）、"中文核心期刊要目总览""中文科技期刊数据库"（VIP）、"中国期刊数据库"（CNKI）、"中国生物医学文献数据库"（CBM）、"中国学术期刊文摘""中文科技资料目录""中国医学文摘"等数据库和文摘期刊所收录；同时在"万方数据-数字化期刊群"全文上网，被《中国核心期刊（遴选）数据库》收录。本刊入选"中国精品科技期刊顶尖学术论文（F5000）"项目来源期刊并加入Scopus数据库。2023年被《中国学术期刊影响因子年报》统计源期刊收录。

【癫痫防治】截至年底，癫痫项目县数增加至256个，覆盖农村人口1.4亿人，开设癫痫门诊319所，减轻广大癫痫患者的就医负担。

2023年项目累计筛查且经神经科医生复核诊断的癫痫患者超过30万人，对筛查发现的癫痫患者进行规范的药物治疗和随访管理，规范管理率达到100%，入组治疗率达到95%。通过规范的治疗管理，2023年管理癫痫患者94477人，较2022年新增6439人。2023年国家癫痫项目办公室联合各项目省积极组织开展癫痫防治技术培训工作，总体培训基层癫痫防治队伍超30000人次。2023年国内32个省份累计组织199次网络培训工作与343次线下培训工作，2023年第五期"中国农村癫痫防治管理项目"县级医师培训班，同时在线人数超4000余人，浏览总次数10万次，使基层医生在癫痫诊治领域得到充分培训。

【脑卒中主题日活动】10月29日上午在京联合举办了2023年第18个"世界卒中日"全国健康科普公益行动北京主场活动。活动邀请了国内脑血管病领域的专家学者，从不同角度和层面，分享中国脑血管病防治的问题与成就，介绍中西医结合防治卒中的中国方案，探讨心脑血管疾病的同防同治，解析叶酸、脑动脉瘤、取栓技术等与脑健康相关话题。本次直播在科普中国、光明网、凤凰网健康频道、科协之声等直播平台总播放量达450万人次。

【研究所领导】所长：江涛；党总支书记：翟晶；党总支副书记：高华。

（撰稿：王慧媛　审核：翟　晶）

北京市感染性疾病研究中心

【基本情况】中心核定编制45名，其中科研人员数24人。研究所正高级职称6人，副高级职称6人，中级职称8人，初级职称12人。博士研究生毕业24人，硕士研究生毕业7人，本科1人。24名科研人员均为专职科研人员。

中心固定资产原值5976.82万元，设备5895.24万元，占固定资产原值的98.63%，中心在首都科技条件平台登记的原值单价100万（含）以上（不含车辆）设备3378.85万元，占固定资产原值的56.53%。大于50万的大型科研仪器共计25台，设备原值合计4164.18万元，涵盖了分子生物学、细胞生物学、生物信息学等多个学科领域。

中心根据8个重点专业方向，分为6个PI团队，分别为感染性疾病临床防治研究团队、免疫细胞表观遗传研究团队、细胞器/代谢与肝病研究团队、感染与衰老免疫研究团队、感染与固有免疫研究团队、病毒感染免疫研究团队。

【科研工作】全年获批立项科研项目13项，其中国家级6项（国家重点研发3项，国家自然科学基金3项）、省部级3项，局级4项，共获资助经费2476万元。医院匹配经费210万元，年内结题10项，年底在研课题27项。获专利2项。共发表科技论文38篇，其中SCI论文32篇。

国家级、市级实验室有：传染病溯源预警与智能决策全国重点实验室，新发突发传染病研究北京市重点实验室。

【医学教育】中心为首都医科大学、北京大学医学部硕士、博士研究生培养点，承担首都医科大学研究生和本科教学工作。其中博导6名，硕导9名。年内年招收新生26人，其中，博士研究生13人、硕士研究生13人。

【交流与合作】学术交流：王玺教授在中国疾病预防控制中心病毒预防控制所举办的"2023年新发与再发病毒T细胞与抗体免疫检测技术培训班"进行授课，在"2023年全国基因功能与表观遗传调控学术研讨会"作主题报告，在"全国肿瘤转移学术大会暨中国抗癌协会肿瘤转移专委会——2023年年会"作主题报告；朱鏐变教授在2023首都前沿学术成果报告会获得优秀成果奖，在发热伴血小板减少综合征研究论坛交流"发热伴血小板减少综合征患者血浆蛋白质组学研究及预后标志物发现"相关研究成果；孔雅娴教授在中华医学会第十五次全国艾滋病、丙型肝炎学术会议作报告；刘顺爱研究员在第五届北京临床生物样本库创新发展论坛、临床数据样本资源库在医学研究中的应用会议进行学术报告；赵学森研究员在北京慢性病防治与健康教育研究会感染性疾病专业委员会成立大会上担任主持；张淑妍教授在第9届LipidALL脂代谢会议作题为"脂滴上Noncoding RNA编码蛋白的发现与细胞脂质稳态调控"的学术报告。研究中心课题

组成员在第四届全球健康学术研讨会、2023年亚太肝病学会（AASLD）、2023尿液蛋白质组urimarker大会、传染病预警与智能决策全国重点实验室青年学术会上报告交流研究成果。

学术合作：与地坛医院临床合作，建立并验证大别班达病毒的分子检测技术，在Journal of Virology与Emerging Microbes & Infections和Hepatology Research发表抗感染和肿瘤免疫等相关高水平文章；与清华大学、北京大学等高校科研院所技术平台合作，进行肝细胞癌发病机制的研究，研究项目获批国家自然科学基金青年基金支持；与北京世纪坛医院合作发现"中性粒细胞免疫记忆"，揭示脓毒症继发感染损伤机制，在Cell Reports发表相关文章；与昌平国家实验室合作，与国家疾控病毒所合作，与加拿大Alberta大学林含新教授合作完成多项新冠相关课题，发表多篇Journal of Virology文章。与首都医科大学临检中心共建"病原微生物精准检测联合实验室"并签署战略协议；联合北京市北大一院、清华长庚、北医三院、佑安医院、地坛医院、中国科学院、北京大学、首都医科大学、国家CDC、北京CDC、天津医科大学、中山大学等京内外单位成立北京慢性病防治与健康教育研究会感染性疾病专业委员会，和清华大学免疫学研究所、中国科学院生物物理所、中国科学院微生物所、首都医科大学药学院、北京大学医学部，都建立了实质性的合作。

【深耕新冠病毒科学研究】年内，北京市感染中心继续在冠状病毒致病机制与新冠病毒抗原检测技术开发及应用、新发突发传染病免疫效果评估方面持续深耕。与北京大学、昌平国家实验室等单位合作完成随机对照临床试验以及评估新冠疫苗第三针接种后的免疫效果和不良反应工作，评估异源第三剂ZF2001（智飞疫苗）或同源第三剂CoronaVac（科兴疫苗）对疫苗诱导的VOC抗体的影响。完成相关抗原检测和核酸检测灵敏度的横向对比，对新冠抗原检测试剂的分析性能和临床性能进行了科学、系统的评估；完成非典感染史人群对新冠病毒免疫应答的研究，依托假病毒技术平台，对有SARS-CoV感染史的康复者和健康人接种第三剂疫苗队列进行了抗体中和活性评价，且本年度完成了冠状病毒CCoV-HuPn-2018刺突蛋白介导的病毒侵入机制研究，上述研究工作为新冠防控做出了重要贡献，有助于我们了解这种潜在的人类冠状病毒的细胞嗜性、受体使用、跨物种传播、自然宿主和发病机制。

【获批传染病溯源预警与智能决策全国重点实验室】北京市感染中心作为主要参与单位，参与申请、

筹备传染病溯源预警与智能决策全国重点实验室，4月经科技部批准正式成立。中心对全国重点实验室的建设方案，总体目标、重点任务、具体实施规划等方面提出了详尽宝贵的可行的思路和实践规划，为最终全国重点实验室获批做了巨大贡献。我中心共有4位教授入选全国重点实验室PI，主要研究方向为病原体感染免疫、新发突发传染病病毒感染免疫、新发突发传染病的免疫病理机制重症化监测的基础和临床研究、病原体检测、鉴定与病原-宿主互作研究。全国重点实验室的建立对提升我国重大传染病防控能力，完善我国传染病防控政策具有重大意义。

【引进优秀人才】年初中心引进优秀人才9名，其中包括病毒溯源研究、病原微生物检测溯源流程和算法开发及生物信息学的领军人才，填补多组学研究及生物信息学人才领域空白。目前研究所研究人员专业分布涵盖了微生物学、基因组学（宏基因组、3代测序）、代谢组学、蛋白组学、免疫学、分子生物学、生物信息学等学科，构建了完整的科研体系。2023年新获批北京市卫健委公共卫生高层次领军人才1项，实现地坛医院及北京市感染中心在此项人才项目中零的突破；获批北京市医管局"登峰"人才基金项目1项，荣获2023年朝阳区凤凰计划领军人才和优秀青年人才各1项，北京市科协"托举人才"1项。1人次担任感染性疾病专业委员会主任委员，2人次担任专委会常委，1人次担任专委会秘书长，1人次担任感染性疾病专业委员会委员兼青年委员会（筹）拟任主任委员。

【加强样本库平台建设】2023年样本库完成了样本信息管理平台的升级，目前运行良好。临床信息管理平台经过系统接口改造之后其功能逐步完善，目前可以通过患者登记号自动抓取入组病例的结构化临床信息，包括住院患者和门急诊就诊患者，可以为项目组查询临床数据并导出。已为新冠项目、中西医研究队列、胸外科研究队列等提供了临床数据导出服务，助力课题组及时分析和总结临床数据和样本资源信息，实现了真正的临床数据与样本资源库。

本年度样本库加装了一套中央空调，实现了两套空调系统同时运转，保证环境温度维持25℃以下的恒温；冰箱冷链管理系统正常运行，实时远程监控设备温度变化；新增大容量气相液氮罐、超低温冰箱和生物安全柜等关键设备，并新启用了1台深低温冰箱和2台超低温冰箱。

【获批感染性疾病专业委员会并举办首都前沿学术成果报告会】7月，北京慢性病防治与健康教育研究会批复同意成立感染性疾病专业委员会，10月21日，由北京市科学技术协会主办，北京慢性病防治与健康教育研究会、首都医科大学附属北京地坛医院、北京市感染性疾病研究中心协办的2023年首都前沿学术成果报告会暨北京慢性病防治与健康教育研究会感染性疾病专业委员会成立大会召开，其成立将促进临床、疾控、健康教育与其他专业人士间的交流，合作，凝聚全国慢病感染性疾病临床、预防和基础研究领域的权威专家，涵盖疾控、医院及大学（研究所）各单位的专家团队建立卫生检疫、诊治、预防、治疗，基础研究无缝连接的模式，打造高层次的交流平台推动慢性病感染性疾病的治疗与健康管理。

【建设管理团队，探索PI制绩效考核体系】研究中心推行PI制，创立"核心组+学术委员会"的管理和发展模式，并成立了生物安全委员会，明确分管实验室安全的领导成员和各实验室安全管理人员，整体谋划研究所的事业发展，系统重塑科研体系与布局，全面提升研究所的科研能力，积极推进研究所的制度建设和科学管理。研究所内设6个PI科研团队，并且通过推荐和选举，增加了两名核心小组人员，目前核心小组人员七名，学术委员会八名。核心小组及学术委员会对研究所工作事务定期讨论部署，保证了研究所良好地运转及发展。

【中心领导】主任：金荣华；常务副主任：王玺。

（撰稿：李　蕾　审核：金荣华　王　玺）

北京大学医学部

【基本情况】教职工14830人，其中医学部本部1869人。有专任教师6224人，其中医学部本部718人。专任教师中，有正高级1440人（医学部本部190人），副高级1830人（其中医学部本部362人）。现有博士后流动站9个，在站博士后691人。

下设5个学院，6个直属附属医院，4个共建医院，11个教学医院。

【教学工作】开设本科专业14个。现有11个一级学科博士学位授权点、69个二级学科博士学位授权点；13个一级学科硕士学位授权点、73个二级学科硕士学位授权点。

年内招收本科生859人、硕士生944人、博士生1058人。招收留学生60人，台港澳学生32人。毕业本科生866人，研究生1260人。

截至年底在校生人数为：本科生4700人、硕士研究生2681人、博士研究生3750人，共计11131人。

馆藏书量共计60.5万册，其中纸质图书49.6万册、电子图书10.9万册。

教学制度改革新举措。成立马克思主义学院医学部教研中心，作为医学部思政课教学的主体。教改先行，才质并蓄。通过101计划赋能拔尖创新人才培养。北大医学部作为教育部基础医学101计划牵头单位和临床医学101计划的重要参与院校，利用新型教育技术手段，推动核心课程、教材、师资团队和项目建设，打造一流课程、一流专业、一流教育教学团队，建设一流本科教育高地，提升人才培养质量。2019级学生完成临床医学专业器官系统整合课程首轮教学，学生学业能力和科研能力均有提升。开放全校各学院、医院与直属单位科研平台，扩大本科生暑期科研项目与大学生创新实验项目覆盖范围，鼓励全校各专业低年级本科生尽早接触真实的健康医疗实践问题，培养创新思维。完成临床医学专业认证自评报告，开展2023—2024学年本科教学调研，顺利通过第二轮教育部临床医学专业认证，保障临床医学专业培养质量的持续提升。

优化学科布局，完善人才培养体系。服务国家战略需求，自主设置"医学技术"博士专业学位授权点，增设"公共卫生""药学"两个博士专业学位授权点，加快培养实践创新型高层次医学人才；组织举办全科医学、老年医学等学科发展研讨会，全面提升急需紧缺人才自主培养能力。经调研学生需求和专家研讨，创新启动构建研究生医学前沿进展课程新体系，已开设5大系列、12个模块课程的医学前沿进展课程，深受研究生欢迎。创新推出"导师之家"服务与交流平台，完善导师育德育人提升机制。利用座谈、访谈等调查研究方法，问需、问计、问策于青年导师，进行"面对面"直接沟通，着力解决青年导师比较迫切的跨学科交流问题。

启动新一轮专科医师规范化培训细则修订工作，明确培训内容和要求。为服务国家应急救治体系建设的战略需求，完善创伤医学人才培养体系，组织专家修订细则，开展创伤医学专科培训，促进口腔综合（综合医院）与口腔综合（专科医院）培训和考核方案逐步融合。

发布《中国本科医学教育标准—临床医学专业（2022版）》等；举办首届医学教育论坛，是我国首次会议规模近2000人的医学教育盛会。发挥专家智库作用，牵头制定医学专业学位类别的《博士、硕士专业学位论文基本要求》、牵头编写《医学研究生教育学科专业简介及其学位基本要求》、主编《医学学科专业体系建设与人才培养—现状与发展》等国家研究生教育标准。自1989年设立国家级教学成果奖以来，首次同时获得2个国家级一等奖。乔杰院士牵头的"医心师道——新医科高素质师资培养体系的探索与实践"获得2022年高等教育（本科）国家级教学成果奖一等奖，彰显了北大医学在师资培养方面的创新与实力。段丽萍教授牵头的"健康中国战略背景下医学高层次应用型人才培养体系构建与探索实践"获得2022年高等教育（研究生）国家级教学成果奖一等奖，展现了北大医学在服务国家战略需求中的前瞻性与实效性。周永胜教授牵头的"以思政教育为魂、学科交叉为导、数字技术为线，培养新时代口腔医学创新人才"获2022年高等教育（研究生）国家级教学成果奖二等奖，体现了北大医学在跨学科融合与创新人才培养方面的持续探索。多项成果、课程、课件、教材获得国家级、北京市级奖励。

国家重点学科：一级学科3个、二级学科12个。国家中医药管理局重点学科：2个。北京市重点学科：一级学科1个、二级学科5个。

【科研工作】获科技部批准独立建设全国重点实验室3个（女性生育力促进、血管稳态与重构、天然药物及仿生药物）、合作建设全国重点实验室2个（分子肿瘤学、消化系肿瘤整合防治），全国重点实验室建设取得历史性突破。获国家发改委批准建设国家医学攻关产教融合创新平台，总投资4.59亿元，其中中央预算内投资1.5亿元，2023年下达中央预算内投资1亿元。获教育部批准建设癌症整合组学前沿科学中心、免疫相关重大疾病医药基础研究创新中心、重大疾病流行病学教育部重点实验室，获北京市教委批准建设创伤救治与神经再生北京实验室。骨与关节精准医学教育部工程研究中心顺利完成建设验收。"十四五"中央预算投资项目——"北京大学智慧（AI）药物平台"全面启动建设。北京大学医学部临床医学高等研究院成立并正式启动建设。临床医学高等研究院将架起"基础研究与临床应用"之间的桥梁，推动"临床医学学科统筹管理、多中心高质量临床研究、基础临床交叉研究、前沿医学技术创新转化"四位一体建设。

获批国家重点研发计划牵头项目27项，再创历史新高，居兄弟单位第一；获批科技部雄安新区科技创新专项2项；获批国家重点研发计划、科技创新2030-重大项目牵头课题69项；共获批中央财政经费超3.91亿元。获批国家重点研发计划国际合作专项7项，创历史新高，初步构建起全方位、多层次、广领域的医学科技国际合作格局。获批国家自然科学基金各类项目404项，经费2.64亿元，立项总数创历史新高。签署校企/院企联合研发平台17项，签约金额2.34亿元，研究方向涉及生物大分子创新药物、核酸药物、营养与代谢健康、心脑血管转化医学、传染病防控技术和真实世界研究等。签署技术转让76项，签约金额4.51亿元。

7项牵头成果荣获教育部2022年度高等学校科学研究优秀成果奖（科学技术），创近十年"最好成绩"，其中王凡团队的1项成果获评特等奖，是北京大学在省部级特等奖上的历史性突破。斩获11项北京市2022年度科学技术奖励奖项，年度获奖数达过去五年获奖总数的50%，占北京大学获奖项目总数的85%。荣获2022年度中华医学科技奖4项，6项成果入选《中国2022年度重要医学进展》，获奖数量位列各参评单位榜首。3人获得全国创新争先奖，领跑全国医学院校；3位临床专家获得北京市先进科技工作者荣誉表彰，占全部上榜医院获奖者的50%。

加强中医药传承与创新，新增中药化学生物学、中西医结合基础、中西医结合临床3个国家中医药管理局高水平中医药重点学科，推动中医药以及中西医结合特色学科高质量发展。

"北京大学宁波海洋药物研究院"和"北大医学部（泰州）医药健康产业创新中心"是北大医学首批异地科研机构。两个异地科研机构的启用，在人才引育、科研平台搭建、项目研发、医药科技成果转化、创新型医药企业培育等方面取得重要进展，是践行国家战略、服务地方经济建设的有效实践。

【交流与合作】以北京大学国际战略年为契机，打开国际交流新局面。深化高水平国际科研平台建设，助力提升北大医学学科影响力，如与美国密西根大学医学院等国际知名医学院校成立的联合研究所，启动并开展多个联合研究项目、人才国际合作培养项目和医院管理合作项目等；与英国曼彻斯特大学签署教育领域新协议，成功获批国家留学基金委创新型人才国际合作培养项目资助。响应"一带一路"倡议，依托中国—东盟高校医学联盟，孵育科技部首个中国-东盟公共卫生科技合作中心，通过科技部获得亚合资金项目支持1000万，并通过教育部获得中国—东盟医学健康共同体发展计划（第二期）亚合资金项目支持。出访阿拉伯地区"一带一路"卡塔尔、阿曼两国，填补中阿医学合作空白，开中阿医学教育和医疗合作先河，首推康复、口腔、生殖、护理、器官移植等领域国际化培训项目，为卡、阿两国培养高水平医学人才，助力构建新时代中阿命运共同体。成功申请多项国际基金支持，助力北大医学教育、科研、医疗高质量发展。

【怀密医学中心建设正式启动】12月8日，怀密医学中心建设启动仪式举行。怀密医学中心建设规划用地约1160亩，其中一期712亩，标志着北大医学学院路校区建成71年来以来首次实现新家园空间拓展。第十、十一届全国人大常委会副委员长、第十二届全国政协副主席、中国科协名誉主席韩启德，国家卫生健康委党组副书记、副主任曾益新，教育部党组成员、副部长孙尧，北京市委常委、常务副市长夏林茂，宁夏回族自治区党委常委、常务副主席陈春平等各级领导莅临启动仪式并作工作指示。宁夏燕宝慈善基金会签约二十年共捐赠10亿，全面支持北京大学医学教育事业。目前首笔捐赠款已经到账，用于新校园建设。

【医学部领导】主任：乔杰；党委书记：陈宝剑；党委常务副书记：徐善东；副主任：段丽萍、王维民、肖渊、刘晓光、王嘉东、孙智利；副书记：朱树梅、张莉鑫；纪委书记：张莉鑫；主任助理：范春梅。

（撰稿：胡　婷　审核：陈　磊）

清华大学医学院

【基本情况】教职工265人。其中教师119人，包括教授34人（其中教研系列长聘教授29人、教学系列教授2人、未定系列教授3人）；研究员9人（研究系列首席研究员2人、研究员6人、未定系列研究员1人）；

副教授28人（其中教研系列长聘副教授13人、准聘副教授9人、教学系列副教授6人）；研究系列副研究员12人；教研系列助理教授15人；研究系列助理研究员10人。实验技术系列9人（正高级工程师1人，高级工程师8人）。教育职员2人。合同制职工146人。

现有中国科学院院士1名，中国工程院院士2名，7人入选教育部"长江学者奖励计划"特聘教授，6人入选青年学者，12人获得"国家自然基金委杰出青年科学基金"（当年新增1人），10人获得"国家自然基金委优秀青年科学基金"，"海外高层次人才引进计划"（简称"千人计划"）入选者11人，"青年千人计划"入选者20人，海外优青入选者4人，"国家高层次人才特殊支持计划"（简称"万人计划"）入选领军人才1人、青年拔尖人才1人。

医学院共有固定资产15639件，总（原）值约3.87亿元；年内新增固定资产1045台（件），总值4462万元。

【**教学工作**】生物医学工程专业及临床医学八年制两个专业在籍本科生共324人。生物医学工程专业自2020年化生方向并入探微书院；电子信息方向自2022年并入为先书院。2023年生物医学工程专业本科毕业人数27人，国际生结业2人。

2023年临床医学八年制招生55人，2023年临床医学八年制（医学实验班）毕业23人，结业1人。MD/PhD项目2023年录取29人，共在读41人。临床医学4+4项目（卓越学者型医师）招生5人。

研究生在籍1147人，其中硕士生276人、博士生871人。本年招收硕士生92人，博士生206人，国际学生3人。本年研究生毕业共170人，其中1月毕业博士生20人，硕士生5人；6月毕业博士生64人，硕士生56人；8月毕业博士生12人，硕士生6人；10月毕业博士生5人，硕士生2人。

医学院有3个博士后流动站，在站人数178人。

教学成果：吴宁老师荣获第八届全国大学生基础医学创新研究暨实验设计论坛优秀成果奖。王广志老师获北京市普通高等学校优秀本科生毕业设计（论文）指导教师。医学院研究生课程《干细胞与再生医学进展》获2023年清华大学精品课程。医学院马丙婷博士学位论文获评2023年北京市优秀博士学位论文（指导教师：向烨老师）。

本年度医学院获批清华大学研究生教育教学改革项目3项。

【**科研工作**】医学院在研项目631项，本年度实到经费0.6亿余元。新增项目115项，新增合同总额约1.9亿。申请国家自然科学基金89项，获批23项，中标

率25.8%，获批总经费1562万元，其中1项重点项目、2项专项基金，2项外国学者研究基金。申请专利93项，获批授权专利22项；共转化项目6项，转化项目总金额达350万，其中典型代表有：α-亚乙基-苯乙醛的驱蚊用途、一种用于构建三维器官微环境模型的微流控系统及其制备方法和应用、一种抗原自呈递工程化迁移体及其制备方法和应用、增强现实显微装置及其使用方法等。发表以清华大学医学院为第一作者或通讯作者的第一工作单位的科研论文共257篇，其中1篇*Nature*，2篇*Cell*。

【**交流与合作**】共派出154名教职工出国进行学术交流；累计受理外籍及港澳台专家来访申请60人次；共派出159名学生出国进行学术交流。

6月1日至8月29日，感染与免疫中的基础和临床研究专题研习营在清华大学医学院举行。香港大学安排师生来清华做教学科研访问及交流，共同探讨感染和免疫研究发展情况，畅想医学发展的愿景与未来。

6月1日至8月29日，清华—澳大中医药与免疫学主题研习营在清华大学医学院举行。来自清华大学和澳门大学的优秀青年学者与医学专家学者围绕免疫药理及药效学研究、中医药免疫防治病毒的研究、免疫学与中医药理论、免疫学技术进展等的应用等话题开展讨论。

7月7日，疫苗可预防细菌性疾病研讨会在清华大学医学科学楼B416举行。清华大学医学院张敬仁教授和北京大学教授李立明共同担任会议主席。会议讨论了中国流脑、百日咳和肺炎的免疫预防取得长足进展，但同时面临新的挑战。会议通过与欧洲及北美专家的学术交流，探讨中国细菌性疾病的免疫策略，以及疫苗组分、临床评价和最佳免疫程序。

10月19日，清华海外名师讲堂第239讲暨医学院第10期洞见讲坛在清华主楼后厅举行。美国麻省理工学院教授、美国国家工程院院士、美国国家科学院院士罗伯特·兰格（Robert Langer）发表了题为"从纳米技术到mRNA疫苗"（From nanotechnology to mRNA vaccines）的演讲。清华大学副校长王宏伟会见了罗伯特·兰格一行，并参加演讲活动。医学院院长祁海主持演讲活动。

【**清华大学医学院与山西医科大学签署战略合作框架协议**】3月15日下午，山西医科大学书记王军、校长解军等一行到访清华大学医学院，双方围绕学科建设、人才培养、师资队伍、教学实践基地等问题交流合作。医学院李海涛副院长代表医学院介绍了医学院发展历史、人才培养、师资队伍、学科规划、教学科研平台建设、科研成果、国际交流合作等方面情

况。山西医科大学书记王军、校长解军介绍了山西医科大学学科建设、教育规划、附属医院等情况，就医学院校发展中面临的困难和挑战交换了看法。与会人员就医学生培养、科技抗疫、临床转化、学科布局、教师培训、教学实践基地建设、科研平台合作共建等方面进行了深入讨论。

【**医学院李海涛课题组和合作团队在《自然》杂志发表论文取得染色质去乙酰化动态修饰调控新突破**】7月19日，*Nature*（《自然》）杂志在线发表清华大学李海涛课题组携手清华大学闫创业课题组、上海交通大学李兵课题组合作完成的题为"Diverse modes of H3K36me3-guided nucleosomal deacetylation by Rpd3S"（H3K36me3指引下的多模式Rpd3S核小体去乙酰化）的研究长文。研究团队通过化学生物学手段构建人工修饰核小体，利用单颗粒冷冻电镜技术解析了酵母Class-I类型组蛋白去乙酰化酶复合物Rpd3S的自由态和H3K36me3核小体结合态下的结构，并结合去乙酰化酶活分析以及酵母遗传学等功能实验，全面地对Rpd3S复合物的组装模式、底物识别催化和修饰介导调控等过程进行了分子机制解剖，揭示出甲基化指引的染色质去乙酰化动态和多样化模型。本项围绕Rpd3S的研究成果首次系统揭示了Class-I类型HDAC复合物发挥功能的结构基础，凸显了表观遗传调控的精妙复杂性，完美展示出大自然通过形成多亚基大分子复合物机器来获得高阶调控能力的精巧设计。

【**清华大学基础医学学科在2023年度泰晤士高等教育中国学科评级中获评A+**】3月29日，泰晤士高等教育（THE）正式揭晓了2023年（第四届）中国学科评级。本次学科评级包括了95所中国大陆高校和其他1777所全球大学，采用了中国教育部的学科分类方式，涵盖83门学科，以A+到C-的评分系统来比较大学的表现。清华大学在此次评级中表现优异，共有47门学科获评"A+"。其中，医学院基础医学学科连续两年获评"A+"。

【**医学院《医学免疫学》成功入选国家级一流本科课程**】教育部公布了第二批国家级一流本科课程认定结果名单，医学院《医学免疫学》成功入选"线下一流课程"。《医学免疫学》是清华大学临床医学八年制学生的必修课，是基础医学的重要基础课程之一，由医学院吴励教授担任课程负责人，祁海教授与吴宁副教授共同授课。课程教授团队在课程设计上不仅要给学生传授最前沿的免疫学知识，更加重视学生的价值塑造和能力培养，通过"讲授、讨论、实验、作业"相结合的启发式教学，综合提高学生的创造性与分析能力。该课程的高质量教学成果获得了广泛认

可，连续荣获北京市优质本科生课程、清华大学精品课，清华大学教学成果一等奖等荣誉。

【**医学院获批基础医学博士后科研流动站**】11月，根据人力资源社会保障部、全国博士后管理委员会发布的《关于批准新设东北师范大学哲学等510个博士后科研流动站的通知》（人社部函〔2023〕108号），医学院"基础医学"博士后科研流动站获批设立。基础医学学科立足于清华大学优秀的医学和生命科学的优势，横跨医药生物技术、临床医学及模式动物与疾病研究，具备精良的科研设施、高水平的技术平台、跨学科的创新团队和高水平的教学团队。

【**科技成果**】4月，清华大学医学院程功教授团队领衔的"揭示皮肤共生菌代谢产生的苯乙酮在促进蚊媒病毒感染宿主中的关键作用"入选《中国2022年度重要医学进展》。

4月，清华大学医学学科带头人黄天荫教授荣获2023年世界视觉与眼科研究协会成就奖。其研究成果推动了影像及人工智能等新技术在眼科疾病及相关全身性疾病的筛查、诊断及预测的应用进程，为世界眼科学发展做出了突出贡献。

4月，清华大学医学院宫琴团队参展的两个项目"真耳分析测试系统"和"听觉功能综合检测系统"在第48届日内瓦国际发明展均获得金奖，这也是宫琴领衔团队获得的第5个日内瓦国际发明奖（4金1银）。

5月，第十二届亚太医学和生物工程大会&2023中国生物医学工程大会暨创新医疗峰会召开。清华大学医学院生物医学工程系廖洪恩教授团队2019级博士张楠凭借论文《基于三维空间交互的宫颈癌靶区勾画虚拟现实环境》斩获"青年优秀论文竞赛"一等奖，2018级博士生杨讷和2019级博士生李阳曦分别凭借论文《基于多模MRI联合评估的脑干胶质瘤H3K27M突变无创预测方法》和《面向自动化大范围扫描的机器人辅助光相干断层成像》斩获"青年优秀论文竞赛"二等奖。

6月，教育部颁发了高等学校科学研究优秀成果奖（科学技术）获奖证书，清华大学医学院程功教授团队领衔完成的蚊媒病毒"宿主-蚊虫"传播循环机制研究项目，荣获2022年度教育部高等学校科学研究优秀成果奖——自然科学奖一等奖。

11月，中华医学科技奖颁奖大会在北京举行，清华大学医学院生物医学工程系罗建文教授团队申报的"无创肝纤维化诊断系统的关键技术创新与推广应用"项目获得医学科学技术奖二等奖。

12月，"大流行病研究联盟"在香港成立。清华大学医学院教授张林琦作为创始人之一，与广州国家实

验室主任、中国工程院院士钟南山，香港大学医学院教授袁国勇，澳大利亚墨尔本大学-杜赫提研究所教授莎伦·勒文（Sharon Lewin），杜克-新加坡国立大学医学院教授王林发、美国哥伦比亚大学医学中心教授何大一，共同在香港大学签署合作备忘录。联盟旨在推动有关从动物传染给人类以及人与人之间传播的病毒的协同研究，提升监测能力，开发解决方案，以更好地应对下一次大流行病的暴发。

12月，何梁何利基金2023年度颁奖大会在京举行，清华大学医学院长聘教授娄智勇因在高致病性病毒感染和复制的分子机制研究以及抗病毒药物研究领域作出的突出贡献荣获"何梁何利基金科学与技术创新奖"。

【获得荣誉】5月，中国工程院院士、清华大学医学院讲席教授、生物芯片北京国家工程研究中心主任程京当选为2023年北京"最美科技工作者"。

7月，在"纪念北京市科协成立60周年首都科技工作者座谈会"上，首批北京市先进科技工作者名单公布，30人荣获"北京市先进科技工作者"称号，医学院程功教授入选。

10月，"新基石研究员项目"揭晓第二期获资助名单，清华大学医学院程功教授入选生物与医学科学领域"新基石研究员"。

11月，科睿唯安在英国伦敦发布了2023年度"全球高被引科学家"名单，该名单精选了全球范围内在科学研究领域具有重大和广泛影响的顶尖人才。清华医学（TM）黄天荫、饶子和、傅阳心、肖百龙4位教授入选2023年度"全球高被引科学家"名单。

【学院领导】党委书记：洪波；副书记：程功、程峰；院长：祁海；副院长：程功、李海涛、廖洪恩。

（撰稿：叶 薇 赵 莹 审核：洪 波）

北京中医药大学

【基本情况】本部教职工1423人，其中专任教师808人（包括正高级220人、副高级256人）。下设12个教学机构，研究院6个，直属附属医院3个，非直属附属医院7个，教学医院27个。

固定资产总值37.079亿元，其中教学、科研仪器设备资产值10.55亿元。全年教育经费投入173411.75万元，其中，财政拨款103327.44万元、自筹经费70084.31万元。

【教学工作】2023年学校（含附属医院）博士后人员出站50人，进站31人，在站126人。本年度招生4218人，其中，研究生2038人（博士生544人、硕士生1494人）、普通本科生2044人、非全日制博士生3人、非全日制培训生（留学生）26人。在校生31641人，其中，研究生6366人（博士生1772人、硕士生4594人）、普通本科生8958人、网络教育本专科生15774人（本科生11044人、专科生4730人）。毕业生14052人，其中，研究生1741人（博士生372人、硕士生1369人）、普通本科生1950人、网络教育本专科生10230人（本科生7017人、专科生3213人）。留学生招生107人，留学生在校生480人，留学生毕业107人。图书馆拥有纸质图书144.87万册，数字资源量中电子图书171.79万册、电子期刊22.9722万册、学位论文

1136.08万册、音视频23723小时。

拥有教育部虚拟教研室建设试点4个，新增北京高校虚拟教研室建设试点2个。"十四五"规划教材主编数量居中医药院校之首。获国家中医临床教学培训示范中心1项。获国家级高等教育教学成果奖二等奖1项。获北京高校教师教学创新大赛一等奖和二等奖各1项。获北京市高等学校教学名师奖2项、青年教学名师奖1项。新增北京高等学校优秀本科教学实验室1个。新增北京本科高校产学研深度协同育人平台2个，深化产教融合。

【科研工作】获批国家级重点项目6项，北京市自然科学基金项目30项。年度中标科研经费3.22亿元，其中纵向经费2.04亿元、横向经费1.1亿元。首次荣获全国创新争先奖。获北京市科学技术奖2项，取得近五年最好成绩。获北京市哲学社会科学优秀成果奖1项，实现零的突破。获中华中医药学会科学技术奖15项，数量居中医药高校首位。获中国中西医结合学会科学技术奖3项（含一等奖1项），实现历史突破。首次荣获"典赞·2023科普中国"年度科研科普人物提名。新增教育部重大血管病医学基础创新研究中心1个、中医药防治重大慢病国际合作联合实验室1个。校企合作研发2个中药创新药获得国家药品监督管理局临床试验

批准。"北京中医药大学王琦书院与九体医学馆"入选科学家精神教育基地。8位教授入选爱思唯尔"中国高被引学者"。2023年度SCI收录论文848篇。

【交流与合作】与澳大利亚西悉尼大学签署合作协议，以中医中心为平台开展"中文+中医"项目合作，在澳大利亚开展"中文+中医"课程、讲座、主题展览等系列活动，推动中医药、中文在澳大利亚的传播。与德国迪根道夫科技应用大学签署合作协议，深化中医药研究、人才培养、生活方式与养生保健数字化应用、中医临床服务等合作研究。承办全球医学人才培养暨上海合作组织医学大学联盟校长论坛，召开上海合作组织医学大学联盟第二次会议，探讨国际医学人才培养、未来医学人才培养、医学人才培养的区域特征和全球趋势等。与清华大学玉泉医院、北京医院等五家医院共建教学医院，与北京市东城区社区卫生服务管理中心共建社区实践教学基地。与北京市药品监督管理局签署战略合作协议，探索北京地区中药传承、创新与发展的首善道路。"10秒"中医药体验馆案例荣获"首届中医药文化国际传播十大典型案例"。

【第三届北京中医药大学岐黄奖揭晓】1月上旬，第三届北京中医药大学岐黄奖评选结果揭晓，中国工程院院士王永炎、国医大师颜正华分获本届中医类、中药类岐黄奖。"北京中医药大学岐黄奖"是根据《北京中医药大学章程》设立的学校最高荣誉奖，旨在奖励全世界在中医药及相关领域做出卓越贡献的人士。本届岐黄奖评选工作，邀请包括院士、国医大师、中医药院校校长、中医医院院长等在内的数百位专家进行实名推荐，在北京市东方公证处监督下，通过评选会并投票，最终产生本届岐黄奖获奖者。岐黄奖奖金由学校通过社会募集，奖励金额为人民币100万元。

【北京中医药大学王琦书院及九体医学展馆开馆】2月24日，北京中医药大学王琦书院第五期培训班开班暨王琦书院及九体医学展馆开馆仪式举行。展馆是北京中医药大学为展现王琦书院办学理念、建设思路，以及中医体质学多年来研究发展和推广应用成果而建设的科技展厅。书院展馆由前厅、黄帝内经、第一讲、拜师堂、藏书阁、多功能厅六个板块构成。九体医学展馆分为引言、古今中外比较、大事记、三大科学发现、全生命周期健康维护、健康中国、国际共享等7个板块，勾画了"九体医学健康中国计划"的宏伟蓝图。北京中医药大学王琦书院与九体医学馆入选2023年科学家精神教育基地。

【中药创新药"苏合颗粒"获临床试验批准】3月上旬，北京中医药大学与重庆巨琪诺美制药有限公司联合申报的1.1类中药创新药"苏合颗粒"获得国家药品监督管理局临床试验批准（2023LP00288）。"苏合颗粒"项目依托国家中医药管理局名医名方重点研究室、北京中医药研究院中药新药研发中心、国家药品监督管理局中医药研究与评价重点实验室，在"以临床价值为导向，重视人用历史，全过程质量控制"研发理念指导下，历时8年研发而成。这是北京中医药大学历史上首个1.1类中药创新药临床批件，填补了学校中药创新药临床批件的空白。

【25个学科入选高水平中医药重点学科建设项目】5月中旬，国家中医药管理局正式下发《关于公布高水平中医药重点学科建设项目入选名单的通知》。北京中医药大学25个学科入选高水平中医药重点学科，居中医药院校之首。

【6门课程获批国家级一流本科课程】6月上旬，教育部公布了第二批国家级一流本科课程认定结果（教高函〔2023〕7号）。北京中医药大学温病学、内经选读、中药学、针灸学、中医入门和中医诊断学（下）共6门课程入选。此前，北京中医药大学已有10门课程被认定为首批国家级一流本科课程。

【主办第二届"传统药物科技创新的监管科学与国际共享"国际研讨会】7月5日，中国亚太经合组织合作基金第二届"传统药物科技创新的监管科学与国际共享"国际研讨会在北京中医药大学良乡校区召开。大会由中国生物技术发展中心和北京中医药大学联合主办，北京中医药大学国家药品监督管理局中药监管科学研究院和中药学院共同承办。大会邀请张伯礼院士担任主席，俄罗斯国家科学院Ramil Usmanovich Khabriev院士担任联合主席，来自中国、中国香港、俄罗斯、日本等12个APEC成员经济体及英国的146位代表、专家学者和嘉宾，入选教育部基础学科拔尖学生培养计划2.0基地的北京中医药大学中药学（时珍国药班）学生以及天津中医药大学中药学拔尖学生培养基地班的学生共同参加会议。会议搭建了国际传统药物监管科学的科技创新交流合作平台，标志着"传统药物科技创新的监管科学与国际共享"项目取得了进一步成果。

【北京中医药大学良乡校区图书馆开工】10月19日，北京中医药大学良乡校区图书馆项目举行开工奠基仪式。良乡校区图书馆项目坐落于良乡校区东院，总建筑面积61649平方米。图书馆地上七层、地下二层，设计高度39.05米，可满足藏书110万册，同时容纳1200人馆内就读，是集图书借阅、大型活动、文艺演出、校史陈列为一体的多功能楼宇。图书馆区域书架采用巨构药匣七星斗柜设计，彰显中医药特色，融入学校"人心向学、传承创新"理念；报告厅区域设计采用天圆地方设计布局，彰显学校"自信向善、和而不同"的校风，"崇德尚学、承古纳新"的教风和"博学勤思、笃诚践行"的学风。

【3个项目入选教育部虚拟教研室试点建设典型名单】 12月12日，教育部虚拟教研室建设专家组公布了虚拟教研室试点建设典型教研方法名单。北京中医药大学3个项目入选教育部虚拟教研室试点建设典型名单。中西医结合临床课程虚拟教研室入选典型虚拟教研室名单，是唯一入选的中医药类虚拟教研室。"共建共享，五措并举，依托虚拟教研室提升教学质量"和"虚拟教研新形态培育创新中药人才，助力健康中国战略"入选典型教研方法。

【"传承精华 守正创新"中国中医药高等教育发展论坛暨教育部高等学校中医学类、中西医结合类专业教学指导委员会总结大会召开】 12月24日至25日，"传承精华 守正创新"中国中医药高等教育发展论坛暨教育部高等学校中医学类、中西医结合类专业教学指导委员会总结大会在北京召开。会议由全国中医药教育发展中心和教育部中医教指委、中西医结合教指委共同主办。会上，对中医、中西医结合教指委5年来的工作进行了总结，进行了通过中医学、中西医临床医学专业认证院校授牌仪式，新中国中医药高等教育发展史编写启动仪式，全国高等学校中西医结合类专业国家卫生健康委员会"十四五"规划教材的发布仪式和全国中医药行业规划教材标准化题库发布仪式等。来自全国院校的300余位专家学者和嘉宾参会。

【学院领导】 党委书记：王瑶琪；党委副书记：徐安龙、汪庆华、张继旺、刘江平；校长：徐安龙；副校长：陶晓华、闫振凡、王停（11月任）、翟双庆（至11月）、王耀献（至4月）、刘铜华（至11月）。

（撰稿：齐佳兵 审核：李 彧 李 元）

首都医科大学

【基本情况】 学校和附属医院有教职员工和医务人员51893人（校本部1566人，附属医院50327人），其中正高级职称3542人、副高级职称5715人，专任教师7256人（校本部专任教师867人，临床教师6389人），教授1166人（校本部176人，附属医院990人）、副教授1889人（校本部352人，附属医院1537人）；博士生导师1281人、硕士生导师1793人；中科院院士2人、工程院院士6人。"国家高层次人才特殊支持计划"领军人才22人、青年拔尖人才3人；"国家杰出青年科学基金"获得者18人、"优秀青年科学基金"获得者21人、"优秀青年科学基金"（海外）获得者8人；北京学者29人、青年北京学者18人。学校设有11个学院、1个研究中心，有22所临床医学院（20所为附属医院）、1个预防医学教学基地（北京市疾病预防控制中心），有39个临床专科学院、专科学系，40个临床诊疗与研究中心。全年教育经费投入434501.30万元，其中，财政拨款379952.29万元（含新校区建设经费250800万元），其他经费25704.97万元，科研经费28844.04万元。学校和附属医院固定资产总值3474377.22万元，其中，学校固定资产总值453571.79万元。学校和附属医院教学、科研仪器设备资产值438904.92万元，其中，学校

教学、科研仪器设备资产值237212.34万元。学校和附属医院图书馆建筑面积2.24万平方米，藏书154.69万册，其中，学校图书馆建筑面积1.71万平方米，藏书107.99万册。拥有电子图书129.88万册、电子期刊159.31万册。

开设26个本科专业、3个长学制专业，覆盖5个学科门类；具有一级学科14个；一级学科博士点8个、二级学科博士点46个、专业学位博士点3个；一级学科硕士点13个、二级学科硕士点64个、硕士专业学位授权类别10个；博士后科研流动站9个，其中，博士后研究人员出站107人、进站140人、在站330人。招生5108人，其中，研究生2630人（博士生1046人、硕士生1584人）、普通本专科生1811人（本科生1759人、专科生52人）、成人教育本科生667人。毕业生4835人，其中，研究生1847人（博士生585人、硕士生1262人）、普通本专科生1777人（本科生1347人、专科生430人）、成人教育本科生1211人。在校生17096人，其中，研究生7358人（博士生2766人、硕士生4592人）、普通本专科生7840人（本科生7327人、专科生513人）、成人教育本科生1898人。留学生毕业174人、招生56人、在校生590人。

【学科和师资队伍建设】开展临床医学学科调研分析，对标"双一流"推进建设。附属北京积水潭医院、第七临床医学院揭牌，骨科、烧伤科等学科力量增强。新增药理学和毒理学、神经科学与行为学进入ESI全球前1‰，新增精神病学与心理学进入ESI全球前5‰，进入ESI学科全球前1%总数达到12个。完成临床、基础、口腔3个高精尖学科建设周期考核自评，临床医学学科被评优秀。5个中医药学科入选国家中医药管理局高水平中医药重点学科建设项目。3人当选中国工程院院士，6人入选北京学者，26人入选北京市战略科技人才，5人入选第十届"国家卫生健康突出贡献中青年专家"。获批北京市战略科学家6人、教育部讲席学者1人、国家海外优青2人。获批北京市优秀青年人才1人，北京项目4人，高层次公共卫生技术人才建设项目领军人才1人、学科带头人4人、学科骨干9人。建立与首都医学科学创新中心的人才双聘机制。新增首医优秀青年人才项目40项、首医青年学者博士招生"绿色通道"项目37人。2023年共招收博士后131人，在站博士后获批各类基金项目76项，24人入选2023年度国家资助博士后研究人员计划。29人入选第六届国之名医榜单。

【教育教学与人才培养】完成本科教育教学审核评估工作。优化阶平班培养模式，推进临床教学阶段内容整合，加强科研素养训练，制定阶平班学生实验室轮转实施办法。完善以岗位胜任力为导向的实战型公共卫生人才培养体系和"学院+医院+CDC+社区"协同育人新模式，公共卫生学科2023年招收硕士博士生数量比2019年分别增长117.6%、69.6%，本科招生增长50%。护理学院成立全国首个老年健康护理学系，推进数智护理基础临床协同研究，强化虚拟数字课程研发，健全"临床-社区-居家"的实践教学体系，推动首医与北京市卫健委就首都高质量健康老龄化开展战略合作。以宣武医院为试点，持续推进临床医学专业学位硕士研究生"分层递进"式住院医师规范化培训改革。智能医学工程专业通过北京市评审，获批康复物理治疗和康复作业治疗2个专业，本科专业达到26个；撤销三年制药学等11个高职专业。修订16个专业人才培养方案，通过药学、中医学、中药学专业认证。入选第二批国家级一流本科课程9门，获评北京高等教育本科教学改革创新项目5项、北京高校优质本科课程5项、北京市优质教材课件4项、北京高校优质本科教案4项；北京市高等学校教学名师及青年教学名师奖2人，北京高校优秀本科育人团队1个，北京高校优秀本科实验教学及北京优秀大学生学科竞赛指导教师2人；北京高校优秀本科教学实验室1个、北京高校虚拟教研室建设试点3个、北京本科高校产学研深度协同育人平台1个。接收推免硕士博士生401人。本科招生计划增加111人，北京本科普通批录取平均分605分，高出重点线78分，22个京外省份录取平均分均高出省控线100分以上。建立毕业生就业"一对一"帮扶数据库。截至8月31日，研究生初次就业落实率达95.82%，高于去年同期水平，本专科生就业率稳中有升。

【科学研究与科技成果转化】获批重点研发计划项目16项，另获重点研发计划课题31项，重大项目课题1项，获批总经费2.57亿元；获批国家自然科学基金项目311项（其中杰青、优青、外国学者研究基金各1项，重点项目3项），总经费1.42亿元；获批国社科基金项目2项，教育部人文社科研究项目1项，北京市社科基金项目8项（含重点2项）；市自然基金获批外籍学者项目1项、杰出青年项目4项；签订94项横向课题、委托课题。2项研究成果入选"2022年度中医药十大学术进展"，5项研究成果入选"首都卫生发展科研专项2012—2022年十大成果"。获批"消化健康全国重点实验室"，成立消化健康学院强化支撑。新批复的"过敏性疾病诊疗技术与器械教育部工程研究中心"完成专家论证，内源式预防药物等3个教育部工程研究中心完成考核评估。申请审批备案专利80项，申请国际专利2项。与大兴生物医药基地签约共建首都医科大学科技园（大兴）。推动与多家单位共同筹建精准诊断联合实验室。以有组织科研强化基础-临床多学科交叉融合，组织申报市教委分类发展项目15个；首都医学科学创新中心牵头医学科技攻关项目25个，覆盖8个基础学院和17个临床学院；以生物医学工程学院为核心成立首都医科大学医工交叉研究中心。

【国际国内交流合作与社会服务】52名师生获批国家公派留学项目，145名学生赴剑桥大学、牛津大学等世界一流高校交流学习。与澳门大学签署了教育与科学合作备忘录。深化与香港中文大学的合作，联合申请到市教委京港大学交流项目。与南方科技大学签署医学发展合作备忘录；与吴阶平医学基金会签署框架合作协议。持续落实京青、京鄂、京长、津冀地区等教育支援合作任务。消费帮扶超额完成全年采购任务。开展与中国通用技术集团、同仁堂集团等校企合作。6家附属医院入选第五批国家区域医疗中心建设项目。雄安宣武医院一期工程正式移交。

【3人当选中国工程院院士】11月22日，首都医科大学吉训明教授、附属北京友谊医院王振常教授、附属北京天坛医院江涛教授当选中国工程院院士。吉训

明教授长期从事脑卒中防治与转化医学研究，专注于我国动脉和静脉性卒中发病机制、脑血流重建与神经保护研究。王振常教授长期从事生理病理信息探测感知技术及仪器的科学研究，是我国听觉和视觉系统影像感知与解析领域的带头人。江涛教授长期从事脑肿瘤的基础及临床研究，是我国神经功能保护手术理念的率先实践者与手术策略的主要创建者，神经外科领域学科带头人。

【首都医科大学新校区开工】按照市政府确定的"用户主导+政府代建"建设模式，10月29日，首都医科大学新校区（校本部）项目开工动员大会在大兴区举行。推进首医新校区建设是北京市委市政府推动教育资源在全市合理布局的具体举措，更是建设全国一流高校、打造北京南部创新高地、为本市医药健康产业迭代升级提供创新动力的战略性布局。新校区选址于大兴生物医药基地北扩区，包括校本部、首都医学科学创新中心、研究型医院三大建设项目。

【首都医学科学创新中心揭牌】11月9日，首都医学科学创新中心揭牌。该中心是北京市政府批准成立、北京市教委举办、具有独立法人资格、首都教育系统第一个新型研发机构，是助力首医高质量发展的重要平台、服务北京国际科技创新中心建设的重要载体。

【获批消化健康全国重点实验室】12月21日，消化健康全国重点实验室揭牌。4月，由首医附属北京友谊医院联合中国医学科学院药物研究所、中科院苏州国科医工科技发展（集团）有限公司申报的消化健康全国重点实验室成功获批。该实验室是全国消化领域唯一的全国重点实验室，是代表我国最高水平的消化领域应用基础研究高地，成为国家战略科技力量。

【首批基础-临床联合实验室启动建设】布局设立基础-临床联合实验室是首医高效推进学校及各附属医院开展高水平应用基础研究，促进基础与临床深度融合，以"有组织科研"提升学校科技创新能力，有效促进首都卫生健康事业发展的重要举措。5月，组织遴选第一批13个基础——临床联合实验室，覆盖5个基础学院和12个临床学院。

【北京市学校卫生与健康教育发展中心成立】11月18日，北京市学校卫生与健康教育发展中心在首都医科大学公共卫生学院挂牌成立。该中心在市教委的指导与支持下，将进一步整合北京优质医学专业院校、临床医疗卫生机构的资源，以促进儿童青少年健康为目标，致力于对北京市大、中、小学学校卫生领域所面临的重点、难点以及亟待解决的重大问题开展研究。

【首医学子在"第九届全国大学生基础医学创新研究暨实验设计论坛"中斩获7项金奖】该论坛是我国医学领域最高级别的学生学科竞赛之一，学校一直以来强化科教协同育人，努力培养学生的创新精神和科研能力。8月，首医13支队伍参赛，11支队伍进入决赛，共揽得7项金奖、3项银奖、1项铜奖。

【汪忠镐院士逝世】11月3日，九三学社社员、中国科学院院士、首都医科大学宣武医院血管外科主任医师、教授、博士生导师汪忠镐逝世，享年86岁。汪忠镐，我国著名血管外科学的奠基人和开拓者之一。1937年9月出生，浙江杭州人。1961年毕业于上海医学院（现复旦大学上海医学院）。曾任首都医科大学血管研究所所长、中华医学会外科学分会血管学组主任委员、国际布加综合征学会主席、国际脉管联盟顾问等职。2005年当选为中国科学院院士。在60多年的医学生涯中，先后在多家医院创建了血管外科或血管外科研究所，为我国培养了大批优秀的血管外科医生。汪忠镐在长期临床实践中为布加综合征创建了多种术式并建立了全方位诊治体系，为推动我国血管外科事业发展和走向世界做出杰出贡献。于20世纪70年代率先开展动脉造影的研究，撰写的《选择性动脉造影》和《腹腔内脏动脉造影在消化道出血中的应用》使我国腔内血管外科技术开始起步，并在国际上首先完成了以带膜支架对全主动脉夹层、主动脉弓部瘤和大动脉减速伤的成功治疗。自1986年起针对临床应用静脉型人工血管移植通畅率低下的问题，开创了内皮细胞种植人工血管的研究，实现血管腔面快速内皮化，明显改善移植血管的性能，在临床上取得良好的效果。发表论文300余篇。获国家科技进步二等奖1项，省部级科技进步奖10项，国家专利12项。多年来，汪忠镐院士先后在哈佛大学、耶鲁大学、约翰斯·霍普金斯大学、杜克大学等国外57所大学作了特邀报告，多次受邀到国外进行手术治疗和演示，曾作为亚洲血管外科协会主席和国际脉管联盟副主席，多次发起或主持国际会议，*Textbook of Angiology*、*Vascular Surgery*、《先天血管病》等多部国外血管外科教材邀请他撰稿。先后获得了国际脉管学院、国际血管联盟、国际布加综合征学会、亚洲血管学会和印度总统颁发的研究成就奖、功勋奖、终身成就奖等。

【学校领导】党委书记：呼文亮；校长：饶毅；党委副书记：孙力光、张健（4月任）；副校长：吉训明、吴兵、徐良、张晨；纪委书记：黄京红（4月任）。

（撰稿：陈飞飞　审核：孙力光）

北京卫生职业学院

【基本情况】教职工518人，其中专任教师220人，包括教授4人、副教授56人。设置药学系、医学技术系、护理系、中药与康复系4个系，文化基础部、思想政治教学部、基础医学部3个部。现有北京世纪坛医院、北京友谊医院、北京同仁医院、北京中医医院、北京安贞医院、北京积水潭医院、北京朝阳医院、北京儿童医院、北京妇产医院、北京胸科医院、北京老年医院、北京回龙观医院和首都儿科研究所附属儿童医院等13所临床教学医院，北京市通州区中西医结合医院、北京市通州区妇幼保健院2家教学基地。

学校年底固定资产净值15652.08万元。全年教育经费投入总额43248.26万元，其中财政拨款38328.43万元、自筹经费4919.83万元。

10月13日，根据现代大学治理体系建设需要及北京市卫生健康委员会对学校"三定方案"的批复意见，经学校第34次校长办公会和第28次党委会研究决定，成立基础医学部。

【教学工作】年内，招生2640人，其中五年制中招800人、三年制高招880人、校内转段960人。全年毕业生总数1300人，年底在校生6459人。图书馆藏书量53.14万册，其中纸制图书53.12万册、电子图书249册。

本年度，学校持续加强专业建设、课程建设、教材建设，并启动各专业三年制人才培养方案修订工作。

专业建设方面，提升专业建设质量，开办新专业。统筹推进北京市特色高水平骨干专业建设工作，护理专业顺利通过结项验收，药学专业通过中期检查，中药学专业稳步推进专业建设工作并做好中期检查准备工作。同时，承办2023年北京市职业院校技能大赛高职组护理技能比赛和中药传统技能比赛，发挥骨干专业的示范引领作用。此外，优化专业布局，成功申报药品质量与安全专业。

课程和教材建设方面，以质量提升为导向，持续推进优质课程建设、课程资源建设、教材建设。完成15门校级优质课程验收、10门课程中期检查、5门课程立项工作。4门课程入选北京市职业教育在线精品课程。完成11门课程资源建设工作。学校教师主编的《静脉输液药物调配》新型活页式教材成功入选教育部首批"十四五"规划教材目录。

制定《北京卫生职业学院专业人才培养方案修订工作实施方案》，启动各专业三年制人才培养方案修订工作，为推动学校进一步深化专业内涵建设、提高人才培养质量奠定基础。

【科研工作】横向课题立项1项，资助经费1.5万元。获批中华医学会医学教育分会课题3项、北京市教育委员会职业教育教学改革项目5项、北京市教育委员会数字教育研究课题3项、北京市科学技术委员会代谢紊乱相关心血管疾病北京市重点实验室课题1项。横向课题结题1项，中华医学会医学教育分会课题结题2项。校级课题立项41项，结题24项。获得专利6项。教职工公开发表论文74篇，其中SCI/EI论文3篇、核心期刊论文13篇。

【交流与合作】10月29日，德国巴伐利亚红十字会代表团在中国红十字会总会代表陪同下，一行6人赴学校护理系参观见学、实地考察，并就老年护理领域深度合作及护理人才培养方面开展座谈交流。

【立德树人】全面落实"三全育人"工作，完成体育竞赛、职业素质技能大赛等69个三全育人项目。推动"一站式"学生社区综合管理模式建设，成功申报北京市数字教育中心课题。制定《北京卫生职业学院德育品牌创建工作实施办法（试行）》，评选出首批14个校级德育品牌。探索符合班主任成长规律、适应学校教育改革发展的班主任队伍培养机制，组织开展名班主任工作室评选活动，评选出首批2个名班主任工作室。1名班主任获2023年北京市中等职业学校班主任能力比赛一等奖。开展思政状况及思政课教学情况调研，探索构建"三合、四化、五延伸"高职思政课教学模式，不断推进思政课程与课程思政同向同行。

【专业建设】全面启动各专业三年制人才培养方案修订工作。护理专业通过北京市特色高水平骨干专业结项验收。药学专业完成专业建设任务，准备迎接结项验收。中药学专业执行北京市特色高水平骨干专业建设规划，从人才培养模式创新、课程优化、教学资源建设、教材与教法改革等方面有序推进专业建设，按计划如期完成阶段性检查评估，并做好中期检查迎检工作。学校优化专业布局，成功申报药品质量与安全新专业。

【教学改革与研究】出台《北京卫生职业学院高质量发展"筑基行动"计划（2023～2025）》，搭建学校教学改革与研究平台，不断夯实教学研究与科学研究工作基础。启动"学术委员说研究方向、专业带头人说技术技能平台搭建思路"的学术活动，成功召开学校第九届学术年会，提升"教授治学"的能力，不断完善现代大学治理体系。

【校园文化成果发布会】6月21日，北京卫生职业学院举办"历经百年史　建院十年路　奋进新征程"活动总结暨校园文化成功发布会，对学校十年发展历程进行回顾，对学校未来发展前景进行展望，对校园文化建设成果进行总结。活动发布了建院十周年标志、建院十周年画册和学校校歌《卫院之歌》。北京市卫生健康委员会领导、北京市教委职成处领导、学校部分离退休领导、教学医院领导以及全体校领导出席大会，全校6700余名师生参与此次活动。

【干部人才队伍建设】进行干部队伍建设和能力建设，完成两批干部选聘工作，组织集中培训和日常培训。出台《北京卫生职业学院教师职务聘任管理办法》，通过健全制度体系、完善评价标准、创新评价机制等措施，有力发挥职务聘任在教师队伍建设中的重要导向作用。积极拓展人才引进思路，招聘26名新教职工。30名教职工晋升高一级专业技术职务。评选出校级教学名师2名、专业带头人2名、教学创新团队3个、骨干教师10名。

【招生实习就业工作】立足卫生行业需求，实施生源质量工程。全年100%完成招生录取计划，招生指标完成率位居北京市同类院校前列。积极拓展合作办学单位，与通州区妇幼保健院、通州区中西医结合医院签署战略合作协议，建立新型合作关系，为学生实习就业开拓新渠道。毕业生就业率98.62%，专业对口率97.11%。

【新校区建设】北京卫生职业学院新校区位于北京市通州区潞县镇中心区西北部，选址范围北至潞兴北一街，西至潞城西一路，南至规划路，东至潞城西三路。8月25日取得项目建议书（代可行性研究报告）批复，完成项目立项。截至年底，累计完成工程量约占项目总工程量的11.8%，累计完成固定资产投资44987万元。坚持新校区建设施工现场安全隐患排查治理常态化，全年无安全责任事故发生。

【认定新的教学基地】9月13~14日，学校与北京市通州区中西医结合医院、北京市通州区妇幼保健院签署战略合作框架协议，认定北京市通州区中西医结合医院、北京市通州区妇幼保健院为学校"教学基地"并正式挂牌，双方将在人才培养、学生见习、实习、就业、队伍建设、教学研究与科学研究等方面展开合作。此次校院合作，既为学校开拓了临床教学基地，也为医院获得了教学相长新平台，实现"医、教、研、防、健"五位一体的学院型医院建设，形成双方共赢的良好局面。

【学院领导】党委书记：董维春（至4月）；副书记：付丽、景卫芹；纪委书记：马英；校长：付丽；副校长：董维春（至4月）、王梅、郭长存、黄晓东、郝晶晶（9月任）。

（撰稿：饶建军　张基莹　审核：付　丽）

公共卫生及其他卫生健康机构工作

北京市计划生育协会

【基本情况】北京市计划生育协会（简称"北京市计生协"）是市委领导下的群众团体组织，由北京市卫生健康委员会代管。现编制21人，在职21人。承担北京婴幼儿照护服务专业委员会职责。

【科普宣传】6月16日，北京市计划生育协会、健康北京行动推进委员会办公室、北京市疾病预防控制中心、北京市卫生健康委员会宣传教育中心、北京健康文化促进会联合推出"守护健康'救'在身边"健康科普平台。"守护健康'救'在身边"健康科普平台共开设"应急救护""慢病防控""传染病防控""合理膳食""科学运动""生殖健康""中医养生""科学育儿"八个栏目，通过图文、音视频等形式，开展家庭急救教育公益宣传，推广家庭急救教育典型案例，普及传播健康理念和健康知识，引导广大群众树立科学健康生活理念，掌握健康生活技能，有针对性地加强自身健康管理。

【培训工作】2月9日，北京市计生协召开全市免费避孕药具工作会，各区药具机构负责同志参加会议。会议总结2022年工作，并明确2023年工作思路和重点任务。

5月27日，北京市计生协联合北京青年网络举办北京市青春健康高校项目交流暨同伴教育主持人培养活动。中国计生协专家组、北京市计生协代表、14所青春健康高校项目中标高校的指导老师和社团骨干学生以及中国青年网络和北京青年网络志愿者等共约60人参加活动。提高北京市青春健康高校项目实施和管理水平，培养一批优秀的青春健康社团骨干和同伴教育主持人。

【委托工作】市计生协承接中国计生协向日葵亲子小屋项目，累计在顺义、海淀、西城、房山建立9个亲子小屋，承接生殖健康促进项目，在海淀妇幼保健院、北京大学第一医院两个项目点开展生殖健康全生命周期健康促进项目。在延庆、房山实施优生优育指导项目。通过项目带动辐射周围辖区，重点关注婴幼儿、育龄妇女、老年人群等重点人群，促进家庭健康和全民健康。

3月31日，承接国家基本公共卫生服务项目免费避孕药具管理工作职能，编制2023年度免费避孕药具的需求和采购计划，8月完成公开招投标和政府采购，11月对采购药具进行现场检查、质量抽查和入库前检查，完成全部采购产品入库，并按照各区药具机构、发放服务平台及部分医疗机构等发放点的需求计划，将药具及时、准确、安全地运达指定地点。

2023年市卫生健康委员会、市教育委员会与市计划生育协会联合发布《北京市生殖健康促进行动实施方案（2023—2025年）》，在海淀妇幼保健院、北京大学第一医院两个项目点开展生殖健康全生命周期健康促进项目。推广婚姻登记、婚前医学检查和优生优育指导一站式婚育综合服务模式，提升婚前、孕前保健咨询服务质量，加强婚前、孕前以及孕产期保健特色专科建设。联合妇幼保健和三甲医院专业力量，开展生殖健康全周期项目，引导育龄人群科学制订生育计划，重视育龄人群生育力保护，指导育龄群众自主知情选择适宜的避孕措施，预防和减少非意愿妊娠。

【通报2022年度家庭健康主题推进活动典型】5月22日，中国计生协通报了2022年度家庭健康主题推进活动"健康家风故事"和"健康家·味道"典型案例，北京经济技术开发区（简称北京经开区）8个家庭案例获得通报表扬，入选"健康家风故事"和"健康家·味道"典型案例。其中，优秀奖1个，优良奖7个。为推进"好家风·健康行"主题活动有序开展，北京经开区社会事业局迅速行动，第一时间向辖区两街道开展形式多样的家庭健康主题活动。两街道共计开展主题推进活动36场，线上活动参与人数4757人，线下活动参与人数3854人，宣传覆盖人数24639人。

【市计生协党支部调研托育工作】5月24日，市计生协党支部主要负责同志到昌平区城北街道模树本苑托育园，主要调研托育工作开展情况。市计生协党支部在现场召开座谈会，和一线工作人员围绕托育机构的安全消防状况、生源构成、托费标准、师资力量、服务内容、日常监管等进行深入讨论。针对区、街道和托育机构提出的托位满足率、收费标准等难点痛点问题，市计生协听取街道、社区干部、机构工作人员的建议和意见，现场还征集了部分居民的需求情况，了解工作实际情况和困难问题。

【开展国际家庭日和会员日宣传服务活动】5月29日在国际家庭日和5.29会员日期间，组织发动各级计生协开展宣传服务活动。全市共计开展3100多场宣传活动和1300多次服务活动，分别覆盖310万人次和2.8万人次。围绕"构建新时代婚育文化"主题开展短视频和摄影作品征集活动。经过各区初步筛选，择优报送市计生协300多个作品，最终有60多个作品获奖，13个区获得优秀组织奖。选取其中的优秀作品在官方微信分15期宣推。

【启动第九届儿童绘画作品征集活动】6月1日北京市计划生育协会联合北京市爱国卫生运动委员会办公室、北京市卫生健康委员会、北京市教育委员会启动"健康的样子"之"我爱自然"第九届儿童绘画作品征集活动，累计征集作品1992个，评选优胜作品106个，在《健康少年画报》出版刊物2万册发放至全市中小学。在20多家市属公园举办展览，并在20家托育机构开展小型展览，在社会多层面进行宣传和传播。

【举办"2023年'婴幼儿照护周'主题宣传活动暨首都托育宣传活动"】6月2日，北京市计生协联合中国人口文化促进会、中国儿童中心、健康报社共同举办"2023年'婴幼儿照护周'主题宣传活动暨首都托育宣传活动"，开展了托育职业教育人才培养论坛、家庭养育照护专场分享会、托育服务专场分享会、北京市托育专场活动以及托育机构活动展示、家庭养育咨询等活动，线上线下吸引了超百万关注和人群参与。

【安学军到市计生协调研托育等工作】6月12日，市卫生健康委党委委员、副主任安学军到市计生协调研托育、计生协体系建设等工作。安学军同志听取了市计生协党支部书记、秘书长梅红光同志的工作情况汇报，要求全体同志做好托育工作是今后一个时期市计生协中心工作，鼓励干部积极投入托育工作，推动全市托育工作持续发展。

【中国计生协进行托育情况调研】6月15日，中国计生协副秘书长何翔带队到北京市昌平区"益童空间"及房山区"向日葵亲子小屋"针对0~3岁托育情况进行了调研及座谈。何翔肯定了北京市在托育工作中取得的新进展，并对昌平区、房山区计生协工作给予肯定。他指出，两区工作符合国家及北京市计生协要求，具有本地特色，统筹各类资源，提升服务模式，结合新时期人口形势和群众需求，提供全面、优质的服务，为落实生育支持措施、提高人口素质做出贡献。

【开展家庭健康主题推进活动】7~10月，市计生协联合市爱卫办、市农业农村局、市卫生健康委、市中医管理局、市妇联等单位共同开展家庭健康主题推进活动。本次活动主题为"好家风·健康行"，重点围绕优生优育理念宣传、家庭家教家风建设、健康生活方式推广等内容开展形式多样的活动，引导群众树立科学生育理念和时代家庭观，提升人口健康素质和优生优育水平。

【举办北京市首届保育师职业技能大赛】10月15日，由北京市卫生健康委员会，北京市计划生育协会、北京婴幼儿照护服务专业委员会联合举办的北京市首届保育师职业技能大赛历经两个月时间圆满落下帷幕。316名来自全市备案托育机构的保育师报名参加比赛。其中233人参加初赛、70人晋级复赛，20名选手进入决赛。本次保育师大赛是市级一类取证赛事，近50%参赛人员根据成绩分别获得初级工、中级工、高级工、技师和高级技师职业等级证书。

【开展北京市青春健康知识竞赛活动】12月1日，世界艾滋病日前后，北京市计划生育协会开展北京市青春健康知识竞赛活动，普及青春健康教育知识，降低青年人感染艾滋病和性病的风险，提升大学生等重点人群的性与生殖健康水平，首都90所高校近10万人次参与答题。各高校充分利用学校网站、公众号、社团组织、社区宣传栏等渠道开展外展、宣传和科普互动，鼓励大学生及其他青年群体了解青春健康知识，提升健康水平。

【完成暖心计划保险养老金发放工作】12月30日，完成暖心计划保险养老金5100余万元发放工作，并为2.1万失独老人投保暖心保险计划保费投入6000万元。推进计生特殊家庭住院护理补贴保险，指导11个区开展了计生特殊家庭住院护理补贴保险，全市投入年度保费约1091.9万元，年度理赔金额约427.64万元，简单赔付率为39.2%，参保计划生育特殊家庭人数为25516人，其中失独家庭参保人数16640人。投入71万元，为107个街道的共约1500位失独老人提供服务。

【协会领导】秘书长：梅红光；副秘书长：郑鸿燕。

（撰稿：高会清　审核：梅红光）

北京市卫生健康监督所

【基本情况】职工108人，其中党委书记、所长、二级巡视员1人，一级调研员1人，二级调研员2人，副所长、三级调研员1人，三级调研员2人（其中科室负责人1人），副所长1人，四级调研员5人（其中科长4人，副科长1人），一级主任科员60人（其中科长9人，工会副主席享受正科级待遇1人，副科长12人），二级主任科员9人（其中副科长1人），三级主任科员19人（其中团支部书记享受副科级待遇1人）、四级主任科员5人，一级科员1人，工勤1人。

年底固定资产净值18026.77万元。单位建筑总面积10749.48平方米。

【行政审批】消毒产品生产企业卫生许可受理19件，完成18件，1件待企业补正，完成率94.74%；涉水产品生产企业生产条件现场审核受理93件，完成93件，完成率100%。

【行政处罚】全市卫生监督行政处罚12214起，罚款3969.5万元，没收违法所得172.28万元。其中：公共场所行政处罚8055件，罚款643.29万元；生活饮用水行政处罚1168件，罚款181.37万元；传染病与消毒行政处罚977件，罚款118.47万元，没收违法所得0.047万元；学校卫生行政处罚136件；职业卫生行政处罚306件，罚款170.62万元；放射卫生行政处罚372件，罚款136.02万元；医疗服务、采供血和计划生育行政处罚876件，罚款719.09万元，没收违法所得59.68万元；非法行医324件，罚款2000.64万元，没收违法所得112.55万元，移送市场、公安部门案件10件。

【交流与合作】完成京津冀协作轮值交接工作，完成专业组设置及人员构成调整，选派4名专家赴河北省雄安新区容城县分两批各开展为期三个月的派驻指导。开展城市副中心第二期"师带徒"项目。3月接待湖北十堰监督机构来访。7月与山西长治签订合作协议并拟定工作方案，开展现场交流指导2次，10月组织长治骨干监督员到我所进修学习。组织专家赴江西信丰、内蒙古赤峰、西藏拉萨等地开展授课。组织各受援地区多形式参加所内业务培训、领导干部专题培训共500余人次。

【日常监督检查】监督272894户次，合格率95.72%。食品安全企业标准备案。受理并完成各类备案746份，其中制定255份，修改255份，修订重新备案163份，延续5份，注销68份。

【专项监督检查】游泳场所卫生监督专项检查。监督检查1478户次，做出行政处罚174户次，其中警告158户次，罚款81户次，罚款金额共计39.03万元。

住宿场所卫生监督专项检查。监督检查住宿场所8482户次，处罚814户次，其中警告787户次，罚款处罚392户次，罚款金额88.9万元。

集中空调通风系统专项。监督检查1351户次，行政处罚32户次，罚款金额30.2万元。

普通高等学校综合监督执法专项。检查学校72所，其中29所学校发现问题，占比40.3%，共对10起违法行为进行了处罚，对2起违法行为给予不良积分处理。

健康体检机构依法执业专项。监督检查281家健康体检机构，发现问题单位21户次，给予不良记分4户次，行政处罚1户次。

器官移植专项。监督检查全市14家具有人体器官移植技术资格的医疗机构。出动监督执法人员30余人次，制作监督检查执法文书22份。

人类辅助生殖技术和精子库专项。7月4~13日，对全市12家开展人类辅助生殖技术服务的医疗机构和2家人类精子库进行专项监督检查，制作现场检查笔录14份，下达卫生监督意见书14份。

打击非法应用人类辅助生殖技术专项。组织各区对全市各级各类医疗机构进行监督检查，共检查"技术准入机构"12家，"非技术准入机构"6142家，"其他机构"4家。接到非法应用人类辅助生殖技术有关线索12件，其中查实1件，已做出行政处罚；另外11件尚未发现有效证据证明存在违法违规行为。

健康证明问题专项。对5区16家医疗机构进行了督导检查，做出行政处罚1户次。

涉医违法犯罪专项斗争。成立领导小组，收集汇总线索，制作上报12期工作信息及各类总结3份。

非法行医第三方暗访。完成对全市100个重点村镇、40家各类美容机构、30家眼科诊所、60家中医备案诊所的全覆盖式暗访，暗访结束后提交了《北京市非法行医暗访工作全年总结》。

医疗美容综合监督执法专项。监督检查14880户次，抽查药品2296件次，抽查医疗器械1442件次。进行行政处罚104件，下达责令改正74件，警告17件，责令停业整顿11件，共计罚款410.11万元，没收违法所得17.73万元，罚没款共计427.84万元。移送公安机关案件1件。

贯彻落实新冠病毒感染"乙类乙管"政策。开展新冠病毒感染等传染病防控监督检查31747户次（其中三级医院2195户次、二级医院1858户次、一级医院3559户次、未定级医疗机构24098户次、疾控中心37户次）；累计发现存在不同程度问题1037户次。实施警告的行政处罚214户次，罚款46户次，罚款人民币85.12万元，给予不良执业行为积分30分。

开展传染病疫情报告专项。1~3月监督检查4336户次，发现存在问题单位共计140户次，均已下达监督意见书督促问题立行立改。实施行政处罚12件，责令改正12户次。"五·一"假期期间监督检查828户次，第三方核酸检测机构4户次，未发现传染病疫情报告方面存在问题。7~8月市监督所对门头沟、房山、昌平等区医疗机构开展监督检查92户次，在传染病疫情报告工作方面未发现相关问题。

医疗废物、污水专项。监督检查28141户次，行政处罚644户次，简易程序426户次，一般程序218户次，其中警告643户次，罚款173户次，累计罚款46.15万元。

消毒产品卫生监督专项。监督检查消毒产品生产经营、使用单位2404家，抽查产品4722种，实施行政处罚7户次，罚款人民币共计1万元。

医疗卫生机构传染病防治分类监督综合评价。对300家各级各类医疗卫生机构开展综合评价。包括296家医疗机构和4家疾控机构。4家疾控机构综合评价结果均为优秀。296家医疗机构中，优秀单位264家，优秀率89.19%；合格单位32家，合格率10.81%。

中医互联网医疗净网专项。累计出动卫生监督员3075人次，监督执法车辆1374辆次，开展联合执法51次。收到涉嫌违法违规执业线索数49条，监督检查1820户次，警告59户次，罚款20户次，罚款金额15.35万元，移送1户次。专项期间未发现中医医疗机构存在虚假宣传的违法行为。

医疗机构放射治疗专项。全市对42家开展放射治疗的医疗机构进行了专项检查，市监督所对4家开展放射治疗的机构下达了监督意见书。

职业和放射卫生技术服务机构专项。对9家职业卫生技术服务机构、7家放射卫生技术服务机构和6家职业健康检查机构进行监督抽查，市监督所出动监督员60人次，监督抽查22户次，发出监督意见书12份，立案处罚2户，罚款2万元。

夏季防暑降温专项。全市监督检查了821户，出动监督员1600多人次，处罚5户，警告4户，罚款1户，金额为1.5万元。

【卫生监督"双随机"抽查】游泳场所水质。抽检543户，检测项目均合格的492户，合格率90.61%。

公共用品用具消毒效果。抽检住宿场所、沐浴、理发美容场所1081户，合格1013户，总合格率为93.71%。

室内空气质量。抽检商场（超市）26户，影剧院14户，歌舞厅7户，音乐厅2户，游艺厅7户，候车（机/船）室3户，检测项目为二氧化碳，合格率均为100%。

集中空调通风系统。抽检集中空调通风系统20户，均合格。

集中式供水单位。抽检147户农村小型集中式供水单位出厂水质均合格。采集出厂水水样54件送检，检测结果均合格。

涉水产品卫生。抽检涉水产品在华责任单位12户，取得卫生许可批件、产品检查和检测均合格。抽检城市和乡镇涉水产品实体经销单位20户，均合格。抽检涉水产品网店44户，单位合格数43户，检查产品数198件，产品合格数197件，发现无证产品数1件。抽检现制现售饮用水经营单位70户，单位合格数69户；检查产品数80件，均合格；检测产品数90件，产品合格数89件。

居民住宅区二次供水。水质抽检170户，均合格；检查单位数170户，均合格。

学校卫生。抽取357所中小学校和高校，除9所关闭外，完成全部348所学校的监督和检测工作，任务完成率97.48%，任务完结率100%。

托幼机构、校外培训机构采光照明。抽检全市

119所托幼机构和80所校外培训机构，与2021年抽检结果相比，采光系数、课桌面照度、黑板照度、室内表面反射比合格率均明显提高，托幼机构采光系数、照度平均值略有提高，其他各项抽检指标合格率无明显变化。

传染病防治。抽取医疗卫生机构325家，任务关闭25家，实际完成300家，监督完成率100%，任务完成率92.31%。行政处罚案件7件，其中警告6家，罚款1家，罚款金额0.1万元。

消毒产品。涉及22家，实际检查18家，1种消毒产品标签说明书不符合要求，监督员现场下达责令改正通知书，依据相关法规给予该生产企业0.2万元的行政处罚。抽检产品29种，检测结果合格26种、不合格2种，1种产品稳定性试验结果未出但其他检测项目均合格。2种不合格的消毒产品均为有效成分含量结果超过国家相关标准要求，依据相关法规给予该生产企业0.3万元的行政处罚。

【卫生监督法制】核对《北京市卫生健康行政处罚裁量细则》，拟研提意见244项，完成新增或修订裁量34项。申请调整行政处罚职权21项，研究30余项申请调整职权意见。协助委监督处制定《北京市卫生健康执法领域轻微违法行为不予行政处罚规则》和事项清单。组织全市修订执法文书23份，规范并抽查执法记录仪使用情况。

【接诉即办和突发公共卫生事件处理】处理接诉即办工单20件，响应率、满意率、解决率均为100%，考核响应率6件，均为100%。处理一体化平台信件10件。处理电话投诉4件，来人投诉3件。编写了《突发生活饮用水事件应急处置指南》。

【大型活动卫生监督保障】组织协调各相关区监督机构圆满完成全国"两会"、服贸会、中关村论坛、"一带一路"国际合作高峰论坛等14项重大活动卫生监督保障工作。完善方案，开展市级督导，累计对核心区监督保障2920户次，对发现的问题均指导落实整改到位，开展现场快速检测4401件，检测结果均符合要求，对核心区周边重点单位累计监督检查3772户次，做出行政处罚22件。

【汛期卫生监督等应急管理】台风"杜苏芮"造成的历史罕见特大暴雨期间，市监督所超前制定方案预案，组织全市卫生健康监督机构快速应对。成立防汛应急工作领导小组，启动生活饮用水突发事件日报、"0报告"机制。所领导带队赴现场开展市级监督指导，提出灾后监督工作建议150余条。市监督所投入21人赴门头沟区、房山区、昌平区开展监督检查、走访摸排、支援派驻等工作，全市监督系统共投入192人参与防汛救灾工作。强降雨期间，全市卫生健康监督机构开展应急专项监督共计11955户次，做出行政处罚339件。

【卫生监督宣传】完成《健康北京》栏目26次，中央级、市级媒体发布卫生监督执法新闻及栏目报道119条。发布微博778条，微信公众号及头条号文章115篇，推荐文章至市卫生健康委官网200篇。发布及转发短视频59个。刊发报纸12期，出版发行3600份。出版杂志4期，发表学术论文80篇，出版发行2400本。参加市委网信办组织的"长城杯"网络安全大赛知识竞赛（市级组），并荣获三等奖。获得第22届"卫生健康好新闻"组织奖，新闻类·三等奖、科普类·优秀奖；第18届"春雨榜"优秀摄影作品大赛组织奖、新闻纪实类组照优秀奖；第23届"杏林杯"视频纪实类·三等奖。

【所领导】党委书记、所长、二级巡视员：李亚京；副书记：王本进（至9月）；副所长：战捷、高旭东。

（撰稿：鲁齐阳子　审核：高旭东）

北京市精神卫生保健所

【基本情况】职工36人，其中医疗卫生技术人员23人，包括正高级职称2人、副高级职称6人、中级职称10人、初级职称5人；其他专业技术人员10人，包括高级职称2人（高级会计师1人，高级工程师1人），中级职称5人（社会工作师3人、统计师1人、经济师1人），初级职称3人（信息处理技术员2人，助理工程师1人）；未定级3人。

固定资产原值总价值348.20万元，年内报废资产总值61.04万元。

【改革与管理】修订《北京市精神卫生保健所职工请假休假和考勤制度规定执行细则》。

【法治规范化建设】制定《2023年中央转移支付

地方精神卫生项目北京市技术方案》《<北京市门诊使用免费长效针剂治疗社区在册精神分裂症患者技术方案>实施细则》《灾后心理援助与健康宣教工作技术要点》《灾区基层卫生工作人员心理健康服务基本技能手册》，并协助市卫生健康委研究制定综合性政策文件、相关服务实施路径和技术规范10个。

配合市人大常委会法制办、市卫生健康委等部门开展《北京市未成年人保护条例》《北京市精神卫生条例》立法修订调研工作。

【重点时期和重大节日期间安全保障和质控工作】根据国家及北京市工作部署，协助市卫生健康委组织开展安全保障工作。加强重点时期和重大节日期间严重精神障碍患者排查、管理和服务工作，制定精神卫生综合管理工作方案和督导方案，组织专家开展专项督导和质控，发现工作中的薄弱环节，提升服务工作质量；制定应急处置工作预案，做好突发事件的应急处置及信息收集、核查和报送工作。

【国家重大和基本公共卫生服务等项目工作】印发《2023年中央转移支付地方精神卫生项目北京市技术方案》，指导全市各区在全面落实国家基本和重大公共卫生服务项目基础上，继续巩固严重精神障碍服务管理。

2023年，全市严重精神障碍患者在册规范管理率96.02%，规律服药率88.32%，精神分裂症患者服药率为93.42%，规范面访率为92.59%，新增建档数较上年增加88.11%，患者报告患病率为3.697‰；为患者提供免费体检服务，体检率为61.94%。

推进北京市严重精神障碍患者门诊免费服药和监护人看护补助政策落实。全市严重精神障碍门诊免费服药患者惠及率达79.82%，比上年（75.42%）增加4.4%。年内财政投入8926.82万元，平均财政药品支出1103.06元/人，人均支出比上年（1073.76元/人）增加29.3元；全市监护人看护补贴申领率已达93.17%，比上年（89.63%）上升3.54%，全年财政投入1.31890834亿元。开展血药浓度监测工作，实现16区全覆盖，共完成监测34258例；开展门诊使用免费长效针剂工作，全年643名患者获益。

【精神卫生专业能力提升】推进精神科医师培训工作，2023年全市有22人参加精神科医师转岗培训；加强非精神科医务人员的精神卫生知识和技术培训，将精神卫生专业知识纳入继续教育必修课程，培训全面覆盖全市医疗卫技人员，培训率达100%。

2023年，开展严重精神障碍社区管理培训，基础班计200人，骨干班计98人；开展心理危机干预援助医疗队骨干培训，儿童心理救援核心技术班80余

人，心理危机干预技术班计80余人；开展门诊使用免费二代长效针剂治疗工作培训，精防骨干班计100余人，精神科医生班计160余人。

截至2023年底，全市精神科医师1794名，较上年减少2.5%，精神科医师配置水平为8.2名/10万人，已达到国家标准（4名/10万人）及北京市标准（8.2名/10万人）要求。全市精神科护理人员3672人，较上年增长2.89%，整体精神科护理人员配置水平16.77名/10万人。全市精防人员1156人，较上年增加5.57%，配置率为1.06名/2万人，已达到北京市相关配置标准（1名/2万人）。

【市区两级对口指导与帮扶机制建设】强化市区两级对口指导与帮扶机制建设，组织北京安定医院和北京回龙观医院开展分级医疗、双向转诊、应急医疗处置的技术指导服务等对口指导培训与帮扶。市精保所全年采取现场和非现场对363个基层医疗卫生服务机构开展质控，结合信息平台发现的问题进行实地督办，研提意见和建议，旨在提高社区整体综合管理水平和工作效能。

【心理健康促进与科普宣传】围绕3·21世界睡眠日、4·2世界孤独症日、健康北京周、9·10世界预防自杀日、9·21世界老年痴呆日及10·10世界精神卫生日等主题日，采用线上线下形式，利用H5、短视频、MG动画、漫画书、大课堂等手段，针对暴雨受灾人群、职业人群、儿童青少年、老年人、孕产妇等重点关注群体开展了多系列宣传活动，向广大人群传递了如何识别、处置焦虑抑郁情绪，如何提升心理免疫力以及自我调适的方法和技巧，累计受众49.4万人次；制作完善心理健康"四进"活动工具包，整合社会资源和社会力量，以不同形式的活动主题来拓宽社区居民获取心理卫生科普服务的途径和渠道，从而推动更多的社区居民关心关注心理健康，在全市形成人人了解心理健康知识、人人参加心理健康行动的心理健康促进氛围。

【信息监测】完成《北京市精神卫生信息管理月报》《北京市精神卫生信息管理季报》《北京市精神卫生信息管理年报》共12期。组织开展全市信息监测例会及培训等。

【心理援助热线服务】8月，为规范心理热线服务，同质化标准，了解掌握各条热线的设备及网络环境，实现统一平台时顺利对接，配合市卫生健康委开展了1次全市心理援助热线指导质控工作。10月10日，北京市将原有的18条心理援助热线统一为号码"010-88585821"。

协助市卫生健康委组织专家制定《北京市"8858

心理援助热线"管理方案（试行）》；开展热线接线员岗前培训及考核，热线接线员由原有的129名扩充至316名；开展专业督导110次，受众873人次。

截至年底，全市共接听热线36052通，热线统一号码后接听3061通，为全市居民提供免费的心理援助服务。

【社会心理服务体系建设试点】 按照国家卫生健康委、中央政法委工作部署，依据北京市社会心理服务体系试点建设年度统筹推进方案，继续开展西城、朝阳、海淀、房山、怀柔等5个试点区建设工作；面向全市推广社会心理服务体系建设试点经验，编辑制作《北京市社会心理服务体系建设试点工作经验汇编》，并印发到16区。主要包括：服务网络建设、服务能力提升、专业机构引领及重点人群服务4大模块，共计27个典型经验。

【居民心理健康体检服务】 协助市卫生健康委制定《2023年北京市居民心理健康体检与心理援助服务项目实施方案》。确定年度服务工作目标，明确各部门工作职责，继续优化"暖翼"微信小程序功能，提升服务智能化水平，逐步构建起以心理知识宣传普及为前端、心理问题监测预警为中端、高危人群精准干预为末端的"心理健康全程服务链"。2023年，为16.01万本市居民提供自助测评和线上疏导服务。

【老年人脑健康体检（痴呆风险筛查）服务】 协助市卫生健康委制定《2023年脑健康体检（痴呆风险筛查）及老年痴呆防治行动实施方案》。继续依托基层卫生服务机构为全市居家65岁以上老年人开展脑健康科普宣教、专项测评、训练指导等系列公益服务。2023年，开展脑健康体检（痴呆风险筛查）服务44.21万人，组织基层卫生服务机构的医务人员专项技能培训和考核1156名。

【儿童青少年心理健康促进】 为提高青少年的心理健康水平，增强青少年的心理调适能力，市精保所携手BRTV北京广播电视台生活频道特别策划《全民健康学院》"与孩子同快乐　共成长　开学第一课"青少年心理健康专题节目，覆盖观众达840万余人。

继续在5个全国社会心理服务体系建设试点区开展儿童青少年心理健康促进工作，制定专项工作方案，搭建知晓率测评专用线上平台，制定测评流程宣传材料。2023年，共计在181所学校［全日制小学、中学、高中、高等院校（或职业学校）］中开展了学生心理健康状况测评、抑郁症筛查及心理健康核心知识知晓率调查，调查人数1.31万人，核心知识得分80分以上的人数达1.12万人，占比达85.5%。

【孕产妇抑郁症筛查】 为有效落实《北京市"十四五"时期妇女儿童发展规划》，协助市卫生健康委推进孕产期"安心行动"，为孕产妇提供心理保健服务。2023年，全市完成筛查12.28万例，筛查服务率97.29%。

【京津冀协同发展】 协助市卫生健康委与河北、天津共同举办"齐力共筑'心'健康，三地同享'心'时代"—2023年京津冀精神卫生协同发展实践宣传与交流活动。交流活动分别从社会心理服务体系建设试点经验、常见精神障碍和儿童青少年心理健康促进工作、精神残疾人康复服务政策等方面开展了分享交流。国家心理健康和精神卫生防治中心的与会专家就《紧急医学救援应急演练中的心理模拟》《心理健康和精神卫生宣传工作方针与策略》《精神卫生政策与地方经验》进行了经验分享。

【科研工作】 成功申报首都卫生发展科研专项《北京市精神/心理医疗服务规范化建设及评审标准的研究》；协助市卫生健康委完成"北京市老年人脑健康体检""北京市居民心理健康体检"项目；推进"北京市严重精神障碍患者社区血药浓度监测"、首都卫生发展科研专项《基于互联网认知行为治疗模式的抑郁症高危青少年干预技术研究》《经颅直流电刺激（tDCS）预处理间歇性 θ –爆发式刺激（iTBS）治疗重性抑郁障碍的研究》项目开展；发表《北京市社区严重精神障碍患者长效针剂选择意愿研究》核心期刊论著1篇，《如何缓解产后不良情绪》《甜与辣，隐藏在味道下的情绪与压力》科普文章2篇。

【信息化建设】 推进北京市精神卫生信息管理系统升级改造项目工作。通过多方咨询和整合意见，在汲取国家信息化建设经验和国内各省精神卫生信息化现状及适宜的智能技术方法后形成建设方案。系统升级改造工作纳入《加强首都公共卫生应急管理体系建设三年行动计划（2023—2025年）》重点任务。

【获奖及荣誉】《"云上"心理健康服务模式，守护居民心理健康》入选全国社会心理康务体系建设"优秀案例"；2022年北京市职工职业技能大赛中荣获"优秀组织单位"称号；《世界精神卫生日沙画宣传片"心中有光，传递温暖，分享爱"》获得国家卫生健康委健康知识普及行动—2023年新时代健康科普作品征集大赛"微视频类优秀作品"。

【所领导】 所长：王刚；副所长：黄庆之、李京渊、袁红。

（撰稿：王　彤　审核：黄庆之）

北京市疾病预防控制中心

【基本情况】职工755人，其中专业技术人员710人，包括正高级职称122人，副高级职称158人，中级职称253人，初级职称119人，见习58人；行政管理和工勤45人。

年底固定资产净值22935.03万元。

【机构设置】16个专业科室，17个职能科室。检务科并入质量管理办公室。

【传染病防治】全年报告法定传染病3类25种，报告发病1028466例，报告死亡143人，报告发病率为4708.82/10万，报告死亡率为0.65/10万。

甲乙类传染病共报告18种260295例，报告死亡135人，报告发病率为1191.76/10万，报告死亡率为0.62/10万。鼠疫、传染性非典型肺炎、脊髓灰质炎、人感染高致病性禽流感、狂犬病、炭疽、流脑、白喉、新生儿破伤风、钩体病、血吸虫病和人感染H7N9禽流感12个病种无发病、死亡病例报告。报告发病数居前10位的病种依次为：新型冠状病毒感染、梅毒、肺结核、病毒性肝炎、痢疾、百日咳、淋病、猩红热、艾滋病和布病，占甲乙类传染病报告发病数的99.95%；报告死亡病种4种，报告死亡数居前3位的病种依次为：病毒性肝炎、艾滋病和肺结核。

【地方病防治】碘盐监测。监测居民户食盐样品4965件。其中碘盐4441件，碘盐覆盖率89.45%；不含碘食盐524件，不含碘食盐率10.55%；碘盐之中合格碘盐4253件，碘盐合格率95.77%，合格碘盐食用率85.66%。

人群碘营养状况。调查育龄妇女3230人，尿碘中位数128.9微克/升；成年男性3239人，尿碘中位数141.4微克/升；8~10岁学生3308人，尿碘中位数170.4微克/升；孕妇3331人，尿碘中位数130.1微克/升。各类碘缺乏病防控重点人群碘营养状况均处于适宜水平。

地方性氟中毒监测。枯水期、丰水期监测历史病区村191个，饮用水水井200个，累计检测400井次。其中395井次（197个水井）水氟含量符合饮用水卫生标准，正常使用率98.75%。调查8~12岁学生9196名，氟斑牙患病人数268人，患病率2.91%。氟斑牙指数为0.05，流行强度为无氟斑牙流行。

【艾滋病防治】新报告现住址为本市的艾滋病病毒感染者和病人（HIV/AIDS）1584例。完成各类人员HIV抗体检测6536677人份，共检出HIV/AIDS 1882例。艾滋病监测哨点共监测各类高危人群16239人，检出HIV阳性者167人，HIV阳性检出率为1.03%。艾滋病免费自愿咨询检测16633人次，检出阳性269人，检测阳性率1.62%。抗病毒治疗定点医院在治艾滋病患者26073人。全市月均干预暗娼2187人，完成HIV检测5637人，无HIV检测阳性；月均干预男同人群9875人，全年完成HIV检测80654人，HIV检测阳性741人；月均干预外来务工人员46134人，HIV检测1687人，无HIV检测阳性；全年干预性病门诊就诊者120005人，完成HIV检测115389人，HIV检测阳性644人；戒毒药物维持治疗门诊当年治疗722人，收治HIV/AIDS 15人，当年无新增HIV/AIDS。

【免疫规划】常住儿童建卡率100.00%，建证率100.00%。五苗（卡介苗、乙肝疫苗、脊髓灰质炎疫苗、百白破疫苗、麻疹疫苗）基础免疫全程合格率99.52%，流脑疫苗基础免疫合格接种率99.59%，乙脑疫苗基础免疫合格接种率99.93%。四苗（卡介苗、脊髓灰质炎疫苗、百白破疫苗、麻疹疫苗）基础免疫全程及时率89.85%，乙肝疫苗首针及时率99.02%。北京市免疫规划信息系统管理预防接种个案33719602人（含成人），比上年增加1.14%。全市用工单位外来务工人员集中接种麻风腮疫苗22283人次，A+C群流脑疫苗18908人次。全市报告接种流感疫苗2465850支，包括免费流感疫苗1997716支。其中，老年人855400支，中小学生1045244支，为两会保障等重点人群接种97072支。报告本市AFP确诊病例54例，比上年（34例）增加59%，15岁以下AFP报告发病率2.08/10万。麻疹6例，比上年增加200%；风疹14例，比上年下降40.00%；流腮848例，比上年（1249例）下降32.11%；百日咳1237例，比上年（103例）上升1100.97%；流脑无病例，与上年相同；乙脑3例，比上年增加3例；2023年北京市无人狂犬病病例报告；新生儿破伤风、白喉无病例。全市动物致伤292331人次，较2022年下降7.38%。病毒性肝炎总发病率3.60/10万，其中甲肝、乙肝、丙肝、丁肝、戊肝、未分型肝炎报告发病率分别为：0.40/10万、0.49/10万、0.78/10万、0.01/10万、

1.84/10万、0.08/10万（乙肝和丙肝的报告发病统计仅为新发病例）。全市建成六类预防接种门诊共计779家，其中免疫规划预防接种门诊452家，狂犬疫苗接种门诊117家，产科接种单位115家，成人接种门诊43家，其他接种门诊52家。

【突发公共卫生事件及大型活动保障】全市接到突发公共卫生事件报告管理信息系统报告的分级突发公共卫生事件19起，报告发病数171人，死亡0人，均为一般级别，未发生特别重大、重大及较大级别突发公共卫生事件；完成"北京两会""全国两会""全国两会天安门应急反恐执勤""党和国家领导人义务植树活动""清明节祭扫活动""北京市十六届人大一次会议""中关村论坛""共青团十九届全国代表大会""2023北京中网""2023北京马拉松""2023北京服贸会""2023一带一路"以及其他一系列重要活动会议保障工作以及核心区生物反恐应急保障与值守工作。完成元旦、春节、五一、十一等节假日期间的应急保障与值守工作。

【消毒与病媒生物监测】监测医疗机构1804家，监测样品20567件，合格率97.8%。监测托幼机构662家，监测样品9582件，合格率95.3%。监测学校医务室11户次，监测样品85件，合格率96.5%。在16个区共设置病媒生物密度监测点770个，其中鼠类145个、蚊虫241个、蝇类192个、蟑螂192个。开展鼠密度监测6月次，每2个月监测1次，共捕鼠41只，年平均阳性率0.169%，其中农村居民（室内）平均阳性率最高。蚊密度监测18旬次，总计捕获成蚊31402只，年平均蚊密度为2.07只/灯·小时，其中公园绿地成蚊密度最高，为2.82只/灯·小时。总计捕蝇4746只，年平均蝇密度3.1只/笼·天，其中公园绿地蝇密度最高。蟑螂密度监测6月次，共捕获蟑螂837只，年平均蟑螂密度为0.015只/张，其中中小餐饮蟑螂密度最高，为0.034只/张。

【慢性病预防控制】完成新一轮北京市成人慢性病及危险因素监测现场调查，对16区22739名18~79岁常住居民进行问卷调查、体格测量和实验室检测。完成首次北京市老年人健康素养调查，包括6800人的问卷调查和握力测量。新组建高血压自我管理小组197个，糖尿病同伴支持小组171个。脑卒中高危人群随访干预项目完成25399名对象电话随访，完成率94.6%。市级验收各类健康示范机构129家，新增其他类支持性环境43个。参加第八届"万步有约"健走激励大赛，荣获"省级健走竞赛三等奖"和"省级健走促进二等奖"称号。新组建老年人防跌倒干预小组333个。哨点医疗机构门急诊全年共上报伤害病例

73085例，同比增长5.49%。心血管病高危人群早期筛查与综合干预项目全年完成初筛/复筛调查13376人，高危对象调查3912人，短期随访1782人，长期随访19021人。4个区完成国家级老年人健康素养调查。7个区完成新一轮中国成人慢性病及危险因素监测现场调查。4个区作为国家监测点参加新一轮中国居民肌肉骨骼疾病调查。7个区作为国家监测点完成心脑血管事件报告。5个项目区完成北京市慢阻肺高危人群早期筛查与干预。指导各区开展慢病综合防控示范区建设工作，配合市卫健委完成市级示范区复审；根据国家卫健委工作要求，完成国家级示范区申报并迎接国家级示范区复审。配合贺晓新副主任开展我市疾控系统慢性病防控工作调研并形成报告。

【营养与食品卫生】完成食品安全风险监测4692件，监测指标涵盖农兽药残留、真菌毒素、重金属、有机污染、食源性致病菌等，超额完成全市监测任务。开展第七次全国总膳食研究3个采样点13类69种食物的样品现场制备，完成720户居民婴幼儿调查和肉制品调查。完成特大暴雨灾害应急处置任务，入驻点支援房山区、门头沟区、昌平区指挥部，开展灾后应急监测等工作。积极完成营养监测工作，完成183家机构的营养能力调查、5750名居民的营养与健康状况监测、2138名居民的营养健康知识水平调查、18457名学生的营养素养及家庭食物环境监测以及农村义务教育营养改善8所学校1145名学生的监测工作。完成53件食物成分样品的监测，开展全民营养周活动2313场次、线上有奖竞答13922人次、发放宣传材料27万份、录制科普宣传视频36个。开展实验室复评审；强化实验室安全管理；组织全市各区疾控开展实验室间比对、盲样考核、FAPAS考核。

【卫生毒理】系统开展公共卫生领域健康相关化学物质的安全性评价、危害评估与健康风险评估工作，为建立人群健康指导值和风险管理提供科学依据。完成国家食品安全风险评估中心委托开展的指导性技术文件"神经毒性危害评估方法和指南"及"神经发育毒性危害评估方法和指南"编撰，这两份指南经审核正式发布，成为国内相关领域专业技术人员开展食品安全危害评估及风险评估工作的重要指导性文件。开展多种食品中化学物、生物毒素及食品添加剂的危害评估工作，包括吡咯里西啶生物碱、曲酸、二噁英、赤藓酮糖、3-硝基丙酸、氯乙烯、展青霉素等。与国家食品安全风险评估中心合作完成0~3岁婴幼儿亚硝酸盐的膳食暴露风险评估，完成北京市某地区粮谷类食品中脱氧雪腐镰刀菌烯醇的暴露评估。

获批国家级科技创新2030项目子课题1项，市科

委食品安全技术保障专项子课题1项，国家卫健委工作场所化学品健康危害评估试点项目1项。获国家知识产权局授予发明专利3项：《一种用于孕鼠胎儿数量检测装置》《毒理学数据的筛选方法、筛选装置及存储介质》及《基于实验视频处理的线虫咽泵运动频率自动识别方法》；获国家版权局软件著作权登记1项：《计算机软件著作权登记证书-危害评估和风险评估数据库平台V1.1》。

【环境卫生】城市生活饮用水监测共设置473个监测点。2023年4月1日前水样按照《生活饮用水卫生标准》（GB5749—2006）进行评价，4月1日后水样按照《生活饮用水卫生标准》（GB5749—2022）进行评价。全市共监测出厂水样79件，合格率为100%；末梢水样2842件，合格率为100%；二次供水水箱出水全年监测692件，合格率为100%。

农村饮用水共设置监测点732个，结果按《生活饮用水卫生标准》（GB5749—2022）进行综合评价和分类评价，除消毒剂指标外，其余37项中有1项指标不达标即判定为水样不达标。全年监测水样1464件，其中达标水样1257件，水质综合达标率为85.86%；其中出厂水监测水样706件，末梢水监测水样758件，出厂水达标率为85.13%，末梢水达标率为86.54%。

2023年为《生活饮用水卫生标准》（GB5749—2022）实施的第一年，新旧国标的衔接导致对水样检测结果的评价标准发生变化。新标准体现城乡饮用水标准一体化，农村水不再按照既往"农村小型集中式供水和分散式供水部分水质指标及限值"进行评价，导致农村水合格率较往年有所下降。

监测住宿、购物等十类公共场所1221户次，共计监测样品27325件项次，公共场所卫生指标合格率为91.9%；完成集中空调通风系统监测和冷却塔风险评估166户次214套，监测样品4809件项次，卫生指标合格率93.6%；强化开展与群众健康相关项目监测工作，其中室内空气中PM2.5合格率为90.7%；淋浴用水嗜肺军团菌合格率为91.5%；嗜肺军团菌快速检测合格率99.6%；嗜肺军团菌尿抗原合格率98.9%。

【放射卫生】开展全市地表水、饮用水、土壤、粮食和雨雪水、空气气溶胶和室内外环境辐射剂量TLD样品放射性水平本底样品监测共482件，结果未见异常。对1137余家放射工作单位的放射工作人员进行个人剂量监测约5.68万余人次，完成约86人次的大剂量核查，年剂量在1mSv以下的放射工作人员占监测人数99.7%。完成"医疗卫生机构医用辐射防护监测工作""职业性放射性疾病监测工作""非医疗机构放射性危害因素监测工作""放射卫生技术服务机构

质量监测工作""放射卫生检测能力比对工作""食品中放射性风险监测"和"城乡饮用水水质监测"7项国家卫生健康委专项工作。完成联合国CTBT放射性核素监测台站和惰性气体监测台站日常维护及提供检测数据工作。开展北京市放射卫生技术服务机构质量控制中心现场评估13家，抽检各类检测、评价报告43份。在全国放射卫生检测能力比对工作中"总α总β放射性测量能力考核""放射性核素γ能谱分析能力考核"2项考核比对结果均优秀。获批首发科研项目1项《介入放射工作人员受照课题与健康风险研究》；在研项目3项；成功申报团体标准3项；负责、参与实施评估项目7项；其他参与科研课题、标准起草、教材编写工作等共5项。共发表论文13篇，其中SCI4篇。

【健康教育】2023年发布微信547条，阅读量约83.5万次，转发近7.4万次。官方微博发布723条，总阅读量约780万余次，粉丝130.80万。"健康北京"头条号和"北京健康科普"抖音号，发布图文477篇，视频312部，节气海报24张，总曝光量1284万，播放430万次。汛期建立洪涝灾害后健康教育工作机制。印刷制作单页3张60万份、宣传品6万份、撰写科普文章9篇，制作视频5部，海报2张，滚动健康信息提示3条，邀请专家拍摄6条《清洁家园　健康共享》北京疾控健康提示内容。发布防汛健康提示全网相关信息23621条，阅读量4.99亿次。承办健康提素——新媒体健康科普创新大赛，221个媒体进行报道，相关新闻989条。新媒体阅读量3267万次，全网超4200万次。

开展第五次成人烟草调查，完成控烟示范街区建设。启动2023年"你戒烟　我支持"中医戒烟公益活动。在各级医疗机构征集健康教育处方814个，提炼10个常见疾病门诊健康教育处方并印制纸版处方6万套。在幼儿园、中小学举办"北京市健康小达人评选暨少儿健康作品传播大赛""绘少年力量，画无烟未来"绘画作品征集评选、"控烟宣传百校巡展"活动。开展"2023年北京市民健康体重行动""2023年北京市民健康体重行动运动技能大赛"，首次针对体重管理开展大规模人群干预。五进活动615场，惠及各类人群近9万人。

【学校卫生】2023年学生常见病和健康影响因素监测共覆盖小学、初中、高中、大学200余所3.6万余名学生，5.6万余名学生完成近视检测，2.8万余名学生通过电子问卷监测系统完成健康影响因素调查。共监测720所中小学校的1704间教室的教学环境，完成了全市16区的监测与干预督导，并及时纠错。完成《中小学生营养综合状况评价及程序化干预模式》项目，完成工作报告及项目数据报告提交国家疾控局。

2023年传染病早期预警监测系统建成并将全市全部中小学纳入系统，共覆盖中小学校1924所，学生214.7万人，全年累计报告症状监测信息1006余万人次，各类新增症状学生近102万人次，发出预警近5.5万次。修订《北京市中小学校健康食堂标准》，完成2023年度中小学校健康食堂市级现场验收工作。2023年在全市16个区开展学校卫生工作体系调研工作，针对工作机制与评价体系、学校卫生专业机构设置、人员配备、队伍建设、经费保障、业务及信息化建设等情况形成报告上交中国疾控中心。

【职业卫生】组织全市各区疾控中心及技术服务机构开展工作场所职业病危害因素监测工作，监测重点因素包括煤尘、矽尘、水泥粉尘、石棉尘、电焊烟尘、苯、甲苯、二甲苯、乙苯、1，2-二氯乙烷、三氯甲烷、正乙烷、三氯乙烯、铅及其化合物、锰及其化合物、噪声等。收集并审核了351家重点行业用人单位的监测数据。对全市监测数据进行整理分析，通过监测工作，掌握我市重点行业职业病危害现状，为监管执法，制定职业病防治法规、标准和政策措施提供科学依据。

在全市16个区开展重点职业病监测工作，对辖区内除职业性放射性疾病外的所有法定职业病（共9大类121种）进行监测：收集并审核了北京市职业健康核心指标个案信息163032条；完成全市2062张职业病报告卡的审核；开展了五家医疗机构的尘肺病筛查工作，完成274645人次的呼吸科门诊就诊人员筛查工作及340人胸片/CT质量控制工作；完成了1204名接尘工人的尘肺病主动监测；组织各区疾控中心对18294名尘肺病患者进行了随访和回顾性调查；通过死因登记系统，完成了19932例职业病病例中死亡病例的死因情况比对工作；完成了职业病及疑似职业病的迟报漏报调查工作。对全市重点职业监测数据进行整理分析，撰写了北京市重点职业病监测报告，通过监测工作，对全市重点职业病发病特点、变化趋势和规律进行了评价。

完成全市两大类产业9个具体行业100余家单位的职业人群健康素养调查工作，收集13745名一线员工的职业健康素养调查问卷，及时进行了整理分析调查数据、撰写年度总结报告等工作。

2023年对全市895家用人单位开展职业健康检查工作。涉及粉尘、高温、噪声、放射作业和特殊作业劳动者的各类职业健康检查18250人次，其中：化学因素22162人次、粉尘4112人次、噪声7698人次、高温2000人次、其他物理因素及特殊作业3547人次、放射4012人次。完成职业健康检查类别中上岗前2730人

次、在岗期间14874人次、离岗时646人次，复查1074人次，查出职业禁忌证221人、疑似职业病14人。全年诊断职业病4例，均为职业性尘肺病，其中新病例3例、晋级病例1例。

【实验室管理】检验检测能力包括33类1136项参数和14个判定标准检测能力。传染病地方病控制所、免疫预防所、性病艾滋病防治所、营养与食品卫生所、环境卫生所、职业卫生所、放射卫生防护所、卫生毒理所、中心实验室等9个业务科所参加检验检测能力验证和实验室比对活动共45项，覆盖食品（营养成分、重金属、添加剂、药物残留、微生物）、饮用水、空气、公共卫生、医疗保健等多个领域，考核结果均为满意。

【科研与教学】新增各类科研课题61项，其中国家级项目8项、省部级项目9项、局级2项、人才项目12项，合同合作等其他项目30项。新增科研经费3314.93万元。中心作为第一完成单位发表论文228篇，其中核心期刊论文168篇，SCI论文50篇，累计影响因子508.2。获批国内专利、软件著作权7项，完成三项技术转让。在岗专业技术人员继续教育学分达标率达100%。举办区级以上继续医学教育培训项目53项，其中国家级继续教育项目3项，市级继教项目34项，区级继教项目16项，共有4348人次参加培训。在培公共卫生医师规范化培训学员44名，其中有10名纳入规培的MPH研究生。完成首都医科大学公共卫生学院、北京大学公共卫生学院等院校学生共70人次现场实习（社会实践）、毕业设计。

【结核病防治】举办2023年世界防治结核病日系列主题宣传活动。围绕"你我共同努力　终结结核流行"宣传主题，开展世界防治结核病日系列宣传活动。3月13~19日，市卫生健康委在全市启动了结核病防治宣传进工地专项活动周，世界卫生组织结核病和艾滋病防治亲善大使亲临北京工人体育场工地活动现场，与医务人员和工友亲切交流，充分肯定北京市结核病防治工作成绩，倡导大家共同行动、积极参与结核病防治，为战胜和终止结核病流行做出贡献。3月21日，在昌平新城滨河森林公园举行"第28个世界防治结核病日北京市主题活动"，卫生健康系统、学生和服务行业的志愿者、首都多家媒体代表参加了本次活动，启动了"2023年北京市结核病防治优秀故事征集活动"，营造全社会参与结核病防治的氛围。9月6日，市卫生健康委联合市民政局、共青团北京市委员会印发《北京市百千万志愿者结核病防治知识传播活动提升行动工作方案（2023—2025年）（京卫疾控〔2023〕39号）》，培育结核病防治宣传志愿者团队，

广泛普及结核病防治知识。

北京市开展结核病耐药性监测试点工作。4月10日，市卫生健康委印发《北京市结核病耐药性监测试点工作方案》（京卫疾控〔2023〕17号），在门头沟区、怀柔区、密云区和市疾控中心开展以市区联动的结核病耐药性监测试点工作，探索全市结核病耐药性监测模式和机制，掌握北京市结核病患者耐药情况及耐药性变化趋势，提升结核病防治工作水平。

北京市在全国结核病临床诊疗技能竞赛中取得佳绩。6月26日，市卫生健康委组织了北京市结核病临床诊疗技能竞赛活动，选拔7名选手组成北京市代表队，于9月14~15日参加国家疾控局举办的全国结核病临床诊疗技能竞赛，荣获团体三等奖和优秀组织奖、个人总成绩三等奖1项、影像阅片优胜奖2项，14名结核病临床诊疗医务人员获得场外竞赛优胜奖。此次竞赛，为全市结核病临床医师提供了展示诊疗水平以及交流竞技的平台，也是一次带动结防战线医务人员提高结核病临床诊治能力的有力举措，对全市结防专业队伍建设起到积极的促进作用。

【新址迁建】新址位于通州区宋庄镇双埠头村，新址建筑面积124500平方米。2023年新址迁建工作取得突破性进展，迁建项目实现主体结构封顶。12月10日B5-公共卫生检测服务2#楼完成所有楼承板混凝土浇筑，完成封顶；年底实现主体钢结构封顶。完成国家公共实验室项目建设改造。完成施工图结构设计和结构图纸再审查工作。年内完成竣工验收及结算审计工作，为提升核酸检测能力提供保障。

【中心领导】党委书记：黄春；主任：曾晓芃；党委副书记：宋卫萍；纪委书记：王勇；副主任：庞星火、贺晓新、刘晓峰、王全意、佟颖、于建平、杨鹏；工会主席：宋卫萍。

（撰稿：白璐　审核：苏宁）

北京急救中心
北京紧急医疗救援中心
北京市急救医学研究所

【基本情况】职工中编制内人员562人、派遣人员308人，正高级职称17人、副高级职称52人、中级职称174人、初级职称331人。执业医师218人，注册护士205人。护理人员中具有大专及以上学历者占96.58%、本科及以上占46.34%。

年底固定资产净值（即折旧后总价值）11012.74万元，其中医疗设备净值2080.95万元。全年总收入37916.31万元，其中医疗收入2175.90万元。医院占地面积6840平方米、建筑面积13331.5平方米。

有市级质控中心：北京市院前医疗急救质量控制中心、北京市社会急救培训质量控制与改进中心。

【荣誉获奖】年内获中共北京市委组织部、北京市人力资源和社会保障局、市财政局北京市2022年度"集体记大功"奖励；被北京市交通安全工作部门联席会评为北京市2022年度市级交通安全工作成绩突出单位；获国家卫生健康委员会2023第一届全国数字健康创新应用大赛健康医疗大数据主题赛应用创新一等奖；被北京市西城区统计局、北京市西城区经济社会调查队评为2023年西城区诚信统计单位；被市卫生健康委评为北京市卫生健康系统接诉即办工作突出贡献单位、2023年北京卫生健康系统第7届"优秀院报"，获2023年北京卫生健康系统第22届"卫生健康好新闻评选"组织奖等奖项；获市卫生健康委、市广播电视局、市科学技术协会2023年"健康提速——新媒体健康科普创新大赛"优秀组织奖。北京急救中心西城急救中心站被全国妇联评为"全国巾帼文明岗"。

【日常急救】120调度指挥中心分流接听电话1941090次，同比下降16.24%；受理要车电话905288次，同比下降4.80%；出车891076次，同比下降2.82%，（不包含疫情相关出车共891026次，同比增长16.37%），其中直属分中心出车150270次，同比减少10.33%。

年内全市院前急救出车类型分别为现场急危重症任务、非急危重症任务、转院任务。其中，现场急危重症任务707750车次，占出车总量的79.43%；转院任务147457车次，占出车总量的16.55%；非急危重症任务35869车次，占出车总量的4.02%。全市院前急救执行特殊任务16148次，其中呼吸机任务6444次，孕产妇任务9472次，新生儿任务232次。为危重症者建立绿色通道17858人次。院前疾病分类前三位为损伤性疾病、循环系统疾病、呼吸系统疾病，分别占出车总量的25.89%、22.44%和9.60%。

全市现场急危重症任务平均反应时间为12.20分钟，同比缩短3.84分钟。全市院前急救呼叫满足率为99.99%，同比增长0.49%。

全市院前急救短信回访满意度99.70%。

【120调度指挥】实现120急救通话语音同步转写《急救派车单》，任务单填写准确率达99.06%；救护车调派算法融合全市急救资源分布状态、患者地址病情、实时路况等综合信息，预算急救反应时间，推荐调派车辆，实现系统"智能调派"；引入短信协助呼叫者位置获取定位功能，点击短信链接即可与120调度指挥系统同步精准呼叫位置；建立呼救人员固话信息库，库内人员呼叫120，即刻获取既往信息，平均缩短派车时间近10秒钟。

年内对患者自救和互救医学指导2924次，其中使用急救优先分级调度系统（Medical Priority Dispatch System，MPDS）指导2566次，使用高级调度在线生命支持系统（Advanced Dispatch online Life Support System，ADLS）指导358次，指导成功8例，其中心肺复苏成功5例、哽噎2例、外伤大出血1例。ADLS作为全球首个自主知识产权5G急救产品，上线后北京市整体院前心肺复苏成功率提升至2.2%，北京急救中心院前心肺复苏成功率提升至11.5%。

【应急救援】完成突发事件紧急医疗救援任务2149次（1死3伤），出动车辆2983车次，转送伤员5619人次。其中，"12.14"地铁昌平线轨道交通事故救援，分批次跨区调派救援力量，启动应急储备力量保障日常急救，派出救护车62辆，转运伤员167人。

"23·7"流域性特大洪水灾害医疗急救救援。救援期间，120调度指挥中心实时监测汛情数据及重灾害三区涉汛突发事件执行情况，加强与属地卫生健康及"四台"信息联动，了解道路受灾状况、排查可能存在的次生灾害。共建立3批次院前急救力量支援梯队，不断对救灾力量进行补充轮换，全市院前急救在三个重点区域（房山、门头沟、昌平）投入急救车组133组，人员567人，其中北京急救中心支援三区174人。结合涉汛地区集中病种，制定《涉汛相关急症急救评估与处置要点》，统一120全网涉汛救援人员应急处置标准。采用全地形越野救护车、指挥车、救护车等多种救援车型，处置7个行政区的涉汛事件125个，执行涉汛任务158次，转运伤员106人。同时确保防汛救灾期间城市运行指标数据不降低，120电话日均呼叫量5946次，电话接听率100%，呼叫满足率100%，派车率100%，平均急救反应时间12.09分钟。

【医疗保障】建立与军队、消防等外体系专业救援队伍的合训机制，组建中心市级模块化卫生应急队伍和生物反恐队伍。开展内部桌面推演2次；组织参加2023京津冀卫生应急综合演练、2023自然灾害综合性卫生应急实战化演练等多部门联合演练4次，共派出56车次、209人次。

完成"一带一路"等各项重大会议活动、反恐应急、安全维稳等医疗应急保障任务987次，派出急救车1724车次，保障人员5218人次。其中国家级和市级层面重大活动、重要会议医疗保障任务595次，节假日、中高考、疫苗接种等应急保障任务44次。

【医学教育和专业培训】组织全市院前急救岗前培训、心电图培训、骨干医生培训等全市院前专业人员培训6562人次；组织中心岗前、"医疗急救十二工坊"等专业培训6508人次；294人获美国心脏协会（AHA）国际证书，854人获国家创伤生命支持（ITLS）国际证书；组织全市院前医疗机构开展高危孕产妇、重大赛事保障、电解质紊乱、热射病等疑难病例讨论，定期针对诊疗规范和应急处置等给予专业指导；依托医师节开展气管插管、呼吸机应用等气道管理专项培训考核；开展临床护理知识竞赛和护理质控检查，调度员、医生、护士、驾驶员、担架员、应急储备人员培训全覆盖。全市二、三级医疗机构进行院前急救医防融合培训全年共计391人，培训合格率100%。

【社会培训】北京120社会公众急救培训认证讲师增至367人，被中国科协认证为"全国科普教育基地"；北京市科委认证为"北京市科普教育基地"；北京市卫生健康委员会认证为"健康北京示范基地"；被人民教育出版社授予"荣誉作者称号"。线下开展科普授证培训14807人次、社会科普公益讲座1050人次。

【宣传工作】新媒体线上急救科普覆盖人群累计2500万余人次，其中北京、上海、杭州急救专家线上急救知识专题讲座25次，覆盖人群20万人次；新浪"热浪直播间""央视频"急救宣传覆盖200万余人次。中央电视台晚间新闻、新闻直播间等传统电视、报刊媒体开展急救科普宣传45次。

【AED普及工作】开展自动体外除颤器（AED）知识普及宣传，完成重点公共场所5089台AED在120指挥调度系统定位工作。北京市公共场所AED配置地方标准完成立项。开展高风险岗位人员AED使用技能培训5346人次。

【科研工作】年内《成人院外心脏骤停气道管理实验的可行性研究》结题，年底《远隔缺血适应在脑卒中院前急救中的应用研究》等在研课题6项。

【行业技术规范建设】完成国家卫生健康委委托任务，参与编写《中国急救蓝皮书（首版）》《120院前临床诊疗规范》在人民卫生出版社立项；《公共场所自动体外除颤器配置与管理规范》《社会公众急救培训教学工作规范》《院前工作人员防护用品使用规范》3项地方标准通过北京地方标准立项初评；申报《灾害现场急救转运服务规范》《灾害事故检伤数据规范》2项团体标准。制定统一的急救培训大纲教材，《高级急救员培训教材》定稿，《第一响应人培训教材》《临床急诊规范诊疗手册》《残疾预防与控制伤害》出版，编写的《心肺复苏》《溺水急救》入选中小学《体育与健康》教材。

【行业协会建设】11月15~19日，举办第七届全国急救技能大赛，北京急救中心获得全国团体二等奖。举办第四届中国急救大会，组织论坛38个，工作坊14个、学术专场活动52场，参与人员达2000余人。完成中国医院协会急救中心（站）分会第五届委员会换届选举，北京急救中心连任主任委员单位。

【信息化建设】牵头开展120系统与院内急诊平台对接，32家医院院内急诊可实时接收院前急救动态信息，其中29家医院实现院前院内系统双向传输对接，院前车组可同时获取院内急诊专业设置、床位配置、拥挤度、救治能力等资源配置情况。年内院前车组向急诊平台推送患者信息29671人次，采集身份信息21098人次，身份证信息采集率71.11%，院内转归信息回传7079人次。

年内北京市院前医疗急救电子发票上线启用。电子医学死亡证明书系统开发完成，年内开具电子死亡证明书441张。直属急救中心站全面实施电子发票和电子收费，年内开具电子票75255张，电子收费133503次，占比提升至97.4%，同时提供5G+消息和微信小程序收费情况查询等服务。

【质控中心工作】统一全市院前急救数据指标定义及计算方法，优化细化急救运行指标，实现数据可溯源、可实时查询。开展院前急救关键指标数据多维度分析，形成以周、月、季、半年、全年为周期的全阶段分析体系。开展院前急救网络病案质控，抽查病历1020份。指导各行政区完成院前急救设施规范化建设调整10处、协助入网运行66处。

【急救工作站规范化建设及运行情况】年内全市院前医疗急救设施471个，其中24小时运行急救站点302个，占64.12%。

北京急救中心经开区急救分中心揭牌运行，建筑面积11229.04平方米，与经开区域内17个急救工作站协同，承担60万人口日常院前医疗急救服务、突发公共卫生事件处置、重大活动医疗急救保障、企事业单位和社会民众的急救知识普及培训等任务。

重启北京急救中心整体迁建通州区建设项目，完成需求、功能和规模论证，完成迁建论证报告。

【平急结合工作】完成"平急结合"93个调度席位改建，随时启动、即时响应；在经开区急救中心站开设备用调度坐席14个。按日常急救与应急储备1∶1标准落实人员队伍储备；开展应急储备医务人员"平急结合"岗前培训3950人次，北京急救中心和各区调度人员专项培训247人次。常态下优化接听、受理、综合调度、组长等调度席位设置，分级分类调度不断深化，120电话接通率、10秒接听率均达99.99%，平均接起时长缩短至1.66秒。

【中心领导】党委书记：杨桦；党委副书记、中心主任：刘红梅（12月任）；中心副主任：刘红梅（12月免）、张伟、邵石雨、王勇（12月免）；党委副书记、纪委书记：张莉（8月结束援疆任务回归岗位）。

（撰稿：王　鑫　审核：邵石雨）

北京市红十字血液中心

【基本情况】职工572人（含合同制人员118人、派遣制人员103人），其中卫生技术人员403人，包括正高级职称17人、副高级职称41人、中级职称169人、初级及以下职称176人；其他专业技术人员75人；行政、工勤人员94人。

单位建筑总面积19464.59平方米。年底固定资产净值8416.07万元。

2月，启用地铁学院桥站献血屋、地铁学知园站献血屋；9月，启用空军蓝天献血屋；11月，启用天桥友谊医院献血点。

2023年2月，论文《加强思想政治工作助力稀有血液爱心之家高质量发展》被中国卫生健康思想政治工作促进会授予"一地一品"卫生健康思想政治工作特色品牌优秀案例；3月，短视频《天使在人间》获北京榜样组委会"寻觅榜样身影"二等奖；5月，《用热血书写青春 用生命影响生命》短视频荣获"我是医务社工"短视频展播活动三等奖；6月，首都献血服务网在2022年度北京地区卫生健康系统网站测评活动中荣获优秀奖；6月，亚运花园献血屋荣获中国输血协会"2023年全国最美献血点"；10月，《你好，陌生的朋友》无偿献血宣传片荣获由北京市卫生健康委员会主办的2023年北京卫生健康系统第32届"杏林杯"视频推选活动公益类二等奖和最佳编导奖；12月，被北京市交通安全工作部门联席会授予"北京市2023年度市级交通安全工作成绩突出单位"。2024年2月，党委书记姜东兰被授予第十六届北京市优秀思想政治工作者；3月，成分科科长王明慧获中华全国妇女联合会"全国巾帼建功标兵称号"；9月，献血服务一科岳红获得中国输血协会举办的"闪耀的红"主题宣讲三等奖。

【改革与管理】创建血小板和红细胞预辐照以及红细胞预洗涤模式，设立预留库，常备定量库存，以满足临床对于辐照和洗涤血液日益增长的需求。坚持动态预警理念，综合采集、调剂和天气等影响因素，优化"周平衡"运行机制，盘活阴性血液资源，适时调整库存和发放节奏。2023年度全血献血点常规运行34个，季节性献血点2个，恢复献血点1个（西单献血屋）。

协助市卫生健康委联合市公安局、市财政局等10个委办局印发《北京市2022—2025年采供点设置指导意见》。在严格规范管理、建立和完善"医院团体献血"管理流程的前提下，倡导医疗机构通过宣传血液和献血的重要性，动员和组织医务人员、患者家属亲友等积极参加无偿献血。参与医院由2022年的8区49家上升到2023年11区95家。指导各区开展单位团体献血动员组织工作，全市1500余家企事业单位，组织约15.2万余名干部职工献血20.6万单位，其中，全血8.61万单位，占全血采集量的19.2%，单采血小板0.65万治疗量，占单采血小板采集量的8.99%。

推进"1+3+7"（即1：北京市红十字血液中心，3：通州区中心血站、密云区中心血站、延庆区中心血站，7：昌平区中心血库、顺义区中心血库、门头沟区中心血库、怀柔区中心血库、大兴区中心血库、房山区中心血库、平谷区中心血库）采供血服务体系建设。依托"新建中心血库集中化检测和成分制备运行项目"，接收7家中心血库送交全血4.78万单位，较上年上升41.9%。完成9家采供血机构（7家中心血库及密云区中心血站、延庆区中心血站）血液筛查集中化核酸检测43.38万人份，较上年上升45%。向已实现独立供血的平谷区中心血库、顺义区中心血库、怀柔区中心血库调出红细胞1.33万单位，较上年上升5.2%。血小板1978.5治疗量，较上年上升28.3%。血浆5972单位，较上年上升26.6%。

全年共接收、处理、检测血液标本357852人份。血液成分制备和相应血液标本的集中化检测完成率100%。完成人类白细胞抗原高分辨分型和高分辨样本低分复核1748份。完成临床送检标本的检测和疑难交叉配血标本50525例，检测报告发放及时、无差错。作为北京市采供血质量控制和改进中心秘书处，开展2023年北京市血站血液安全技术核查工作。组织2023年北京市血站新入职员工岗位培训，采取线下自学、线上观看培训视频相结合的形式，来自9家血站的106名新员工参加培训。

年内组织招标、谈判81项，组织审核经济合同357份，会审合同金额37409万元。资产清查覆盖率达到100%。

【采供血工作】采集全血449517单位，其中RH阴性血2788单位，比上年上升46.05%；机采血小板66170单位，比上年上升21.24%；浓缩血小板0单位；机采血浆2018单位，比上年下降6.75%。全年供应临床红细胞531355单位，其中悬浮红细胞394560单位，比上年上升53.74%；洗涤红细胞20994单位，比上年上升28.21%；去白红细胞115801单位，比上年下降42.85%；机采血小板131049单位，比上年上升17.57%；血浆565622.5单位，比上年上升18.74%；辐照血69799单位，比上年下降18.97%。

【献血招募】全年累计发送招募短信2570860条，成功捐献全血35155人次，累计捐献全血61689.70单位，成功捐献成分血15309人次，累计捐献成分血26889单位。组织"热血重燃"固定献血者再次献血激励线上活动，参与活动的献血者18656人。举办"温暖同行 热血守护"淡季预约献血促进线上活动，参与活动的献血者37529人。全年开展街头献血现场宣传招募活动20余场，通过在"首都献血"发送推文、录制献血抖音等方式提升网络宣传能力。创新开展采血点特色化活动，目前已为动物园、王府井、前门箭楼、八大处、地铁献血小屋等献血点定制献血点特色徽章、印章，利用玉渊潭樱花节、香山红叶节开展特色主题活动，赠送樱花帆布袋、红叶书签等，受到献血者喜爱和好评。打造特色化主题献血方舱（东直门运动主题方舱、前门北京特色方舱、西单联通红色主题方舱），夏季在7个商业、旅游人群较聚集献血点延长工作时间（晚6点至8点），在延长工作时段内累计采集3057人次，采血量5638单位。在各献血点开展无偿献血志愿服务，累计11354人次，84207小时。

成分献血开展"砸金蛋 赢好礼""好事成双""热血庆团圆""聚爱成'行'热血缤'分'""我心向党 我献热血""追寻雷锋 像春天般温暖""悦享双节 热血牵婵娟""伙伴计划-夏日美好'益'起来"等特色活动，提升了献血招募的水平，受到献血者的认可和喜爱。首都成分献血宣讲团先后走进清华大学、中国石油大学、中国农业大学、北京社会管理职业技术学院等高校，共开展13场宣讲活动。邀请中国地质大学同学到中心参观学习，了解成分献血、血液成分分离、血液检验以及血液保存和运输的相关知识，宣讲团成员带领同学了解"一袋血的旅程"。举办高校成分献血联动机制研讨会"热血重燃 从心出发"活动，北京市四十所高校师生代表参加会议，推动了首都高校成分献血活动的组织实施。

稀有血型爱心之家成员全年有1862人次参加无偿献血，为RH阴性患者搭建了坚实的生命之桥，爱心之家骨干成员韩冰参与拍摄北京榜样的宣传片《榜样十年·与北京一起成长》并受邀参加北京卫视2023北京榜样颁奖典礼。爱心之家骨干成员陈立东献血救人的感人事迹被北京青年报都市新闻官方账号北京都市报道，并被腾讯网转载。

【宣传无偿献血】利用12345服务导图、首都献血服务平台、百度地图和高德地图，及时公示采血点信息，为公众献血提供便利。推出《无偿献血：爱与生命的涌动》等深度报道30余篇。依托"首都成分献血"新媒体，包括微信、微博、抖音、今日头条、澎湃新闻等平台账号，开展宣传工作。在地铁月台、通道发布献血公益广告，提升民众献血知晓率和参与度。开发首都献血服务网单位团体献血预约新模式，增加不限预约地点的个性化团体献血预约、献血查询及自助上传宣传稿件等功能，为单位团体献血者提供更为便捷的服务。献血服务二科科长周倩做客北京城市广播《我爱问医生》栏目，向听众分享了成分献血相关知识。

【科研工作】申报首都卫生发展科研专项1项，中国输血协会威高基金项目1项，中心级项目4项。

【交流与合作】完成国际输血协会质量管理工作委员会（ISBT-QM-WP）全球血站质量管理指标翻译工作。出版《欧洲血站标准操作规程》。完成《我国血站质量体系审核实践手册》的编写工作。参加2023年中国血液安全大会征文，入选全文发表4篇，入选大会报告1篇。在《中华实验和临床病毒学杂志》专题发表论文5篇。承担首都医科大学2020级临床检验专业本科《输血技术学基础》、北京大学医学部2021级医学检验技术本科《临床输血学检验》课程教学任务。

【信息化建设】中心业务信息系统与北京大学第三医院输血系统实现了互联互通，医院发出血液订单和接收血液入库高效便捷。参与起草卫生行业标准《血站信息系统基本数据集标准》。修订北京市地方标准《公共卫生信息数据元属性与值域代码》。

【血液标准委员会工作】北京市红十字血液中心作为国家卫生健康标准委员会血液标准专业委员会秘书处挂靠单位，举办"2023年中国血液安全大会-血液标准化分论坛"，全国各省市血液中心、中心血站及部分临床医院相关人员约150人参加。组织京津冀血站共同完成"美好世界共同愿景——2023年世界标准日宣传周"活动，设计并使用移动端H5形式，宣传"世界标准日"及血液标准，积极开展标准化宣传工作。新发布行业标准4项，其中：《WS 399—2023血液储存标准》（代替WS 399—2012）、《WS 400—2023血液运输标准》（代替WS/T 400—2012）2项为强制性标准，《WS/T 401—2023献血场所配置标准》（代替WS/T 401—2012）、《WS/T 825—2023血站业务场所命名标准》2项为推荐性标准。审查通过《成分血制备标准》《一般血站设备配置标准》。配合信息标准专业委员会完成《血站信息系统基本数据集标准》《医疗机构临床用血信息系统基本功能标准》《医疗机构临床用血基本数据集标准》审查工作。

【6·14第20个世界献血者日宣传活动】6月14日是第20个世界献血者日，由市卫生健康委、市红十字会、共青团北京市委员会主办，北京市红十字血液中心、北京市输血协会、首都无偿献血志愿者协会承办，策划组织"汇聚青春正能量 无偿献血传爱心"国家卫生健康委2023年世界献血者日无偿献血宣传活动（北京分会场），国家卫生健康委医疗应急司副司长高光明、市卫生健康委一级巡视员李彦梅、北京市红十字会副会长宋永红、中国共产主义青年团北京市委员会机关工作部处长郭昊出席活动。活动特别邀请了2020—2021年度全国无偿献血表彰获奖单位和个人、医疗机构代表、各界媒体以及无偿献血相关爱心企业代表共200余人共襄盛举。

【启动团体单位冬季无偿献血项目】12月15日，

由市卫生健康委主办，北京市献血办公室、北京市红十字血液中心承办的"汇聚寒冬热血 让爱逐光前行"团体单位冬季无偿献血启动仪式在北京市红十字血液中心举办，国家卫生健康委医疗应急司司长郭燕红、市卫生健康委副主任李昂出席活动并致辞，参加本次活动的单位包括国家卫生健康委及属管单位、国家中医药管理局及属管单位、国家疾控局及属管单位、北京市党政机关及事业单位、市区卫生健康部门、团体献血单位代表等。

【中心领导】党委书记：姜东兰；主任：刘江（6月免）；副书记：刘江（6月免）、袁兆龙；纪委书记：邱佰军；副主任：王鸿捷、邱艳。

（撰稿：胡艳娇 审核：王 勇）

北京市体检中心

【基本情况】职工349人，其中全日制人员222人（含事业编制28人）、非全日制人员127人。卫技人员261人，包括正高级职称8人、副高级职称36人、中级职称123人、初级师45人、初级士43人。

年底固定资产净值2645.48万元。单位建筑总面积11610.89平方米。

【专项体检工作】以技术标准为核心，以管理标准为支持，以工作标准为保障，完成年度征兵、中高招、公务员录用、机动车驾驶员、教师资格体检等专项体检任务。

完成招生体检组织管理工作。全市完成高招体检64615人，中招体检107720人。筛查复核体征描述不清晰、记录不准确以及其他可能影响考生录取的高招8496条、中招7799条数据，维护考生利益，逐一与相关体检医疗机构进行核实、修正，保证体检数据准确，未发生一例因体检的责任退生。

完成征兵体检组织管理工作。指导全市16家征兵体检指定机构与各区征兵办等单位，完成男兵征集体检11558人、女兵征集体检443人；线上督导各类阳性体征检出情况，对抽查的607名应征男青年进行现场体检并比对体检数据，派遣专家对体检结论严重偏离合格基线的体检机构实地指导；在全市范围宣贯落实地方标准《专项体检服务规范征兵体检》。2月3日，市体检中心被评为"北京市征兵工作先进集体"。

【健康体检工作】全年完成体检14.56万人次，其中健康体检8.98万人次、各类专项体检5.58万人次。

马甸体检部、航天桥门诊部、丰台体检部，共检出重大阳性体征33例，均完成随访。

外出体检部完成朝阳区中小学生专项体检9.06万人次，涉及校址106所。

【质控中心工作】3月，根据《北京市中小学生健康体检管理办法（2022版）》文件精神，首次承担中小学生健康体检质控工作。牵头起草并由市卫生健康委、市教委联合印发《北京市中小学生健康体检质量管理与控制指标（2023年版）》，组织两轮宣贯培训，并通过实地现场督导检验质控工作的落实情况。

年内，分别组织医政管理、体检管理、医院感染、医学检验、医学影像专业专家，依据《北京市健康体检管理办法》《健康体检中心基本标准（试行）》《健康体检中心管理规范（试行）》，对全市新增申请开展健康体检服务的机构进行现场审核工作，全年14家通过审核。组织专家对全市机构开展质控检查6次，检查家次达到124家次。

9月26日，印发《北京市提升健康体检医疗质量行动方案（2023—2025年）》，并举办培训班9次，对北京市体检相关医疗机构从业人员开展培训，培训人数5467人。

10~11月，为落实国家医疗质量安全改进目标及市卫生健康委《北京市全面提升医疗质量行动方案（2023—2025年）》相关要求，制定"2023年度健康质量提升检查行动方案"，抽取40家机构，组织5个检查组同步开展质量提升专项检查行动，被检机构按照要求进行整改。

【健康管理工作】市体检中心拥有北京市唯一一家包含慢病风险评估、体适能测评、运动处方开具、运动干预指导等服务内容的社区健康促进中心，同时也是被国家科技部和国家体育总局认可的首批"国家体育科普基地"。

年内，在北京市卫生健康委、北京市体育局支持下，分别开展针对单位职工的上门健康体适能测评、运动健康指导服务，同步进行营养膳食干预指导、健康科普教育，持续3~6个月，让健康促进真正落地在工作场所。8月25日,在市体检中心马甸体检部开设运动健康管理门诊,针对体检后"三高"但尚未患病的个体,开展运动健康管理门诊,通过医生指导下的精准运动、营养等生活方式干预,实现慢病早期管理。通过以上服务真正落地健康关口前移,创新首都健康服务模式。

11月18日,中华医学会健康管理学大会上申报的"体医融合+健康管理,改善职业人群健康水平"项目被评选为"2023健康中国行动创新实践典型案例"。

11月29日,获得首批北京市级的"健康北京示范基地"。科普基地位于东城区内务部街,联合社区卫生服务中心、健身服务机构等资源,探索体医融合服务社区模式。

【地方标准征兵体检服务规范制定工作】6月,市体检中心向北京市市场监督管理局申报的地方标准《专项体检服务规范征兵体检》(标准编号DB11/T 2117—2023)正式发布,并于年内在全市范围宣贯落实。

【全国征兵体检工作保障】年内,服务军委国防动员部,持续做好《全国征兵体检信息化管理系统》保障工作,服务全国2800余征兵体检站信息系统的正常应用。受北京、四川、广西、海南、广东五地征兵办公室委托,研制开发省级《征兵体检信息化管理系统》,并开展保障工作。

【科研工作】2~12月,受市卫生健康委科技教育处和北京市中医管理局科技教育处委托,完成2022年度北京地区医疗卫生机构科研工作数据统计汇编和2022年度北京地区医疗卫生机构中医药科研工作数据统计汇编。

联合北京市医药卫生科技促进中心、《健康体检与管理》杂志社、临床流行病学北京市重点实验室和北京医学会健康管理学分会等单位,于5月和11月策划举办医学科研方法学培训和国家自然科学基金申报专题培训,北京地区各级医疗卫生机构、科研院所的200余人员参加培训。

7月,完成科技部国家重点研发计划-主动健康和老龄化科技应对《健康体检大数据云平台构建—智能化健康体检信息系统开发》的2022年度科技报告及结题。

【交流与合作】3月24日,市体检中心联合首都医科大学宣武医院、首都医科大学附属北京安贞医院、首都医科大学附属北京天坛医院、首都医科大学附属北京同仁医院、首都医科大学附属北京朝阳医院、首都医科大学附属北京中医医院、中国中医科学院西苑医院发起成立的首都健康与医疗联盟(简称CHMA),在北京市和平里医院体检中心召开中西医结合慢病干预专题会议,探索建立完整体系、实现落地支撑。

12月29日,市体检中心、北京大学第三医院、体检质控中心联合召开"2023年北京医学会健康管理学术年会暨京津冀体检质量控制合作论坛"。大会以"协同创新助力健康管理高质量发展"为主题,邀请来自全国各地健康管理领域专家教授授课,来自北京地区各级健康管理机构200余人参加了本次会议。

【教育管理】年内,与齐齐哈尔医学院合作,挂牌齐齐哈尔医学院实践教学基地,修订实习大纲,按计划接收齐齐哈尔医学院本科实习生10人,开展实习教学任务工作。

【信息化建设】受国家卫生健康委信息中心委托开展行业标准《医疗服务基本数据集第3部分成人健康体检》的修订工作,于6月24日通过专家评审,正式发布。

年内,通过北京市体检信息平台,收集全市2022年统计报表1664张,汇总全市2022年专项体检51.1万人次,健康体检516万余人次。组织编写《北京市2022年度体检统计报告》,于11月17~19日"第十六届中国健康服务业大会"进行现场发布。

年内,配合国家健康体检与管理质控中心开展工作,在北京地区收集《健康体检报告核心要素》个案数据204914条和收集2022年度全国健康体检(管理)机构信息189家北京地区机构调查数据。

年内,开展体检质控管理系统升级,增加质控指标填报等功能,细化了全市体检医疗机构的管理指标,加入部分统计功能,实现了医疗机构情况变更在北京市体检网上的同步更新。增加"中小学健康体检质控检查"相关评分和模板,支持全市中小学健康体检质控检查工作。

【中心领导】党支部书记:张静波(8月15日免);党支部负责人:丁然(8月15日任);主任:张静波(5月11日免)、张国红(5月11日任);副主任:钱文红、丁然。

(撰稿:付 妍 审核:丁 然)

北京市卫生健康大数据与政策研究中心

【基本情况】 职工42人，其中专业技术人员27人，包括高级职称8人，中级职称9人，初级职称10人，管理人员15人。

年底固定资产净值1228.46万元。

【信息化建设】 完成中心首个涉密项目——北京市卫生健康委文件柜系统的分级保护测评、项目终验工作，助力提升信息传递的准确性、安全性、保密性和可追溯性，改善涉及敏感信息文件的管理效能。助力疫情常态化保障，完成北京市密接、次密接闭环管理及医疗机构流调服务系统初验及北京市全场景核酸检测信息系统建设项目预算申报及财政评审工作。创新"互联网+医疗"援外新模式，完成首个三年援几远程医学平台建设任务，为解决几内亚当地居民就医难题提供信息化支撑，助力提升几内亚基本医疗服务水平。支撑全委数据目录上链、变更、汇聚、共享及月报季评等数据管理相关工作，助力完成数据资源"一本账"管理。开展北京市卫生健康行业政府投资信息化项目评审，共完成16个项目的信息化技术评审，其中医院信息化建设项目7个，涉及项目资金共计11.95亿元。全年运维管理40个信息化项目，有力保障全市医疗行业信息系统的正常运转。全年维护机关处室电脑终端等1358台次，每月考核云效率，云效率提升大于全市平均值。处理行业安全事件19件，完成各类安全专项检查。北京市卫生健康委员会网站（含外文网站）发布稿数合计9714篇，日均点击数671,132次，按照市政务服务局考核办法，做好网站自查整改，考核得分提升至101分。中心1人获得宣传优秀工作者的荣誉。

【标准与评价】 完成电子病历应用水平分级的审核评审工作，推动医疗机构电子病历应用水平不断提升，助力智慧医疗服务；完成国家医疗健康信息互联互通标准符合性测评的年度测评工作任务，推动医疗健康信息互联互通共享；完成医院互联网便民惠民移动应用测评任务，促进信息便民惠民服务，预计有9000多万人次患者受益。组织开展北京地区三级医院评审标准中信息组现场评审标准，完成年度互联网诊疗和互联网医院前置审核工作。

【卫生统计】 完成北京地区10000余家医疗卫生机构20余类法定报表统计工作基础上，完成新冠、流感、呼吸道感染性疾病监测以及春节烟花爆竹伤情信息及黄金周工作量监测等各项数据平均每日达20余次。为卫生健康管理决策提供实时信息支撑，保障公共安全，全力以赴守卫百姓健康。

【政策研究】 完成2023年北京市卫生健康发展绩效评价，完成《北京市卫生健康绩效综合评价报告（2022年）》，为本市卫生健康管理提供决策支持。按照国家卫生健康委的统一部署完成全国第七次卫生服务调查工作，以及北京地区扩点调查，共完成12333户，2.3万名居民的家庭卫生服务调查及188家医疗机构医务人员调查，为制定卫生健康政策、深化医药卫生体制改革提供数据支持。多措并举提升科研能力，完成自主研究课题3项，参与首发专项1项，编撰《2022年度卫生健康政策研究报告汇编》。

【编辑工作】 完成《北京卫生健康年鉴》《中国卫生健康年鉴》和《北京年鉴》以及《北京市卫生健康委工作信息月报》。全年编辑稿件160余万字。协助国家卫生健康委修订完成《常用临床医学名词》一书并出版，审稿约5万词条140余万字。

【新冠肺炎疫情监测】 连续1400余天开展新冠、流感等呼吸道感染性疾病相关监测数据的催报审核、统计分析、数据推送与报告撰写工作，累计完成《全市二级及以上医疗机构诊疗工作量及外地患者接诊情况统计日报》《全市发热门诊及相关服务量统计日报》《急诊服务与留观床位使用情况报告》《全市新冠重症患者、非新冠重症患者医疗救治情况统计日报》以及《全市流感患者医疗救治情况统计日报》等各类专题报告3300余份，提供数据材料7000余份，为我市疫情防控决策提供实时信息支撑，并为我市应对新冠疫情后的流感等呼吸道感染性疾病高峰提供决策参考。

【医疗管理数据质控中心工作】 北京市医疗管理数据质量控制和改进中心积极开展重点统计报表数据质控工作。定期反馈电子病历数据质量，运用《电子病历上报信息评价指标体系（3.0版）》进行数据质量评价，在《北京市电子病历共享调阅工作动态》报告中汇总前一月电子病历上报率与综合得分情况；继续开展住院病案首页督导检查以及北京临床版疾病分类与手术操作代码的维护更新工作；组织29家医疗专业质控中心开展三级医院评审数据部分近800项指标的梳理论证工作，形成《北京市三级医院评审医疗服务能力与质量安全监测数据操作手册（2023版）》，共900多页26万余字；联合41家质控中心梳理形成涵盖全面提升医疗质量、手术安全、患者安全及护理专项等四项行动效果，涉及5大维度190余项指标的复合型监测指标体系，并完成医疗质量数据采集平台的搭建与培训等相关工作；继续承担公立医院绩效考核工作，完成全市二级、三级公立医院绩效考核监测分析报告4份；完成两项国家卫生健康统计高质量发展揭榜攻关项目。截至年底，协助开展85家互联网诊疗服务方式准入与互联网医院评审以及332家互联网医院（诊疗）测评数据审核工作；完成《2021年北京市医疗服务与质量安全报告》编写、修订及印刷工作；协助编写《北京市二三级医疗机构医疗服务能力与质量安全监测简报》《北京市医疗质量与安全管理工作季刊-数以致用篇》。获评2022年度北京市优秀医疗质量控制和改进中心。

【通过测评促进信息惠民服务】继续开展北京地区卫生健康系统网站和互联网移动应用测评工作，对106家三级医院、10家卫生健康委直属单位进行网站测评，对56家医疗机构开展互联网便民惠民移动应用测评，提升医疗机构的信息便民惠民服务水平。对179家二级以上医院开展电子病历分级评价，促进医疗机构加强电子病历系统建设。

【《医联体业务协同信息化支撑技术指南》图书出版】北京市卫生健康大数据与政策研究中心联合北京天坛医院、大兴区卫生健康委、西城区卫生健康委等有关单位编写的《医联体业务协同信息化支撑技术指南》于2023年7月正式出版印发。该书是首都卫生发展科研专项项目"医联体业务协同信息化支撑模式研究"的研究成果之一。本书分十章，包括我国医疗联合体及信息化有关政策、医联体信息化发展现况、医联体类型及业务协同分析、医联体业务协同信息化规划与总体架构、医联体业务协同信息系统功能、医联体业务协同数据资源建设与管理指南、医联体业务协同基础设施建设指南、医联体业务协同信息安全体系规范、医联体组织管理及功能定位、典型案例及经验。本书可为医联体业务协同信息化建设提供指导和参考。

【北京市密接、次密接闭环管理及医疗机构流调服务管理系统建设】为提高防疫操作与决策效率，实现对全北京市密接、次密接人员、涉医高风险人员的防疫管理，建设北京市密接、次密接闭环管理及医疗机构流调服务系统项目。项目于2023年3月完成采购与合同签订，7月27日通过设计评审，8月22日通过初验评审，12月21日通过终验评审。通过项目建设，统一了全市健康流调管理体系，实现了密接、次密接人员从判定、落位、转运、入住到解除隔离的全流程闭环管控，实现了对北京市所有密接、次密接隔离点信息的全面掌握和动态管理，提升了院内安全防护能力。系统上线以来，支撑密接人员管理16.6万人，入境进京人员8500余人，涉及储备房源登记10.5万间，支撑2424家医疗机构流调服务，月最大扫码量达到6693万条。

【中几远程医学平台建设】中几远程医学平台建设项目为北京市卫生健康委首个援外医疗信息化项目，1月完成首个三年援几远程医学平台建设任务。11月启动第二个三年平台运维保障任务。项目创新"互联网+医疗"援外新模式，利用互联网+、云计算等新型信息化技术，有效支撑中几友好医院和北京援外医院开展远程医疗服务，为当地人民、驻外使领馆人员以及我国"一带一路"援建者提供了有力的医疗保障，为几内亚当地医生提供了远程医疗资源帮扶，并为几内亚重大疫情和突发事件提供防控指导。平台上线以来，支撑几内亚疫情救治与疫情防控会议6次，辅助开展业务培训15次，北京市卫生健康委、国内6家援几医院利用平台同几内亚驻地医疗队召开工作会议54次，开展节假日远程慰问20次。

【中心领导】主任、党支部书记：琚文胜；副主任：郑攀、郭默宁。

（撰稿：马新龙　审核：琚文胜）

北京市医疗卫生服务管理指导中心

【基本情况】职工19人，其中正处级1人、副处级1人、科级及以下17人。下设4个科室，其中办公室6人、社区卫生管理部3人、运行评价部3人、医院质量管理部5人。正高级职称1名、副高级职称2名、中级职称6名、初级职称4名。

年底固定资产总价值112.1万元。本年度新购资产总值0元。单位建筑总面积388平方米。

【机构改革】按照《中共北京市委机构编制委员会关于市卫生健康委和市中医局所属事业单位改革有关事项的批复》(京编委〔2021〕120号)精神和市卫生健康委"三定方案"规定,2023年8月,中心完成科室设置和人员岗位调整。分别设置综合办公室、医疗质量管理部、社区卫生管理部和运行评价部。增加医疗质量管理职能,创新开展三级医院等级评审、提升医疗质量行动、质控中心管理、接诉即办督导、分级诊疗与预约转诊等工作任务9项。包括全市所有三级医院、民营医院及各区属医院的评审、管理和督查等工作。

【医疗质量提升行动】9月开始组织专家,研究制定了《北京市三级医疗机构全面提升医疗质量行动飞行检查(2023—2025年)工作手册》;编印《全市医疗质量工作季刊》,协助组织召开全市医疗质量安全工作例会;分析全市近五年医疗调解案例7001件,开展提升医疗质量优秀案例和典型经验评估和宣传推广工作;组织开展全市三级医院飞行检查(夜查),分析问题,指导整改,全面提升医疗质量。

【完善质控管理体系】全市共有在京国家级质控中心33个、市级质控中心46个、区级质控中心406个,整理国家及北京市质控中心管理指标190条,开展了多项质控中心管理工作:完成全市市级质控中心2022年度评估;组织血液内科专业、胸外科专业等部分国家质控中心遴选和"手术质量安全提升行动"实施联系单位推荐工作。

【接诉即办专项督查】对27家医院开展七轮接诉即办专项督查,以问题为导向进行重点关注、重点摸排、重点检查、重点服务、重点改进,从源头上减少投诉,提高患者满意度、提升医院接诉即办工作效果,促进医院高质量发展;撰写《北京市医疗机构接诉即办专项督查报告》34篇,分别定向反馈至相关区卫生健康委和医疗机构,进一步指导其开展工作,提升医疗服务管理水平;制定《北京市医疗机构接诉即办专项督查工作方案》《接诉即办专家工作手册》,更好地指导工作开展。

【做好分级诊疗预约转诊】针对基层预约转诊试点工作存在的问题,及时召开试点医院工作研讨会,总结工作开展情况、存在的问题及工作建议,撰写基层预约转诊工作报告,推进工作规范运行;持续监测试点医院号源发放情况及各试点区医生登录情况和转诊人次,发现问题及时与相关机构沟通解决,确保转诊工作顺利开展;形成闭环管理的工作通报机制,每季度通报各试点区基层预约转诊情况,及时督促有关区加强宣传与引导,提高居民知晓率,提升基层预约转诊平台的利用率。

【规范管理社会办医风险监测】规范管理社会办医风险监测。前往首钢医院开展社会办医院运行情况调研,了解社会办医院运行保障、安全生产和医疗质量管理等有关情况;参与社会办医院运行风险综合监管的工作方案研讨,反馈方案修改意见16条;监测全市社会办医院运行风险数据,组织开展社会办医院运行风险分析工作,积极筹备社会办医院运行风险分析项目公开遴选工作;制定全市民营医院规范化管理专项督查方案,做好督查各项筹备工作。

【新冠肺炎防控】配合多部门完成督导调研任务。对涉农区20个乡镇29家村卫生室新冠肺炎疫情防控情况开展现场督导检查;配合基层卫生健康处、市监督所、市市场局对西城区、大兴区等社区卫生服务机构食堂进行食品安全问题专项治理行动现场督导;协助市卫生健康委对基层社区卫生服务机构新冠感染医疗救治能力落实情况、肺炎支原体肺炎诊治情况和儿童支原体肺炎等呼吸道感染性疾病诊疗服务情况进行专项监督检查。2023年,对全市16区和经开区的70余个社区卫生服务机构、29个村卫生室和2个行政村开展督导调研,有效推动了各项工作的开展和落实,建立健全了督导调研工作制度,发挥了医疗卫生指导中心核心作用。

【批复成立北京市社区卫生质量管理与控制中心】为进一步推动我市社区卫生工作高质量发展,加强社区卫生基本医疗、基本公共卫生等各项工作质量安全管理,探索建立并完善社区卫生相关专业质量管理与控制体系,申请成立北京市社区卫生质量管理与控制中心。于2023年6月29日获得市卫生健康委的批复同意成立北京市社区卫生质量管理与控制中心,挂靠在北京市医疗卫生服务管理指导中心。

【家庭医生签约服务工作】印发了《关于印发北京市改进家庭医生签约服务若干措施的通知》等6项政策文件,指导各区进一步做好签约服务相关工作。2023年,全市家庭医生签约服务累计946.51万人,总签约率为43.33%,达到《2023年北京市基层卫生健康工作要点》提出的"全市常住居民签约服务覆盖率提高至41%"的要求。各区重点人群签约率均维持在90%以上。

【基本医疗和公共卫生服务】全市364个社区卫生服务中心,1637个社区卫生服务站,4万余名在岗工作人员,提供诊疗服务8477.15万人次;建立居民健康档案1832.02万份；家庭医生签约服务累计946.51万人；管理高血压患者173.76万人，规范管理142.45万人；管理2型糖尿病患者82.81万人，规范管理68.7万人；完成1万名家庭保健员的强化培养任务。

【优质服务基层行】"优质服务基层行"是经区、市、国家卫生健康委逐级评审，截至年底，全市192个基层医疗卫生机构达到国家优质服务基层行服务推荐标准。按照国家卫生健康委要求，开展村卫生室服务能力评价，在全市2631个村卫生室中，达到基本标准服务能力的913个，其中达到推荐标准服务能力的50个。达到能力标准的村卫生室占34.70%。

【家庭保健员培养】家庭保健员是指掌握较多慢性病防治知识和技能，能够承担起家庭健康教育、健康生活指导以及医患联络与互动作用的家庭成员。2023年，继续探索家庭保健员向首都社区健康志愿者转变的新模式。全市统一印发家庭保健员培养手册10500套、家庭保健员证书10500本、海报4000张；全年培养家庭保健员13541人，培训34801人次。

【北京市社区卫生服务常规监测】对《北京市医疗卫生服务管理指导中心社区卫生统计调查工作制度》《北京市社区卫生统计工作管理规范》两个制度进行了完善，进一步提升管理成效；编印2022年度社区卫生工作统计资料汇编、常规监测实施方案、市级和区级统计分析报告，作为社区卫生工作决策参考。全面客观地展现了北京市社区卫生工作发展的现状与趋势，深刻剖析了存在的问题并提出政策建议，对北京市深化基层医药卫生体制改革和发展具有积极的参考意义。

【宣传工作】2023年微信公众号关注人数2.5万，编发文章154篇；微博粉丝数5.3万，编发微博1400条、海报14张，微博阅读总量308万；设计印发系列海报5万张；"5·19世界家庭医生日"在官方微博开设"签而有约，共享健康"话题，全市共计10个区，49家社区卫生服务机构及部分个人账号积极参与话题互动；配合委宣教中心与北京电视台合作拍摄《健康北京·口述》节目，拍摄12集基层卫生医务人员的短视频，制作专题节目4期；微信公众号平台推出"首都卫生健康青年榜样"系列文章，报道9名获奖的基层卫生医务人员；抓实舆情监测。共计监测到社区卫生服务相关舆情100条，均逐一进行研判、追踪和指导整改。

【中心领导】主任：张文中；副书记及副主任：张向东（10月退休）。

（撰稿：张 莉 审核：张文中）

北京市卫生健康委员会会计核算服务中心

【基本情况】职工15人，其中有管理干部3人，专业技术人员12人，包括高级职称2人（双肩挑人员）、中级职称1人、初级职称9人。

年底固定资产原值878.85万元，年底固定资产净值29.82万元（即折旧后总价值29.82万元）。

【改革与管理】完成中心资产动态库资产卡片信息核对及修改工作。完成中心内部控制建设及评价。完成2023年度《内部控制制度汇编》及《内部控制手册》，新建《遴选采购管理办法（试行）》《档案工作责任制（暂行办法）》《党政领导干部和内设科室安全生产职责及安全生产领导小组组成、职责》《工作人员考勤管理办法》《正版软件管理制度》《车辆管理制度》。完善无形资产入账管理流程、票据管理流程。中心网站信息发布保持专业化、规范化和常态化。

【财务管理】完成2022年度决算会审工作。主要包括完成财政部门决算报表收集会审工作，收集39家单位决算报表，完成市卫生健康委决算填报说明和分析；完成全国卫生健康财务年报收集会审工作，收集市区两级569家单位财务年报，撰写财务年报编制说明、分析报告；完成北京市国资委、北京市财政局企业决算收集会审工作，收集30家一级企业决算报表及分析；完成2022年度行政事业性国有资产报告收集会审工作，收集39家单位报表，完成市卫生健康委填报说明和分析；完成2022年度政府部门财务报告会审工作，审核汇总市卫生健康委本级及所属39家单位的数据、填报说明和分析报告等内容，完成《2022年度北京市卫生健康委员会部门财务报告》。

完成2023年度医疗机构、卫生单位、基层社区、行政单位、科研单位、教育单位6类型单位标准会计科目及五类辅助核算。

完成2023年度财务月报报表任务制定及编制手册撰写。完成北京市医疗机构、卫生单位、基层社区、行政单位、科研单位、教育单位的财务月报报表任务制定并下发各单位使用，编制各类型单位报表编制手册。

完成市直属单位、区属单位财务月报管理工作。截至2023年12月份，共收集市属63家单位756份财务月报，收集16个区卫生健康委及其所属单位共500余家单位千余份财务月报。

完成市直属单位、区属单位成本月报管理工作。完成21家市属医院、36家区属医院2023年度1~12月份成本月报数据收集、装订及归档工作。截至12月，共收集成本报表电子版数据684份。

完成企业快报汇总报送工作。完成市卫生健康委、市医院管理中心所属30家一级企业月度快报收集、汇总、报送工作。

完成核算中心本级及3家代管单位会计核算业务及中心的财务管理工作。代管单位对中心代管会计核算业务的满意度评价为100%。

配合做好公立医院经济管理绩效考评工作。

【信息化建设】完成医疗服务项目价格信息管理平台运行维护。完成局端系统运维、软件功能完善、医院前置机子系统等运维工作；完成59家医院医价数据采集工作，累计98亿条数据3.87TB存储量。

完成卫生健康经济指标平台运行维护。完成经济指标平台运维、优化、调整等工作。

完成卫生健康财务管理信息系统运行维护。包括财务信息分析系统、成本信息分析系统、医疗收费支持分析系统、门户网站等运维工作，保障系统持续平稳运行。

完成区属医院成本核算系统运行维护。完成软件日常运维技术保障、数据支持等工作。撰写《2023年区属医院科室成本分析报告》《2022年区属医院医疗服务项目成本分析报告》。

完成卫生健康系统政府会计制度实施服务。为市区两级医疗、科研、行政、卫生、教育等270余家单位日常核算、会计报表工作开展提供支持。

完成经济指标平台数据整理。

完成第三批价改监测与分析工作，完成一套季度分析报告及年度分析报告。

完成机房综合运维。对机房环境、设备、用电情况进行检测，保障各业务系统运行正常，并对巡检结果进行记录形成巡检日志。

强化信息安全管理和VPN远程接入管理。按照中心机房安全等级保护制度，对第三方远程接入进行管理，累计通过VPN审核记录77条。

加强微博管理，发布微博累计4.1万余条。

加强微信公众号管理。分设微课堂、资讯、教育、问答等栏目，已推送信息95期，613条，关注粉丝2724人。

【科研与教育】会计人员继续教育。依托网络学习平台及"北京卫生财经"公众号推行线上培训，按期完成3000余名学员培训及学分备案工作。涉及市卫生健康委及其直属单位、市医管中心及其直属单位、有关区卫生健康委及其直属单位300余家单位。完成年度继续教育工作备案及平台运维工作。会计人员继续教育工作评价满意度达到95%以上。

【中心领导】党支部书记、中心主任：曹亚娜；中心副主任：马志江、赵兰（8月退休）。

（撰稿：李慧娟　审核：马志江）

北京市卫生健康委员会宣传教育中心

【基本情况】现有32人，其中管理岗位24人，专业技术岗位7人，工勤岗位1人。年底固定资产净值392万元。

【新闻宣传工作】影像记录首都卫生健康事业发展。全程记录北京市卫生健康委员会学习贯彻习近平新时代中国特色社会主义思想主题教育活动；拍摄中国国际服务贸易交易会公共卫生高峰论坛、第30批几内亚中国医疗队出征、援青海玉树、援新疆和田等地对口支援、我市突发公共卫生事件及其他突发事件紧急医学救援信息报告工作现状调研等重要活动200余场次，拍摄照片4.5万余张，录像3000余分钟。

电视片创作聚焦典型宣传。制作《"造血式"帮扶提升诊疗能力　北京援建呼和浩特35个中医药项目》视频新闻在北京卫视、北京日报客户端、央视网和北京时间等新媒体平台刊发；专题片《"首都"带"首府"携手护健康》在共产党员网、光明网、首都之窗等15家央属和市属媒体平台刊发；在"情系和田、直达心田"北京医疗队送健康义诊活动中，前往新疆和田墨玉县奎牙镇卫生院、洛浦县人民医院拍摄义诊、带教查房、疑难病症会诊、远程会诊、学术讲座等活动。

围绕重点做好电视片创作。编辑制作电视片6部，全程录像10场，刻录光盘110余张。编辑制作《深化理论武装　主动担当作为——以高质量主题教育推进卫生健康事业高质量发展》汇报片；编辑制作市卫生健康委工会六年工作回眸《筑梦健康北京》；编辑制作2022年新闻宣传工作总结片《聚力启航新征程——谱写首都卫生健康新篇章》；编辑制作《全国第七次卫生服务调查》电教示范片；剪辑北京电视台向前一步栏目《医圈交通的困与解》和《同舟》《穿越风雪温暖你》。

【科普宣传工作】打造品牌广播电视栏目。与北京广播电视台合作，全年制作播出《健康播报》32期、《深度解读》16期、《健康正解》38期。制作播出广播节目《今夜私语时》135期，《向幸福出发》75期。原创制作播出12期《健康北京·口述》系列专题短视频节目。开展歌华有线"健康专区"调研工作，完成歌华健康专区平台宣传策划及运维。全年共策划宣传专题10个，总页面曝光量为1988万次，总点播量为1560万次，总点播时长为301万小时。

开展四项品牌征集活动。开展第22届"卫生健康好新闻"、第32届"杏林杯"、第18届"春雨榜"和第7届"优秀院报"四项品牌评选活动。"好新闻"评出单项奖126件，组织奖10名；"春雨榜"153组作品获奖，3家单位获得优秀组织奖；"杏林杯"30部作品获奖，10家单位获得组织奖；优秀院报共评出组织奖10家。参赛作品坚持正确舆论导向，"好新闻"聚焦2022年度首都卫生健康领域取得的重大突破、重要成就和重要时期的特色工作；"杏林杯"视频推选以"生命与医学""健康新时代"为主题；"春雨榜"优秀摄影作品抓取"健康医瞬间"；优秀院报突出了各医院办院方针和特色。四项品牌活动举行了颁奖会和线上总结培训会，在线观看1792人次，网络点赞量1.3万次。

发挥网络媒体宣传优势。充分发挥主流网络媒体宣传作用，继续与《光明网》《首都之窗》合作开展"健康北京　幸福家庭"专题宣传，宣传健康科普、家庭健康等相关科普知识，并结合卫生健康重要节日开展"国际家庭日""全国爱眼日""中国医师节""世界男性健康日"和"世界艾滋病日"五个专题宣传。截至11月底，"健康北京　幸福家庭"宣传专栏累计访问量（PV）达500万余次，《北京市健康科普网络宣教馆》栏目累计访问量（PV）达到417万余次。

微信号"京华卫生"全年发布图文内容281篇，其中56篇为原创内容。总点击量达到13.5万，分享数达到4.7万，多篇内容被学习强国、中央重点新闻网站、北京各大医院官方微信公众号、北京地区新闻账号转发引用。其中在国际护士节与光明网联合策划的内容，入选中宣部《新闻阅评》，作为内部刊物，供研读参考。

搭建全市公园户外宣传展览阵地。全年推出4期主题宣传展览，让市民、游客在休闲游览之余，获取健康科普信息，成为传播卫生健康科普知识的重要服务平台，为营造良好的卫生健康宣传环境提供支持。

【舆情监测工作】2023年共监测采集相关信息1169万条，其中预警通知数据1.7万条。完成舆情日报249期；热点问题快报、简报、专报966期；完成年度舆情分析报告1期；节日期间舆情专报2期；半年度舆情分析报告1期。2023年全年主要发布了"每日舆情要点""每日舆情简报""北京市卫生健康委今日舆情""医疗救治相关舆情快报""北京呼吸道传染病多病共防舆情专报""北京公布长峰医院重大火灾事故调查报告舆情专报""医药贿赂、行业腐败相关舆情报告""京医通停用后114预约挂号平台相关舆情报告""北京暴雨医疗卫生事件舆情简报""北京报告45例猴痘确诊病例舆情简报""北京开展普惠托育服务试点工作舆情报告""北京安贞医院产妇排出带血纱布事件舆情报告""北京暴雨灾后医疗卫生服务舆情报告""北京同仁医院降薪舆情报告""北京医疗机构护工舆情报告""新版京通小程序升级上线舆情报告"等等。

【接诉即办】做好接诉即办工单派发、机制完善、队伍建设、舆情监测、数据分析等各项工作，不断健全工作机制，提升服务质量，监测民生热点。2023年共接到市12345电子派单156689件，全年共有效报送不稳定因素类诉求212件，未发生处置不及时导致的恶性事件。

完善机制建设，提升工作质效。梳理完善业务及运营相关制度30项、优化流程3个，新建制度5项，新建流程5个，持续强化诉求办理质量。严格落实《2023年度北京市接诉即办考评实施办法》，深挖诉求处理全流程可能出现的风险点，及时针对督办、副局级单位数据统计、专项督办制定工作制度及流程图，持续强化诉求办理质量，全力保障市卫生健康委三率考核成绩稳固提升。

发挥主动服务潜能，强化诉求时效性。确保上级派发的接诉即办诉求于当日转派至承办单位，最大幅度缩短诉求从12345热线派单到承办单位的时限，创新设置7类清单台账，实现工单全程可追溯、一人多号码投诉快速关联，定制化派单短信提醒（33082件）、人工电话催办（15976次）、特殊事项提级办理（2033次）等跟踪服务。

强化管理赋能，夯实服务基础。更新市中心知识库信息49篇，完成岗前岗中培训131场；建立质培联动闭环管理体系，全年开展质培联动11场，将质检发现的高频、易错、严重问题汇总，由培训部门有针对性地进行培训、考核，再质检后期改善效果，不断完善质检各项工作标准，确保全流程各环节无遗漏质检。

升级数据分析结构，提高分析能力。每月对各单位考核成绩排名、整体考核情况、成绩波动情况、自办考核情况等进行专题分析，对群众关心的重点问题做深入分析。全年报送接诉即办工作月报12期、接诉即办专刊35期、接诉即办内刊32期、接诉即办周刊47期、接诉即办日报334期。

发挥优势，服务责任处室。为委主要领导、主管处室、接诉即办专班、兄弟单位对接诉即办开展全面调度、重点剖析、针对整改等工作做好服务。每日监测血液舆情，共报送专报196期、涉及374件诉求；每月报送医疗机构治安管理数据；逢公休节日后报送受理情况节日报；监测舆情并报送涉及欠薪讨薪、京医通、挂号、新冠疫情等专项报告，协助相关处室或兄弟单位撰写专题报告或数据情况分析等309期。

【健康咨询服务】通过微博、微信平台，提供专题服务。以提升居民健康素养为主线，及时回应极端天气、传染病高发等情况下百姓需求，开展《春夏季节的护肤与护发》主题直播，制作《强降雨后，严防传染病发生，个人应做到这些》等短视频，在微信公众号菜单新增全市儿科诊疗医院名单及冬季支原体肺炎等多种呼吸道疾病健康防护知识，发挥微博@首都健康主持维护的话题#科学就医我行动#的影响力，以矩阵形式宣传推广各医疗机构制作的权威科普内容，话题累计阅读量达1.8亿次；推出二十四节气健康养生系列主题宣传，从饮食起居、情志调理、预防保健、药膳药方等多个方面，以视频、组图、长图等多种形式，在微信公众号和微博同步推送，取得良好宣传效果；将宣教中心资源融合创新，在微博开设#北京卫生健康摄影春雨榜##首都卫生健康系统杏林杯#话题词，发布"春雨榜""杏林杯"优秀作品54条；以短视频形式在新媒体平台上发布《健康播报》《健康北京·口述》等栏目，让权威优质的科普内容从电视荧屏走到手机小屏。

2023年，微博@首都健康发布1311条，阅读量8825.26万次，互动量1.98万次；@北京12320在聆听被发布4936条，阅读量1.26亿次，互动量18.63万次；制作发布短视频26条，播放量72.05万次。微博在线回复网友问题129件，舆情监测上报18件。"北京12320"微信公众号推送161篇，阅读量7.50万次。新媒体发布内容覆盖77个重点宣传日（周），参与热搜话题讨论280次。录制北京新闻广播《健康北京》栏目48期。

持续开展戒烟及心理服务。依托北京市心理援助热线项目，组织专家面向全市18条心理援助热线开展录音质控评价，为提高全市热线服务质量提供参考。组织制作《北京市8858心理援助热线 用心呵护您的健康》MG动画宣传片，利用歌华有线、新媒体平台、公园户外展板等多渠道宣传，歌华有线点播量26.24万次，新媒体平台浏览量4.92万次。编写《戒烟干预典型案例集》，印制戒烟、心理健康知识宣传海报及折页，为百姓提供热线服务信息。2023年，共为246人提供戒烟服务电话3849通、戒烟短信9411条；提供心理咨询服务电话166通、预约服务电话453通。

【一体化平台工作】按照北京市政务服务局要求，宣教中心代表市卫生健康委承担北京市人民政府网站（首都之窗）的"我要咨询""我要建议"和"领导信箱""北京通"四个模块的群众诉求工作，按照"简单咨询一个工作日答复"的要求，开展一体化互动交流平台中来件接收、转办、督办等工作。强化规范管理，逐步建立健全《一体化互动交流平台工作管理规范》《一体化平台工作岗位职责》《一体化平台工作流程》等工作规范，不断强化工作质量，确保群众来信得到快速响应、优质办理。强化分析上报，建立早报、日报、周报、月报的报送机制，形成典型案例库、特殊人员库、重复来信库及超期信件库，撰写上报《一体化互动交流平台运行三个月以来的阶段工作报告》《一体化互动交流平台2023年工作情况报告》等专项报告，为上级部门指导工作、科学决策提供参考。2023年，一体化互动交流平台共接收信件3083件，公开领导信箱月度、季度信件办理情况16期。

【通报表彰情况】1月，宣教中心荣获北京市卫生健康系统接诉即办工作突出贡献奖；3月，微博@首都健康被新浪微博、人民网评为2022年度全国十大卫生健康微博、2022年度政务公开优秀微博；微博@北京12320在聆听被新浪微博、人民网评为2022年度全国十大卫生健康微博、2022年度创新应用与传播优秀微博、2022年度金牌政务主编；4月，宣教中心被北京市卫生健康委员会评为2022年度北京市卫生健康宣传工作表现突出单位、第九届"首都除夕护卫健康"主题宣传活动表现突出单位；4月，宣教中心团支部被评为2022—2023年度北京市卫生健康委员五四红旗团支部；12月，宣教中心编辑制作的电视专题片《首都"带首府"携手护健康》获中国电视艺术家协会行业电视委员会新闻类二等奖；专题片《搓一搓，让你强心健肺》获科教节目三等奖。

【中心领导】支部书记、主任：王志洲；宣传委员、副主任：赵勤（11月退休）；纪检委员、副主任：胡爽。

（撰稿：南　易　审核：田　昀）

北京市卫生健康人力资源发展中心
北京市卫生人员考评中心

【基本情况】在编职工26人。其中专技人员21人（副高级职称9人，中级职称7人）。

年底固定资产净值106.39万元。

【考试评审】加强考试评审工作组织领导，采用多部门协调联动机制，保障考试的安全平稳。召开10次职称改革政策宣讲会，做好各环节新老政策衔接。严守标准，落实考试评审制度。加强培训，提高审核质量。加强考评涉密工作人员安全警示教育，加大系统管理员培训力度，规范工作程序。坚持守正创新，推动高评、未列入全国统考专业技术资格考试、西学中等项目改革举措落地。坚持用心服务，提升考生服务质量。2023年的考试评审涉及考生人数共计7.5万余人，20余万科次。

考试总体情况。全国卫生专业技术资格考试考生52661人，18.5万科次，考试通过率46.3%。护士执业资格考试考生4467人，考试通过率62.3%。国家医师资格实践技能考试考生8145人，合格率为83.47%；综合笔试考试考生8608人，合格率为64.14%。卫生管理职称考试考生634人，通过率43.60%。未列入全国统考专业技术资格考试考生211人，通过率63.03%。

评审总体情况。卫生系列高级职称评审审核通过4181人，卫生管理研究评审审核通过244人，通过率80.30%。未列入全国统考专业初、中级卫生职务评审审核通过92人，通过率90.22%。

【住院医师规范化培训】住培结业考核情况。通过优选考核考试机构，确保考核考试安全和质量。实践技能考核中精选考官，考官从考官库中遴选，留有备用考官，建立考官执考评估反馈机制。在落实仲裁机制中，对评分差异大于等于10分的现场确认，及时修正评分，确保公平。通过考务布置、考试报名审核、规范和完善考务管理细节、考后成绩复核等环节严把出口管控，持续提升住培结业考核工作的规范化水平和质量。考核为33个专业，临床实践能力考核实考3377人，通过3233人，通过率95.7%。理论考核总体实考3368人，通过3153人，通过率93.6%。

规培招录情况。科学制定招录计划和招录方案，多渠道发布招录信息，逐步扩大住培招录的社会影响力。以制度规定为准绳，落实一人一审和专人专审工作方法，严格资格审核和培训年限复核。全年共招录3441人，其中住院医师1476人（急需紧缺专业共招录468人），医教协同专业学位硕士研究生1965人。

专培结业考核。全年临床实践能力和专业理论考核实考141人。

【人事代理】在人事档案管理中强化服务、安全、卫生、信息管理四种意识，提高档案管理质量；在人才派遣工作中，加强与派遣公司及派遣机构沟通，确保派遣服务满足用人机构及派遣人员的需求，不断提升派遣服务质量和用人机构及派遣人员的满意度。探索市属医院及直属事业单位人事干部培训工作，取得初步进展。

人事档案工作基本情况。现存档案19702份，比2022年增长1939份。完成整本档案归档装订合计5794份，散材料归档37245份，电子档案核对1646份，转出156份，盘库8155份，借阅档案2130卷，档案材料查阅17750份，档案借阅2166卷，提供复印和各类证明服务50余人次。完成并验收档案数字化加工39万页。新档案代理系统运行中，实时排查并收集代理单位反馈系统存在问题145条，及时联系开发方进行整改并全部解决。

人才派遣工作基本情况。全年完成四家代理机构的招标及服务工作，包括北京小汤山医院（派遣）、北京积水潭医院（派遣）、大兴区人民医院（外包）及首都儿科研究所附属儿童医院（派遣）；组织五湖四海人力资源公司进行北京市急救中心担架工外包项目投标工作。

现开展服务的单位共计38家（五湖四海编外15家，规培14家；FESCO编外7家，规培1家，外包1家）。本年度新增人员867人，离职人员534人。在职派遣人员共2540人，其中五湖四海编外人员1673人（65.87%）；FESCO编外人员585人（23.03%），住院医师282人（11.1%）。出具各类证明1349份，办理生育津贴核算125人次，快递收发1100余份，电话接打1200余通，邮件收发6290封，代理单位工资核算及核对共计3.5亿元。

【人才开发】公开招聘。全年新开发4家单位，合作单位23家，签署考试合作项目20个。依托中心网站和公众号影响力和辐射面，推进中心人力资源信息集散平台中心的建设。发布考试公告72条，义务为20余家卫生系统相关单位发布招聘信息46条，涉及招聘岗数1647个、计划招聘人数3565人。对科室考试业务梳理更新，优化工作流程，大力推广无纸化考试。完成29场理论考试服务、22次面试命题服务、1次全权委托面试服务，完成理论考试命题111套，面试命题33套，服务考生人数7561人。

改造招聘系统。针对业务环节实操中的新问题，与开发公司进行了多次研究讨论和优化招聘系统。当前招聘系统可覆盖市卫生健康委（中心）、区卫生健康委（医院）、市属医院（科室）3个层级用户，可实现招聘中岗位的需求汇总与统计、岗位需求的发布、简历接收、简历筛选、组织笔试和面试、签约管理等一条龙服务，可同时满足市、区卫生健康委及各级医疗机构的招聘业务需求。

孕产期理论考核。会同北京市妇幼保健院完成出题、审题、组卷等工作，组织全市16个区的卫生健康委完成考试报名工作，共安排医生、助产士、基层社区保健人员共219名医护人员参加本年度考试，同时协助妇幼处对各区所属医疗机构的考生成绩做了分析。

联合培训。按照中心统一部署，11月与北京大学医学部联合举办"智能医学技术创新应用高级研修班"，聚焦以ChatGPT为代表的AIGC相关知识及其在医学领域应用，探讨医学与人工智能技术融合发展的前沿进展，培训对象以市属医院医生为主，共培训40余人。

【接诉即办】认真贯彻落实《北京市"接诉即办"工作条例》，强化责任落实，全力提升为民服务水平。全年收到接诉即办市民有关诉求494件，2~12月均无失分，为卫生健康系统并列第1名。

【调查研究】组织各科室以市卫生健康委和中心重点工作为调研方向，着力解决实际工作中遇到的重点、难点问题。支部领导班子带头，每人结合各自分管的业务领域参与科室的调研课题；各科室围绕中心调研内容，分别拟定调研课题和计划，经中心调查研究领导小组审核后，开展相关调研工作；年内，首次在调查研究方面开发系列素质教育讲座，积极引导中心向研究型组织发展。领导班子成员多次走访市属医院、区卫生健康委和基层医疗单位，组织各级专家、人事干部、网络运行平台等多方人员开展专题研讨10余次，分别开展了《医院高质量发展背景下公立医院管理人员胜任力模型及评价和培养体系构建研究》《北京地区住院医师规范化培训管理工作初探》《卫生专业技术人员执业能力评价指标制定的调查研究》等7个调研课题。其中，《医院高质量发展背景下公立医院管理人员胜任力模型及评价和培养体系构建研究》等2个课题属于省部级课题，获首发基金科研经费支持。

【信息化建设】信息化工作重点任务完成，网络和数据安全工作、信息系统云迁移项目投入使用备案、信息系统运行维护工作有序推进，取得阶段性进展。数据安全管理制度体系建立，完成卫生高评系统数据分级分类。完成商用密码应用评估差距分析；全市网络安全应急演练中未被红队攻破系统；信息系统运维工作有力支撑业务开展。

【中心领导】党支部书记、中心主任：周峰；中心副主任：张建国、林绍海。

（撰稿：杨让利 韩 磊 审核：周 峰 张建国）

北京市医药卫生科技促进中心
北京市医疗机构药品使用监测评价中心

【基本情况】职工33人，其中正高级职称1人，副高级职称1人，中级职称3人，初级职称6人。

年底固定资产净值247.18万元。单位建筑总面积1250平方米。

【《首都医创》内部刊物编制工作】编制完成12期《首都医创》，内容围绕首都卫生科技前沿、国内外发展动态、政策动向、行业动态和我中心工作动态，12期主题涵盖人工智能、脑科学计划、mRNA疫苗、公共卫生领域、诺贝尔生理学或医学奖获得者的主要研究成果等。

【完成医药卫生科技档案电子化项目】为提高医药卫生科技档案管理水平，完成档案资料归档整理，提高资料信息使用效率，年内共完成"首都卫生发展科研专项""行政许可、适宜推广项目"等共约47万页2万余份的档案梳理、核对、装盒工作，并妥善集中保管，形成电子化档案240G。

【医药卫生科研项目评审工作】受天坛医院委托完成天坛医院横向科研项目评审，年内共组织专家对7批次44项横向科研项目进行评审，其中，会审18项，函审264项，项目金额合计6754.96万元。完成2023年度河北省医学适用技术跟踪项目评审工作，为贯彻落实京津冀协同发展国家战略，搭建卫生健康领域交流合作的平台，8月，受北京市卫生健康委、河北省卫生健康委委托，共完成232项河北省医学适用技术跟踪项目评审。

【生物安全工作】协助委科教处开展可感染人类的高致病性病原微生物菌（毒）种或样本运输管理工作，全年完成准运证预审1293件。完成北京市生物安全二级实验室骨干人员培训考核工作，协助委科教处遴选811家实验室管理、操作、运维等骨干人员3185名；组织专家编写实验室生物安全能力考核试题1000道，组织全市二级实验室3107名骨干人员集中、限时开展压力测试；汇集央地生物安全专家19位，录制21门80学时理论培训系列课程，并组织全市二级实验室骨干人员线上学习；组织220名骨干人员参加理论课程人机对话考试；组织专家开展实验室生物安全能力考核试题修编工作。

【北京市医药卫生科技质控评价能力建设工作】组织召开专家咨询会，编制北京医药卫生科技质控评价体系建设方案，对90家北京地区医疗机构科研诚信管理现状调研，撰写《北京地区三级医院科研诚信管理现状分析报告》，并对10家医疗机构的科研诚信管理部门开展访谈、相关制度收集和科研诚信宣传，对北京地区157家机构215个伦理审查委员会在国家医学研究登记备案信息系统备案情况分析，撰写《北京地区伦理审查委员会系统备案现状分析报告》；录制"科创加速器"培训视频，邀请22位专家围绕科研诚信、项目申报等主题，录制了26个课程总计20个小时。

【药品使用监测评价工作】完成短缺药品监测应对工作，按月完成短缺药品信息直报、分析及处置，年内共收集全市17个区近600家医疗机构上报短缺药品信息89条，涉及在用药品49个品种，核实后通过区内调控、应急调用、供需对接、替代、上报国家联动机制等手段进行分类处置，组织起草我市第一、二、三季度短缺药品保供稳价工作报告和年度短缺药品保供稳价工作报告。组织编印《北京市公立医疗卫生机构药品使用监测报告》。为各级卫生健康行政管理部门和公立医疗卫生机构提供基础性数据材料，提高工作的科学性和针对性，促进药品合理配备使用和上下级医疗机构用药衔接，满足人民群众基本用药需求。协助开展新冠药品日监测工作，根据医疗救治需要，参与我委会同市医保局、市药监局组织开展的针对新冠肺炎、冬春季流感、支原体肺炎等相关药品需求、供应、生产、使用等信息的日统计报告工作，完成2023—2024年冬春季呼吸道传染病治疗药物供应和库存情况日报，每天按时完成监测对象为550余家医疗机构、监测品种共24种的监测数据催报、数据审核质控和统计报表上报，及时催报相关医疗机构、全程监控监测数据质量、按时反馈汇总结果，畅通日监测业务流程。

【宣传工作】制定宣传工作方案，初步建成了包括官方公众号、官方头条号、官方网站的融媒体平台，确保新闻信息准确、快速、有效地对外发布。公众号内容逐步完善，建立"中心要闻""业务动态""联系我们"三大模块，固定版块包括中心时讯、主题教育进行时、聚焦优促、科创零距离、生物安全能力建设、服贸会时间等。开展"优促计划"专项宣传，充分利用微信公众号、头条号、中心官网、卫健委官网等媒体平台，通过视频、图文、海报、长图等形式，总计推送微信推文32条，其中视频3条，长图1张，海报2张，推文阅读量最高达3161人次，总阅读量达24418人次；联系北京广播电视台、人民日报健康客户端、北京日报、健康报、北京广播电台、健康北京等进行宣传报道。开展服贸会专题宣传，开设"服贸会时间"专栏，采访6家医院3家企业，围绕科技创新开展深度报道，推送9条推文，总阅读量6450。公众号全年发布信息153条，原创文章108篇、转发文章45篇，原创视频新闻17篇，单篇最高阅读量5510次，总阅读量7万余人次，粉丝量增长至2712。

【编制北京市医药卫生科技工作专项规划（2023–2025）】完成北京市医药卫生科技政策汇编；年内开展"科创零距离系列调研活动"，聚焦首都医学科技创新转化工作难点堵点，结合工作实际需要深入各创新主体和创新要素，调研现状、听取意见、收集建议。年内调研对象包括天坛医院、宣武医院、北京肿瘤医院、华西医院等医疗机构，首都科技发展战略研究院、北京生命科学研究所、首都医科大学等科研院所，专精特新企业、昌平区中关村生命园医药健康企业、默克中国医药健康、默沙东、丹纳赫等医药企业；完成北京市医药卫生科技工作专项规划编制工作。

【启动首届"首都医学科技创新成果转化优促计划"】优促计划以"构建以临床需求为导向的有组织的医学科技创新转化生态体系"为目标，围绕"选优"和"促优"两大任务，探索"政府引导、专业选优、多维培育、资本跟进"转化新模式。5月31日，举办"首都医药卫生科技成果转化工作培训暨首都医学科技创新成果转化优促计划启动会"，项目正式启动；8月26日，项目初审；11月21日，项目终审；12月12日，举办"2023年度优促计划工作总结暨培训会"。首届优促计划，建立了公开透明、完整规范、公平公正的长效运行机制，塑造优促计划项目品牌；初步建立医学转化项目"选优"新模式，广泛发动北京地区三级及以上医疗机构参与，共征集到405个成果转化项目，评选出60个"重点培育项目"和30个"赋能项目"，同步建立"首都地区医学创新转化项目资源库"分类分级管理；组织开展10场优选项目精准辅导，3场医工融合、知识产权和投融资主题辅导，6场集中推介会，初步形成全方位、全流程、有深度的"促优"转化路径，13个项目与企业签订合作意向；

发挥财政资金放大效应，引导社会资本广泛参与，构建首个成果转化专家库，涵盖产业类、投融资类、政策咨询类、高校院所类、成果转化类等各领域1419名专家，并与首发专项专家库实现信息共享。

【北京服贸会工作】协助开展2023年服贸会医药健康板块会展并承办国际论坛。完成2023年服贸会的卫生健康公益展区的参展单位的沟通协调，邀请到北京协和医院、中国医学科学院肿瘤医院、中关村科技园区大兴生物医药产业基地管理委员会、北京亦庄生物医药园等20家非营利性机构参展，对参展资料进行汇总、整理与审核，为800余名参展人员办理服贸会通行证，进行展区布局规划，完成布展管理，应对布展过程中的突发状况，制定中心《服贸会工作手册》，全方位保障展会顺利进行。

组织承办4场北京国际医学论坛重要活动。9月4日"2023年赋能医药创新政策闭门会"召开，40家知名医药创新企业代表参会，市卫生健康委、市医保局、市药监局"三医联动"，对医药科技创新驱动政策进行分享和政策解读，回应企业关切。9月5日"2023年中国医学科技创新和成果转化投资论坛"召开，医疗机构、知名企业、社会团体等116名代表参会，邀请国内外12位嘉宾分享科技创新和成果转化的经验，北京协和医院、北京大学第三医院、天津医科大学肿瘤医院等10家三甲医院的13个科技成果进行路演。9月5日"2023跨国公司医药与生命健康论坛"召开，20多家知名跨国公司高管参加，围绕"促进产业创新，助力健康中国""行业市场发展趋势与挑战""创新成果转化与跨境合作"等热点议题对话交流。9月6日"2023年首都医工融合创新发展高峰论坛"召开，国内外生物医药知名专家、各区卫生健康委、北京地区三级医疗机构、市属医学科研院所、北京地区部分高校、知名企业代表等325名代表参加，8位国内外知名专家主题演讲，发起成立"首都医药科技创新联盟"。

【市属医疗机构科技创新现状及评价体系研究】总结分析市属医疗机构科技创新发展现状，梳理了医疗机构科技评价相关创新指标，基于中国医院科技量值体系，构建了适用于北京市属医疗机构的科技创新能力评价体系，并通过实证研究，对市属医疗机构的科技创新能力展开评价，协助分析市属医疗机构学科建设与发展中存在的瓶颈和短板，形成《市属医疗机构科技创新现状及评价体系研究结题报告》。

【医药卫生领域科技创新热点及前沿研究】围绕首都疾病伤残调整寿命年（DALY）和早死所致寿命损失年（YLL）分析结果提示的主要疾病和问题，重点梳理了十大重点疾病以及六大新兴技术的最新研究情况和前沿动态，形成《医药卫生领域科技创新热点及前沿结题报告》，为我市医疗机构科技创新发展的政策制定、科技项目的支持提供科学依据。

【中心领导】党支部负责人、主任：张静波；副主任：赵国宏、何远智。

（撰稿：朱妍郦　审核：赵国宏）

北京市化工职业病防治院
北京市职业病防治研究院

【基本情况】编制内人员164人、合同制人员214人、派遣人员3人。包含正高级职称14人、副高级职称37人、中级职称169人、初级职称84人。执业医师71人、注册护士62人。

年底固定资产净值24748.48万元。单位建筑面积37906.06平方米。

【职业卫生技术服务】全年累计为313家企业提供职业病危害评价与检测等服务工作，重点涉及核电、石油化工、生物医药、粮油仓储、轨道交通、冶金、制造业及其他相关领域；全年完成报告912篇，年检测样本总量逾21.8万个；年内积极为行政部门提供职业卫生和安全技术方面专业技术支持，受委托承办项目14项；实验室先后通过CNAS（中国合格评定国家认可委员会）年审和扩项，检测能力和水平进一步提升；职业卫生风险分级与管理提升、安全管理提升及托管服务、安全标准化建设及HAZOP分析、双重预防机制建设、健康企业创建咨询指导服务、核电站环境场所和氡氖的实验室检测等新业务，进一步提升职业病防治服务能力并取得成效。

【放射卫生技术服务】严格执行《放射卫生技术服务机构管理办法》，扩大放射卫生技术服务范围，加强从业技术人员培训，持续提升实验室检测能力。全年累计为80家机构提供建设项目职业病危害放射防护评价、辐射防护检测及个人剂量监测等放射卫生技术服务工作。同时年内顺利通过CNAS监督评审和扩项评审，扩项3个标准，新增24个检测参数，业务范围进一步扩大，服务链条日趋完善。

【技术服务机构质量控制】履行北京市职业卫生技术服务质量控制中心职责，年内完成2家职业卫生技术服务机构资质认可（变更）形式审查与现场评审工作；组织完成职业卫生技术服务机构专业技术人员培训、考核与题库建设，全年累计考核人数400人次；

开展39家在京注册职业卫生技术服务机构、区级疾控中心检测能力比对工作与10家技术服务机构质量监测工作，完成数据汇总和分析，对发现的问题形成总结报告及时报告市卫生健康委；日常开展北京市职业卫生机构信息系统维护、检测能力扩项申请受理与评审等工作。

【行政部门技术支撑】作为国家卫生健康委"全国职业卫生分类分级监督执法试点工作"主要牵头单位，为全国试点省市开展职业卫生风险评估工作提供技术支撑和政策咨询支持。受国家卫生健康委职业健康司委托，对十八大以来职业健康工作成效进行全面回顾总结形成研究报告，承制的《一切为了劳动者健康——党的十八大以来职业病防治工作成效》画册用于2023年全国《职业病防治法》宣传周启动仪式活动宣传材料；针对全国职业病诊疗康复人才培训进行需求分析并完成报告，为今后更好地加强职业病诊疗康复人才队伍建设，提升我国职业病诊疗康复人才培训成效、保障劳动者身体健康提供技术支撑。

【职业病诊治】推进尘肺病防治攻坚行动，提升职业病诊治能力。依法开展职业病诊断工作，全年新增8项尘肺病相关诊断资质，确保患者可以得到准确的诊断结果，并为其后续的治疗和康复提供保障。

【职业健康体检】全年为800家用人单位提供职业健康检查服务，围绕服务和质量，持续优化内部管理，按计划补齐短板，逐步打造出职防院的特色和优势。积极巩固和拓展"职业+健康""健康体检"业务，并已取得阶段性成效。

【基本医疗卫生服务】全年组织开展外出义诊、科普宣讲、志愿服务等活动累计10场次，参与医护人员50余人次。职防院严格贯彻落实《医疗质量行动计划（2023—2025年）》，抓实基础卫生服务工作，持续开展门诊科室建设，依法依规开展门诊、住院等各项工作。依托新门诊楼启用契机，配备自助挂号收费系统、叫号系统，完善各科室硬件配备，调整口腔、胃肠镜、手术室、中医科的布局设计，改善目视化设计，增添新楼楼层索引，指示牌等，提升门诊医疗环境，提供便携的医疗服务。

【急救保障工作】严格遵守《北京市卫生健康委员会 北京市规划和自然资源委员会关于印发北京市院前医疗急救工作站建设基本标准（试行）的通知》要求，加强对120人员技术培训及考核，全流程对120急救工作进行质量控制。职防院120急救站全年保持全车组24小时运行，年内实现2分钟出车响应率95%以上，平均急救反应时间8分钟，全年出车量1380车次，为香山地区居民提供快捷、优质化急救医疗服务。

【职业健康保护与促进工作】按照市卫生健康委和市总工会工作部署，于2023年4月25日~5月1日举办北京市《职业病防治法》宣传周启动仪式及职业健康知识"进企业""进学校""进机构"系列活动，加深企业和劳动者对职业病防治工作的认识，营造全社会关心关注职业健康的良好氛围；年内组织开展健康企业建设指导30余家，完成评估并授予健康企业11家，结合首都实际起草并实施小微型健康企业创建指南，在京津冀乃至全国范围内起到示范引领和辐射带动作用；完成北京市职业健康达人活动和优秀职业健康传播作品评选活动；有效督促企业为职工创造健康、安全、和谐工作环境，为"健康北京"战略实施提供助力。

【人才培养基地建设】年初完成1~4层展区的深化设计和施工，确保国家级职业病防治专业技术人才培养基地如期投入使用。基地设置有30余个模拟场所，覆盖粉尘、噪声、振动、毒物、高温、电离辐射等传统职业危害，以及不良工效学因素、职业紧张等新兴职业健康问题的典型作业，建设有通风实验室、噪声振动实验室等研究平台和多功能培训教室。建成后接待各级卫生行政部门、高校、国有大型企业等部门进行参观学习十八余次，组织社会各界专业技术人员、工会干部、企业人员和院校学生培训十五余场，累计培训2000余人。作为立足北京辐射全国的职业健康领域培训基地，为提高首都乃至全国职业健康工作者的专业技术能力和水平打下坚实基础。

【教育培训工作】全年开展市总工会、市卫生健康委、经开区、新疆生产建设兵团和呼和浩特市卫生监督等委托培训项目近20项，累计培训逾1.2万余人次，培训满意度达98%以上；依托新建成的国家级职业病防治专业技术人才培养基地，先后组织专业技术人员和工会干部、企业人员、院校学生培训近20场次，累计培训2000余人次；持续推动培训教育网络平台建设，根据实际需求完成平台升级更新、服务器扩容和功能拓展，截至年底，平台累计上架课程372个，注册用户21万余人。

【科研与学术交流工作】聚焦新时代职业健康工作实际，组织申报并获批5项首都卫生发展科研专项和1项北自然青年基金项目；累计获批"职业性冻伤的诊断标准前期研究"国家标准前期研究1项，"低温作业和冷水作业分级标准修订前期研究"中疾控标准前期研究1项，"工作场所防暑降温技术规范"等3项北京市地方标准制修订项目，"工作场所中三氧化硫和硫酸的测定标准"等3项团体标准，为国家、地方和行业职业健康标准制修订工作发挥了重要的技术支撑作用；全院全年发表中文核心期刊以上论文30余篇，其中SCI4篇；申报专利2项；打造职业健康学术交流平台，举办第三届香山职业病峰会，会议汇集来自国内外二百多位专家同人，聚焦职业病预防的前沿领域，重点关注了国内外职业工效学、职业相关性肌肉骨骼疾病、职业健康心理研究与实践等新兴职业健康问题。

【专业技术人才培养】与国内外科研机构、高校开展专业技术人才联合培养工作，年内与郑州大学公共卫生学院签订共建教学基地协议。全年共组织协调北京大学、华北理工大学、广东药科大学等高校来院交流活动近10次，培养来自各院校的实习学生42人次，其中研究生7人次、本科生22人次、专科生13人次。

【危化品应急救援队伍建设】按照北京市突发事件应急委员会要求开展应急救援队伍建设，严格做好24小时应急值守和日常培训考核，加强市级专业应急救援队伍建设，积极响应应急救援任务。为10月23日东六环内环主路发生的一起槽罐车侧翻起火的现场提供应急检测，共出动人员3批次10人次，为现场处置和应急救援人员保护提供科学指导。

【合作共建工作】为贯彻落实京津冀协同发展战略，推动京津冀职防院高质量发展，于12月14日发起并举办了首次京津冀职防院联席会，成功构建了京津冀职防院互联互通机制；积极协调推进与新疆生产建设兵团卫生健康委、新疆生产建设兵团职防院、南疆职防院、呼和浩特市职防院、惠州市职防院等外省市卫生行政部门和职防院所的战略合作，通过协助合作机构加强职业病防治专业技术和科教能力建设，为其提升所属区域的职业病防治水平提供有效助力。

【院领导】党委书记、副院长：付东海；党委副书记、院长：李珏；副院长：王建国、牛东升、李敏；纪委书记：陶秀卫。

（撰稿：丁晓文　审核：李　珏）

卫生健康社会团体工作

北京医学会

【基本情况】团体会员单位116个，个人会员32254人，现有104个专业委员会（专科分会），截至2023年底，学会专职人员45人，为5A级社会组织，2023年被市委两新工委评为"2023年社会组织党组织奖励经费支持对象"。

完成31个专科分会（1899人）的换届工作，分别为：帕金森与运动障碍分会（50人）、胸外科学分会（68人）、呼吸病学分会（70人）、放射肿瘤治疗学分会（70人）、心身医学分会（59人）、健康管理分会（79人）、泌尿外科学分会（81人）、消化内镜分会（65人）、神经病学分会（82人）、超声医学分会（73人）、医学伦理分会（56人）、物理医学与康复学分会（58人）、检验医学分会（89人）、医学遗传学分会（55人）、脑电图分会（43人）、生殖医学分会（37人）、医学科普分会（50人）、血液净化技术分会（51人）、过敏变态反应学分会（60人）、医学病毒学分会（54人）、流行病学与循证医学分会（59人）、急诊医学分会（71人）、介入医学分会（70人）、内科学分会（69人）、疼痛学分会（42人）、精神医学分会（51人）、围产医学分会（65人）、肠外肠内营养学分会（61人）、心脏心理医学分会（27人）、医学工程学分会（63人）、呼吸内镜分会（61人）。完成《北京医学》杂志第八届编辑委员会换届工作（129人）。

【学术活动】全年开展各类学术活动349场，其中打造精品学术活动71场，交流专题报告、论文等8300余篇，参加人数达150余万人次。

第一届首都数字医学大会暨北京医学会数字医学

分会第一次学术年会围绕"数字融拓新思维 医学智领大健康"展开，会议设置1个主题论坛、5个分论坛，50余位知名学者分别从AI大模型智慧医疗应用、智能医学影像分析等前沿问题进行分享和深入讨论。大会吸引京内相关专家500余人，线上直播在线观看超11000人次。

京医论坛——第三届北京老年消化疾病及消化内镜论坛采取线上线下结合的方式，聚焦老年消化及内镜等领域的热点内容和最新进展，邀请国内顶尖专家进行专题学术报告及操作演示。本次大会线上观看累计112461人次，完成内镜操作直播演示13例。

2023年北京医学会病理学分会学术年会聚焦病理学术发展的国内外最新进展开展学术交流和讨论，同时举办了青年病理论坛及基础病理研究学术研讨等活动。大会设1个主会场，15个分会场，同时设有壁报展示及书法、美术和摄影作品展览等。会议共收到投稿508篇，开展学术报告175场，先后有263位病理同人做了学术报告或专题讨论，117篇壁报展示，参会人数共计2000余人。

2023年（第十五届）北京医学会内分泌和糖尿病学分会学术年会暨第九届京津冀内分泌和糖尿病学术论坛为期2天，开展大会讲座、学术专题报告、学术热点大讨论、论文交流及优秀论文大赛、社区学组专场和企业专题报告等共计122场，共收到论文328篇，其中40篇优秀论文在会上进行了学术交流。

第十届北京呼吸内镜和介入呼吸病学高峰论坛、第八届京津冀介入呼吸病学研讨会（以下简称峰会）

暨第十七届北京大学国际介入呼吸病学技术培训班是国内最高水平的介入呼吸病学学术会议之一。本届会议涵盖了反映介入呼吸病学最新进展的56个讲题，3000余人线上观看。

2023北京医学会超声医学学术年会突出"规范、创新、开放、融合"的特色，聚焦强基层、新技术推广应用及京津冀协同发展，1000余名各级医院超声专家和临床医师参会。

【科普宣传】学会汇聚专家力量和优势资源，积极开展联合国糖尿病日、2023年第二届医学科普短视频展播等科普公益活动。

2023年联合国糖尿病月公益活动暨"蓝光行动"，学会组织专家深入8个区22个社区卫生服务中心开展了为期近1个月的义诊及健康讲座，动员30余家医院根据自身学科特点，组织多学科联合义诊、健康科普授课等公益活动，在北京新闻广播"健康北京"栏目开展为期1个月的糖尿病科普知识宣传月活动。

2023年第二届医学科普短视频展播等科普公益活动。活动从"科学养生、预防疾病、健康生活"等三个方面收集了科普作品240余部。2023年先后在官方网站发布52部科普短视频，播放量2.5万余次。

【委托工作】完成各类医疗技术和医疗机构现场审核项目145项，涉及医疗机构116家。组织4期"北京市乙类大型医用设备配置"专家评审。完成鉴定、评定、咨询共计66例，其中再次医疗事故技术鉴定9例，医疗损害鉴定21例，预防接种异常反应鉴定15例，预防接种异常反应损害程度分级评定21例。完成海淀区和朝阳区2家三级妇幼保健院等级评审实地考评工作。协助市医管中心组织"扬帆"计划、"培育"计划和"创新梦工场"等科研项目及市属医院"登峰"人才计划评审工作。完成两批113项新增医疗服务项目审核工作。推进10个智库项目，提交政策建议10篇，组织专家线上线下会议30余次，实地调研20余次。

【北京市区域伦理审查委员会工作】8月7日，经市卫生健康委批准，北京医学会成立了北京市区域伦理审查委员会。目前，北京市区域伦理审查委员会委员11名，由北京医学会秘书长王建东任主任委员，委员会下设办公室，工作人员3名。北京市区域伦理审查委员会宗旨是通过对涉及人的生命科学和医学研究的科学性、伦理合理性进行审查，保护受试者，促进涉及人的生命科学和医学研究达到科学和伦理的高标准，增强公众对研究的信任和支持。

【编辑出版工作】《中华医院管理杂志》收稿1020篇，刊稿174篇，全年总印数55600册，核心影响因子1.184。《中华泌尿外科杂志》收稿600篇，刊稿221篇，正刊总印数27767册，影响因子1.603，位列本专业第一。《北京医学》杂志收稿1521篇，刊稿268篇，影响因子0.528。《北京医学》杂志第八届编辑委员会完成换届。

【人才评价与表彰】评选2022年度（第八届）北京医学科技奖（北京医学会设立），评选出特等奖1项、一等奖7项、二等奖16项、卫生管理奖4项、医学科普奖3项。其中3个北京医学科技奖获奖项目分别获2023年度中华医学科技奖一、二、三等奖（中华医学会设立），2个项目获得2023年北京市科学技术奖二等奖（北京市人民政府设立）。

经学会推荐，1人获"北京市先进科技工作者"称号，1个项目荣获"2023年吴文俊人工智能科学技术奖"三等奖，3个项目获"2023年北京市科协金桥工程种子奖金"资助，5人入选"市科协青年人才托举项目"。10篇论文入选市科协"第十七届北京青年优秀科技论文优秀论文"。

【学会领导】会长：封国生；副会长：王松灵、王晨、刘新民、姜玉新、顾晋、董家鸿、赫捷；秘书长：王建东。

（撰稿：赵　森　审核：王建东）

北京护理学会

【基本情况】注册会员76719人，其中团体会员76689人、个人会员30人，会员单位157个，新增会员1413人。北京护理学会第十二届理事会有理事99人、监事5人。北京护理学会第十二届分支机构设有工作委员会11个，专业委员会37个。学会专职干部3名，驻会工作人员6人。为5A级社团。

【学术活动】各专业委员会举办学术活动43次，其中，学术年会6次，学术交流论文72篇。

国内交流43次：学术会议24次、专题研讨11次、护理查房4次、病例讨论4次、线下9189人次、线上累计48万余人次参加。

【科普宣传】5月12、13日，与北京广播电视台联合推出养生堂护士节系列节目——"守住三条防线护心脑""老年人当心小伤口大隐患"两期护理科普节目。5月6~17日，举办护理科普宣传周活动，开展慢性病、急救知识科普讲座和义诊咨询，累计受众1000余人。在健康主题日开展科普宣传活动，累计受众近万人次。

【委托工作】专科护士培养。自2002年至今，共建立北京地区39家医疗机构的临床教学基地216个，规范专科护士技术操作标准与流程70项。全年举办专科护士培养16项，培训1539人。

北京市护理质量控制和改进中心工作。受北京市卫生健康委员会委托，参与《北京市三级医院评审标准》起草制定工作；起草《北京市关于进一步改善护理服务行动计划（2023—2025年）》实施方案，制定评价细则；参与《北京市全面提升医疗质量行动方案飞行检查实施细则》起草制定工作及实地飞行检查；开展护工护理员使用情况专项调研及探视陪护相关问题的暗访检查工作。召开"急危重症患者救治之动脉血气分析培训会"；与北京市医学影像质控中心联合召开"质控影像护理学会论坛"。撰写完成2022年度北京护理质控报告。

【服贸会——伤口护理高质量发展论坛】9月5日，学会首次参加"中国国际服务贸易交易会"，期间主办伤口护理高质量发展论坛，聚焦科技创新、人才培养和专业发展下的伤口护理高质量发展。来自各医疗机构的160余名医务工作者参会。

【完成北京护理学会第十二届分支机构换届改选工作】9月21日，召开北京护理学会第十二届专业委员会换届改选工作会，启用北京护理学会工作/专业委员会信息管理系统；10月11日召开第十二届工作委员会筹备会。12月29日召开第十二届分支机构换届大会。根据发展需要，将妇产科专业委员会扩增为妇科、产科及辅助生殖2个专业委员会，增加麻醉、门诊、放射介入3个专业委员会；增加中西医结合发展、基层、护理院校教育、男护士等工作委员会。北京护理学会第十二届分支机构设立11个工作委员会，37个专业委员会。

【庆祝北京护理学会成立100周年】北京护理学会创办于1923年，2023年学会建会100周年。12月29日，以"百年职守，初心永鉴"为主题的北京护理学会成立100周年暨第十二届分支机构换届大会在北京国际会议中心举行。北京护理学会常务理事、理事、监事、委员2000余人参会。学会制作完成成立100周年纪念册、宣传片、展墙。

【学会领导】会长：张洪君；副会长：丁炎明、韩斌如、李春燕、李庆印、马燕兰、尚少梅、吴欣娟、张素秋；秘书长：李春燕。

（撰稿：杜　鹃　审核：李春燕）

北京中医药学会

【基本情况】有团体会员117家，个人注册会员20000余名，专业委员会72个。年内新增专业委员会4个，即血液病专业委员会、国际合作与语言工作委员会、中医药综合改革工作委员会、燕京名医后人工作委员会。建立分支机构审核评价机制，完成27个届满分支机构考核及17个专业委员会换届工作。

【学术活动】品牌学术活动。年内以高峰论坛、学术年会、学术沙龙等形式组织学术活动105场，完成市级中医药继续教育项目51项，国家级继续教育项目1项。

以"传承岐黄·守正创新·融创未来"为主题，举办2023中医药传承·北京论坛。主会场设学术流派"源与流""三名"传承"破与立"、名医门人"承与传"三个版块，平行分论坛设肝病传承、中药炮制调剂技艺、中医药文化传承、名医研究、宫廷医学研究、海外中医药传承、中医眼科、中医经典传承8个分论坛，百余人现场参会，4万余人在线参会。

男科专委会举办"第十三届岐黄男科大会"；急诊专委会组织召开"第十三届急危重病经方临床应用学习班"；外科专委会举办"第八届双管齐下、乳此精彩中西医结合乳管内病变诊疗学习班暨北京中医药学会乳腺学科创新联盟系列活动"；中医儿科专委会线上举办"中药基础与儿科临床应用论坛暨第五届儿科中药临床药学专业技能培训班"；肾病专委会举办"第十届疑难肾脏病论坛";医院管理专委会举办"中医药知识产权保护和成果转化能力提升高级研修班暨北京市中医管理局'五带一'项目专项培训班";中药工作委员会举办"中药师传统技能提升服务培训班";肺系病专委会举办"第五届全国呼吸岐黄论坛",充分发挥专委会学术资源优势,围绕中医药传承创新发展,搭建高端学术交流平台。

国内外学术交流。京津冀学术交流方面,皮肤病专委会线上举办"2023年京津冀皮肤病学术年会暨皮肤病中医外治法培训班";脾胃病专委会举办"第十七届京津冀脾胃病一体化论坛-北京论坛";中医检验专业委员会举办"京津冀中医检验医学协同发展大会暨2023年学术年会",带动京津冀地区学术传承创新发展。

国际学术交流方面,参与2023全球数字经济大会中医药论坛,论坛以"守正创新·数智赋能·智慧中医药"为主题,由北京市中医管理局、北京市科学技术协会联合承办,北京市中医药对外交流与技术合作中心、北京中医药学会等单位共同协办,聚集10余位权威领域顶级专家、企业精英、机构代表,围绕当下最具热度的中医药数字化医疗服务建设和智慧化创新发展分享深刻洞见和思考,为与会者共享发展成果,线上线下累计参会近4000人次。为数字经济和数字中国建设提供"首都智慧",为全球卫生健康事业解决数字化难题提供创新思路,为国际传统医药现代化创新发展提供"中国样板";举办海外华人华侨中医药四季大会6场,密切联系海内外中医药同人,邀请来自美国、加拿大、日本、韩国等十多个国家的中医药专家,探讨中医药与其他国家主流医学和传统医药融合发展,累计线上观看近2万人次;承办第八届海外华侨华人中医药大会、海外华侨华人中医药研修班暨中医痛症治疗海内外专家同题共答研讨会、第十届北京中医护理国际化推进会、国际交往中心功能建设素质提升—中医药国际交往功能建设高端人才培训班等多项国际性学术活动,着眼国际人才培养及可持续性发展等健康产业需求,贡献中国智慧与方案。

【科普宣传】邀请中医药知名专家撰写常见疾病和治疗防治科普文章,推动中医药文化知识宣传普及,通过微信公众号向广大居民定期推送中医药健康科普知识文章105篇,节气养生文章24篇,科普视频4个。

践行"我为群众办实事",生殖医学专委会开展迎"三八国际劳动妇女节"女性疾病科普公益讲座,宣传女性科普知识;肾病专委会通过举办科普讲座、平台直播、义诊宣教、肾友会等形式开展世界肾脏日科普系列活动,倡导中西医结合科学疗法,提高公众对慢性肾脏病的防治意识;肝病专委会举办"全国爱肝日"科普活动,以"脂肪肝的中医治疗"为题进行科普宣讲;中老年眼病专委会通过线上科普、线下咨询义诊与讲座相结合的方式开展"世界青光眼周"科普、咨询、义诊活动;儿科专委会通过线上直播、线下讲座、义诊、校园宣讲等形式举办"庆六一"系列科普活动,普及儿童常见病和心理健康知识;眼科专委会通过线上科普直播、线下讲座、义诊、眼科检查图片展览及入校宣讲相结合的形式开展"青少年近视防控中医有作为"主题活动;糖尿病专委会通过公益讲座、科普宣传、咨询义诊等形式开展"联合国糖尿病日"系列活动。

【委托工作】承办由北京市人民政府、国家发展和改革委员会、工业和信息化部、商务部、国家互联网信息办公室、中国科学技术协会共同主办的2023全球数字经济大会和国家中医药管理局国际合作司中医药国际合作专项(基地类项目),多维度开展国际性学术交流活动,持续提升学会国际影响力。

受北京市中医药管理局委托,开展多项中医药培训及学术提升相关工作。开展中医药应对重大公共卫生事件和疫病防治骨干人才库建设项目,组织人才库骨干进行中医药参与应急救治、中医疫病防控理论技术方法、相关现代医学技术等培训及应急现场演练;开展"以医统药"全行业培训项目,制定全行业培训工作方案,组织多样化培训及考核,推进医药圆融;开展中医药继续教育品牌项目精品课程遴选录制项目,修订北京市中医药继续教育精品课程、品牌项目标准,遴选中医、中药、中西医结合、护理等优秀中医药继续教育项目,并完成部分项目的录制推广;开展第三批北京市市级中药骨干人才培训项目,制定培训方案,组织完成骨干人才理论培训、调研实践、跟师学习及结业考核等相关工作。

【对口支援输送首都中医药资源】学会与内蒙古自治区中医药学会签署《协同发展战略合作框架协议书》,建立京蒙中医药合作关系,形成长期合作机制;组织有关专家到四川什邡参加"深耕京什合作范式,推动中医药高质量发展"北京支援什邡中医药发展十五周年活动,定期选派专家前往什邡带教,推进援建什邡向纵深发展。

【《北京中医药》杂志学术影响显著提升】2023年上线《北京中医药》杂志新投稿系统,入选中华中医药学会2023—2026年度T2级中医药科技期刊目录和中国知网《学术精要数据库》高影响力论文。据2023年版《中国科技期刊引证报告》显示,《北京中医药》

杂志核心影响因子为1.056，总被引频次2777次。策划出版新型冠状病毒感染、中医护理、小儿肺系疾病、结直肠癌、循证方法、原发免疫性血小板减少症、中医外科学、支气管扩张、心血管疾病等共12个专栏专题，约发岐黄学者等专家第一作者述评文章10篇，刊发共识与指南类文章10余篇。申报并成功获批2023年度北京市宣传文化引导基金项目，发表的2篇文章被北京市科协评为"首都前沿学术成果论文"。

【学会领导】会长：屠志涛；副会长：陈勇、吉保民、窦永起、裴晓华、刘清泉、高彦彬、冯兴中、张学智、李秋艳、高颖、邓娟；秘书长：杨娜。

（撰稿：乔雨园　审核：杨　娜）

北京中西医结合学会

【基本情况】团体会员单位65个，增加2个，退出2个。个人会员共7498人，比上一年增加820人。专业委员会82个。驻会工作人员数量6个。为4A级社团。

完成呼吸内科、感染、心血管内科、中医适宜技术、普外科、消化内科、风湿病、变态反应、超声医学、药学10个专业委员会的换届改选工作。另外，新成立了10个专业委员会，分别是腹膜透析、肿瘤康复、医院制剂科研创新与推广、血液净化学、病理、心房颤动、人工智能与机器人辅助、针刀医学、疼痛、未来医学专业委员会。继续增加新转型的中西医结合医院、远郊区县的委员，以及河北、天津的委员，从而带动京津冀地区相关医院的学术协同发展。通过加强组织建设，更好地提高学会组织核心竞争力。

10月20日，北京中西医结合学会第九届会员代表大会召开，来自会员单位、分支机构、个人会员推选的三百余名会员代表参加了会议。审议并通过了第九届理事会理事建议名单，选举产生第九届理事会领导机构。清华大学玉泉医院副院长冯兴中当选学会第九届理事会会长，徐春凤等10人当选副会长，刘刚当选秘书长，王鹏担任监事长。第九届理事会将在未来五年内共同致力于推动中西医结合事业的发展，促进中西医融合，推动中医药文化的传承与创新。该会议还表决通过了聘用分支机构负责人及北京中西医结合学会内部管理制度等事项。

【学术活动】全年举办线上线下学术交流会、年会、学习班及论坛等继续教育学术活动200场次，线上线下参与人员累计数万余人。学会以充分发挥专业委员会的重要作用为桥梁，2023年，学会品牌活动"医药对话·合理用药"系列学术交流活动持续进行，"华北地区皮肤科学术年会"继续举办。在疫情常态化的大背景下，学会与中医局备案平台合作，开展多层次多维度的线上学术活动，在正常开展学术交流的同时讲课内容的安全得到了保障。在以线上活动为主的背景下，学会药学、肾脏病、风湿病、皮肤性病专业委员会开展了"一专多频"的系列学术活动，即在同一个时段，围绕着一个专题，经过一个月或一个季度的学术交流，深入地进行探讨和创新。精心打磨出北京中西医结合的专家共识。继续教育学术活动的举办为广大会员在临床上更好地开展临床科研及论文选题提供思路，从而提高临床医疗服务能力。

【科普宣传】为加强科学技术、医疗医学常识的普及教育，将中西医知识传递给更多的人群，提高公众对中西医的认知和了解，推动中西医的融合发展，并进一步展示中西医结合科技成果，2023年"科普中西医·记录医瞬间"科普短视频征集活动在9月12日～30日全国科普日期间展开，本次活动共征集中西医结合科普视频67篇，通过扫码关注学会微信公众号进行网络投票，在有效投票期内，最终浏览科普人数58万余人次，投票3.6万余票，在自媒体广泛被使用的当今时代，短视频已经成为人们传播信息的重要途径，让更多的人能更快捷更简易的获得最专业的科普医学知识。

11月27日，学会在北京市朝阳区老干部局展开中医药文化推广活动，学会邀请中国中医科学院广安门医院倪青主任进行了中医药冬季养生的科普宣讲，参与的150余名退休老干部在听取科普宣讲的同时也进行了膏方等中医药文化体验。

【委托工作】北京市中医药管理局委托工作：完成北京市中医药管理局12项政府委托项目，包括中医药监督执法办案评价及办案能手项目、中医药监督知识与实训项目、全科医师转岗、中西医结合医疗机构高质量发展路径与政策研究、中西医结合医院标准库、中西医结合医院成果库、西学中专科培训、"百人百项"中医药适宜技术遴选等项目。完成组织参与中国国际服务贸易交易会中医板块—北京中医药科技成果转化论坛的活动。完成承担北京市通州区总工会委托的通州康复技能大赛，参加人员114人。组织北京地区中西医结合旗舰科室的遴选工作，目前此项工作正在进行中。中国中西医结合学会委托工作：完成"2023年度中国中西医结合学会科学技术奖"的推荐、申报工作。北京市科学技术协会委托的工作：完成"青年人才托举"委托工作。配合开展好科技周、学术月活动。

【编辑出版】学会与北京中医药学会共同编辑出版《北京中医药》杂志（月刊）12期。全年收稿1500余篇，刊登345篇。

【培训教育工作】在北京市中医药管理局组织的"2022年继续教育品牌项目、精品课程评选活动"中，全市获评精品课程88项，学会入选23项，占全市精品课程项目26.14%。全市获评品牌项目14项，学会入选4项，占全市品牌项目28.57%。继续教育工作得到北京市中医药管理局的认可和赞誉。

【学会领导】会长：冯兴中；副会长：韩丁、谢院生、赵成松、张凯、徐春凤、李东、张洪春、李鹏、陆小中、汪红兵；秘书长：刘刚。

（撰稿：商英璠　审核：刘　刚）

北京预防医学会

【基本情况】有单位会员42个，个人会员3160人，现有21个专业委员会。秘书处工作人员6人，学会为5A级社团。

【学会建设与管理】1月13日，微信群召开七届二十次常务理事会。会议审议通过了《北京预防医学会团体标准管理办法（2023年版）》。

3月30日召开七届二十一次常务理事会暨党建工作小组工作，审议通过王瑜辞去学会理事职务、团标立项报告事项。会议汇报了第一季度学会工作情况、党建工作情况。

3月31日，提交年检报告及相关资料，年检结论为合格。

6月16日，召开第七届第七次理事会议。会议由时任会长邓瑛主持，58名理事中40人出席。会议对第八届理事会换届改选工作相关事项逐一审议，并通过投票一致通过。

7月18日，北京预防医学会第八届会员代表大会，会员代表223人参加会议，大会以无记名投票方式选举产生第八届理事会，于建平等76位当选理事会理事、宋卫萍等3人当选监事会监事、通过《北京预防医学会会费管理办法》。随后召开第八届第一次理事会以无记名投票方式选举常务理事及领导机构名单，选举黄春任第八届理事会会长，王全意任第八届理事会副会长兼秘书长；召开第八届第一次监事会，选举宋卫萍任监事会监事长。

8月21日以线上线下相结合的方式召开第八届第一次常务理事会、党建工作小组会，会议审议通过了北京预防医学会医药领域腐败问题集中整治自查自纠方案及负面清单；审议通过《北京预防医学会分支机构管理办法》修订稿。

10月11日以线上线下相结合的方式召开北京预防医学会八届二次常务理事暨党建工作小组会，审议通过北京预防医学会开展"第三方筹资疫苗接种模式的建立及其对目标人群流感疫苗接种率的影响研究"项目。

【学术活动】1月13日，线上举办北京市宫颈癌疾病预防与控制学术交流研讨会。邀请北京大学第一医院和清华大学第一附属医院2位专家，围绕宫颈癌防控策略、HPV疫苗及常见热点问题进行讲解。全市疾控和社区卫生服务中心专业人员观看1016人次。

2月28日，以线上线下相结合的方式，组织召开新型冠状病毒感染防控学术交流会。邀请中国医学科学院北京协和医学院、市疾控中心和清华大学附属北京清华长庚医院4位专家，分别就新冠流行病学研究进展、新冠病毒疫苗保护效果和免疫策略、北京市疫苗管理现况和鼻喷流感病毒载体新冠疫苗临床应用前景等主题进行报告，并进行互动交流。全市各区疾控中心和社区卫生服务中心及医疗机构免疫预防工作负责人及业务骨干253人参会。

3月31日，线上举办2023年春季感染性腹泻专题研讨会。邀请中国疾控中心、北京大学儿童青少年卫生研究所和市疾控中心4位专家以从致病菌识别网看全国细菌性腹泻的现状及预防，以及北京市肠道传染病流行形势及防控、从健康生活方式谈细菌性腹泻防控、疫苗同时接种相关政策解读为题做报告。市、区疾控中心、各级医疗机构和社区卫生服务中心相关专业人员、幼儿园园医及中小学校校医共计3467人参会。

5月14日，组织召开北京市近期新冠疫苗免疫策略学术交流会。邀请中国疾控中心、市疾控中心、神州细胞工程有限公司4位专家，分别就新冠疫苗接种进展和免疫策略、近期新冠病毒感染疫情疫苗接种原则及常见问题和回答口径、新冠病毒疫苗接种程序和保护效果、重组新冠多价蛋白疫苗研发进展等主题进行报告。各区疾控中心和社区卫生服务中心及医疗机构免疫预防业务骨干289人参会。

7月1日～2日，与北京医药卫生经济研究会及北京大学人民医院联合主办第八届北医医保论坛，并开设公共卫生专题论坛，邀请6位专家学者围绕传染病风险评估及监测预警、流感流行趋势及诊治新进展、宁波市消除丙肝公共卫生危害行动进展与挑战、医体融合促进慢性病防控、深化中国减盐行动CHRPS策略及落实的建议、婴幼儿龋齿的预防进行主题报告。学会单位会员和专业委员会代表及相关专业人员263人现场或线上参会。

10月20日～22日，与天津市、河北省预防医学会在雄安新区联合主办"疾病防控　助力雄安建设2023京津冀传染病防控高峰论坛"。11位专家学者围绕传染病、疫苗可预防疾病和慢性病防控进行专题报告。来自京津冀疾控专业人员和学会会员、知名专家学者、爱心医药企业、媒体代表等400多人参会。

11月21日，组织召开《狂犬病暴露预防处置规范（2023年版）》解读培训。邀请北京大学第一医院、市疾控中心和首都医科大学附属北京潞河医院3位专家全面解读规范、介绍北京市狂犬病流行特征及暴露处置要求及现场答疑。来自市区疾控中心免疫预防所（科）狂犬病预防控制负责人及全市动物致伤门诊负责人，共151人参会。

11月25日，组织召开北京市流脑防控学术交流会。邀请市疾控中心3位专家解读《中国脑膜炎球菌疫苗预防接种专家共识（2023年版）》，介绍我市流脑流行特征及菌群变迁趋势和《北京市预防接种常见问题问与答》。全市各疾控中心主管主任和免疫预防负责人等相关人员44人参会。

12月5日，与《首都公共卫生》编辑部和市疾控中心以线上直播形式共同主办《水痘疫苗预防接种专家共识》解读活动。好医生直播平台、科协频道和听听专家说公众号平台同步直播，实时观看量39923人次。

12月21日，举办北京市流脑防控能力提升培训班。邀请中国疾控中心、首都医科大学附属北京地坛医院、市疾控中心4位专家介绍中国流脑防控与监测进展，流脑的诊治、问题与挑战，解读《中国脑膜炎球菌疫苗预防接种专家共识（2023年版）》及《北京市预防接种常见问题问与答》。全市各疾控中心免疫预防专业人员和免疫预防接种门诊负责同志共237人参会。

【科普宣传】年内，"首都疫苗与免疫"公众号关注人数从141025人增加到184112人，净增43087人，上升近31%；常读用户占比6.36%。累计推文201篇，其中原创65篇。月阅读量总计57万次，平均每篇阅读量2836次。

5月17日，协助中国保健协会和市疾控中心，在新发地国际农产品会展中心，举办2023年"合理膳食　食养是良医"营养知识进社区公益活动启动会。150人参加活动。

6月～7月，协助市科协完成2位专家采访，形成"别光想着干饭，夏季警惕肠道传染病！""预防夏季食物中毒，这些知识点要知道！"和"隔夜菜该吃还是扔？过期食品没变味还能吃吗？食物保存要注意这些要点！"3篇视频及图文，在"蝌蚪五线谱"微信公众号上推送。

11月27日～12月1日，联合健康报社共同策划拍摄的专题片《疫苗之路》，在健康报多个互动社交平台、"北京预防医学会"公众号、头条号、"科协频道"社群号，以及多省市卫健委、疾控、预防医学会官方微信平台播出。

12月22日，组织专家参加市科协在金隅智造工场园区举办的"科技工作者之家-健康义诊服务活动"。

12月29日，协助市科协组织专家参加"呼吸道疾病如何科学应对？"圆桌访谈，在"蝌蚪五线谱"和光明网等平台直播，观看量273.1万次。

【编辑出版】年内，出版《首都公共卫生》6期，收录90篇论文。2期设有专栏，分别是"免疫服务与监测"（3期）和"烟草监测"（4期）。2023年再度入选"中国科技核心期刊"（中国科技论文统计源期刊）。

8月，中国医院协会传染病医院分会、北京医师协会、北京预防医学会、中国康养医学协同创新联合体和北京融和医学发展基金会组织编写的《新冠病毒感染临床实践指导——预防、控制、诊断、治疗及康复》（ISBN 978-7-5214-3793-5），由中国医药科技出版社正式出版。

【委托工作】5月～12月，受市卫生健康委委托，开展全市流调队伍规范化建设项目。完成对市、区疾控中心公卫岗位人员，市区卫生健康监督所、社区卫生服务机构和医疗机构中公卫背景人员和流调队员线上线下培训，累计培训5489人次。制定《北京市流行病学调查规范》，按照"贴近实战、检验规范、强化联动、注重实效"原则，以检验流调队伍在疫情发现、流调溯源、检测核实、应对处置等关键环节的标准化能力水平为目标，开展全市卫生应急综合演练。

5月～12月，受市卫生健康委委托，对1996年颁布实施的《北京市实施〈食盐加碘消除碘缺乏危害管理条例〉办法》进行立法后评估。

6月26日，受市卫生健康委委托，举办传染病防控能力提升培训班。邀请市疾控中心、首都医科大学附属北京友谊医院、北京热带医学研究所、首都医科大学附属北京地坛医院的5位专家，讲解诺如病毒急性胃肠炎、禽流感、布氏杆菌病、疟疾、登革热、猴痘和马尔堡病毒病的防控相关知识。来自全市二级以上医疗机构和市区疾控中心相关专业人员402人参加培训。

7月～12月，受市卫生健康委委托，联合市疾控中心开展"2023年度公立三级医院公共卫生履职情况评估项目工作"。评估组以非现场评估和现场评估相结合的方式，对全市57家三级公立医院公共卫生职责履行情况进行评估。制定评估指标1套，完成各医院履职情况报告及综合评估报告。

年内，南亚东南亚农村地区不明原因慢性肾病现场流行病学调查技术研究、几内亚公共卫生需求调查及公共卫生人员能力提升项目获得2023年度北京市卫生健康委"一带一路"国际卫生合作项目和WHO合作中心项目择优资助。

【继续医学教育项目】年内，开展社区预防保健岗位专业技术人员继续教育工作，共设置3个公共课模块和11个岗位必修模块，累计42学时，26位授课专家参与授课，全年共有42559人次选修。

2月23日，与北京预防医学会感染病学专业委员会联合举办第三届传染病分子诊断技术与应用培训班。邀请国内传染病预防控制、实验室检测、分子诊断技术研发等领域的9位专家授课，市区疾控中心微生物检测实验室、各级医院检验科和第三方实验室检测技术人员，共计206人参加培训。

3月29日，组织召开北京市狂犬病防控策略及应用技术学术研讨会。邀请来自中国疾控中心、市疾控中心、北京大学人民医院、北京大学第一医院、北京市和平里医院、首都医科大学附属北京潞河医院等单位的7位专家参与授课，市区疾控中心、动物致伤门诊负责人，共计186人参会。

5月10日～13日，与北京预防医学会健康统计与大数据应用专业委员会在山东济南共同主办国家级继续医学教育项目"R软件在公共卫生领域应用与研究培训班"。主要由专业委员会主任委员团队进行授课，内容包括基本数据管理、高级数据管理、基于R语言的可视化作图、基于R语言的统计分析建模、传染病预警预测常用方法及其应用案例等，采用大班授课与学员实操相结合的模式。全国10个省市自治区29家省（区、市）疾控中心和医疗机构从事医学数据统计分析的工作者和研究人员共计75人参加。

【全球健康北京论坛】9月2日，和市疾控中心在北京首钢园举办第四届全球健康北京论坛。本届论坛是2023年中国国际服务贸易交易会（简称服贸会）北京国际医学论坛之一。论坛以"科技赋能　创新引领　汇聚力量　服务健康"为主题，邀请13位国内外流行病学、公共卫生管理、卫生经济学、病原学及免疫学等领域的知名专家进行主旨报告和"秋冬季呼吸道传染病防控"专题讨论，213人现场参会，服贸会官网及APP、"科协频道"和"听听专家说"公众号等多平台同步线上直播，浏览量超过11万人次。

【团体标准化工作】全年开展北京预防医学会团体标准化年系列活动，31项团体标准制修订立项申请书及相关材料经初审和立项论证后，确定29个立项，其中23项完成公开征求意见，4项完成送审稿专家审查。1月31日举办团体标准化工作培训会，5月5日举办团体标准编写培训会。对已发布团体标准进行复审，确认《新型冠状病毒肺炎疫情期间预防性消毒技术要求》等10项团体标准废止，《新型冠状病毒肺炎样本采集包装运输及检测规范》等2项予以修订，《生活饮用水二次供水水箱（池）清洗消毒技术规范》等2项继续有效。

【医疗卫生专业人员全员培训】3月23日～10月31日，受市卫生健康委委托，对全市纳入继续医学教育管理的全体卫生专业技术人员和全体在岗乡村医生进行全员培训，内容包括2023年新冠肺炎等重点传染病防控和卫生法规与医学伦理学-卫生法规，学习人数均在27万以上，共计551872人次。

【"北京预防医学会"微信公众号发布文章】年内，"北京预防医学会"公众号推文141篇，其中原创106篇，占75%；累计阅读人数为33718；关注人数2031人。

【专业委员会工作】按照《北京预防医学会分支机构管理办法》对21个专业委员会进行规范管理，10月底启动届满专业委员会换届改选工作，12月19日召开2023年专业委员会工作会议。各专业委员会按照

"五个一工程"要求，开展2023年工作。

【荣誉】北京预防医学会第三次获评"5A级社会组织"。

【学会领导】会长：黄春；副会长：李亚京、赵娟、陈瑞、冯录召、王全意、吴国安、于建平、高艳青、陈勇、谢辉、向世进；秘书长：王全意。

（撰稿：李玉青　向世进　刘枫
审核：邓瑛　黄春）

北京中医协会

【基本情况】隶属北京市民政局社团办，为5A级社会组织。业务主管单位北京市中医管理局。有团体会员104个。受市中医药局委托，设有三个中医行业管理部门，即全国中医医疗质量监测中心北京分中心、北京市传统医学师承和中医医术确有专长人员医师资格考试中心和北京市中医质控中心，同时内设四个办公室，即北京市中医医院评审办公室、北京市中医重点专科办公室、北京市中医住院医师规范化培训办公室、北京地区中医医疗机构限制类医疗技术管理办公室。北京中医协会目前有五个分支机构，即非公医疗机构工作委员会、后勤工作委员会、中医药社区工作委员会、文化与养生融合发展工作委员会、中医特色疗法工作委员会。

【组织建设】5月17日，召开第四届第一次会员大会，选举产生了北京中医协会第四届理事会理事、常务理事、会长、副会长及秘书长；选举产生了北京中医协会第四届监事会监事长及监事。北京中医协会第三届理事会会长陈誩继任北京中医协会第四届理事会会长；王会玲当选北京中医协会第四届理事会秘书长。11月3日，北京中医协会文化与养生融合发展工作委员会召开成立大会。12月27日，北京中医协会中医特色疗法工作委员会召开成立大会。

【学术活动】为扎实推进医院后勤规范化管理，后勤管理工作委员会围绕医疗机构安全运行与管理等内容举办安全生产论坛会。

为推动北京非公中医医院高质量发展，围绕"民营医院发展的概况""民营医院评审政策""规范化管理""人才队伍建设""中西结合"以及"医院发展公益性及人才引进"等关乎医院高质量发展的核心问题，组织举办了"非公中医医院高质量发展论坛会"。

【培训工作】2月10日，组织举办"北京市三级医院等级复审培训班"，北京市27家中医院的主要领导及相关部门负责人350余人参加培训。2月17日，组织举办"师承及确有专长人员考核专家培训班"，110多名考核专家参加培训。3月7日，组织举办"北京市三级中医医院等级复审医政准入专家培训班"，200余名专家参加培训。10月18日组织举办中医药法律法规培训班，二级以上医疗机构负责人200余人参加培训。11月28~30日，组织举办"北京市中医规培骨干师资培训班"，中医规培基地带教老师270余人参加培训，中医15个质控中心全年线上线下组织专业培训22场次，共计3万余人参加培训。其中病案质控中心已连续组织十一期病案管理质控与编码培训班、病理质控中心已连续举办九届病理诊断培训班。全年组织举办了"十四五"重点专科的肿瘤、心血管、针灸、皮肤四个专业学科带头人及骨干培训班，200余人参加培训。

【公益活动】为支持和促进民族医药事业的发展，加强对藏医药文化的宣传和推广，无偿为北京藏医院更新安装新的电子显示屏。

继续组织开展了社区中医临床病案评比活动，收到中医临床病案254篇，经组织专家进行初审和复审，选出优秀病案100篇，其中一等奖10篇、二等奖20篇、三等奖30篇，优秀奖40篇。

【监督管理】15个质控中心履行职责，完善质控中心组织架构。影像质控中心完成专业组细化管理分组：诊断组和技术组；病理质控中心修订了中医分子病理质控控制体系；制订了专业质量标准、行业规范、专家共识、指南、方案等；急诊及ICU质控中心完成"急危重症中医药救治能力短板专项方案"、中医药剂质控中心制定《中药饮片再加工（临方制剂）》、医院感染管理质控中心撰写《中医医疗机构院感防控工作指引》、技术质控中心制定了《针刀技术意外情况处理专家共识》《皮内针技术意外情况处理专家共识》《疼痛综合管理试点医院评估方案》；完成相关专业规范制度汇编：病案质控中心编纂了《中医病案管理文件汇编（2023版）》；各中心共组织质控管理专家研讨会36次；完成由病案质控中心牵头其余7家质控中心联合开展的病种质控现场检查1次，共检查10家三级医院；病案质控中心自主创立中医病种质控统计平台；各中心共完成医疗机构现场督导检查、飞行检查17次；开业、新增项目、设备等验收2次；护理、检验与输血质控中心开展专业调研4项；建立信息化系统，搭建数据监测平台，实施动态质控管理。

完成了北京市中医管理局审批的19家医疗机构的年度校验工作。完成了6家医疗机构21个专业的增项准入工作。完成了9家医疗机构透析室验收及增加透析机的工作。完成了2家医疗机构增设职业地点工作。完成了6家医疗机构PCR实验室项目准入工作。

【委托工作】受北京市中医管理局委托，承担了北京地区中医医疗质量检测工作。完成了全市223家各级各类中医医院和17个区351个社区卫生服务中心、1686个社区卫生服务站、2768个村卫生室的中医医疗管理统计报表的收集、审核和上报工作。组织专家对2022年北京地区中医类医疗机构及基层医疗机构数据分析报告进行审核，并形成了《2022年北京地区中医药事业发展数据报告》及《2022年北京市223所中医类医院监测数据报告》。完成了2022年度北京中医、中西医结合医院绩效考核指标的数据收集、分析及总结。组织专家对31家机构的佐证资料进行评价，对定量指标进行统计分析。完成了35家医院的等级复审工作，其中三级医院25家，二级医院10家。完成了22家医疗机构，7674名医师申报定考，实际参加7621人，其中符合简易程序2986人，占39.18%。通过市卫健委终审合格率75.48%（73/7621人）。

7月1~2日，组织北京市传统医学师承和确有专长人员考核考试工作。214人参加考核考试，合格91人，合格率42.5%。

2月17~19日，组织了北京市中医医术确有专长人员医师资格考核。176人参加考核，合格82人，合格率44.32%。

5月20日，组织了2023年度中医医师规范化培训理论结业考核，1130名学员参加考核。5月25~28日进行临床技能考核，1097名学员参加考核。990名学员顺利通过结业考核。

完成了2023年度中医住培招录工作。共招录中医住培学员1192名。

9月19~22日，接受中国医师协会对北京中医药大学东直门医院和北京中医药大学房山医院开展基地评估。

完成了北京市中医管理局152个重点专科数据上报，并对其中18个专业进行了5个大项，27个小项目的专科门诊总诊疗人次数、专科出院总人数等指标作为评价重点专科评估的指标，进行了统计、分析及排名。

6月20日，组织专家对申报的"国家中医优势专科"25个专业，83个专科进行了评审。共评选出38个专科上报国家中医药管理局。

11月21日，组织专家对北京市73家中医医疗机构申报的2024年度北京市级376个中医药继教项目进行评审。

【信息化建设】截至2023年12月，北京中医协会微信公众号共发送中医药相关政策及中医药科普类文章123篇，年阅读数总计达54708次，平台总用户数达到8756人，相比去年用户数量增长1670人。

中医师承和确有专长人员注册管理平台，截至2023年12月，共有注册学员3284人，相比去年增长738人。其中52号令传统医学师承人员为2466人，相比去年增长582人，15号令中医医术师承人员为805人，相比去年增长156人。

【协会领导】会长：陈誩；副会长：王珈伯、白鹏、孙鲁英、张秀、陈立新、郭桂明、程爱华、戴滨；秘书长：王会玲。

（撰稿：程爱华　审核：王会玲）

北京性病艾滋病防治协会

【基本情况】有团体会员200个，个人会员74人，会员单位27家。设有北京市青少年艾滋病防治专业学组1个。现有工作人员9人。4A级社会团体。

【学术活动】4月10~13日艾协组织部分申报国家基金项目的培育基地、社区小组骨干8人参加了由中

国性病艾滋病防治协会（简称中艾协）举办的第八届全国艾滋病学术大会。5月17~20日艾协与北京市疾控中心联合举办了2023年第八届全国HIV分子流行病学和耐药检测技术培训班，全国21个省市自治区的近200名学员参加了培训。7月26~27日艾协副会长、秘

书长参加中艾协举办的社会组织参与艾滋病防治能力建设培训。11月1~3日艾协参加了国家社会组织参与艾滋病防治基金管理委员会办公室（简称艾防基金办）举办的省级项目管理人员年终工作培训会。

【国内交流】5月16~17日艾协组织辖区部分理事单位相关工作人员、培育基地、社区小组负责人共12人赴福建省性病艾滋病防治志愿者协会进行实地交流考察。8月9日艾协参加了全国艾防基金项目工作交流会；5月22~24日艾协参加由国家艾防基金办举办的2021—2022年基金项目总结暨2023—2024年基金项目启动会；8月9~11日艾协参加了国家艾防基金办举办的国家基金项目培育基地交流会。

【科普宣传】结合主题宣传日，如"6·26"禁毒日，艾协联合部分会员单位、社区小组、高校社团以"健康人生，绿色无毒"为主题，在高校、街心公园、休闲广场、社区街道及天堂河女子强制隔离戒毒所线下共宣传9场次，2030人次参与，发放宣传资料3060份，安全套4100只。线上推送禁毒文章、开机图，利用微信、QQ群宣传，阅读量达10万人次。为了更深入的反映社会各界人士、社区小组志愿者服务助力高危人群的日常工作，艾协于11月发起《我的爱生活》征文活动，赢得了志愿者等防艾人士的积极响应，截至12月陆续收到志愿者投稿5篇，已在微信公众号刊登，使广大受众充分了解了防艾志愿者的工作内容，起到了预期的宣传效果。

在"12.1"世界艾滋病日期间，结合"五进"，艾协联合部分会员单位、社区小组、高校社团及京津冀部分医疗机构，开展线上宣传4场，宣传101598人次，传播量83万。艾协策划并发起"凝聚社会力量，合力共抗艾滋"答题闯关活动，历时6天，总答题量为6.4万，全程答题平均正确率为89.27%。12月2日艾协组织部分社区小组参加了由国家艾防基金办等单位发起的"12.1"健步走活动，国家基金办、北京市疾控中心等单位有关领导及志愿者200余人参加了活动。

【制定评优管理办法】为进一步推动北京市社会组织/社区小组充分发挥自身优势，积极主动开展艾滋病防治宣传、动员、咨询、检测等工作，不断提高工作水平与质量，北京艾协特制定《北京市社会组织参与艾滋病防治工作评优管理办法（试行）》。内容包括：评选范围、评选方式及流程、北京市社会组织参与艾滋病防治工作评优10项标准。通过社会组织/社区小组艾滋病防治工作评优的形式，进一步促进北京市社会组织参与艾滋病防治工作整体水平的提升。

【委托工作】承接国家艾防基金项目管理工作，同时艾协作为培育基地承担一家社区小组（纳米社团）的项目经费托管工作：2023年北京市23家社区小组共获批26个基金项目。完成项目指标：MSM干预124132人次，完成检测7235人，再检250人，确证阳性190人，阳性检出率2.63%；PLWH检测931人；FSW检测767人。其中托管单位-纳米社团MSM指标：500人，干预35209人次，检测816人，阳性25人，阳性检出率为3.06%。艾协组织社区小组积极参加由国家艾防基金办组织发起的99众筹公益活动，取得较好成绩。

承接北京市卫健委政府购买服务2项目：组织社会组织防艾活动（项目1），项目经费47万。结合主题宣传日、艾防"五进"工作及高校开学季，艾协联合部分理事单位-疾控中心专业人士、部分社区小组志愿者在休闲广场、社区等进行防艾宣传共3场次，在高校校园内以"正青春 爱健康"为主题开展防艾宣传12场次，共宣传过往群众、在校师生3800余人次，发放宣传品2000份、宣传资料3000册。北京电视台等96家媒体报道、转载。

开展学术经验交流：结合对项目实施单位督导，协会组织部分社区小组负责人与实施单位专职志愿者进行现场座谈交流。

北京市艾防基金管理办公室运转工作：协会组织部分市区艾防专家对基金项目实施单位进行督导检查全年三次；召开基金项目总结、交流会两次。根据社会组织/社区小组志愿者对艾防专业知识需求，艾协举办心理健康、艾滋病治疗进展、沟通技巧等培训共19场次；培训约600人次。年终艾协就工作及服务等5方面内容进行问卷调查，结果：调查对象对艾协整体工作给予了较高的评价。

咨询及网站运行维护：2023年艾协人工坐席接听咨询电话556通。通过网站发布原创信息15条，阅读量为6776人次；微信公众号发布信息193条，阅读量为32367人次，粉丝达3370人。

凉山社会组织培育：为配合《北京市对口支援凉山州艾滋病等重大传染病防治攻坚第二阶段行动方案》，艾协以线上线下相结合的方式给予凉山州越西、美菇两县技术支持。指导完善《2023—2024年社会组织参与艾滋病防治基金项目》及《2023—2024年社会组织参与艾滋病防治基金项目（预防艾滋病母婴传播专项）》项目的申报实施。筹集HIV快速检测试剂及安全套各2000套。

支持社区小组、草根组织、学生社团开展艾滋病工作（项目2），项目经费48万。通过艾协网上招标、专家评审，最终确定19家社区小组获批19个检测项目。MSM人群干预检测指标：6200人，完成干预

24962人次；检测6207人；确证阳性86人，阳性检出率1.39%。

通过艾协网上招标、专家评审，最终确定7家社区小组、3家高校，获批10个宣传项目。按实施方案，结合主题宣传日，线下进企业、农村大集、社区及高校进行防艾宣传共64场次，覆盖31410人次；发放宣传资料18280份。线上利用新媒体宣传，如主题知识竞赛、开展校园学术研讨及守护青春健康防艾咨询等活动，点击量为45000人次。

中央财政转移支付地方艾滋病防治项目，项目经费200万。扩大检测项目：经网上招标，专家评审，最终确定38家实施单位，检测指标21000人。按实施方案，完成干预46212人次；检测21076人；确证阳性192人，阳性检出率0.9%。

利用多元化检测手段"e检知"小程序，经过升级改版逐步应用于艾防宣传及扩大HIV检测工作中。艾协联合社区小组及高校社团利用线上"e检知"直播平台、线下课堂开展宣培共20场次，覆盖志愿者、社区居民、企业员工及在校师生等共计20049人次。设计制作宣传教育科普资料，如印制"e检知"笔记本、防艾宣传小册子、口袋书、科普扑克牌等共

2000件。通过"e检知"平台领取检测服务包全年共4321个，回传3501个，检出阳性36人，阳性检出率为1.02%。

中艾协委托项目—凉山州重点县"三线"机构对口技术支援项目，项目经费60万元。艾协承接中艾协委托对口支援凉山州经费托管项目。其工作为：对口支援工作信息、工作数据的收集，经费报销及定期发放人员生活补贴等。

【召开理事会议与会员代表大会】艾协分别于5月、8月以通讯会的形式召开了第六届第三次常务理事会、第六届第四次理事会。参会者对相关议案进行了审核，并一致投票表决通过。

12月7日艾协召开了第七届会员代表大会进行了换届选举，经无记名投票选举产生了第七届理事会、监事会。选出理事76名，常务理事25名，理事会负责人9名，选出监事3名，其中监事长1名。投票通过了艾协《会费收取管理办法》等。

【协会领导】会长：黄春；副会长：福燕、于建平、卢红艳、刘小平、刘京徽、刘晓峰、许建农、李太生；秘书长：卢红艳（兼）。

（撰稿：孔媛媛　审核：福　燕）

北京医师协会

【基本情况】协会通过分支机构专项调查，发现受疫情影响，截至2022年底协会有67个专科分会和专委会到期未能按时开展换届工作。自3月份开始协会向已经到届的所有分支机构下发换届通知，要求在疫情允许的情况下，认真做好换届筹备工作。截至11月底，协会完成耳鼻喉头颈外科等16个专科分会和健康管理等6个专委会的换届工作。根据北京地区学科专业的发展，经会长办公会研究同意，协会成立青春期健康与医学、超声内镜等4个专科医师分会和心脑血管健康专委会。

协会于2023年12月20日在京召开北京医师协会第五届理事会第四次会员代表大会暨第五次理事会及第七次常务理事会。

驻会工作人员14人。截至年底，协会有67个专科医师分会、19个专业专家委员会。

【学术活动】因疫情防控的原因，近年来线下学术活动受到严重影响。协会和分支机构创新继续医学

教育工作思路和模式，严格落实北京市医学教育协会的要求，主动探索利用网络、视频等形式开展线上继教活动。三月份疫情解禁后，培训部督促各专科分会和专委会认真完成申报的2023年继教项目13项，培训学员2万人次。协会培训部对分支机构申报的2024年继续教育项目进行审核，确定国家级项目14个，北京市级项目11个。

泌尿外科分会面向基层医院举办前列腺穿刺培训班。检验分会坚持举办京津冀的学术和培训活动。口腔分会举办第12届"北京口腔医学论坛"。门静脉高压症分会先后举办了6期专业学习班，培训学员200人；组织了线上线下联合学习班和专题研讨会4次，参会人员500余人次。肾内分会举办六次学术会议，讨论各类疑难病例32例，举办专题讲座17场，总参会人次21882人；开展肾科名医走基层义诊活动四次，义诊患者307人。耳鼻咽喉头颈外科分会成功举办了2023耳内科高级培训班。内镜超声分会借助友谊医院

的国家消化系统疾病临床医学研究中心超声内镜推广培训基地，提高基层医护人员在超声内镜操作、诊断和治疗等方面的技能，为内部培训小探头超声内镜6人，大超声内镜2人，超声内镜带教人员2人，为外部医联体及全国培训超声内镜人员30人。康复分会组织"义诊送健康，关爱暖人心"义诊活动，为社区居民提供了免费的健康医疗咨询。老年医学分会共办13项学术会议。风湿免疫分会坚持举办全国风湿免疫学术交流年会。疼痛分会举办主题为"共享健康，关爱生命"骨病疼痛慢病管理学术活动和第十四届北京疼痛专家沙龙。中西医结合分会组织30名临床医护人员赴河北省固安县开展了"健康中国"大型义诊、科普讲座、健康宣教活动。健康管理专委会积极开展科普活动，褚熙主任委员在2023第二届健康中国行动宣讲比赛中荣获二等奖。

【**科普宣传**】协会组织开展了青年医生健康科普演讲大赛，来自市三级公立医院的26名选手参赛。选手结合视频、相声小品等多种方式，通过精彩演讲传达正确的健康科普知识。经专家现场评选，推荐获奖的优秀选手代表北京医师协会参加全国科普大赛。

【**委托工作**】受北京市卫生健康委员会的委托，开展医师定期考核工作。根据新颁布《医师法》的要求，2023年医师定期考核改为3年一次。今年是北京市第七个医师定考年，按照市卫健委《关于印发2023年度医师定期考核工作方案的通知》要求，定期考核工作于10月完成，此次为全网线上考核，共进行58个专业的测评。受北京市卫生健康委委托，承担北京市医师执业注册的培训工作。按照培训计划，本年度开展四次培训，对临床、公共卫生和口腔医师进行培训。

开展义诊帮扶工作。根据市卫健委有关健康帮扶的部署要求，协会6月至9月组织三批26名来自协和、北大、朝阳等医院的骨科、神经内科、心内科等不同专业组成的专家赴内蒙古自治区兴安盟、通辽市、吉林省通化市开展医疗帮扶义诊和培训活动。三地共义诊828人次，指导手术9台，带教查房162人次，举办专题讲座17场。专家通过开展疑难病例讨论、带教查房、指导手术等对当地医师进行业务培训。

受北京市卫生健康委员会委托，利用协会优质资源，组建北京市疾病应急救助专家库，组织完成2023年度医疗机构申请北京市疾病应急救助基金的审核工作。

【**加强分支机构建设**】为全面了解分支机构工作情况，11月协会会员部发出通知，要求所有分支机构上报2023年工作总结，截至11月底有肾内科、泌尿外科、口腔科等36个专科分会、专委会按时上报工作总结，其中老年医学、核医学等专科分会、专委会还上报了2024年工作安排。

【**医师节活动**】协会作为协办单位积极参与市卫健委和共青团北京市委主办的首都卫健系统青年榜样致敬盛典活动。8月完成评选和节目录制。30名首都卫健系统优秀代表被评为青年榜样受到大会表彰。

8月开始协会先后向北京安贞医院、儿童医院等5家医疗机构的医务人员送去价值15万元的医师节慰问品。对工作在一线的医务人员表示亲切问候。

8月15日协会召开新任专科分会会长、专委会主委和青年榜样医师代表参加的"勇担健康使命，铸就时代新功，促进协会高质量发展"中国医师节座谈会。共同庆祝第六个中国医师节。

8月18日上午协会召开庆祝中国医师节会议。各专科分会总干事、专委会秘书及协会全体工作人员参加。协会领导发表中国医师节致辞。向医师代表致以节日问候。现场播放医师协会成立20周年宣传片。8月18日协会在网站发布北京医师协会第六个中国医师节慰问信。向北京地区全体医师致以节日问候。

【**提高服务管理能力**】协会今年3月正式启动信息化建设拓展功能。截止到11月底协会召开2次20个专科分会总干事、专委会秘书参加的推广使用座谈会，召开5次工作协调会，认真听取基层医师代表意见，与企业进行现场交流，积极推进协会信息化功能的推广落实。协会科研成果转化平台功能受到广大青年医师的广泛关注，目前转化平台已经有2家专科分会开始试用。APP已开始在5家专科分会和专委会进行推广试用。

【**协会领导**】会长：郭积勇；副会长：王杉、李宁、刘肆仁、刘鹏、陆珊、张永利、何昆仑、杜继臣、周保利、顾晋、徐殿祥、葛强；监事长：赵涛；秘书长：郭建平；副秘书长：张玉兰、吴永浩、薛海静。

（撰稿：李婷婷　审核：郭建平　薛海静）

北京健康教育协会

【基本情况】有会员1788人，团体会员单位70个，有24个专业委员会，驻会工作6人，为5A级社会团体。协会第四届理事会第四次会员代表大会成立职业教育专业委员会和控烟专委会，协会第四届理事会第七次常务理事会选举石建辉副会长为本会法定代表人。

【学术活动】1月10日，与市疾控中心召开了2023年北京市控烟工作专家研讨会。来自中国疾控中心控烟办公室、中国控制吸烟协会、新探健康发展研究中心、首都医科大学附属北京朝阳医院、市公共卫生应急管理中心，东城区、西城区、海淀区和丰台区爱卫办的20余位控烟领域专家参加了研讨会。本次研讨会聚焦国内外最新控烟动态和热点话题，并且贴近北京市控烟工作中的重点、难点问题，专家们畅所欲言、集思广益，取得了丰富的成果，为后续全市控烟工作的大力推进奠定了良好的基础。

【科普宣传】3月与市疾控中心在全市范围内开展校园呼吸道传染病防控健康教育实践案例与传播材料征集活动，全市各区积极参与，共计上报校园呼吸道传染病防控健康教育优秀实践案例30份，校园呼吸道传染病防控传播材料142份，其中图文类69份、视频类41份、科普课件32份。

4月与市疾控中心启动2023年健康科普"五进"（即进社区、进机关、进企业、进农村、进学校）活动，建立全市17个区工作联络机制。全年共完成615场，直接受众9万余人次。

4月起与市疾控中心全力打造自媒体宣传平台，北京健康教育微信、微博、抖音和健康北京头条号、北京健康科普抖音五个自媒体平台，围绕传染病和慢病防治、健康生活方式以及暴雨应急等突发事件，全年共发布图文、视频、海报等科普信息2095条，总阅读量2190万。针对秋季防蚊、冬季呼吸道传染病校园防控、健康体重、膳食营养，开展4场疾控科普直播活动，直接受众5万人。

4月~12月与市疾控中心、北京广播电视台科教频道中心《健康北京》栏目合作制作专家访谈节目54期，在北京广播电视台城市广播副中心之声《健康加油站》栏目制作播出电台访谈节目40期。利用户外大屏、楼宇电视、公交移动电视等户外电子媒体进行爱

国卫生、汛期防病等内容的宣传，累计播出时长420分钟。

5月，与市疾控中心启动开展了2023年"健康提素"—新媒体健康科普创新大赛。大赛特别在赛制、宣传、科普形式、导师培训等环节进行了创新。根据要求，全市17区共98家医疗机构的227名医务人员参加了初赛，经过两轮专家评审，最终30名选手成功晋级复赛。9月23日在北京电视台举行决赛，评选出一、二、三等奖项。同时，为进一步扩大本次健康科普的覆盖面，建立健康北京抖音聚合页2023健康提素科普大赛，播放量近140万次；建立包括北京广电局、北京时间、新浪微博、搜狐、抖音、爱奇艺等40余家官方媒体新媒体宣推矩阵，累计报道546条，全网阅读量超过4200万次。

5月，与市疾控中心围绕世界无烟日主题——"无烟为成长护航"，在全市开展"绘少年力量，画无烟未来"主题绘画作品征集及评选活动。经过广泛宣传动员，全市16区及经开区共728所中小学校参与此次活动，本次活动征集到7156幅绘画作品，通过组织来自控烟、教育、美术等领域专家对作品进行评选，共评出优秀作品20幅，入围作品近80幅。以优秀作品为基础制作《少年画报》增刊2000册，发放全市各中小学校。举办"控烟宣传百校巡展"，巡展采用实物展板巡展和电子屏循环播放两种形式，覆盖了全市17区500所中小学校，10410个班级，共计有约53.6万名中小学生。活动中，各区广泛动员辖区二级工作网络单位参与世界无烟日宣传，其中开展现场宣传咨询活动1137场，覆盖人群达到46万余人；举办控烟大讲堂共计477次，直接受众129318人。

6月，与市疾控中心首次在全市开展"健康北京示范基地"建设工作。截至8月共征集全市94家单位申请资料，涵盖全市15个区，其中公立单位82家、私立单位12家、学校19家、医疗机构29家、社区/街道15家、公司13家、其他机构18家。涉及健康教育、体育、中医（药）、急救、妇幼保健、社区建设、公园、健身等多领域。9月至10月，全面开展初筛及现场考察调研工作。基地建设工作经过前期推荐、初筛和现场考察，最终选定13家作为首批"健康北京示范基

地"入选单位。12月14日,在首都体育学院召开"健康北京示范基地"交流推进活动。

8月25日,与市疾控中心开展北京市启动北京市民健康体重行动,首次针对体重管理开展大规模人群干预行动。行动时间为8~11月,共持续3个月时间,主要面向全市职业人群,全市各类机关、企事业单位职工共32640人报名参加。活动采用移动互联技术,综合运用微信公众号、小程序、微信群等新媒体手段为参与者提供健康指导和行为干预。通过线下培训和组织运动技能大赛等多种方式推广健步走和八段锦两项运动适宜技术,以提升参与者通过科学运动措施管理体重的技能,并促进运动习惯的养成。此外,充分调动群组互相关心互相鼓励的良好社会环境及同伴关系,以单位建立群组,对个体健康行为进行影响和督促,达到共同行动、共赴健康的目的。为配合项目的开展设计制作"我们行动啦"小程序操作手册2000份,发放到647个群组。活动结束,小程序学习打卡率为91%;八段锦和健步走的参与率为87%。

【培训工作】2月8日,与市疾控中心共同举办了医务人员吸烟及戒烟服务提供情况调查工作培训班。来自东城区、海淀区等6个区和18家医疗机构30余人参加了培训。内容包括调查目标、调查对象、调查内容方法,以及具体实施时间安排等,并现场演练和交流探讨。本次培训为监测工作开展奠定了基础。

3月22~24日,举办了京津冀健康教育专业人员能力建设培训班。培训采用线上线下相结合的形式进行,其中线下参会120人,线上参会8256人。内容包括健康教育与健康促进的现状和发展、健康教育行为干预理论与应用、健康教育需求评估及计划制定、健康教育效果评估、新时代健康传播特点及理论等。本次培训进一步提升了京津冀三地健康教育专业人员综合能力,为不断深化推动京津冀协同发展、区域交流合作奠定了基础。

9月5日,与市疾控中心共同举办了北京市国家基本公共卫生服务健康教育服务项目培训班。来自全市17个区疾控中心健康教育所、社区卫生服务中心业务骨干共70余人参加了培训。内容包括过程评价和效果评价、健康教育平面媒体、健康教育处方的开发以及实践应用与评价等,本次培训为进一步提升我市健康教育服务提供奠定了基础。

【委托工作】参与全国爱卫办《国家卫生城镇标准（2021版）指导手册》的编写。

8月31日~9月1日,承担全国爱卫会开展国家卫生城镇评审培训班的会务工作。

受市卫生健康委委托,组织专家完成对大兴区创建国家卫生区评估工作技术评估。

【编辑出版】编辑出版《"改变就在100天"亲子活动记录手册》。该手册分为合理膳食、科学运动、护牙行动和健康睡眠等4篇,用于指导幼儿园开展幼儿行为养成家园共育活动。在北京市16区发放电子版及印刷版约14000册,覆盖49所健康促进幼儿园近2万个幼儿家庭。

【协会领导】会长:刘泽军;副会长:刘秀荣（常务）、支修益、李宁、葛立宏、马长生、姜辉、黎健、杜继臣、何丽、常春、张雪梅、石建辉;秘书长:万国峰。

（撰稿:宋明学　审核:刘秀荣）

重要会议报告

2023年北京市卫生健康工作会议上的报告

——踔厉奋发　开拓进取　奋力推进新时代首都卫生健康事业高质量发展

北京市卫生健康委主任　刘俊彩

（2023年5月6日）

一、2022年重点工作完成情况

2022年，全市卫生健康系统坚决贯彻落实市委市政府决策部署，紧紧围绕首都城市功能定位和人民健康需求，高效统筹疫情防控和卫生健康事业发展，各项工作取得积极成效。

（一）坚守维护首都安全底线，全力以赴做好各阶段疫情处置工作

坚持人民至上、生命至上，全面参与疫情防控和救治工作。多渠道实时监控新冠病毒变异情况、疫情发展态势和波及程度，为科学精准处置多起聚集性疫情提供技术支持。严格落实国务院联防联控机制"新十条"，围绕保健康、防重症目标，采取扩增发热门诊、优化急救转运、畅通入院通道、强化医联体协作、加强重症救治等措施，全面满足高峰期就医需求。充分发挥基层卫生"网底"和"探头"作用，社区卫生服务中心建立发热诊区为11类症状患者提供诊疗服务，通过发布家庭医生联系方式、建立重点人群台账等措施，开展重点人群早期干预，降低重症发生率。

着力补漏洞、强弱项，统筹推进公共卫生应急管理体系建设。完成传染病智慧化多点触发监测预警平台立项，社区卫生服务中心发热筛查哨点全部建成投用。优化核酸检测、流调服务系统建设，强化负压病房、负压救护车配置和院前急救设施建设。推进市区疾控机构标准化建设，全市疾控机构仪器设备综合达标率达到90%以上。开展8个重大疫情救治重点专科建设，遴选高层次公共卫生技术人才179名，完成200余人次医防融合交叉培训。

（二）立足首都城市战略定位，持续提升服务首都发展能力

以高度政治自觉，科学高效做好医疗防疫指挥调度、应急处置和救治保障，圆满完成冬奥会、党的二十大等重大会议活动医疗防疫保障任务。以首都发展为统领，全力服务"四个中心"建设。持续优化医疗卫生资源配置，推进优质资源向近郊区和生态涵养区转移，市疾控中心新址、朝阳医院东院等系列新建、改扩建项目顺利推进。优化国际医疗服务工作方案，支持规范医院国际医疗部发展，成功举办2022中国国际服务贸易交易会"健康卫生服务专题展"及"北京国际医学论坛"。加强医疗科技创新，加快推进第一、二批研究型病房建设和首都医科大学研究型医

院建设，启动30项医研企合作项目。深化卫生健康协作机制，雄安新区"交钥匙"新建医院项目外装修基本完成，持续深化拓展与廊坊北三县、河北张家口等重点地区合作，全力支持一带一路倡议和乡村振兴战略。

（三）坚持以人民健康为中心，不断提升医疗卫生服务水平

持续深化医改，开展委市共建高质量发展试点医院工作，启动药学质控指标监测，加强公立医院评价监管。加快推进分级诊疗，在4个区推进基层预约转诊试点。不断提升医疗服务能力，国家医学中心覆盖本市14家医院，全市儿科紧密医联体成员单位达到26家，市级医疗质控中心增至43个，培育医务社会工作示范项目30个。加强基层网底建设，推动社区服务机构规划与建设标准化，加快提升农村医疗卫生服务能力，新建13家社区卫生服务中心，重点人群家庭医生签约率达90%。促进中医药守正创新，制发西医师学习中医、以师承方式学习中医人员跟师学习管理办法，建成100个中医药健康体验馆，编制25种传染病中西医结合诊疗方案。

（四）全面落实健康中国战略，满足全人群全生命周期健康需求

扎实推进"十四五"时期健康北京建设规划实施，开展首都防疫健康促进专项行动，卫生街道创建率达到98%以上。试点开展危急重症、特殊人群结核病患者多学科协作救治，持续做好慢性病管理和心理健康、精神卫生工作。完善生育配套支持政策，积极推进托育服务体系建设，千人口托位数由1.33上升到1.48。优化妇幼健康服务，扩大新生儿遗传代谢病筛查病种至12种，建成母婴友好医院34家、儿童健康友好社区28家。积极应对人口老龄化，转型建设6家安宁疗护中心、10家老年护理中心，首批100家医养结合机构纳入远程协同服务范围，"老年友善医疗机构"创建率达95%。

二、2023年重点工作安排

2023年，北京市卫生健康工作将以新时代首都发展为统领，以服务首都城市战略定位、服务人民健康需求为主线，坚持首善标准，重点做好以下工作。

（一）融入首都大局，全力服务"四个中心"建设

坚定不移推进非首都功能医疗资源疏解，加快朝阳医院东院开诊、市疾控中心迁建、佑安医院新院选

址等系列重点项目建设。适应人口分布和区域功能建设，推进优质医疗资源合理布局。健全完善国际医疗服务体系，持续推进8个国际医疗服务试点医院项目建设。加强卫生健康领域科研攻关，继续高质量推进研究型病房、研究型医院示范建设项目，开展第二批医研企协同创新中心建设，逐步打通产学研医各环节政策壁垒。大力推进京津冀协同发展，实现雄安新区"交钥匙"医院项目竣工交付，继续组织市属医疗卫生资源与雄安新区、廊坊北三县、张家口市等重点地区开展合作。统筹推进医疗卫生对口支援工作，加强卫生健康国际合作，高质量办好2023年服贸会健康卫生服务专题展和"北京国际医学论坛"。

（二）坚持公益公平，切实提高群众就医获得感

持续深化医药卫生改革。完善"三医"协同发展和治理机制，因地制宜借鉴推广三明医改经验，推进医保支付、医疗服务价格调整等重点领域改革。支持医疗领域科技创新，开展短缺药监测，完善医疗机构处方点评。加快推进公立医院高质量发展试点。积极推进分级诊疗，推进基层预约转诊，市属三级医院向基层优先投放号源。

健全多层次医疗卫生服务体系。开展国家紧密型城市医疗集团建设试点，充分发挥国家医学中心引领作用，推进急诊、创伤、康复等市级重点专科建设，建成6家专科医联体。推动"县管乡用、乡聘村用"镇村两级医疗机构一体化管理，开展基层医疗机构专病特色科室建设，提升家庭医生签约服务质量，提高基层防病治病和健康管理能力。支持社会力量举办康复、护理等薄弱专科类医疗机构，健全监管长效机制，满足群众多层次多元化医疗健康需求。

继续改善医疗服务。充分利用信息技术和信用管理手段，优化调整医疗机构就医流程，缩短预约等候时间。强化市级医疗质控中心建设，实施医疗质量改进提升专项行动，提升医疗质量安全。积极发展"互联网+"医疗，健全互联网医疗监管机制。推进首都中医药传承创新发展，实施基层中医药服务能力提升工程，加强中医药特色人才队伍建设。

（三）守住安全底线，持续增强应急管理能力

统筹重点传染病防控和公共卫生工作。编制并推动实施新一轮公共卫生应急管理体系建设三年行动计划，完善平急结合、快速反应的医疗应急体系，着力提升疾病预防控制能力。积极推进疾控体系改革发展，健全传染病智慧化多点触发监测预警机制，规范建设传染病定点医院，推进59项重大疫情防治重点专科项

目建设，继续做好医防融合交叉培训和公共卫生硕士博士联合培养，推进公共卫生与医疗服务高质量协同。

持续加强重大传染病常态化防控。精准实施"乙类乙管"分级分类防控，继续加强监测预警。加强社区医疗卫生机构能力建设，发挥家庭医生作用，实现早发现早处置。坚持中西医并重，加强医疗物资保障和重症医学力量、应急救治设施储备，提升急救转运能力和重症医疗救治水平。统筹推进常规预防接种和新冠疫苗接种，着重做好老年人等重点群体防疫保障。

（四）坚持健康优先，深入推进健康北京建设

实施健康北京行动。启动健康北京行动区级指标监测，推进健康影响评价评估项目国家级和市级试点工作。加强重大慢性病健康管理和心理健康、精神卫生工作，做好高危人群筛查及综合干预、儿童青少年近视及肥胖预防控制等项目。完善互联网+艾滋病检测服务网络体系，推进区级结核病定点医疗机构建设。完善献血协调机制及献血者优待政策，健全院前医疗急救设施空间布局及非急救转运服务体系，加强食品安全风险监测预警和评估支撑能力，持续推进重点行业职业病危害专项治理。

深化爱国卫生工作。积极倡导文明健康绿色环保的生活方式，提高全民健康素养。积极做好丰台区、大兴区创卫市级评估验收及国家级申报，坚持"周末卫生日"等群众性爱国卫生活动，持续推动控烟示范街区建设。

（五）坚持以人为本，积极应对人口老龄化

大力完善积极生育支持措施。加快普惠托育服务体系建设，支持社区、家庭和用人单位办托，推动托幼一体化建设，新增托位6000个，千人口托位数达2.0个，完善托育行业6+4综合监督体系。积极探索建立

与子女数相关的家庭养育补贴制度。不断提高妇幼健康服务水平，推进妇幼保健院标准化建设与规范化管理，健全危重孕产妇和新生儿救治网络，建成50个儿童健康友好社区。完善老年健康保障，推动建设安宁疗护中心4家、增加床位200张，建设老年护理中心8家、增加床位160张，试点老年人居家安宁疗护项目，做好老年医疗护理服务试点及居家医疗护理服务试点工作，持续营造老年友好社会环境。

（六）加强行业治理，强化事业发展支撑保障

加强法治政府建设。稳步有序推进卫生健康领域重点法规规章制修订，开展法治医院建设试点。创新深化行业综合监督和信用监管，完善"首违不罚、轻微不罚"制度。持续深化卫生健康领域"放管服"改革，推进"一业一证"改革事项落地。扎实做好接诉即办工作，完善"每月一题"机制，以群众诉求为指引持续改进工作。深刻吸取北京长峰医院发生重大火灾事故的惨痛教训，坚守"发展不能以牺牲人的生命为代价"的红线底线，坚持党政同责、一岗双责、齐抓共管、失职追责，严格按照"三管三必须"要求和北京市《安全生产条例》等相关法规规定，扎实开展平安医院建设，推进智慧安防建设。着力提升卫生健康信息化水平，推进智慧医疗健康项目，做好全民健康信息平台、北京市医疗资源管理服务平台立项建设。加强人才教育支撑，加大全科医生培养培训力度，推进精神、重症、麻醉等紧缺专业人才培养，持续开展高层次公共卫生技术人才建设项目。

同志们，征程万里风正劲，砥砺奋进再出发。让我们更加紧密地团结在以习近平同志为核心的党中央周围，在市委市政府坚强领导下，真抓实干，勇毅前行，为新时代首都高质量发展做出积极贡献！

2023年北京中医药工作会议上的报告

——建功新时代　构建新格局　为首都中医药率先实现现代化而不懈努力

北京市中医管理局局长　屠志涛

（2023年3月10日）

2023年对首都中医药工作是非常关键的一年，开好今年的中医药工作会格外重要。这次会议是在首都

提出率先基本实现现代化和全面落实全国中医药工作会议精神的关键时期召开的一次十分重要的会议。

今年是中医药工作特色回归"夯基之年"、两个服务"破题之年"、高质量发展"转折之年",一定要一以贯之落实《中共北京市委 北京市政府关于促进中医药传承创新发展的实施方案》《北京市中医药条例》和《北京市"十四五"时期中医药健康服务规划》,在重点领域实现关键突破,为首都中医药工作率先实现现代化开好局、起好步。

下面,我从四方面作报告。

一、2022年中医药工作

2022年,是党和国家发展史上极为重要的一年。一年来北京中医药系统以习近平总书记关于中医药工作的重要论述为根本遵循,深入贯彻落实市委市政府传承创新发展中医药的决策部署,围绕服务首都功能、服务人民健康扎实工作,切实做好"十四五"规划阶段性目标的落地落实,推动首都中医药高质量发展迈出坚实步伐。

(一)在服务群众健康方面

推进中医药服务高地建设。东直门医院国家中医医学中心、中日友好医院国家中西医结合医学中心落地北京,8家医院获批中西医协同旗舰医院,持续推动北京肛肠中医医学中心、北京中西医结合心脏康复医学中心、北京中西医结合老年病医学中心建设。突出中医药服务内涵建设。形成了分类分级中医重点专科管理新机制,公布十四五首批领超类、并超类、赶超类三类50个中医重点专科名单。开展"中西医结合临床案例库暨护理子库"建设,公布"北京市示范中医护理门诊"名单,创建中医护理职业发展荣誉树并展示成果,启动第二批市级"中医护理传承工作室"建设。加强中医药健康服务。遴选建设脑痴呆病、慢阻肺病、代谢性骨病等3个中西医结合重大疑难疾病防治基地。开展妇幼保健"升降浮沉"工程。启动中医儿科内病外治"321"工程,延庆等区发挥中医院中医流动大篷车作用,对中医空白村加大巡诊力度。丰富中医药健康养老服务。制定"北京中医健康养老示范基地标准",对中医药养老护理员队伍培养进行第三方评估验收,满意度超过90%。在中央国家机关推行"卡包岗"服务机制医养结合试点。双线作战彰显中医药能力和特色。修订形成"北京市新冠病毒肺炎中医药防治方案(第六版、第七版)"、制发《方舱医院中医药工作指引》、编制完成25种传染病的中西医结合诊疗方案、发布"新冠病毒感染者治疗相关中成药目录",实施"6+N"机制推动中医医疗机构急危重症医疗资源扩容,ICU床位增长达98.26%,海淀区启动"应

急流动智能中药房"停驻方舱医院,朝阳区开展中医中药防疫街乡行活动等,为广大群众在疫情期间提供中医药防治保障。根据疫情不同阶段先后实施驻院式督导、"一把手"责任"点名式培训整改、点穴式督导检查、点评式复盘总结"专项行动、单元化管理、"三图叠加"行动,推进筑牢疫情防控防护网。

(二)在服务首都功能方面

服务科技中心建设,提升中医药科技创新显示度。发布《2023年北京市中医药科技发展资金项目申报指南》,编制《新时代北京市"十四五"中医药51510科技创新发展工程实施方案》。完成首批重点专项立项,36个项目聚焦新药、中医医疗器械研发及成果转化。联合市知识产权局发布《北京市中医药知识产权夯基行动计划》,在全国率先开展中医药知识产权专管员专项培训。服务文化中心建设,发挥中医药文化中药作用。建成集中医体制测评、健康管理、文化科普、互动体验于一体的中医药健康体验馆100个。通过新媒体矩阵宣传二十四节气养生知识。房山、延庆等多区举办地域特色文化节活动。联合市文旅局共同推出5条北京中医药健康旅游精品线路,中国中医科学院屠呦呦研究员工作室也被纳入其中。联合相关部门及科研院所,建立中药种植十指引标准体系,昌平、西城等区形成中医药文化资源谱。怀柔区发现药用植物510种,形成区域中药资源图谱。举办中医药古籍保护名师工作坊,修复一批中医药古籍,举办系列中医药古籍保护与修复讲座,师带徒、手把手教授培养古籍保护与修复青年人才队伍。服务国际交往中心建设,助力两区建设。举办2022年中国国际服务贸易交易会中医药主题日启动仪式暨第七届海外华侨华人中医药大会,签署合作协议20余项,意向签约额达1.3亿人民币。主办2022海外华侨华人中医药四季大会,建立轮值主席制,来自欧洲、加拿大、美国等国的专家围绕"要素共享、案例共享"进行中医药学术、服务贸易、跨区域发展交流。朝阳区开展"驻华使节中医药健康日活动",成立涉外医疗服务协调专班,为两区建设提供优质投资软环境。

(三)在推进改革和行业治理方面

完善管理制度机制。印发《北京市西医师学习中医管理办法》《北京市以师承方式学习中医人员跟师学习管理办法》等配套文件,填补管理空白,在全国起到示范作用。深化中医药改革。起草《北京市医保支持中医药传承创新发展的实施意见》,推动建立符合中医药特点的收付费机制,推动中医医保制度改革,完善医保政策支撑体系。标准制定实现突破。出

台全国首个中医养生保健服务地方标准——《中医养生保健机构服务基本要求》，在全国率先开展《中医药文化进校园工作指南》地方标准编制。强化党的全面引领。建立中医医疗机构接诉即办党政一把手同责共管机制，通过院长管事（服务、管理、技术）、书记管人（科、岗、人），标本兼治、未诉先办。发挥标杆示范作用。开展"杏林耕耘50年""杏林健康卫士""首都中医药文化资源普查优秀榜样人物""国际传播榜样人物"及"为民办实事优秀案例""榜样科室"等评选，以典型引领提升中医药服务质量和水平。京津冀等中医药协同发展有新举措。持续推进"京廊810""京衡名片"工程，完成鼓楼中医医院京城名医馆廊坊分馆主体建设并即将开馆，编制实施发展指数评价标准，高质量促进中医药京津冀协同发展。推进京呼"双首"健康行动，推出五类32个项目，建立22个团队工作室和10个基层服务点。

（四）在中医药传承和人才支撑方面

中医药传承工作持续推进。启动北京中医药薪火传承"新3+3"工程，打造集"名医、名师、名家"于一身的"三名"传承工作室，形成中医药继承"门人、传人、学人"的"三人"传承谱。发布《"3+3"工程室站三类五维度十次评价排行榜》《"3+3"工程室站迭代更名名录》《第七批全国老中医药专家学术经验继承工作师生册》。丰富人才培养模式。举办三期仲景国医研修班，在全国建立具有示范性的高级中医药人才培养"三师""三案""三人"新模式。在海淀试点开展社区中医药人才培养工程，以"三级""五类""十标"为框架，创建基层中医药人才评价标准和分级分类培训管理体系。开展第六批市级师承工作，首次将师承工作与名中医评选工作相结合，累计入选271名市级师承指导老师和532名学术继承人。启动第七批全国师承工作，144名学员进岗跟师学习。突出人才培养特色。海淀区开设中医经方培训提高班，举办2022年海淀区经方大赛。通州区启动《通州区运河中医药人才培养计划》，推进运河中医药薪火传承基层工作室师承带教工作。

党的十九大以来的五年多，是党和国家事业取得举世瞩目重大成就的五年，也是中医药系统砥砺奋进的五年，北京中医药工作紧紧围绕贯彻习近平总书记对中医药工作的重要论述、对北京的重要讲话精神，落实两个服务，坚持示范引领，为率先基本实现现代化打下了较为坚实的基础。一是区域发展战略的优势逐步显现，引领各区明确了结合区域特点的中医药战略定位、工作举措和实施路径，形成了区域中医药发

展的特色和品牌；二是补短板强弱项得到一定进展，医学中心、基层服务能力四大工程、传承"新3+3"工程、循证、标准、转化和知识产权保护三个中心及行业乱象治理，为百姓明白看中医放心吃中药提供了良好环境；三是中医药五种资源统筹发展的理念不断深化，中医药医疗、创新、生态、文化、经济的多元价值属性融入了首都发展的全局，在首都五子联动和新发展格局中作用初显，在两个服务中的地位不断提升；四是中医药综合改革取得初步进展，财政投入、服务价格、医保支付、人才评价、制剂研发、体系建设、公共卫生、中药质量等综合改革中均形成体现中医药特点的政策措施；五是首都中医药示范引领作用得到增强，在首善标准的要求下，北京中医药在学术、服务、人才、管理、科技、文化、产业、国际化等方面均取得了重要进展，"第一、专一、唯一"的理念和实践进一步巩固北京在全国的引领地位。

中医药各项成绩的取得，是习近平总书记关于中医药工作重要论述科学指引的结果，是全系统广大干部职工开拓进取的结果，是各部门和社会各界大力支持的结果。在此，我代表北京市中医管理局，向全系统广大干部职工，向各部门和社会各界人士，表示衷心感谢和诚挚敬意！

五年多来的实践深刻启示我们：一是必须坚持服务百姓健康，只有把中医药整体医学和健康医学的优势和广大人民群众的健康需求结合起来，才能焕发中医药强大活力；二是必须坚持中医药文化自信，只有立足于把中医药的临床疗效说明白、讲清楚、提上来，自信自强，才能确保中医药特色不丢、优势不弱；三是必须坚持破解中医药发展难题，只有正视问题和矛盾，发扬斗争精神，推进深化改革，创新体制机制，才能找准突破重点、带动整体发展；四是必须坚持中医药整体观，只有将中医药发展当成一个整体系统谋划，才能加强前瞻性思考、战略性布局、整体性推进；五是必须坚持中西医并重，只有传承精华、守正创新，才能不断发挥中医药特色优势，才能在维护人民健康中促进中西医药相互补充、协调发展，走出中国特色卫生健康发展模式；六是必须坚持"国之大者"，只有胸怀天下，务实推进，主动融入首都发展，才能真正成为"新时代中国特色社会主义事业的重要内容和中华民族伟大复兴的大事"。

同时，我们也清醒认识到，北京中医药振兴仍处于爬坡过坎的关键时期，传承创新发展仍面临诸多问题。中医药发展理念、方法仍旧落后，惯性发展、线性思维和路径依赖仍十分严重，对中医药现代化的认识还比较浅显，对利用现代科学讲明白说清楚中医药

的疗效还没有明确的路线图，中医药高质量发展的路径尚未形成，这与习近平总书记指出的中医药"是中国古代科学的瑰宝，也是打开中华文明宝库的钥匙"的地位不相符合，与促进中医药传承创新发展"是新时代中国特色社会主义事业的重要内容，是中华民族伟大复兴的大事"的要求还有差距。对此，我们要在今后工作中着力加以解决。

二、深入学习贯彻党的二十大精神，推动首都中医药率先实现现代化

党的二十大深刻阐释了中国式现代化的特征、本质要求和战略安排，科学谋划全面部署未来五年乃至更长时期党和国家事业发展的目标任务和大政方针。我们要深入学习贯彻党的二十大精神，用习近平新时代中国特色社会主义思想的世界观和方法论谋划好首都中医药十五年、做实近五年、干好这一年工作，精准领会中医药现代化是中国式现代化的重要组成部分，落实市十三次党代会和市两会要求，正确把握首都中医药率先实现现代化的作用和路径，努力开创首都中医药传承创新发展新格局。

（一）率先实现中医药现代化必须贯彻落实"六个必须坚持"的世界观和方法论

党的二十大报告用的"六个必须坚持"概括和阐述了习近平新时代中国特色社会主义思想的世界观和方法论，它们是既有各自定位、又有相互联系的辩证统一关系，是我们理解习近平新时代中国特色社会主义思想、开启理论宝库的一把"金钥匙"。其与中医药有着天然契合度，也是推动率先实现中医药现代化必须始终坚持的基本点。

一是以"必须坚持人民至上""必须坚持胸怀天下"为目标和视角推动中医药现代化。中医药自其诞生之日起即植根于人民、服务于人民，为中华民族的繁衍生息做出了巨大贡献，党领导下的中医药更是将为人民群众防病、治病服务的原则进一步深化和发扬光大。中医药历来是中国对外交流合作的重要载体和内容，它不仅是中国的，更是世界的，过去、现在和将来都以守护世界人民健康、加强各国互学互鉴、深化民心相通、推动构建人类命运共同体为己任。

二是以"必须坚持自信自立""必须坚持守正创新"为源泉和路径推动中医药现代化。习近平总书记在对全国中医药大会的批示中指出"要遵循中医药发展规律，传承精华，守正创新"。中医药现代化不是西化，不是自然发展一蹴而就的现代化，也不是最后一公里的现代化，而是文化自觉的现代化，是不断深

化综合改革的现代化，是引领未来医学发展的现代化，是治理能力和治理体系的现代化。

三是以"必须坚持问题导向""必须坚持系统观念"为方法和手段推动中医药现代化。中医在疾病防治上强调系统观，着眼内部的整体性和内部与外部的统一性。我们要将中医系统观充分运用到实践中，统筹谋划和布局，聚焦中医药发展中存在的深层次问题、人民群众急难愁盼问题和实践遇到的新问题，步入深水区、敢啃硬骨头，分清主次矛盾、理清轻重缓急，紧紧依靠改革推动中医药发展走出一条新路子。

（二）率先实现中医药现代化必须充分融入首都社会经济发展大局中考量

中医药发展是首都发展一个重要的内容，北京中医药工作必须紧紧围绕"建设一个什么样的首都、怎样建设首都"这一重大时代课题来展开。

推动实现中医药现代化是首都率先实现现代化的健康之基。要在健康北京建设中发挥好中医药的重要支撑作用，着力满足人们生命全周期、健康全过程的中医药需求。要强化中医药防治优势病种研究，加强中西医结合，提高临床疗效。要加大对基层中医药服务能力建设力度，推进优质中医药资源下沉和扩容。要大力发展中医非药物疗法，推广和普及中医适宜技术，使其在常见病、多发病和慢性病防治中发挥独特作用。要注重中医治未病理念的运用，将中医药优势与健康管理充分结合。

推动实现中医药现代化为优化首都功能注入文化动力。推进中医药文化资源的创造性转化，健全完善中医药文化传承传播、资源保护制度，将中医药文化融入大运河、西山等文化带建设和中轴路申遗工作等重大文化建设工程中，推动中医药在文化中心建设中有更大美誉度。以服务"一带一路"倡议为契机，丰富对外合作内涵，完善交流合作平台，提高对外合作水平，擦亮对外交流合作名片，推动中医药在国际交往中心建设中有更高知名度。

推动实现中医药现代化为五子联动增添发展动能。开展有效方药筛选、临床疗效评价、中药新药转化等领域的攻关，助力国际科技创新中心建设。拓展中医药服务贸易空间，创建中医药服务贸易品牌，助力北京"两区"建设。推进中医药卫生、经济、文化、科技、生态五种资源供给侧结构性改革，推进中医药服务业优质高效发展，助力北京构建"高精尖"经济结构。借力现代化数字技术，以场景化、数字化、岗位化为支撑，推动北京中医药大数据中心建设，助力数字经济标杆城市建设。以升级京廊、京衡

中医药协同发展工程为切入点，推进中医药京津冀协同发展，助力疏解北京非首都功能。

（三）率先实现中医药现代化必须着力写好"五篇文章"破解发展难题

我们在北京中医药发展十四五规划中提出，在中医药高质量发展的进程中，要以问题为导向，针对卡脖子关键问题着力写好"回归""扭转""破题""拓展""重构"五篇文章，破解以发展卷答改革题。

一是落实"三大特色"回归，实现三个转变，是中医药现代化的基础和实现弯道超车的手段。要推动中医药从治病模式向健康模式转变，从现代医学研究中医向现代科学研究中医转变，从传统医学向未来医学转变。从设施落成、理念形成、行为养成三个方面，推进中医药融入群众生产生活，推动"健康理念"回归。强化对病种、病人、病情、病症、病证的综合考量，强调人体内部的相互联系以及人体内部与外部的"天人合一"，推动"整体思维"回归。利用云计算、人工智能等现代科技手段，助力基础理论阐释、临床经验凝练和科技成果创新转化，推动"大数据特点"回归。

二是强化"三大关系"扭转，捋顺发展脉络，是中医药现代化沿正确轨道发展的根本保证。进一步扭转医和药的关系，推动医药圆融工程，聚焦中医药全方位服务模式，培养具备中医中药以及相关学科知识和实践技能的人才，深度破除"医不懂药、药不懂医"的弊端。进一步扭转一二三产关系，以临床需求和疗效为导向，倒逼中药生产、种植等一二产业，提升中药质量，深度破除中药供应方市场牵制临床用药、影响疗效的弊端。进一步扭转中医西医关系，坚持中主西随、西为中用、能中不西、先中后西，让中医药在中医临床上真正占据主导地位，坚决扼制中医边缘化、成为补充医学替代医学的趋向。

三是深化"三个固化"破题，实现科技、教育、人才三大战略一体化，是中医药现代化突破瓶颈的关键环节。受西医管理体制的影响，中医药在诊疗服务、科研创新、人才培养等都存在被"西化"而形成固化模式的问题，桎梏发展亟待改革。要统筹服务、科研、教育和人才培养，推进一体化改革，在建立中医综合治疗和多专业联合诊疗模式、提升诊疗水平的同时，完善多学科、跨部门共同参与的协同创新体制和合作平台，运用现代科学技术和手段，加速中医药科技创新和成果转化，并匹配构建符合中医药人才成长特点的人才培养体系，突出中医药人才"中"的特性。

四是催化"三大空间"拓展，实现五种资源转化，推进中医药产业化，是中医药现代化扩容发展的动能所在。由于与时俱进能力不足，随着社会经济现代化发展，中医药学术空间被弱化、服务空间被挤占、生存空间被缩小，亟待拓展。要填补中医基础理论研究、新兴学科、薄弱学科、交叉学科研究的空白，推动中医药学术向更广阔领域发展。要在疾病的中医药防治保康上煅长板补短板，提升效果，拉长中医药健康服务链条。要强化中医药卫生资源属性的同时，充分推进卫生、经济、科技、文明、生态资源多元价值的互相转化，加速中医药产业链延伸。

五是优化"三大体系"重构，创建新格局，是中医药现代化夯实基础的支撑保障。完善固化优质资源下沉基层长效机制，解决中医药服务不均衡问题，提升群众享受中医药服务的便利性和可及性，构建融防治保康于一体、覆盖全民全生命周期的新型中医药健康服务体系。深入推进医教协同，促进中医药优质资源教育化，夯实医针药互融人才培养基础，构建师承教育贯穿始终、院校教育和职业生涯教育有机衔接的新型中医药人才培养体系。破除中医药管理体制机制"以西律中"的弊端，探索建立价格动态调整、符合中医特点的医保支付方式和职称分类评审等机制，构建遵循发展规律、适应行业发展需求的新型政策保障支撑体系。

三、2023年中医药重点工作

2023年北京中医药工作总体要求是：坚持以习近平新时代中国特色社会主义思想为指导，深入学习贯彻党的二十大精神、市第十三次党代会精神、全国中医药工作会议精神，全面贯彻落实习近平总书记关于中医药工作的重要论述和习近平总书记对北京一系列重要讲话精神，坚持以新时代首都发展为统领，坚持"五子"联动服务和融入新发展格局，坚持问题导向和系统思维，以率先实现中医药现代化为目标，以深化中医药综合改革为抓手，以写好"回归、扭转、破题、拓展、重构"五篇文章为路径，以中医药科技教育人才一体化发展为动力，以完善中医药传承创新发展政策体制机制为支撑，以实施中医药振兴重大工程为载体，深化改革创新、优化服务供给、加快内涵提升、强化人才支撑、加强科技引领、促进产业振兴，着力推动首都中医药事业高质量发展，为北京率先基本实现社会主义现代化起好步开好局贡献中医药力量。

（一）抓统筹谋划，推进《实施方案》落地落实。

今年我们既要做好中医药振兴发展重大工程的全

面实施，更要做好前期重大决策部署的回头看，确保转化为工作实效。一是强化上下联动、部门协同，用好市区二级中医药工作部门联席会议制度，根据市委深改办对《实施方案》的评估结果，发挥联席会议制度办公室作用，督促各区、各部门查漏补缺，将各项任务落到实处。二是健全"十四五"规划评估机制，对实施进展情况进行年度考核，并将考核结果与政府、财政、重大项目等考核相结合，推动规划实施责任落实和任务落实。三是结合落实国家重大工程，推动各区研究制订区域中医药"十四五"规划，在区域中医药服务体系建设、中西医协同发展、中医药资源转化等方面重点攻坚，谋划实施区域中医药重大项目。四是贯彻落实《首都中医药人才队伍行动计划》，培养造就中医药领域战略科学家，探索新时代首都"三名"人才产出机制，培养中医药未来领军人才。五是开展新时代51510科技创新工程，召开全行业科技创新发展大会，启动全行业中医药医药创新联盟，试点实施重大项目"揭榜挂帅"模式，"以医统药"实施医针药"圆融"工程。六是实施北京市基层中医药服务能力提升工程"十四五"行动计划，并纳入市对区中医药传承创新工作的考核。启动中医药三成（理念形成、设施建成、行为养成）示范社区创建行动，开展新时代"赤脚医生"试点。结合重点专科下基层升级四大工程，在全市所有社区卫生服务中心开设症状门诊。

（二）抓资源管理，提高中医药发展全要素生产率。

提高全要素生产率是高质量发展的动力源泉，中医药发展全要素生产率提升的关键在科技创新与成果转化，推动科技、教育、人才系统联动。一是开展学科平台化引领行动，赋予学科平台化管理功能，引领示范和相关学科群建设，推动医工、医理、医文跨界融合，试点开展新医科建设示范基地，实现医教协同新格局。二是建设升级版中西医结合研究基地，提升北京30个中西医结合研究所内涵建设，凸显研究所场景化、数据化、岗位化管理和引领高地。三是联合市知识产权局，启动中医药成果转化知识产权护航行动，制订成果转化标准体系，组织遴选成果转化示范基地和建设单位，推进成果转化和知识产权保护。四是扭转传统科研思维，实施科研思维淬炼工程，探索模式转变、成果转化和技术转让相结合的北京科研综合平台体系。五是开启"经典补课"行动，实施"夯基托举"等人才工程，建立健全北京地区中医药院校教育、毕业后教育、继续教育有机衔接，师承教育贯

穿始终的中医药人才培养机制。六是开展中医临床硕博士基层成长活动，培育实用型中医药基层人才，补充与强化基层医疗卫生机构人员配备。试点建设中医药硕博士工作站，打造名老中医基层经验推广点和青年中医基层成长学习点。

（三）抓系统协同，发挥好中医药多元价值功能。

深入推进中医药五种资源转化，推动建立中医药国际服务贸易体系，更好融入首都"五子联动"新发展格局。一是开展"两区建设"中医药行动计划，围绕北京疾病防治任务、中药种植、健康旅游、康养融合等工作，实施中医药产业全链条促进工程，开展中医药创新研发与产业化。二是充分利用服贸会平台，推介新业态新成果，把中药现代化、产业数字化和评估智能化新成绩作为推介重点，建立健全北京中医药创新服贸体系，推动中医药服务贸易发展。三是加快紧缺型专业技能人才培养，积极推进职业院校中医药技术技能培养，围绕"健康北京"需要，研究中医养生保健、中医康复、中医养老、中医药旅游、中医药卫生经济学、中医药国际传播等紧缺专业。四是开展中医药海外传播行动，打造海外交流平台，打造中医药外宣素材库，建立中医药海外传播基地，固化论坛经验模式，深度挖掘民族医药、海外中医药等各类资源，畅通中医药文化传播的洲际化和全球化渠道，强化中医药国际传播效能。五是开展燕赵医学研究，实施"非遗"保护行动，围绕永定河、大运河、中轴线、长安街等标志性区域，形成若干中医药文化带和文化圈，开展文化传播"三标"活动，打造北京中医药文化传播体系。六是进一步发挥"中医护理国际化推进会""北京海外华侨华人中医药四季大会"等品牌活动国际影响，提升中医药全球认同感及影响力。

（四）抓优化供给，促进中医药特色优势发挥。

坚持以人民为中心的发展思想，突出问题导向，狠抓薄弱环节，找到改善中医药服务的新思路、新目标、新路径。一是慎终如始抓好新阶段疫情防控中医药工作，进一步健全中西医协同救治机制和指挥机制，全面提升综合医院、专科医院中西医协同救治能力，加强中医疫病救治人才培养和储备，完善中医疫病防治骨干定点医院定期轮训机制。二是启动中医药急危重症救治能力补短板专项，推动建设10个有中医药特色的急危重症临床基地。三是推动中医症状、治未病、经方、五运六气、护理等五门诊标准化建设，推选破解"三无法三不会"示范案例和场景，启动中

医儿科补短板专项，促进中医特色回归。四是推动建设中西医结合旗舰医院、旗舰科室，加快市级中医医学中心的遴选和建设，组织开展第二批市级中医药重点专科的遴选和建设，启动开展重大疑难疾病中西医协同攻关项目，开展区域中西医结合示范项目。五是启动北京中医药健康养老服务普惠工程，试点开展中医药健康养老服务供给资源调查、老年人健康评价图谱、中医药健康养老服务示范基地等级评价。完成中医药健康养老服务技术遴选、发布和评价，形成并发布一套中医药健康养老技术目录。建设1个市级中医康复中心和10个市级中西医结合特色康复医院，加强基层中医药康复技术培训。六是升级护士荣誉树工程，利用新媒体推广优质中医护理。

（五）抓行业治理，推动北京中医药规范化发展。

以深挖根治、长效常治为目标，聚焦行业发展问题，深化精治、共治、法治，提高中医药行业精细化管理水平。一是与医保、药监部门联动，推动出台《北京市医保促进中医药传承创新发展的行动计划》，建立《北京市临床急需医疗机构中药制剂评估机制》，提出本市中医医疗服务价格测算方案，推动妇科、儿科等专业新增中医医疗服务项目。二是联合多部门开展系列行动。做好12个质控中心的评价，建立轮值主任制和划片包干制。开展中医药行业净网行动、中医非药物疗法规范化治理行动。推动建立西学中分级分类管理机制，试点中医养生保健服务人员第三方的培训机制。三是加强中医药法制建设，全面落实《北京市中医药条例》并开展实施评估工作，在中医药行业广泛开展"八五"法治宣传教育，宣传贯彻《中华人民共和国中医药法》。四是落实2023年市政府重点任务清单，鼓励引导社会资本支持中医药传承发展。支持名老中医传承工作室站转化为中医门诊部、诊所，加速实现商业保险与中医服务相结合，在两区建设工作中吸引社会资本参与，出台北京市社会资本支持中医药传承创新发展若干措施。五是推进中医药京津冀协同发展，开展互联网诊疗新模式，开创京廊、京衡互联网联合门诊；推动京津冀中医药品牌战略合作，完成京城名医馆廊坊、衡水分馆建设；建立适宜技术专家团队工作站，开展适宜技术服务能手星级评定和特色项目评定，建立中医药适宜技术学术体系基地。六是建立各公立医疗机构宣传报道制度，建立信息报送制度。做好重大主题宣传，做好中医药事业发展宣传，做好典型人物宣传，加大科普宣传。抓好宣传工作队伍建设，做实宣传报道员培训，对优秀报道员进

行奖励表彰。

（六）抓数字转型，更好支撑实现中医药现代化。

今年政府工作报告提出北京要"加快建设全球数字标杆城市"，为中医药现代化提供了良好机遇，加快数字赋能是中医药高质量发展的必由之路。一是加快北京中医药大数据中心建设，建立中医药数据化的集成平台，推动数字技术融入中医药发展的全局。二是推进北京中医药综合统计制度制定，完成北京市中医药综合统计制度调研。以公立医院绩效考核为抓手持续推进中医疗机构电子病历应用分级和互联互通成熟度测评。三是探索中医机构商业保险和基本医疗保险的有效衔接机制，建立中医药医疗、保健、教育、科研、文化、商务和养生旅游等为主要评价内容的北京市中医药服务贸易统计指标体系。四是拓展中医总费用核算方法，提升资源配置效率。开展公立中医医院经济管理年活动，提升医院运营管理水平。强化中医药特色绩效考核制度，充分发挥利用中医药特色优势资源。五是推进数字赋能中医药行业治理，建立健全中医药行业质量指数，推进行业信用体系建设，强化中医药互联网诊疗和互联网医院监管。六是试点开展"三模式改革""三安工程"的"三化"转化行动，深化中医药健康养老"卡、包、岗"机制改革，探索中医药数字化转型。

四、抓好2023年中医药工作落实

党的十八大特别是党的十九大以来，以习近平同志为核心的党中央出台了一系列促进中医药传承创新发展的政策，含金量之高、措施之实、力度之大都是前所未有的。北京市委、市政府高度重视中医药工作，把贯彻落实党中央、国务院中医药工作方针摆上重要议事日程，先后出台了一《条例》、一《实施方案》，并将中医药传承创新发展纳入市委深改办的重要督查事项。当前，中医药工作的大政方针已定，摆在全系统最关键最迫切的任务就是一以贯之抓好落实。这里，我就抓落实再强调几点。

一是坚持以"三同"增强系统思维抓落实。坚持问题导向和系统思维是我们整体谋划和顶层设计中医药工作的基础方法，坚持"同题共答、同频共振、同向发力"是我们抓落实中坚持好、运用好这个方法的关键举措。我们要围绕着如何在推进中国式现代化中更好地找准中医药工作的定位、更深入推进中国式现代化中医药传承创新实践、更充分地发挥中医药多元功能价值这一新的时代课题，把事关全局和长远的

老大难问题和重大改革、重大政策找准提出，着力于"建平台、建机制、建队伍"，全市一盘棋，使得各项举措在政策上相互配合、实施中相互促进、成效上相得益彰，快速释放政策叠加和集成的活力和优势，共同朝着促进中医药传承创新发展聚焦和发力。

二是坚持以"三标"引领三业发展抓落实。抓落实必须要有结果思维，我们要坚持以终为始的原则，既要重过程更要重结果，把"标志性结果、标杆性人物、标准性行动"作为落实每一项工作的最终目的和效果，深入思考用什么样的过程来保证这个结果的实现。各区、各单位要在推进中医药行业、事业、产业高质量发展中发挥好"三标"的示范引领作用，对标中医药重点任务，研究具体的落实方案，要树立起引导本区、本单位中医药高质量发展的新导向，要建立起全程绩效管理的新机制，将每项任务具体到项目、落实到岗位、责任到个人，确保事事有人管、件件能落实，切实推动中医药"效率、效益、效果"提升。

三是坚持以"三化"布局实践创新抓落实。布局"场景化、数字化、岗位化"是我局推进中医药现代化的一次全新实践，从传统的"给项目、给钱"向"供场景、给机会"转变，支持各级各类中医药服务主体聚焦中医药事业、行业、产业的真实需求，以解决问题为核心，深化对中医药现代化的目标任务、内涵要求、战略路径的研究，进一步加强对中医药工作的前瞻性思考、全局性谋划、战略性布局，推出符合中医药发展规律的、以数字化为技术支撑、以岗位化为人才支撑、形成具有持久活力的政府、社会、资本的跨界协作、共建共治的实践创新场景，走出一条推进中医药现代化的新路，为全国提供实践探索和生动示范。

四是坚持以"三性"分类分步实施抓落实。各单位要着眼于破解难题和完善机制，理清轻重缓急，分清主次矛盾，既要立足于当下抓紧破题，又要着眼长远多打基础。要坚持分级分类分层分工分步的原则，深化对中医药发展阶段、历史方位、瓶颈问题的认识，找准改革发展的突破口和接入点，将难题问题和大事要事按照基础性、转折性和引领性分门别类，以基础性措施解决中医药短板、弱项的难题，转折性措施解决中医药惯性发展、深化改革的难题，引领性措施解决中医药优势发挥不充分和中医药现代化命题，形成路线图和施工图、责任单和任务单，分类加以解决。

五是坚持以"团结一心"凝心聚力抓落实。团结就是力量，奋斗开创未来。使命越是光荣、任务越是艰巨，越需要接续团结奋斗，凝聚磅礴力量。具体到行业，要把一些需要多部门共同推进的老大难问题摆上来，争取更多的关心、理解和支持，凝聚推动中医药高质量发展的强大合力。具体到单位，领导班子要团结，干群关系要和谐。具体到系统，我们要深刻认识到百花齐放才能春满园、百家争鸣才能永向前，既要强调共存性也要强调批判性，坚决摒弃唯我独大、故步自封的心态，开放包容对待不同流派，形成博采众长、兼容并蓄的氛围，做到心往一处想、劲往一处使，在维护和促进人民健康中推动中医药振兴发展。

同志们！习近平总书记在新年贺词中引用苏轼"犯其至难而图其至远"这句话，勉励我们"向最难之处攻坚，追求最远大的目标"。迈步新征程、夺取新胜利，有风有雨是常态，风雨兼程是状态。让我们更加紧密地团结在以习近平同志为核心的党中央周围，以习近平新时代中国特色社会主义思想为指导，在市委市政府坚强领导下，在市卫生健康委党委的直接指挥下，自信自强、守正创新，顽强拼搏、攻坚克难，敢为善为、团结奋进，全力谱写中国式现代化生动实践的北京中医药篇章！

文件和法规

北京市医疗机构门诊预约诊疗服务管理规范

京卫医〔2023〕8号

（2023年1月19日）

第一章　总则

第一条　为进一步规范医疗机构门诊预约诊疗服务，提高门诊服务质量和效率，改善医疗机构就诊秩序，结合本市实际情况，制定本规范。

第二条　本规范适用于本市行政区域内医疗机构门诊（不含急诊、发热门诊、肠道门诊、互联网门诊）预约诊疗服务及其管理工作。

第三条　本市二级以上医院实行非急诊全面预约挂号。

第四条　本市实行便利老年人就医政策，鼓励医疗机构为老年人就医提供便利措施。

第二章　职责

第五条　市卫生健康行政部门负责本市门诊预约诊疗服务的管理工作，各区卫生健康行政部门、经开区社会事业局负责指导辖区医疗机构开展预约诊疗服务工作。

第六条　医疗机构应当合理划分专病或专业门诊，以患者需求为导向，做好以下工作：

（一）建立健全门诊预约诊疗服务管理制度；

（二）完善门诊预约诊疗服务系统，简化网上服务流程，完善电话、网络、现场等多种预约挂号方式；

（三）在门诊大厅设置预约咨询服务台和规范、清晰、易懂的服务标识，配备方便患者预约的公用设备；

（四）为老年人提供挂号绿色通道，设置挂号、人工服务窗口，配备导医、志愿者、社会工作者等人员，为老年人提供就医指导服务。

第七条　医疗机构提供门诊预约诊疗服务时，应当根据核准的诊疗科目，公示各专业不同级别出诊医师的数量与出诊时间。

第八条　医疗机构应当加强医务人员出诊管理，依照门诊患者病种分类和特点，合理安排各专业不同年资医师出诊；并针对地域、季节特点，结合号源使用情况，动态调整出诊单元数以及单元接诊人次，合理配置门诊人力资源。

第九条　医疗机构应严格对专家出诊的管理，合理编排专家门诊上下午出诊单元数量，进一步提高专家门诊下午出诊比例。鼓励有条件的医疗机构在晚间、周末、节假日开设知名专家门诊和特需门诊。

第十条 医疗机构开展预约诊疗服务时，应当按照本规范的要求提供号源：

（一）为包括老年人在内的特殊就医人群提供一定比例的现场号源；

（二）二级以上医疗机构应将除前项以外的其余号源用于各种渠道的预约；

（三）预约号源应分时段，二级以上医疗机构应精准至30分钟以内。

第十一条 医疗机构应制定明确的加号管理流程及标准，严控加号数量，建立加号可追溯机制，提升预约挂号系统安全防御能力。

第十二条 医疗机构应通过信息化手段将本机构预约挂号系统与全市号源管理平台对接，将本机构预约挂号情况纳入全市号源统一管理、调度及监管，确保号源分配的公益性和公平性。

第三章 预约挂号

第十三条 本市实行门诊首诊按专业、按职称的预约挂号制度。

第十四条 医疗机构应当实施患者实名就医。在注册、挂号、诊疗等各环节实行患者唯一身份标识管理。

第十五条 预约诊疗服务时，预约人应提供以下信息，并确保信息的真实性和完整性：

（一）患者的姓名；

（二）患者的居民身份证、军官证、护照或港澳通行证等有效身份证件的号码；

（三）患者的联系方式。

非患者本人预约的，还应当提供预约人的姓名、有效身份证件号码和联系方式。

第十六条 预约成功的，提供门诊预约诊疗服务的机构应当告知患者就诊时段、就诊科室、医师的职称、取消预约的方式以及对不取消预约且未按时就诊者的制约机制。

第十七条 患者通过基层预约转诊方式进行预约转诊的，可以享受优先就诊、优先检查、优先住院。

第十八条 社区卫生服务机构、有条件的村卫生室要提供预约转诊服务，引导患者非急诊通过基层预约转诊就诊，推动形成稳定的基层首诊、双向转诊、上下联动的服务模式。

第十九条 接诊医师应当按照以下规则，为患者提供诊间预约服务：

（一）对需要复诊的，可为其预约下次就诊号源；

（二）对需要本科室上级医师诊治、需到相关专业科室就诊或者需要会诊的，可为其预约相应就诊号源。

第二十条 患者因故不能在出诊单元就诊的，应当提前取消预约并及时办理退号手续。对于在出诊单元结束前已取消预约且实际并未就诊的患者，医疗机构应予以办理退号。

第四章 就诊

第二十一条 预约成功的患者应当凭预约时使用的身份证件，在预约就诊时段，预检分诊后就诊。

第二十二条 在预检分诊过程中，应当认真核对患者身份信息是否与预约信息一致。患者身份信息与预约信息不一致的，当次预约作废。

第二十三条 医疗机构应提高患者到院30分钟内就诊率，引导患者有序就诊，减少院内等候时间，减少人员聚集。

第二十四条 开展门诊预约诊疗服务的医疗机构原则上不得以医师停诊为由取消已预约的诊疗服务。医师确需停诊时，医疗机构应根据实际情况及时安排替诊或补诊，并对患者做好告知。

第二十五条 医疗机构应当严格落实首诊负责制度，在本次就诊过程结束前或由其他医师接诊前，首诊医师应当对患者的检查、诊断、治疗、抢救和转科等负责。

第二十六条 医疗机构应当明确挂号有效时间，建立患者因检验、检查结果回报继续就诊的保障机制，合理安排患者的复诊次序。

第二十七条 鼓励医疗机构提供门诊检查集中预约、自助预约、诊间预约等多种形式的预约服务，有条件的可以提供一站式检查预约服务。

第二十八条 患者在出诊单元结束前未就诊且未取消预约的，计为爽约。医疗机构应加强爽约和退号的管理，建立退号候补机制，提升号源使用效率。

第五章 附则

第二十九条 本规范所称网络预约是指通过网站、公众号、服务号、小程序、APP预约门诊诊疗服务的方式。

本规范所称的现场预约是指通过医疗机构在院内开设的预约挂号窗口或设置的自助服务机预约非当日门诊诊疗服务的方式。

本规范所称诊间预约是指接诊医师通过医师工作站为患者预约非当日门诊诊疗服务的方式。

本规范所称基层预约转诊是指经社区、村卫生室等基层医疗机构的医生诊疗，为确需转诊的患者，按照相关程序预约对口医疗机构门诊诊疗服务的方式。

本规范所称现场挂号是指通过医疗机构在院内开设的预约挂号窗口或设置的自助服务机预约当日门诊诊疗服务的方式。

第三十条 本规范所称的出诊单元是指医务人员一次出诊时所在的半个工作日。

第三十一条 本规范自公布之日起施行，2011年8月31日北京市卫生局印发的《北京市医疗机构门诊预约诊疗服务管理规范》（京卫医字〔2011〕225号）同时废止。

北京市卫生健康委员会关于印发北京市卫生健康行政处罚裁量细则（2023年1月修订）的通知

京卫监督〔2023〕1号
（2023年1月29日）

各区卫生健康委、北京经济技术开发区综合执法局、市卫生健康监督所：

根据2022年4月7日国务院第752号令《国务院关于修改和废止部分行政法规的决定》中关于《医疗机构管理条例》的修改，2021年3月12日北京市第十五届人民代表大会常务委员会第二十九次会议通过的《关于修改部分地方性法规的决定》中关于《北京市实施〈中华人民共和国母婴保健法〉办法》的修改，北京市司法局依据《中华人民共和国人口与计划生育法》对市卫生健康行政部门"对托育机构有虐待婴幼儿行为的进行处罚"相关职权的调整，现对《北京市卫生健康行政处罚裁量细则》（以下简称《裁量细则》）部分条款予以修订：

一、对《裁量细则》中职权编码为C2823200、C2823300、C2823400、C2823600、C2885700、C2815900、C2867200的项目对应裁量细则予以修改，其中修改细则18项、新增细则3项。

二、依据《医疗机构管理条例》，在医疗卫生专业中增设职权1项：C2896100，对应该职权新增裁量细则3项。依据《中华人民共和国人口与计划生育法》，在托育机构中专业中增设职权1项：C2896200，对应该职权新增裁量细则1项（该职权不划分裁量阶次）。

修订后的《北京市卫生健康行政处罚裁量细则》自发布之日起施行，原有文件中与本细则不一致的以本细则为准。

北京市卫生健康委员会
2023年1月29日

北京市托育机构预付式消费资金管理办法（试行）

京卫家庭〔2023〕20号

（2023年9月19日）

第一章　总则

第一条　为规范本市托育机构市场秩序，促进公平竞争，保护托育机构和婴幼儿家庭合法权益，依据《中华人民共和国消费者权益保护法》《北京市人口与计划生育条例》《北京市单用途预付卡管理条例》等法律法规和有关规定，制定本办法。

第二条　本办法适用于在本市行政区域内采用单用途预付卡开展经营活动的托育机构，即在运营过程中采取先预收托育服务费、后按约定提供托育服务的经营者。

托育机构是指经有关部门登记，为3岁以下婴幼儿提供全日托、半日托、计时托、临时托等托育服务的机构。

本办法所称单用途预付卡（以下简称预付卡），是指经营者以预收资金方式面向消费者发行的，供消费者按照约定仅在经营者及其合作范围内，可以分次兑付商品或者服务的实体凭证或者虚拟凭证。实体凭证包括磁条卡、芯片卡、纸券等载体；虚拟凭证包括密码、串码、图形、生物特征信息及其他约定信息等载体。

第三条　按照"加强规范、保障发展、行业引导、分类监管"的工作原则，建立健全托育机构预付式消费资金监管责任体系和工作机制，坚持规范和发展并重，落实政府部门监管责任，夯实企业主体责任。

第四条　市卫生健康行政部门应根据本市托育机构实际制定行业预付式消费监管政策，并指导区卫生健康行政部门开展对区域范围内托育机构的预付式消费监管工作。区卫生健康行政部门应建立健全由行业主管部门牵头、相关部门密切配合、属地街道（乡镇）监管联动的工作机制，加强对托育机构的预付式消费方面的监管，督导采用单用途预付卡开展经营活动的托育机构纳入预付资金监管并做好政策宣贯工作。

第五条　托育机构与婴幼儿家庭遵循自愿平等、公平契约、诚实守信的原则进行交易。托育机构应当向婴幼儿家庭出具载明下列内容的凭据：

（一）双方名称或者姓名、联系方式等；

（二）经营者收款账户信息、预收金额、支付方式、履约保证措施；

（三）兑付商品或者服务项目的内容、地点、数量及兑付计算种类、收费标准、扣费方式；

（四）履行期限，以及经营场所自有或者租赁、租期；

（五）风险提示；

（六）赠送权益的使用范围、条件及退款的处理方式；

（七）变更、中止、终止等情形预收款的处理方式；

（八）退款计算方法、渠道、手续费；

（九）挂失、补办、转让方式；

（十）消费记录、余额查询方式；

（十一）违约责任；

（十二）解决争议的方法。

托育机构与婴幼儿家庭签订载明本条前款规定内容的书面合同的，视为已经出具凭据。

鼓励签订本市卫生健康行政部门和市场监管部门联合推荐的托育行业服务合同示范文本。

托育机构制定的格式条款、通知、声明、店堂告示、消费者须知等不得包含概不退款、不补办、解释权归经营者等对消费者不公平、不合理的规定。

第二章　备案

第六条　预收消费者资金金额一次性超过20000

元，应于5个工作日内按照要求通过"北京市单用途预付卡服务系统"备案，并及时更新备案信息。

托育机构预收消费者资金金额一次性未超过上述标准，可以通过"北京市单用途预付卡服务系统"自主备案。

第七条 备案材料包括：

（一）经营主体名称、统一社会信用代码、住所、活动场地地址、活动场地自有或者租赁、租期、联系人、联系方式；

（二）以自有场所举办的，应提供产权证明材料；以租用场所举办的，应提供具有法律效力的租赁合同或协议；

（三）预收资金专用存管账户信息（账号、开户行、存管比例等）；

（四）预付式消费交易合同文本；

（五）设计托位数和现有在托人数（每季度更新一次）。

第八条 消费者可通过北京市单用途预付卡服务系统查询已进行预付卡备案托育机构的相关备案信息。

第三章　预收资金监管

第九条 托育机构应在其官网等信息平台和其托育服务场所显著位置，将机构名称、收费标准、退费办法、隐私保护措施、纠纷及投诉处理电话等涉及预付卡管理和使用的有关信息进行公示，预收金额较大等对婴幼儿家庭有重大利害关系的内容，托育机构应当在书面合同中向婴幼儿家庭作出风险提示，并保障消费者能够完整、充分地阅览。不得在公示的收费标准外收取其他费用，不得以任何名义向婴幼儿家庭摊派费用或强行集资。

第十条 托育机构采用预付式消费开展经营活动的，须采用银行存管模式开展资金监管，托育机构应选择本市辖内一家商业银行或其分支机构作为存管银行，开立唯一的资金专用存管账户，在区卫生健康行政部门的指导下与存管银行签署预收资金存管服务协议。托育机构主体与收费主体应一致，不得使用本机构其他账户或非本机构账户收取服务费用，全部预收资金应直接进入专用存管账户，即时将相关交易信息报送存管银行。婴幼儿家庭选择现金支付的，托育机构应于收到现金的2个工作日内将现金存入专用存管账户，并将相应的交易信息主动报送至存管银行。

第十一条 收费时段与托育服务时间安排应协调一致。对于使用租赁场地进行服务的，一次性缴费时间跨度不超过场地剩余的租赁期限。托育机构按小时收费的，不得一次性收取或变相收取超过60小时的费用；按周期收费的，不得变相收取时间跨度超过3个月的费用；不得早于新的托育服务周期开始前1个月收取费用。

第十二条 托育机构应将全部预收资金直接存入本机构存管专用账户，同时将相关交易信息报送至存管银行，存管银行将预收资金按存管比例，要求一部分留在资金存管专用账户中作为存管资金，剩余部分需在2个工作日内拨到托育机构。具体按照下列情况确定资金存管比例：

在本市被评为示范性的托育机构，应将预收资金的50%作为存管资金。

在本市为非示范性的托育机构，应将预收资金的70%作为存管资金。

第十三条 托育机构按照存管要求向存管银行提供相关信息。存管银行按相应的服务进度分期划转资金给托育机构。具体拨付规则为：

在本市被评为示范性的托育机构，应经婴幼儿家庭确认，选择采用"周结"（存管银行在每周托育服务完成后按规定时限划拨）形式向托育机构划转资金。

在本市为非示范性的托育机构，应经婴幼儿家庭确认，选择采用"半月结"（存管银行在每半月托育服务完成后按规定时限划拨）形式向托育机构划转资金。

第十四条 存管资金应在托育机构完成相应服务进度并经婴幼儿家庭确认后，按照拨付规则进行拨付，存管银行应于2个工作日内完成资金拨付；托育服务完成且机构履行告知义务后，婴幼儿家庭超过5个工作日内未确认，存管银行视为确认同意，履行资金拨付。双方存在争议的，应按照合同约定处理争议问题，存管银行按照争议处理结果拨付资金。

第四章　退费及纠纷处理

第十五条 婴幼儿家庭在付费之日起7日内未接受托育服务的，有权要求机构退费，托育机构应当自婴幼儿家庭要求退费之日起5日内一次性全额退回预付费，确实无法按照原渠道退还的，需由双方协商确认变更退费渠道；婴幼儿家庭因付费获得赠品或者赠送的服务，应当退回或者支付合理的价款。

第十六条 符合下列情形之一，婴幼儿家庭要求退款的，托育机构应当按照约定期限一次性退回预收资金余额，没有约定的或者约定不明确的，应当自婴幼儿家庭提出退款要求之日起15日内退回：

（一）托育机构未按照约定提供托育服务的；

（二）双方协商一致的；

（三）法律规定可以解除合同的其他情形。

余额不足以兑付单次最低消费项目的，依照本条前款规定处理。

由于托育机构原因导致婴幼儿家庭退款的，按照原约定的优惠方案退回预收资金余额。

第十七条 托育机构应建立健全投诉、纠纷处理机制，在其官网等信息平台和其经营场所显著位置公布投诉举报渠道。

婴幼儿家庭与托育机构因托育服务收、退费等问题发生消费争议的，可以通过下列途径解决：

（一）婴幼儿家庭与托育机构协商解决；

（二）请求行业协会或依法成立的其他调解组织调解；

（三）向托育机构所在地卫生健康等部门投诉；

（四）根据与托育机构达成的仲裁协议，提请仲裁机构仲裁；

（五）向人民法院提起诉讼。

第五章 监督管理

第十八条 存管银行应严格按照卫生健康行政部门的监管要求及金融监管部门的相关业务规定开展资金存管服务。存管银行应保障存管资金安全，不得侵

占、挪用。存管银行不得利用所掌握的资源和信息强制为机构和消费者提供担保、融资等相关服务，不得因提供监管服务而额外收取存管费用。

第十九条 区卫生健康行政部门负责辖区内托育机构预付卡的备案监管，并负责将本辖区内的不同类别托育机构信息提供给存管银行。各区各有关部门应加强信息共享和工作联动，形成综合监管合力。对预收资金监管中发现的突出问题，应严格依据卫生健康行政部门有关规定及时处理，并及时向市卫生健康行政部门进行报告。

第二十条 地方金融监管部门依据工作职责，建立与卫生健康行政部门信息共享机制。中国人民银行北京市分行负责指导商业银行办理预收资金专用存管账户的开立、变更和撤销业务。国家金融监督管理总局北京监管局负责指导存管银行做好预收资金存管工作。

第二十一条 在预收资金监管过程中，有关部门、经营者、存管银行应当对收集的消费者信息依法严格保密，不得泄露、出售或者非法向他人提供。

第六章 附则

第二十二条 其他未尽事宜，按照《北京市单用途预付卡管理条例》执行。

第二十三条 本办法自印发之日起实施。

北京市公共场所卫生许可告知承诺管理办法

京卫监督〔2023〕7号

（2023年9月28日）

第一条 为提升审批效率，优化审批服务，转变政府职能，依据《中华人民共和国行政许可法》《公共场所卫生管理条例》《公共场所卫生管理条例实施细则》《国务院关于在全国推开"证照分离"改革的通知》（国发〔2018〕35号）《国务院关于深化"证照分离"改革进一步激发市场主体发展活力的通知》（国发〔2021〕7号）《北京市优化营商环境条例》《北京市政务服务事项告知承诺审批管理办法》（京审改办〔2020〕1号）文件精神，结合本市实际，制定本办法。

第二条 本办法所称的公共场所卫生许可告知承诺，是指申请人依法提出公共场所卫生许可申请，卫生健康行政部门一次性告知审批条件和所需材料，申请人以书面形式（含电子文本）承诺其符合审批条件并承担相应违反承诺的后果，按要求提交材料后，卫生健康行政部门当场作出卫生行政许可决定的审批方式。

第三条 各区卫生健康行政部门负责管理辖区内公共场所卫生许可告知承诺制工作。

第四条　本办法适用于公共场所卫生许可新办和延续。

第五条　申请新办《公共场所卫生许可证》的，应当提交以下资料：

（一）公共场所卫生许可申请表（新办）（附件1）；

（二）公共场所卫生许可行政审批告知承诺书（新办）（附件2）；

（三）主体资格凭证复印件（能够通过政府部门间信息共享或通过电子证照获取信息的，免于提交）；

（四）法定代表人（或负责人）身份证件复印件（能够通过政府部门间信息共享或电子证照获取信息的，免于提交）；非法定代表人（或负责人）本人办理的，还需提供授权委托书及受委托人身份证件复印件（能够通过政府部门间信息共享或电子证照获取信息的，免于提交）；

（五）所申办公共场所卫生设施平面布局图（卫生设施的设置和布局应符合相应的卫生标准和规范要求）；

（六）所申办公共场所一年内的卫生检测或评价报告；使用集中空调通风系统且具有管理责任的，还应当提供一年内的集中空调通风系统卫生检测或评价报告；所提供的卫生检测或评价报告的检测结果应符合相应的国家标准、规范的要求；

（七）经营场所属于地下空间的，需提供相关部门出具的使用证明文件复印件。

第六条　申请人签订公共场所卫生许可行政审批告知承诺书并提交本办法第五条所述材料后，区卫生健康行政部门应当场作出卫生行政许可决定，并于作出行政许可决定后7日内送达《公共场所卫生许可证》。同时做好公共场所卫生现场指导服务与监督工作。

第七条　申请延续《公共场所卫生许可证》的经营者，应当在《公共场所卫生许可证》有效期届满30日前，向所在区卫生健康行政部门提出延续申请，并提交以下材料：

（一）公共场所卫生许可证申请表（延续）（附件3）；

（二）公共场所卫生许可行政审批告知承诺书（延续）（附件4）；

（三）主体资格凭证复印件（能够通过政府部门间信息共享或通过电子证照获取信息的，免于提交）；

（四）非法定代表人（或负责人）本人办理的，需提供授权委托书及受委托人身份证件复印件（能够通过政府部门间信息共享或电子证照获取信息的，免于提交）；

（五）所申办公共场所一年内的卫生检测或评价报告；使用集中空调通风系统且具有管理责任的，还应当提供一年内的集中空调通风系统卫生检测或评价报告；所提供的卫生检测或评价报告的检测结果应符合相应的国家标准、规范的要求；

（六）原卫生许可证（原卫生许可证丢失的，提交情况说明，写明丢失情况及原证信息）。

第八条　申请人签订公共场所卫生许可告知承诺书并提交本办法第七条所述材料后，区卫生健康行政部门应当场作出卫生行政许可决定，并于作出行政许可决定后7日内送达《公共场所卫生许可证》。同时做好公共场所卫生许可现场指导服务与监督工作。

《公共场所卫生许可证》沿用原卫生许可证号，批准日期为准予延续日期，在该日期后打印"延续"字样。

第九条　申请人实际经营地址、卫生布局、设施设备等应与承诺内容一致，通过告知承诺制取得《公共场所卫生许可证》后，要诚信守诺，按照告知承诺的内容达到审批条件后再开展经营活动。

第十条　区卫生健康行政部门应当在作出准予行政许可决定后三个月内，对申请人履诺情况进行监督检查。对未履行承诺的，区卫生健康行政部门应当要求其限期整改；逾期拒不整改或整改后仍未达到条件的，区卫生健康行政部门依法撤销行政许可决定。申请人作出虚假承诺的，直接依法撤销行政许可决定，按照未取得公共场所卫生行政许可擅自从事相关活动追究相应法律责任。

第十一条　对申请人未履行承诺或虚假承诺的失信记录、信用修复，按照《北京市政务服务事项告知承诺审批管理办法》的有关规定执行。

第十二条　申请人有不良信用记录或曾作出虚假承诺等情形的，在信用修复前不适用告知承诺制卫生行政许可审批方式。

第十三条　本办法自公布之日起施行，2019年4月15日北京市卫生健康委员会印发的《北京市公共场所卫生许可告知承诺管理办法》（京卫疾控〔2019〕25号）同时废止。在本规定执行期间，如遇国家公共场所卫生行政许可政策调整，按国家政策执行。

附件：1.北京市公共场所卫生许可申请表（新办）

　　　2.公共场所卫生许可行政审批告知承诺书（新办）

　　　3.北京市公共场所卫生许可证申请表（延续）

　　　4.公共场所卫生许可行政审批告知承诺书（延续）

北京市诊所备案管理暂行办法

京卫医〔2023〕104号

（2023年11月14日）

第一章　总则

第一条　为做好诊所备案管理工作，根据《中华人民共和国基本医疗卫生与健康促进法》《中华人民共和国医师法》《医疗机构管理条例》《诊所备案管理暂行办法》等法律法规和规定，制定本办法。

第二条　诊所是为患者提供门诊诊断和治疗的医疗机构，主要提供常见病和多发病的诊疗服务，不设住院病床（产床）。本办法适用于在本市范围内设置的诊所，不含按照《中医诊所备案管理暂行办法》有关规定进行备案的中医诊所。

第三条　北京市卫生健康委员会负责指导各区普通诊所、口腔诊所及医疗美容诊所的备案管理工作；市中医局负责指导各区中医（综合）诊所及中西医结合诊所的备案管理工作；各区卫生健康行政部门负责本行政区域内普通诊所、口腔诊所、医疗美容诊所、中医（综合）诊所及中西医结合诊所的备案工作及监督管理工作。

第二章　备案

第四条　单位或者个人设置诊所应当报拟设置诊所所在区卫生健康行政部门备案，取得诊所备案凭证后方可开展执业活动。

第五条　设置诊所应当同时具备下列条件：

（一）个人设置诊所的，须经注册后在医疗卫生机构中执业满五年；单位设置诊所的，诊所主要负责人应当符合上述要求；

（二）符合诊所基本标准；

（三）诊所名称符合《医疗机构管理条例实施细则》等相关规定；

（四）诊所应当与备案机关所在地诊所信息化监管平台对接，及时上传执业活动等相关信息，主动接受监督；

（五）能够独立承担民事责任。

《医疗机构管理条例实施细则》规定不得申请设置医疗机构的单位和个人，不得设置诊所。

第六条　本市诊所备案实行电子化备案管理。诊所提出备案的，应当通过电子化注册管理平台提交下列材料：

（一）诊所备案基本信息；

（二）诊所房屋平面布局图（指诊所使用房屋按照比例标识，注明功能分布和面积大小）；

（三）诊所用房产权证件或租赁使用合同；

（四）诊所法定代表人、主要负责人有效身份证明和有关资格证书、执业证书复印件；

（五）其他卫生技术人员名录、有效身份证明和有关资格证书、执业证书复印件（申请材料中提交的医师、护士注册信息通过电子化注册系统验证的，不要求单独提交有关资格证书、执业证书）；

（六）诊所规章制度；

（七）诊所仪器设备清单；

（八）附设药房（柜）的药品种类清单；

（九）诊所的污水、污物、粪便处理方案，诊所周边环境情况说明；

（十）诊所信息系统情况说明（包括但不限于建设单位、项目功能、硬件配置、使用流程、等保情况及是否接入监管平台等）；

（十一）营利性诊所的工商营业执照登记信息（由卫生健康行政部门通过政府部门间信息共享的方式查验）；

（十二）法人或其他组织设置诊所的，还应当提供法人或其他组织的资质证明、法定代表人身份证明或者其他组织代表人身份证明。

第七条　备案人应当如实提供有关材料和反映真实情况，并对其备案材料实质内容的真实性负责。备案人提出备案前进行诊所执业现场指导需求的，卫生健康行政部门可以根据需要组织诊所执业现场指导服务。

第八条 各区卫生健康行政部门收到备案材料后，对材料齐全且符合备案要求的予以备案，当场发放诊所备案凭证；材料不全或者不符合备案要求的，应当当场或者在收到备案材料之日起5日内通过电子化注册系统一次性告知备案人需要补正的全部材料。

第九条 诊所应当将诊所备案凭证、卫生技术人员执业注册信息在诊所的明显位置公示，接受社会监督。

第十条 诊所的名称、地址、法定代表人或者主要负责人、所有制形式、诊疗科目、服务方式等实际设置应当与诊所备案凭证记载事项相一致，以上备案信息发生变动的，必须通过电子化注册系统向原备案机关申请变更备案。

各区卫生健康行政部门收到备案变动材料后，对材料齐全且符合备案变动要求的予以备案变动，当场换发变动后的诊所备案凭证；材料不全或者不符合备案变动要求的，应当当场或者在收到备案变动材料之日起5日内通过电子化注册系统一次性告知备案人需要补正的全部材料。

第十一条 诊所办理变更备案的事项，应通过电子化注册系统向原备案机关提交以下材料：

（一）变更备案的事项说明；

（二）变更诊所名称的，应提交诊所主管单位出具的批准文件或证明；

（三）变更执业地址的，应提交新址的房屋平面布局图、用房产权证件和租赁使用合同；

（四）变更法定代表人的，应提交人员身份证明；变更主要负责人的，应提交人员身份证明、资格证书、执业证书；

（五）变更诊疗科目的，应提交诊所平面布局图（表明新增诊疗科目用房位置）、拟在该诊疗科目执业的卫生技术人员名录、资格证书、执业证书和有效身份证明（申请材料中提交的医师、护士注册信息通过电子化注册系统验证的，不要求单独提交有关资格证书、执业证书）、拟开展诊疗科目的设备情况、相关规章制度目录；

（六）变更牙椅数量的，应提交标明牙椅所在位置的设计平面图、拟执业的卫生技术人员名录、资格证书、执业证书和职称证明（申请材料中提交的医师、护士注册信息通过电子化注册系统验证的，不要求单独提交有关资格证书、执业证书）、设备配备情况；

（七）营利性诊所的工商营业执照登记信息（由

卫生健康行政部门通过政府部门间信息共享的方式查验）。

第十二条 诊所应当按照《医疗机构管理条例》等有关法规规定的要求开展执业活动。

第十三条 诊所歇业，必须通过电子化注册系统向原备案机关备案。

诊所非因改建、扩建、迁建原因停业超过1年的，视为歇业。

第十四条 诊所备案凭证不得伪造、涂改、出卖、转让、出借。

诊所备案凭证遗失的，应当及时申明，并向原备案机关申请补发。

第十五条 诊所应当按照备案的诊疗科目开展诊疗活动，并加强对工作人员、诊疗活动、医疗质量、医疗安全等方面的管理。开展医疗技术服务应当符合《医疗技术临床应用管理办法》的有关规定。

诊所未经备案，不得开展诊疗活动。

第十六条 诊所应当严格遵守《中华人民共和国传染病防治法》等法律法规关于医疗机构感染预防与控制的有关规定。

第十七条 诊所应当建立信息系统记录诊疗信息，并按照市区卫生健康行政部门规定及标准要求向所在地诊所信息化监管平台报送和上传诊疗信息。

第三章 监督管理

第十八条 各区卫生健康行政部门应当加强对诊所执业活动、医疗质量、医疗安全等情况的监督管理。各区卫生健康行政部门应当在发放诊所备案凭证之日起20日内，通过本区官方网站等途径向社会公开诊所备案信息，便于社会和群众查询、监督。

各区卫生健康行政部门要及时向市级卫生健康行政部门或中医药主管部门报送本辖区内诊所备案信息，市级卫生健康行政部门或中医药主管部门发现不符合本办法规定的备案事项，应当责令区级卫生健康行政部门予以纠正。

第十九条 各区卫生健康行政部门应当对新设置的诊所自发放诊所备案凭证之日起30日内进行现场核查（包括诊疗数据上传情况），对不符合备案条件的应当在1~6月内限期整改。逾期拒不整改或者整改后仍不符合条件的，撤销其备案并及时向社会公告。

第二十条 各区卫生健康行政部门应当建立诊所诚信档案。备案人通过备案取得的《诊所备案凭证》因违反本办法第十九条被撤销后，将记入诚信档案，作为相关部门信用联合惩戒的依据。

第二十一条 区级卫生健康行政部门应当充分利用信息化、大数据等手段提升监管效能，将诊所纳入本行政区域医疗质量管理控制体系，确保医疗质量安全。

诊所应当与北京市医疗机构执业和服务监管平台对接，及时上传执业活动等相关信息，主动接受监督。

第二十二条 各区卫生健康行政部门应当每年对辖区内诊所开展至少一次现场监督检查，对执业地址、诊疗科目、牙椅数量等项目变更的诊所，自发放或换发诊所备案凭证之日起30日内进行现场核查，利用信息化监管平台进行日常监管和月度执业活动分析，至少每半年形成一份辖区内诊所执业活动监管分析报告。区级卫生健康行政部门有权要求诊所提供监管所需材料，诊所不得拒绝、隐匿或者隐瞒。

第二十三条 市区卫生健康行政部门和市中医局在监督管理过程中，发现诊所存在违法违规情节的，依据《中华人民共和国医师法》《医疗机构管理条例》《医疗机构管理条例实施细则》、北京市医疗机构不良执业行为积分有关管理规定等法规规定进行处罚和处理。

第二十四条 有下列情形之一的，诊所应当向所在区卫生健康行政部门报告，或者卫生健康行政部门和中医药主管部门在监督管理过程中发现有下列情形之一的，原备案机关应当撤销其备案并及时向社会公告：

（一）诊所歇业的；

（二）诊所自愿终止执业活动的；

（三）使用虚假材料备案的；

（四）出现《医疗机构管理条例》等法律法规规定的应当责令其停止执业活动的情形。

第二十五条 诊所应当按照《中华人民共和国网络安全法》《中华人民共和国数据安全法》《中华人民共和国个人信息保护法》《医疗卫生机构网络安全管理办法》等有关法律法规和规定加强网络安全管理和个人信息保护等工作，发生患者个人信息、医疗数据泄露等网络安全事件时，应当及时向有关部门报告，并采取有效应对措施。

第二十六条 诊所执业人员应当积极参加专业技术培训、继续教育等活动，提高专业技术水平。

第二十七条 诊所应当建立完善的医疗质量、医疗安全等相关管理制度，加强医疗质量及医疗安全管理。

第四章 附则

第二十八条 各区卫生健康行政部门完成诊所备案后，应通过医疗机构电子化注册信息系统打印《诊所备案凭证》，不再发放《医疗机构执业许可证》。此前已取得《医疗机构执业许可证》的诊所直接予以备案，换发《诊所备案凭证》，过渡时限为一年。新备案的诊所，按照本办法及最新版诊所基本标准进行备案。

诊所应当符合医疗机构电子证照工作有关规定。

第二十九条 中外合资、合作诊所，港澳台资诊所的管理按照有关规定执行。

第三十条 本办法规定的期限以工作日计算。

第三十一条 各区诊所备案工作应符合本市"一业一证"相关规定及北京市新增产业的禁止和限制目录有关要求。

第三十二条 本办法自2023年12月31日起施行。《北京市卫生健康委员会关于印发〈北京市诊所备案管理办法（试行）〉的通知》（京卫医〔2021〕19号）同时废止。

北京市卫生健康执法领域轻微违法行为不予行政处罚规则

京卫监督〔2023〕9号

（2023年11月20日）

第一条 为进一步优化营商环境，推进包容审慎监管，坚持处罚与教育相结合，根据《中华人民共和国行政处罚法》和国家、本市关于实施包容审慎监管和推广轻微违法免罚和初次违法慎罚的相关规定，结合工作实际，制定本规则。

第二条 本规则所称轻微违法行为不予行政处罚是指《中华人民共和国行政处罚法》第三十三条第一款规定的"违法行为轻微并及时改正，没有造成危害后果的，不予行政处罚"和"初次违法且危害后果轻微并及时改正的，可以不予行政处罚"两种情形。

第三条 违法行为轻微，是指当事人无主观过错或主观过错较小、违法行为的社会危害性较小、发生频次较低、持续时间较短、影响的范围或对象较小等情形。法律、法规、规章规定的"情节严重"情形除外。

及时改正，是指违法行为具备整改条件，当事人立即或者在限定期限内改正。除法律、法规、规章另有规定外，改正期限原则上不超过15个自然日。

没有造成危害后果，是指违法行为未对公民、法人或者其他组织的合法权益和社会公共利益、社会生产生活秩序等造成影响。

第四条 初次违法，是指市、区两级卫生行政部门的执法记录中，无当事人违反同一部法律法规规章规定的同一种违法行为的违法记录。执法人员可以在询问当事人的基础上，通过信息平台和案件档案等途径查询违法记录，核实是否属于初次违法。

危害后果轻微，是指违法行为轻微没有造成明显的危害后果，当事人当场或在限定期限内及时采取措施降低或消除相关损害或影响，未对公民、法人或者其他组织的合法权益和社会公共利益、社会生产生活秩序等造成明显的影响。

及时改正，是指违法行为具备整改条件，当事人立即或者在限定期限内改正。除法律、法规、规章另有规定外，改正期限原则上不超过15个自然日。

第五条 轻微违法行为不予行政处罚事项实行清单化管理。清单中列明的违法行为符合《中华人民共和国行政处罚法》第三十三条第一款和本规则第三条、第四条规定的，依法不予行政处罚。

未列入清单的违法行为，符合《中华人民共和国行政处罚法》等相关法律法规规定的不予行政处罚或者可以不予行政处罚情形的，按照《中华人民共和国行政处罚法》等相关法律法规执行。

第六条 市级卫生健康行政部门根据法律法规规章变化和执法实践对《北京市卫生健康执法领域轻微违法行为为不予行政处罚事项清单》予以定期评估和动态调整。调整后的清单另行公示。

第七条 执法人员应当全面、客观、公正地调查取证，对符合轻微违法行为不予行政处罚条件的，责令当事人立即或者限期改正违法行为，并对当事人进行法规宣传、教育提示，督促其自觉遵守法律法规。

当事人承诺改正的，签订《合法诚信承诺书》，做出合法诚信承诺。违法行为立即改正的，执法人员可当场复查。违法行为不能立即改正的，执法人员在承诺改正期限届满后及时进行复查。复查发现当事人已按期改正的，依法不予行政处罚。

第八条 严格落实行政执法全过程记录制度。执法案卷制作、归档和处罚信息管理等按照相关规定执行。

第九条 本规则是本市卫生健康执法领域轻微违法行为不予行政处罚执行的指导性文件，法律、法规、规章或国家、北京市另有规定的，适用其规定。

第十条 本规则自2023年12月10日起实施。

附件：1.北京市卫生健康执法领域轻微违法行为不予行政处罚事项清单

2.合法诚信承诺书

3.不予行政处罚事先告知书

4.不予行政处罚决定书

卫生健康统计

全市医疗卫生机构、床位、人员数（总计）

总计

机构分类	机构数（个）	编制床位（张）	实有床位（张）	人员数（人）											乡村医生	卫生员	其他技术人员	管理人员	工勤技能人员
				合计	卫生技术人员														
					小计	执业（助理）医师	执业医师	注册护士	药师（士）	技师（士）	检验师（士）	卫生监督员	其他					
总计	12518	150559	138823	419029	342767	133685	114957	152548	16954	22173	11422	1180	16227	2173	100	20423	20670	32896
一、医院	765	137474	130831	291166	242677	88887	75000	118198	10381	15033	6859		10178			11982	13988	22519
综合医院	242	69320	68760	173021	148406	53737	41562	75711	4945	8266	3724		5747			5847	7313	11455
中医医院	210	20158	17414	36025	29611	12804	12322	11121	2650	2068	1011		968			1410	1770	3234
中西医结合医院	61	13402	12900	20801	17073	6653	6438	7725	1009	1276	571		410			965	1084	1679
民族医医院	5	272	258	394	283	142	126	95	19	18	9		9			11	34	66
专科医院	238	33544	30751	60160	46862	15420	14431	23290	1745	3368	1533		3039			3746	3739	5813
口腔医院	49	971	930	6405	4942	2110	1966	2228	72	137	53		395			421	275	767
眼科医院	18	647	667	1446	933	308	290	460	43	66	27		56			106	96	311
耳鼻喉科医院	2	268	268	487	271	104	93	136	11	13	7		7			2	30	184
肿瘤医院	12	4839	4494	7879	6342	1878	1859	3082	257	482	174		643			693	480	364
心血管病医院	2	1620	1411	3998	3485	916	916	1947	64	144	58		414			198	202	113
胸科医院	1	1400	625	971	798	235	235	443	32	55	26		33			77	65	31
血液病医院	3	700	620	1186	957	187	180	581	43	118	96		28			91	77	61
妇产（科）医院	18	1950	1502	4779	3381	1161	1135	1712	127	246	205		135			147	220	1031
儿童医院	11	2104	2498	6925	5739	1928	1909	2668	275	436	292		432			281	487	418
精神病医院	25	8665	8379	6495	4943	1277	1229	2819	246	235	145		366			505	406	641
传染病医院	3	2000	1604	3091	2624	880	880	1277	133	223	129		111			183	214	70
皮肤病医院	3	320	300	625	283	97	85	148	15	13	10		10			5	67	270
骨科医院	7	1206	809	1518	1169	429	405	535	61	125	41		19			71	99	179
康复医院	19	3084	2907	4597	3859	1169	1150	1667	161	785	106		77			215	235	288
整形外科医院	1	700	474	1145	791	353	353	328	17	21	15		72			13	145	196
美容医院	37	700	750	3512	2277	932	858	1207	67	58	45		13			595	240	400
其他专科医院	27	2370	2513	5101	4068	1456	888	2052	121	211	104		228			143	401	489
护理院	9	778	748	765	442	131	121	256	13	37	11		5			3	48	272
二、基层医疗卫生机构	11408	8989	5487	101726	82568	39231	34565	30188	6155	4324	2222		2670	2173	100	4487	4645	7753
社区卫生服务中心（站）	2143	8989	5487	45390	38265	16485	14618	12386	4556	2935	1553		1903			2363	1551	3211
社区卫生服务中心	367	8989	5487	40149	34030	14441	12824	11279	3874	2711	1417		1725			2194	1279	2646
社区卫生服务站	1776			5241	4235	2044	1794	1107	682	224	136		178			169	272	565

续表

机构分类	机构数（个）	编制床位（张）	实有床位（张）	人员数（人） 合计	卫生技术人员 小计	执业（助理）医师	执业医师	注册护士	药师（士）	技师（士）	检验师（士）	卫生监督员	其他	乡村医生	卫生员	其他技术人员	管理人员	工勤技能人员
村卫生室（所）	2891			3336	1102	981	477	121						2134	100			
门诊部	1632			26967	22000	10759	9706	9296	682	910	497		353			1017	1410	2540
综合门诊部	267			8295	6791	3317	3210	2459	298	593	351		124			268	370	866
中医门诊部	175			2315	1847	1139	1053	362	246	59	44		41			89	161	218
中西医结合门诊部	2			27	23	12	11	7		1	1		1				3	1
专科门诊部	1188			16330	13339	6291	5432	6468	136	257	101		187			660	876	1455
诊所、卫生所（室、站）、医务室、护理站、中小学卫生保健所	4742			26033	21201	11006	9764	8385	917	479	172		414	39		1107	1684	2002
诊所	3312			20285	16291	8750	7675	6177	712	314	117		338	37		887	1425	1645
卫生所（室、站）、医务室、中小学卫生保健所	1313			5135	4537	2250	2084	1904	205	106	55		72	2		213	204	179
护理站	117			613	373	6	5	304		59			4			7	55	178
三、专业公共卫生机构	101	4096	2505	16912	13335	4748	4581	3720	385	1489	1106	1169	1824			1331	769	1477
疾病预防控制中心	27			4599	3631	1408	1397	127	22	817	644		1257			572	264	132
中央属	4			796	499								499			245	38	14
市属	1			755	625	256	256	14	5	175	18		175			85	36	9
区属	17			2598	2123	1141	1130	109	17	633	618		223			220	153	102
其他	5			450	384	11	11	4		9	8		360			22	37	7
专科疾病防治机构	20	864	584	1047	723	242	223	319	37	75	44		50			187	93	44
专科疾病防治院	3	806	546	706	446	138	129	238	16	25	19		29			163	68	29
职业病防治院	1	276	66	378	165	75	71	63	6	18	14		3			135	59	19
其他专科疾病防治院	2	530	480	328	281	63	58	175	10	7	5		26			28	9	10
专科疾病防治所（站、中心）	17	58	38	341	277	104	94	81	21	50	25		21			24	25	15
口腔病防治所（站、中心）	1			42	36	18	15	12	2	1	1		3			2	3	1
精神病防治所（站、中心）	3			108	72	20	20	42	4	4			2			14	12	10
皮肤病与性病防治所（站、中心）																		
结核病防治所（站、中心）	11	58	38	167	146	54	48	22	14	40	21		16			8	9	4
职业病防治所（站、中心）	1			24	23	12	11	5	1	5	3						1	
妇幼保健机构	18	3232	1921	7346	6187	2578	2540	2527	298	506	336		278			274	294	591
市属	1			161	153	96	96	46		2	2		9			5	3	
区属	17	3232	1921	7185	6034	2482	2444	2481	298	504	334		269			269	291	591
妇幼保健院	16	3074	1851	7051	5939	2467	2429	2427	283	488	320		274			256	281	575
妇幼保健所	1																	
妇幼保健计划生育服务中心	1	158	70	295	248	111	111	100	15	18	16		4			18	13	16
急救中心（站）	12			1937	1025	489	395	397	27	16	7		96			199	91	622
采供血机构	6			763	587	31	26	350	1	75	75		130			88	22	66
卫生监督所（局、中心、执法大队）	18			1220	1182							1169	13			11	5	22
市属	1			108	107							107						1
区属	17			1112	1075							1062	13			11	5	21
四、其他机构	244			9225	4187	819	811	442	33	1327	1235	11	1555			2623	1268	1147
医学科学研究机构	30			3553	1460	241	241	2	16	6	6		1195			1686	374	33
医学在职培训机构	5			102	12	3	3	2		1	1		6			23	56	11
临床检验机构	75			2677	1148	115	113	30		798	777	2	203			537	260	732
其他	134			2893	1567	460	454	408	17	522	451	9	151			377	578	371

注：本表机构数、卫生人员、卫生技术人员、医师、护士数统计范围包括村卫生室（所），包含13家驻京部队医院。

自2022年起，管理人员指仅从事管理的人员数，不含同时担负临床或监督工作的管理人员，本章各表同。

全市医疗卫生机构、床位、人员数（公立）

公立

机构分类	机构数（个）	编制床位（张）	实有床位（张）	人员数（人）														
				合计	卫生技术人员									乡村医生	卫生员	其他技术人员	管理人员	工勤技能人员
					小计	执业（助理）医师	执业医师	注册护士	药师（士）	技师（士）	检验师（士）	卫生监督员	其他					
总计	6142	115801	103530	301262	252494	94266	79155	115060	12556	15937	8033	1171	13504	1931	100	14868	12939	18930
一、医院	219	103222	96008	228192	195306	70295	57668	97315	7763	11387	5254		8546			9129	9689	14068
综合医院	116	59576	58203	155443	134771	48689	36773	69492	4291	7081	3220		5218			5318	6028	9326
中医医院	33	13734	10971	24037	20217	8046	7988	8324	1775	1505	744		567			981	968	1871
中西医结合医院	19	7988	7380	11843	10134	3903	3841	4598	612	781	369		240			475	486	748
民族医医院	2	180	162	268	191	93	90	63	11	15	7		9			8	19	50
专科医院	47	21744	19292	36601	29993	9564	8976	14838	1074	2005	914		2512			2347	2188	2073
口腔医院	4	257	231	3114	2450	1031	1026	1006	25	49	20		339			178	102	384
肿瘤医院	2	2598	2253	5605	4473	1399	1399	2075	157	329	104		513			579	372	181
心血管病医院	1	1521	1312	3859	3378	894	894	1895	59	116	54		414			198	186	97
胸科医院	1	1400	625	971	798	235	235	443	32	55	26		33			77	65	31
妇产（科）医院	1	660	535	1569	1300	399	399	634	52	122	104		93			108	105	56
儿童医院	2	1370	1796	5059	4446	1510	1510	2062	202	273	205		399			255	283	75
精神病医院	19	8251	7921	6239	4765	1229	1183	2710	236	225	138		365			493	387	594
传染病医院	3	2400	1634	3389	2841	943	942	1385	151	247	135		115			216	236	96
康复医院	5	1696	1570	2579	2251	710	703	948	98	456	66		39			133	108	87
整形外科医院	1	700	474	1145	791	353	353	328	17	21	15		72			13	145	196
其他专科医院	8	891	941	3072	2500	861	332	1352	45	112	47		130			97	199	276
护理院	2																	
二、基层医疗卫生机构	5730	8483	5017	51097	41769	18757	16441	13783	4379	2954	1588		1896	1931	100	2431	1602	3264
社区卫生服务中心（站）	1996	8483	5017	40880	34547	14730	13047	11352	4048	2669	1421		1748			2224	1324	2785
社区卫生服务中心	349	8483	5017	38225	32425	13720	12176	10764	3730	2577	1360		1634			2121	1206	2473
社区卫生服务站	1647			2655	2122	1010	871	588	318	92	61		114			103	118	312
村卫生室（所）	2665			3087	1056	935	457	121						1931	100			
门诊部	103			3559	2980	1419	1387	1065	195	209	121		92			76	139	364
综合门诊部	71			1945	1680	827	811	498	148	151	118		56			49	60	156
中医门诊部	10			361	231	130	120	43	43	3	3		12			13	37	80
专科门诊部	22			1253	1069	462	456	524	4	55			24			14	42	128
诊所、卫生所（室、站）、医务室、护理站、中小学卫生保健所	966			3571	3186	1673	1550	1245	136	76	46		56			131	139	115

机构分类	机构数（个）	编制床位（张）	实有床位（张）	人员数（人）														
				合计	卫生技术人员									乡村医生	卫生员	其他技术人员	管理人员	工勤技能人员
					小计	执业（助理）医师	执业医师	注册护士	药师（士）	技师（士）	检验师（士）	卫生监督员	其他					
诊所	18			92	79	50	46	13	9				7			4	5	4
卫生所（室、站）、医务室、中小学卫生保健所	947			3474	3102	1623	1504	1227	127	76	46		49			127	134	111
护理站	1			5	5			5										
三、专业公共卫生机构	101	4096	2505	16912	13335	4748	4581	3720	385	1489	1106	1169	1824			1331	769	1477
疾病预防控制中心	27			4599	3631	1408	1397	127	22	817	644		1257			572	264	132
中央属	4			796	499								499			245	38	14
市属	1			755	625	256	256	14	5	175	18		175			85	36	9
区属	17			2598	2123	1141	1130	109	17	633	618		223			220	153	102
其他	5			450	384	11	11	4		9	8		360			22	37	7
专科疾病防治机构	20	864	584	1047	723	242	223	319	37	75	44		50			187	93	44
专科疾病防治院	3	806	546	706	446	138	129	238	16	25	19		29			163	68	29
职业病防治院	1	276	66	378	165	75	71	63	6	18	14		3			135	59	19
其他专科疾病防治院	2	530	480	328	281	63	58	175	10	7	5		26			28	9	10
专科疾病防治所（站、中心）	17	58	38	341	277	104	94	81	21	50	25		21			24	25	15
口腔病防治所（站、中心）	1			42	36	18	15	2	1	4			3			2	3	1
精神病防治所（站、中心）	3			108	72	20	20	4		4			2			14	12	10
皮肤病与性病防治所（站、中心）	1																	
结核病防治所（站、中心）	11	58	38	167	146	54	48	22	14	40	21		16			8	9	4
职业病防治所（站、中心）	1			24	23	12	11	5	1	5	3						1	
妇幼保健机构	18	3232	1921	7346	6187	2578	2540	2527	298	506	336		278			274	294	591
市属	1			161	153	96	96	46		2	2		9			5	3	
区属	17	3232	1921	7185	6034	2482	2444	2481	298	504	334		269			269	291	591
妇幼保健院	16	3074	1851	7051	5939	2467	2429	2427	283	488	320		274			256	281	575
妇幼保健所	1																	
妇幼保健计划生育服务中心	1	158	70	295	248	111	111	100	15	18	16		4			18	13	16
急救中心（站）	12			1937	1025	489	395	397	27	16	7		96			199	91	622
采供血机构	6			763	587	31	26	350	1	75	75		130			88	22	66
卫生监督所（局、中心、执法大队）	18			1220	1182							1169	13			11		22
市属	1			108	107							107						1
区属	17			1112	1075							1062	13			11	5	21
四、其他机构	92			5061	2084	466	465	242	29	107	85	2	1238			1977	879	121
医学科学研究机构	30			3553	1460	241	241	2	16	6	6		1195			1686	374	33
医学在职培训机构	5			102	12	3	3	2		1	1		6			23	56	11
临床检验机构	3			23	14					14	14						8	1
其他	54			1383	598	222	221	238	13	86	64	2	37			268	441	76

全市医疗卫生机构、床位、人员数（民营）

民营

机构分类	机构数（个）	编制床位（张）	实有床位（张）	人员数（人）										乡村医生	卫生员	其他技术人员	管理人员	工勤技能人员
				合计	卫生技术人员												
					小计	执业（助理）医师	执业医师	注册护士	药师（士）	技师（士）	检验师（士）	卫生监督员	其他					
总计	6376	34758	35293	117767	90273	39419	35802	37488	4398	6236	3389	9	2723	242		5555	7731	13966
一、医院	546	34252	34823	62974	47371	18592	17332	20883	2618	3646	1605		1632			2853	4299	8451
综合医院	126	9744	10557	17578	13635	5048	4789	6219	654	1185	504		529			529	1285	2129
中医医院	177	6424	6443	11988	9394	4758	4334	2797	875	563	267		401			429	802	1363
中西医结合医院	42	5414	5520	8958	6939	2750	2597	3127	397	495	202		170			490	598	931
民族医医院	3	92	96	126	92	49	36	32	8	3	2					3	15	16
专科医院	191	11800	11459	23559	16869	5856	5455	8452	671	1363	619		527			1399	1551	3740
口腔医院	45	714	699	3291	2492	1079	940	1222	47	88	33		56			243	173	383
眼科医院	18	647	667	1446	933	308	290	460	43	66	27		56			106	96	311
耳鼻喉科医院	2	268	268	487	271	104	93	136	11	13	7		7			2	30	184
肿瘤医院	10	2241	2241	2274	1869	479	460	1007	100	153	70		130			114	108	183
心血管病医院	1	99	99	139	107	22	22	52	5	28	4						16	16
血液病医院	3	700	620	1186	957	187	180	581	43	118	96		28			91	77	61
妇产（科）医院	17	1290	967	3210	2081	762	736	1078	75	124	101		42			39	115	975
儿童医院	9	734	702	1866	1293	418	399	606	73	163	87		33			26	204	343
精神病医院	6	414	458	256	178	48	46	109	10	10	7		1			12	19	47
皮肤病医院	3	320	300	625	283	97	85	148	15	13	10		10			5	67	270
骨科医院	7	806	779	1220	952	366	343	427	43	101	35		15			38	77	153
康复医院	14	1388	1337	2018	1608	459	447	719	63	329	40		38			82	127	201
美容医院	37	700	750	3512	2277	932	858	1207	67	58	45		13			595	240	400
其他专科医院	19	1479	1572	2029	1568	595	556	700	76	99	57		98			46	202	213
护理院	7	778	748	765	442	131	121	256	13	37	11		5			3	48	272
二、基层医疗卫生机构	5678	506	470	50629	40799	20474	18124	16405	1776	1370	634		774	242		2056	3043	4489
社区卫生服务中心（站）	147	506	470	4510	3718	1755	1571	1034	508	266	132		155			139	227	426
社区卫生服务中心	18	506	470	1924	1605	721	648	515	144	134	57		91			73	73	173
社区卫生服务站	129			2586	2113	1034	923	519	364	132	75		64			66	154	253
村卫生室（所）	226			249	46	46	20							203				
门诊部	1529			23408	19020	9340	8319	8231	487	701	376		261			941	1271	2176
综合门诊部	196			6350	5111	2490	2399	1961	150	442	233		68			219	310	710
中医门诊部	165			1954	1616	1009	933	319	203	56	41		29			76	124	138
中西医结合门诊部	2			27	23	12	11	7	2	1	1		1				3	1
专科门诊部	1166			15077	12270	5829	4976	5944	132	202	101		163			646	834	1327
诊所、卫生所（室、站）、医务室、护理站、中小学卫生保健所	3776			22462	18015	9333	8214	7140	781	403	126		358	39		976	1545	1887
诊所	3294			20193	16212	8700	7629	6164	703	314	117		331	37		883	1420	1641
卫生所（室、站）、医务室、中小学卫生保健所	366			1661	1435	627	580	677	78	30	9		23	2		86	70	68

机构分类	机构数（个）	编制床位（张）	实有床位（张）	人员数（人）											乡村医生	卫生员	其他技术人员	管理人员	工勤技能人员
				合计	卫生技术人员														
					小计	执业（助理）医师	执业医师	注册护士	药师（士）	技师（士）	检验师（士）	卫生监督员	其他					
护理站	116			608	368	6	5	299		59			4			7	55	178
四、其他机构	152			4164	2103	353	346	200	4	1220	1150	9	317			646	389	1026
临床检验机构	72			2654	1134	115	113	30		784	763	2	203			537	252	731
其他	80			1510	969	238	233	170	4	436	387	7	114			109	137	295

全市医疗卫生机构、床位、人员数（国有）

国有

机构分类	机构数（个）	编制床位（张）	实有床位（张）	人员数（人）											乡村医生	卫生员	其他技术人员	管理人员	工勤技能人员
				合计	卫生技术人员														
					小计	执业（助理）医师	执业医师	注册护士	药师（士）	技师（士）	检验师（士）	卫生监督员	其他					
总计	2998	109951	98358	250700	207278	75288	73535	92103	11212	14812	7506	1171	12692	55	1	14134	12211	17021
一、医院	178	99273	92346	190526	159296	55842	55504	76950	7394	10862	5044		8248			8925	9312	12993
综合医院	91	58088	56575	123931	103834	36224	36046	51462	4175	6878	3138		5095			5263	5936	8898
中医医院	24	12284	9874	21364	18132	7139	7111	7500	1601	1363	679		529			896	853	1483
中西医结合医院	17	7473	6952	11287	9637	3708	3650	4401	569	726	352		233			467	464	719
民族医院	2	180	162	268	191	93	90	63	11	15	7		9			8	19	50
专科医院	42	21248	18783	33676	27502	8678	8607	13524	1038	1880	868		2382			2291	2040	1843
口腔医院	3	257	231	2976	2328	966	961	957	24	47	20		334			172	99	377
肿瘤医院	2	2598	2253	5605	4473	1399	1399	2075	157	329	104		513			579	372	181
心血管病医院	1	1521	1312	3859	3378	894	894	1895	59	116	54		414			198	186	97
胸科医院	1	1400	625	971	798	235	235	443	32	55	26		33			77	65	31
妇产（科）医院	1	660	535	1569	1300	399	399	634	52	122	104		93			108	105	56
儿童医院	2	1370	1796	5059	4446	1510	1510	2062	202	273	205		399			255	283	75
精神病医院	19	8251	7921	6239	4765	1229	1183	2710	236	225	138		365			493	387	594
传染病医院	3	2000	1604	3091	2624	880	880	1277	133	223	129		111			183	214	70
骨科医院		400	30	298	217	63	62	108	18	24	6		4			33	22	26
康复医院	4	1511	1422	2263	1992	622	615	850	78	403	54		39			115	89	67
整形外科医院	1	700	474	1145	791	353	353	328	17	21	15		72			13	145	196
其他专科医院	5	580	580	601	390	128	116	185	30	42	13		5			65	73	73
护理院	2																	
二、基层医疗卫生机构	2630	6582	3507	38201	32563	14232	12985	11191	3404	2354	1271		1382	55	1	1901	1251	2430
社区卫生服务中心（站）	1613	6582	3507	31784	26987	11431	10322	9107	3111	2082	1108		1256			1721	1020	2056
社区卫生服务中心	272	6582	3507	30585	25972	10950	9870	8782	2971	2031	1076		1238			1680	993	1940
社区卫生服务站	1341			1199	1015	481	452	325	140	51	32		18			41	27	116
村卫生室（所）	55			71	15	13	5	2						55	1			

续表

机构分类	机构数（个）	编制床位（张）	实有床位（张）	人员数（人）合计	卫生技术人员小计	执业（助理）医师	执业医师	注册护士	药师（士）	技师（士）	检验师（士）	卫生监督员	其他	乡村医生	卫生员	其他技术人员	管理人员	工勤技能人员
门诊部	84			3081	2650	1245	1230	963	167	203	117		72			59	102	270
综合门诊部	64			1772	1550	770	760	465	133	146	115		36			39	51	132
中医门诊部	5			149	94	42	42	8	30	2	2		12			12	12	31
专科门诊部	15			1160	1006	433	428	490	4	55			24			8	39	107
诊所、卫生所（室、站）、医务室、护理站、中小学卫生保健所	878			3265	2911	1543	1428	1119	126	69	46		54			121	129	104
诊所	8			42	41	22	21	7	5				7				1	
卫生所（室、站）、医务室、中小学卫生保健所	870			3223	2870	1521	1407	1112	121	69	46		47			121	128	104
三、专业公共卫生机构	**100**	**4096**	**2505**	**16912**	**13335**	**4748**	**4581**	**3720**	**385**	**1489**	**1106**	**1169**	**1824**			**1331**	**769**	**1477**
疾病预防控制中心	27			4599	3631	1408	1397	127	22	817	644		1257			572	264	132
中央属	4			796	499								499			245	38	14
市属	1			755	625	256	256	14	5	175	18		175			85	36	9
区属	17			2598	2123	1141	1130	109	17	633	618		223			220	153	102
其他	5			450	384	11	11	4		9	8		360			22	37	7
专科疾病防治机构	19	864	584	1047	723	242	223	319	37	75	44		50			187	93	44
专科疾病防治院	3	806	546	706	446	138	129	238	16	25	19		29			163	68	29
职业病防治院	1	276	66	378	165	75	71	63	6	18	14		3			135	59	19
其他专科疾病防治院	2	530	480	328	281	63	58	175	10	7	5		26			28	9	10
专科疾病防治所（站、中心）	16	58	38	341	277	104	94	81	21	50	25		21			24	25	15
口腔病防治所（站、中心）	1			42	36	18	15	12	2	1	1		3			2	3	1
精神病防治所（站、中心）	3			108	72	20	20	42	4	4			2			14	12	10
结核病防治所（站、中心）	11	58	38	167	146	54	48	22	14	40	21		16			8	9	4
职业病防治所（站、中心）	1			24	23	12	11	5	1	5	3						1	
妇幼保健机构	18	3232	1921	7346	6187	2578	2540	2527	298	506	336		278			274	294	591
市属	1			161	153	96	96	46		2	2		9			5	3	
区属	17	3232	1921	7185	6034	2482	2444	2481	298	504	334		269			269	291	591
妇幼保健院	16	3074	1851	7051	5939	2467	2429	2427	283	488	320		274			256	281	575
妇幼保健所																		
妇幼保健计划生育服务中心	1	158	70	295	248	111	111	100	15	18	16		4			18	13	16
急救中心（站）	12			1937	1025	489	395	397	27	16	7		96			199	91	622
采供血机构	6			763	587	31	26	350	1	75	75		130			88	22	66
卫生监督所（局、中心、执法大队）	18			1220	1182							1169	13			11	5	22
市属	1			108	107							107						1
区属	17			1112	1075							1062	13			11	5	21
四、其他机构	**90**			**5061**	**2084**	**466**	**465**	**242**	**29**	**107**	**85**	**2**	**1238**			**1977**	**879**	**121**
医学科学研究机构	30			3553	1460	241	241	2	16	6	6		1195			1686	374	33
医学在职培训机构	5			102	12	3	3	2		1	1		6			23	56	11
临床检验机构	3			23	14					14	14						8	1
其他	52			1383	598	222	221	238	13	86	64	2	37			268	441	76

全市医疗卫生机构、床位、人员数（集体）

集体

机构分类	机构数（个）	编制床位（张）	实有床位（张）	人员数（人）											乡村医生	卫生员	其他技术人员	管理人员	工勤技能人员
				合计	卫生技术人员														
					小计	执业（助理）医师	执业医师	注册护士	药师（士）	技师（士）	检验师（士）	卫生监督员	其他					
总计	3131	5850	5172	20530	15184	6848	5620	5055	1344	1125	527		812	1876	99	734	728	1909
一、医院	28	3949	3662	7634	5978	2323	2164	2463	369	525	210		298			204	377	1075
综合医院	14	1488	1628	2702	2127	771	727	914	116	203	82		123			55	92	428
中医医院	9	1450	1097	2673	2085	907	877	824	174	142	65		38			85	115	388
中西医结合医院	2	515	428	556	497	195	191	197	43	55	17		7			8	22	29
专科医院	3	496	509	1703	1269	450	369	528	36	125	46		130			56	148	230
口腔医院	1			138	122	65	65	49	1	2			5			6	3	7
康复医院	1	185	148	316	259	88	88	98	20	53	12					18	19	20
其他专科医院	1	311	361	1249	888	297	216	381	15	70	34		125			32	126	203
二、基层医疗卫生机构	3100	1901	1510	12896	9206	4525	3456	2592	975	600	317		514	1876	99	530	351	834
社区卫生服务中心（站）	383	1901	1510	9096	7560	3299	2725	2245	937	587	313		492			503	304	729
社区卫生服务中心	77	1901	1510	7640	6453	2770	2306	1982	759	546	284		396			441	213	533
社区卫生服务站	306			1456	1107	529	419	263	178	41	29		96			62	91	196
村卫生室（所）	2610			3016	1041	922	452	119						1876	99			
门诊部	19			478	330	174	157	102	28	6	4		20			17	37	94
综合门诊部	7			173	130	57	51	33	15	5	3		20			10	9	24
中医门诊部	5			212	137	88	78	35	13	1	1					1	25	49
专科门诊部	7			93	63	29	28	34								6	3	21
诊所、卫生所（室、站）、医务室、护理站、中小学卫生保健所	88			306	275	130	122	126	10	7			2			10	10	11
诊所	10			50	38	28	25	6	4							4	4	4
卫生所（室、站）、医务室、中小学卫生保健所	77			251	232	102	97	115	6	7			2			6	6	7
护理站	1			5	5			5										
三、专业公共卫生机构	1																	
专科疾病防治机构	1																	
专科疾病防治所（站、中心）	1																	
皮肤病与性病防治所（站、中心）	1																	
四、其他机构	2																	
其他	2																	

全市医疗卫生机构、床位、人员数（联营）

联营

机构分类	机构数（个）	编制床位（张）	实有床位（张）	人员数（人）														
				合计	卫生技术人员									乡村医生	卫生员	其他技术人员	管理人员	工勤技能人员
					小计	执业（助理）医师	执业医师	注册护士	药师（士）	技师（士）	检验师（士）	卫生监督员	其他					
总计	31	517	469	1174	970	386	359	469	31	46	27		38			18	101	85
一、医院	5	517	469	1004	826	311	304	412	26	42	27		35			9	96	73
综合医院	2	20	20	25	20	10	10	10								2	2	1
中医医院	2	40	40	46	38	18	17	14	5	1	1						6	2
中西医结合医院	1	457	409	933	768	283	277	388	21	41	26		35			7	88	70
二、基层医疗卫生机构	25			170	144	75	55	57	5	4			3			9	5	12
门诊部	8			83	66	31	21	26	3	3			3			9	3	5
综合门诊部	1			17	14	5	3	2	2				3			3		
中医门诊部	1			6	3	3		1								1	1	1
专科门诊部	6			60	49	25	17	24								5	2	4
诊所、卫生所（室、站）、医务室、护理站、中小学卫生保健所	17			87	78	44	34	31	2	1							2	7
诊所	17			87	78	44	34	31	2	1							2	7
三、其他机构	1																	
其他	1																	

全市医疗卫生机构、床位、人员数（私有）

私有

机构分类	机构数（个）	编制床位（张）	实有床位（张）	人员数（人）														
				合计	卫生技术人员									乡村医生	卫生员	其他技术人员	管理人员	工勤技能人员
					小计	执业（助理）医师	执业医师	注册护士	药师（士）	技师（士）	检验师（士）	卫生监督员	其他					
总计	2536	7106	6935	27752	21626	10761	9397	7661	1332	1183	651		689	204		1174	1791	2957
一、医院	155	7030	6859	12054	9023	4095	3710	3291	654	646	292		337			472	858	1701
综合医院	39	1600	1586	2693	1933	918	834	632	152	142	75		89			111	251	398
中医医院	64	1854	1852	3860	2986	1598	1442	806	303	174	81		105			183	278	413

机构分类	机构数（个）	编制床位（张）	实有床位（张）	人员数（人）合计	卫生技术人员 小计	执业（助理）医师	执业医师	注册护士	药师（士）	技师（士）	检验师（士）	卫生监督员	其他	乡村医生	卫生员	其他技术人员	管理人员	工勤技能人员
中西医结合医院	14	1377	1289	1959	1498	668	613	582	88	103	40		57			104	114	243
民族医院	3	92	96	126	92	49	36	32	8	3	2					3	15	16
专科医院	31	1587	1516	2781	2176	761	694	1045	91	197	85		82			69	159	377
口腔医院	10	154	139	500	391	205	173	158	9	8	3		11			11	34	64
眼科医院	2	35	35	86	63	35	33	19	6	3	2						7	16
肿瘤医院	2	340	340	464	374	91	84	206	10	16	11		51			6	12	72
心血管病医院	1	99	99	139	107	22	22	52		28							16	16
血液病医院	1	200	172	305	270	42	39	164	13	37	31		14				11	24
妇产（科）医院	1	50	50	72	51	15	15	28	2	6	4					6	4	11
精神病医院	2	89	88	90	52	14	14	29	4	5	3						8	30
皮肤病医院	1	100	100	87	67	17	15	40	5	5	3					2	13	5
骨科医院	1	170	143	354	242	78	75	119	8	37	7					24	16	72
康复医院	1	100	100	139	121	31	30	50	8	32	3						9	9
美容医院	5	100	100	357	281	123	110	129	11	12	8		6			17	14	45
其他专科医院	4	150	150	188	157	88	84	51	10	8	6					3	15	13
护理院	4	520	520	635	338	101	91	194	12	27	9		4			2	41	254
二、基层医疗卫生机构	2345	76	76	15018	12223	6591	5616	4325	678	321	151		308	204		566	862	1163
社区卫生服务中心（站）	83	76	76	2387	1911	956	845	447	295	124	65		89			106	140	230
社区卫生服务中心	6	76	76	575	450	214	181	115	36	37	13		48			62	17	46
社区卫生服务站	77			1812	1461	742	664	332	259	87	52		41			44	123	184
村卫生室（所）	207			241	41	41	16							200				
门诊部	366			4628	3821	1886	1613	1609	123	119	68		84			155	296	356
综合门诊部	52			1242	1009	505	471	379	38	73	42		14			35	61	137
中医门诊部	51			515	441	250	216	99	66	17	13		9			11	31	32
中西医结合门诊部	1			13	11	5	4	5	1								2	
专科门诊部	262			2858	2360	1126	922	1126	18	29	13		61			109	202	187
诊所、卫生所（室、站）、医务室、护理站、中小学卫生保健所	1689			7762	6450	3708	3142	2269	260	78	18		135	4		305	426	577
诊所	1595			7207	6129	3602	3043	2097	242	55	17		133	3		245	400	430
卫生所（室、站）、医务室、中小学卫生保健所	65			322	213	103	96	87	18	3	1		2	1		60	10	38
护理站	29			233	108	3	3	85		20							16	109
三、其他机构	36			680	380	75	71	45		216	208		44			136	71	93
临床检验机构	22			462	233	26	24			159	159		39			112	57	60
其他	14			218	147	49	47	36		57	49		5			24	14	33

全市医疗卫生机构、床位、人员数（其他）

其他

机构分类	机构数（个）	编制床位（张）	实有床位（张）	人员数（人）														
				合计	卫生技术人员									乡村医生	卫生员	其他技术人员	管理人员	工勤技能人员
					小计	执业（助理）医师	执业医师	注册护士（士）	药师（士）	技师（士）	检验师（士）	卫生监督员	其他					
总计	3809	27135	27889	88841	67677	28272	26046	29358	3035	5007	2711	9	1996	38		4363	5839	10924
一、医院	386	26705	27495	49916	37522	14186	13318	17180	1938	2958	1286		1260			2372	3345	6677
综合医院	85	8124	8951	14860	11682	4120	3945	5577	502	1043	429		440			416	1032	1730
中医医院	111	4530	4551	8082	6370	3142	2875	1977	567	388	185		296			246	518	948
中西医结合医院	27	3580	3822	6066	4673	1799	1707	2157	288	351	136		78			379	396	618
专科医院	160	10213	9943	20778	14693	5095	4761	7407	580	1166	534		445			1330	1392	3363
口腔医院	35	560	560	2791	2101	874	767	1064	38	80	30		45			232	139	319
眼科医院	16	612	632	1360	870	273	257	441	37	63	25		56			106	89	295
耳鼻喉科医院	2	268	268	487	271	104	93	136	11	13	7		7			2	30	184
肿瘤医院	8	1901	1901	1810	1495	388	376	801	90	137	59		79			108	96	111
血液病医院	2	500	448	881	687	145	141	417	30	81	65		14			91	66	37
妇产（科）医院	16	1240	917	3138	2030	747	721	1050	73	118	97		42			33	111	964
儿童医院	9	734	702	1866	1293	418	399	606	73	163	87		33			26	204	343
精神病医院	4	325	370	166	126	34	32	80	6	5	4		1			12	11	17
皮肤病医院	2	220	200	538	216	80	70	108	10	8	7		10			3	54	265
骨科医院	6	636	636	866	710	288	268	308	35	64	28		15			14	61	81
康复医院	13	1288	1237	1879	1487	428	417	669	55	297	37		38			82	118	192
美容医院	32	600	650	3155	1996	809	748	1078	56	46	37		7			578	226	355
其他专科医院	15	1329	1422	1841	1411	507	472	649	66	91	51		98			43	187	200
护理院	3	258	228	130	104	30	30	62	1	10	2		1			1	7	18
二、基层医疗卫生机构	3308	430	394	35441	28432	13808	12453	12023	1093	1045	483		463	38		1481	2176	3314
社区卫生服务中心（站）	64	430	394	2123	1807	799	726	587	213	142	67		66			33	87	196
社区卫生服务中心	12	430	394	1349	1155	507	467	400	108	97	44		43			11	56	127
社区卫生服务站	52			774	652	292	259	187	105	45	23		23			22	31	69
村卫生室（所）	19			8	5	5	4							3				
门诊部	1155			18697	15133	7423	6685	6596	361	579	308		174			777	972	1815
综合门诊部	143			5091	4088	1980	1925	1580	110	367	191		51			181	249	573
中医门诊部	113			1433	1172	758	716	220	136	38	28		20			64	92	105
中西医结合门诊部	1			14	12	7	7	2	1	1	1		1				1	1
专科门诊部	898			12159	9861	4678	4037	4794	114	173	88		102			532	630	1136
诊所、卫生所（室、站）、医务室、护理站、中小学卫生保健所	2070			14613	11487	5581	5038	4840	519	324	108		223	35		671	1117	1303
诊所	1682			12899	10005	5054	4552	4036	459	258	100		198	34		638	1018	1204
卫生所（室、站）、医务室、中小学卫生保健所	301			1339	1222	524	484	590	60	27	8		21	1		26	60	30
护理站	87			375	260	3	2	214		39			4			7	39	69
三、其他机构	115			3484	1723	278	275	155	4	1004	942	9	273			510	318	933
临床检验机构	50			2192	901	89	89	21		625	604	2	164			425	195	671
其他	65			1292	822	189	186	134	4	379	338	7	109			85	123	262

2023年全市医疗卫生资源状况

分区	医疗卫生机构数（个）	医疗机构数（个）	三级医疗机构数（个）	二级医疗机构数（个）	一级医疗机构数（个）	公立医疗机构数（个）	民营医疗机构数（个）	营利性医疗机构数（个）	非营利性医疗机构数（个）	卫生技术人员数（人）	执业（助理）医师数（人）	注册护士数（人）	编制床位数（张）	实有床位数（张）	家庭病床数（张）	每千常住人口卫生技术人员数（人）	每千常住人口执业（助理）医师数（人）	每千常住人口注册护士数（人）	每千常住人口实有床位数（张）
全市	12518	12298	146	187	636	6002	6296	5403	6895	342767	133685	152548	150559	138823	358	15.68	6.12	6.98	6.35
东城区	545	522	10	8	41	251	271	258	264	24618	9934	9880	8888	8254	23	35.02	14.13	14.05	11.74
西城区	690	660	17	14	15	329	331	301	359	40344	14082	18223	15481	16290		36.71	12.81	16.58	14.82
朝阳区	1999	1974	24	39	90	412	1562	1458	516	66047	26158	29760	26594	27495	125	19.17	7.59	8.64	7.98
丰台区	564	548	15	23	49	262	286	204	344	27511	10689	11868	15457	14311	6	13.68	5.32	5.90	7.12
石景山区	237	230	7	4	13	101	129	101	129	10076	3882	4545	6302	5656		17.87	6.88	8.06	10.03
海淀区	1448	1434	13	37	70	489	945	860	574	42897	16597	19082	16653	14780	17	13.73	5.31	6.11	4.73
门头沟区	264	258	2	3	16	197	61	59	199	4345	1586	1858	3377	2891		10.94	3.99	4.68	7.28
房山区	1062	1050	5	5	50	693	357	236	814	12307	4833	5113	6546	6420	9	9.38	3.68	3.90	4.89
通州区	620	606	5	9	33	453	153	99	507	13482	5102	5732	8435	6231	24	7.31	2.77	3.11	3.38
顺义区	933	920	5	6	37	500	420	398	522	11088	4645	4316	6398	4756		8.36	3.50	3.25	3.58
昌平区	1259	1240	13	15	85	463	777	690	550	23589	9090	10239	16981	14608	17	10.38	4.00	4.51	6.43
大兴区	912	896	10	9	44	462	434	376	520	18849	7103	7849	10794	9702	52	9.45	3.56	3.94	4.87
怀柔区	501	494	2	4	26	355	139	138	356	4774	2029	1737	2252	2086	1	10.85	4.61	3.95	4.74
平谷区	399	392	2	5	19	320	72	56	336	4738	2025	1726	2618	2103		10.39	4.44	3.79	4.61
密云区	600	594	2	3	29	321	273	112	482	4775	2331	1489	2277	2083	57	9.11	4.45	2.84	3.98
延庆区	472	467	1	3	19	381	86	57	410	3295	1469	1229	1506	1157	27	9.61	4.28	3.58	3.37

注：本表全市机构数、人员数合计包含13家驻京部队医院，床位数及各区数据均不包含驻京部队医院。

2023年全市医疗服务情况

分区	门诊人次（人次）	急诊人次（人次）	家庭卫生服务人次（人次）	出院人次（人次）	住院手术人次（人次）	平均住院日（日）	病床使用率（%）	病床周转次数（日）
全市	257487078	16025205	1214667	5035922	1907135	7.8	78.06	33.7
东城区	20391306	844398	14102	387317	231557	6.1	84.49	49.5
西城区	30735140	1842108	19448	725007	385684	6.7	88.86	44.5
朝阳区	48070665	2970591	412494	983170	419642	7.5	80.22	37.7
丰台区	24716210	1155224	41656	371625	113514	9.9	79.05	28.0
石景山区	7941669	503686	12616	150504	65834	9.8	81.58	27.9
海淀区	37341535	1748875	156477	568900	217066	6.5	79.32	43.1
门头沟区	4441776	219613	16581	56462	12748	9.9	71.68	19.7
房山区	12414271	783788	53726	137048	31439	9.1	64.32	22.0
通州区	13563451	1155339	29491	237087	144783	6.9	77.01	39.3
顺义区	9941350	673699	216181	102875	31295	7.6	64.60	22.0
昌平区	16862810	1482777	77208	276481	114286	11.0	74.10	20.4
大兴区	13018624	1060631	25470	275233	97898	8.1	76.02	29.7
怀柔区	4527781	369581	51309	40751	10108	10.1	65.58	20.1
平谷区	4336099	394815	43145	50042	11784	9.0	68.84	23.9
密云区	6017534	565828	14241	50508	11563	7.4	60.07	25.6
延庆区	3166857	254252	30522	29573	7934	8.7	73.92	26.4

注：本表的全市门诊人次、出院人次合计包含13家驻京部队医院，其他数据项及各区数据均不包含驻京部队医院。

2023年全市医疗卫生机构费用及财政拨款情况

单位：亿元

分类	总费用	财政拨款
医疗卫生机构	**3424.2**	**507.0**
其中：医疗机构	3258.4	424.5
内：社区卫生服务中心（站）	418.9	116.8

全市三级医疗机构人均医疗费用及工作效率一览表

机构分类	平均每诊疗人次医疗费（元）					平均每一出院者住院医疗费（元）					平均每一医师		
	合计	其中				合计	其中				年担负诊疗人次（人次）	全年担负住院床日（日）	年业务收入（元）
		药费	检查费	治疗费	手术费		药费	检查费	治疗费	手术费			
总计	**708.9**	**290.0**	**103.7**	**70.0**	**23.1**	**24207.4**	**4703.5**	**1758.1**	**2655.4**	**2249.0**	**2364.7**	**519.7**	**3533996.0**
综合医院	693.2	254.9	119.3	63.4	22.5	23820.0	4189.2	1645.8	2234.8	2287.2	2368.8	525.7	3700236.5
中医医院	693.4	448.4	44.2	53.4	6.8	19305.0	4800.2	1780.7	3036.3	912.6	3121.7	444.1	3127914.5
中西医结合医院	624.9	297.7	70.6	81.1	11.8	27152.4	6958.9	2107.6	3846.5	1329.7	1737.6	614.9	2431719.2
专科医院	909.6	301.0	126.0	123.3	54.9	28897.0	6336.7	2210.9	4002.3	3092.3	1938.3	557.3	4019286.9
妇幼保健机构	431.0	127.0	76.1	37.7	5.7	7383.5	1478.5	590.0	557.4	1370.4	3349.3	210.1	1873809.8

全市二级医疗机构人均医疗费用及工作效率一览表

机构分类	平均每诊疗人次医疗费（元）					平均每一出院者住院医疗费（元）					平均每一医师		
	合计	其中				合计	其中				年担负诊疗人次（人次）	全年担负住院床日（日）	年业务收入（元）
		药费	检查费	治疗费	手术费		药费	检查费	治疗费	手术费			
总计	**648.4**	**251.5**	**63.2**	**104.6**	**40.8**	**26924.9**	**7152.5**	**1965.9**	**4413.0**	**1944.5**	**1706.0**	**489.3**	**2071403.7**
综合医院	590.7	226.2	79.9	57.1	28.6	25146.2	6239.9	1587.7	3515.1	1928.1	1918.0	403.6	2266715.2
中医医院	544.9	322.8	25.1	107.3	6.6	21898.1	5601.3	1507.5	4839.8	1169.6	2094.4	266.2	1558647.7
中西医结合医院	609.2	345.4	50.7	91.3	7.7	27803.6	9838.8	1608.1	6613.0	764.8	1868.4	569.8	2059905.3
民族医医院	961.1	655.7	71.9	149.8	10.9	10163.5	3307.7	846.2	1701.9	19.2	913.6	19.2	903094.6
专科医院	990.1	225.9	73.9	236.8	128.6	31880.0	8722.9	2663.8	5311.9	2547.0	1278.3	837.6	2591922.1
妇幼保健机构	366.2	153.6	49.1	35.0	4.9	5491.4	1014.5	443.5	273.2	1188.7	1392.8	42.6	567379.6
专科疾病防治机构	204.5	125.7	5.0	23.6	2.2	121239.2	9228.4	40709.5	24878.4	1.4	609.9	1270.6	1762255.6

全市一级医疗机构人均医疗费用及工作效率一览表

机构分类	平均每诊疗人次医疗费（元）					平均每一出院者住院医疗费（元）					平均每一医师		
	合计	其中				合计	其中				年担负诊疗人次（人次）	全年担负住院床日（日）	年业务收入（元）
		药费	检查费	治疗费	手术费		药费	检查费	治疗费	手术费			
总计	**484.4**	**322.6**	**14.8**	**65.4**	**21.2**	**24343.0**	**4922.9**	**1745.5**	**4791.2**	**4225.1**	**3118.3**	**117.7**	**1690164.6**
综合医院	619.8	289.8	72.0	127.0	36.4	20220.4	4811.1	1471.6	3642.5	2008.6	1823.1	289.8	1371129.3
中医医院	832.9	591.7	9.7	128.8	6.7	22170.3	7240.8	863.9	6066.9	1341.1	2050.6	88.3	1832391.3
中西医结合医院	792.9	501.6	20.9	170.7	15.6	31990.8	6984.2	2243.8	7037.4	3612.7	2482.1	229.8	2338555.6
民族医医院	981.0	701.6	10.5	201.0	1.9	33885.4	20516.1	229.8	7839.3	7.9	471.1	449.4	1433982.6
专科医院	1504.7	154.2	53.9	583.1	461.8	28956.1	3270.0	2416.5	4731.5	8487.3	1121.6	256.9	2486520.5
护理院	338.7	186.6	0.4	3.3	0.0	28003.4	4685.5	3153.8	5494.0	0.0	577.6	987.0	974520.0
社区卫生服务中心	323.9	269.7	5.3	11.2	0.5	12290.4	3416.6	1054.3	3354.8	43.7	4576.4	23.2	1509637.0
专科疾病防治机构	200.2	30.5	2.4	65.5	6.7	0.0	0.0	0.0	0.0	0.0	487.4	0.0	97592.6

全市三级医疗机构总诊疗情况一览表

机构分类	机构数（个）	诊疗人次数（人次）				观察室（人次）	健康检查人数（人次）	门急诊诊次占总诊次的比例（%）
		总计	其中：门、急诊人次数			收容人数		
			合计	门诊人次	急诊人次			
总计	**133**	**130211957**	**130170640**	**116442832**	**13727808**	**791072**	**3690499**	**99.97**
综合医院	49	78975694	78946772	68819372	10127400	595139	2138294	99.96
中医医院	20	20955973	20949151	19971975	977176	107163	326684	99.97
中西医结合医院	16	7624373	7623671	6861495	762176	12829	326876	99.99
专科医院	37	17760893	17760893	16496261	1264632	75935	295235	100
急救中心	1							
妇幼保健机构	10	4895024	4890153	4293729	596424	6	603410	99.90

注：本表不包括13家驻京部队医院。

全市三级医疗机构住院服务情况一览表

机构分类	入院人数（人次）	出院人数（人次）	住院患者手术人数（人次）	每百门急诊的入院人数（人次）
总计	**3861338**	**3863905**	**1751005**	**3.0**
综合医院	2612257	2618308	1182885	3.3
中医医院	298409	299608	170845	1.4
中西医结合医院	209518	210139	67640	2.7
专科医院	667374	662110	293422	3.8
急救中心				
妇幼保健机构	73780	73740	36213	1.5

注：本表不包括13家驻京部队医院。

全市三级医疗机构病床使用情况一览表

机构分类	编制床位（张）	实有床位（张）	实际开放总床日数（床日）	平均开放病床数（张）	实际占用总床日数（床日）	出院者占用总床日数（床日）	病床周转次数（次）	病床工作日（日）	病床使用率（%）	出院者平均住院日（日）	每床与每日门急诊次之比（%）
总计*	**98145**	**92676**	**33010339**	**90439.3**	**28619421**	**28525852**	**42.7**	**316.4**	**86.70**	**7.2**	**5.55**
综合医院	54523	55296	19809590	54272.8	17526024	17550776	48.2	322.9	88.47	6.7	5.56
中医医院	12572	10338	3625383	9932.6	2981497	2968893	30.2	300.2	82.24	9.9	8.28
中西医结合医院	9329	9074	3316341	9085.9	2698069	2840729	23.1	297.0	81.36	13.5	3.24
专科医院*	19154	16492	5731234	15702.0	5106726	4864143	42.2	325.2	89.10	6.1	4.41
急救中心											
妇幼保健机构	2567	1476	527791	1446.0	307105	301311	51.0	212.4	58.19	4.1	12.96

*本表不包括13家驻京部队医院。

*由于医保政策调整，近年来精神专科医院出院者平均住院日波动较大，本表出院者平均住院日各合计项中均不包含精神专科医院。

全市二级医疗机构总诊疗情况一览表

机构分类	机构数（个）	诊疗人次数（人次）				观察室（人次）	健康检查人数（人次）	门急诊诊次占总诊次的比例（%）
		总计	其中：门、急诊人次数			收容人数		
			合计	门诊人次	急诊人次			
总计	**187**	**22248197**	**22231949**	**20444419**	**1787530**	**159946**	**1464596**	**99.93**
综合医院	31	9809547	9802970	8715525	1087445	52192	905794	99.93
中医医院	27	4229597	4220793	4031739	189054	10112	165409	99.79
中西医结合医院	18	2051488	2051488	1968223	83265	13123	28173	100
民族医医院	2	67605	67605	67605				100
专科医院	99	4482349	4481482	4317470	164012	34600	59027	99.98
妇幼保健机构	7	1526493	1526493	1262741	263752	49919	282461	100
专科疾病防治机构	3	81118	81118	81116	2		23732	100

全市二级医疗机构住院服务情况一览表

机构分类	入院人数 （人次）	出院人数 （人次）	住院患者手术人次数 （人次）	每百门急诊的入院人数 （人次）
总计	430674	429490	119499	1.9
综合医院	209163	209276	66506	2.1
中医医院	36446	36193	9049	0.9
中西医结合医院	35492	35320	5607	1.7
民族医医院	105	104		0.2
专科医院	138241	137338	33378	3.1
妇幼保健机构	10476	10519	4959	0.7
专科疾病防治机构	751	740		0.9

全市二级医疗机构病床使用情况一览表

机构分类	编制 床位 （张）	实有 床位 （张）	实际开 放总床 日数 （床日）	平均开 放病床 数（张）	实际占 用总床 日数 （床日）	出院者 占用总 床日数 （床日）	病床周 转次数 （次）	病床工 作日 （日）	病床使 用率 （％）	出院者 平均住 院日 （日）	每床与每 日门急诊 诊次之比 （％）
总计	27877	25005	8693200	23817.0	6381474	7267962	18.0	267.9	73.41	10.6	3.63
综合医院	9276	7897	2805109	7685.2	2064103	2060693	27.2	268.6	73.58	9.8	4.91
中医医院	3313	2766	961533	2634.3	537548	494700	13.7	204.1	55.91	13.7	6.29
中西医结合医院	2883	2567	869222	2381.4	625595	558179	14.8	262.7	71.97	15.8	3.39
民族医医院	100	82	5013	13.7	1422	1387	7.6	103.5	28.37	13.3	19.61
专科医院*	10834	10702	3716380	10181.9	2937161	4027002	13.5	288.5	79.03	9.5	1.73
妇幼保健机构	665	445	158073	433.1	46653	46516	24.3	107.7	29.51	4.4	13.29
专科疾病防治机构	806	546	177870	487.3	168992	79485	1.5	346.8	95.01	107.4	0.66

*由于医保政策调整，近年来精神专科医院出院者平均住院日波动较大，本表出院者平均住院日各合计项中均不包含精神专科医院。

全市一级医疗机构总诊疗情况一览表

机构分类	机构数（个）	诊疗人次数（人次）				观察室（人次）收容人数	健康检查人数（人次）	门急诊诊次占总诊次的比例（％）
		总计	其中：门、急诊人次数					
			合计	门诊人次	急诊人次			
总计	**636**	**53856354**	**53504514**	**53201848**	**302666**	**591459**	**1619582**	**99.35**
综合医院	142	5238592	5213556	5166697	46859	300	283594	99.52
中医医院	160	7420096	7403518	7401321	2197	2533	26029	99.78
中西医结合医院	27	2421259	2420973	2420703	270	8	10682	99.99
民族医医院	3	27091	27091	27091	0	0	0	100
专科医院	70	1831561	1830535	1830383	152	139	26926	99.94
护理院	3	14441	14441	14434	7	0	0	100
社区卫生服务中心	225	36890154	36581240	36328059	253181	588479	1272351	99.16
专科疾病防治机构	6	13160	13160	13160	0	0	0	100

全市一级医疗机构住院服务情况一览表

机构分类	入院人数（人次）	出院人数（人次）	住院患者手术人次数（人次）	每百门急诊的入院人数（人次）
总计	**129527**	**119732**	**33194**	**0.2**
综合医院	30148	31740	5101	0.6
中医医院	31813	19503	5303	0.4
中西医结合医院	10774	10951	2178	0.4
民族医医院	1642	1649	0	6.1
专科医院	43409	44292	20123	2.4
护理院	598	585	0	4.1
社区卫生服务中心	11143	11012	489	0.0
专科疾病防治机构	0	0	0	0.0

全市一级医疗机构病床使用情况一览表

机构分类	编制床位（张）	实有床位（张）	实际开放总床日数（床日）	平均开放病床数（张）	实际占用总床日数（床日）	出院者占用总床日数（床日）	病床周转次数（次）	病床工作日（日）	病床使用率（%）	出院者平均住院日（日）	每床与每日门急诊诊次之比（%）
总计	19796	17614	5468198	14981.4	2033358	1735210	8.0	135.7	37.19	14.1	14.20
综合医院	5335	5381	1682990	4610.9	832672	640942	6.9	180.6	49.48	20.2	4.49
中医医院	4203	4240	1195897	3276.4	319570	289870	6.0	97.5	26.72	14.9	9.00
中西医结合医院	1190	1259	429360	1176.3	224146	223295	9.3	190.5	52.20	20.4	8.20
民族医医院	172	176	62780	172.0	25838	24217	9.6	150.2	41.16	14.7	0.63
专科医院*	2504	2606	828304	2269.3	419597	365271	19.5	184.9	50.66	7.2	3.21
护理院	100	100	33800	92.6	24675	23100	6.3	266.5	73.00	39.5	0.62
社区卫生服务中心	6272	3852	1235067	3383.7	186860	168515	3.3	55.2	15.13	15.3	42.98
专科疾病防治机构	20	0	0	0.0	0	0	0.0	0.0	0.00	0.0	0.00

*由于医保政策调整，近年来精神专科医院出院者平均住院日波动较大，本表出院者平均住院日各合计项中均不包含精神专科医院。

全市分区产科工作情况

分区	分娩总数（人）	出生性比（男：女）	剖宫产率（%）	产妇并发症（%） 妊娠高血压疾病患病率	先兆子痫患病率	院内子痫患病率	产后出血发生率	新生儿出生窒息发生率（%）
合计	128868	106.65	43.20	9.49	3.73	0.01	4.88	0.93
东城区	5455	106.26	44.11	4.17	1.72	0.02	4.72	1.53
西城区	12860	105.53	41.57	11.01	4.65	0.02	7.45	2.70
朝阳区	29082	108.91	44.48	10.22	3.90	0.00	4.01	0.77
丰台区	7797	108.24	46.66	7.29	3.51	0.00	3.85	0.62
石景山区	2305	109.56	29.80	7.16	3.36	0.00	1.79	0.87
海淀区	22645	106.41	39.21	11.01	4.89	0.01	5.91	0.70
门头沟区	1620	105.73	41.84	9.81	4.35	0.00	4.59	1.11
房山区	5061	104.41	45.47	11.89	4.62	0.00	8.02	0.53
通州区	9264	105.88	47.96	9.15	2.47	0.00	1.95	0.40
顺义区	5869	100.17	48.94	7.64	3.96	0.02	3.98	0.44
昌平区	10312	106.51	36.51	7.32	2.71	0.00	6.12	0.73
大兴区	6688	110.28	45.92	9.73	3.87	0.00	3.97	0.67
怀柔区	1690	104.61	47.40	17.31	4.84	0.00	3.94	0.83
平谷区	2025	100.90	46.12	7.85	2.73	0.00	5.72	0.35
密云区	2121	103.07	46.86	11.27	1.95	0.00	5.57	1.23
延庆区	1422	107.61	44.21	12.01	1.91	0.00	2.90	0.07
经开区	2652	105.59	47.94	2.78	0.69	0.00	3.89	1.47

注：分娩总数=活产数+死胎数+死产数。

全市分区妇女病健康检查情况

分区	实查人数（人）	查出妇科病数	阴道炎例数	宫颈炎例数	尖锐湿疣例数	宫颈癌例数	乳腺癌例数	卵巢癌例数
合计	1297305	430803	87222	13325	95	82	332	11
东城区	93871	27439	2959	766	0	2	16	1
西城区	136165	34094	9162	3592	75	7	41	4
朝阳区	194834	67745	25192	1870	9	4	22	0
丰台区	110450	50291	5682	1444	0	16	27	3
石景山区	33148	9446	673	74	0	2	13	0
海淀区	233918	85940	9846	799	0	11	74	3
门头沟区	21800	5659	1700	755	0	0	6	0
房山区	71195	30489	7323	1199	8	5	17	0
通州区	76416	22845	7607	70	2	4	21	0
顺义区	58233	18718	1725	6	0	2	10	0
昌平区	66272	22053	2945	403	1	0	25	0
大兴区	70632	21306	3973	1801	0	2	14	0
怀柔区	29516	13502	1967	54	0	20	9	0
平谷区	33601	8036	329	302	0	0	3	0
密云区	38065	10347	5045	183	0	3	22	0
延庆区	25436	2205	622	0	0	4	10	0
经开区	3753	688	472	7	0	0	2	0

注：20~64岁人群。

全市分区0~6岁儿童系统管理情况

分区	0~6岁儿童				0~2岁	3~6岁
	合计（人）	系统管理人数（人）	体检人数（人）	系统管理率（%）	贫血患病率（%）	贫血患病率（%）
合计	1025721	1011024	1019267	98.57	3.77	0.22
东城区	28316	27972	28187	98.79	1.89	0.04
西城区	40871	40281	40591	98.56	3.26	0.17
朝阳区	166323	163794	165121	98.48	2.49	0.13
丰台区	90192	89308	89732	99.02	2.97	0.26
石景山区	26949	26607	26824	98.73	3.17	0.30
海淀区	131616	129740	130959	98.57	3.24	0.10
门头沟区	20066	19669	19918	98.02	8.00	0.22
房山区	67230	66008	66599	98.18	5.52	0.28
通州区	102008	100705	101422	98.72	2.57	0.12
顺义区	66535	65528	66088	98.49	4.56	0.46
昌平区	111568	109879	110975	98.49	5.70	0.23
大兴区	76625	75466	76144	98.49	4.18	0.27
怀柔区	17422	17250	17337	99.01	4.34	0.16
平谷区	26667	26224	26426	98.34	6.23	0.84
密云区	23796	23454	23604	98.56	3.46	0.17
延庆区	16476	16274	16386	98.77	3.89	0.33
经开区	13061	12865	12954	98.50	2.77	0.30

注：为常住儿童数据。

2022年全市分区新登记肺结核患者成功治疗率

分区	户籍患者						非户籍患者					
	活动性肺结核		病原学阳性肺结核		新病原学阳性肺结核		活动性肺结核		病原学阳性肺结核		新病原学阳性肺结核	
	患者数（人）	成功治疗率（%）	患者数（人）	成功治疗率（%）	患者数（人）	成功治疗率（%）	患者数（人）	成功治疗率（%）	患者数（人）	成功治疗率（%）	患者数（人）	成功治疗率（%）
合计	3471	91.1	2011	89.8	1859	89.9	1223	95.1	611	94.1	583	94.8
东城区	107	95.0	54	95.9	51	95.8	26	100	15	100	15	100
西城区	151	82.6	91	79.8	78	80.0	31	93.1	12	91.7	11	90.9
朝阳区	603	93.3	351	93.7	337	93.5	217	95.7	126	94.9	122	94.8
丰台区	373	87.8	200	85.6	188	85.9	75	97.2	39	97.2	35	100
石景山区	95	91.2	59	91.2	54	90.4	14	100	7	100	6	100
海淀区	337	83.0	184	82.1	162	81.5	115	91.2	47	84.4	45	83.7
门头沟区	107	91.4	73	90.4	65	92.3	25	88.0	10	100	9	100
房山区	330	93.1	225	91.1	211	91.0	37	94.4	16	86.7	16	86.7
通州区	261	92.5	124	89.2	116	88.4	242	96.7	117	96.5	112	97.3
顺义区	170	94.5	101	91.7	93	92.2	100	97.9	53	96.0	53	96.0
昌平区	311	94.7	173	92.7	165	93.0	174	95.8	88	96.4	84	97.5
大兴区	243	95.3	109	93.0	100	94.7	107	97.1	54	94.1	50	97.9
怀柔区	88	96.4	57	98.1	51	98.0	16	100	9	100	8	100
平谷区	95	85.7	63	84.7	59	83.9	5	100	3	100	2	100
密云区	129	95.2	96	94.6	87	94.0	9	100	3	100	3	100
延庆区	60	86.4	46	82.2	38	81.6	7	100	3	100	3	100
经开区	11	36.4	5	40.0	4	25.0	23	50.0	9	37.5	9	37.5

注：病原学阳性肺结核包括涂阳肺结核、仅培阳肺结核、分子生物学阳性肺结核。

全市按年龄、性别的户籍肺结核患者新登记率

年龄组	男						女					
	活动性肺结核		病原学阳性肺结核		新病原学阳性肺结核		活动性肺结核		病原学阳性肺结核		新病原学阳性肺结核	
	患者数(人)	新登记率(1/10万)	患者数(人)	新登记率(1/10万)	患者数(人)	新登记率(1/10万)	患者数(人)	新登记率(1/10万)	患者数(人)	新登记率(1/10万)	患者数(人)	新登记率(1/10万)
合计	2145	30.28	1388	19.60	1269	17.92	1275	17.64	765	10.58	729	10.08
0-5岁以下	4	1.46	1	0.37	1	0.37	0	0.00	0	0.00	0	0.00
5-10岁以下	2	0.46	0	0.00	0	0.00	3	0.73	1	0.24	1	0.24
10-15岁以下	3	0.89	0	0.00	0	0.00	4	1.26	3	0.95	3	0.95
15-20岁以下	27	10.22	16	6.06	16	6.06	25	10.07	11	4.43	11	4.43
20-25岁以下	60	22.79	29	11.02	28	10.64	53	21.38	24	9.68	23	9.28
25-30岁以下	115	36.07	55	17.25	50	15.68	128	41.86	63	20.60	61	19.95
30-35岁以下	170	39.31	88	20.35	80	18.50	145	33.47	79	18.24	73	16.85
35-40岁以下	138	23.44	78	13.25	72	12.23	108	18.05	53	8.86	50	8.36
40-45岁以下	135	22.04	80	13.06	78	12.73	65	10.69	31	5.10	29	4.77
45-50岁以下	126	28.46	84	18.97	79	17.84	70	15.31	39	8.53	36	7.87
50-55岁以下	166	30.72	112	20.73	103	19.06	70	12.77	38	6.93	36	6.57
55-60岁以下	184	35.17	133	25.42	118	22.55	81	15.36	45	8.53	41	7.77
60-65岁以下	240	39.26	166	27.16	151	24.70	75	12.18	43	6.99	40	6.50
65-70岁以下	254	45.25	176	31.35	154	27.43	96	15.93	69	11.45	66	10.95
70-75岁以下	168	43.08	116	29.74	107	27.44	109	25.08	85	19.56	82	18.87
75-80岁以下	138	66.93	102	49.47	92	44.62	87	35.28	61	24.74	60	24.33
80-85岁以下	104	78.66	73	55.21	67	50.67	96	53.97	73	41.04	71	39.91
85岁及以上	111	76.46	79	54.42	73	50.29	60	30.63	47	24.00	46	23.48

注：病原学阳性肺结核包括涂阳肺结核、仅培阳肺结核、分子生物学阳性肺结核。

全市甲乙类传染病发病与死亡情况

疾病病种	本年				上年				与上年同期比较	
	发病数（人）	死亡数（人）	发病率（1/10万）	死亡率（1/10万）	发病数（人）	死亡数（人）	发病率（1/10万）	死亡率（1/10万）	发病率增减（%）	死亡率增减（%）
合计	**260295**	**135**	**1191.76**	**0.62**	**58095**	**137**	**265.4**	**0.63**	**349.05**	**−1.25**
霍乱	10	0	0.05	0	15	0	0.07	0	−33.14	0
艾滋病	500	58	2.29	0.27	460	25	2.1	0.11	8.94	132.57
HIV	1250	61	5.72	0.28	1280	27	5.85	0.12	−2.13	126.52
肝炎	3501	63	16.03	0.29	2323	83	10.61	0.38	51.05	−23.95
甲肝	88	0	0.4	0	53	0	0.24	0	66.42	0
乙肝	2116	44	9.69	0.2	1448	66	6.61	0.3	46.46	−33.17
丙肝	876	18	4.01	0.08	505	15	2.31	0.07	73.85	20.29
丁肝	2	0	0.01	0	2	0	0.01	0	1.1	0
戊肝	401	1	1.84	0	312	2	1.43	0.01	28.82	−49.45
肝炎（未分型）	18	0	0.08	0	3	0	0.01	0	501.46	0
麻疹	6	0	0.03	0	2	0	0.01	0	202.2	0
出血热	3	0	0.01	0	3	0	0.01	0	0	0
乙脑	3	0	0.01	0	0	0	—	0	0	0
登革热	20	0	0.09	0	0	0	—	0	0	0
痢疾	2661	0	12.18	0	1995	0	9.11	0	33.68	0
肺结核	4964	13	22.73	0.06	5720	17	26.13	0.08	−13.02	−23.42
伤寒+副伤寒	9	0	0.04	0	33	0	0.15	0	−72.68	0
百日咳	1160	0	5.31	0	103	1	0.47	0	1028.8	−100
猩红热	673	0	3.08	0	160	0	0.73	0	321.58	0
布病	131	0	0.6	0	110	0	0.5	0	19.36	0
淋病	1111	0	5.09	0	1023	0	4.67	0	8.84	0
梅毒	5581	0	25.55	0	4318	0	19.73	0	29.54	0
疟疾	21	1	0.1	0	19	1	0.09	0	10.71	0
新型冠状病毒感染	239892	0	1098.34	0	41811	10	191.01	0.05	475.03	−100
猴痘	49	0	0.22	0	0	0	—	0	0	0

注：本年是指2023年，上年是指2022年；
　　HIV未纳入合计。

全市丙类传染病发病与死亡情况

疾病病种	本年				上年				与上年同期比较	
	发病数（人）	死亡数（人）	发病率（1/10万）	死亡率（1/10万）	发病数（人）	死亡数（人）	发病率（1/10万）	死亡率（1/10万）	发病率增减（%）	死亡率增减（%）
合计	768171	8	3517.06	0.04	82958	2	378.98	0.01	828.04	302.2
流行性感冒	720766	7	3300.02	0.03	67615	1	308.89	0	968.36	595.65
流行性腮腺炎	825	0	3.78	0	1230	0	5.62	0	-32.78	0
风疹	14	0	0.06	0	10	0	0.05	0	40.26	0
急性出血性结膜炎	27	0	0.12	0	10	0	0.05	0	170.46	0
斑疹伤寒	0	0	—	0	1	0	0	0	-100	0
黑热病	2	1	0.01	0	4	0	0.02	0	-49.73	0
包虫病	0	0	—	0	3	0	0.01	0	-100	0
其它感染性腹泻病	16850	0	77.15	0	12304	1	56.21	0	37.25	-100
手足口病	29687	0	135.92	0	1781	0	8.14	0	1570.6	0

注：本年是指2023年，上年是指2022年；

"—"表示无病例报告或无法计算。

全市院前急救分月工作量

项目	合计	1月	2月	3月	4月	5月	6月	7月	8月	9月	10月	11月	12月
接听电话（次）	1692338	145437	116226	143576	146734	173142	178945	177696	178706	162506	152310	145176	150590
受理要车数量（次）	905228	75574	58996	75390	69985	78775	81217	76584	77868	75309	74911	77166	83453
出车次数（次）	891076	74362	58018	74073	68812	77529	79666	75564	76769	74093	73864	76187	82139
其中：现场急危重症（次）	707750	61105	46316	59687	55077	62471	63605	59631	60425	58048	57925	59535	63925
转院（次）	147457	9673	9221	11876	11359	12559	13350	12779	13187	12920	12849	13198	14486
非急危重症（次）	35869	3584	2481	2510	2376	2499	2711	3154	3157	3125	3090	3454	3728
就诊人次（人次）	891076	74362	58018	74073	68812	77529	79666	75564	76769	74093	73864	76187	82139
其中：危重病人（人次）	182871	15635	11470	14391	13383	15135	16756	15317	15917	14848	15371	16265	18383
行驶里程（千米）	18143469.59	1505265.09	1206453.24	1544020.3	1453332.3	1541361.06	1585793.4	1584716.85	1681699.5	1541947.5	1412418.35	1492141.9	1594320.1

注：本表统计数据来源于北京急救中心。

全市院前急救病人疾病分类及构成

序号	疾病名称	救治人数（人）	构成（%）	顺位
1	循环系统疾病	162740	18.26	3
	其中：缺血性心脏病	64808	7.27	
	内：急性心肌梗死	11176	1.25	
	脑血管病	65578	7.36	
	高血压病	32354	3.63	
2	呼吸系统疾病	82887	9.30	4
3	消化系统疾病	53891	6.05	6
4	神经系统疾病	55265	6.20	5
5	泌尿生殖系统疾病	17217	1.93	7
6	妊娠、分娩及产褥期疾病	10694	1.20	10
7	内分泌、营养和代谢	12721	1.43	9
8	肿瘤	16331	1.83	8
	其中：恶性肿瘤	13515	1.52	
	良性肿瘤	2816	0.32	
9	损伤和中毒	176315	19.79	2
	其中：骨折	26271	2.95	
	各种外伤	129271	14.51	
	中毒	20773	2.33	
10	其他	303015	34.01	1
	合计	891076	100	

注：本表统计数据来源于北京急救中心。

全市采供血情况

机构	采血		供血量（U）				
	人次	采血量（U）	合计	红细胞	手工分离血小板	血浆	机采成分血
合计	433283	715705	1491502.5	653891	2	675910	161699.5
血液中心	305612	522000	1239062	536044	0	571165	131853
中心血站	92979	145877	231780	104610	2	99282	27886
中心血库	34692	47828	20660.5	13237	0	5463	1960.5

注：200毫升全血、1治疗量机采成分血统计为1 U；每200毫升全血手工分离制备的成分统计为1 U。

全市各区无偿献血情况

分区	献血人次（人次）	献血量（U）
合计	**433283**	**715705**
东城区	76879	140436
西城区	49727	85965
朝阳区	56606	90102
丰台区	29508	50785
石景山区	7215	11000
海淀区	76857	123042
门头沟区	2287	3665
房山区	9845	15204
通州区	31641	52779
顺义区	16005	25089
昌平区	31050	46255
大兴区	23171	36529
怀柔区	4006	5006
平谷区	3420	4209
密云区	11122	19780
延庆区	3944	5859

注：200毫升全血、1治疗量机采成分血统计为1U。

全市233家医疗机构出院病人前十位疾病顺位及构成

单位：%

	城区			远郊			外埠	
顺位	疾病名称	构成	顺位	疾病名称	构成	顺位	疾病名称	构成
1	循环系统疾病	17.00	1	循环系统疾病	17.89	1	循环系统疾病	15.20
2	呼吸系统疾病	9.63	2	呼吸系统疾病	11.10	2	恶性肿瘤	8.53
3	消化系统疾病	7.21	3	妊娠、分娩和产褥期	8.68	3	肌肉骨骼系统和结缔组织疾病	6.03
4	泌尿生殖系统疾病	6.82	4	消化系统疾病	7.75	4	眼和附器疾病	5.22
5	眼和附器疾病	5.96	5	泌尿生殖系统疾病	7.28	5	泌尿生殖系统疾病	5.10

续表

顺位	城区 疾病名称	构成	顺位	远郊 疾病名称	构成	顺位	外埠 疾病名称	构成
6	妊娠、分娩和产褥期	5.73	6	损伤、中毒和外因的某些其他后果	5.27	6	消化系统疾病	4.82
7	肌肉骨骼系统和结缔组织疾病	4.50	7	眼和附器疾病	4.85	7	呼吸系统疾病	3.68
8	损伤、中毒和外因的某些其他后果	4.33	8	肌肉骨骼系统和结缔组织疾病	4.12	8	神经系统疾病	3.41
9	恶性肿瘤	3.69	9	内分泌、营养和代谢疾病	3.42	9	良性肿瘤	3.13
10	内分泌、营养和代谢疾病	3.39	10	良性肿瘤	2.87	10	先天性畸形、变形和染色体异常	2.83
	十种疾病合计	68.26		十种疾病合计	73.23		十种疾病合计	57.95

注：按照现住址区划代码分城区为东城区、西城区、朝阳区、丰台区、石景山区、海淀区。远郊为门头沟区、房山区、通州区、顺义区、昌平区、大兴区、怀柔区、平谷区、密云区、延庆区。

全市婴儿、新生儿、孕产妇死亡情况（自然年）

地区	婴儿死亡率（‰）	新生儿死亡率（‰）	孕产妇死亡率（1/10万）	
			总计	其中：产后出血
全市	1.50	0.91	1.27	0.00

注：1. 本表统计口径为全市户籍人口。
2. 此表中不再分城郊和远郊上报。

全市居民前十位死因顺位及百分比构成

顺位	全市 死因名称	构成（%）	男性 死因名称	构成（%）	女性 死因名称	构成（%）
1	心脏病	26.96	心脏病	24.70	心脏病	29.86
2	恶性肿瘤	21.67	恶性肿瘤	22.75	恶性肿瘤	20.30
3	脑血管病	17.46	脑血管病	17.96	脑血管病	16.83
4	呼吸系统疾病	13.01	呼吸系统疾病	14.52	呼吸系统疾病	11.08
5	内分泌、营养和代谢疾病	4.39	内分泌、营养和代谢疾病	4.36	内分泌、营养和代谢疾病	4.42
6	损伤和中毒	3.64	损伤和中毒	3.44	损伤和中毒	3.89

续表

顺位	全市		男性		女性	
	死因名称	构成（%）	死因名称	构成（%）	死因名称	构成（%）
7	消化系统疾病	2.74	消化系统疾病	2.68	消化系统疾病	2.82
8	神经系统疾病	1.74	神经系统疾病	1.59	神经系统疾病	1.93
9	泌尿生殖系统疾病	0.83	泌尿生殖系统疾病	0.77	泌尿生殖系统疾病	0.90
10	传染病	0.59	传染病	0.70	肌肉骨骼和结缔组织疾病	0.63
	十种死因合计	**93.03**	十种死因合计	**93.47**	十种死因合计	**92.66**

注：居民指北京市户籍居民。

全市婴儿主要死因顺位及百分比构成

顺位	死因名称	构成（%）
1	早产或低出生体重	20.34
2	其他先天异常	16.10
3	出生窒息	14.41
4	先天性心脏病	12.71
5	败血症	8.47
	主要死因合计	**72.03**

注：此表中不再分城郊和远郊上报。

全市新生儿主要死因顺位及百分比构成

顺位	死因名称	构成%
1	早产或低出生体重	26.39
2	出生窒息	22.22
3	其他先天异常	13.89
4	先天性心脏病 / 败血症	9.72
	主要死因合计	**81.94**

注：此表中不再分城郊和远郊上报。

附 录

第九届"首都十大健康卫士"名单

（按姓氏笔画排序）

于春芳	北京市延庆区珍珠泉乡社区卫生服务中心党支部书记、主任、副主任医师
马 琳	首都医科大学附属北京儿童医院皮肤科主任医师
张力伟	首都医科大学附属北京天坛医院神经外科学中心主任医师
张抒扬	北京协和医院院长、党委副书记、主任医师
季加孚	北京大学肿瘤医院大外科主任、胃肠肿瘤中心主任、主任医师
栗占国	北京大学人民医院临床免疫中心主任、主任医师
翁维良	中国中医科学院西苑医院主任医师
陶 勇	首都医科大学附属北京朝阳医院眼科主任、主任医师
董家鸿	清华大学附属北京清华长庚医院院长、主任医师
韩鹏达	北京急救中心调度指挥中心副主任、主任医师

第九届"首都十大健康卫士"提名奖名单

（按姓氏笔画排序）

马建新	北京市朝阳区疾病预防控制中心副主任，主任医师
王 博	北京市昌平区医院急诊党支部书记，副主任医师
王天龙	首都医科大学宣武医院麻醉科主任，主任医师
王成祥	北京中医药大学第三附属医院主任医师
尤 红	首都医科大学附属北京友谊医院常务副院长，主任医师
孔令蘂	北京市门头沟区医院妇产科主任，主任医师
石汉平	首都医科大学附属北京世纪坛医院肿瘤营养与代谢中心主任，主任医师
吕若然	北京经济技术开发区疾病预防控制中心党支部书记、主任，主任医师
朱 平	解放军总医院第二医学中心老年医学科主任，主任医师
杨 征	首都医科大学附属北京积水潭医院小儿骨科主任，主任医师
李宏军	首都医科大学附属北京佑安医院影像中心主任，主任医师

李海洋	首都医科大学附属北京安贞医院冠心病外科中心一病区主任，主任医师
李晔雄	中国医学科学院肿瘤医院放射治疗科主任，主任医师
宋 雷	中国医学科学院阜外医院冠心病一病区主任、冠心病中心副主任，主任医师
张亚兰	北京市朝阳区团结湖社区卫生服务中心主任，主任医师
陈应军	北京市丰台区妇幼保健院党委书记、主任，主任医师
周福德	北京大学第一医院院长助理、肾脏内科副主任，主任医师
洪 晶	北京大学第三医院眼科主任，主任医师
郭维琴	北京中医药大学东直门医院主任医师
葛彩英	北京市丰台区方庄社区卫生服务中心全科门诊主任，主任医师

2023年度北京地区获国家科技奖项目一览表（医药卫生）

2023年度国家自然科学奖获奖项目目录 二等奖

编号	项目名称	主要完成人	提名者
Z-106-2-02	人类生殖发育表观遗传调控机制及代际传递规律研究	乔 杰（北京大学第三医院） 汤富酬（北京大学） 闫丽盈（北京大学第三医院） 严 杰（北京大学第三医院） 李 蓉（北京大学第三医院）	北京市

2023年度国家科学技术进步奖获奖项目目录（通用项目） 二等奖

编号	项目名称	主要完成人	主要完成单位	提名者
J-233-2-03	突发病毒性呼吸道传染病防控关键技术体系创建及应用	王健伟，金 奇，任丽丽，李中杰，王全意，刘 忠，王丽萍，郭 丽，周 卓，张强锋	中国医学科学院病原生物学研究所，中国疾病预防控制中心，北京市疾病预防控制中心，中国医学科学院输血研究所，广州微远基因科技有限公司，北京卡尤迪生物科技股份有限公司，北京卓诚惠生生物科技股份有限公司	侯云德
J-234-2-01	中医药防治新冠病毒感染诊疗技术体系创建与应用	张伯礼，刘清泉，张俊华，张 炜，张 晗，夏文广，赵玉斌，宋新波，杨丰文，郑文科	天津中医药大学，首都医科大学附属北京中医医院，湖北省中西医结合医院，石家庄市人民医院，上海中医药大学附属曙光医院，武汉市中医医院，浙江大学	国家中医药管理局
J-234-2-03	经典方剂类方研究模式与中药配伍禁忌规律性发现的关键技术及应用	段金廒，范欣生，张艳军，唐于平，曹龙祥，ZHAO TAO，钟赣生，王宇光，宿树兰，郭立玮	南京中医药大学，天津中医药大学，陕西中医药大学，济川药业集团有限公司，山东步长制药股份有限公司，北京中医药大学，中国人民解放军军事科学院军事医学研究院	中华中医药学会
J-234-2-04	中医体质辨识体系建立及应用	王 济，王 琦，杨志敏，朱爱松，徐云生，李玲孺，李英帅，郑燕飞，白明华，黄 鹏	北京中医药大学，广州中医药大学第二附属医院，浙江中医药大学，山东中医药大学，博奥生物集团有限公司	国家中医药管理局
J-253-2-01	骨性错颌畸形防治新技术体系的创建与临床应用	陈莉莉，张玉峰，林久祥，宋锦璘，金作林，毛 靖，张珞颖，罗志强，苏 彬，陈贤明	华中科技大学，武汉大学口腔医学院，北京大学口腔医院，重庆医科大学附属口腔医院，中国人民解放军空军军医大学第三附属医院，浙江新亚医疗科技股份有限公司	赵铱民，王 辰，沈洪兵

2023年北京地区卫生系统新当选两院院士一览表

姓名	性别	出生年月	工作单位	称号
黄晓军	男	1964年8月	北京大学人民医院	中国工程院医药卫生学部院士
吉训明	男	1970年12月	首都医科大学	
江涛	男	1964年3月	首都医科大学附属北京天坛医院	
唐佩福	男	1964年3月	中国人民解放军总医院	
张强	男	1958年5月	北京大学	
朱立国	男	1961年9月	中国中医科学院望京医院	
王振常	男	1964年9月	首都医科大学附属北京友谊医院	中国工程院信息与电子工程学部院士

北京卫生系统聘任外籍人士情况

国籍	姓名	性别	国外工作单位及职务	聘任单位	聘任时间
德国	Thomas Roemer	男	无	北京妇产医院内分泌科	2022年12月21日—2026年12月20日
英国	Nick Panay	男	无	北京妇产医院内分泌科	2022年12月21日—2026年12月20日
德国	Matthias Korell	男	德国诺伊斯Johanna-Etienne 医院	北京妇产医院内分泌科	2022年12月21日—2026年12月20日
意大利	Andrea Genazzani	男	意大利比萨大学/国际妇科内分泌学会主席	北京妇产医院内分泌科	2022年12月21日—2026年12月20日
澳大利亚	Markus Montag	男	德国海德堡大学	北京妇产医院内分泌科	2022年12月21日—2026年12月20日
德国	Rod Baber	男	澳大利亚悉尼大学/国际绝经学会前主席	北京妇产医院内分泌科	2022年12月21日—2026年12月20日
英国	Thomas Rabe	男	德国海德堡大学妇产医院	北京妇产医院内分泌科	2022年12月21日—2026年12月20日

2022年度北京市科学技术奖获奖项目一览表（医药卫生）

自然科学奖一等奖

序号	获奖编号	项目名称	提名者	完成单位	主要完成人
8	2022-Z04-1-03	传染病传播演化与干预效应量化理论研究	北京师范大学	北京师范大学 中国人民解放军军事科学院军事医学研究院	田怀玉 崔玉军 董路
9	2022-Z04-1-04	代谢性疾病的发病机制与预防策略研究	北京大学医学部	北京大学 北京大学第三医院	姜长涛 孙露露 汪劼 王鹏程 庞艳莉 刘慧颖 王雪梅

自然科学奖二等奖

序号	获奖编号	项目名称	提名者	完成单位	主要完成人
22	2022-Z04-2-05	遗传性神经肌肉病的新致病基因鉴定和发病机制研究	北京大学医学部	北京大学第一医院 中国科学院生物物理研究所 南昌大学第一附属医院	王朝霞 邓健文 袁云 于佳希 洪道俊 孟令超 谢志颖 朱笠 张竖 魏萌 俞萌
23	2022-Z04-2-06	国人心血管相关疾病的代谢特征和发病机制的探索与应用	北京大学医学部	北京大学	郑乐民 沈勋德 陈昱 黄薇 刘国庆 潘兵 王宇辉 季莞
24	2022-Z04-2-07	胰腺肿瘤影像特征机制研究与技术创新应用	中国医学科学院	中国医学科学院北京协和医院 中国科学院过程工程研究所 中国科学院自动化研究所 北京深睿博联科技有限责任公司	薛华丹 金征宇 吴文铭 杜洋 朱亮 戴梦华 李秀丽

技术发明奖一等奖

序号	获奖编号	项目名称	提名者	完成单位	主要完成人
4	2022-F05-1-01	结构性心脏病介入诊疗关键技术体系创新与推广应用	中国医学科学院	中国医学科学院阜外医院 先健科技（深圳）有限公司 香港亚洲医院有限公司 中国人民解放军北部战区总医院 上海形状记忆合金材料有限公司 北京华医圣杰科技有限公司 云南省阜外心血管病医院	潘湘斌 李安宁 林逸贤 张德元 张凤文 王首正 蒋世良 朱鲜阳 张戈军 陈娟 曾筝 欧阳文斌 房芳 朱达 李泽夫

续表

科学技术进步奖一等奖

序号	获奖编号	项目名称	提名者	完成单位	主要完成人
13	2022-J06-1-01	多种新发人兽共患病流行与防控关键技术研究与应用	中国人民解放军军事科学院军事医学研究院	中国人民解放军军事科学院军事医学研究院 中国检验检疫科学研究院 中国科学院武汉病毒研究所 广州达安基因股份有限公司 中国科学院地理科学与资源研究所 浙江大学	刘玮 黎浩 方立群 刘丽娟 彭珂 李昌 蒋析文 李裕昌 江东 张小爱 张磊珂 朱书 张玉兰 丁万宇 金宁一
14	2022-J06-1-02	上消化道及毗邻结构肿瘤相关疾病内镜微创诊疗新模式的创建与推广	中国人民解放军总医院	中国人民解放军总医院第一医学中心	柴宁莉 令狐恩强 李隆松 王楠钧 翟亚奇 杜晨 毕维维 张文刚 刘圣洲 王沙沙 牛秀雪 冯秀雪 向京元 韩珂 张波
15	2022-J06-1-03	环骨盆重严创伤智能化微创救治体系和临床应用	中国人民解放军总医院	中国人民解放军总医院第四医学中心 中国人民解放军总医院第三医学中心 中国科学院深圳先进技术研究院 北京航空航天大学 天津大学 大博医疗科技股份有限公司 中国人民解放军总医院第一医学中心 香港科技大学 苏州铸正机器人有限公司 深圳华大智造云影医疗科技有限公司	张立海 吕发勤 胡颖 赵璟 张玟玫 郜艳龙 彭烨 陈浩 窦琪 胡宁 林志雄 王琼 伍利 原续波 胡明
16	2022-J06-1-04	脑和脊髓影像学标志物体系构建及在神经免疫疾病的应用推广	首都医科大学	首都医科大学附属北京天坛医院 北京理工大学 首都医科大学宣武医院 天津医科大学总医院 复旦大学附属华山医院	刘亚欧 施福东 叶初阳 李坤成 李郁欣 田德财 金薇娜 杨春生 黄靖 段云云 卓芝政
17	2022-J07-1-01	脑细胞外间隙成像探测技术与应用	北京大学医学部	北京大学第三医院 首都医科大学附属北京康复医院 北京医院 中国计量科学研究院 北京万东医疗科技股份有限公司 温州医科大学 深圳市特深电气有限公司 中国科学院电工研究所 山东奥新医疗科技有限公司	韩鸿宾 利清源 王伟 傅瑜 刘子龙 童志前 闫军浩 卢嘉宾 张弘 魏勋斌 刘建华 李培 李培勇

序号	获奖编号	项目名称	提名者	完成单位	主要完成人
29	2022-J13-1-01	关爱妇女，保护母亲：协和女性健康系列科普作品与宣普及活动	中国医学科学院	中国医学科学院北京协和医院 中国妇女出版社有限公司 湖北科学技术出版社有限公司 人民卫生出版社有限公司	谭先杰 郎景和 朱兰 向阳 郁琦 刘欣燕 田秦杰 樊庆泊 陈蓉 马良坤 王海峰 陈兰平 吴鸣 樊长苗 孙智晶

科学技术进步奖二等奖

序号	获奖编号	项目名称	提名者	完成单位	主要完成人
12	2022-J02-2-05	远程健康服务关键技术及产业化应用	北京理工大学	北京理工大学 中国人民解放军总医院第二医学中心 郑州轻工业大学 河南翔宇医疗设备股份有限公司 青岛海信医疗设备股份有限公司 中国老年学和老年医学学会 应急管理部大数据中心	郭师理 韩丽娜 王春喜 李一浩 陈鹿民 何永正 陈永健 李飞 刘维林
40	2022-J05-2-06	应急医学救援复杂环境信息感知与决策关键技术及应用推广	北京市科学技术研究院	中国人民解放军科学技术研究院 北京市科学技术研究院 北京辰安科技股份有限公司 北京安信创业信息科技发展有限公司 中日友好医院	袁宏永 李晓雪 房玉东 杨继星 陈涛 王晶晶 边路 李晓清
42	2022-J06-2-01	全主动脉腔内诊疗体系的构建与应用	中国人民解放军总医院	中国人民解放军总医院第一医学中心 北京理工大学 先健科技（深圳）有限公司 杭州唯强医疗科技有限公司 慧影医疗科技（北京）股份有限公司	郭伟 熊江 张宏鹏 葛阳阳 容丹 陈端端 曹龙 吴轩 王永胜 柴象飞
44	2022-J06-2-03	结核病关键诊断技术的创新性建立及应用	北京市通州区人民政府	首都医科大学附属北京胸科医院 首都医科大学附属北京儿童医院 杭州优思达生物技术股份有限公司	黄海荣 于霞 焦伟伟 申阿东 陈素婷 孙琳 秦辉 林艺志 姜广路 尤其敏
45	2022-J06-2-04	冠心病CT智慧诊断体系的创建及应用	北京市昌平区人民政府	数坤（北京）网络科技有限公司 首都医科大学附属北京友谊医院 语坤（北京）网络科技有限公司	杨正汉 马春娥 贺毅 郑超 廖方舟 肖月庭 罗南 韩丹 许丽雪 韩仙俊
46	2022-J06-2-05	直肠癌疗效和预后评价的影像学技术创新与应用	北京大学医学部	北京肿瘤医院	孙应实 张晓燕 朱海滨 李晓婷 史燕杰 朱海涛 管真 孙瑞佳
47	2022-J06-2-06	基于我国丙型肝炎特点的筛查体系及自主创新治愈方案的建立及应用	北京大学医学部	北京大学人民医院 北京清华长庚医院 北京凯因科技股份有限公司 广东东阳光药业有限公司 北京凯因国格领生物技术有限公司 宜昌东阳光长江药业股份有限公司	魏来 饶慧瑛 封波 黄睿 陈红松 刘峰 周德胜 张英俊 宋广军 张海莹

续表

科学技术进步奖二等奖

序号	获奖编号	项目名称	提名者	完成单位	主要完成人
48	2022-J06-2-07	糖尿病筛查及诊断分型新策略的建立	北京大学医学部	北京大学人民医院 北京理工大学 北京市平谷区医院	纪立农 韩学尧 周翔海 任倩 邹显彤 刘蔚 陈靖 李玉凤 马毓敏 黄齐
49	2022-J06-2-08	新生儿脑损伤诊治和预后预测的技术体系和推广应用	北京大学医学部	北京大学第一医院 四川师范大学 北京大学第三医院	侯新琳 张丹丹 刘黎黎 周丛乐 韩彤妍 孙国玉 陈俊雅 汤泽中 杨照 彭程
50	2022-J06-2-09	中国儿童身体成分发育标准的研制、健康风险评估及应用推广	首都医科大学	首都医科大学附属北京儿童医院 首都儿科研究所 天津市妇女儿童保健中心 复旦大学附属儿科医院 重庆医科大学附属儿童医院 吉林大学第一医院 山东大学	米杰 董虹孛 肖培 程红 刘军廷 刘功姝 严卫丽 席波 孙景辉 熊丰
51	2022-J06-2-10	儿童肝脏移植的技术创新与推广应用	首都医科大学	首都医科大学附属北京友谊医院	朱志军 孙丽莹 魏林 曲伟 曾志贵 张海明 刘颖 赵新颜 张梁 何恩辉
52	2022-J06-2-11	主动脉疾病外科诊治关键创新技术及临床应用	中国医学科学院	中国医学科学院阜外医院 首都医科大学附属北京安贞医院	于存涛 姜文剑 丘俊涛 张宏家 高伟 贡鸣 吴进林 赵锐 魏波 马琼
53	2022-J06-2-12	基于质谱技术的肉内分泌代谢病精准检测平台构建与推广应用	中国医学科学院	北京医院 北京豪思生物科技股份有限公司	邱玲 禹松林 程歆琦 周伟燕 尹逸丛 王丹晨 张传宝 马晓丽 栗琳
54	2022-J06-2-13	肥厚型心肌病精准诊疗与风险评估的关键技术建立及应用	中国医学科学院	中国医学科学院阜外医院	宋雷 邹玉宝 王继征 华伟 康连鸣 吴桂鑫 刘婕 袁建松 乔树宾 惠汝太
55	2022-J06-2-14	先天性脊柱畸形诊疗体系的建立与推广	中国医学科学院	中国医学科学院北京协和医院 首都医科大学附属北京积水潭医院 山东航锦材料股份有限公司 山东大学齐鲁医院	仇建国 邱贵兴 吴南 王升儒 张锋 吴志宏 田文 陈亚萍 赵森 邹春晖
56	2022-J06-2-15	肿瘤分子病理关键技术创新与推广应用	中国医学科学院	中国医学科学院肿瘤医院 广州燃石医学检验所有限公司 南京世和基因生物技术股份有限公司	应建明 李文斌 李卫华 王燕 李峻岭 李研 邱田 袁培 张之宏 那成龙
57	2022-J07-2-01	创新药物临床前安全性评价关键新技术的建立与应用	中国食品药品检定研究院	中国食品药品检定研究院	李波 耿兴超 周晓冰 文海若 黄英 王三龙 林志 苗玉发 王欣 屈哲
59	2022-J08-2-01	针灸标准化体系的研究与创建	中国中医科学院	中国中医科学院针灸研究所 中国中医科学院中医药信息研究所 中国中医科学院中医临床基础医学研究所 北京中医药大学	武晓冬 喻晓春 黄龙祥 刘保延 董国锋 赵宏生 刘清国 景向红 何丽云 赵楠琦

序号	编号	项目名称	推荐单位	主要完成单位	主要完成人
60	2022-J08-2-02	从肝脾肾论治慢性肾脏病基础研究与临床应用	中日友好医院	中日友好医院 浙江中医药大学 西北大学 广东省中医院 西安世纪盛康药业有限公司 北京中医院顺义医院	李平 赵英永 刘旭生 吴芳 严美龙 陈丹倩 彭亮 马亮 刘鹏 赵海玲
61	2022-J08-2-03	中医药救治新型冠状病毒感染研究与药物研发	北京市中医管理局	首都医科大学附属北京中医医院 天津中医药大学 中国中医科学院中医药信息研究所 山东步长制药股份有限公司 首都医科大学附属北京地坛医院	刘清泉 张俊华 郭玉红 赵玉凤 王玉光 徐霄龙 赵京霞 杨丰文 王明耿 王烁
62	2022-J08-2-04	HP-胃炎-癌前病变中西医协作诊疗体系的创建和推广应用	北京大学医学部	北京大学第一医院 天士力医药集团股份有限公司 北京中医药大学东直门医院 北京中医药大学东方医院 首都医科大学附属北京积水潭医院 中国中医科学院广安门医院 北京大学国际医院	张学智 闫凯境 胡伏莲 叶晖 成虹 蓝宇 江锋 韩海啸 黄秋月 陈璐
96	2022-J13-2-02	基于通识教育的大众医学科普教育体系构建	北京大学医学部	北京大学第三医院	薄世宁 张晓乐 李潇潇 施慧 刘芳

2023年北京市二级及以上医疗机构一览表（不含驻京部队和武警医疗机构）

序号	机构名称	等级	等次	类型	性质	经济类型	设置主办单位	地址	邮编	职工总数（人）	卫生技术人员（人）	编制床位数（张）	实有床位数（张）	年门诊量（人次）	年急诊量（人次）
1	北京医院	三级	甲等	A100.综合医院	公立	国有全资	卫生行政部门	东城区东单大华路1号	100730	3253	2642	1133	1133	1712893	50346
2	中国医学科学院北京协和医院	三级	甲等	A100.综合医院	公立	国有全资	卫生行政部门	东城区帅府园1号	100730	6487	4663	2400	2099	3769190	264806
3	北京中医药大学东直门医院	三级	甲等	A210.中医（综合）医院	公立	国有全资	其他行政部门	东城区海运仓5号	100700	2033	1811	400	664	1476620	48329
4	首都医科大学附属北京同仁医院	三级	甲等	A100.综合医院	公立	国有全资	卫生行政部门	东城区交民巷1号	100730	3910	3365	1759	1686	2513882	527556
5	首都医科大学附属北京中医医院	三级	甲等	A210.中医（综合）医院	公立	国有全资	卫生行政部门	东城区美术馆后街23号	100010	1742	1437	565	614	2116614	25462
6	首都医科大学附属北京口腔医院	三级	甲等	A511.口腔医院	公立	国有全资	卫生行政部门	东城区天坛西里4号	100050	1353	1140	100	58	844440	45128
7	北京市和平里医院	三级	甲等	A300.中西医结合医院	公立	国有全资	卫生行政部门	东城区和平里北街18号、东城区和平里西街19号楼一层12307号	100013	879	731	407	407	437367	66727
8	中国医学科学院阜外医院	三级	甲等	A515.心血管病医院	公立	国有全资	卫生行政部门	西城区北礼士路167号	100037	3859	3378	1521	1312	942966	46470
9	中国中医科学院广安门医院	三级	甲等	A210.中医（综合）医院	公立	国有全资	其他行政部门	西城区北线阁5号	100053	1826	1617	642	642	3079664	43165
10	北京大学第一医院	三级	甲等	A100.综合医院	公立	国有全资	卫生行政部门	西城区西什库大街8号	100034	5337	4461	2263	1815	2901140	340996
11	北京大学人民医院	三级	甲等	A100.综合医院	公立	国有全资	卫生行政部门	西城区西直门南大街11号	100044	5145	4572	1948	2660	3378525	238936
12	北京中医药大学附属护国寺中医医院	三级	甲等	A223.针灸医院	公立	国有全资	卫生行政部门	西城区棉花胡同83号、太平仓胡同14号，西安门大街169号，航空胡同42号5幢-1至06层	100035	567	496	390	365	448197	1956

序号	机构名称	级别	等次	类别		经济类型	主办单位	地址	邮编						
13	首都医科大学附属北京友谊医院	三级	甲等	A100.综合医院	公立	国有全资	卫生行政部门	西城区永安路95号	100050	4865	4433	2006	2041	3308388	466384
14	首都医科大学宣武医院	三级	甲等	A100.综合医院	公立	国有全资	卫生行政部门	西城区长椿街45号	100053	3617	2995	1461	1643	1948746	282014
15	首都医科大学附属北京儿童医院	三级	甲等	A519.儿童医院	公立	国有全资	卫生行政部门	西城区南礼士路56号，顺义区顺康路1号6号楼12-15层	100045	3315	2977	970	1357	2850773	248073
16	首都医科大学附属北京安定医院	三级	甲等	A520.精神病医院	公立	国有全资	卫生行政部门	西城区德胜门外安康胡同5号	100088	931	741	800	891	769740	23639
17	首都医科大学附属北京积水潭医院	三级	甲等	A100.综合医院	公立	国有全资	卫生行政部门	西城区新街口东街31号	100035	3863	3218	2203	1837	2534013	399641
18	北京急救中心	三级	甲等	E100.急救中心	公立	国有全资	卫生行政部门	西城区前门西大街103号	100031	870	562	0	0	0	0
19	北京市回民医院	三级	甲等	A300.中西医结合医院	公立	国有全资	卫生行政部门	西城区右安门内大街11号、长椿街34号	100054	481	421	400	275	208478	20632
20	北京市肛肠医院	三级	甲等	A300.中西医结合医院	公立	集体全资	卫生行政部门	西城区德外大街16号、西城区下岗胡同1号	100032	430	396	485	388	324797	12217
21	北京市健宫医院	三级	甲等	A300.中西医结合医院	民营	联营	其他社会组织	西城区福丽里6号	100054	933	768	457	409	597696	56634
22	中日友好医院	三级	甲等	A100.综合医院	公立	国有全资	卫生行政部门	朝阳区樱花园东街；朝阳区文学馆路47号；朝阳区太阳宫北街1号中国国际扶贫中心一层101室；	100029	4137	3532	1610	2307	2463647	367428
23	中国医学科学院肿瘤医院	三级	甲等	A514.肿瘤医院	公立	国有全资	卫生行政部门	朝阳区潘家园南里17号	100021	2953	2420	1598	1446	1063107	42447
24	中国中医科学院望京医院	三级	甲等	A210.中医（综合）医院	公立	国有全资	其他行政部门	朝阳区望京中环南路6号	100102	1400	1166	1100	817	1227459	110214
25	北京中医药大学第三附属医院	三级	甲等	A300.中西医结合医院	公立	国有全资	事业单位	朝阳区安定门外小关东里51号	100029	1132	892	520	507	1093542	26462
26	首都医科大学附属北京朝阳医院	三级	甲等	A100.综合医院	公立	国有全资	卫生行政部门	朝阳区工体南路8号	100020	5063	4648	2500	2278	3404929	506052
27	首都医科大学附属北京安贞医院	三级	甲等	A100.综合医院	公立	国有全资	卫生行政部门	朝阳区安贞路2号	100029	4275	3747	1500	1746	2184271	194700

续表

序号	机构名称	等级	等次	类型	性质	经济类型	设置主办单位	地址	邮编	职工总数（人）	卫生技术人员（人）	编制床位数（张）	实有床位数（张）	年门诊量（人次）	年急诊量（人次）
28	首都医科大学附属北京地坛医院	三级	甲等	A521.传染病医院	公立	国有全资	卫生行政部门	朝阳区京顺路东街8号	100015	1754	1449	1600	784	561821	64550
29	首都医科大学附属北京妇产医院	三级	甲等	A518.妇产（科）医院	公立	国有全资	卫生行政部门	东城区北池子大街骑河楼17号	100026	1569	1300	660	535	1172664	38581
30	北京妇幼保健院	三级	甲等	G100.妇幼保健院	公立	国有全资	卫生行政部门	朝阳区姚家园路251号	100026	161	153				2195
31	北京市朝阳区妇幼保健院	三级	甲等	G100.妇幼保健院	公立	国有全资	卫生行政部门	朝阳区潘家园华威里25号	100026	558	440	177	177	294346	
32	北京市海淀区妇幼保健院（北京市海淀区妇幼保健计划生育服务中心、北京市海淀区海淀社区卫生服务中心）	三级	甲等	G100.妇幼保健院	公立	国有全资	卫生行政部门	海淀区海淀南路33号；海淀区苏州街53号；海淀区南路31号地下一层；海淀区北坞嘉园西里33号楼	100080	800	657	460	222	417423	9058
33	北京市通州区妇幼保健院	三级	甲等	G100.妇幼保健院	公立	国有全资	卫生行政部门	通州区玉桥中路124号、通州区玉桥中路梨园东里北区23号楼、通州区临河里50号楼、通州区工业开发区光华路15号	101100	857	753	346	201	681440	259586
34	首都儿科研究所附属儿童医院	三级	甲等	A519.儿童医院	公立	国有全资	卫生行政部门	朝阳区雅宝路2号	100020	1744	1469	400	439	2259257	318342
35	北京市第一中西医结合医院	三级	甲等	A300.中西医结合医院	公立	国有全资	卫生行政部门	朝阳区金台路13号内2号，朝阳区东坝乡东风大队二条、朝阳区慧忠里301号	100026	918	819	405	402	528030	122150
36	中国中医科学院西苑医院	三级	甲等	A210.中医（综合）医院	公立	国有全资	其他行政部门	海淀区西苑操场1号	100091	1816	1512	800	751	2393964	66077
37	北京大学第三医院	三级	甲等	A100.综合医院	公立	国有全资	卫生行政部门	海淀区花园北路49号，海淀区大有庄100号，海淀区西三旗育新花园小区23号楼和16号楼的一层中段、二层中段，三层东段、四层，朝阳区北苑路9号，海淀区车道沟10号，大兴区航兴路9号院1号楼	100191	7314	5932	1900	2375	4798921	456965

序号	医院名称	级别	等次	类别	公立/民营	经济类型	主办单位	地址	编码						
38	北京大学口腔医院	三级	甲等	A511.口腔医院	公立	国有全资	卫生行政部门	海淀区中关村南大街22号	100081	1838	1393	157	173	1011722	82588
39	北京肿瘤医院	三级	甲等	A514.肿瘤医院	公立	国有全资	卫生行政部门	海淀区阜成路52号	100142	2652	2053	1000	807	821238	0
40	北京大学第六医院	三级	甲等	A520.精神病医院	公立	国有全资	卫生行政部门	海淀区花园北路51号	100191	556	393	300	349	459998	7234
41	首都医科大学附属北京世纪坛医院（北京铁路总医院）	三级	甲等	A100.综合医院	公立	国有全资	卫生行政部门	海淀区羊坊店铁医路10号。海淀区复兴路10号中国铁路总公司办公楼主楼106-107室；西城区茶顺路18号院西门北侧耳房	100038	2772	2354	1100	1112	1505603	79275
42	北京中西医结合医院	三级	甲等	A300.中西医结合医院	公立	国有全资	卫生行政部门	海淀区永定路东街3号；海淀区长春桥路17号东配楼111；海淀区林风二路38号院1号	100039	827	746	600	402	446798	27223
43	北京马应龙长青肛肠医院	三级	甲等	A221.肛肠医院	民营	股份合作	个人	海淀区冈庄路3号;海淀区冈庄南路9号金勃澜商南会馆主楼	100195	175	149	300	300	51313	0
44	北京中医药大学东方医院	三级	甲等	A210.中医（综合）医院	公立	国有全资	其他行政部门	丰台区方庄芳星园一区6号楼，丰台区长辛店陈庄庄大街1号，大兴区瀛海镇四海南路3号院	100078	1659	1412	1377	866	1641046	69110
45	首都医科大学附属北京天坛医院	三级	甲等	A100.综合医院	公立	国有全资	卫生行政部门	东城区天坛西里6号、丰台区南四环西路119号	100070	4011	3505	1650	1777	2308349	240595
46	首都医科大学附属北京佑安医院	三级	甲等	A521.传染病医院	公立	国有全资	卫生行政部门	丰台区右安门外西头条8号	100069	1606	1369	750	800	677845	45123
47	北京市丰台中西医结合医院	三级	甲等	A300.中西医结合医院	公立	国有全资	卫生行政部门	丰台区长辛店东山坡三里甲60号；丰台区长辛店东山坡三里63号院；丰台区长辛店槐树岭4号院	100072	800	720	500	400	379220	45442
48	北京市大兴区中西医结合医院	三级	甲等	A300.中西医结合医院	公立	国有全资	卫生行政部门	大兴区瀛海镇忠兴南路3号	100076	871	736	450	464	493148	93610
49	北京市隆福医院（北京中西医结合老年医院）	三级	甲等	A300.中西医结合医院	公立	国有全资	卫生行政部门	东城区美术馆东街18号、东城区三眼井胡同乙68号、昌平区东小口镇中滩村290号、朝阳区北苑5号院606号楼	100010	837	753	480	401	457371	19962

续表

序号	机构名称	等级	等次	类型	性质	经济类型	设置/主办单位	地址	邮编	职工总数（人）	卫生技术人员（人）	编制床位数（张）	实有床位数（张）	年门诊量（人次）	年急诊量（人次）
50	北京博爱医院	三级	甲等	A100.综合医院	公立	国有全资	社会团体	丰台区角门北路10号	100068	1833	1328	1100	1042	412432	58705
51	中国医学科学院整形外科医院	三级	甲等	A528.整形外科医院	公立	国有全资	卫生行政部门	石景山区八大处路33号	100144	1145	791	700	474	318100	16233
52	中国中医科学院眼科医院	三级	甲等	A229.其他中医专科医院	公立	国有全资	其他行政部门	石景山区鲁谷路33号	100040	676	548	800	353	453449	12415
53	北京市房山区中医医院（北京中医药大学房山医院）	三级	甲等	A210.中医（综合）医院	公立	集体全资	卫生行政部门	房山区城关保健路4号	102400	1358	1104	800	680	856303	59041
54	首都医科大学附属北京胸科医院	三级	甲等	A516.胸科医院	公立	国有全资	卫生行政部门	通州区北关大街9号院	101199	971	798	1400	625	262082	8734
55	北京市通州区中医医院	三级	甲等	A210.中医（综合）医院	公立	国有全资	卫生行政部门	通州区翠屏西路116号	101121	875	806	1174	1046	1324088	85696
56	北京市顺义区中医医院(北京中医药顺义医院)	三级	甲等	A210.中医（综合）医院	公立	国有全资	卫生行政部门	顺义区健盛街1号院	101300	1257	1090	800	538	1066698	80432
57	中国中医科学院广安门医院南区	三级	甲等	A210.中医（综合）医院	公立	国有全资	卫生行政部门	大兴区黄村兴丰大街二段138号、大兴区黄村镇	102618	800	688	400	407	714334	39816
58	北京回龙观医院	三级	甲等	A520.精神病医院	公立	国有全资	卫生行政部门	昌平区回龙观	100096	1220	922	1369	1369	246335	2313
59	北京市昌平区中医医院	三级	甲等	A210.中医（综合）医院	公立	国有全资	卫生行政部门	昌平区城区东环南段	102200	1025	816	500	422	608132	61926
60	北京市昌平区中西医结合医院	三级	甲等	A300.中西医结合医院	公立	国有全资	卫生行政部门	昌平区东小口镇霍营村黄平路219号、昌平区沙河镇白各庄村南	102208	1535	1270	2130	2130	606154	116224
61	北京王府中西医结合医院	三级	甲等	A300.中西医结合医院	民营	其他	个人	昌平区北七家镇王府街1号	102209	969	796	600	561	437159	46263
62	北京市平谷区中医医院	三级	甲等	A210.中医（综合）医院	公立	国有全资	卫生行政部门	平谷区平翔路6号	101200	913	713	800	459	506232	60620
63	北京市怀柔区中医医院	三级	甲等	A210.中医（综合）医院	公立	国有全资	卫生行政部门	怀柔区青春路1号	101400	941	809	400	400	561085	86605

序号	医院名称	级别	等次	科别	经营性质	资产形式	举办主体	地址	代码						
64	北京市首武中医医院	三级	乙等	A210.中医（综合）医院	公立	国有全资	卫生行政部门	西城区万明路13号	100050	423	370	400	192	255339	7954
65	首都医科大学附属复兴医院	三级	合格	A100.综合医院	公立	国有全资	卫生行政部门	西城区复兴门外大街甲20号、西城区月坛北街4号楼、西城区二龙路27号	100038	1549	1379	710	710	466049	51413
66	北京华信医院（清华大学第一附属医院）	三级	合格	A100.综合医院	公立	国有全资	其他行政部门	朝阳区酒仙桥一街坊6号	100016	1651	1424	760	829	811467	86222
67	应急管理部应急总医院	三级	合格	A100.综合医院	公立	国有全资	其他行政部门	朝阳区西坝河南里29号	100028	1085	859	515	504	606539	79925
68	民航总医院	三级	合格	A100.综合医院	公立	国有全资	其他行政部门	朝阳区高井甲1号	100123	1530	1338	500	877	1276058	320079
69	北京爱尔英智眼科医院	三级	合格	A512.眼科医院	民营	其他内资	个人	朝阳区潘家园南里12号潘家园大厦一层南段、二、四、五、六层	100021	323	190	80	80	128955	0
70	北京老年医院	三级	合格	A100.综合医院	公立	国有全资	卫生行政部门	海淀区温泉路118号	100095	1171	904	800	710	327305	78088
71	航天中心医院	三级	合格	A100.综合医院	公立	国有全资	事业单位	海淀区玉泉路15号	100049	2634	2289	850	1043	2143082	231873
72	国家电网公司北京电力医院	三级	合格	A100.综合医院	公立	国有全资	企业	丰台区太平桥西里甲1号	100073	1441	1232	518	935	841358	83523
73	北京丰台右安门医院	三级	合格	A100.综合医院	公立	集体全资	社会团体	丰台区右安门外大街199号	100069	1148	980	600	864	195804	52727
74	中国航天科工集团七三一医院	三级	合格	A100.综合医院	公立	国有全资	事业单位	丰台区云岗镇岗南里3号	100074	1040	833	730	602	548285	156868
75	北京中诺口腔医院	三级	合格	A511.口腔医院	民营	其他内资	企业	丰台区方庄芳星园三区18号楼	100078	287	245	50	50	540717	0
76	北京首大眼耳鼻喉科医院	三级	合格	A513.耳鼻喉科医院	民营	其他内资	个人	丰台区成寿寺路33号	100078	285	121	148	148	100928	0
77	北京大学首钢医院	三级	合格	A100.综合医院	公立	国有全资	企业	石景山区晋元庄路9号	100144	1748	1470	1006	902	766975	124788
78	北京京煤集团总医院	三级	合格	A100.综合医院	公立	国有全资	企业	门头沟区黑山大街18号	102300	1486	1233	956	923	1061649	133679

续表

序号	机构名称	等级	等次	类型	性质	经济类型	设置主办单位	地址	邮编	职工总数（人）	卫生技术人员（人）	编制床位数（张）	实有床位数（张）	年门诊量（人次）	年急诊量（人次）
79	北京燕化医院	三级	合格	A100.综合医院	民营	其他	其他社会组织	房山区燕山迎风街15号	102500	1444	1118	701	733	676109	108433
80	北京市大兴区人民医院	三级	合格	A100.综合医院	公立	国有全资	卫生行政部门	大兴区黄村西大街26号、大兴区黄村西大街27号、大兴区政府15号3号楼	102600	2305	2055	1100	1100	1525217	239679
81	北京市丰台区妇幼保健计划生育服务中心	三级	合格	G100.妇幼保健院	公立	国有全资	卫生行政部门	丰台区开阳里三区一号	100069	377	323	240	96	327992	31640
82	北京市大兴区妇幼保健院	三级	合格	G100.妇幼保健院	公立	国有全资	卫生行政部门	大兴区黄村镇兴丰大街三段56号、大兴区黄村镇观音寺双观巷甲2号婚姻登记大厅内、大兴区枣园路242号院四层、大兴区榆垡镇榆祥路与康泰街交口往北150米处（路东）、大兴区兴丰大街（三段）52号	102600	461	368	147	147	461170	52592
83	北京小汤山医院	三级	合格	A100.综合医院	公立	国有全资	卫生行政部门	昌平区小汤山镇	102211	725	478	1657	287	92314	24
84	北京市昌平区医院	三级	合格	A100.综合医院	公立	国有全资	卫生行政部门	昌平区鼓楼北街9号、昌平区鳞山路5号	102200	1682	1341	800	835	870368	416995
85	北京市昌平区妇幼保健院	三级	合格	G100.妇幼保健院	公立	国有全资	卫生行政部门	昌平区北环路1号、昌平区民政局一楼东侧	102200	570	429	202	120	292393	16407
86	北京市平谷区医院	三级	合格	A100.综合医院	公立	国有全资	卫生行政部门	平谷区新平北路59号	101200	1523	1373	960	866	1106844	282466
87	北京市仁和医院	三级	合格	A100.综合医院	民营	其他	企业	大兴区兴丰大街一号	102600	1752	1537	1200	1482	958921	112894
88	北京市鼓楼中医医院	三级	未评	A210.中医（综合）医院	公立	国有全资	卫生行政部门	东城区豆腐池胡同13号、东城区和平里中街14－2号、东城区安乐林路10号、东城区新中街一条67号	100009	407	345	301	301	414075	21344
89	北京市西城区广外医院（北京市西城区广外老年医院）	三级	未评	A300.中西医结合医院	公立	国有全资	卫生行政部门	西城区广外义里甲2号、西城区上斜街61号	100055	436	386	350	251	201875	5922

90	北京市垂杨柳医院	三级	未评	A100.综合医院	公立	国有全资	卫生行政部门	朝阳区垂杨柳南街2号；朝阳区东三环南路54号	100022	1456	1229	750	908	991371	222247
91	北京市公安医院	三级	未评	A100.综合医院	公立	国有全资	其他行政部门	朝阳区豆各庄村甲505号	100121	239	202	207	98	587	702
92	航空总医院	三级	未评	A100.综合医院	公立	国有全资	企业	朝阳区安外北苑3号院	100012	1925	1589	600	833	1520001	180893
93	北京市红十字会急诊抢救中心(北京市红十字会创伤医院)	三级	未评	A539.其他专科医院	公立	集体全资	其他行政部门	朝阳区清河东路1号	100192	1249	888	311	361	61830	33748
94	北京优联医院	三级	未评	A100.综合医院	民营	其他内资	企业	朝阳区东四环南路53号院1号楼1层部分、3至11层部分	100122	476	439	500	500	11102	7006
95	北京大望路急诊抢救医院	三级	未评	A100.综合医院	民营	其他内资	个人	朝阳区周庄嘉园东里27号楼，朝阳区大羊坊路519号	100122	1067	858	740	740	27866	36304
96	北京朝阳中西医结合急诊抢救医院	三级	未评	A300.中西医结合医院	民营	其他内资	个人	朝阳区十八里店乡周家庄村123号；朝阳区东四环南路53号5号楼16-20层	100025	1573	1351	695	1260	303135	76884
97	北京和睦家京北妇儿医院	三级	未评	A518.妇产(科)医院	民营	中外合资	社会团体	朝阳区北苑路甲170号院1号楼	100101	293	232	200	62	63290	4436
98	北京京城皮肤医院	三级	未评	A522.皮肤病医院	民营	股份合作	个人	朝阳区德胜门外双泉堡甲4号	100192	452	155	120	100	214520	0
99	北京市海淀医院	三级	未评	A100.综合医院	公立	国有全资	卫生行政部门	海淀区中关村大街29号	100080	1778	1507	900	886	1400826	220661
100	北京裕和中西医结合康复医院	三级	未评	A300.中西医结合医院	民营	股份有限(公司)	企业	海淀区永定路15号	100039	463	386	350	328	61922	0
101	北京华生康复医院	三级	未评	A527.康复医院	民营	其他内资	企业	丰台区光彩路1号院6号楼、7号楼	100079	400	352	300	300	14161	3456
102	北京国丹白癜风医院	三级	未评	A522.皮肤病医院	民营	私有	企业	丰台区太平桥路17号	100070	87	67	100	100	23311	0
103	北京忠诚肿瘤医院	三级	未评	A514.肿瘤医院	民营	其他内资	企业	丰台区花乡高立庄村615号	100160	54	32	400	400	0	0
104	北京市石景山医院	三级	未评	A100.综合医院	公立	国有全资	卫生行政部门	石景山区石景山路24号	100043	1574	1285	600	752	882832	155365
105	清华大学玉泉医院(清华大学中西医结合医院)	三级	未评	A300.中西医结合医院	公立	国有全资	事业单位	石景山区石景山路5号	100040	828	722	500	489	284803	25824

续表

序号	机构名称	等级	等次	类型	性质	经济类型	设置/主办单位	地址	邮编	职工总数（人）	卫生技术人员（人）	编制床位数（张）	实有床位数（张）	年门诊量（人次）	年急诊量（人次）
106	首都医科大学附属北京康复医院（北京工人疗养院）	三级	未评	A527.康复医院	公立	国有全资	社会团体	石景山区八大处西下庄	100144	1229	1118	950	860	235020	13277
107	北京联科中医肾病医院	三级	未评	A229.其他中医专科医院	民营	股份合作	社会团体	石景山区模式口西102号	100041	311	254	300	300	52735	0
108	北京市房山区良乡医院	三级	未评	A100.综合医院	公立	国有全资	卫生行政部门	房山区良乡拱辰大街45号	102401	1921	1630	800	900	1429421	297313
109	北京北亚骨科医院	三级	未评	A526.骨科医院	民营	股份有限（公司）	企业	房山区长阳镇昊天北大街20号	102445	488	390	310	310	245903	16255
110	首都医科大学附属北京潞河医院	三级	未评	A100.综合医院	公立	国有全资	卫生行政部门	通州区新华南路82号，通州区翠屏西路43-45号，玉带河西街14号楼，通州区张家湾镇后街186号，通州区潞城镇胡各庄大街9号院4号楼1层	101149	3149	2516	1300	1321	1932586	523454
111	北京美尔目眼科医院	三级	未评	A512.眼科医院	民营	其他	个人	通州区通朝大街13号院1号楼	101100	77	31	80	80	26111	0
112	北京丰台医院	三级	未评	A100.综合医院	公立	国有全资	卫生行政部门	丰台区丰台镇西安街1号，丰台区丰台南路99号	100070	1162	1048	1100	616	492021	130667
113	北京怀柔医院	三级	未评	A100.综合医院	公立	国有全资	卫生行政部门	怀柔区永泰北街9号院	101400	1479	1295	651	651	925449	222648
114	北京市顺义区医院	三级	未评	A100.综合医院	公立	国有全资	卫生行政部门	顺义区光明南街3号	101300	2395	1927	1000	1056	1497053	309375
115	北京市密云区医院	三级	未评	A100.综合医院	公立	国有全资	卫生行政部门	密云区阳光街383号院	101500	1011	942	940	946	906280	276274
116	北京市顺义区妇幼保健院（北京儿童医院顺义妇幼医院）（北京市顺义区妇幼保健计划生育服务中心）	三级	未评	G100.妇幼保健院	公立	国有全资	卫生行政部门	顺义区顺康路1号	101300	593	585	700	300	1302136	176986

序号	名称	级别	评审	类别			主办单位	地址	邮编						
117	北京市门头沟区妇幼保健计划生育服务中心（北京市门头沟区妇幼保健院）	三级	未评	G100.妇幼保健院	公立	国有全资	卫生行政部门	门头沟区石龙北路10号	102300	302	253	95	50	173946	4162
118	北京市房山区妇幼保健院	三级	未评	G100.妇幼保健院	公立	国有全资	卫生行政部门	房山区良乡苏庄东街5号；房山区良乡西路10号	102488	571	458	200	163	342883	43798
119	北京市安康医院	三级	未评	A520.精神病医院	公立	国有全资	其他行政部门	顺义区滨河路棒伯段4号	101300	374	261	1000	500	82	0
120	北京陆道培血液病医院	三级	未评	A517.血液病医院	民营	私有	企业	大兴区高丽营镇顺于路120号	101316	305	270	200	172	19525	0
121	北京美中爱瑞肿瘤医院	三级	未评	A514.肿瘤医院	民营	其他内资	企业	大兴区明春东路25号院1号楼，4号楼	102600	458	396	400	400	15957	120
122	北京中科白癜风医院	三级	未评	A522.皮肤病医院	民营	股份有限（公司）	企业	大兴区旧宫镇三台山路南口临十八号院	100176	86	61	100	100	3540	0
123	北京陆道培医院	三级	未评	A517.血液病医院	民营	其他内资	企业	经济技术开发区同济南路22号	100176	498	373	200	200	39370	0
124	北京爱育华妇儿医院	三级	未评	A539.其他专科医院	民营	其他	个人	经济技术开发区景园南街2号	100176	393	310	200	170	212801	45506
125	北京清华长庚医院	三级	未评	A100.综合医院	公立	国有全资	卫生行政部门	昌平区立汤路168号	102218	2777	2195	1500	991	1295761	199280
126	北京大学国际医院	三级	未评	A100.综合医院	民营	其他内资	事业单位	昌平区中关村生命科学园生命园路1号	102206	2029	1657	839	1216	1067476	110035
127	北京北大医疗康复医院	三级	未评	A527.康复医院	民营	其他内资	企业	昌平区回龙观中关村生命科学园生命园路8号院7号楼及辅楼三至六层	102206	356	289	300	300	10088	0
128	北京美尔目第二眼科医院	三级	未评	A512.眼科医院	民营	其他	其他社会组织	昌平区城北街道政府街西路23号	102299	90	86	80	80	16810	0
129	北京京都儿童医院	三级	未评	A519.儿童医院	民营	股份有限（公司）	企业	昌平区回龙观东大街308号	102208	724	484	300	300	465086	158379
130	北京扶正肿瘤医院	三级	未评	A514.肿瘤医院	民营	私有	个人	北京经济技术开发区经海三路20号院1号楼，2号楼	100176	0	0	0	0	0	0
131	北京高博医院	三级	未评	A100.综合医院	民营	股份有限（公司）	企业	昌平区科学园路4号院1号楼	102206	102	84	500	500	235	0

续表

序号	机构名称	等级	等次	类型	性质	经济类型	设置/主办单位	地址	邮编	职工总数（人）	卫生技术人员（人）	编制床位数（张）	实有床位数（张）	年门诊量（人次）	年急诊量（人次）
132	北京市延庆区第三医院（北京大学第三医院延庆医院）	三级	未评	A100.综合医院	公立	国有全资	卫生行政部门	延庆区东顺城街28号，延庆区百泉路37号	102100	1260	1108	700	629	815400	201101
133	北京市密云区中医医院（北京中医药大学第三附属医院密云院区）	三级	未评	A210.中医（综合）医院	公立	国有全资	卫生行政部门	密云区密云镇新中街39号；密云区密云镇西大桥路12号西楼二层213、215、217室	101500	787	649	323	221	724628	97014
134	北京市第六医院	二级	甲等	A100.综合医院	公立	国有全资	卫生行政部门	东城区交道口北二条31.36号	100007	912	773	632	536	628742	53559
135	北京市普仁医院	二级	甲等	A100.综合医院	公立	国有全资	卫生行政部门	东城区崇文门外大街100号、东城区白桥大街8号楼101、东城区东花市南里东区8号楼104-1至3、201-1至13、202、203-1至2、301-9至12、303、东城区幸福大街32号3层331室	100062	944	782	543	381	571906	59030
136	北京市东城区第一人民医院	二级	甲等	A300.中西医结合医院	公立	国有全资	卫生行政部门	崇文区永外大街130号；东城区东晓市街109号	100075	422	357	150	175	268174	38247
137	北京市东城区妇幼保健计划生育服务中心	二级	甲等	G600.妇幼保健计划生育服务中心	公立	国有全资	卫生行政部门	东城区交道口南大街136号，崇文区法华南里25号楼东侧、东城区永外东滨河路17号	100007	295	248	158	70	151404	0
138	北京市第二医院	二级	甲等	A100.综合医院	公立	国有全资	卫生行政部门	西城区宣内大街油坊胡同36号	100031	429	369	286	247	134679	27102
139	北京市西城区妇幼保健计划生育服务中心（北京市西城区妇幼保健院）	二级	甲等	G100.妇幼保健	公立	国有全资	卫生行政部门	西城区平原里小区19号楼、西城区平原里小区21号楼32039、32050-32053、32055-32063、32065-32073、32075、32077、32079、33001-33003、33005-33010、33016-33023、33050-33053、33055-33062	100054	224	193	52	32	140515	0
140	北京市西城区平安医院	二级	甲等	A520.精神病医院	公立	国有全资	卫生行政部门	西城区嵆登禹路169号	100035	258	218	213	382	181436	0

序号	名称	级别	等次	类别			主管部门	地址	邮编						
141	北京市丰盛中医骨伤专科医院	二级	甲等	A222.骨伤医院	公立	集体全资	卫生行政部门	西城区阜内大街306号	100034	274	223	100	100	500347	53343
142	北京市监狱管理局中心医院	二级	甲等	A100.综合医院	公立	国有全资	其他行政部门	西城区右安门东街9号	100054	603	371	360	360	82989	1513
143	北京按摩医院	二级	甲等	A224.按摩医院	公立	国有全资	社会团体	西城区宝产胡同7号、36号、18号；朝阳区武圣北路10号院	100022	557	432	300	57	376088	0
144	北京市朝阳区中医医院	二级	甲等	A210.中医（综合）医院	公立	国有全资	卫生行政部门	朝阳区工体南路6号	100020	347	294	220	207	180815	8484
145	北京市老年病医院	二级	甲等	A539.其他专科医院	公立	国有全资	其他行政部门	朝阳区华严北里小关西街甲2号	100029	301	182	350	350	22867	0
146	北京市中关村医院（中国科学院中关村医院）	二级	甲等	A100.综合医院	公立	国有全资	卫生行政部门	海淀区中关村南路12号（海淀区中关村大街22号中科大厦B座5-6层）	100190	749	662	450	423	471273	14320
147	北京市水利医院	二级	甲等	A100.综合医院	公立	国有全资	其他行政部门	海淀区玉渊潭南路19号	100036	609	487	300	299	133048	26139
148	北京市社会福利医院	二级	甲等	A100.综合医院	公立	国有全资	其他行政部门	海淀区清河三街52号	100085	239	175	150	100	69631	10841
149	北京市化工职业病防治院（北京市职业病防治研究院）	二级	甲等	H113.职业病防治院	公立	国有全资	卫生行政部门	海淀区香山一棵松50号、海淀区冏庄路瀚河园180号楼101西侧1-4层	100093	378	165	276	66	8754	2
150	北京华医中西医结合皮肤病医院	二级	甲等	A300.中西医结合医院	民营	其他内资	企业	海淀区西四环北路29号	100195	217	196	200	200	153409	0
151	北京航天总医院	二级	甲等	A100.综合医院	公立	国有全资	事业单位	丰台区东高地万源北路7号	100076	1548	1368	900	913	745533	106042
152	北京市石景山区五里坨医院（北京市石景山区精神卫生保健所）	二级	甲等	A520.精神病医院	公立	国有全资	卫生行政部门	石景山区石门路322号	100042	170	133	280	410	23656	0
153	北京市门头沟区医院	二级	甲等	A100.综合医院	公立	国有全资	卫生行政部门	门头沟区河滩桥东街10号、门头沟区圈门外大街73号（爱暮家老年养护中心）	102300	987	834	602	505	671832	67960
154	北京市门头沟中医医院（北京市门头沟区老年病医院）	二级	甲等	A210.中医（综合）医院	公立	集体全资	卫生行政部门	门头沟区新桥南大街3号	102300	457	371	400	149	743530	12797

续表

序号	机构名称	等级	等次	类型	性质	经济类型	设置/主办单位	地址	邮编	职工总数（人）	卫生技术人员（人）	编制床位数（张）	实有床位数（张）	年门诊量（人次）	年急诊量（人次）
155	北京市房山区第一医院	二级	甲等	A100.综合医院	公立	国有全资	卫生行政部门	房山区城关房窑路6号	102400	1752	1451	800	735	853546	141898
156	北京市通州区中西医结合医院	二级	甲等	A300.中西医结合医院	公立	国有全资	卫生行政部门	通州区车站路89号	101100	461	407	150	188	566759	15928
157	北京市大兴区心康医院	二级	甲等	A520.精神病医院	公立	国有全资	卫生行政部门	大兴区黄村镇黄良路北；大兴区礼贤镇大辛庄	102600	518	408	790	790	37765	0
158	北京昌平天通苑中医医院	二级	甲等	A229.其他中医专科医院	民营	其他	其他社会组织	昌平区天通苑东一区8号楼-1-2、9号楼、10号楼-1-4	102218	189	157	100	100	178876	2987
159	北京民康医院	二级	甲等	A520.精神病医院	公立	国有全资	其他社会组织	昌平区沙河镇	102206	295	174	500	320	2400	0
160	北京市怀柔区妇幼保健院	二级	甲等	G100.妇幼保健院	公立	国有全资	卫生行政部门	怀柔区迎宾北路38号、怀柔区北大街26号；怀柔区后横街1号	101400	420	356	80	80	341846	56560
161	北京市怀柔安佳医院	二级	甲等	A520.精神病医院	公立	国有全资	卫生行政部门	怀柔区怀北镇火车站路1区23号；怀柔区新贤家园58号楼1单元101室	101408	208	165	231	220	21242	3
162	北京康益德中西医结合肺科医院	二级	甲等	A300.中西医结合医院	民营	私有	个人	怀柔区开放路50号；怀柔区湖海镇工业园区81号	101400	236	154	349	349	89496	1955
163	北京市密云区妇幼保健院	二级	甲等	G100.妇幼保健院	公立	国有全资	卫生行政部门	密云区新南路56号	101500	446	365	100	100	210360	159637
164	北京中医医院延庆医院(北京市延庆中医医院)	二级	甲等	A210.中医（综合）医院	公立	国有全资	卫生行政部门	延庆区汇川街9号	102100	433	361	160	160	429105	30481
165	北京市延庆区妇幼保健院	二级	甲等	G100.妇幼保健院	公立	国有全资	卫生行政部门	延庆区水南街8号、延庆区新城街99号	102100	201	170	135	43	91839	2586
166	北京首钢矿山医院	二级	甲等	A100.综合医院	公立	国有全资	其他行政部门	河北省迁安市		0	0		0	0	0
167	北京市石景山区中医医院	二级	乙等	A210.中医（综合）医院	公立	国有全资	卫生行政部门	石景山区八角北路49号	100043	198	151	120	80	232243	10259
168	北京大卫中医医院	二级	乙等	A210.中医（综合）医院	民营	其他	其他社会组织	昌平区沙河镇满井村	102206	109	83	101	101	38632	0

序号	名称	级别	评审结果	类别	经营性质	资产	主办单位	地址	邮编						
169	北京市东城区精神卫生保健院	二级	合格	A520.精神病医院	公立	国有全资	卫生行政部门	东城区东直门外簪慈小区7号楼、东城区南门仓胡同2号楼2-2	100027	166	133	129	129	17627	0
170	北京同仁堂中医医院	二级	合格	A210.中医（综合）医院	民营	其他	企业	东城区西打磨厂街46号	100051	354	296	100	100	495628	0
171	北京市西城展览路医院	二级	合格	A527.康复医院	公立	集体全资	卫生行政部门	西直门外桃柳西巷16号	100044	316	259	185	148	249285	0
172	北京市羊坊店医院	二级	合格	A527.康复医院	公立	国有全资	卫生行政部门	海淀区羊坊店双贝子坟路1号	100038	305	271	200	188	72404	0
173	北京市海淀区心理康复医院	二级	合格	H119.其他专科疾病防治院	公立	国有全资	卫生行政部门	海淀区西小营路段温阳路东侧；海淀区阜外壳甲店1号恩济西园10号楼一层店35-40/1跨；海淀区苏家坨镇西埠头村北安河路甲71号院	100194	199	174	350	300	52805	0
174	北京市上地医院	二级	合格	A100.综合医院	公立	国有全资	其他行政部门	海淀区海淀乡树村街甲6号；海淀区东北旺南路甲29号；海淀区上地街道农大南路88号泰来商务大厦二层、三层、四层，西配楼一层、二层、三层	100084	381	293	158	123	204831	32651
175	北京大学医院	二级	合格	A100.综合医院	公立	国有全资	事业单位	海淀区颐和园路5号（北京大学成府园内）	100871	363	342	101	101	344525	96688
176	北京市丰台康复医院	二级	合格	A527.康复医院	公立	国有全资	卫生行政部门	丰台区永外马家堡七条1号	100079	452	365	211	203	216323	56033
177	北京市丰台区中医医院	二级	合格	A210.中医（综合）医院	公立	国有全资	卫生行政部门	丰台区南苑镇公所胡同3号	100076	604	540	271	271	378238	68042
178	北京市丰台区心理卫生中心	二级	合格	H119.其他专科疾病防治院	公立	国有全资	卫生行政部门	丰台区南苑镇五爱屯东路南苑机电厂南侧小院	100076	129	107	180	180	19557	
179	北京长峰医院	二级	合格	A100.综合医院	民营	私有	社会团体	丰台区酦厂新村291号	100039	197	147	150	150	43510	713
180	北京国济中医医院	二级	合格	A210.中医（综合）医院	民营	私有	社会团体	丰台区莲花池东路132号（莲花桥东南角）	100055	0	0	0	0	0	0
181	北京市红十字会和平骨科医院	二级	合格	A526.骨科医院	民营	其他内资	社会团体	丰台区丰台路口东里198号	100161	189	171	105	105	97197	3802
182	北京市丰台区老年人协会莲花池康复医院	二级	合格	A527.康复医院	民营	其他内资	个人	丰台莲宝路2号院	100161	0	0	0	0	0	0

续表

序号	机构名称	等级	等次	类型	性质	经济类型	设置主办单位	地址	邮编	职工总数（人）	卫生技术人员（人）	编制床位数（张）	实有床位数（张）	年门诊量（人次）	年急诊量（人次）
183	北京京中中西医结合医院	二级	合格	A300.中西医结合医院	民营	股份有限（公司）	企业	丰台区正阳大街67号13号楼	100073	220	193	135	135	45456	0
184	北京丰台建都中西医结合医院	二级	合格	A300.中西医结合医院	民营	私有	个人	丰台区南顶路4号	100075	177	149	185	185	9248	0
185	北京市石景山区妇幼保健院（妇幼保健计划生育服务中心）	二级	合格	G100.妇幼保健院	公立	国有全资	卫生行政部门	石景山区依翠园5号	100040	129	108	30	10	87697	0
186	北京市门头沟区龙泉医院	二级	合格	A520.精神病医院	公立	国有全资	卫生行政部门	门头沟区门头沟路42号	102300	123	98	280	210	30410	54
187	北京核工业医院	二级	合格	A100.综合医院	公立	国有全资	事业单位	房山区新镇东平街，西城区三里河南四巷	102413	737	604	270	205	372767	43629
188	北京市通州区新华医院	二级	合格	A100.综合医院	公立	国有全资	卫生行政部门	通州区九棵树东路386号，通州区玉桥北里甲21号，通州区梨园北街18号小区。	101100	437	378	800	40	220081	0
189	北京市通州区精神病医院	二级	合格	A520.精神病医院	公立	国有全资	卫生行政部门	通州区宋庄镇北侧	101101	123	86	160	160	9051	0
190	北京市通州区老年病医院	二级	合格	A539.其他专科医院	公立	国有全资	卫生行政部门	通州区西集镇郎东村559号北楼	101100	73	71	100	100	22168	0
191	北京安琪妇产医院	二级	合格	A518.妇产（科）医院	民营	其他	其他社会组织	通州区云景南大街104号	101101	114	67	50	50	35245	0
192	北京德泽口腔医院	二级	合格	A511.口腔医院	民营	私有	个人	通州区通胡大街15号院7号楼	101100	34	26	15	15	9171	0
193	北京市顺义区空港医院（北京市顺义区后沙峪社区卫生服务中心）	二级	合格	A100.综合医院	公立	集体全资	卫生行政部门	顺义后沙峪镇	101318	539	411	205	168	646402	78102
194	北京市昌平区沙河医院	二级	合格	A100.综合医院	公立	国有全资	卫生行政部门	昌平区沙河镇扶京门路22号	102206	303	242	210	251	179979	51356

195	北京市昌平区南口医院	二级	合格	A300.中西医结合医院	公立	国有全资	卫生行政部门	昌平区南口镇南辛路2号、昌平区南口镇新兴路8号、昌平区南口镇新兴路13号8号楼、昌平区科星园西路92号院1号楼	102202	425	339	240	240	235974	21556
196	北京京北博爱中西医结合医院	二级	合格	A300.中西医结合医院	民营	股份合作	个人	昌平区东小口镇天通中苑二区22号楼		0	0	0	0	0	0
197	北京市昌平精神卫生保健院	二级	合格	A520.精神病医院	公立	国有全资	卫生行政部门	昌平区南口镇东大街22号	102206	166	135	299	437	12956	0
198	北京皇城股骨头坏死专科医院	二级	合格	A229.其他中医专科医院	民营	股份合作	其他社会组织	昌平区西关路27号	102200	92	74	100	100	7453	0
199	北京同善堂中医医院	二级	合格	A210.中医（综合）医院	民营	股份合作	其他社会组织	昌平区十三陵镇锥石口村北700米院内1号楼、3号楼	100021	0	0	0	0	0	0
200	北京市平谷区妇幼保健院（北京市平谷区妇幼保健计划生育服务中心、北京市平谷区牙病防治所）	二级	合格	G100.妇幼保健院	公立	国有全资	卫生行政部门	平谷区南岔子街49号	101200	381	328	110	110	239080	44969
201	北京市平谷区精神病医院	二级	合格	A520.精神病医院	公立	国有全资	卫生行政部门	平谷区韩庄镇清子村南	101201	61	57	200	120	31088	0
202	北京市平谷岳协医院	二级	合格	A100.综合医院	公立	集体全资	社会团体	平谷区府前西街13号	101200	212	163	200	200	100143	6760
203	北京市平谷区京东口腔医院	二级	合格	A511.口腔医院	民营	私有	企业	平谷区林荫南街9-45——9-51	101200	57	50	15	15	29429	0
204	北京京北健永口腔医院	二级	合格	A511.口腔医院	民营	私有	个人	怀柔区迎宾北路18号；怀柔区滨湖南街6号；怀柔区乐园大街15号院18号楼1至2层1单元18-2	101400	88	71	15	15	22510	0
205	北京市密云区精神卫生防治院	二级	合格	A520.精神病医院	公立	国有全资	卫生行政部门	密云区巨各庄镇巨政大街165号	101500	85	74	200	160	30688	0
206	北京市延庆区精神病医院	二级	合格	A520.精神病医院	公立	国有全资	卫生行政部门	延庆区张山营镇张山营村，延庆区新城街96号	102115	34	34	240	120	19635	0
207	北京市监狱管理局清河分局医院	二级	合格	A100.综合医院	公立	国有全资	其他行政部门	京山线茶淀站清河农场五科西街清河医院	300481	238	222	105	105	61559	555

续表

序号	机构名称	等级	等次	类型	性质	经济类型	设置主办单位	地址	邮编	职工总数（人）	卫生技术人员（人）	编制床位数（张）	实有床位数（张）	年门诊量（人次）	年急诊量（人次）
208	北京和睦家中西医结合医院	二级	未评	A300.中西医结合医院	民营	私有	个人	东城区西总布朝同46号	100005	98	69	228	101	5704	0
209	北京泰康拜博口腔医院	二级	未评	A511.口腔医院	民营	其他	企业	东城区祈年大街18号院4号楼	100062	65	59	15	15	13286	0
210	北京家圆医院	二级	未评	A518.妇产（科）医院	民营	股份合作	个人	西城区富国街2号	100034	137	103	105	101	49109	0
211	北京军颐中医医院	二级	未评	A210.中医（综合）医院	民营	股份合作	个人	西城区南莱园街甲2号	100054	121	100	80	80	95523	0
212	北京长安中西医结合医院	二级	未评	A300.中西医结合医院	民营	股份合作	个人	西城区枣林前街19号	100053	110	79	100	100	31984	0
213	北京新世纪儿童医院	二级	未评	A519.儿童医院	民营	其他内资	企业	西城区南礼士路56号	100045	378	237	105	73	111683	22511
214	北京瑞安康复医院	二级	未评	A527.康复医院	民营	私有	其他社会组织	西城区鸭子桥子路35号4号楼1-6层	100032	139	121	100	100	20354	0
215	北京瑞城口腔医院	二级	未评	A511.口腔医院	民营	私有	个人	西单北大街109号六层	100032	68	64	19	4	20000	4000
216	北京市朝阳区双桥医院	二级	未评	A100.综合医院	公立	国有全资	卫生行政部门	朝阳区双桥东路	100121	445	389	236	204	368179	53173
217	北京市朝阳区第三医院	二级	未评	A520.精神病医院	公立	国有全资	卫生行政部门	朝阳区延静西里12号楼，朝阳区金盏乡金盏大街2号	100024	326	274	360	454	24339	0
218	中国藏学研究中心北京藏医院	二级	未评	A412.藏医医院	公立	国有全资	事业单位	朝阳区小关北里218号	100029	196	128	100	82	67605	0
219	北京嫣然天使儿童医院	二级	未评	A519.儿童医院	民营	其他内资	社会团体	朝阳区望京东园519号楼	100102	116	96	50	50	44879	0
220	北京市朝阳区三环肿瘤医院	二级	未评	A514.肿瘤医院	民营	股份合作	企业	朝阳区十里河352号	100122	548	475	500	500	84058	0
221	北京和睦家医院	二级	未评	A100.综合医院	民营	中外合作	企业	朝阳区将台路2号	100016	936	595	120	90	187108	48812

序号	名称	级别	评审	类别	经营性质	资本类型	主办单位类型	地址	邮编						
222	北京明德医院	二级	未评	A100.综合医院	民营	其他内资	企业	朝阳区酒仙桥北路9号（厂区）2、3、4、5号楼	100015	230	153	60	60	68441	7067
223	北京家恩德仁医院	二级	未评	A100.综合医院	民营	其他内资	个人	朝阳区来广营乡来广营村刘各庄甲一号南区一、三、四、五层	100012	109	88	100	100	28153	0
224	北京来广营中医医院	二级	未评	A210.中医（综合）医院	民营	其他内资	个人	朝阳区朝来绿色家园广华居18#楼-19#楼地下一层9号、18#楼一层9号、18#楼二层9号	100012	67	51	80	80	4100	0
225	北京和平中西医结合医院	二级	未评	A300.中西医结合医院	民营	其他内资	个人	朝阳区和平里北街5号院1号楼	100013	340	108	100	100	108306	0
226	北京伟达中医肿瘤医院	二级	未评	A229.其他中医专科医院	民营	其他内资	个人	朝阳区王四营乡官庄大队官庄路100号	100023	123	104	99	99	39692	0
227	北京四惠中医医院	二级	未评	A229.其他中医专科医院	民营	私有	个人	朝阳区高碑店乡半壁店村惠河南街1092号	100022	153	112	100	100	134767	0
228	北京阿南德蒙医院	二级	未评	A411.蒙医医院	民营	私有	个人	朝阳区管庄乡八里桥文化活动中心158号二层	100000	0	0	0	0	0	0
229	北京百子湾美妇儿医院	二级	未评	A518.妇（科）医院	民营	其他内资	个人	朝阳区百子湾南二路18号	100022	0	0	0	0	0	0
230	北京五洲妇儿医院	二级	未评	A518.妇产（科）医院	民营	其他内资	其他社会组织	朝阳区西大望路24号	100022	384	191	80	80	83537	675
231	北京丽婴妇产医院	二级	未评	A518.妇产（科）医院	民营	其他内资	企业	朝阳区朝阳北路雅成一里16号院	100025	90	79	50	50	23958	0
232	北京亚运村美中宜和妇儿医院	二级	未评	A518.妇产（科）医院	民营	其他内资	企业	朝阳区安慧北里逸园5号楼	100101	270	157	42	42	91028	1015
233	北京美中宜和妇儿医院	二级	未评	A518.妇产（科）医院	民营	其他内资	个人	朝阳区劳园西路9号，朝阳区四得公园将台西路9-9号	100016	286	190	99	50	108836	1772
234	北京弘和妇产医院	二级	未评	A518.妇产（科）医院	民营	其他内资	个人	朝阳区红松路2号院1号楼	100018	85	70	53	53	23218	0
235	北京和美妇儿医院	二级	未评	A518.妇产（科）医院	民营	其他内资	个人	朝阳区安外小关甲京北里2号	100021	0	0	0	0	0	0
236	北京新世纪妇儿医院	二级	未评	A518.妇产（科）医院	民营	其他内资	个人	朝阳区望京北路51号院第2号楼、第5号楼	100102	370	215	102	60	99861	9716

续表

序号	机构名称	等级	等次	类型	性质	经济类型	设置主办单位	地址	邮编	职工总数(人)	卫生技术人员(人)	编制床位数(张)	实有床位数(张)	年门诊量(人次)	年急诊量(人次)
237	北京优联眼耳鼻喉医院	二级	未评	A513.耳鼻喉科医院	民营	其他内资	企业	朝阳区东四环南路53号院7号楼	100122	202	150	120	120	14859	0
238	北京光熙康复医院	二级	未评	A527.康复医院	民营	其他内资	企业	朝阳区光熙门北里22号北楼	100028	230	193	100	100	22308	0
239	北京精诚博爱医院	二级	未评	A100.综合医院	民营	其他内资	个人	朝阳区崔各庄乡南皋路188号	100015	480	361	400	400	7867	8650
240	北京和睦家医复院	二级	未评	A527.康复医院	民营	中外合作	企业	朝阳区东风乡将台洼村甲168号	100016	153	107	101	70	2902	0
241	北京年轮中医骨科医院	二级	未评	A222.骨伤医院	民营	其他内资	个人	朝阳区八里庄北里87-89号	100025	256	154	110	110	29770	2661
242	北京劲松望京口腔医院	二级	未评	A511.口腔医院	民营	其他内资	个人	朝阳区望京园607号楼1层119、2层206、3层306、4层501	100102	82	76	15	15	77460	0
243	北京瑞程医院管理有限公司瑞泰口腔医院	二级	未评	A511.口腔医院	民营	其他内资	个人	朝阳区天居园1号楼	100107	219	163	15	15	143041	0
244	中科领军朝阳(北京)口腔医院	二级	未评	A511.口腔医院	民营	其他内资	个人	朝阳区酒仙桥中路26号院1号楼1至3层101号1层、2层、3层	100123	82	45	15	15	73000	0
245	北京维乐口腔医院	二级	未评	A511.口腔医院	民营	其他内资	个人	朝阳区道家园19号楼二层201室	100015	38	36	15	15	8690	0
246	北京侃氏口腔医院	二级	未评	A511.口腔医院	民营	其他内资	个人	朝阳区松榆南路52、54、56号1-2层	100025	47	35	15	15	16591	0
247	北京极简一站式口腔医院	二级	未评	A511.口腔医院	民营	其他内资	个人	朝阳区锦芳路1号院3号楼1层101-8、11号楼2层201-10	100122	277	127	15	15	102782	0
248	北京齿康达口腔医院	二级	未评	A511.口腔医院	民营	其他内资	个人		100020	22	15	15	15	310	240
249	北京希玛林顺潮眼科医院	二级	未评	A512.眼科医院	民营	其他内资	个人	朝阳区建国路27号院2号楼1层105、二层205、三层	100124	74	60	30	30	30442	0

序号	名称	级别	等次	类别	类型	资本	主办单位	地址	邮编						
250	北京京信医院	二级	未评	A100.综合医院	民营	其他内资	个人	朝阳区东四环南路53号院5号楼（负1层至15层）、6号楼（1层、2层、4层、5层）	100122	432	398	200	400	48476	8442
251	北京潘家园中西医结合医院	二级	未评	A300.中西医结合医院	民营	股份合作	个人	朝阳区华威西里55号	100021	132	111	118	118	67745	0
252	北京市朝阳区桓兴肿瘤医院	二级	未评	A514.肿瘤医院	民营	其他内资	个人	朝阳区十八里店乡吕家营南里甲1号	100122	532	425	500	500	52496	0
253	北京四季青医院	二级	未评	A100.综合医院	公立	集体全资	卫生行政部门	海淀区远大路32号	100097	631	438	250	203	501921	96020
254	清华大学医院	二级	未评	A100.综合医院	公立	国有全资	事业单位	海淀区清华大学	100084	249	222	130	102	445194	46035
255	北京怡德医院	二级	未评	A100.综合医院	民营	其他内资	企业	海淀区昆明湖南路51号B座	100097	381	261	108	72	61274	0
256	北京市海淀区同步中医骨科医院	二级	未评	A222.骨伤医院	民营	其他内资	企业	海淀区五孔桥田村路8号8幢1-6层	100143	53	42	99	99	11642	0
257	北京太和妇产医院	二级	未评	A518.妇产（科）医院	民营	股份合作	企业	海淀区闵庄路3号玉泉慧谷9-1号楼	100195	0	0	0	0	0	0
258	北京万柳美中宜和妇儿医院	二级	未评	A518.妇产（科）医院	民营	其他内资	企业	海淀区万柳中路7号	100089	276	187	60	42	93578	1737
259	北京圣宝妇产医院	二级	未评	A518.妇产（科）医院	民营	其他	企业	海淀区昌平路南段36号2号楼	100192	157	102	99	99	19734	154
260	北京美中宜和北三环妇儿医院	二级	未评	A518.妇产（科）医院	民营	其他	企业	海淀区新街口外大街1号	100088	244	140	100	28	107070	0
261	北京双琨中医院	二级	未评	A210.中医（综合）医院	民营	私有	个人	海淀区定慧寺甲2号		0	0	0	0	0	0
262	北京德尔康尼骨科医院	二级	未评	A526.骨科医院	民营	私有	企业	海淀区卓石路甲19号、海淀区白石桥路54号	100143	354	242	170	143	130159	11300
263	北京康泽肿瘤医院	二级	未评	A514.肿瘤医院	民营	其他	个人	海淀区双清路八家郊野公园秀良国际大厦		0	0	0	0	0	0
264	中科领军（北京）口腔医院	二级	未评	A511.口腔医院	民营	其他	企业	海淀区中关村南大街24号5号楼1层115及2层至6层	100089	122	101	15	15	59002	0
265	北京维尔海淀口腔医院	二级	未评	A511.口腔医院	民营	其他	企业	海淀区西三环北路35号	100048	37	37	15	15	22913	0

续表

序号	机构名称	等级	等次	类型	性质	经济类型	设置主办单位	地址	邮编	职工总数（人）	卫生技术人员（人）	编制床位数（张）	实有床位数（张）	年门诊量（人次）	年急诊量（人次）
266	北京优颐口腔医院	二级	未评	A511.口腔医院	民营	股份合作	个人	海淀区翠微北里11号楼1栋；海淀区万柳东路5号1至2层103	100080	101	78	15	15	33019	0
267	北京中科世纪口腔医院	二级	未评	A511.口腔医院	民营	其他	个人	海淀区清河嘉园西区3号楼1层2单元104-1室	100085	41	34	15	15	3457	0
268	北京冠美万泉河口腔医院	二级	未评	A511.口腔医院	民营	其他	个人	海淀区万柳星标家园11号楼1层南业2、2层南业1	100089	25	18	15	15	7108	0
269	北京中诺第二口腔医院	二级	未评	A511.口腔医院	民营	其他	个人	海淀区北四环西路9-1号楼银谷大厦配楼	100080	267	143	15	15	131472	0
270	北京劲松牡丹园口腔医院	二级	未评	A511.口腔医院	民营	其他	个人	海淀区花园东路31号4号楼1层102室、2层202室	100000	37	32	15	15	28722	0
271	北京水墨雅德嘉口腔医院	二级	未评	A511.口腔医院	民营	私有	个人	海淀区万柳光大西园6号楼1层0118、2层0218、3层0318	100089	20	18	15	15	9219	0
272	北京中科领军清河口腔医院	二级	未评	A511.口腔医院	民营	其他	个人	海淀区小营西路10号院1号楼裙楼一层1-11-1、二层2-11-1	100085	52	45	15	15	1420	0
273	北京北区口腔医院	二级	未评	A511.口腔医院	民营	其他	个人	海淀区西三旗育新花园小区2号楼三层301至303	100192	20	16	15	15	1800	0
274	北京冠美新兴桥口腔医院	二级	未评	A511.口腔医院	民营	其他	个人	海淀区复兴路21号1幢1层104、105、2层201、202、3层301、302、306、307、308	100084	25	18	15	15	5071	0
275	北京劲松苏州桥口腔医院	二级	未评	A511.口腔医院	民营	其他	个人	海淀区万泉河路68号紫金庄园6、7号楼一层118、二层	100000	34	31	15	15	15639	0
276	北京中普瑞桐口腔医院	二级	未评	A511.口腔医院	民营	其他	个人	海淀区农大南路88号1号楼一层119、二层052、053	100043	37	36	15	15	905	0
277	北京普祥中医院	二级	未评	A210.中医（综合）医院	民营	其他	个人	海淀区西四环北路136号	100071	178	153	85	85	50913	0
278	北京久大泰和中医医院	二级	未评	A210.中医（综合）医院	民营	其他	个人	海淀区远大园六区沿街商场1层1015-1、1015-2、2层2012-1、2012-2、2012-4	100097	88	74	100	100	20245	0

序号	名称	级别	评审	类别	经营方式	所有制	主办单位	地址	邮编						
279	北京添福家中医康复医院	二级	未评	A229.其他中医医专科医院	民营	私有	个人	海淀区昆明湖南路9号南区7号楼	100195	84	64	110	110	3357	0
280	北京中康时代康复医院	二级	未评	A527.康复医院	民营	其他	个人	海淀区清河小营西小口路27号；海淀区复兴路32号院1-14	100094	36	16	100	100	5618	0
281	北京高博博仁医院	二级	未评	A100.综合医院	民营	其他内资	企业	丰台区郑王坟南6号A、B、C座、D座2层、E座1层110室及2-5层	100070	524	435	170	232	90998	388
282	北京嘉禾妇儿医院	二级	未评	A518.妇产（科）医院	民营	股份有限（公司）	企业	丰台区马家堡路69号院1号楼、2号楼	100068	432	297	200	200	170799	0
283	北京汇安中西医结合医院	二级	未评	A300.中西医结合医院	民营	其他内资	企业	丰台区马家堡西路26号院1号楼	100068	189	163	120	163	72983	0
284	北京华坛中西医结合医院	二级	未评	A300.中西医结合医院	民营	私有	个人	丰台区育菲园东里4号	100070	172	160	109	109	120957	12
285	北京新华卓越康复医院	二级	未评	A527.康复医院	民营	其他内资	企业	丰台区莲花池西里8号（1-6层及地下1层）	100055	126	103	100	80	28908	0
286	北京端程医院管理有限公司瑞秦口腔医院丰台分院	二级	未评	A511.口腔医院	民营	其他内资	企业	丰台区南四环西路188号一区31号楼1层101-12	100070	45	37	15	15	42359	0
287	北京劲松口腔医院	二级	未评	A511.口腔医院	民营	其他内资	个人	丰台区方庄路5号楼	100078	60	55	15	15	62939	0
288	北京中科领军刘家窑口腔医院	二级	未评	A511.口腔医院	民营	其他内资	个人	丰台区刘家窑南三环中路15楼东侧	100075	51	45	15	15	48800	0
289	北京博康泰口腔医院	二级	未评	A511.口腔医院	民营	股份合作	企业	丰台区警备东路6号二区综合楼北段4049	100040	15	14	15	15	8707	0
290	北京看丹口腔医院	二级	未评	A511.口腔医院	民营	股份合作	个人	丰台区西四环南路103号院5号楼	100071	29	18	15	15	17340	2683
291	北京京西肿瘤医院	二级	未评	A514.肿瘤医院	民营	其他内资	企业	丰台区万丰路69号	100161	218	167	101	101	27047	0
292	北京欧亚肿瘤医院	二级	未评	A514.肿瘤医院	民营	其他内资	个人	丰台区新发地陈留村南口8号	100071	0	0	0	0	0	0
293	北京市房山区精神病医院	二级	未评	A520.精神病医院	公立	国有全资	卫生行政部门	房山区周口店大街28号	102405	369	283	500	500	25418	1780

续表

序号	机构名称	等级	等次	类型	性质	经济类型	设置主办单位	地址	邮编	职工总数（人）	卫生技术人员（人）	编制床位数（张）	实有床位数（张）	年门诊量（人次）	年急诊量（人次）
294	北京北儿窦店儿童医院	二级	未评	A519.儿童医院	民营	其他	企业	房山区窦店镇田家园2区1号商业楼	102433	160	126	70	70	122269	40270
295	北京友康中西医结合医院	二级	未评	A300.中西医结合医院	民营	其他内资	个人	丰台区大红门久敬庄甲1号	100076	86	66	349	44	427	0
296	北京先宝妇产医院	二级	未评	A518.妇产（科）医院	民营	私有	个人	通州区九棵树中路998号商8、17、19、20、21、22、23	101101	72	51	50	50	10240	0
297	北京靓美口腔医院	二级	未评	A511.口腔医院	民营	其他	个人	通州区怡乐中路299号院1号楼B102、201、301	101100	75	50	15	15	36440	0
298	北京瑞泰通潞口腔医院	二级	未评	A511.口腔医院	民营	其他	个人	通州区新华南路64号3层3001	101100	61	48	15	15	4398	0
299	北京京顺医院	二级	未评	A100.综合医院	民营	私有	社会团体	顺义区府前西街15号	101300	374	259	280	192	370938	0
300	北京医大中西医结合医院	二级	未评	A300.中西医结合医院	民营	私有	个人	顺义区裕东路3号院	101300	255	162	100	100	3381	0
301	北京欢乐口腔医院	二级	未评	A511.口腔医院	民营	私有	个人	顺义区仁和镇裕花园三区27号楼3层301、4层401、5层501	101300	46	39	15	15	29727	0
302	北京市顺义区顺安医院（北京市顺义区精神卫生防治所）	二级	未评	A520.精神病医院	公立	国有全资	卫生行政部门	顺义区杨镇小学东	101309	260	176	400	400	16698	0
303	北京强寿中医医院	二级	未评	A210.中医（综合）医院	民营	私有	个人	顺义区高丽营镇前渠河村利民大街215号	101300	102	85	118	118	7776	0
304	国家康复辅具研究中心附属康复医院	二级	未评	A527.康复医院	公立	国有全资	其他行政部门	经济技术开发区荣华中路1号	100076	277	238	150	171	73417	0
305	北京市大兴区康家乐老年病医院	二级	未评	A539.其他专科医院	民营	其他	个人	大兴区安定镇安定街96号	102604	173	170	356	540	2213	0
306	北京大兴业口腔医院	二级	未评	A511.口腔医院	民营	其他内资	个人	大兴区枣园北里10号	102600	231	185	15	15	173895	0
307	北京永林口腔医院	二级	未评	A511.口腔医院	民营	私有	企业	大兴区旧宫镇旧忠路12号院23号楼商业楼地上1-4层	100076	67	32	15	15	17550	0

序号	机构名称	级别	评级	科别代码	经营方式	所有制	主办单位	地址	邮编						
308	北京南郊肿瘤医院	二级	未评	A514.肿瘤医院	民营	私有	企业	大兴区西红门镇育才路2号	100076	464	374	340	340	48956	0
309	北京振国中西医结合肿瘤医院	二级	未评	A300.中西医结合医院	民营	私有	个人	北京亦庄经济技术开发区西环南路6号	100176	145	110	100	110	3905	0
310	北京普祥中医肿瘤医院	二级	未评	A229.其他中医专科医院	民营	其他	个人	大兴区亦庄镇成寿寺路2号	100176	197	173	200	200	18983	0
311	北京同安骨科医院	二级	未评	A526.骨科医院	民营	股份合作	个人	北京市大兴区西红门镇星光巷4号	100076	81	62	102	102	27669	1723
312	北京中能建医院	二级	未评	A300.中西医结合医院	公立	国有全资	企业	房山区良乡体育场路1号	102401	261	201	150	150	184315	5567
313	北京保法肿瘤医院	二级	未评	A514.肿瘤医院	民营	其他	个人	昌平区百善镇上东廓村尚上路王庄工业园	102206	0	0	0	0	0	0
314	北京龙山中医医院	二级	未评	A210.中医（综合）医院	民营	股份合作	其他社会组织	昌平区城南街道白泽泉路19号1至4层全部	102200	136	93	80	80	14174	0
315	北京天通宽街中医医院	二级	未评	A210.中医（综合）医院	民营	其他	企业	昌平区东小口镇天通苑东三区2号楼1、3、4、5层	102218	103	96	80	80	39842	0
316	北京秦康燕园康复医院	二级	未评	A527.康复医院	民营	其他	企业	昌平区南邵镇景荣街2号	102200	222	200	142	142	73176	4544
317	北京华佑精神康复医院	二级	未评	A520.精神病医院	民营	其他	个人	昌平区城北街道中山口路临27号	102200	0	0	0	0	0	0
318	北京裕昇佳禾口腔医院	二级	未评	A511.口腔医院	民营	股份合作	个人	昌平区东小口镇天通西苑三区2号楼-1至4层101	102200	65	37	15	15	15171	0
319	北京京平医院有限公司京平第一口腔医院	二级	未评	A511.口腔医院	民营	私有	企业	平谷区迎宾街1号院27幢1层5-1、5-4、5-5、5-9；2层5-30、5-33、5-36、5-39、5-40	101200	29	21	15	15	348	0
320	北京市密云区渔阳口腔医院	二级	未评	A511.口腔医院	民营	股份合作	个人	密云区鼓楼东大街23-8、23-9、23-20、23-11、23-12号楼	101500	48	41	15	15	19500	0

注：数据取值范围为医疗卫生统计年报表。

专有名词对照表

简称	全称
120	北京急救中心、北京紧急医疗救援中心
12320	北京市卫生计生热线
12345	北京市市民热线
AD	阿尔茨海默病（即老年痴呆）
AED	自动体外除颤器
AFP	急性弛缓性麻痹
AI	人工智能
AIDS	获得性免疫缺陷综合征（艾滋病）
CCU	冠心病重症监护病房
CMI	病例组合指数
CPR	心肺复苏
CT	X线电子计算机断层扫描
DBS	脑起搏器植入术
DNT	急性缺血性卒中急救静脉溶血时间
DRGs	诊断相关组
DSA	数字减影血管造影
ECPR	体外心肺复苏
ECMO	体外生命支持
EICU	急诊重症监护
ERCP	经内镜逆行性胰胆管造影
GCP	药物临床试验质量管理规范
HIS	医院信息系统
HIV	人类免疫缺陷病毒（艾滋病病毒）
ICU	重症监护病房
LIS	实验室（检验科）信息系统
MDT	多学科综合治疗
MICU	内科重症监护病房
MMC	标准化代谢性疾病管理中心
MRI	磁共振成像
MSM	男男性接触者
NICU	新生儿重症监护病房
OA	办公自动化
OCT	光学相干断层扫描
OSCE	客观结构化临床考试
PACS	医学影像的存储和传输系统
PCCM	呼吸与危重症医学学科
PCI	经皮冠状动脉介入治疗

PET	正电子发射型断层仪
PI	项目负责人
PICU	儿科重症监护病房
PPD	结核菌素试验
RICU	呼吸重症监护病房
SCI	科学引文索引
STEM	中国医院科技量值
VR	虚拟现实技术
VTE	静脉血栓栓塞症
WHO	世界卫生组织
WHO西太区	世界卫生组织西太平洋地区
爱卫办	爱国卫生运动委员会办公室
爱卫会	爱国卫生运动委员会
布病	布鲁菌病
服贸会	中国国际服务贸易交易会
公卫	公共卫生
规培	住院医师规范化培训
疾控	疾病预防控制
脊灰	脊髓灰质炎
健联体	健康联合体
结防	结核病防治
精防	精神病防治
科协	科学技术协会
慢病	慢性非传染性疾病
千人计划	海外高层次人才引进计划
三基	基础知识、基本理论、基本技能
首发专项	首都卫生发展科研专项
双一流	世界一流大学和一流学科
四苗	卡介苗、脊髓灰质炎疫苗、百白破疫苗、麻疹疫苗
托管	委托管理
万人计划	国家高层次人才特殊支持计划
卫技人员	卫生技术人员
五苗	卡介苗、乙肝疫苗、脊髓灰质炎疫苗、百白破疫苗、麻疹疫苗
新冠肺炎	新型冠状病毒肺炎
医共体	医疗服务共同体
医管中心	医院管理中心
医科院	中国医学科学院
医联体	医疗联合体
院感	医院感染
质控中心	质量控制和改进中心
住培	住院医师规范化培训
专培	专科医生规范化培训

索 引

使用说明

一、本索引采用内容分析索引法编制。

二、索引基本上按汉语拼音音序排列，具体排列方法如下：以阿拉伯数字打头的排在最前面，以英文字母打头的列于其后。以汉字打头的标目按首字的音序、音调依次排列；同音字按笔画排列，笔画少的在前、多的在后；首字相同时，则以第二个字排序，并依此类推。

三、索引标目后的数字，表示检索内容所在的年鉴正文页码；数字后面的英文字母a、b，表示年鉴正文中的栏别，合在一起即指该页码及左右两个版面区域；页码后无字母，则为两栏均有相关内容。

四、本索引不包含大事记、卫生健康统计、附录内容。